G. Breuch, E. Müller (Hrsg.)

Fachpflege Nephrologie und Dialyse

AF833607

Gerd Breuch, Eckhard Müller (Hrsg.)

Fachpflege Nephrologie und Dialyse

7. Auflage

Herausgegeben von: G. Breuch, Hamburg; E. Müller, Bernkastel-Kues

Mit Beiträgen von: C. Apelian, Hamburg; F. Biermann, Hamburg; C. Blüchel, Lausanne, Schweiz; G. Breuch, Hamburg; J. Breuch, Hamburg; C. Dohmann, Köln; T. Fernsebner, Traunstein; K. Gerpheide, Borchen; S. Heck, Wittlich; R. Kauer, Bernkastel-Kues; B. Kitsche, Köln; H.-J. Lutz, Bad Bertrich; J. Lutz, Bremen; E. Müller, Bernkastel-Kues; M. Nebel, Neu-Isenburg; J. Oh, Hamburg; B. Oser, Bernkastel-Kues; A. Perez, München; M. Reichardt, Essen; M. Schiffer, Erlangen; C. Schneider, Bernkastel-Kues; C. Schreiber, München; J. Tönges, Bernkastel-Kues; J. Wagner, Durbach

Autorinnen und Autoren der Vorauflagen: H. Alexander, Stein (†); M. Breit, Föhren; J. Eichhorn, Wittlich; H. Hohenadel, Neu-Isenburg; R. Holzschuh, Hamburg; J. König, Hardthausen; B. Kreymann, München (†); G. Riedelsdorf, München; N. Salih, Oberursel; W. Servos, Much; F. Sommer, Königsberg; C. von Malsch, Essen

Mit einem Geleitwort von: S.-A. Krentorz, Düsseldorf

ELSEVIER

Elsevier GmbH, Bernhard-Wicki-Str. 5, 80636 München, Deutschland
Wir freuen uns über Ihr Feedback und Ihre Anregungen an: books.cs.muc@elsevier.com

ISBN 978-3-437-25055-2
eISBN 978-3-437-05493-8

Alle Rechte vorbehalten, auch für Text- und Data-Mining, KI-Training und ähnliche Technologien.

Elsevier nimmt eine neutrale Position in Bezug auf territoriale Meinungsverschiedenheiten oder Zuständigkeitsansprüche in seinen veröffentlichten Inhalten ein, einschließlich Landkarten und institutionellen Zugehörigkeiten.

7. Auflage 2025
© Elsevier GmbH, Deutschland

Wichtiger Hinweis
Die medizinischen Wissenschaften unterliegen einem sehr schnellen Wissenszuwachs. Der stetige Wandel von Methoden, Wirkstoffen und Erkenntnissen ist allen an diesem Werk Beteiligten bewusst. Sowohl der Verlag als auch die Autorinnen und Autoren und alle, die an der Entstehung dieses Werkes beteiligt waren, haben große Sorgfalt darauf verwandt, dass die Angaben zu Methoden, Anweisungen, Produkten, Anwendungen oder Konzepten dem aktuellen Wissensstand zum Zeitpunkt der Fertigstellung des Werkes entsprechen.
Der Verlag kann jedoch keine Gewähr für Angaben zu Dosierung und Applikationsformen übernehmen. Es sollte stets eine unabhängige und sorgfältige Überprüfung von Diagnosen und Arzneimitteldosierungen sowie möglicher Kontraindikationen erfolgen. Jede Dosierung oder Applikation liegt in der Verantwortung der Anwenderin oder des Anwenders. Die Elsevier GmbH, die Autorinnen und Autoren und alle, die an der Entstehung des Werkes mitgewirkt haben, können keinerlei Haftung in Bezug auf jegliche Verletzung und/oder Schäden an Personen oder Eigentum, im Rahmen von Produkthaftung, Fahrlässigkeit oder anderweitig übernehmen.

Für die Vollständigkeit und Auswahl der aufgeführten Medikamente übernimmt der Verlag keine Gewähr.
Geschützte Warennamen (Warenzeichen) werden in der Regel besonders kenntlich gemacht (®). Aus dem Fehlen eines solchen Hinweises kann jedoch nicht automatisch geschlossen werden, dass es sich um einen freien Warennamen handelt.

Bibliografische Information der Deutschen Nationalbibliothek
Die Deutsche Nationalbibliothek verzeichnet diese Publikation in der Deutschen Nationalbibliografie; detaillierte bibliografische Daten sind im Internet über https://www.dnb.de abrufbar.

25 26 27 28 29 5 4 3 2 1

Für Copyright in Bezug auf das verwendete Bildmaterial siehe Abbildungsnachweis.

Das Werk einschließlich aller seiner Teile ist urheberrechtlich geschützt. Jede Verwertung außerhalb der engen Grenzen des Urheberrechtsgesetzes ist ohne Zustimmung des Verlages unzulässig und strafbar. Das gilt insbesondere für Vervielfältigungen, Übersetzungen, Mikroverfilmungen und die Einspeicherung und Verarbeitung in elektronischen Systemen.

In ihren Veröffentlichungen verfolgt die Elsevier GmbH das Ziel, genderneutrale Formulierungen für Personengruppen zu verwenden. Um jedoch den Textfluss nicht zu stören sowie die gestalterische Freiheit nicht einzuschränken, wurden bisweilen Kompromisse eingegangen. Selbstverständlich sind **immer alle Geschlechter** gemeint.

Planung: Julia Lux, München
Projektmanagement: Ulrike Schmidt, München
Redaktion: Susanne C. Bogner, Dachau
Rechteklärung: Katja Sieger-Schauer, München
Herstellung: Hildegard Graf, Germering
Satz: abavo, Buchloe; TnQ, Chennai/Indien
Druck und Bindung: Drukarnia Dimograf Sp. z o. o., Bielsko-Biała, Polen
Umschlaggestaltung: SpieszDesign, Neu-Ulm
Titelfotografie: Igor Banskoliev

Aktuelle Informationen finden Sie im Internet unter **www.elsevier.de**

Geleitwort

Die vorliegende siebte Auflage der „Fachpflege Nephrologie und Dialyse“ erscheint zu einer Zeit, zu der der Fachbereich nie zuvor gesehenen Herausforderungen gegenübersteht. Von praktisch besonderer Relevanz erscheinen dabei das Spannungsfeld aus dem sich kontinuierlich verschärfenden Kostendruck im öffentlichen Gesundheitswesen und der inzwischen schon chronischen Knappheit ausgebildeter Fachkräfte, aber auch gesellschaftliche Megatrends wie Umwelt- und Klimaschutz, die uns zum Um- und Neudenken verpflichten.

Parallel hierzu künden sich am Horizont revolutionäre Veränderungen in der Behandlung von Nierenerkrankungen an. Seien es das Fortschreiten der Erkrankung radikal verlangsamende „Game-Changer“-Medikamente, die heute noch utopisch erscheinende, in der klinischen Forschung aber schon erstaunlich weit fortgeschrittene Transplantation tierischer Organe und das Thema „künstliche Intelligenz“, das auch in diesem Bereich einschneidende Veränderungen zur Folge haben wird.

Um in dieser äußerst komplexen Gemengelage auf Kurs zu bleiben und auch in Zukunft eine hohe Behandlungsqualität aufrechtzuerhalten, ist das Beste von allen Beteiligten gefordert. Ein fundiertes Grundlagenwissen ist hierfür unabdingbare Voraussetzung.

Die gute Nachricht ist, dass es den beiden Herausgebern Gerd Breuch und Dr. Eckhart Müller wie gewohnt gelungen ist, sozusagen die Crème-de-la-Crème der deutschsprachigen Fachexpertise zu versammeln, gemeinsam den aktuellen Stand von Theorie und Praxis aufzuarbeiten und didaktisch hervorragend zu vermitteln.

Und so stellt sich nach der Lektüre dieses unbestrittenen Standardwerks die grundsätzliche Zuversicht ein, dass die Herausforderungen in einer gemeinsamen Kraftanstrengung gemeistert werden und aus den verschiedenen Entwicklungen resultierende Chancen zum Wohle der Patienten genutzt werden können. Auch hierfür gebührt Autoren und Herausgebern unser Dank.

Ich kann dieses Geleitwort nicht schließen, ohne meinen langjährigen engen Freund und Kollegen Gerd Breuch gesondert zu erwähnen, der nach jahrzehntelanger Verantwortung für dieses Kompendium von Bord geht, um sich anderen Aufgaben zu widmen. Nicht wenige Leser werden ihm – so wie ich – vieles zu verdanken haben.

Düsseldorf, im November 2024

Sven-Axel Krentorz
Geschäftsführender Gesellschafter
D.med Healthcare

Herausgeber

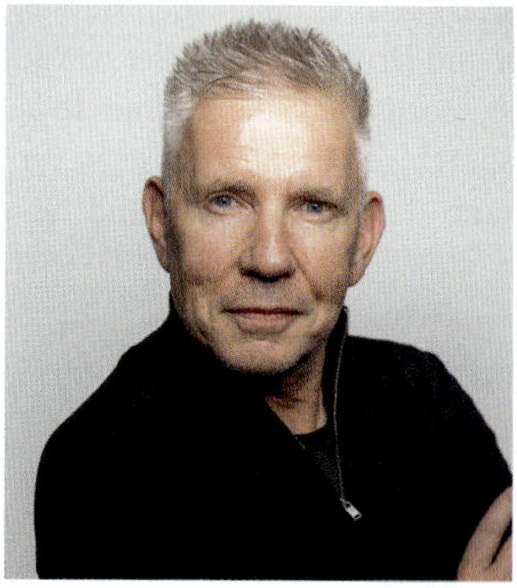

Gerd Breuch
E-Mail: g.breuch@online.de
Fachkrankenpfleger für Nephrologie und Dialyse
Mentor in der Krankenpflege
Fortbildungsakademie für Gesundheitspflege, Köln-Hohenlind
Fortbildung zur pflegerischen Leitung eines Dialysezentrums, DBfK Neuwied
Geschäftsführende Heimleitung
DSK-Bildungsinstitut Freiburg
Pflegedienstleitung
Qualitätsrichtlinien § 80 SGB XI, DSK Akademie für Management und Pflege, Freiburg
Certified Usability Engineer (FH)

- 30 Jahre Berufserfahrung im Bereich der Dialyse und Nephrologie
- Langjährige praktische Erfahrung als Pflegedienstleiter und Mentor im Bereich Dialyse
- 10 Jahre tätig als Referatsleiter Pflegemanagement im KfH Neu-Isenburg
- Leiter des Instituts für Wissensvermittlung und Veranstaltungsorganisation *inwivo,* Neu Isenburg
- Produktspezialist Hämodialysetechnik in der Industrie
- Seit 10/2010 Director Renal Hardware Product Development in der Industrie
- Seit 1/2019 Geschäftsführer/Managing Director einer Entwicklungsfirma im Bereich Medizintechnik

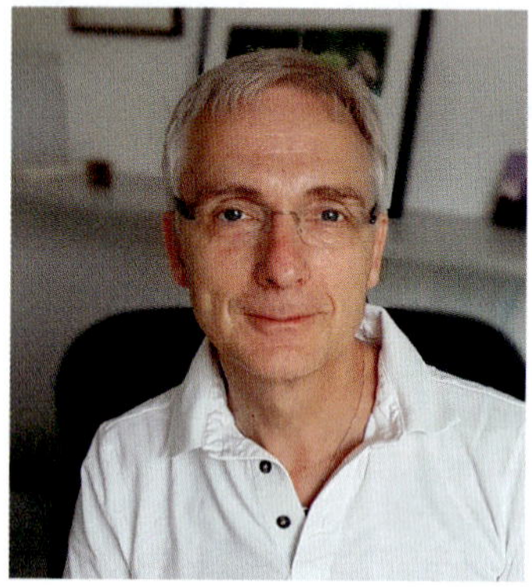

Dr. Eckhard Müller
E-Mail: Eckhard.Mueller@kfh-dialyse.de
Arzt für Innere Medizin – Nephrologie, Diabetologie
Diabetologe DDG
Hypertensiologe DHL

- Ehem. Oberarzt Diabetologie/Nephrologie am Krankenhaus der Barmherzigen Brüder Trier
- Ehem. Ltd. Oberarzt Innere Medizin Hellmig Krankenhaus Kamen
- Seit 2004 Leitender Arzt KfH Nierenzentrum Bernkastel-Kues
- Seit 2004 Niederlassung in Schwerpunktpraxis für Diabetologie und Nephrologie mit Dr. Jürgen Tönges, Bernkastel-Kues

Autoren und Autorinnen

Christian Apelian, Hamburg

Frank Biermann, D.Med Consulting GmbH, Hamburg

Dr. med. Christian Blüchel, PhD, Nextkidney S. A., Lausanne, Schweiz;
Head of R & D, School of Engineering, Singapur

Gerd Breuch, D.Med Technologies, Hamburg

Julius Breuch, D.Med Consulting GmbH, Hamburg

Christian Dohmann, Dipl. Soz.-Päd., KfH Kuratorium für Dialyse und Nierentransplantation e. V., Nierenzentrum Köln-Porz, Köln-Lindenthal

Thomas Fernsebner, M. A., Akademie nephrologischer Berufsgruppen e. K., Traunstein

Kerstin Gerpheide, Care Team Lead bei der Carealytix GmbH, Borchen

Simone Heck, St. Caritas, Wittlich

Ruth Kauer, KfH Kuratorium für Dialyse und Nierentransplantation e. V., Bernkastel-Kues

Benno Kitsche, Geschäftsleiter Heimdialyse, KfH Kuratorium für Heimdialyse und Nierentransplantation e.V., Neu-Isenburg;
KfH Nierenzentrum, Köln-Merheim

Dr. Hans-Joachim Lutz, Mosel-Eifel-Klinik, Bad Bertrich

Prof. Dr. med. Jens Lutz, Klinikum Bremen Mitte, Medizinische Klinik III, Koblenz

Dr. med. Eckhard Müller, KfH Kuratorium für Dialyse und Nierentransplantation e. V., Bernkastel-Kues

Dr. Michael Nebel, KfH Kuratorium für Dialyse und Nierentransplantation e. V., Neu-Isenburg

Univ.-Prof. Dr. med. Jun Oh, Pädiatrische Nephrologie, Hepatologie & Transplantation, KfH Nierenzentrum für Kinder und Jugendliche, Universitäts-Klinik für Kinder- und Jugendmedizin, Universitätsklinikum Hamburg-Eppendorf, Hamburg

Dr. Bertil Oser, Arzt für Innere Medizin, Nephrologie und Diabetologie, Bernkastel-Kues

Dr. Aritz Perez, ADVITOS GmbH, München

Michael Reichardt, fnb – Fachverband nephrologischer Berufsgruppen, Essen

Prof. Dr. med. Mario Schiffer, Uniklinikum Erlangen, Erlangen

Constanze Schneider, KFH-Nierenzentrum Bernkastel-Kues

Catherine Schreiber, ADVITOS GmbH, München

Dr. med. Jürgen Tönges, KfH Dialysezentrum Bernkastel-Kues, Schwerpunktpraxis für Diabetologie und Nephrologie, Bernkastel-Kues

Prof. Dr. med. Jürgen Wagner, MEDICLIN Staufenberg Klinik, Durbach

Abkürzungen

Symbol

°dH	Grad deutscher Härte
γ-GT	Gamma-GT
µS	Mikrosiemens

A

A	Membranoberfläche
A., Aa.	Arteria(e)
AAV	ANCA-assoziierte Vaskulitis/Vaskulitiden
ABDM	ambulantes Blutdruckmonitoring
ABI	Ankle-Brachial-Index (Knöchel-Arm-Index)
ACE	Angiotensin-Konversionsenzym
ACR	Albumin/Kreatinin-Ratio (-Quotient)
ACS	akutes Koronarsyndrom
ACT	Activated Coagulation Time (aktivierte Gerinnungszeit)
ADH	antidiuretisches Hormon
ADPK	autosomal-dominant vererbte polyzystische Nierenerkrankung
ADR	Europäisches Übereinkommen über die internationale Beförderung gefährlicher Güter auf der Straße
AED	automatischer externer Defibrillator
AEP	akustisch evozierte Potenziale
AFB	acetatfreie Biofiltration
Age	Advanced Glycosylation End Products
aHUS	atypisches hämolytisch-urämisches Syndrom
AK	Antikörper
AKI	Acute Kidney Injury
AMG	Arzneimittelgesetz
ANA	antinukleäre Antikörper
ANCA	antineutrophile zytoplasmatische Antikörper
ANP	Atrial Natriuretic Peptide
ANV	akutes Nierenversagen
ApBetrO	Apothekenbetreiber-Verordnung
APD	ambulante/automatisierte Peritonealdialyse
ArbMedVV	Verordnung zur arbeitsmedizinischen Vorsorge
ArbSchG	Arbeitsschutzgesetz
AS	Abfallschlüsselnummer
ASFA	American Society for Apheresis
ASS	Azetylsalizylsäure
ATN	akute Tubulusnekrose
AV	arteriovenös
AVK	arterielle Verschlusskrankheit
AZ	Allgemeinzustand

B

BAK	implantierbare bioartifizielle Niere/n (Bio Artificial Kidney)
BB	Blutbild
bds.	beidseits, beidseitig
BE	Brot-/Berechnungseinheit
BfArM	Bundesamt für Arzneimittel und Medizinprodukte
BGA	Blutgasanalyse
BGB	Bürgerliches Gesetzbuch
BIA	bioelektrische Impedanzanalyse
BioStoff	Biostoffverordnung
BMI	Body-Mass-Index
BNP	Brain Natriuretic Peptide
BP	Blutpumpe
BPA	Bisphenol A
BPM	Blutdruckmonitor
BSA	Body Surface Area (Körperoberfläche)
BSG	Blutkörperchensenkungsgeschwindigkeit
BSS	Blutschlauchsystem
BTM	Bluttemperaturmonitor
BVM	Blutvolumenmonitor
BZ	Blutzucker

C

Ca	Karzinom
CAPD	kontinuierliche ambulante Peritonealdialyse
CaSR	kalziumsensibler Rezeptor
CAVH	kontinuierliche arteriovenöse Hämofiltration (Continuous Arteriovenous Hemofiltration)
CAVHD	kontinuierliche arteriovenöse Hämodialyse (Continuous Arteriovenous Hemofiltration Hemodialysis)
CAVHDF	kontinuierliche arteriovenöse Hämodiafiltration (Continuous Arteriovenous Hemodiafiltration)
CCPD	kontinuierliche zyklische Peritonealdialyse
CFU	Colony Forming Units
ceMRA	Contrast Enhanced MR-Angiografie
CFPD	Continuous-Flow-PD
CGMS	kontinuierliches Glukosemonitoring
CK	Kreatinkinase
CKD	Chronic Kidney Disease
CMV	Zytomegalievirus
CNI	chronische Niereninsuffizienz
CNV	chronisches Nierenversagen
COPD	chronisch obstruktive Lungenerkrankung

C-DRM	chronic-disease related malnutrition, chronische krankheitsspezifische Mangelernährung
CRP	C-reaktives Protein, kardiopulmonale Reanimation
CRRT	kontinuierliche Nierenersatztherapie (Continuous Renal Replacement Therapy)
CRS	kardiorenales Syndrom
CT	Computertomografie
CTA	Zellulosetriacetat
CTS	Clean Treatment Start
CVVH	kontinuierliche venovenöse Hämofiltration (Continuous Veno-venous Hemofiltration)
CVVHD	kontinuierliche venovenöse Hämodialyse (Continuous Veno-venous Hemofiltration Hemodialysis)
CVVHDF	kontinuierliche venovenöse Hämodiafiltration (Continuous Veno-venous Hemodiafiltration)

D

d	Tag/e
Da	Dalton (atomare Masseneinheit)
DCM	dilatative Kardiomyopathie
DD	Differenzialdiagnose
DDM	Dialysedosismonitor
DEHP	Diethylhexylphthalat
DFPP	Doppelfiltrationsplasmapherese
DGAHD	Deutsche Gesellschaft für angewandte Hygiene in der Dialyse e. V.
DGfN	Deutsche Gesellschaft für Nephrologie
DGG	Deutsche Gesellschaft für Gefäßchirurgie
DGHM	Deutsche Gesellschaft für Hygiene und Mikrobiologie
d. h.	das heißt
DHHD	tägliche Heimhämodialyse
DIF	Dialysate Infusion Function
DIN	Deutsche Industrie Norm
DKG	Deutsche Krankenhausgesellschaft
dl	Deziliter
DMP	Disease Management Programm/e
DNA	Desoxyribonukleinsäure
DRM	Disease Related Malnutrition
DSA	digitale Subtraktionsangiografie
DSO	Deutsche Stiftung Organtransplantation
DVKA	Deutsche Verbindungsstelle Krankenkasse Ausland

E

EBM	einheitlicher Bewertungsmaßstab
EBN	Evidence-based Nursing
EBV	Epstein-Barr-Virus
ED	erektile Dysfunktion
EEG	Elektroenzephalografie
EFQM	European Foundation for Quality Management
eGFR	geschätzte glomeruläre Filtrationsrate (Estimated Glomerular Filtration Rate)
EGPA	eosinophile Granulomatose mit Angiitis
EHEC	entero-hämorrhagisches E. coli
EHIC	European Health Insurance Card
EK	Erythrozytenkonzentrat
EKG	Elektrokardiogramm
EN	europäische Norm
EPO	Erythropoetin
EPS	Peritonealsklerose (Encapsulating Peritoneale Sclerosis)
ERBP	European Renal Best Practice
ESA	Erythropoese-stimulierende Agens
ET	Eurotransplant
ETO	Ethylenoxid
EU	Endotoxin-Einheit
EZ	Ernährungszustand

F

F	Gerinnungsfaktor
FFP	Fresh Frozen Plasma
FGF	Fibroblasten-Wachstumsfaktor (Growth Factor)
FGM	Flash-Glukosemonitoring
FH	familiäre Hypercholesterinämie
FI	Fibrinogen
FMD	fibromuskuläre Dysplasie
FSGN	fokal sklerosierende Glomerulonephritis
FSGS	fokal segmentale Glomerulosklerose

G

g	Gramm
G	Gauge
G-BA	Gemeinsamer Bundesausschuss
GBM	glomeruläre Basalmembran
GCS	Glasgow Coma Scale/Score
GdB	Grad der Behinderung
GDP	Glukose Degradation Products (Glukoseabbauprodukte)
GefStoffV	Gefahrstoffverordnung
GERD	gastroösophagealer Reflux
GewO	Gewerbeordnung
GFR	glomeruläre Filtrationsrate
GHEAP	Gefäßzugang zur Hämodialyse – Empfehlungen der Arbeitsgruppe Pflege
GHIA	Gefäßzugang zur Hämodialyse – Interdisziplinäre Arbeitsgruppe
GIP	Gastric Inhibitor Peptide
GKV	gesetzliche Krankenversicherung
GLP	Glukagon-like Peptide
GN	Glomerulonephritis
GOP	Gebührenordnungsposition/en
GPA	Granulomatose mit Polyangiitis
GPN	Gesellschaft für Pädiatrische Nephrologie

H

h	Stunde/n
HAV	Human Acellular Vessel/s
Hb	Hämoglobin
HCO	High-Cut-off
HCT	Hämatokrit
HD	Hämodialyse
HDF	Hämodiafiltration
HDL	High-density-Lipoprotein
HDx	Expanded Hemodialysis
H. E. L. P.	heparininduzierte extrakorporale LDL/Lp(a)-Präzipitation (Heparinpräzipitation)
HES	Hydroxyethylstärke
HF	Hämofiltration; Herzfrequenz
HGB	Handelsgesetzbuch
HHD	Heimhämodialyse
HIT	heparininduzierte Thrombozytopenie
Hkt	Hämatokrit
HLA	Human Leukocyte Antigen
HPS	hepato-pulmonales Syndrom
HPT	Hyperparathyreoidismus
HRO	High Retention Onset
HUS	hämolytisch-urämisches Syndrom
HWI	Harnwegsinfekt
HWZ	Halbwertszeit

I

i. d. R.	in der Regel
IE	internationale Einheiten
IEC	International Electrotechnical Commission
IfSG	Infektionsschutzgesetz
IgA	Immunglobulin A
IgAN	IgA-Nephropathie
IgG	Immunglobulin G
IHR	Inline-Heißreinigung/-desinfektion
IPD	intermittierende Peritonealdialyse
i. v.	intravenös
IVDR	In-Vitro-Diagnostika Medical Devices Regulation

J

J.	Jahr/e
JCIA	Joint Commission International Accreditation

K

K	Kalium
KAST	Katheteraustrittstelle (Exit)
KBE	koloniebildende Einheiten
KBV	Kassenärztliche Bundesvereinigung
kcal	Kilokalorien
kDa	Kilodalton
KDOQI	Kidney Disease Outcomes Quality Initiative
KfH	Kuratorium für „Heimdialyse"/Kuratorium für Dialyse und Nierentransplantation e. V.
KG	Körpergewicht
KHE	Kohlenhydrateinheit
KHI	Kidney-Health-Initiative
KHK	koronare Herzkrankheit
KM	Kontrastmittel
Ko	Massentransferkoeffizient
KO	Körperoberfläche
KoA	Massentransfer
KRINKO	Kommission für Krankenhaushygiene und Infektionsprävention
Kt/V	Harnstoffeliminationsrate
KV	Kassenärztliche Vereinigung

L

l	Liter
LAGA	Bund/Länder-Arbeitsgemeinschaft Abfall
LCA	linke Koronararterie
LDH	Lactatdehydrogenase
LDL	Low-density-Lipoprotein
LF	Leitfähigkeit
Lj.	Lebensjahr/e
LMBG	Lebensmittel- und Bedarfsgegenständegesetz
LMHV	Lebensmittelhygieneverordnung
LMWH	niedermolekulares Heparin (Low Molecular Weight Heparin)
LPS	Lipopolysaccharid/e
LVH	linksventrikuläre Myokardhypertrophie

M

MAP	mittlerer arterieller Druck, Mittelblutdruckwert
MCGN	Minimal-Change-Glomerulonephritis
MDF	Membrandifferenzialfiltration
MDK	medizinischer Dienst der Krankenkasse
MDR	Medizinprodukte-Verordnung (Medical Device Regulation)
MFA	medizinische/r Fachangestellte/r
mg	Milligramm
MG	Molekulargewicht
MGN	membranöse Glomerulonephritis
MGRS	monoklonale Gammopathie mit renaler Signifikanz
MGUS	monoklonale Gammopathie unklarer Signifikanz
MHC	Major Histocompatibility Complex
MIDD	Monoclonal Immunoglobulin Deposition Disease
min	Minute/n
mind.	mindestens
MIP	Maximum Intensity Projection
ml	Milliliter

Mon.	Monat/e
MP	Medizinprodukt/e
MPA	mikroskopische Polyangiitis
MPBetreibV	Medizinprodukte-Betreiberverordnung
MPG	Medizinproduktegesetz
MPGN	membranoproliferative Glomerulonephritis
MP	Medizinprodukte
MPO	Myeloperoxidase
MPSV	Medizinprodukte-Sicherheitsplanverordnung
MPV	Medizinprodukte-Verordnung
MPVerschrV	Verordnung über die Verschreibungspflicht von Medizinprodukten
MPVertrV	Verordnung über Vertriebswege für Medizinprodukte
MRA	Magnetresonanzangiografie
MRE	multiresistente/r Erreger
MRGN	multiresistente/Methicillin-resistente gramnegative Bakterien
MRSA	multiresistenter/Methicillin-resistenter Staphylococcus aureus
MRT	Magnetresonanztomografie
mS	Millisiemens
MS	multiple Sklerose
MTK	messtechnische Kontrolle
MVV	Methoden vertragsärztlicher Versorgung
MVZ	medizinisches Versorgungszentrum

N

N., Nn.	Nervus, Nervi
Na	Natrium
NaCl	Natriumchlorid
NAST	Nierenarterienstenose
NIPD	nächtliche intermittierende Peritonealdialyse
NMH	niedermolekulare/s Heparin/e
NMP	Methyl-2-pyrrolidon
NNH	Nasennebenhöhle/n
NOAK	neue orale Antikoagulanzien
NSAR	nichtsteroidale Antirheumatika
NSF	nephrogene systemische Fibrose

O

OP	Operation
OSAS	obstruktives Schlafapnoe-Syndrom
OwiG	Ordnungswidrigkeitengesetz

P

PA	Polyamid
PAK	tragbare/s sorbentbasierte/s Dialysegerät/e (Portable Artificial Kidney)
PAN	Polyacrylnitril
pAVK	periphere arterielle Verschlusskrankheit (der Beine)
PBE	Dialysatoreingangsdruck (Bluteinlaufdruck)
pCO_2	Kohlendioxid-Partialdruck
PCR	Polymerase-Ketten-Reaktion, Protein Catabolic Rate (Protein-Katabolie-Rate)
PD	Peritonealdialyse
PE	Phosphat-Einheit/en
PEP	Phosphat-Einheiten-Programm
PES	Polyethersulfon
PET	peritonealer Äquilibrationstest
PE-Xa	hochdruckvernetztes Polyethylen
PG	Pflegegrad
PHHD	partnerlose Heimhämodialyse
p. i.	per infusionem
PKD	Polycystic Kidney Disease
PKV	private Krankenversicherung
pmp	Patienten pro 1 Mio. Einwohner
p. o.	per os, peroral
POCT	Point-of-Care-Testing
PPI	Protonenpumpeninhibitor/-hemmer
PR3	Proteinase 3
PRCA	Pure Red Cell Aplasia
PSA	persönliche Schutzausrüstung/-kleidung
PSU	Polysulfon
PTA	perkutane transluminale Angioplastie
PTCA	perkutane transluminale Koronarangioplastie (Herzkatheter)
PTFE	Polytetrafluorethylen
PTH	Parathormon
PTT	partielle Thromboplastinzeit
PV	Plasmavolumen
PVDF	Polyvinylidenfluorid

Q

QM	Qualitätsmanagement
QMB	Qualitätsmanagementbeauftragten
QMH	Qualitätsmanagementhandbuch
QM-RL	Qualitätsmanagement-Richtlinie
QMS	Qualitätsmanagementsystem
QS	Qualitätssicherung
QSD-RL	Qualitätssicherungs-Richtlinie Dialyse

R

RA	rheumatoide Arthritis
RAAS	Renin-Angiotensin-Aldosteron-System
RBV	relative Blutvolumenveränderung
RCA	rechte Koronararterie, regionale Citratantikaogulation
RES	retikuloendotheliales System
rhGH	rekombinantes humanes Wachstumshormon
Rili-BÄK	Richtlinie der Bundesärztekammer zur Qualitätssicherung laboratoriumsmedizinischer Untersuchungen
RKI	Robert Koch-Institut
RLS	Restless-legs-Syndrom

RO	Reverse Osmosis
RPGN	rapid progressive Glomerulonephritis
RR	(Blutdruck nach) Riva-Rocci

S

s	Sekunde/n
S	Siemens
s. c.	subkutan
SCUF	langsame kontinuierliche Ultrafiltration (Slow Continuous Ultrafiltration)
SEA	Spritz-Ess-Abstand
SEP	somatosensibel evozierte Potenziale
SGA	Subjective Global Nutrition Assessment
SGB	Sozialgesetzbuch
SHP	Purpura Schönlein-Henoch
s. l.	sublingual
SLE	systemischer Lupus erythematodes
SLED	Substained Low Efficiency Dialysis
SLEDD	Slow Extended Daily Dialysis
SN	Single Needle
SN-KK	SN-Klick-Klack(-Verfahren)
sog.	sogenannt/e/en/er/es
SOP	Standard Operating Procedure
SPAD	Single-Pass-Albumindialyse
SSc	systemische Sklerose
SSW	Schwangerschaftswoche/n
STEC-HUS	Shiga-Toxin-induziertes hämolytisch-urämisches Syndrom
StGB	Strafgesetzbuch
STK	sicherheitstechnische Kontrolle

T

TAC	Time Averaged Urea Concentration
TAT	Thrombin-Antithrombin-III-Komplex/e
Tb	Tuberkulose
TCUF	transkapilläre Ultrafiltration
TF	Tissue Factor (Gewebsthromboplastin)
TGF	tubuloglomeruläres Feedback
TIA	transiente ischämische Attacke
TMP	Transmembrandruck
TNF	Tumornekrosefaktor
TNI	terminale Niereninsuffizienz
TOC	Total Organic Carbon
TPA	therapeutischer Plasmaaustausch (Therapeutic Plasma Exchange)
TPD	Tidal-Peritonealdialyse
TPG	Transplantationsgesetz
TR	technische Regeln
TRBA	technische Regeln für biologische Arbeitsstoffe
TrinkwV	Trinkwasserverordnung
TSAT	Transferrinsättigung
TSH	Thyroid-stimulating Hormone (Thyrotropin)
TTP	thrombotisch-thrombozytopenische Purpura
TZ	Thrombinzeit

U

u. a.	und andere, unter anderem
UF	Ultrafiltration
UFF	Ultrafiltrationsfaktor
UFH	unfraktionierte/s Heparin/e
UFR	Ultrafiltrationsrate
URR	Urea Reduction Ratio, Harnstoffreduktionsrate

V

V	Volt
V., Vv.	Vena, Venae
v. a.	vor allem
V. a.	Verdacht auf
VAH	Verbund für Angewandte Hygiene e. V.
val	Val (auch: Äquivalent oder Grammäquivalent)
VCI	Vena cava inferior
VDE	Verband der Elektrotechnik
VES	ventrikuläre Extrasystole/n
VHF	Vorhofflimmern
VKA	Vitamin-K-Antagonist/en
VLDL	Very-Low-density-Lipoprotein
VRE	Vancomycin-resistente Enterokokken
vs.	versus
V4A	Edelstahl

W

W	Watt
WAK	am Körper tragbare/s Dialysegerät/e (Wearable Artificial Kidney)
Wo.	Woche/n

Z

z. A.	zum Ausschluss
Z. n.	Zustand nach
ZNS	Zentralnervensystem
ZVD	zentralvenöser Druck
ZVK	zentraler Venenkatheter

Abbildungsnachweis

Der Verweis auf die jeweilige Abbildungsquelle befindet sich bei allen Abbildungen im Werk am Ende des Legendentextes in eckigen Klammern.

A400 Reihe Pflege konkret, Elsevier GmbH, Urban & Fischer Verlag, München

E179-168 Classen M, Diehl V, Kochsiek K. Innere Medizin. Urban & Schwarzenberg, 4. A. 1998

E441-002 Shiland B J. Mastering Healthcare Terminology. Elsevier, 4. A. 2012. Fig 6-5

E720 Bostwick, Cheng. Urologic Surgical Pathology. Elsevier/Mosby, 2. A. 2007. Fig. 3-23

E730-003 Klatt E. Robbins and Cotran Atlas of Pathology. Elsevier/Saunders, 3. A. 2015.

E858-002 Vincent JL et al. Textbook of Critical Care. Elsevier/Saunders, 7. A. 2017. Fig 110.2

E1019 Lewis S et al. Medical-Surgical Nursing in Canada. Elsevier/Mosby Canada, 4. A. 2019

F514 Kshirsagar B, Wiggins RC. A map of urine proteins based on one-dimensional SDS-polyacrylamide gel electrophoresis and Western blotting using one microliter of unconcentrated urine. Clinica Chimica Acta 1986; 158: 13–22; Elsevier

F779-016 Fissell WH, Roy S, Davenport A. Achieving more frequent and longer dialysis for the majority: wearable dialysis and implantable artificial kidney devices. Kidney Int 2013; 84(2):256–264. doi:10.1038/ki.2012.466

F781-034 Olasveengen TM, Semeraro F, Ristagno G et al. Basismaßnahmen zur Wiederbelebung Erwachsener („Basic Life Support", „BSL"). Leitlinien des European Resuscitation Council 2021 Notfall Rettungsmed (2021). www.springermedizin.de/link/10.1007/s10049-021-00885-x

F781-035 Soar J, Böttiger BW, Carli P et al. Erweiterte lebensrettende Maßnahmen für Erwachsene. Leitlinien des European Resuscitation Council 2021 Notfall Rettungsmed (2021). www.springermedizin.de/link/10.1007/s10049-021-00893-x

F781-036 Lott C, Truhlář A, Alfonzo A et al. Kreislaufstillstand unter besonderen Umständen. Leitlinien des European Resuscitation Council 2021 Notfall Rettungsmed (2021). www.springermedizin.de/link/10.1007/s10049-021-00891-z

F844-005 Nusshag C et al. Regionale Zitratantikoagulation. Nephrologe 2017: 12; 135–145. https://doi.org/10.1007/s11560-017-0137-y

F1019-001 Gage SM; Ahluwalia HS; Laswon JH. Salvaging Vascular Access and Treatment of Severe Limb Edema: Case Reports on the Novel Use of the Hemodialysis Reliable Outflow Vascular Access Device. In: Annals of Vascular Surgery. Volume 25, Issue 3, Pages 387.e1–387.e5. Elsevier, April 2011. Fig. 3

G013 Brinster N, et al. Dermatopathology. Elsevier/Saunders, 2011. Fig 1 Calciphylaxis

G054 Cameron JL, Cameron AM. Current Surgical Therapy. Elsevier Mosby, 10. Aufl. 2011

G066 Behrens J, Langer G. Evidence-based Nursing and Caring. Methoden und Ethik der Pflegepraxis und Versorgungsforschung. Verlag Hans Huber, Bern/H. Hübner, 3. A. 2010

G516-001 Floege J, Johnson RJ, Feehally J. Comprehensive Clinical Nephrology. Elsevier/Saunders, 4. A. 2010

H094-001 Dahl SM, et al. Readily Available Tissue-Engineered Vascular Grafts. In: Science Translational Medicine. Volume 3, Issue 68. The American Association for the Advancement of Science, 2/2011

H468-001 Sommerfeld O, Neumann C, Becker J et al. Extracorporeal albumin dialysis in critically ill patients with liver failure: Comparison of four different devices – A retrospective analysis. Int J Artif Organs 2023 Sep; 46(8–9): 481–491

H468-002 Pereira Cabral B et al. Probing expert opinions on the future of kidney replacement therapies. Artif Organs. 2021; 45: 79–87. https://doi.org/10.1111/aor.13784

H479-002 Kim EJ et al. Feasibility of an implantable bioreactor for renal cell therapy using silicon nanopore membranes. Nat Commun. 2023;14(1):4890. Published 2023 Aug 29. doi:10.1038/s41467-023-39888-2

H503-001 ter Beek OEM et al. In vitro study of dual layer mixed matrix hollow fiber membranes for outside-in filtration of human blood plasma, Acta Biomaterialia, Vol. 123, 2021,

Pages 244–253, https://doi.org/10.1016/j.actbio.2020.12.063

H504-001 Martins Costa A et al. Influence of utilizing hemodialysis membranes outside-in on solute clearance and filtration efficiency – One step towards a novel combined lung and kidney support device, Journal of Membrane Science, Vol. 698, 2024, 122575, https://doi.org/10.1016/j.memsci.2024.122575

J787 Colourbox.com

L106 Henriette Rinteleln, Velbert

L107 Michael Budowick, München

L123 Jonathan Dimes

L138 Martha Kosthorst, Borken

L143 Heike Hübner, Berlin

L157 Susanne Adler, Lübeck

L190 Gerda Raichle, Ulm

L217 E. Schenk-Panic, München

L231 Stefan Dangl, München

M226 Gerd Breuch, Hamburg

M227 Willi Servos, Much

M291 Kerstin Protz, Hamburg

M321 E. Stark, Weissach

M634 Christian Dohmann, Köln

M640 Jörg Eichhorn

M662 Christophor von Malsch, Essen

O474 Bernd Schulze, Nürnberg

O482 Gisela Offner, Adelheidsdorf

O502 Eckhard Müller, Bernkastel-Kues

O743 F. Wieringa, IMEC Niederlande

P541 Kerstin Gerpheide, München

P544 Manfred Breit, Föhren

P1501 Dr. Christian Blüchel, Singapur

P1524 Julius Breuch, Hamburg

P1525 Frank Biermann, Hamburg

R102 Koch K. Klinische Nephrologie. Urban & Fischer, 2000

R223 Stein G, Ritz E. Diagnostik und Differentialdiagnostik der Nierenerkrankungen. Gustav Fischer, 1991

T824 Klinikum Dritter Orden, München

T1029 Victor Gura, M. D.

U222-1 Fresenius Medical Care, Bad Homburg

U238 B. Braun Schiwa GmbH & Co. KG, Glandorf

V413 Bionic Medizintechnik GmbH, Friedrichsdorf

V446 PakuMed medical products GmbH, Essen

V540 Nipro Europe Headquarters, Zaventem

V549 Satzbüro Ebner & Spiegel

V560 Kaneka Pharma Europe N. V., Eschborn

V836 Quanta Dialysis Technologies Ltd., Alcester (UK)

V837 Infomed SA, Les Acacias (CH)

V840 Physidia, Saint-Barthélémy d'Anjou (FRA)

V841 Outset Medical, San Jose (USA)

V1058 Diality, Inc., Irvine (USA)

V1059 NxStage Medical, Inc., Lawrence (USA)

V1060 Kuleana Technology, Inc., Seattle (USA)

V1061 Nanodialysis B. V., Oirschot (NL)

V1062 Healionics, Seattle (USA)

V1063 Venova Medical, Los Gatos (USA)

W162 DSO, Deutsche Stiftung Organtransplantation, Neu-Isenburg

W164 DSO, Deutsche Stiftung Organtransplantation, Frankfurt a. Main

W165-001 KfH-Dialysemuseum, Fürth

Fehler gefunden?

An unsere Inhalte haben wir sehr hohe Ansprüche. Trotz aller Sorgfalt kann es jedoch passieren, dass sich ein Fehler einschleicht oder fachlich-inhaltliche Aktualisierungen notwendig geworden sind.
Sobald ein relevanter Fehler entdeckt wird, stellen wir eine Korrektur zur Verfügung. Mit diesem QR-Code gelingt der schnelle Zugriff.

https://else4.de/978-3-437-25055-2

Wir sind dankbar für jeden Hinweis, der uns hilft, dieses Werk zu verbessern. Bitte richten Sie Ihre Anregungen, Lob und Kritik an folgende E-Mail-Adresse: kundendienst@elsevier.com

Inhaltsverzeichnis

Thomas Fernsebner, Michael Reichardt

Einführung

Die nephrologische Fachweiterbildung für Pflegefachkräfte und Gesundheits- und Krankenpflegepersonal (Pflege in der Nephrologie – DKG) gilt als die zentrale Qualifikationsform für die pflegerische Betreuung von nephrologisch erkrankten Menschen und die Durchführung von Dialysebehandlungen. Nur die nephrologisch ausgebildete Fachpflegekraft verfügt nach entsprechender Qualifikation über umfassende Kompetenzen im medizinischen, psychologischen, kommunikativen und v. a. im pflegerischen Fachwissen der Nephrologie. Diese Qualifikationsform ist daher unverzichtbar zur Sicherstellung der Behandlungsqualität und Patientensicherheit, ihre Bereitstellung sollte gemäß angemessener Personalbemessungskriterien erfolgen. Die Deutsche Krankenhausgesellschaft (DKG) hat die Fachweiterbildung bereits zweimal angepasst und zuletzt am 1.5.2022 neu geregelt.

In der aktuellen Fassung sind alle Weiterbildungslehrgänge gemäß den Empfehlungen der DKG gleichrangig in Stunden und Struktur, unterscheiden sich jedoch in den verschiedenen Fachgebieten durch sog. Fachmodule. Einige Weiterbildungseinrichtungen, die nach Landesrecht reguliert sind, orientieren sich an den DKG-Empfehlungen, v. a. im Zuge der Bildung von Pflege- oder Gesundheitsberufekammern in verschiedenen Bundesländern.

Erhebung und Feststellung des individuellen Pflegebedarfs, Organisation, Gestaltung und Steuerung des Pflegeprozesses sowie dessen Evaluation und Analyse in Verbindung mit der Sicherung und Entwicklung der Pflegequalität sind Vorbehaltsaufgaben der examinierten Pflege/Fachpflege. Daher ist dieses Buch als Grundlage für diesen Anspruch gedacht und möchte einen Beitrag zur Erreichung dieses Ziels beitragen.

Strukturen der nephrologischen Weiterbildung

Die Versorgung nierenkranker Menschen ist äußerst komplex und erfordert vielfältige Kompetenzen. Neben Anpassungsfortbildungen, die den Einstieg in die Dialyse/Nephrologie erleichtern können, ermöglicht nur eine anerkannte Weiterbildung eine umfassende berufliche Weiterqualifikation im nephrologischen Bereich. Die Versorgung nierenkranker Menschen ist äußerst komplex und erfordert vielfältige Kompetenzen.

Die Definition der nephrologischen Fachpflege wurde erstmals 1995 von der EDTNA/ERCA über europäische Standards für die nephrologische Pflegepraxis beschrieben und 2011 für Deutschland neu definiert. Im Jahr 2023 wurde der Dialysepflegestandard DPS als weiteres Fundament nephrologischer Pflege und Praxis erneut herausgegeben. Sowohl der DPS als auch die nephrologische Weiterbildung beziehen sich aufeinander und bilden eine wichtige Einheit in der Versorgungsqualität. Fachpflege hebt sich deutlich von anderen medizinischen und assistierenden Bereichen innerhalb der Nephrologie ab, sichert die Versorgung nachhaltig und präventiv und gewährleistet hohe Patientensicherheit durch klar abgegrenzte Aufgabenbereiche, die nicht ohne Fachpflegequalifikation auf andere Berufsgruppen übertragbar sind.

Zugangsvoraussetzung

Die Zugangsvoraussetzung zu einer Weiterbildung beinhaltet die abgeschlossene Gesundheits- und Krankenpflegeausbildung oder neuerdings auch die integrative Ausbildung zur Pflegefachkraft (Pflegeberufegesetz) mit Erlaubnis zum Führen der jeweiligen Berufsbezeichnung. Eine Anstellung bzw. die dauerhafte Beschäftigung in einem nephrologischen Fachbereich wie Dialyse, nephrologische Bettenstation u. Ä. und ein Berufspraktikum von einem halben Jahr sind für den Besuch einer Weiterbildung zwingend erforderlich. Darüber hinaus muss gewährleistet sein, dass die Teilnehmer während ihrer Weiterbildung praktische Einsätze im nephrologischen Fachbereich von mindesten 1800 Stunden erreichen. Hierzu schließt die Weiterbildungseinrichtung Kooperationsverträge. Dies hat folgenden Hintergrund: Die Weiterbildung beinhaltet theoretischen Unterricht und praktische Inhalte. Diese beiden Lernorte werden im sog. Dualen System aufeinander abgestimmt und nachhaltig verknüpft. Um die praktischen Einsätze als Lernort auszugestalten, werden Praxisanleiter eingesetzt. Weiterbildungseinrichtung sowie Praxisanleiter pflegen einen engen Dialog, um die Weiterbildung optimal abzustimmen und den Lernerfolg des Teilnehmers zu dokumentieren und zu fördern.

Aufbau der nephrologischen Weiterbildung

Die Weiterbildung beinhaltet theoretische und praktische Anteile. Im theoretischen Teil werden die unterschiedlichen Themen vorgestellt und vertieft. Hierbei werden die Teilnehmer u. a. von Fachlehrern, Fachpflegekräften und Fachärzten für Nephrologie, Psychologen, Pädagogen und Ernährungsberaterinnen unterrichtet. Dieser Unterricht findet in anerkannten Weiterbildungseinrichtungen statt. Eine Liste aller anerkannten Weiterbildungseinrichtungen nach DKG finden Sie im Anhang.

Theoretischer Unterricht

Die Weiterbildung wird i. d. R. an Studientagen oder im Blockunterricht und in Online-Präsenzzeiten durchgeführt. Der theoretische Unterricht umfasst insgesamt 720 Stunden in den verschiedenen Modulen.

Davon können bis zu 25 %, also höchstens 180 Stunden, im sog. selbstgesteuerten Lernen ausgewiesen werden (➤ Tab. 0.1). Dieser Stundenanteil kann für Arbeitsaufträge, die Erstellung der Facharbeit und Fernunterricht mittels elektronischen Lernens (E-Learning) oder durch Studienbriefe verwendet werden. Um das Weiterbildungsziel zu erreichen und die Zulassung zur Abschlussprüfung zu erhalten, muss der Teilnehmer alle geforderten Leistungsnachweise, die Mindeststundenanzahl sowie die praktischen Einsätze nachweisen.

Die zweijährige Fachweiterbildung ist seit 2022 in 6 Module unterteilt, bestehend aus 1 Basismodul und 5 Fachmodulen, wobei jedes Modul weitere untergeordnete Moduleinheiten enthält (➤ Tab. 0.2). Die beschriebenen Kompetenzen in diesen Modulen bilden das Gesamtziel der Fachweiterbildung Gesundheits- und Krankenpflege/Pflegefachkraft für Nephrologie, das die Pflege von nierenkranken Menschen in den Vordergrund stellt. Das Basismodul ist für alle Fachweiterbildungslehrgänge identisch (Intensivfachpflege, Onkologie, Operationsdienst, Psychiatrie, etc.) und kann somit bei einem gewünschten Wechsel der Disziplin mit mindestens 100 Stunden angerechnet werden.

Alle Module beziehen sich aufeinander und erzeugen als Ganzes ein umfassendes Bild davon, was nephrologisches Fachpersonal leisten kann. Das vertiefende Studium der Themenfelder wird durch die Teilnahme an der nephrologischen Weiterbildung sowie durch Literaturstudium erreicht.

Tab. 0.1 Stundenanteile: 720 Unterrichtsstunden mit folgender Aufteilung

Unterricht	Dezentraler Unterricht	Selbstgesteuertes Lernen
Durch Weiterbildungseinrichtung	Größtenteils praktischer Unterricht (nicht zu verwechseln mit praktischer An- und Begleitung)	Facharbeiten und Arbeitsaufträge, die der Teilnehmer weitestgehend selbststeuernd und ohne weitere Lernangebote erbringen wird
540 Unterrichtsstunden		Maximal 25 % von 720 h = **180 Unterrichtsstunden**

Tab. 0.2 Modulübersicht Basis- und Fachmodule „Pflege in der Nephrologie" (https://www.dkgev.de/themen/personal-weiterbildung/aus-und-weiterbildung-von-pflegeberufen/pflege-in-der-nephrologie/)

Modul	Inhalt	Stunden
Basismodul: Entwicklungen begründet initiieren und gestalten		
ME 1	Reflektiertes Lernen und Lehren in der Pflegepraxis	32
ME 2	Wissenschaftlich begründet pflegen	24
ME 3	In Projekten arbeiten	24
F NE M I: Patienten mit chronischen Erkrankungen betreuen und begleiten (140 h)		
F NE M I ME 1	Patienten mit nephrologischen Erkrankungen pflegen	80
F NE M I ME 2	Patienten zur Ernährung beraten und begleiten	20
F NE M I ME 3	An Diabetes mellitus erkrankte Patienten pflegen	40
F NE M II: Pflegen in dialyseassoziierten Handlungsfeldern (120 h)		
F NE M II ME 1	Im Bereich der Dialyse hygienisch arbeiten	50
F NE M II ME 2	Mit Dialysegefäßzugängen sicher umgehen	50
F NE M II ME 3	An der Therapie chronischer Wunden mitwirken	20
F NE M III: Menschen mit Nierenersatzverfahren behandeln (130 h)		
F NE M III ME 1	Hämodialyse durchführen	70
F NE M III ME 2	Peritonealdialyse durchführen	40
F NE M III ME 3	Heimdialyse durchführen	20
F NE M IV: Pflegerisch kompetent in speziellen Situationen handeln (130 h)		
F NE M IV ME 1	Spezialverfahren durchführen	30
F NE M IV ME 2	Akutverfahren durchführen	20
F NE M IV ME 3	Kinder im Bereich der Nephrologie betreuen	40
F NE M IV ME 4	Patienten vor und nach Transplantationen begleiten	40
F NE M V: Mit beruflichen Herausforderungen professionell umgehen (120 h)		
F NE M V ME 1	Professionelles Rollenverständnis entwickeln	20
F NE M V ME 2	Berufliches Handeln an rechtlichen Rahmenbedingungen ausrichten	20
F NE M V ME 3	Führungs- und Steuerungsaufgaben professionell gestalten	40
F NE M V ME 4	An Demenz erkrankte Patienten im Setting der nephrologischen Pflege versorgen	20
F NE M V ME 5	Patienten mit psychischen Auffälligkeiten situationsgerecht begleiten	20

F = Fachmodul, NE = Nephrologie, ME = Moduleinheit

Somit hilft dieses Buch Fachweiterbildungsteilnehmern und den Weiterbildungsstätten vor allem im theoretischen Unterricht. Es kann aber auch zur Vorbereitung der Weiterbildung und als Nachschlagewerk für die Praxis verwendet werden.

Praktische Einsätze und Anleitung

In einem Weiterbildungszeitraum von 2 Jahren sollen 1800 Stunden für das berufliche Praktikum erreicht werden. Die Gesamtstunden können maximal auf 5 Jahre, z. B. bei Krankheit des Teilnehmers, ausgeweitet werden. Teilzeitkräfte können ebenfalls die Weiterbildung besuchen, solange das Erreichen der 1800 Einsatzstunden innerhalb von 3 Jahren gewährleistet werden kann.

Einsatzbereiche und -zeiten der Fachweiterbildung Pflege in der Nephrologie (mindestens 1800 Stunden gesamt):

Pflichteinsatzbereiche:

- Mindestens 100 Stunden **Konservative Nephrologie:** Diese beinhaltet die Versorgung von Patienten auf nephrologischen Bettenstationen, in nephrologischen oder diabetologischen Ambulanzen oder Transplantationsabteilungen/-ambulanzen.
- Mindestens 300 **Stunden Hämodialyse:** Darunter sind alle chronischen extrakorporalen Dialyseverfahren zu verstehen.
- Mindestens 100 Stunden **Peritonealdialyse:** Darunter sind alle chronischen peritonealen Dialyseverfahren zu verstehen.
- Mindestens 100 Stunden **Akutdialyse:** Darunter sind alle Verfahren, die bei der Behandlung akuter nephrologischer Notfälle eingesetzt werden, zu verstehen.
- Mindestens 100 Stunden **Sonderverfahren:** Darunter sind, im Kontext der Nephrologie, alle extrakorporalen Behandlungen, die kein Dialyseverfahren darstellen, zu verstehen.

Die verbleibenden Stunden (mindestens 1100 Stunden) müssen in den zuvor genannten Pflichteinsatzbereichen erbracht werden.

Zudem ist erforderlich, dass die Teilnehmer ihre Einsätze und ihren Lernerfolg dokumentieren. Dies geschieht in Form von Praxisbegleitordnern oder Lernzielkatalogen oder auch in elektronischer Form als ePortfolio.

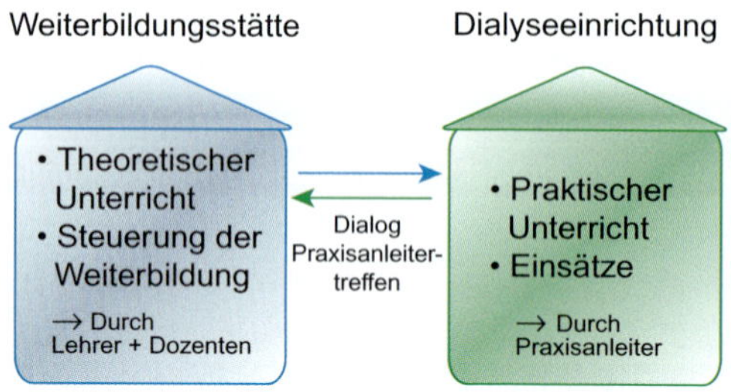

Abb. 0.1 Duale Weiterbildung [L138]

Verknüpfung von Theorie und Praxis

Der vermischte Ansatz zwischen konkreten Lernangeboten und Selbstlerneinheiten (Blended-Learning) wird mit praktischen Unterweisungen und Begleitungen auf vorheriger theoretischer Grundlage ergänzt. Hierbei ist zu betonen, dass die praktische Einübung den wichtigsten Ansatz im sog. Workplace-Learning einnehmen wird.

Arbeitsplatznahe Weiterbildung/Lernen Workplace-Learning:

Mit dem vorliegenden Konzept der modularen Fachweiterbildung werden Teilnehmer über die gezielten Lernortkooperationen in Theorie und Praxis weitergebildet. Die Inhalte aus den verschiedenen Modulen werden nach theoretischen Unterrichtseinheiten im praktischen Unterricht durch Praxisanleiter aufgegriffen und vertieft. Hierdurch gelingt es, dass die zu erwerbenden Kompetenzen sowohl theoretisch wie auch praktisch vermittelt und prüfbar werden. Die Selbstlerneinheiten verstärken die intensive Auseinandersetzung mit Fachliteratur und helfen, den Teilnehmer an das komplexe Berufsfeld der Nephrologie im Sinne des lebenslangen Lernens heranzuführen. Es bleibt festzuhalten, dass die Steuerung der gesamten Weiterbildung, die Inhalte für Theorie und Praxis, durch die Weiterbildungseinrichtung zu organisieren sind (➤ Abb. 0.1). Idealerweise erhalten die Praxisanleiter Aufträge durch die Weiterbildungseinrichtung. Weiterbildungseinrichtungen und Praxisanleiter tauschen sich regelmäßig aus. Darüber hinaus finden Praxisanleitertreffen statt. Inhaltlich werden in diesen Treffen Lernkonzepte, individuelle Lernerfolge und der Aufbau der Weiterbildung besprochen und abgestimmt.

Prüfung und Leistungsnachweise

Zum Erreichen des Weiterbildungsziels und der Zulassung zur Abschlussprüfung muss der Teilnehmer alle geforderten Leistungsnachweise bestehen.

Die Weiterbildung gilt als bestanden, wenn jeder Leistungsnachweis und die Abschlussprüfungen in mündlich und praktisch mit mindestens der Note „ausreichend" abgelegt wurden. Modulprüfungen und Abschlussprüfung werden jeweils für sich ausgewiesen. Die Modulprüfungen erfolgen nach abgeschlossenen Modulen. Modulprüfungen sind z. B. Facharbeiten, benotete Arbeitsaufträge, Klausuren oder Projektarbeiten. Für den praktischen Leistungsnachweis bieten sich Praxisbegleitungen an. Bei diesen Begleitungen erfolgt eine Bewertung durch den Fachprüfer in realen Pflegesituationen. Besonderen Stellenwert innerhalb der Leistungsnachweise haben Fach- und Projektarbeiten, da hier eine intensive Auseinandersetzung mit einem nephrologischen Pflegethema stattfindet.

Anerkennung der Weiterbildung

Durch die Einführung der Weiterbildungsmaßnahme nach DKG im Jahr 1995 wurde eine Qualifikationsform geschaffen, die mittlerweile etwa 3000 nephrologische Fachpflegekräfte hervorgebracht hat (was etwa 110 Abschlüssen pro Jahr für ganz Deutschland entspricht). In Bezug auf das Versorgungsaufkommen ist die Anzahl der Abschlüsse deutlich zu niedrig, und langfristig wird sich die Situation in den Einrichtungen verschärfen. Dies ergibt sich aus einer einfachen Berechnung: Angesichts der Tatsache, dass es derzeit etwa 80.000 Dialysepatienten sowie etwa 12.500 Fachkräfte gibt, die im Durchschnitt jeweils 1000 Dialysen pro Jahr durchführen, und eine Fluktuation von weniger als 5 Jahren je Fachkraft besteht, müssten nach dieser Berechnung jedes Jahr mindestens 2500 neue Fachkräfte rekrutiert werden. Dabei sollte mindestens ein Fünftel (500) jedes Jahr die Fachweiterbildung in der Pflege absolvieren.

Gleichzeitig fordert der Dialyse-Pflege-Standard eine Fachpflegequote, die mithilfe validierter Instrumente in der Praxis ermittelt werden muss. Grundsätzlich wird jedoch gefordert, dass jede Pflegeperson, die in der Dialyse tätig ist, sich innerhalb von 5 Jahren zur Fachpflegekraft in der Nephrologie nach DKG oder Landesrecht qualifizieren muss.

Weitere Qualifikationsformen zur Unterstützung der Dialysetherapie

Der Einsatz und die Bereitstellung von Fachpflegekräften mit nephrologischer Qualifikation für die Durchführung der Dialysetherapie sind unumstritten. Dies resultiert aus der untrennbaren Verbindung der Dialysetherapie mit spezifischen Pflegeaufgaben und pflegerelevanten Aspekten, die sich aus den damit einhergehenden gesundheitlichen Herausforderungen ergeben. Früher oder später sind alle nephrologisch erkrankten Menschen auf eine fachpflegerische Betreuung angewiesen, und es ist unerlässlich, dass diese Betreuung durch entsprechend qualifiziertes Personal gewährleistet wird.

Im Kapitel „Pflege von Menschen mit dialysepflichtiger Niereninsuffizienz“ (➤ Kap. 3) werden dieser Aspekt und die Bedeutung der Pflege von nierenkranken Menschen mit Dialysetherapiepflicht weiter untermauert. Die Erfordernis der nephrologisch qualifizierten Fachpflegepersonen für die Durchführung der Dialysetherapie wird in diesem Kontext besonders hervorgehoben. Die Komplexität und Spezifität der Pflegeanforderungen bei dialysepflichtiger Niereninsuffizienz erfordern nicht nur fundierte Fachkenntnisse, sondern auch ein tiefes Verständnis für die individuellen Bedürfnisse und gesundheitlichen Herausforderungen der Patienten.

In diesem Zusammenhang wird betont, dass die Mitwirkung von Assistenzberufen unterstützend sein kann, jedoch die Verantwortung für die Steuerung, Delegation und Überprüfung der Pflegeergebnisse ausschließlich in den Händen der nephrologisch qualifizierten Fachpflegepersonen liegt. Der Einsatz von nicht pflegequalifiziertem Personal in diesem spezialisierten Bereich birgt erhebliche Risiken für die Patientensicherheit und steht im Widerspruch zu den hohen Anforderungen, die die Pflege von Menschen mit dialysepflichtiger Niereninsuffizienz mit sich bringt.

Die größte Herausforderung besteht dabei darin, sicherzustellen, dass die Rekrutierung von neu ausgebildeten Pflegekräften höchste Priorität hat. Gleichzeitig muss ein intelligenter Einsatz verschiedener Berufsgruppen erfolgen, um sowohl den betriebswirtschaftlichen als auch den qualitativen Anforderungen gerecht zu werden. Dies erfordert eine strategische Personalplanung, die die spezifischen Fachkenntnisse und Fähigkeiten der nephrologisch qualifizierten Fachpflegepersonen hervorhebt und gleichzeitig die Unterstützung durch Assistenzberufe in Betracht zieht. Durch eine ausgewogene Kombination von hochqualifiziertem Fachpersonal und sinnvoll integrierten Assistenzkräften kann eine effiziente und patientenzentrierte Versorgung in der Dialysetherapie gewährleistet werden.

KAPITEL

1 Anatomie und Physiologie der Niere

Eckhard Müller

Nephrologie ist die „Lehre von den Nieren". Daher soll das Organpaar, um das sich alles dreht, am Anfang der Betrachtung stehen: die Nieren.

1.1 Lage und Anatomie der Nieren

Die paarig angelegten Nieren liegen beidseits der Wirbelsäule im hinteren Bauchraum unterhalb des Zwerchfells in Höhe des 12. Brust- bis ca. 3. Lendenwirbels (➤ Abb. 1.1). Sie befinden sich außerhalb des Bauchfells (Peritoneum), das die meisten inneren Organe umkleidet, d. h. **retroperitoneal.** Wegen der über ihr liegenden Leber steht die rechte Niere meist etwas tiefer. Die Milz oberhalb der linken Niere verdrängt diese in der Regel nicht nach unten. Jede der bohnenförmigen braunroten Nieren wiegt ca. 120–200 g und ist je nach Körpergröße etwa 4 cm dick, 6 cm breit und 11 cm lang. Die Nieren haben einen oberen und unteren Pol, eine nach vorn (ventral) und eine nach hinten (dorsal) gerichtete Fläche, eine konvexe Außenseite und eine konkave Innenseite, in deren Krümmung sich die Nierenpforte (Hilus) befindet. Gefäße, Nerven und Harnleiter münden in der Nierenpforte in die Nieren bzw. führen von dort aus

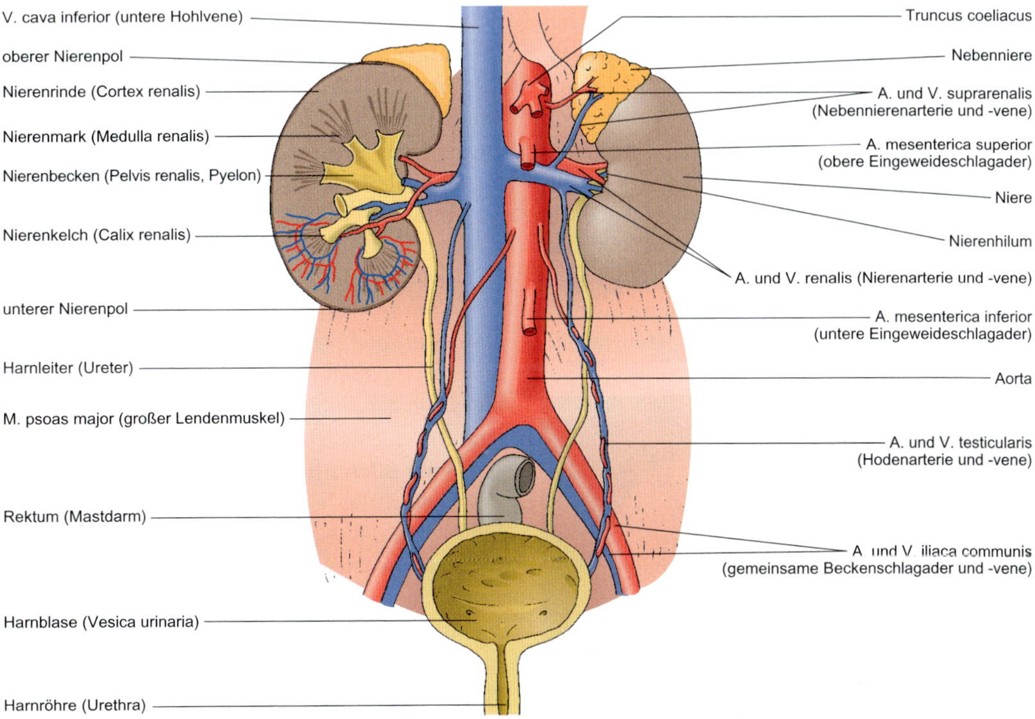

Abb. 1.1 Anatomischer Lageplan [L190]

ihr heraus. Die Nieren selbst sind von einer festen, fibrösen Kapsel umhüllt und in eine Fettschicht eingebettet. Gemeinsam mit dieser und den an jedem oberen Nierenpol gelegenen Nebennieren (endogene Drüsen, die unter anderem Stress- und Geschlechtshormone produzieren) stecken sie wiederum in einem Bindegewebssack (Fascia Gerota).

Auf einem Längsschnitt durch eine Niere (➤ Abb. 1.2) kann man eine **äußere Rindenschicht** (Cortex renalis) und eine **innere Markschicht** (Medulla renalis) erkennen. Die Rinde ist fein gekörnt, das Mark bildet zum Hilus hin kegelförmige, etwas streifige Ausläufer, die **Markpyramiden**. Die Spitze dieser Pyramiden nennt man **Nierenpapillen.** Jede Nierenpapille ragt in einen trichterförmig erweiterten Hohlraum, den **Nierenkelch.** Die Nierenkelche führen den Harn in das Nierenbecken (Pelvis renalis). Von dort aus transportiert der Harnleiter den Harn weiter in die Harnblase, bis schließlich der Urin über die Harnröhre den Körper verlässt.

Die Blutversorgung erfolgt jeweils über die aus der Aorta entspringende Nierenarterie (Arteria renalis), die sich bereits vor dem Hilus in einen vorderen und hinteren Hauptstamm aufteilt. Der vordere und der hintere Hauptstamm geben jeweils wiederum Segmentarterien für die einzelnen Nierenabschnitte ab. Auch diese verzweigen sich weiter und finden ihr kapilläres Ende in den Vasa afferentia (➤ Kap. 1.2) der Nierenkörperchen. Die daraus austretenden Vasa efferentia münden schlussendlich im Bereich des Hilus in die Venae renales, die in die untere Hohlvene (Vena cava inferior, VCI) führen. Die Nervenversorgung der Nieren erfolgt sympathisch aus dem Plexus coeliacus und parasympathisch aus dem N. vagus. Neben der schmerzempfindlichen Nierenkapsel verlaufen einige Nerven aus dem sakralen Nervengeflecht, weswegen Schmerzen aus den Nieren oft in den Rücken, die Leistenregion oder die Genitalien ausstrahlen.

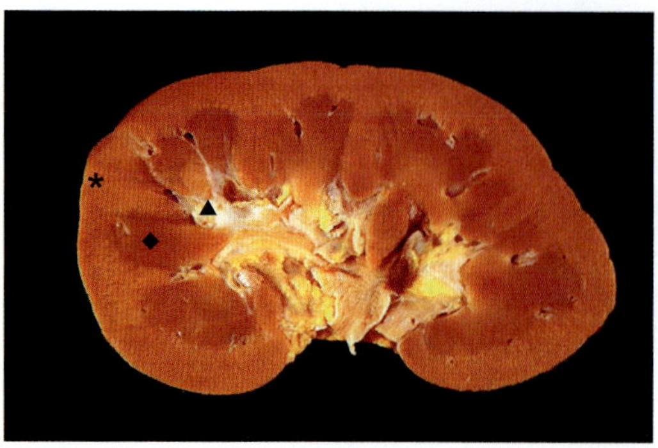

Abb. 1.2 Nierenpräparat [E730-003]

1.2 Feinbau der Niere

Feinbau und Funktion der Niere bedingen einander und lassen sich am besten vom Gefäßsystem ausgehend betrachten. Bereits erwähnt ist die arterielle Blutversorgung aus der Arteria renalis. Die Endstrombahn der Nierenarterie bilden die „Blut zuführenden“ **Vasa afferentia (Einzahl: Vas afferens)**, die in ein arterielles kapilläres Gefäßknäuel, den **Glomerulus**, münden. Alle Glomeruli sind jeweils von einer Kapsel **(Bowman-Kapsel)** umhüllt. Aus den Gefäßen wird Flüssigkeit (Primärharn) in den Raum zwischen ihnen und der äußeren Kapsel gepresst (Filtration). Glomerulus und Bowman-Kapsel bilden gemeinsam ein **Nierenkörperchen,** von denen es in jeder Niere etwa eine Million gibt. Aus einer Bowman-Kapsel geht das **Nierenkanälchen (Tubulus)** als Abflussweg für den **Primärharn** ab. Der erste Teil dieses Nierenkanälchens ist stark gewunden und befindet sich noch in der Nierenrinde **(proximales Konvolut).** Diesem schließt sich die **Henle-Schleife** an, ein U-förmiger, sehr schmaler Abschnitt der Tubuli, der bis ins Nierenmark hineinreicht. Im Anschluss an einen aufrechten dickeren Teil führt das Nierenkanälchen in gewundener Form wieder zurück in die Nierenrinde **(distales Konvolut)** und berührt dort zuletzt wieder das Vas afferens **(juxtaglomerulärer Apparat).** Die Länge eines Nierentubulus beträgt etwa 2 cm. Die Tubuli sind von einem dichten Gefäßnetz umgeben, das aus den **Vasa efferentia** (= Blut abführende Arterien) des Glomerulus entspringt und einen intensiven Stoff- und Flüssigkeitsaustausch ermöglicht. Ein Nierenkörperchen mit anschließendem Tubulus nennt man **Nephron** (➤ Abb. 1.3). Schließlich münden die Nierenkanälchen mehrerer Nephrone in **Sammelrohre** von größerem Durchmesser, die ebenfalls etwa 2 cm lang sind. Aus den Sammelrohren fließt der Harn durch das Nierenmark und im Bereich der Pyramidenspitzen in die **Nierenkelche.**

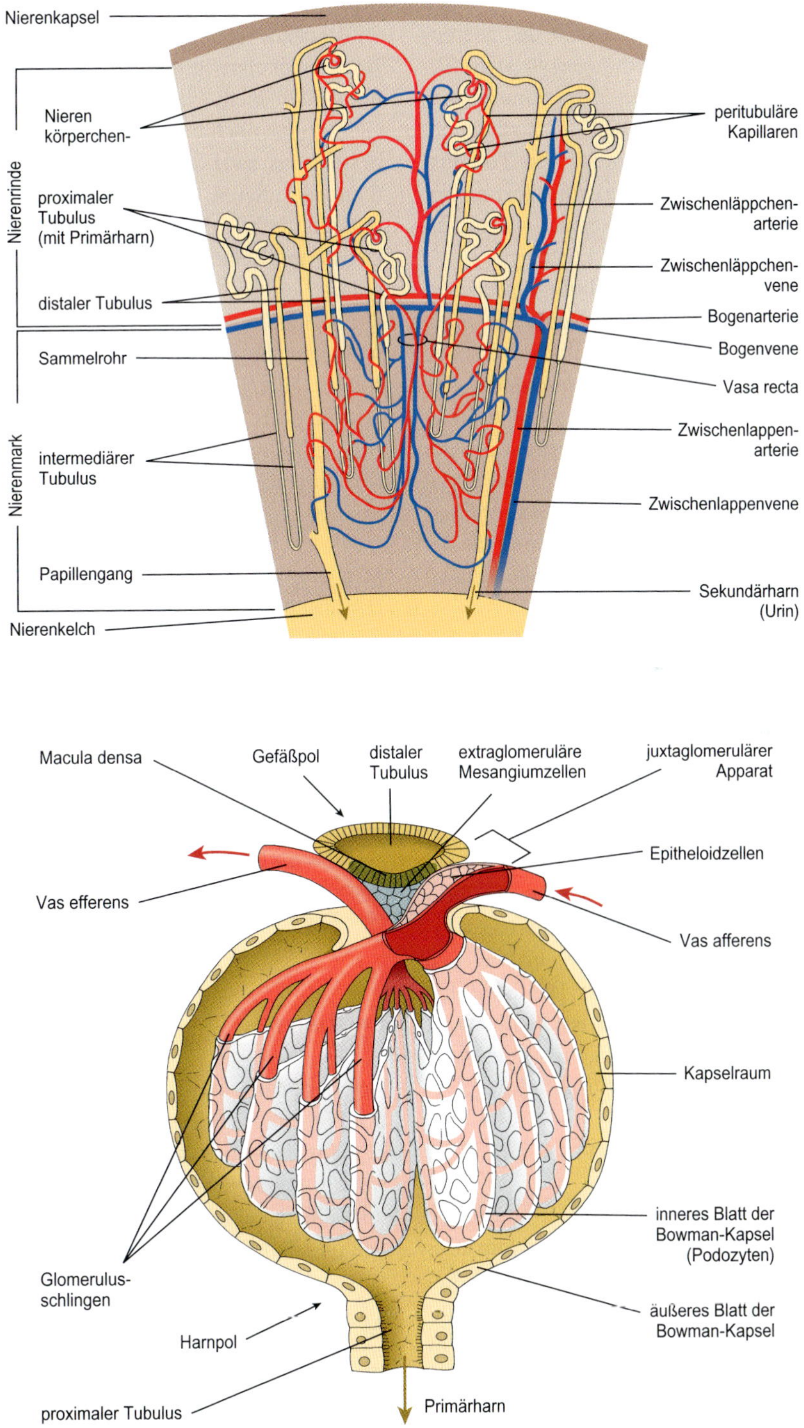

Abb. 1.3 Nephron [L190]

Mesangium nennt man einen bindegewebigen Zellverband innerhalb und außerhalb des Nierenkörperchens, dessen Zellen (Mesangiozyten) die Kapillarwände stabilisieren. Die extraglomerulären Mesangiumzellen sind Bestandteil des juxtaglomerulären Apparats (Zusammentreffen von Tubuluszellen mit dem Vas afferens) und sind dort an der Informationsweiterleitung bei Regulationsvorgängen (tubuloglomeruläres Feedback) beteiligt.

Unter anderem durch das **tubuloglomeruläre Feedback** wird die Filtration des **Nephrons** reguliert. Bei Zunahme des **NaCl**-Gehalts im distalen Konvolut des Tubulus bewirkt das Mesangium eine Verengung des Vas afferens, wodurch der Blutdruck dort sinkt. Dies wird über eine Sensorfunktion der Macula densa, einem spezialisierten Teil des juxtaglomerulären Apparats, gesteuert. Hieraus resultiert eine Verminderung der Primärharnbildung des jeweiligen Nephrons. Dieser Mechanismus schützt das Einzelnephron vor Hyperfiltration.

1.3 Funktionen der Niere

1.3.1 Harnbildung

Die Nieren übernehmen regulative Aufgaben im Elektrolythaushalt, im Wasserhaushalt (Volumenregulation) und im Säure-Basen-Haushalt und dienen außerdem der Entgiftung des Körpers. Damit die Nieren alle diese genannten Aufgaben erfüllen können, müssen sie sehr gut durchblutet sein. Pro Minute werden sie von rund einem Liter Blut durchströmt.

Primärharn

Im Glomerulus herrscht recht unabhängig vom arteriellen Blutdruck ein Druck von ca. 50 mmHg. Dieser wird durch die Fähigkeit der Niere zur Autoregulation des eigenen Blutdrucks aufrechterhalten. Er führt dazu, dass aus den Gefäßschlingen Primärharn abgepresst wird (glomeruläre Filtration: 0,12 l/min = 170 l/d).

Der Primärharn enthält neben Wasser auch im Blutplasma gelöste Substanzen bis zu einer gewissen Molekülgröße, da nur klein- und mittelmolekulare Substanzen den glomerulären Filter passieren. Hochmolekulare (große) Substanzen wie z. B. Eiweiße werden nicht filtriert. Betrachten wir dazu den Glomerulus noch etwas näher: Die Bowman-Kapsel besteht aus zwei Schichten, einem die Kapsel formenden äußeren Plattenepithel und einer den Kapillaren direkt anliegenden inneren Schicht aus spezialisierten **Zellen (Podozyten).** Zwischen den Kapillarzellen und Podozyten liegt eine gemeinsame dünne Basalmembran als Filterschicht; gemeinsam fungieren die drei als Blut-Harn-Schranke (glomerulärer Filter). Sowohl die Mikroanatomie dieser Schranke als auch ihre chemische Zusammensetzung entscheiden darüber, was glomerulär filtriert wird und was nicht (Selektion nach Größe und elektrischer Ladung der Moleküle).

MERKE

Filtrationsdruck zwischen Kapillare und Kapsel:

a. Hydrostatischer Druck („Blutdruck") presst Flüssigkeit ab.
b. Kolloidosmotischer (Wasserbindungs**sog** von Teilchen im Blut als negativer Druck) Druck hält Flüssigkeit zurück.

Der hydrostatische Druck im Glomerulus ist recht konstant. Da Flüssigkeit abgepresst wird und Eiweiße im filtrierten Blut verbleiben, steigen im Verlauf des Gefäßknäuels die Eiweißkonzentration und damit der kolloidosmotische Druck. Am Ende entsteht ein Filtrationsgleichgewicht (a und b heben sich auf).

Endharn

Von der Primärharnmenge werden im Verlauf 99 % des Wassers zurückresorbiert, sodass insgesamt pro Tag etwa 1,5–2 l Urin den Körper verlassen. Notwendig für die Endharnbildung ist dazu ein Stoff- und Flüssigkeitsaustausch zwischen den Blutgefäßen und dem Tubulussystem.

Aktive Resorption

Durch aktive tubuläre Prozesse mithilfe von Transportmechanismen werden filtrierte Stoffe wieder ins Blut zurückgeführt (Resorption) und mithin vor der Ausscheidung bewahrt. Dazu gehört neben Aminosäuren und geringen Eiweißmengen vor allem Glukose. Diese wird uneingeschränkt filtriert, d. h. die Konzentration im Primärharn ist genauso hoch wie im Blutplasma. Bei der Passage durch das Tubulussystem wird Glukose wieder vollständig ins Blut rückresorbiert (Transportmolekül SGLT2). Erst bei Blutzuckerkonzentrationen > 180 mg/dl wird die mögliche Rückresorptionsrate aus dem Primärharn ins Blut überschritten. Es kommt dann zur Glukoseausscheidung im Harn (Glukosurie).

Aktive Sekretion

Ebenfalls durch spezielle Transportmechanismen können Substanzen aus dem Blut dem Harn zugeführt werden, die zuvor nicht filtriert wurden (Sekretion). Aktiv sezerniert werden vor allem Fremdstoffe wie z. B. jodhaltiges Röntgenkontrastmittel.

Passive Resorption und Sekretion

Einige Substanzen, die gut durch Zellmembranen diffundieren können, werden entlang eines Konzentrationsgefälles passiv ins Blut zurückresorbiert oder in den Harn sezerniert. Dies betrifft z. B. den Harnstoff, der abhängig von der Geschwindigkeit, mit der Harn durch den Tubulus fließt, zu etwa 50 % zurückresorbiert wird. Neben der Harnflussgeschwindigkeit hängen die passive Resorption und Sekretion auch vom Harn-pH und anderen Faktoren ab.

Elektrolyt- und Wasserhaushalt

Die Elektrolyte Kalium und Natrium sind essenziell für alle Körperzellen und besonders für die Funktion von Nerven- und Muskelzellen. Ihre Blutkonzentration wird durch fein abgestimmte Prozesse im Tubulussystem gesteuert. Diese Prozesse regulieren auch wesentlich den Wasserhaushalt (➤ Abb. 1.4).

Harnkonzentrierung

In den Zellen des proximalen Konvoluts der Nierenkanälchen befindet sich eine energieabhängige **„Natriumpumpe“,** die Natrium aktiv aus dem Tubulus in die umgebenden Blutgefäße pumpt (aktive Resorption). Dadurch entsteht ein osmotisches Druckgefälle (Sogeffekt) durch Natrium. Das bedingt, dass

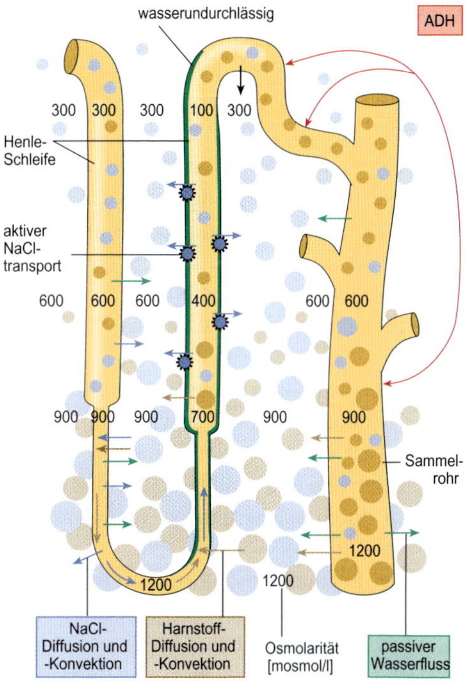

Abb. 1.4 Harnkonzentrierung mit maximaler Konzentrierung in mosm/kg [L190]

Wasser dem Natriumsog (passive Rückresorption) in die Blutgefäße folgt. Auf diese Weise werden ca. 75 % des Wassers ins Blut rückresorbiert.

Jenseits (distal) der Henle-Schleife wird ebenfalls aktiv Natrium aus der Tubulusflüssigkeit in das umgebende Gewebe transportiert. Da dort der Tubulus für Wasser undurchlässig ist, wird in diesem Abschnitt des Nierenmarks im Zwischengewebe (Interstitium) eine sehr hohe osmotische Konzentration aufgebaut, während sich die osmotische Konzentration im Harn gleichzeitig deutlich verringert (osmotisch hypoton). Hier setzt die Wirkung der Schleifendiuretika an, die die Resorption von Natrium aus dem Harn hemmen.

Im distalen Konvolut des Tubulus, das wiederum wasserdurchlässig ist, kann dann erneut aus dem osmotisch hypotonen Harn etwas Wasser ins Blut zurückresorbieren.

Treten schließlich distal des Nephrons die Sammelrohre in den Bereich des Nierenmarks mit hoher osmotischer Konzentration ein, kann nun aus den Sammelrohren die endgültige Harnkonzentrierung durch weitere passive Wasserresorption entlang des osmotischen Druckgradienten erfolgen.

Wesentlich beeinflusst werden diese Vorgänge durch das Nebennierenhormon **Aldosteron.** Es fördert im Tubulus die Resorption von Natriumionen und die Sekretion von Kalium- und Wasserstoffionen. Aldosteron wird abhängig von der Natrium- und Kaliumkonzentration und der Reninkonzentration (s. u.) sezerniert. Auch die Flussgeschwindigkeit des Filtrats beeinflusst die Harnkonzentration, da sowohl Pumpvorgänge als auch Diffusion Zeit benötigen.

Da gerade die aktiven Transporte oft durch sogenannte Austauschpumpen erfolgen (z. B. Na-K-Pumpe), wird die Elektrolytbilanz, vor allem die zwischen Natrium und Kalium, neben der Diffusion wesentlich durch solche aktiven Transporte reguliert.

Auch der Kalziumhaushalt wird so unter Beteiligung der Niere und unter hormoneller Kontrolle (s. u.) reguliert. **Phosphat** wird im Glomerulus aktiv filtriert und mit dem Endharn ausgeschieden; auch dies unterliegt einer hormonellen Regulation (s. u.).

MERKE

Der Natriumhaushalt beeinflusst sowohl den Elektrolyt- als auch, bedingt durch die osmotische Wirksamkeit von Natrium, den Wasserhaushalt und die Serumosmolarität. Natrium und dessen Regulationsmechanismen bewirken in erster Linie eine Steuerung des Blutvolumens und damit eine Beeinflussung des Blutdrucks.

Wasserhaushalt

Das im Hypothalamus gebildete und aus dem Hypophysenhinterlappen sezernierte Hormon Adiuretin (Vasopressin, **antidiuretisches Hormon,** ADH) ermöglicht die Resorption reinen Wassers (ohne gelöste Substanzen) aus dem distalen Konvolut und den Sammelrohren zurück ins Blut. Durch die Wirkung von ADH werden weitere 18–19 % des Primärharns rückresorbiert, der Urin wird konzentrierter, sodass letztlich nur 1,5–2 l Endharn ausgeschieden werden. Reguliert wird die ADH-Freisetzung durch Osmorezeptoren (in der A. carotis), die die Höhe des osmotischen Drucks im Blut messen, sowie durch Barorezeptoren (Druckrezeptoren im rechten Vorhof), die die Gefäßdehnung und damit den Blutdruck messen. Eine Erhöhung des osmotischen Drucks führt zu einer Steigerung der ADH-Ausschüttung und damit zu einer vermehrten Rückresorption von Wasser. Stimulierte Barorezeptoren hemmen die ADH-Freisetzung. Da ADH vornehmlich nachts sezerniert wird, erleben wir idealerweise wenig Störung der Nachtruhe durch Toilettengang. Ein Ausfall der ADH-Produktion („physiologisch“ durch Alkoholkonsum – Nachdurstphänomen) nennt man Diabetes insipidus centralis, einen Verlust der Wirkung von ADH in den Nieren Diabetes insipidus renalis.

MERKE

ADH beeinflusst direkt den Wasserhaushalt und die Serumosmolarität und indirekt den Elektrolythaushalt. Es steuert im Wesentlichen die Osmolarität und damit den gesamten Wasserhaushalt (Blutvolumen, Extrazellulärvolumen und intrazelluläres Volumen).

Neben den bereits erwähnten Hormonen Aldosteron und ADH sind an der Regulation des Blutvolumens noch andere Stoffe beteiligt: Von besonderer Bedeutung sind das **Atrial Natriuretic Peptide (ANP)** und das **Brain Natriuretic Peptide (BNP).** ANP spielt eine Rolle bei der Langzeitregulation des Salz- und Wasserhaushalts und damit des Blutvolumens und der Regulation des Blutdrucks. Es wird in den Myozyten des Vorhofs des Herzen synthetisiert, gespeichert und durch verschiedene Stimuli freigesetzt:

- Vorhofdehnung
- Sympathikusstimulation über β-Rezeptoren
- Angiotensin II
- Endothelin (gefäßverengender Botenstoff aus dem Endothel)

Hauptaufgabe von ANP und BNP ist das Verhindern einer Volumenüberlastung durch Verstärkung der Wasser- und Natriumausscheidung. Es erhöht die glomeruläre Filtrationsrate (GFR) und hemmt die Reninfreisetzung. Der zentralvenöse Druck und der systemische Gefäßwiderstand und damit der arterielle Blutdruck werden gesenkt.

ANP-Spiegel werden heute in der Kardiologie zur Erfassung der kardialen Belastung durch Überwässerung ohne klinische Symptome bestimmt.

Entgiftung

Welche „harnpflichtigen" Substanzen im Einzelnen bei niereninsuffizienten Patienten für die Harnvergiftung (Urämie) verantwortlich sind, ist nicht genau bekannt. Harnpflichtige Substanzen wie **Kreatinin**, das aus dem Muskelstoffwechsel stammt, und **Harnstoff,** ein Produkt des Eiweißstoffwechsels, sind aussagekräftige Epiparameter für die Vergiftungssituation, selbst aber nicht toxisch.

Der größte Teil der harnpflichtigen Substanzen wird in den Primärharn filtriert. Ein kleinerer Teil wie z. B. die Harnsäure wird durch Sekretion aktiv aus dem Blut in die Nierentubuli transportiert. Zum Teil werden sie im Verlauf der Passage dann wieder ins Blut rückresorbiert (Harnsäure zu fast 90 %). Die verbleibenden harnpflichtigen Substanzen werden schließlich mit dem Endharn ausgeschieden. Den gleichen Prozessen (Filtration, Sekretion, Resorption) unterliegen auch Medikamente bzw. deren Abbauprodukte.

Säure-Basen-Haushalt

Die Resorptions- und Sekretionsvorgänge im Tubulussystem sind auch an der Einstellung des Säure-Basen-Haushalts **(pH)** im Blut beteiligt. Damit wirken sie einer Übersäuerung **(Azidose)** oder einer Verschiebung des Blut-pH-Werts (Normwert 7,36–7,44) in den basischen Bereich **(Alkalose)** entgegen (➤ Abb. 1.5).

In der Tubuluszelle verbindet sich Kohlendioxid (CO_2) mit Wasser (H_2O) zu Kohlensäure (H_2CO_3), die ihrerseits in **Bikarbonat** (HCO_3^--Base) und Wasserstoffionen (H^+-Säure) zerfällt.

Wasserstoffionen (H^+), also Säure, aus der Tubuluszelle werden gegen Natriumionen (Na^+) aus dem Tubuluslumen ausgetauscht und damit ausgeschieden.

Bikarbonat (HCO_3^-) verbindet sich in der Tubuluszelle mit Natrium zu **Natriumbikarbonat** ($NaHCO_3$), einer Base, die ins Blut übergeht. Beide Vorgänge verhindern eine Übersäuerung (Azidose) des Organismus. Eine Alkalose wird ausgeglichen, indem die beschriebenen Austauschvorgänge vermindert werden. Der Endharn selbst ist schwach sauer (pH-Wert 5,5).

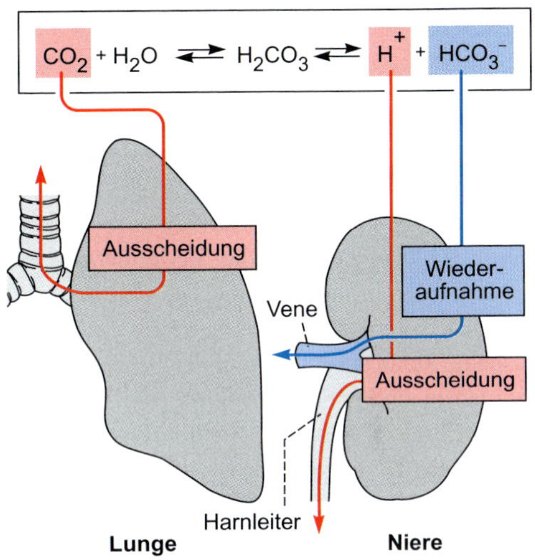

Abb. 1.5 Aufgaben von Niere und Lunge im Säure-Basen-Haushalt [L123]

Auch die Lunge ist aktiv an der Einstellung des Säure-Basen-Haushalts beteiligt. Im Rahmen einer Azidose (Zunahme der H^+-Konzentration) verbinden sich H^+ und HCO_3^- zu H_2CO_3, das in CO_2 und H_2O zerfällt. CO_2 (Säure) wird über die Lunge ausgeschieden. Diese Entsäuerungsreaktion wird dadurch verstärkt, dass in der Niere vermehrt HCO_3^- in das Blut aufgenommen wird, das sich wiederum mit H^+ zu H_2CO_3 verbindet, und dass ebenfalls in der Niere direkt H^+ ausgeschieden werden. So arbeiten Niere und Lunge im Säure-Basen-Haushalt eng zusammen.

MERKE

In der gesunden Niere wird Säure (H^+) mit dem Harn ausgeschieden und eine Base ($NaHCO_3$) ins Blut rückresorbiert.

Dialysepatienten sind in der Regel übersäuert, da sie keine Wasserstoffionen mehr ausscheiden und zu wenig Natriumbikarbonat zum Ausgleich der Übersäuerung ins Blut rückresorbieren. Dieses Ungleichgewicht zwischen Säuren und Basen kann man während der Dialyse durch die Konzentration von Natriumbikarbonat in der Dialysierlösung ausgleichen. Ein höheres Bikarbonat hat zur Folge, dass es aus der Dialysierlösung ins Blut übertritt und die Übersäuerung ausgleicht.

1

1.3.2 Hormonproduktion

Renin

Die Synthese von Renin erfolgt im **juxtaglomerulären Apparat.** Renin ist ein Bestandteil des **Renin-Angiotensin-Aldosteron-Systems** (RAAS, ➤ Abb. 1.6). Dessen Hauptaufgabe ist die Verhinderung einer Hypotonie durch Stabilisierung des Blutdrucks, des Flüssigkeitsvolumens und des Natrium- und Kaliumhaushalts. Renin spaltet vom in der Leber gebildeten Angiotensin ein Peptid ab, **Angiotensin I,** das selbst von dem in der Lunge hergestellten Enzym **ACE** in **Angiotensin II** umgewandelt wird. Angiotensin II bewirkt u. a. eine Verengung der Arteriolen und eine Steigerung des Blutdrucks. Daneben induziert Renin die Freisetzung von **Aldosteron** aus der Nebennierenrinde. Aldosteron erhöht die Resorption von Natrium sowie die Sekretion von Kalium im Tubulus. Stimuli für die Reninfreisetzung sind eine verminderte Gefäßfüllung im Vas afferens und eine erhöhte NaCl-Konzentration an der Macula densa bei Hypovolämie; darüber hinaus wird die Renin-Freisetzung durch das sympathische Nervensystem reguliert.

Neben dem RAAS wird das Blutvolumen, vor allem aber die Osmolarität (Anteil osmotisch wirksamer Teilchen pro Liter Serum), durch das antidiuretische Hormon (ADH) reguliert. ADH steuert über eine Erhöhung der Wasserpermeabilität am distalen Tubulus und in den Sammelrohren die Wasserresorption.

Erythropoetin

Erythrozyten haben eine Lebensdauer von etwa 120 Tagen, also ist eine dauerhafte Nachproduktion notwendig. Ihre wichtigste Aufgabe ist der Sauerstofftransport mittels des roten Blutfarbstoffs (Hämoglobin). Sauerstoffmangel im Gewebe regt die Bildung von Erythropoetin an, das überwiegend in der Niere, in um die Tubuli gelegenen Bindegewebszellen (peritubuläre Fibroblasten) gebildet wird. Erythropoetin regt wiederum die Bildung und Reifung der **Erythrozyten** im Knochenmark an.

Vitamin D

Der Begriff Vitamin D umfasst eine Gruppe von Stoffen mit hormoneller Wirkung. Nur Vorstufen müssen mit der Nahrung zugeführt werden (➤ Abb. 1.7). Vitamin D_3 **(Cholecalciferol)** ist die Vitamin-D-

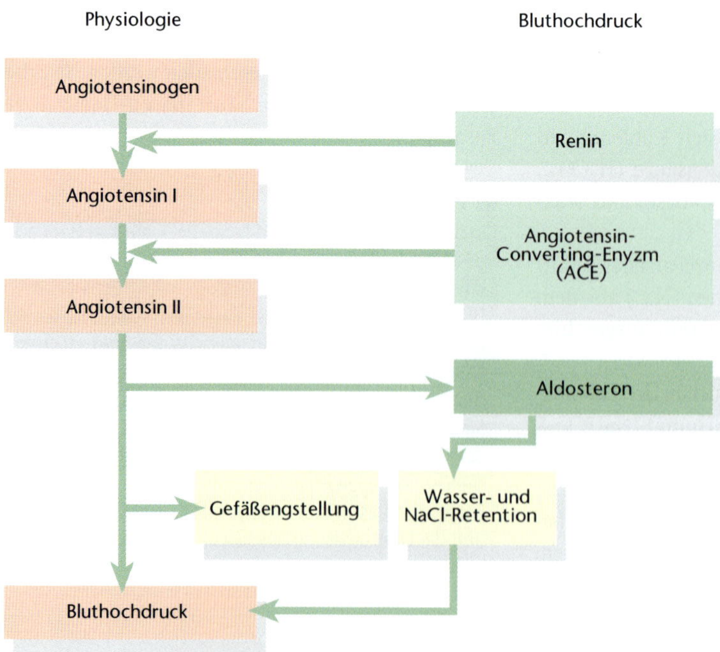

Abb. 1.6 Renin-Angiotensin-Aldosteron-System (RAAS) [L138]

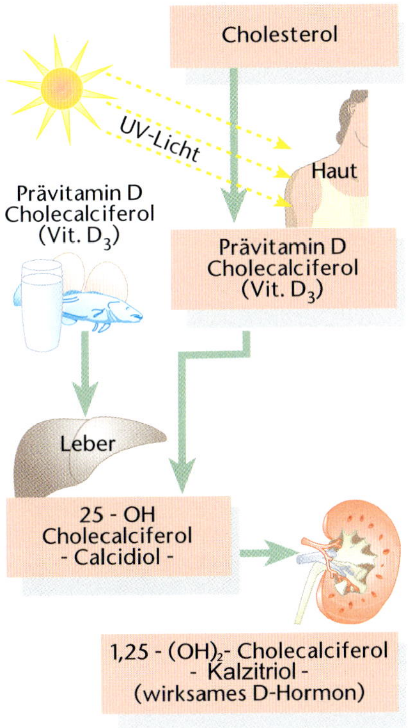

Abb. 1.7 Vitamin-D-Synthese [L138]

Form, die in der Haut durch Sonnenlichtexposition aus Cholesterin synthetisiert werden kann. Schon 10–15 Minuten regelmäßige Besonnung von Händen, Gesicht und Armen reicht bei jungen Menschen aus, um eine ausreichende Menge Vitamin D zu synthetisieren. Cholecalciferol wird in der Leber in die Speicherform **Calcidiol** umgewandelt. In der Niere wird es schließlich in das hormonell aktive **Kalzitriol** (1,25-Dihydroxycholecalciferol) umgewandelt. Vitamin D fördert unter anderem die Kalziumaufnahme aus der Nahrung. Die Wirkungen des aktiven Vitamin D werden z. T. durch ein Hormon aus der Nebenschilddrüse, dem **Parathormon,** vermittelt. Auf eine Hypokalzämie im Blut reagieren die Nebenschilddrüsen mit einer vermehrten Parathormonausschüttung. Das Parathormon stimuliert wiederum die Vitamin-D-Produktion.

1.3.3 Stoffwechselleistungen

Vergleichbar mit der Leber sind auch die Nieren zur Herstellung von Zucker **(Glukoneogenese)** in der Lage. Mit 15–55 g Glukose werden von ihnen immerhin ca. 25 % der täglichen Glukosefreisetzung übernommen. Bei erschöpften Glykogenreserven der Leber kann das erheblich mehr sein. Auch nach Einnahme einer Mahlzeit steigt der Beitrag der Nieren bei allerdings insgesamt reduzierter Zuckerfreisetzung.

Andererseits verbrauchen die Nieren etwa 10 % der am Tag zugeführten Glukose (Leber 45 %, Muskulatur 30 %, Gehirn 15 %).

KAPITEL

2 Nierenerkrankungen

Eckhard Müller, Bertil Oser

2.1 Allgemeine Diagnostik von Nierenerkrankungen

Eckhard Müller

Gegenstand des folgenden Kapitels sind Untersuchungsmethoden zu Diagnostik und Verlaufsbeurteilung von Nierenerkrankungen.

2.1.1 Harnuntersuchungen

Unterschieden werden Teststreifenuntersuchungen (semiquantitativ und qualitativ), die quantitative Bestimmung von Ausscheidungsprodukten (z. B. Elektrolyte, Eiweiß, Medikamente, Hormone), die qualitative Untersuchung von Eiweiß, die Untersuchung des Urinsediments sowie die mikrobiologische Untersuchung des Harns.

Bei qualitativen Urinuntersuchungsmethoden wird i. d. R. Spontan- oder Morgenurin verwendet, bei quantitativen Urinuntersuchungen darüber hinaus auch Sammelurin. Mittelstrahlurin ist das Standarduntersuchungsmaterial zur bakteriologischen Urinuntersuchung bei Harnwegsinfektionen.

MERKE

Die korrekte Uringewinnung ist beim Mittelstrahlurin für verlässliche bakteriologische Ergebnisse von besonderer Bedeutung. Nach gründlicher Reinigung des äußeren Genitales, zur Vermeidung einer Kontamination des Harns mit Keimen, werden die ersten 10–20 ml Urin verworfen (Freispülen der Harnröhre). Danach werden ca. 10 ml Harn in einem zuvor bereitgestellten, sterilen Urinbecher aufgefangen. Die letzte Portion wird wiederum verworfen.

Patienten und Untersucher sehen und riechen Urin zunächst. Dies führt manchmal bereits zur Feststellung pathologischer Befunde. Trüber Urin, der zudem übel riecht, kann auf eine Pyurie (eitriger Urin) hinweisen, schäumender Urin auf eine Proteinurie (meist schäumt Urin aber durch Putzmittelrückstände in der Toilette). Roter Urin findet sich bei sichtbaren Blutbeimengungen (Makrohämaturie), ist aber meist nahrungsinduziert (Rote Bete, Heidelbeeren etc.), seltener tritt er bei Myo- oder Hämoglobinurie in Erscheinung. Dunkel durch Flüssigkeitsmangel ist „konzentrierter" Urin, eine Gelb- bis Orangeverfärbung findet sich bei Bilirubinurie (Urobilinogen) oder unter Behandlung mit Rifampicin. Fast brauner Urin deutet auf eine alte Blutung, eine Myoglobinurie oder eine Behandlung mit Nitrofurantoin, Metronidazol oder L-Dopa hin. Manchmal ist Urin auch grün, als möglicher Hinweis auf eine Bilirubinurie (Biliverdin).

Teststreifenmethoden zur Untersuchung des Urins

Urinteststreifen geben erste Hinweise auf das Vorliegen einer Erkrankung der Harnorgane. Erfasst werden i. d. R. Eiweiß, Leukozyten, Erythrozyten, Hämoglobin, Ketonkörper, Glukose, Nitrit und Urin-pH.

Der Nachweis von Leukozyten und Erythrozyten, ggf. in Verbindung mit Nitrit, spricht für das Vorliegen einer Harnwegsinfektion.

Ein positives Teststreifenergebnis für Glukose kann Hinweis auf eine diabetische Stoffwechsellage (**cave:** physiologische Glukosurie in der Schwangerschaft) oder eine Tubulopathie (renale Glukosurie) sein (➤ Kap. 2.3) oder ist auf die Einnahme von SGLT2-Inhibitoren zurückzuführen (➤ Kap. 2.3.7).

MERKE

Beim Eiweißnachweis im Urin durch Teststreifen ist zu beachten, dass geringe Eiweißmengen nicht erfasst werden und sich bestimmte Eiweißkörper dem Nachweis entziehen, z. B. Bence-Jones-Proteine. Umgekehrt können auch körperliche Anstrengung, Blutdruckentgleisungen und Fieber ein positives Testergebnis auf Eiweiß herbeiführen.

Eine für die Früherkennung von Nierenerkrankungen bedeutsame Methode ist der Teststreifennachweis geringer Albuminmengen **(Mikroalbuminurie).** Hierbei werden mit einer immunologischen Testmethode geringste, mit den gängigen Teststreifen nicht erfasste Albuminmengen ab 10 mg/l, am besten im Sammelurin, nachgewiesen. Wegen des sogenannten Diuresefehlers (gleiche Albuminmenge in unterschiedlichen Urinvolumina) sollte die Albuminkonzentration in Relation zur Harnkonzentration gesetzt werden **(Albumin/Kreatinin-Ratio, ACR; ➤ Kap. 2.2.2),** was einen zuverlässigen Mikroalbumintest auch im Spontanurin erlaubt.

Proteinanalyse im Urin

Teststreifenmethoden erlauben eine semiquantitative grobe Aussage bezüglich einer Eiweißausscheidung. Eine genauere Diagnostik und vor allem auch die Verlaufsbeurteilung erfordern exaktere quantitative Eiweißbestimmungen und darüber hinaus auch eine qualitative Beurteilung.

Eine qualitative Beurteilung von Größe und Art der ausgeschiedenen Eiweißmoleküle gewinnt man entweder durch die Bestimmung von Kenneiweißen mit bekannter Molekülgröße, z. B. β-Mikroglobulin, Albumin oder Immunglobulinen, oder durch eine Polyacrylamid-Gel-Elektrophorese (Disk-Elektrophorese).

MERKE

Normalerweise werden kleine Eiweißteilchen, z. B. β-Mikroglobulin (Molekulargewicht 11.800 Da) oder α_1-Mikroglobulin (Molekulargewicht 33.000 Da), zwar zunächst frei glomerulär filtriert, dann aber im Tubulussystem komplett reabsorbiert. Größere Eiweißkörper, z. B. Albumin (Molekulargewicht 60.000 Da) werden i. d. R. durch den glomerulären Filter zurückgehalten. Die gesamte Eiweißurinausscheidung beim Nierengesunden beträgt zwischen 0 und 150 mg in 24 Stunden.

Bei Nierenerkrankungen, die den Tubulusapparat betreffen, z. B. bei einer interstitiellen Nephritis (➤ Kap. 2.2.3), treten nur kleine Eiweißmoleküle wie β-Mikroglobulin oder α_1-Mikroglobulin im Harn auf. Das Tubulussystem kann hier die Rückabsorption für filtrierte kleine Eiweißkörper nicht mehr gewährleisten **(tubuläre Proteinurie).**

Glomeruläre Schäden (➤ Kap. 2.2.4) führen zu einer großmolekularen (≥ 60.000 Da) Proteinurie. Hier liegt die Eiweißausscheidung im Urin gleichzeitig meist **über 1 g/24 h (große Proteinurie).** Je nach Konstellation ergeben sich bedeutende Unterschiede: So wird bei der Minimal-Change-Glomerulopathie häufig ausschließlich das vergleichsweise kleine Albumin (das Kleine unter den Großen) ausgeschieden. Dies wird als **selektive glomeruläre Proteinurie** bezeichnet. Andererseits gibt es Formen der Glomerulonephritis, bei denen auch Moleküle bis zu einer Größe nachweisbar sind, die jene von Albumin deutlich übersteigt (z. B. Immunglobuline mit einem Molekulargewicht von 150.000 Da). Es liegt eine **unselektive glomeruläre Proteinurie** vor.

Mit Fortschreiten von Nierenerkrankungen und bei gleichzeitiger Schädigung von Glomerulum und Tubulussystem stellt sich eine sog. **Mischproteinurie** ein. Dabei sind größere und kleinere Eiweißmoleküle im Urin nachweisbar.

MERKE

Die Analyse der über die Nieren ausgeschiedenen Eiweiße erlaubt häufig bereits eine gute Zuordnung zu bestimmten glomerulären oder tubulären Nierenerkrankungen. Die Gel-Elektrophorese (➤ Abb. 2.1) hat sich heute als das meistverwendete Verfahren etabliert.

Ab einer Eiweißausscheidung von 3,5 g/24 h spricht man von einer nephrotischen Proteinurie (➤ Kap. 2.2.4).

Harnsediment

Die (phasenkontrast-)mikroskopische Harnsedimentuntersuchung bei 400-facher Vergrößerung stellt unverändert eine Standardmethode dar. Nach Zentrifugieren des Urins und dem hiermit verbundenen Anreicherungseffekt (Resuspension der Zellen im Restharnvolumen nach Abguss von 95 % des Überstands) können die sonst nur in geringer Konzentration im Harn vorkommenden, u. a. zellulären, Elemente deutlich besser beurteilt werden. Die Untersuchung sollte zeitnah nach Uringewinnung erfolgen.

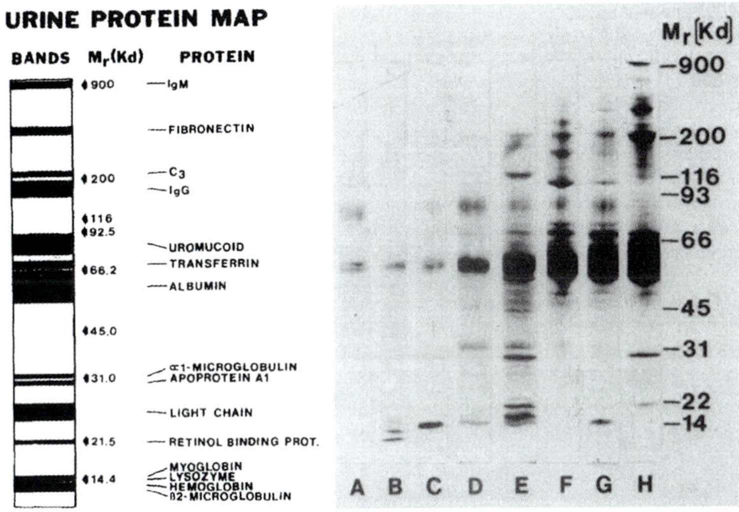

Abb. 2.1 Proteinmuster bei der Gel-Elektrophorese [F514]

Hämaturie und Mikrohämaturie

Erythrozyten stellen sich meist als runde, gleichförmig aussehende Scheiben mit einem doppelt konturierten Rand dar. Bei Betrachtung des Harns gelten mehr als fünf Erythrozyten pro Gesichtsfeld als pathologisch **(Mikrohämaturie).** Von einer Makrohämaturie spricht man, wenn Blut bereits mit bloßem Auge erkennbar ist. Eine Mikrohämaturie kann auf eine glomeruläre Entzündung, Tumoren der Niere oder der Harnwege, auf Harnwegssteine, eine Harnwegsentzündung oder eine Verletzung hinweisen. Erscheinen Erythrozyten im Harnsediment zu einem größeren Teil verformt (dysmorph), spricht dies mit hoher Wahrscheinlichkeit für eine glomeruläre Erkrankung. Dies gilt in besonderem Maße für eine Untergruppe dysmorpher Erythrozyten (➤ Abb. 2.2), die sog. **Akanthozyten,** die sich beim Durchtritt durch die glomeruläre Basalmembran verformen. Dies sind Erythrozyten mit Ausziehungen in Form eines Tischtennisschlägers („Micky-Maus-Zellen“).

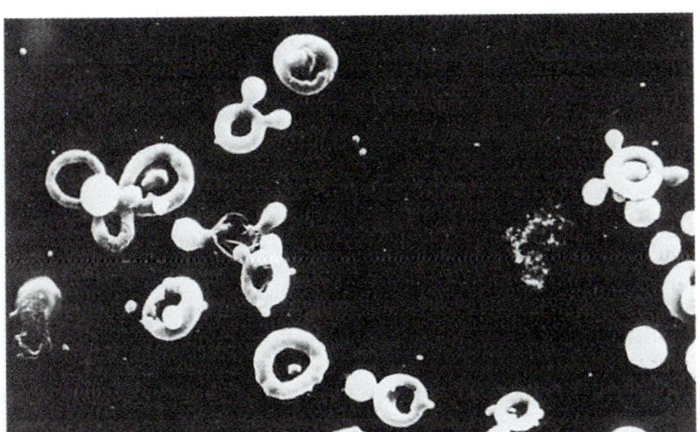

Abb. 2.2 Rasterelektronenmikroskopische Aufnahme von dysmorphen Erythrozyten (Akanthozyten) [R223]

Das Auftreten von **Leukozyten** im Urin ist typisch für ein entzündliches Geschehen (Harnwegsinfektion, Urogenitaltuberkulose, Nephrolithiasis), wobei häufig auch Bakterien im Harn nachweisbar sind. Das Auftauchen von **Leukozytenzylindern** spricht für ein Übergreifen einer Infektion auf das Nierenparenchym (Pyelonephritis).

Deutlich seltener sind abakterielle Entzündungen des Nierenparenchyms mit Leukozyturie (interstitielle Nephritis). Die Zahl der nachweisbaren Leukozyten pro Gesichtsfeld ist dann meist deutlich geringer, Bakterien und Eiweißkörper fehlen.

Bakterien im Sediment weisen auf eine bakterielle Infektion hin, können aber auch durch Verunreinigungen oder eine zu lange Lagerung des Urins verursacht sein.

Plattenepithelzellen können bei Harnwegsinfektionen auftreten, sind oft aber auch völlig ohne Krankheitswert (z. B. nach Geschlechtsverkehr). Die mehr rundlichen Urothelzellen deuten eher auf einen entzündlichen Prozess.

Die schon erwähnten Zylinder sind Ausgüsse der Sammelrohre und distalen Tubuli und enthalten ggf. verschiedene zelluläre Bestandteile. Zylinder mit Einschlüssen sprechen für eine Nierenparenchym-

2

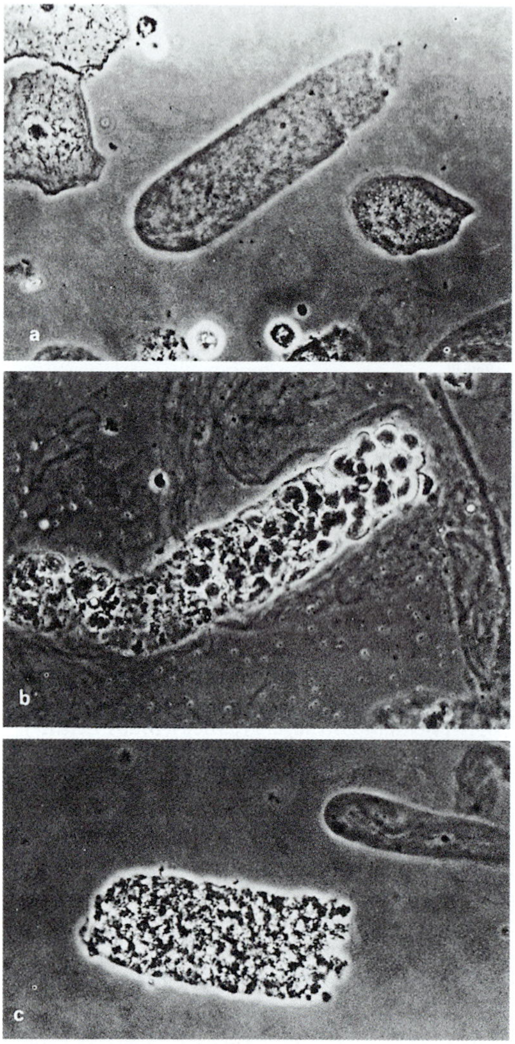

Abb. 2.3 Zylinder im Harnsediment bei Patienten mit einer Glomerulonephritis (× 400). a) hyaliner Zylinder, b) Leukozytenzylinder, c) granulierter Zylinder [R223]

erkrankung, Gleiches gilt für Wachszylinder, die degenerierte Einschlüsse enthalten. Dabei sind Erythrozytenzylinder stets ein Hinweis auf das Vorliegen einer Glomerulonephritis (➤ Abb. 2.3).

Hyaline Zylinder, die ohne Einschlüsse sind, enthalten meist physiologisches Eiweiß und treten bei Flüssigkeitsmangel oder nach körperlicher Anstrengung auf.

Kristalline Bestandteile des Urins wie Phosphat-, Urat- (Harnsäure) oder Oxalatkristalle haben nur bedingten Krankheitswert. Im Falle eines Steinleidens können sie auf die Steinart hinweisen.

MERKE

Vom **„aktiven oder nephritischen Sediment"** sprechen Nephrologen beim gleichzeitigen Nachweis von Erythrozyten (Akanthozyten) und Erythrozytenzylindern in Verbindung mit einer deutlichen Proteinurie (meist mehr als 1 g/24 h): Hier ist eine floride Glomerulonephritis unbedingt auszuschließen.

Bakteriologische Urinuntersuchung

Bakteriologische Untersuchungen des Urins erfolgen zur Therapieplanung und Therapiekontrolle bei Infektionen des ableitenden Harnsystems. Ziel ist die Ermittlung des auslösenden Keims sowie die Erstellung eines Antibiogramms, um eine gezielte Antibiotikatherapie durchführen zu können.

Untersuchungsmaterial ist i. d. R. Mittelstrahlurin. Die Uringewinnung durch Einmalkatheterisierung oder durch Blasenpunktion ist speziellen Fragestellungen vorbehalten. Auch Mittelstrahlurin ist nicht frei von mitgeschleppten Keimen des Genitaltrakts. Daher muss die Keimzahl/ml bestimmt werden, um eine bakterielle Kontamination von einer wirklichen Infektion zu unterscheiden.

Nach raschem Versand, ggf. nach vorheriger Kühlung, werden im Labor die aus den Bakterien wachsenden Kolonien mit speziellen Methoden hinsichtlich der vorliegenden Keime geprüft. Anschließend erfolgt die Austestung der wirksamen Antibiotika (Antibiogramm). Die Verwendung von Eintauchnährböden (z. B. Uricult®) in der Praxis ist nicht mehr üblich.

Zu bedenken ist, dass bestimmte Bakterienarten auf den üblichen Nährböden nicht wachsen. Besteht der Verdacht auf Infektion mit Trichomonaden, Mykoplasmen, Chlamydien oder auf eine Urogenital-Tb, sind andere Kultur- oder Untersuchungstechniken zu wählen.

MERKE

Bei bakteriellen Entzündungen des ableitenden Harnsystems ist vor Einleitung einer Antibiotikatherapie die bakteriologische Urinuntersuchung bei nierenkranken Patienten ratsam.

Weitere Harnuntersuchungen

Die **Bestimmung des spezifischen Gewichts** oder der Urinosmolarität zeigt die Fähigkeit der Nieren an, Urin zu konzentrieren. Unter anderem bei fortschreitendem Nierenversagen verlieren die Nieren die Fähigkeit, einen konzentrierten Urin auszuscheiden („Isosthenurie").

Die **Bestimmung der im Urin enthaltenen Mineralien** erfolgt meist bei speziellen Fragestellungen, z. B. bei Verdacht auf Störungen im Stoffwechsel der Hormone, die den Mineralhaushalt steuern.

Die **Urinnatriumbestimmung** wird in der Klinik häufig zur Differenzialdiagnose bei prä- oder intrarenalem akutem Nierenversagen (➤ Kap. 2.2.1) verwendet (➤ Tab. 2.1). Dabei lässt sich durch Bestimmung der fraktionellen Natriumexkretion (FE_{Na}) errechnen, wie viel filtriertes Natrium mit dem Urin ausgeschieden wird:

$$FE_{Na} = \frac{U_{Na} \times P_{Krea}}{P_{Na} \times U_{Krea}} = 100$$

(U = Urin, P = Plasma)

Problematisch ist die Bestimmung der FE_{Na} bei Diuretikatherapie, alternativ kann dann die mit äquivalenter Formel bestimmbare fraktionelle Harnstoffexkretion (FE_{Urea}) ermittelt werden.

Bei speziellen Fragestellungen können auch Medikamente, Drogen, Toxine oder Hormone (oder jeweils deren Abbauprodukte) im Urin bestimmt werden.

Zur Beurteilung der Nierenfunktion bezüglich der Elimination von „harnpflichtigen Substanzen" wird die glomeruläre Filtrationsrate (GFR) ermittelt, die in etwa der Menge an entstehendem Primärharn entspricht (➤ Kap. 1.3.1). Im klinischen Alltag kann sie alternativ zur Abschätzung aus Serumwerten oder aus Sammelurin und den Retentionswerten errechnet werden („problematisch" ist dabei immer die zuverlässig vollständige Urinsammlung z. B. über 24 Stunden). Das Urinsammelvolumen wird dokumentiert und der Kreatinin- und Harnstoffgehalt von Plasma und Urin bestimmt. Über die Formel:

$$GFR = \frac{V_{glomFiltrat}}{t} = \frac{c_{Krea, Urin} \times V_{Urin}}{t \times c_{Krea, Plasma}}$$

(GFR in ml/min [24 h entsprechen 1440 min], t = Zeit [min], V = Volumen, c = Konzentration) wird schließlich die GFR errechnet. Eine Kreatinin-Clearance von 100 ml/min sagt aus, dass rein rechnerisch 100 ml Blut pro Minute komplett von Kreatinin gereinigt werden.

Da bei eingeschränkter Nierenfunktion Kreatinin zunehmend auch tubulär sezerniert wird, wird die GFR dabei überschätzt. Daher wird ergänzend die Harnstoff-Clearance mit gleicher Formel ermittelt, wobei wegen tubulärer Rückresorption von Harnstoff diese die GFR unterschätzt. Der Mittelwert beider Berechnungen stellt dann die beste Näherung an die reale GFR dar.

Tab. 2.1 Beurteilung von FE_{Na} und FE_{Urea}

Wert	Beurteilung
FE_{Na} < 1 %	Prärenales Nierenversagen (Retention von Natrium und somit Wasser)
FE_{Na} > 2 %	Renales Nierenversagen (verminderte Konzentrierungsfähigkeit der Niere)
FE_{Urea} < 35 %	Prärenales Nierenversagen (Retention von Natrium und somit Wasser)
FE_{Urea} > 35 %	Renales Nierenversagen (verminderte Konzentrierungsfähigkeit der Niere)

2.1.2 Blutuntersuchungen

Kreatinin

Kreatinin, ein Produkt des Muskelstoffwechsels, wird zur Einschätzung der Entgiftungsleistung der Nieren herangezogen. Da die im Körper anfallende Kreatininmenge abhängig von der Muskelmasse ist, ergeben sich geschlechts- und altersspezifische Unterschiede für „normale" Kreatininwerte.

Zudem steigt der Kreatininwert bei beginnender Einschränkung der Nierenleistung zunächst noch nicht an, sodass sich eine beginnende Niereninsuffizienz aus der Bestimmung des Kreatininwerts allein anfänglich nicht diagnostizieren lässt. Erst ab einer Kreatinin-Clearance < 60 ml/min (Norm 95–155 ml/min) beginnt der Serumkreatininwert anzusteigen. Man spricht bei Clearance-Werten von 60–95 ml/min vom kreatininblinden Bereich (➤ Tab. 2.2).

Tab. 2.2 Mangelnde Aussagekraft der alleinigen Kreatinin-Bestimmung an 2 Beispielen

Beispiel 1	Beispiel 2
28-jähriger Mann, KG 94 kg, Kreatinin 1,3 mg/dl	82-jährige Frau, KG 49 kg, Kreatinin 1,3 mg/dl
Clearance gem. Sammelurin: 112 ml/min	Clearance gem. Sammelurin: 26 ml/min

Deswegen hat sich die Bestimmung der **Kreatinin-Clearance** aus Sammelurin etabliert (➤ Kap. 2.1.1).

Zur Umgehung der Probleme beider Methoden bei der Erfassung der wahren Filtrationsleistung wurden verschiedene Berechnungsformeln entwickelt, bei denen sich die Kreatinin-Clearance ohne die Notwendigkeit der Urinsammlung abschätzen lässt. Prinzipiell ungenau sind die ermittelten eGFR-Werte (e = errechnet) bei Menschen mit starkem Über- oder Untergewicht oder bei sehr kreatininreicher oder -armer Ernährung. Derzeit findet die CKD-EPI-Formel am häufigsten Verwendung.

MERKE

- **Cockroft-Gault-Formel:** Kreatinin-Clearance in ml/min; Berücksichtigung von Alter, Gewicht, Geschlecht, Serumkreatinin
- **Modification of Diet in Renal Disease (MDRD-Formel):** Kreatinin-Clearance in ml/min/1,73 m^2 Körperoberfläche; Berücksichtigung von Alter, Geschlecht, Serumkreatinin, Körperoberfläche, „Rasse"
- **Chronic Kidney Disease Epidemiology Collaboration (CKD-EPI-Formel):** Kreatinin-Clearance in ml/min/1,73 m^2 Körperoberfläche; wie MDRD mit anderer Formel

Cystatin C

Eine aus Kostengründen derzeit nicht standardisiert verwendete Alternative zu Kreatinin und zur Kreatinin-Clearance ist die Bestimmung von Cystatin C. Hierbei handelt es sich um ein Enzym aus dem Zellstoffwechsel, dessen Konzentration im Blut umgekehrt mit der GFR korreliert, da bei Nierengesunden nur ganz geringe Mengen ausgeschieden werden. Je höher der Cystatin-Wert ist, desto niedriger ist die GFR. Dabei können im Gegensatz zum Kreatininwert bereits geringe Einschränkungen der Nierenfunktion bzw. der glomerulären Filtrationsrate sehr gut erfasst werden. Die Cystatin-C-Konzentration im Blut ist zudem unabhängig von Alter, Geschlecht und Muskelmasse. Den ermittelten Cystatin-C-Werten kann dann anhand einer Tabelle eine entsprechende Kreatinin-Clearance zugeordnet werden (Normwerttabellen des jeweiligen Labors verwenden).

Harnstoff

Harnstoff wird in der Leber gebildet, er stellt das wichtigste Endprodukt unseres Eiweißstoffwechsels dar. Obgleich die Harnstoffwerte bei eingeschränkter Nierenfunktion ansteigen, eignet sich die Harnstoffbestimmung allein nicht zur Bestimmung der Nierenleistung, da der Harnstoffwert sehr von der Eiweißaufnahme mit der Nahrung und von der Leberleistung abhängt. Harnstoff selbst ist zwar nicht toxisch, von der Molekülgröße her jedoch vergleichbar mit vielen vermuteten Urämietoxinen. Daher gilt die Höhe des Harnstoffwerts als Maß für die urämische Intoxikation.

Phosphat, Kalzium und Nebenschilddrüsenhormon (Parathormon)

Mit sinkender Nierenleistung kommt es zu einer Ausscheidungsstörung für Phosphat, das in zahlreichen Nahrungsmitteln enthalten ist. Der Phosphatspiegel im Blut steigt an.

Die wirksame Endstufe des für den Kalzium- und Knochenstoffwechsel wichtigen Vitamins D, das 1,25-Dihydroxycholecalciferol, wird in den Nieren bei fortschreitender Niereninsuffizienz zunehmend weniger gebildet.

Die Nebenschilddrüsen (lat. Glandula parathyreoidea) sind kleine reiskorngroße Gebilde in der Nachbarschaft der Schilddrüse. Die Erhöhung des Phosphatwerts, die Verminderung der Bildung von aktivem Vitamin D sowie in der Folge ein fallender Kalziumspiegel führen in den Nebenschilddrüsen zur erhöhten Produktion von Parathormon. Es kommt zum Hyperparathyreoidismus, einer Nebenschilddrüsenüberfunktion (➤ Kap. 2.6.4).

Die Bestimmung von Kalzium, Phosphat und Parathormon gehört bei chronisch Nierenkranken immer zur Labordiagnostik. Hingegen werden Vitamin D und seine Abkömmlinge nicht routinemäßig bestimmt.

Erythrozyten, Hämoglobin, Eisenstoffwechsel

Im Rahmen eines Nierenversagens kommt es regelmäßig auch zu Veränderungen des Blutbilds. Einerseits schädigt die urämische Intoxikation Knochenmark und rote Blutkörperchen, andererseits wird auch das blutbildende Hormon Erythropoetin in den Nieren nicht mehr ausreichend gebildet. Häufig stellt sich zudem im Laufe eines Nierenversagens durch Eisenverlust und Eisenaufnahmestörung ein Eisenmangel ein.

Laborchemisch bestimmt werden:

- Hämoglobinwert (Hb-Wert) = roter Blutfarbstoff
- Zahl roter Blutkörperchen
- Hypochrome (eisenarme) Erythrozyten als Hinweis auf einen Eisenmangel
- Hämatokrit = Anteil der Zellen (v. a. Erythrozyten) am Blutvolumen
- Erythrozytenvolumen (MCV)
- Eisenspiegel
- Ferritin als Maß für gespeichertes Eisen
- Transferrin als Maß für die Eisentransportkapazität im Blut
- Transferrinsättigung als Größe für die Auslastung dieses Transportsystems

Die Messung des Erythropoetinspiegels ist nicht sinnvoll, da das Hormon nicht allein für die renale Anämie verantwortlich ist und niereninsuffiziente Patienten oft nur einen relativen Erythropoetinmangel mit „normalen" Spiegeln haben.

Bei den seltenen thrombotischen Mikroangiopathien (➤ Kap. 2.2.11) weisen die Erythrozyten gehäuft eine typische Deformierung auf. Man bezeichnet diese Zellen als **Fragmentozyten.** Bei diesen Erkrankungen tritt darüber hinaus typischerweise eine Verminderung der Thrombozytenzahl auf.

Blutgasanalyse

Die gesunde Niere kann das im Primärharn befindliche Bikarbonat zurückgewinnen und gleichzeitig die im Stoffwechsel anfallenden Säuren (ca. 80 mval/d) ausscheiden.

Mit zunehmender Verschlechterung ihrer Entgiftungsleistung vermag die Niere ihrer zentralen Funktion bei der Regulation des Säure-Basen-Haushalts jedoch nicht mehr nachzukommen.

Die Blutgasanalyse umfasst die Bestimmung

- des Säuregehalts (pH),
- des Bikarbonat-Gehalts unter Standardbedingungen (Standardbikarbonat) als Maß für den Verbrauch von Blutsäurepuffern und diesbezügliche Abweichungen von der Norm (Basenüberschuss) sowie
- des CO_2-Gehalts.

Regelmäßige Kontrollen sind wichtig zur Steuerung der Bikarbonat-Einstellung am Dialysegerät sowie für die Verordnung von Bikarbonat-Tabletten.

Insbesondere im Verlauf eines Nierenversagens vor Dialysepflicht kann durch eine an die Blutgasanalyse (➤ Tab. 2.3) angepasste orale Bikarbonat-Therapie eine Besserung des Allgemeinbefindens erreicht werden.

Tab. 2.3 Blutgasanalyse

Normwerte	Störung pH[1]	pCO_2 [mmHg]	Bikarbonat [nmol/l]	BE [nmol/l]
	7,36–7,44	36–44	22–26	–2 bis +2
Metabolische Azidose, z. B. bei Niereninsuffizienz	↓ oder ↔	↔ oder ↓	↓	Negativ
Metabolische Alkalose	↑ oder ↔	↔ oder ↑	↑	Positiv
Respiratorische Azidose	↓ oder ↔	↑	↔ oder ↑	
Respiratorische Alkalose	↑ oder ↔	↓	↔ oder ↓	

[1] Bei kompensierten Veränderungen ist der pH durch erhöhte oder erniedrigte Bikarbonat-Ausscheidung bzw. CO_2-Abatmung noch im Normalbereich; pCO_2, BE bzw. Standardbikarbonat sind jedoch pathologisch. Faustregel: Metabolisch Miteinander: Bei metabolischen Störungen verändern sich pH, Bikarbonat und pCO_2 stets gleichsinnig!

2

Immunologische Parameter

Viele durch Autoimmunphänomene verursachte Erkrankungen betreffen auch die Nieren. Bei diesen Erkrankungen bildet der Körper Antikörper gegen körpereigene Strukturen. Meist finden wir bei diesen sog. **„Systemerkrankungen"** Symptome an Haut, Gelenken und inneren Organen. Der Grund für eine häufige Mitbeteiligung der Nieren ist auch durch deren sehr gute Durchblutung und die Größe ihres Kapillarbetts begründet.

Die rechtzeitige Diagnose einer solchen Systemerkrankung mit Nierenbeteiligung ist bedeutsam, da durch entsprechende medikamentöse Therapie (Immunsuppressiva) oder Plasmaaustausch die Erkrankung gestoppt und eingetretene Veränderungen aufgehalten oder gar rückgängig gemacht werden können.

MERKE

Bei Verdacht auf eine Systemerkrankung, insbesondere bei rascher und akuter Nierenfunktionsverschlechterung und „aktivem (nephritischem) Harnsediment", sollten immunologische Parameter unbedingt mit am Beginn der Diagnostik stehen.

Antinukleäre Antikörper (ANA) und **Doppelstrang-DNA-Antikörper** werden bei Verdacht auf Lupus erythematodes (➤ Kap. 2.2.9), **glomeruläre Basalmembran-Antikörper (Anti-GBM-Ak;** ➤ Kap. 2.2.9) bei Verdacht auf Goodpasture-Syndrom sowie **antizytoplasmatische Antikörper (cANCA/pANCA)** bei Verdacht auf Vaskulitis (➤ Kap. 2.2.9) bestimmt. Dies ist nur eine kleine Auswahl häufiger bestimmter Antikörper. Die Bestimmung der **Komplementfaktoren** kann zur besseren Einordnung des Krankheitsbilds bedeutsam sein. Da manche Immunphänomene in ursächlicher Verbindung mit Infektionen und Tumoren stehen, sollten bei entsprechenden Fragestellungen eine virologische Serumdiagnostik auf Hepatitis und HIV sowie ggf. die Bestimmung von Tumormarkern erfolgen.

Sonstige Parameter

In bestimmten Regionen und bei bestimmten Berufsgruppen muss bei akutem Nierenversagen auch an eine **Hantavirusinfektion** gedacht und die Bestimmung entsprechender **Antikörper** angeordnet werden. Auch die Tuberkulose (➤ Kap. 2.2.10) und Formen der thrombotischen Mikroangiopathien (➤ Kap. 2.2.11) erfordern ggf. eine spezifische Erregerdiagnostik. Spezielle Labordiagnostik erfordern auch die Paraproteinämien (➤ Kap. 2.2.9). Hormonanalytik ist gelegentlich erforderlich zum Ausschluss einer sekundären Hypertonie (Renin-Aldosteron-Quotient, Serumkatecholamine), bei Niereninsuffizienten regelhaft bei Verdacht auf Störungen des Vitamin-D-Stoffwechsels.

2.1.3 Bildgebende Untersuchungen

Sonografie

Die am weitesten verbreitete bildgebende diagnostische Methode ist die Sonografie (Ultraschall). Durch Reflexion oder Auslöschung ausgesendeter Ultraschallwellen können innere Organe – so auch Nieren und ableitende Harnwege – ohne Strahlenbelastung untersucht werden. Für den Ultraschall besonders gut zugänglich sind transplantierte Nieren, da sie sich direkt unter der Bauchdecke befinden.

Bei der Sonografie der Nieren interessieren Lage und Morphologie der Organe (➤ Abb. 2.4). Dabei wird die Größe der Nieren bestimmt, wobei eine Größendifferenz ein erster Hinweis auf das Vorliegen einer Durchblutungsstörung sein kann. Beidseits verkleinerte Nieren (Schrumpfnieren) weisen auf eine bereits länger bestehende Erkrankung beider Nieren hin, während beidseits vergrößerte Organe Ausdruck eines akuten entzündlichen Geschehens sein können.

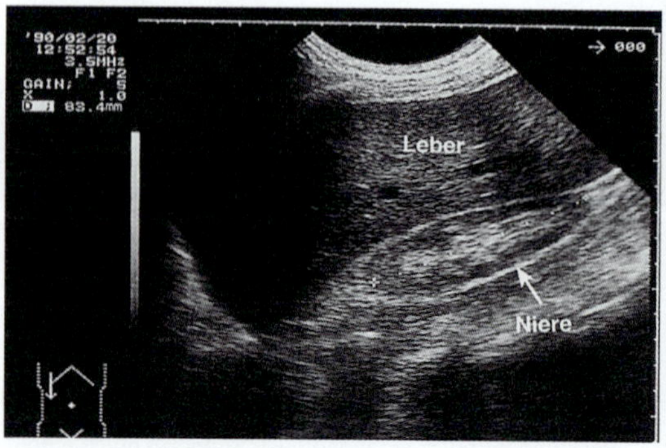

Abb. 2.4 Sonografie einer Schrumpfniere bei chronischer Glomerulonephritis [E179-168]

Darüber hinaus werden Nierenrinde und Nierenbecken beider Nieren beurteilt. Eine Verschmälerung der Rinde sowie eine sonografische Echovermehrung sprechen für eine chronische Nierenschädigung.

In der Akutdiagnostik von Nierenerkrankungen muss zunächst auch ein **Aufstau der Nieren** ausgeschlossen werden. Hierbei stellt sich das Nierenbecken als dunkles Band inmitten der Niere dar.

Nierensteine (➤ Kap. 2.2.5) imponieren als helle Strukturen, hinter denen nur ein breites dunkles Band (Schallschatten) erkennbar ist (➤ Abb. 2.5).

Nierenzysten (➤ Kap. 2.2.6) sind mit zunehmendem Alter häufiger und meist harmlos. Beim familiären Zystennierenleiden sind beide Nieren deutlich vergrößert und von zahlreichen Zysten durchsetzt.

Wichtig ist, die im Bild dunklen, d. h. echofreien, Nierenzysten von sonografisch heller und unregelmäßiger erscheinenden **Nierentumoren** (➤ Kap. 2.2.7) zu unterscheiden.

Das Verfahren der **Kontrastmittelsonografie** ist bestimmten Fragestellungen vorbehalten. Hierbei werden kleinste Gasbläschen injiziert, die aufgrund ihrer geringen Größe in die Nierenkapillaren gelangen und dort ein genaueres Bild der Durchblutung, z. B. bei Tumorverdacht, ermöglichen (Differenzialdiagnose komplizierte Zyste vs. Tumor).

Eine interessante Erweiterung der Sonografie ist die Kombination mit der Doppler-Ultraschallmethode, bei der das Fließverhalten in den Gefäßen – auch farbcodiert – dargestellt werden kann **(Farbduplexsonografie).**

Domäne der Doppler-Sonografie der Nieren ist der Nachweis von Nierenarterienverengungen und Niereninfarkten. Aber auch bei vielen anderen Fragestellungen, z. B. in der Transplantatnachsorge, liefert die Doppler-Sonografie wichtige Hinweise.

Von großer Bedeutung ist die Farbduplexsonografie auch bei der Dialyseshunt-Sonografie. Sie spielt sowohl bei der Planung und Vorbereitung einer Shuntanlage (Mapping) als auch in Verlaufsbeurteilungen eines Dialyseshunts, insbesondere bei Eintreten von Komplikationen (Stenosen, Infektionen, Rezirkulation, Angebotsprobleme, Aneurysmen etc.), eine Rolle.

Bei der Peritonealdialyse hat die Sonografie ihren festen Platz bei der Darstellung von Kathetertunneln (gilt auch für venöse Verweilkatheter) bei Verdacht auf Infektion und bei der Beurteilung von Flüssigkeitsretention oder bei Leckagen.

Bei Dialysepatienten generell ist die Sonografie der Vena cava, der Lebervenen sowie des Rippenfells (Pleura) ein Kriterium bei der Sollgewichtsanalyse, vor allem auch zur Feststellung einer Überwässerung.

MERKE

Bei den bildgebenden Verfahren zur Diagnostik von Nierenerkrankungen steht die Sonografie i. d. R. an erster Stelle. Akute und chronische Nierenerkrankungen können differenziert, ein postrenales Nierenversagen kann recht sicher ausgeschlossen werden. Ebenso wertvoll ist die Sonografie in der Diagnostik von Tumoren, Nierenarterienstenosen, Shunts und in der Transplantatnachsorge.

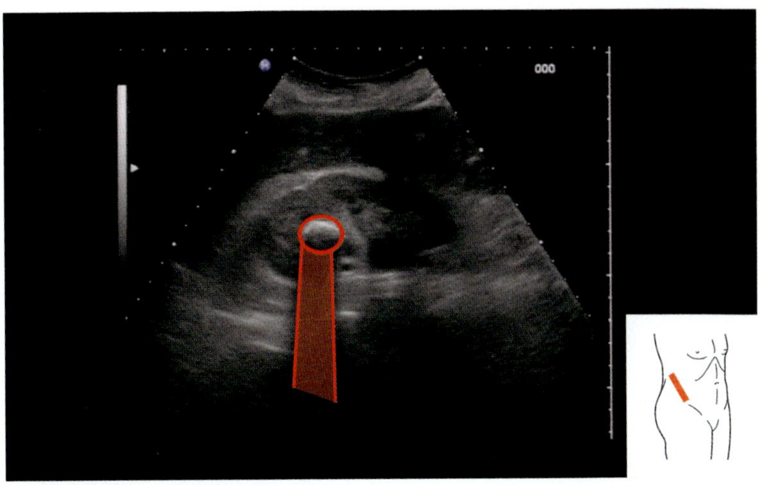

Abb. 2.5 Sonografie: Nierenstein [T824]

2

Konventionelle Röntgenaufnahmen mit und ohne Kontrastmittel

Röntgenuntersuchungen wurden früher standardmäßig eingesetzt, heute ist ihre Bedeutung deutlich zurückgedrängt. Bei der **Übersichtsaufnahme des Abdomens** lassen sich kalkhaltige Nierensteine erkennen und ggf. die Lage eines Peritonealdialysekatheters kontrollieren. Beim **i. v. Urogramm** werden durch ein über die Nieren ausgeschiedenes Kontrastmittel Nierenbecken, Harnleiter und Harnblase dargestellt.

Bei Patienten mit chronischem Nierenversagen wird das verabreichte Kontrastmittel nur zögerlich ausgeschieden, zudem ist es potenziell nierentoxisch (Kontrastmittelnephropathie ➤ Kap. 2.2.3). Ist dennoch eine Röntgendarstellung des ableitenden Harnsystems bei Nierenversagen indiziert, wird i. d. R. eine **retrograde Pyelografie** im Rahmen einer Blasenspiegelung vorgenommen.

Röntgenaufnahmen spielen eine wichtige Rolle zur Beurteilung der Lage von Dialysekathetern (Hämo- und Peritonealdialyse) sowie zum Nachweis einer Überwässerung (zentrale Lungenstauung).

Computertomografie

Bei der Computertomografie (CT, ➤ Abb. 2.6) werden mithilfe von Röntgenstrahlen erstellte Schichtaufnahmen (Tomografien) rechnergestützt zu Schnittbildern des Körpers zusammengesetzt.

Bedeutsam ist die CT vor allem auch unter Verwendung neuer Verarbeitungstechniken bei der Diagnostik von raumfordernden Prozessen der Nieren (Nierentumoren ➤ Kap. 2.2.7, Klassifikation von Nierenzysten ➤ Kap. 2.2.6 und abszedierenden Erkrankungen) und deren Komplikationen. Sie kann hilfreich und ergänzend sein bei Fehlbildungen (Agenesie, Hypoplasie) und Fehllagen (Dystopie) der Nieren. Sie kann wertvolle Hinweise liefern bei Harnaufstauungen durch Kompression von außen (Tumoren, Lymphome, Morbus Ormond) und bei der Uro- und Nephrolithiasis (➤ Kap. 2.2.5).

Wenig aussagefähig ist die CT bei der Diagnostik entzündlicher Nierenerkrankungen. Nachteile der Untersuchung sind die Strahlenbelastung sowie die Verabreichung potenziell nephrotoxischen Kontrastmittels.

Magnetresonanztomografie (MRT, Kernspintomografie)

Bei der Magnetresonanztomografie (➤ Abb. 2.7) erfolgt die Bildgebung im Gegensatz zur Computertomografie ohne Röntgenstrahlen durch die Anlage eines starken magnetischen Felds und die Messung seiner Effekte auf den Organismus. Hierdurch sind hochauflösende Längs- und Querschnitte durch den Körper möglich.

Die MRT hat sich sowohl in der Tumordiagnostik als auch zur Nierengefäßdiagnostik (ceMRA, Con-

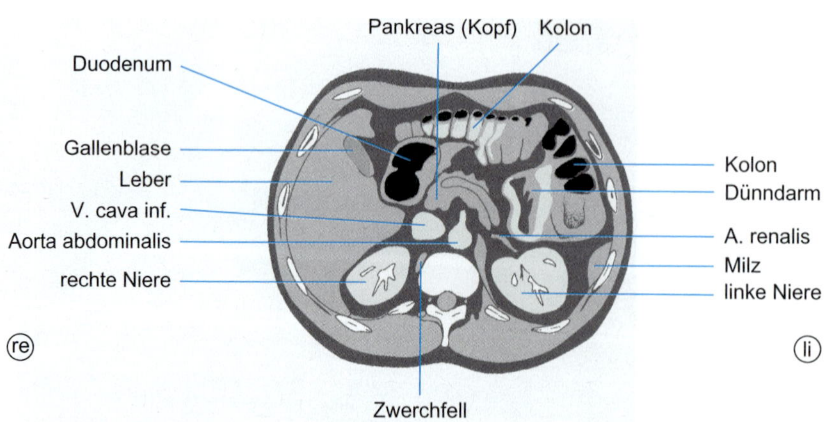

Abb. 2.6 CT-Normalbefund auf Höhe der Nieren [L157]

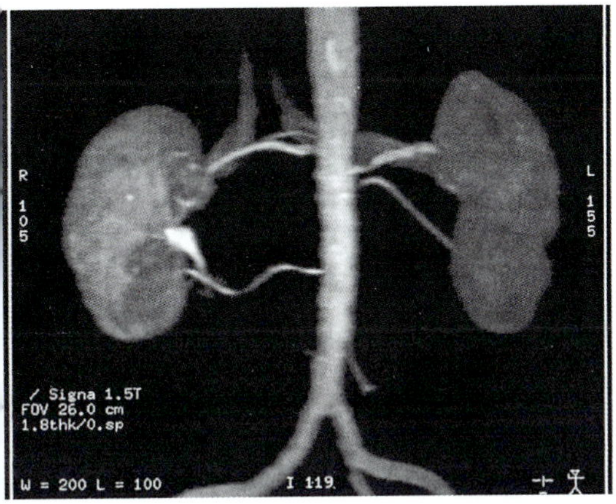

Abb. 2.7 Dreidimensionale dynamische MR-Angiografie nach Gabe von Gadolinium-DTPA i. v.; Abbildung in einer MIP-Darstellung (Maximum Intensity Projection): 50-prozentige Nierenarterienstenose links, akzessorische untere Polarterien beidseits [R102]

trast Enhanced MR-Angiografie), z. B. zur Untersuchung auf Vorliegen einer Nierenarterienstenose, als sehr geeignetes Verfahren etablieren können.

Nierenangiografie als digitale Subtraktionsangiografie (DSA)

Bei Verengung der Nierenschlagadern kommt es bei den betroffenen Patienten zu exzessiven und bedrohlichen Blutdruckanstiegen. Ursache ist meist eine durch Arteriosklerose bedingte Gefäßverengung (➤ Kap. 2.4.4). Farbcodierte Duplexsonografie und ceMRA haben die Nierenangiografie als primäre diagnostische Methode bei der Verengung von Nierenschlagadern zurückgedrängt. Im Rahmen einer Nierenangiografie wird nach Punktion einer Leistenschlagader ein Katheter bis zur Nierenarterie vorgeschoben. Durch die Gabe von Kontrastmittel werden anschließend die Nierengefäße dargestellt. Der Vorteil der Nierenangiografie liegt in der Möglichkeit, in gleicher Sitzung eine Ballonweitung (PTA), ggf. in Verbindung mit einer Stentimplantation, vorzunehmen. Dieses Verfahren wird auch zur Platzierung von Kathetern zur **renalen Denervierung** (➤ Kap. 2.4.5) bei refraktärer Hypertonie genutzt.

Nierenperfusionsszintigrafie

Mithilfe der Nierenszintigrafie, bei der über entsprechende Kameras die Ausscheidung radioaktiv markierter Tracersubstanzen – zum Teil nach vorheriger Medikamentengabe – erfasst und seitengetrennt analysiert wird, kann eine annäherungsweise seitengetrennte Abschätzung des Funktionsanteils einer einzelnen Niere an der Gesamtfunktion erfasst werden. Dies kann bei der Planung einer Nephrektomie hilfreich sein. Zum Teil können heute spezielle Verfahren der MRT eine Szintigrafie ersetzen.

Nierenbiopsie

Bei der Differenzialdiagnostik von Nierenerkrankungen spielt die feingewebliche (histologische) Diagnostik durch Lichtmikroskopie unter Hinzuziehung von immunologischen Gewebsfärbeverfahren (Immunhistochemie) und der Elektronenmikroskopie oft eine entscheidende Rolle. Bei der Nierenbiopsie wird aus dem Nierenparenchym ultraschallgesteuert mithilfe einer speziellen Biopsienadel in örtlicher Betäubung ein Gewebszylinder entnommen. Domäne der Nierenbiopsie ist die Diagnostik entzündlicher Nierenerkrankungen bei nephrotischem oder nephritischem Syndrom (➤ Kap. 2.2.4) oder bei Systemerkrankungen mit renaler Beteiligung. Oft können erst nach dem Ergebnis der Biopsie Therapiemöglichkeiten festgelegt und sicherere Aussagen zur Prognose der Erkrankung getroffen werden. Der gewonnene feine Gewebszylinder sollte zwischen 15 und 25 Glomeruli enthalten, um dem Pathologen die Möglichkeit zu exakter Diagnostik zu geben. Wichtig nach dem Eingriff sind eine ausreichend lange Nachbeobachtung zur frühen Erfassung von Blutungskomplikationen sowie eine regelmäßige Blutdruckkontrolle vor und nach dem Eingriff. Blutverdünnende Medikamente sind zeitgerecht abzusetzen.

Da eine Nierenbiopsie nicht völlig komplikationslos ist, ist die Indikation nur dann zu stellen, wenn sich auch aus dem Biopsieergebnis therapeutische Konsequenzen z. B. bei unklarer Differenzialdiagnose ableiten lassen.

2

VORSICHT

- Eine strenge Indikationsstellung erfordert die Punktion von Einzelnieren.
- Bei bereits eingetretener Schrumpfnierenbildung (Nierengröße < 8 cm) sollte keine Nierenpunktion mehr erfolgen (fehlende Aussagekraft bei bereits zahlreichen vernarbten Glomeruli, hohes Punktionsrisiko).

In der Transplantatnachsorge spielt die Nierenbiopsie eine wichtige Rolle bei der Diagnostik von Transplantatfunktionsstörungen sowie in der Erfassung von Abstoßungsreaktionen.

2.2 Krankheitsbilder und deren Therapie

Eckhard Müller

2.2.1 Akute Nierenschädigung/akutes Nierenversagen

MERKE

Eine akute Nierenschädigung (Acute Kidney Injury, AKI) ist definiert

- durch einen Serumkreatininanstieg ≥ 0,3 mg/dl (≥ 26,5 µmol/l) innerhalb von 48 h oder
- durch einen Kreatininanstieg um das 1,5-Fache des Ausgangswerts oder
- durch eine Urinausscheidung von < 0,5 ml/kg/h innerhalb von 6 h (z. B. Stundenurin ≤ 35 ml bei einem 70 kg schweren Menschen).

Auf dem Boden prognostischer Kriterien wurden in den letzten Jahren zudem Stadien der AKI definiert, die sich nach dem Ausmaß der GFR-Einschränkung (bzw. des Kreatininanstiegs) bzw. der Urinausfuhr richten (➤ Tab. 2.4).

Zentral ist bei AKI immer die Frage nach der Genese der Nierenschädigung. Dabei sind die häufigsten Ursachen einer AKI in der Klinik die Minderperfusion der Nieren, z. B. durch septischen Schock, kardiogenen Schock oder Hypovolämie anderer Genese **(prärenales Nierenversagen)**, gefolgt von strukturellen Schädigungen der Nieren, z. B. wiederum beim septischen Schock oder durch Medikamente (**intrarenales,** intrinsisches **Nierenversagen**). Das sog. **postrenale Nierenversagen** durch Obstruktion der ableitenden Harnwege nimmt quantitativ nur einen geringen Stellenwert ein (3 %).

Bei der prärenalen AKI, häufig durch Erbrechen, Durchfälle, Exsikkose, Blutungen, arterielle Hypotonie oder auch Diuretika verursacht, kommt es zu einer Minderperfusion der Nieren. In der Regel ist diese Form der AKI durch entsprechende Volumenkorrektur rasch reversibel. Schwierig ist dies bei den Sonderformen des kardiorenalen (➤ Kap. 2.2.12) und hepatorenalen (➤ Kap. 2.2.13) Syndroms. Hierbei kommt es nicht selten durch anhaltende Minderperfusion zu irreversiblen tubulären Schädigungen.

Ähnliches gilt für das postrenale Nierenversagen, wenn die Obstruktion nicht rasch beseitigt wird bzw. werden kann. Sonst ist auch dieses i. d. R. rasch reversibel.

Tab. 2.4 Einteilungen der akuten Nierenschädigung

RIFLE	GFR	Urinausfuhr	AKI
Risk (Risiko)	Krea > 1,5-fach GFR-Abfall > 25 % Krea-Anstieg > 0,3 mg/dl	< 0,5 ml/kg/h in 6 h	**Stadium I**
Injury (Schädigung)	Krea > 2-fach GFR-Abfall > 50 %	< 0,5 ml/kg/h in 12 h	**Stadium II**
Failiure (Versagen)	Krea > 3-fach GFR-Abfall > 75 % Krea > 4 mg/dl bei Anstieg > 0,5 mg/dl/Dialyse	< 0,3 ml/kg/h in > 24 h oder Anurie > 12 h	**Stadium III**
Loss (Verlust)	Nierenversagen > 4 Wo.		
ESRD (End Stage Renal Disease, chron. Nierenversagen)	Nierenversagen > 3 Mon.		

Die wichtigsten Ursachen einer intrinsischen AKI werden in den folgenden Abschnitten besprochen. Weitere Ursachen, auf die wir an dieser Stelle nicht weiter eingehen, sind hämolytische Prozesse, Rhabdomyolyse und akute Gefäßverschlüsse (z.B. bei aortalen Eingriffen oder auch thromboembolisch).

Die klinische Symptomatik einer akuten Nierenschädigung ergibt sich entweder primär aus der Symptomatik einer zugrunde liegenden Störung bzw. Erkrankung oder durch die ggf. bestehende Oligo- bis Anurie u. U. mit Urämie (➤ Kap. 2.6).

Für Diagnose und Prognose und mithin für die Verlaufsbeurteilung sind Serumkreatinin und Urinausscheidung, neben Anamnese und körperlicher Untersuchung, die zentralen Parameter. Für die Diagnose einer Obstruktion sowie eines Volumenmangels ist die Sonografie mit entscheidend. Die Untersuchung des Urinsediments (➤ Kap. 2.1.1) und des Urinstatus kann hilfreich sein. Daneben kann die Bestimmung der FE_{Na} oder FE_{Urea} eine prärenale von einer intrarenalen Schädigung unterscheiden helfen. Ihre Verwertbarkeit ist aber insbesondere bei Diuretikatherapie eingeschränkt. Die Bestimmung und vor allem die Interpretation weiterer Laborparameter muss individuell erfolgen. Das Fehlen einer renalen Anämie und eines sekundären Hyperparathyreoidismus weist eher auf eine AKI als auf ein chronisches Nierenversagen hin. Gelegentlich ist zur weiteren Differenzialdiagnostik eine Nierenbiopsie indiziert.

Zu beachten ist eine längerfristige nephrologische Nachsorge nach überstandener AKI. Insbesondere bei einer „Defektheilung" (GFR nach AKI geringer als zuvor) ist das Risiko einer fortschreitenden Niereninsuffizienz wahrscheinlich anhaltend erhöht.

2.2.2 Chronische Nierenerkrankung/ Niereninsuffizienz

Etwa 10% der Bevölkerung sind von einer chronischen Nierenerkrankung (Chronic Kidney Disease, CKD) betroffen. Ursächlich scheint v.a. die zunehmende Alterung zu sein sowie die Zunahme von Diabetes und arterieller Hypertonie.

Unabhängig von der individuellen Ursache finden sich bei Personen mit fortgeschrittener CKD histologisch gleichzeitig eine glomeruläre Sklerosierung (Vernarbung) und eine interstitielle Fibrosierung (bindegewebiger Umbau). Eine Zerstörung der Podozyten und Veränderungen, die vom Mesangium ausgehen, verursachen die Glomerulosklerose; aktivierte interstitielle Fibroblasten bewirken die interstitielle Fibrose.

MERKE

Eine chronische Nierenerkrankung wird definiert als eine abnorme Veränderung der Nierenstruktur oder Funktion, die über 3 Monate besteht, mit Konsequenzen für die Gesundheit.

Marker für solche Veränderungen können sein: Albuminurie, Urinsediment, Elektrolytveränderungen oder andere Veränderungen durch Tubulusschaden, histologische Veränderungen, strukturelle Veränderungen, die bei Ultraschall, CT etc. auffallen.

Die CKD wird eingeteilt nach **Ursache der Störung (systemische Erkrankung/primäre Nierenerkrankung),** Höhe der glomerulären Filtrationsrate **(GFR)** und Ausmaß der **Albuminurie.**

Die Einschränkung der GFR wird dabei nach den KDIGO-Richtlinien (2013) kategorisiert (➤ Tab. 2.5). Aus Gründen der Vorhersagbarkeit, u.a. der Mortalität und des Progressionsrisikos, gesellt sich dazu eine Klassifikation nach dem Ausmaß der Albuminurie (➤ Tab. 2.6).

Bezüglich der Prognose und natürlich auch der individuellen Behandlung von Nierenerkrankungen sind noch zusätzliche Risikofaktoren (z.B. Rauchen) und Komorbiditäten (z.B. Herzinsuffizienz) zu berücksichtigen.

Tab. 2.5 Kategorien der GFR nach KDIGO 2013

GFR-Kategorie	GFR [ml/min/1,73 m²]	Bezeichnung
G1	≥ 90	Normal oder hoch
G2	60–89	Leicht eingeschränkt (bei jungen Erwachsenen, bei älteren Erwachsenen „normal")
G3a	45–59	Leicht- bis mittelgradig eingeschränkt
G3b	30–44	Mittel- bis hochgradig eingeschränkt
G4	15–29	Hochgradig (schwer) eingeschränkt
G5	< 15	Nierenversagen

Tab. 2.6 Kategorien der Albuminurie nach KDIGO 2013

Kategorie	Albuminexkretion [mg/24 h]	Albumin/Kreatinin-Ratio (ACR)		Bezeichnung
		[mg/mmol]	[mg/g]	
A1	<30	<3	<30	Normal bis leicht erhöht
A2	30–300	3–30	30–300	Mäßig erhöht
A3	>300	>30	>300	Stark erhöht

Symptome der Nierenerkrankungen hängen neben dem Grad der Nierenfunktionseinschränkung wesentlich von der ursächlichen Grunderkrankung ab.

2.2.3 Interstitielle Nephritiden

Unter einer interstitiellen Nephritis versteht man akute oder chronisch-entzündliche tubulointerstitielle Erkrankungen (Aussparung von Glomeruli und Gefäßen). Auslösende Faktoren sind infektiöse (4–10 %), meist bakterielle, parainfektiöse oder nichtinfektiöse immunologische oder toxisch vermittelte Schädigungen (Medikamente 70–75 %) mit entzündlichen Infiltraten. Die Nephritiden gehen mit unterschiedlichen tubulären Läsionen einher, gelegentlich auch mit Veränderungen an den Podozyten; sie sind infolgedessen mit unterschiedlichen Funktionseinschränkungen verbunden.

Charakteristisch für tubulointerstitielle Nephritiden sind der Ausfall tubulärer Funktionen mit Azidose, tubulärer Proteinurie, Natriumverlust, Hyperkaliämie, eingeschränktem Konzentrationsvermögen und möglicher sekundärer glomerulärer Schädigung mit eingeschränkter Filtration, Hypertonie und glomerulärer Proteinurie und ggf. ein Nachlassen der Nierenfunktion. Die Symptomatik ist, wenn überhaupt vorhanden, oft unspezifisch, außer bei Systemerkrankungen als Ursache der Nephritis. Meist tritt keine relevante Proteinurie auf, oft finden sich aber Erythrozyten, Leukozyten und Leukozytenzylinder im Urinsediment. Das Plasmakreatinin ist bei etwa einem Drittel der Patienten erhöht, v. a. bei medikamentös induzierter interstitieller Nephritis treten eine Eosinophilie und eine Eosinophilurie auf, oft ist die fraktioniert Natriumausscheidung (FE_{Na}) erhöht (s. o.).

Akuter Harnwegsinfekt und akute Pyelonephritis

Unterschieden werden Infektionen von Harnröhre (Urethritis) und Harnblase (Zystitis) sowie Entzündungen der oberen Harnwege (Pyelonephritis), bei der die Erreger in das Niereninterstitium eindringen (akute bakterielle interstitielle Nephritis).

Infektionen durch Bakterien oder andere Krankheitserreger (Mykoplasmen, Pilze etc.) verlaufen mitunter asymptomatisch (asymptomatische Bakteriurie). Asymptomatische Infekte sollten, wenn sie überhaupt diagnostiziert werden, bei Kindern, Schwangeren und immunsupprimierten Patienten, zu denen sicher auch Dialysepatienten und Patienten mit entgleister diabetischer Stoffwechsellage gehören, behandelt werden.

Eine akute Zystitis verläuft meist symptomatisch mit Schmerzen beim Wasserlassen (Dys- oder Algurie), häufigem Harndrang (Pollakisurie) und eventuell auch Blutbeimengungen (Hämaturie). Klinische Anzeichen einer Pyelonephritis sind darüber hinaus oft Flankenschmerzen und nicht selten ausgeprägte allgemeine Krankheitssymptome (Fieber, Schüttelfrost etc.) bis hin zur Sepsis (Urosepsis). Dabei finden sich klinisch oft ein klopfschmerzhaftes Nierenlager sowie laborchemisch entsprechend pathologische Befunde. Leukozytenzylinder im Urinsediment beweisen den oberen Harnwegsinfekt.

Wichtig ist besonders bei der Pyelonephritis ein Keimnachweis durch entsprechende Anlage einer Urinkultur vor Therapiebeginn zur gezielten antimikrobiellen Therapie. Die meisten Harnwegsinfekte werden durch gramnegative Erreger oder Enterokokken hervorgerufen (E. coli, Klebsiellen, Proteus).

Insbesondere bei rezidivierten Infektionen muss eine Ursachenforschung und deren Beseitigung betrieben werden: Anomalien oder Obstruktionen der ableitenden Harnwege, Nierensteine, Blasenentleerungsstörungen (obstruktiv, neurogen), Diabetes mellitus, Schwangerschaft, Immunsuppression etc., Fremdkörper (Harnleiterschiene, Katheter).

Zur Differenzialtherapie, insbesondere auch zur Auswahl von Antibiotika, verweisen wir auf die aktuellen Empfehlungen der Fachgesellschaften bzw.

die aktuellen Leitlinien. Bei kritisch Kranken und bei Pyelonephritis generell ist ein unverzüglicher Therapiebeginn nach Kulturierung von prognostischer Bedeutung.

Akute (nichtbakterielle) interstitielle Nephritis

Eine akute interstitielle Nephritis entsteht in über 75 % der Fälle medikamentös (meist NSAR oder Antibiotika), in 10 % parainfektiös und sonst (15 %) idiopathisch oder im Rahmen von Systemerkrankungen (z. B. Sarkoidose). Sie ist in 20 % der Fälle Ursache eines akuten Nierenversagens. Dabei rufen die interstitiell abgelagerten Medikamente oder Mikroben eine entzündliche immunologische Reaktion gegen körpereigene Antigene hervor.

Neben dem Nierenversagen, das in bis zu 40 % der Fälle dialysepflichtig ist, verläuft sie oft asymptomatisch (hohe Dunkelziffer) oder mit Flankenschmerzen, Gelenkbeschwerden, Fieber oder Hautausschlägen. Bei der Urinuntersuchung zeigt sich oft eine Mikrohämaturie sowie eine Leukozyturie und eine tubuläre Proteinurie bis hin zum nephrotischen Syndrom, seltener eine Eosinophilie (35 %).

Das auslösende Medikament, so es identifiziert werden kann, sollte umgehend und dauerhaft abgesetzt werden; 30–70 % der Patienten haben dann eine vollständige Restitution. Eine Steroidtherapie scheint bei Patienten, die nicht nur eine leichte und rasch rückläufige Kreatininerhöhung haben, sinnvoll zu sein.

Bei dialysepflichtiger AKI muss eine Nierenbiopsie erfolgen. Anschließend sollte unverzüglich eine Steroidtherapie eingeleitet werden, um weitere Schädigungen möglichst zu verhindern.

Akute Tubulusnekrose (ATN)

Ursachen einer akuten tubulären Nekrose (ATN) sind eine ausgeprägte arterielle Hypotonie oder Sepsis mit renaler Minderperfusion sowie nephrotoxische Substanzen. Neben Schockzuständen, großen chirurgischen Eingriffen oder einer Sepsis können ursächlich sein: Rhabdomyolyse oder Hämolyse, ausgedehnte Verbrennungen, Tumorlyse, Gifte, Medikamente (Aminoglykoside, Chemotherapeutika, Kontrastmittel, NSAR). Es kann zu einer Verlegung von Tubuli kommen oder es kann sich eine direkte ischämische oder toxische Schädigung entwickeln. Klinisch verläuft die ATN, wie bei der AKI beschrieben (➤ Kap. 2.2.1), sehr unterschiedlich. Richtungweisend ist meist die Anamnese. Im Gegensatz zum prärenalen Nierenversagen bessern sich die Retentionswerte bei der ATN nicht nach Volumengabe.

Kann die Ursache der ATN behoben werden, ist die **Prognose** abhängig vom Gesundheitszustand und von Vorerkrankungen prinzipiell gut. Bei notwendiger intensivmedizinischer Betreuung ist die Sterblichkeit allerdings hoch, ebenso prinzipiell das Risiko einer bleibenden renalen Schädigung.

Therapeutisch stehen die Behandlung der Ursache sowie allgemeine Maßnahmen (Normovolämie, Infektbehandlung, Ernährung etc.) im Vordergrund. Schleifendiuretika können nur die Oligurie (und ggf. Hyperkaliämie) beeinflussen, nicht aber die Schädigung selbst!

Kontrastmittelnephropathie

Eine Kontrastmittelnephropathie ist eine durch jodiertes Röntgenkontrastmittel (KM) induzierte ATN. Sie ist zu unterscheiden von kontrastmittelassoziierten Problemen, bei denen das Kontrastmittel selber nicht unbedingt ursächlich ist. Bei den neueren, nichtionischen niedrig osmolaren KM ist das Risiko einer renalen Schädigung geringer. Ursächlich für die ATN besteht wohl ein Zusammenhang zwischen einer renalen Gefäßkonstriktion und direkten zytotoxischen Effekten der KM. Ein besonders hohes Risiko haben Patienten mit renaler Vorschädigung im Wesentlichen erst bei einer GFR $< 30\ ml/min/1{,}72m^2$. Oberhalb einer GFR von 45 ml/min besteht i. d. R. keine Gefahr. Zusätzliche Risiken bestehen vor allem bei verminderter renaler Perfusion, Diabetes mellitus, Herzinsuffizienz, Volumenmangel, NSAR, ACE-Hemmer- und Sartan-Therapie sowie einer bestehenden Proteinurie.

Präventiv muss die Indikationsstellung zur KM-Gabe entsprechend streng gestellt werden, hohe KM-Dosen sind zu vermeiden. Eine Volumengabe mit isotonischer NaCl-Lösung vor und nach der Untersuchung bei hypo- oder euvolämischen Menschen kann die Nephrotoxizität verringern.

Die KM-Nephropathie bezieht sich auf die **intravenös** applizierten KM bei Röntgenuntersuchungen und CT, nicht auf KM bei Sonografie, MRT oder sonstigen Untersuchungen.

Chronische nichtbakterielle interstitielle Nephritis

Eine **chronische interstitielle Nephritis** kann durch eine Vielzahl von Auslösern bzw. Faktoren begünstigt werden. Dazu gehören neben einigen speziell behandelten Formen (s. u.):

- Chronische Stauung der ableitenden Harnwege
- Uratnephropathie
- Sonstige Nephropathien (toxische Wirkungen, allergische Schädigungen) durch:
  - Nephrotoxische Medikamente (Medikamenteninteraktionen), z. B. Antibiotika, NSAR, Diuretika, Zytostatika, Immunsuppressiva
  - Röntgenkontrastmittel
  - Strahlen
  - Toxische Nahrungsmittelbeimengungen
  - Inhalative Gifte, organische Lösungsmittel, Pilz- und Pflanzengifte, Schwermetalle

Die Diagnose erfolgt im Wesentlichen durch eine spezifische Anamnese. Hinweisend, aber differenzialdiagnostisch unbedeutend für eine interstitielle Schädigung sind: (sterile) Leukozyturie, Erythrozyturie, tubuläre Proteinurie, Leukozytenzylinder, Glukosurie (ohne Diabetes), Azidose etc. Eine Diagnosesicherung kann im Zweifelsfall nur die Histologie erreichen. Bedingung für einen therapeutischen Erfolg ist neben einer rechtzeitigen Diagnose vor allem die Ausschaltung der ursächlichen Noxe.

Analgetikanephropathie

Dabei handelt es sich um eine Erkrankung mit papillären Nekrosen und chronischer interstitieller Nephritis durch lang andauernden Schmerzmittelkonsum. **Ursächlich** scheint der i. d. R. langjährige Gebrauch von Phenacetin, was weitgehend nicht mehr im Handel ist, sowie von Paracetamol in Kombinationspräparaten meist mit Codein und/oder Coffein. Die Rolle von NSAR bei der Entwicklung einer Analgetikanephropathie ist noch nicht ganz geklärt.

Chronische Schmerzzustände disponieren zu regelmäßigem Konsum von nichtsteroidalen und nichtopioiden Medikamenten. Klinisch tritt die Entwicklung der Nephropathie meist nicht in Erscheinung. Kreatininerhöhung, Proteinurie (bis 1,5 g/l) und sterile Leukozyturie sind meist Zufallsbefunde. Manchmal führen Papillennekrosen zu Flankenschmerzen und/oder einer Hämaturie, nicht selten finden sich wiederholte Harnwegsinfekte in der Anamnese. In der Krankheitsgeschichte finden sich neben der Schmerzanamnese häufig Angaben zu anderen Nebenwirkungen von Schmerzmitteln, v. a. gastrointestinal (Ulzera, Blutungen). In bildgebenden Verfahren sind die Nieren beidseitig klein, oft finden sich Verkalkungen im Bereich der Papillen und eine unregelmäßige Kontur. Die Befundbestätigung im Computertomogramm ohne Kontrastmittel gibt dabei die größte diagnostische Sicherheit, sodass eine Biopsie entbehrlich ist.

Prognostisch bedeutsam ist neben der sofortigen Beendigung der schädigenden Medikation das Stadium der Nierenschädigung, in der die Nephropathie entdeckt wurde. Bei fortgesetztem Konsum und bei fortgeschrittener Schädigung ist ein Fortschreiten der Niereninsuffizienz nicht aufzuhalten. Neben dem Nierenversagen sind bösartige Tumoren der ableitenden Harnwege (Urothelkarzinom) und Arteriosklerose weitere mögliche Folgen der Analgetikanephropathie.

NSAR führen eher zu einer akuten interstitiellen Nephritis (s. o.), die gelegentlich chronifizieren kann und dann ggf. zu einer CKD führt. Viel problematischer ist das Fortschreiten einer vorbestehenden Niereninsuffizienz anderweitiger Genese unter Verwendung von NSAR. Die Rolle der neueren COX-2-Inhibitoren in dem Zusammenhang ist derzeit noch unklar.

Lithiumnephropathie

Eine Lithiumtherapie bei Patienten mit manisch-depressiver Erkrankung oder bei Depressionen kann verschiedene renale Schäden verursachen. Am häufigsten ist eine chronisch tubulointerstitielle Nephropathie neben einer Arginin-Vasopressin Resistenz (Diabetes insipidus), bei dem die Wirkung des ADH gestört wird, was zu entsprechenden Flüssigkeitsverlusten vor allem auch in der Nacht führen kann. Andere renale Beteiligungen sind möglich, treten aber deutlich seltener auf. Entscheidend für das Auftreten einer interstitiellen Nephritis (15–20 % der Patienten) sind die kumulative Gesamtdosis und damit auch die Dauer der Therapie. Es kommt zu tubulären Schäden, oft mit Bildung von Mikrozysten. Eine terminale Niereninsuffizienz tritt meist nur bei fortgesetzter Lithiumeinnahme bei Niereninsuffizienz (auch anderer Genese) ein. Unabhängig davon erhöht sich bei Niereninsuffizienz das Risiko einer Lithiumintoxikation. Beim renalen Diabetes insipidus lagert sich Lithium intrazellulär ab und interferiert dort mit der Wirkung von ADH. In jedem Fall ist eine Beendigung der Therapie unbedingt zu erwägen, was aber nicht immer zur Restitution bereits eingetretener Komplikationen führt.

Tubulointerstitielle Nephritis und Uveitis (TINU-Syndrom)

Eine seltenere spezielle Form der chronischen interstitiellen Nephritis ist das TINU-Syndrom, bei dem ein modifiziertes C-reaktives Protein auf Tubuluszellen und der Uvea (mittlere Augenhaut) ein mögliches Antigen mit entsprechenden autoimmunen Reaktionen darstellt. Die Patienten haben i. d. R. eine beidseitige Uveitis mit Augenschmerzen und -rötung, ggf. vermehrter Lichtempfindlichkeit und eingeschränktem Sehvermögen. Die Symptome der Nephritis reichen selten bis hin zum akuten Nierenversagen. Es gibt keinen spezifischen, beweisenden Laborparameter. Die Spontanprognose der Nephritis ist per se sehr gut, bei progredienter Niereninsuffizienz kommen Steroide oder auch Mycophenolat zum Einsatz. Für die Uveitis werden lokale oder systemische Steroide verwendet.

Aristolochia-assoziierte Nephritis und Balkan-Nephritis

Weitere seltenere Formen sind die Aristolochia-assoziierte Nephritis und die Balkan-Nephritis.

Aristolochia ist eine Pflanze, die trotz Verbots wegen Kanzerogenität und Nephrotoxizität Bestandteil von Medikamenten der traditionellen chinesischen Medizin ist. Sie verursacht eine interstitielle Nephritis mit medullären Tubulusschäden. Vor allem in Kombination mit einer Stimulation des Renin-Angiotensin-Systems entfaltet die Aristolochiasäure ihre schädigende Wirkung. Eine spezifische Therapie ist nicht möglich.

Die Genese der im Balkanraum endemischen (bis 10 % der dortigen Dialysepatienten) Nephritis ist nicht ganz sicher geklärt. Neben genetischen Faktoren mögen Umweltfaktoren und vor allem Aristolochiasäure (die Pflanze ist im Balkan endemisch und wächst dort z. T. als Unkraut auf Getreidefeldern) ursächlich sein.

2.2.4 Glomerulonephritiden

Eine **Glomerulonephritis** (GN, ➤ Abb. 2.8) ist eine meist immunologisch vermittelte Entzündung im Bereich der Glomeruli. Dabei ist der entzündliche Prozess entweder fokal (weniger als 50 % der Glomeruli sind betroffen) oder diffus verteilt, und innerhalb eines einzelnen Glomerulus wiederum entweder segmental (nur einzelne Abschnitte sind betroffen) oder global. Primäre Glomerulonephritiden fokussieren ausschließlich auf die glomerulären Strukturen: Kapillaren, Basalmembran und Mesangium. Bei sekundären Glomerulonephritiden besteht eine renale Miterkrankung bei Systemerkrankungen (s. u.). Eine feingewebliche Differenzierung zwischen primärer und sekundärer GN gelingt nicht immer.

An eine GN ist zu denken bei entsprechender familiärer Anamnese, bei Ödembildung, bei Hämaturie (v. a. bei dysmorphen Erythrozyten im Sediment), Zylindern im Sediment (nephritisches Muster der GN mit Entzündung im Bereich der Kapillare) und insbesondere bei nephrotischer Proteinurie (> 3,5 g/d) und Lipidurie (nephrotisches Muster der GN mit Schädigung der Podozyten).

Außer bei nephrotischem Syndrom (siehe Merkekasten), bei GN im Rahmen systemischer Erkrankungen (s. u.) oder bei eingetretener Niereninsuffizienz gibt es keine spezifischen klinischen Zeichen einer Glomerulonephritis.

Zu den Standardlaboruntersuchungen gehören neben der Urinuntersuchung (Sediment, Eiweißmenge und Eiweißzusammensetzung) die Bestimmung von Kreatinin, Harnstoff, Serumalbumin und

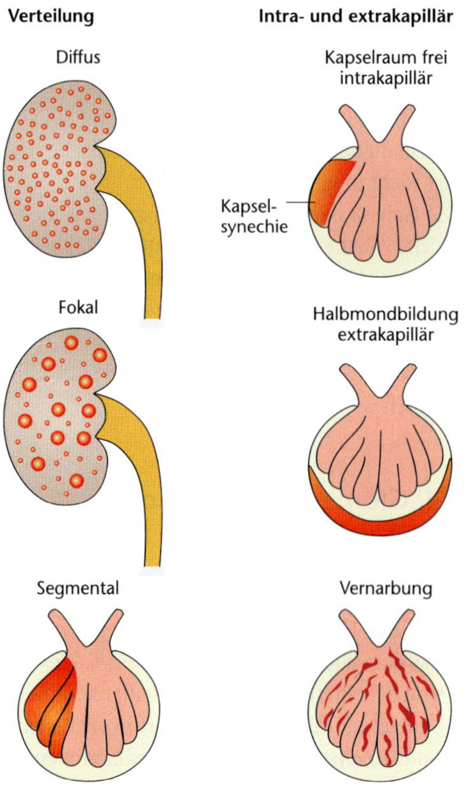

Abb. 2.8 Begrifflichkeiten der Glomerulonephritis [L157]

ein Blutbild. Viele andere Parameter können bei spezifischem Verdacht abhängig von Symptomatik, Anamnese, Alter und anderen Faktoren sinnvoll sein. Dazu gehört unter anderem die Bestimmung von antinukleären Antikörpern (ANA), Komplementfaktoren, Leichtketten im Urin/Serum, Hepatitis- und HIV Serologie, ANCA, Streptokokkenantikörpern, Basalmembranantikörpern und Kryoglobulinen, die u. a. zu den häufigsten Parametern zählen.

MERKE

Ein **nephrotisches Syndrom** ist ein mögliches spezielles klinisches Syndrom infolge einer GN, aber auch anderer glomerulärer Erkrankungen (z. B. diabetische Nephropathie).

Es ist gekennzeichnet durch eine Proteinurie von mehr als 3,5 g/24 h. Diese führt zu Eiweißmangel (Hypalbuminämie, Gesamteiweißmangel), Hyperlipidämie und oft zu ausgeprägten Ödemen (Eiweißmangelödeme). Die Ödeme treten zunächst an den Lidern auf und können neben Beinödemen und Anasarka auch zu Pleuraergüssen und Aszites führen. Folgen der Ödementwicklung sind eine Gewichtszunahme und die Entwicklung einer arteriellen Hypertonie. Infektanfälligkeit und Thromboseneigung sind durch Verlust spezifischer Eiweiße begründet. Unterhalb eines Serumalbuminspiegels von 2,0 g/dl ist meist eine Antikoagulation notwendig. Die Behandlung erfolgt symptomatisch (Blutdrucksenkung ➤ Kap. 2.4.5, ACE-Hemmung/AT-Blockade, Kochsalzrestriktion, proteinkontrollierte Ernährung, Gewichtsreduktion, Lipidsenkung, Nikotinverzicht und Verzicht auf NSAR) und je nach zugrunde liegender Erkrankung spezifisch.

IgA-Nephropathie (IgAN)

Immerhin bis zu 1 % der Bevölkerung, meist asymptomatisch, scheint von dieser **häufigsten Nephropathie** betroffen. Es zeigt sich histologisch eine GN mit Proliferation von Mesangiumzellen (mesangioproliferative GN) mit Immunglobulin-A-(IgA-)Ablagerungen. In bis zu 30 % der Fälle – je nach Zeitpunkt der Diagnosestellung, Ausmaß von Proteinurie und Hypertonie, Übergewicht und Nikotinkonsum – führt die IgAN zu einer terminalen Niereninsuffizienz; oft ist ihre Prognose aber auch sehr günstig (30 % Spontanremission).

Wahrscheinlich ist die IgAN durch eine Produktion von verändertem IgA verursacht, das über Immunphänomene die Nierenschädigung auslöst.

Gelegentlich zeigt sich die IgAN nicht nur als Zufallsbefund bei sonst asymptomatischen Personen, sondern durch eine wiederholte Mikro- oder Makrohämaturie oft infolge von Infekten der oberen Luftwege. Der Urin zeigt nephritische Veränderungen. Häufig findet sich eine Proteinurie, die eher selten nephrotisch ist. Die Diagnosesicherung gelingt letztlich nur durch eine Nierenbiopsie.

Therapeutisch steht eine optimierte „supportive Care“ im Fokus: Blutdruckbehandlung (RR < 125 mmHg) und Reduktion der Proteinurie vor allem mit ACE-Hemmern oder AT_1-Blockern unter Vermeidung von Kalziumantagonisten, durch Einschränkung der Eiweißzufuhr auf 0,8 g/kg KG/d und Einsatz von SGLT2-Hemmern sowie Beendigung eines Nikotinkonsums sind zentrale Maßnahmen der Therapie einer IgAN. Nur bei anhaltender Proteinurie oder fortschreitendem Funktionsverlust ist die Gabe von Steroiden, bei rapider Verschlechterung der Nierenfunktion oder Nachweis einer RPGN (s. u.) ggf. in Kombination mit Immunsuppressiva, sinnvoll.

Minimal-Change-GN (MCGN)

Die MCGN ist charakterisiert durch den fehlenden histologischen Nachweis lichtmikroskopischer oder immunologischer Veränderungen bei elektronenmikroskopisch nachweisbarer Podozytenschädigung. Die MCGN ist die **häufigste Form der GN im Kindesalter (1–6 Jahre),** sie ist aber auch bei 10 % der nephrotischen Syndrome Erwachsener ursächlich. Auch bei Erwachsenen ist die Prognose trotz Rezidivneigung gut. Nur in bis zu 10 % der Fälle tritt eine terminale Niereninsuffizienz auf. **Prognostisch** günstig ist ein Ausmaß der Proteinurie < 10 g/d und der meist als nephrotisches Syndrom (in 30 % mit Mikrohämaturie) auftretenden Erkrankung sowie vor allem das anfängliche Ansprechen auf eine **Steroidtherapie.** Bei Nichtansprechen muss an eine FSGN gedacht und ggf. erneut biopsiert werden. Neben der idiopathischen primären MCGN können zahlreiche Auslöser (Infekte, Medikamente) eine sekundäre Form bedingen.

Fokal sklerosierende Glomerulonephritis (FSGN)

Die FSGN ist die zweithäufigste Ursache für ein nephrotisches Syndrom bei Erwachsenen. Bei ihr kommt es zu ausgeprägteren Veränderungen an den Podozyten als bei der MCGN mit Verwachsungen (Adhäsionen) und Sklerosierungen im Bereich der Bowman-Kapsel. Sie treten fokal und segmental auf. **Prognostisch** deutlich schlechter ist die FSGN mit einer Dialyserate von über 50 % bei Patienten, die nicht auf eine anfängliche Therapie ansprechen. Initiale **Therapie der Wahl** sind wiederum **Steroide,** früher und intensiver als bei der MCGN auch andere Immunsuppressiva. Bei der „primären" FSGN kommt es nach Nierentransplantation vergleichsweise häufig zu einem Wiederauftreten im Transplantat, wofür wahrscheinlich ein im Blut zirkulierender krankheitsauslösender Faktor verantwortlich ist, der möglicherweise identisch mit dem ist, der eine MCGN verursacht. Demnach könnte die FSGN eine MCGN mit sekundärer FSGN sein. Zudem ist die FSGN fast immer „Endstrecke" anderweitiger glomerulärer Erkrankungen.

Eine „maladaptive" Form der FSGN wird durch Hyperperfusion von Nephronen ausgelöst, wie sie z. B. nach Nephronverlust (Nephrektomie, sonstige glomeruläre Erkrankungen) oder bei „Überbeanspruchung" vorhandener Nephrone (Adipositas, Body-Building, Hypertonie etc.) auftritt. Hier findet sich anfänglich eher eine subnephrotische Proteinurie neben einer typischen Risikoanamnese (Adipositas, Hypertonie, Diabetes etc.). Eine optimale supportive Therapie, v. a. mit einer möglichst niedrigen Blutdruckeinstellung unter Verwendung von RAAS-Blockern (ACE-Hemmer, Sartane) in maximal verträglicher Dosis, ggf. ergänzt um SGLT2-Hemmer, Gewichtsreduktion, Proteinrestriktion auf 1–1,2 g/kg KG, Nikotin- sowie NSAR-Verzicht, ist notwendig. Ziel ist die **Absenkung** der GFR als Zeichen der Beseitigung der Hyperfiltration, um die überbeanspruchten Nieren zu schonen.

Membranöse Glomerulonephritis (MGN)

Die MGN ist die häufigste Ursache für ein nephrotisches Syndrom bei Erwachsenen. Etwa 20 % der MGN sind sekundäre Formen bei bösartigen Begleiterkrankungen, bei Lupus, verschiedenen Medikamenten, Hepatitis u. a. Die übrigen sind primäre Formen. Von diesen haben etwa 70 % nachweisbar Antikörper gegen Anti-Phospholipase-A_2-Rezeptor (PLA_2R) und bis zu 5 % gegen einen Faktor, der abgekürzt THSD7A heißt, sowie gegen andere Antigene. Beide Faktoren sind Bestandteile der Podozyten, die bei der MGN geschädigt werden. Die **Prognose** der MGN ist schwer vorherzusagen und reicht von kompletter Remission unter symptomatischer Behandlung über eine anhaltende Proteinurie ohne Funktionsverlust bis hin zum terminalen Nierenversagen trotz Immunsuppression. Der PLA_2R-AK-Titer dient bei Nachweisbarkeit allerdings als Parameter der Krankheitsaktivität und der Prognose. Histologisch zeigen sich Verdickungen der Basalmembran mit Ablagerungen von IgG. Die **Behandlung** der MGN erfolgt primär meist supportiv (s. o.) über 6 Monate, dann ggf. immunsuppressiv. Bei den sekundären Formen stehen die Behandlung bzw. Diagnostik und Behandlung der Grunderkrankung bzw. das Weglassen des auslösenden Medikaments im Vordergrund. Nach Transplantation bei MGN ist auch das Rezidivrisiko im Transplantat mit über 40 % recht hoch, es korreliert mit dem PLA_2R-AK-Titer.

Membranoproliferative Glomerulonephritis (MPGN)

Die MPGN zeigt histologisch eine Proliferation und Verdickung der glomerulären Kapillarschlingen und der Mesangiumzellen. Dazu kommen immunhistologisch nachweisbare Depots von IgG und/oder Komplement. Man unterscheidet immunkomplexassoziierte, C3-dominante MPGN und MPGN ohne derartige Ablagerungen. Insgesamt sind die MPGN die seltensten Formen einer GN. Klinisch kann neben einem nephrotischen Syndrom ein nephritisches Sediment gefunden werden, MPGN können aber auch rapid progressiv verlaufen. Die **Prognose** ist unterschiedlich, ebenso die **Therapie** der verschiedenen MPGN-Formen. Wichtig ist vor allem bei der immunglobulinpositiven GN der Nachweis einer auslösenden Grunderkrankung (u. a. Hepatitis, MGUS etc.) und ggf. deren Behandlung.

Postinfektiöse Glomerulonephritiden

Die postinfektiösen GN sind in der entwickelten Welt seltener geworden. Sie treten typischerweise 1–2 Wochen nach einer Tonsillitis oder 5 Wochen nach einer Impetigo auf – einer hoch ansteckenden Hautinfektion, die häufiger bei Kindern zu finden ist –, aber auch infolge von Endokarditis und anderen Infekten. **Ursachen** dieser Immunkomplexnephritiden, die möglicherweise auch alle akute Formen einer C3-dominanten MPGN sind, sind nicht nur Streptokokkeninfekte, sondern zunehmend auch durch Staphylokokken und andere Erreger verursachte Erkrankungen. Klinisch imponiert meist ein nephritischer Befund. Ein Infektnachweis sollte auch serologisch versucht werden, da die **Prognose** ggf. auch ohne Nierenbiopsie, außer bei älteren Erwachsenen, per se recht gut ist. Die **antibiotische Therapie** hat keinen Einfluss auf den Verlauf einer GN. Bei Anstieg der Retentionswerte oder atypischem Verlauf sollte biopsiert werden.

Antiglomeruläre Basalmembran-Nephritis (Goodpasture-Syndrom)

Bei dieser seltenen Erkrankung entwickeln sich Antikörper gegen Bestandteile der glomerulären und meist alveolären Basalmembran. Neben genetischen Faktoren werden u. a. Zigarettenrauchen, Vaskulitiden und eine MGN als mögliche Auslöser diskutiert (1 Betroffener/2 Millionen). Die Hälfte der Patienten zeigt Bluthusten (Hämoptysen) im Sinne eines pulmorenalen Syndroms, die andere Hälfte meist eine reine rapid progressiv verlaufende GN mit Hämaturie und Proteinurie, seltener ist eine ausschließliche pulmonale Symptomatik. Eine Assoziation mit ANCA (s. u.) ist mit 30 % nicht selten. Entscheidend sowohl für das Überleben (Lungenblutung) als auch für die Verhinderung einer terminalen Niereninsuffizienz sind eine rasche hoch dosierte immunsuppressive Therapie mit Steroiden, Cyclophosphamid und eine Plasmaseparation.

Rapid progressive Glomerulonephritis (RPGN)

Die rapid progressive GN (RPGN) ist keine Sonderform der GN, sondern ein besonderer klinischer Verlauf einer akuten Nierenerkrankung mit einer rasch fortschreitenden Verschlechterung der Nierenfunktion bis zur Dialysepflichtigkeit innerhalb weniger Wochen. Klinisch imponiert ein nephritisches Syndrom. Histologisch finden sich eine intra- und extrakapilläre Zellproliferation mit Halbmondbildung in der Bowman-Kapsel durch Epithelzellen und eingewanderte Immunzellen. Immunhistologisch ergeben sich drei verschiedene Formen der Immunfluoreszenz, es sind serologisch unterschiedliche spezifische Antikörper nachweisbar.

Bei den meisten Patienten findet sich eine ANCA-assoziierte Vaskulitis (➤ Kap. 2.2.3), immunhistologisch eine **GN ohne Immunbefunde (pauci-immune GN).** Seltener tritt die RPGN im Rahmen einer Anti-GBM-Nephritis **mit linearen IgG Ablagerungen** auf. **Granuläre Immunkomplexablagerungen** finden sich bei RPGN bei IgAN, MPGN oder postinfektiöser GN oder bei einer RPGN bei Systemerkrankungen (SLE, kryoglobulinämische GN, IgA-Vaskulitis).

Da ein unverzüglicher Therapiebeginn notwendig ist, muss neben der Biopsie eine Reihe diagnostisch orientierender Serumparameter bestimmt werden, die ANCA, Anti-GBM-AK, ANA, dsDNA-AK, Kryoglobuline, Streptokokken-AK und Komplementfaktoren umfasst. Die Prognose ist vom Therapiebeginn abhängig. Die Therapie erfolgt wie unter der Anti-GBM-Nephritis angegeben.

MERKE

Ein **pulmorenales Syndrom** (Hämoptysen, Lungeninfiltrate, nephritisches Syndrom, Anstieg von Retentionswerten) findet sich bei:

- ANCA-assoziierten Vaskulitiden (GPA, MPA)
- Anti-GBM-Nephritis (Goodpasture-Syndrom)
- SLE (➤ Kap. 2.2.3)
- IgA-Vaskulitis (SHP, ➤ Kap. 2.2.3)
- Akute GN mit Lungenödem
- Bronchialkarzinom mit GN
- Lungenembolie bei nephrotischem Syndrom
- Pneumonie bei Nephritis

Bei rasch abfallender glomerulärer Filtrationsrate ist differenzialdiagnostisch an andere Formen eines akuten Nierenversagens, an Cholesterinembolie (vorangehende Katheteruntersuchung durch die Aorta?), an eine Sklerodermiekrise (➤ Kap. 2.2.9) oder eine thrombotische Mikroangiopathie (➤ Kap. 2.2.11) sowie an postglomeruläre Erkrankungen (Tubulusnekrosen, Obstruktion, Cast-, Uratnephropathie) zu denken. Ihnen allen fehlen Immunphänomene, oft sind Anamnese und/oder klinische Symptomatik richtungweisend.

Chronische Glomerulonephritis

Unter einer chronischen GN versteht man das chronische Stadium einer GN mit bereits irreversibel eingeschränkter Nierenfunktion. Es finden sich ggf. noch eine Hämaturie und eine Proteinurie unterschiedlichen Ausmaßes, aber ohne nephrotische Proteinurie. Eine Hypertonie ist fast obligat. Sonografisch sind die Nieren i. d. R. bereits strukturverändert oder geschrumpft. Meist ist dann eine Nierenbiopsie nicht mehr notwendig, da das Ergebnis oft keine spezifischen therapeutischen Konsequenzen mehr nach sich zieht.

2.2.5 Nephrokalzinose, Urolithiasis und Nephrolithiasis

Bei einer Nephrokalzinose kommt es zu Kalziumablagerungen im Nierenparenchym und an den Tubuli. Meist ist sie asymptomatisch, Polyurie und Nierenkoliken können auftreten, gelegentlich kann ein akutes oder chronisches Nierenversagen resultieren, auch abhängig von der Ursache der Nephrokalzinose. Ursache ist eine erhöhte Ausscheidung von Kalzium, Phosphat und/oder Oxalat. Dabei besteht auch ein enger Zusammenhang mit einer Harnsteinbildung (Nephrolithiasis). Zu einer Hyperkalziurie, nicht immer mit begleitender Hyperkalzämie, kommt es zum Beispiel bei primärem Hyperparathyreoidismus (Überfunktion der Nebenschilddrüse), bei Sarkoidose, Vitamin-D-Therapie und Langzeitanwendung von hohen Dosen von Schleifendiuretika sowie einigen Tubulopathien.

Der Verdacht auf Nephrokalzinose stellt sich i. d. R., wenn eine Nephrolithiasis besteht oder wenn sich bildgebend (Sonografie, CT o. a.) der Verdacht stellt, insbesondere aber auch bei Patienten mit Hyperkalzämie. Bei der Labordiagnostik sind die Serumelektrolyte zu bestimmen sowie neben dem Urin-pH die 24-h-Ausscheidung von Kalzium, Phosphat, Oxalat und Citrat. Die Therapie richtet sich nach der Ursache der Nephrokalzinose.

Zur Bildung von Nierensteinen (Nephrolithen) kommt es bei bis zu 19 % der Männer und 12 % der Frauen. Entweder kommt es zu einer Urinübersättigung der genannten Substanzen mit Kristallformation, bei der sich dann größere Kristalle in den Sammelrohren verankern, um dort weiterzuwachsen, oder aber die Steinbildung erfolgt primär im Nierenmark. Vorausgehend ist nicht zwingend eine Nephrokalzinose. Die Betroffenen können dabei asymptomatisch sein oder die klassischen Symptome einer Kolik und/oder einer Hämaturie aufweisen sowie manchmal auch unspezifische abdominale Beschwerden oder Allgemeinsymptome haben. Bei der Diagnostik gilt es herauszufinden, um welche Art der Steinbildung es sich handelt (70 % Kalziumoxalat, 15 % Kalziumphosphat, 8 % Urat) und ob beeinflussbare Risikofaktoren für ein Steinleiden bestehen, um ggf. einem der häufigen Rezidive (bei Kalziumsteinen 50 % in 10 Jahren) vorbeugen zu können. Modifizierbar sind ein niedriges Urinvolumen (meist < 1 l) und Hyperkalziurie über 200 mg/d sowie ggf. Hyperoxalurie, hoher BMI und eine Kost mit hoher tierischer Protein- und Kalziumzufuhr und reichlich gesüßten Getränken. Wenn kein Stein zur Analyse zu gewinnen ist, hilft die Untersuchung des Urinsediments auf eine Kristallurie und eine pH-Wert-Bestimmung differenzialdiagnostisch eventuell weiter, ggf. können auch lithogene Substanzen im Urin gemessen werden (s. o.).

Symptomatisch werden Nierensteine bei Übertritt in den Harnleiter, typischerweise als wellenförmiger Kolikschmerz, der bei Obstruktion des oberen Ureters als Flankenschmerz, bei distaler Obstruktion als Schmerz in Schamlippe oder Hoden imponiert. Eine Hämaturie kann zusätzlich auftreten, sie kann aber auch einziges Symptom sein. Komplikation der Urolithiasis kann eine Harnwegsobstruktion sein. Bei infiziertem Urin proximal des Verschlusses besteht wegen der Gefahr einer Urosepsis eine urologische Notfallsituation, die sofortige Dekompression verlangt durch Sicherstellung des Harnflusses entweder mithilfe eines Stents oder einer Harnableitung direkt aus dem Nierenbecken (Nephrostomie).

Risikofaktoren für eine Steinbildung sind unter anderem eine zurückliegende Steinbildung, familiäre Belastung, bariatrische Operationen (Adipositaschirurgie), wiederholte obere Harnwegsinfekte, gewisse Medikamente, Hypertonie, Adipositas, Diabetes mellitus, Gicht, primärer (nicht sekundärer) Hyperparathyreoidismus sowie eine geringe Flüssigkeitszufuhr.

Zur klinischen Diagnostik ist ein Spiral-CT mit 5-mm-Schichten die Methode der Wahl (➤ Abb. 2.9), um Steine feststellen und lokalisieren zu können. Eine Alternative stellt die Sonografie dar, bei der allerdings kleine oder urethral gelegene Steine übersehen werden können.

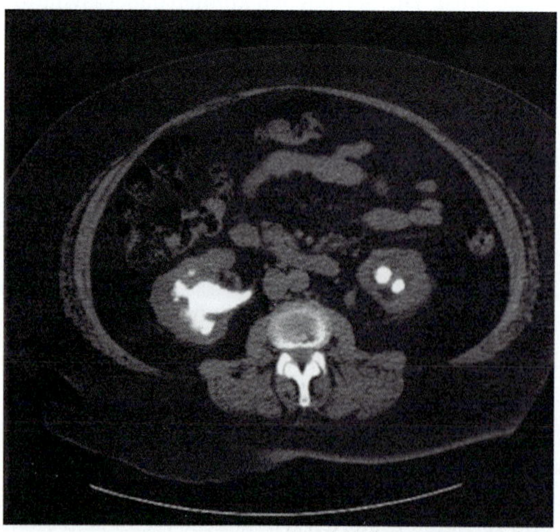

Abb. 2.9 CT-Darstellung einer Nephrolithiasis [E858-002]

Koliken werden symptomatisch analgetisch behandelt. Um eine Steinpassage zu erleichtern, können z. B. Alphablocker eingesetzt werden. In komplizierten Fällen ist eine urologische Intervention notwendig. Gleiches gilt auch für Steine > 10 mm Durchmesser, da diese kaum Chancen haben, die ableitenden Harnwege auf natürlichem Wege zu verlassen (Stoßwellentherapie oder operative Steinentfernung). Idealerweise sollte eine Steinpassage bestätigt werden.

Alle Steinträger profitieren von einer erhöhten Flüssigkeitszufuhr, aus der eine Urinproduktion von ca. 2 l resultiert. Bei Kalziumoxalatsteinen ist eine diätetische Reduktion der Oxalatzufuhr sinnvoll (Spinat, Rhabarber, Nüsse), Ähnliches gilt für hohe Dosen an Vitamin C und Mengen von Kalzium > 2 g/d. Eine medikamentöse Therapie mit Thiaziden, die die Kalziurie senken, und Urikostatika für eine Hyperurikämie kann ggf. sinnvoll sein.

2.2.6 Hereditäre Nierenerkrankungen und Nierenanomalien

Nierenzysten

Mit steigendem Lebensalter werden zunehmend Nierenzysten als sonografischer Zufallsbefund festgestellt (➤ Tab. 2.7). Sie treten solitär, multipel, ein- und/oder beidseitig auf. Sie sind rundlich, oval und unterschiedlich groß (bis zu ca. 10 cm) und werden von einer einzelnen Epithelschicht begrenzt; ihr Inhalt ist reines Plasmafiltrat. Sie sind nicht vererbbar und haben i. d. R. keinen Krankheitswert. Wesentlich ist die Abgrenzung der sonografisch einfachen Zyste (echofrei, rund, glatt begrenzt mit dorsaler Echoverstärkung) von komplexen Zysten, da

Tab. 2.7 Altersverteilungen bei Nierenzysten und diagnostische Kriterien der PKD (Polycystic Kidney Disease)

Altersgruppe	Diagnose	Ausschluss
15–39 J.	≥ 3 Zysten re. und li.	Nicht möglich
40–59 J.	≥ 2 Zysten je re. und li.	≤ 1 Zyste re. und li.
≥ 60 J.	≥ 4 Zysten je re. und li.	≤ 3 Zysten je re. und li.

Tab. 2.8 Einteilung der Nierenzysten nach Bosniak im CT

Bosniak I	Einfache Zyste mit dünner unseptierter Wand; Flüssigkeitsdichte entspricht Wasser
Bosniak II	Dünne Septen, evtl. feine Kalzifikation; höhere Dichte < 3 cm im Durchmesser
Bosniak IIF	Mehrere Septen, Wandverdickungen evtl. mit Kalzifikationen; höhere Dichte > 3 cm
Bosniak III	Verdickte irreguläre Wand oder Septen; KM-Aufnahme (40–60 % maligne)
Bosniak IV	Wie Bosniak III plus KM-aufnehmende solide Anteile (85–100 % maligne)

diese mit einer erhöhten Malignomhäufigkeit einhergehen (➤ Tab. 2.8). Sollten die Kriterien der unkomplizierten Nierenzyste(n) nicht erfüllt sein, muss eine CT-Untersuchung oder eine Kontrastmittelsonografie erfolgen.

Bei Bosniak-Kategorie I und II sind lediglich Kontrollen nach 6–12 Monaten erforderlich. Kategorie IIF (Follow-up) erfordert ein kurzfristigeres Kontroll-CT, III ggf. chirurgische Exploration und IV sicher eine chirurgische Therapie.

Kompliziert werden Nierenzysten gelegentlich durch eine Zystenblutung (ggf. mit Hämaturie und/oder Flankenschmerzen) oder eine Zysteninfektion. Nur daraus folgen therapeutische Konsequenzen.

Zystennieren

Die autosomal-dominant vererbte polyzystische Nierenerkrankung (ADPKD, ➤ Abb. 2.10) ist die häufigste erbliche Nierenerkrankung, von der in Deutschland etwa 100.000 Personen betroffen sind. Bei etwa der Hälfte der Betroffenen führt sie zu einer terminalen Niereninsuffizienz mit Dialysepflicht zwischen dem 50. und 60. Lebensjahr (7–10 % der Dialysepatienten in Deutschland). Neben Nierenzysten können sich Zysten in anderen Organen entwickeln, seltener finden sich Gefäßaneurysmen insbesondere der Hirngefäße.

Diagnostisches Kriterium ist neben der Familienanamnese (30 % Neumutationen, 15 % Spätmanifestation) die Sonografie: Eine ADPKD befällt beide Nieren und führt letztlich zur Verdrängung des gesunden Nierengewebes durch die zunehmende Zahl und Größe der Zysten.

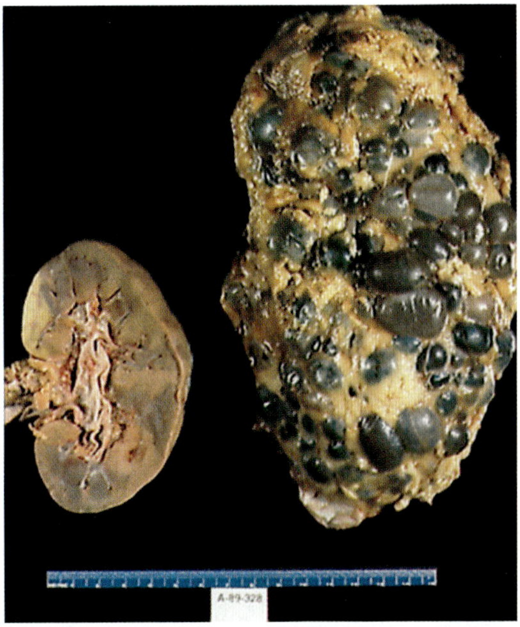

Abb. 2.10 Polyzystische Nieren [E441-002]

Die wesentlichen **Differenzialdiagnosen** der ADPKD sind neben harmlosen Nierenzysten:

- Die **autosomal-rezessive** polyzystische Nierenerkrankung, die meist bereits perinatal oder im frühen Kindesalter auftritt. Sie hat eine hohe Sterblichkeit und/oder eine frühe terminale Niereninsuffizienz zwischen dem 3. und 15. Lebensjahr zur Folge.
- Andere seltene Erkrankungen wie die tuberöse Sklerose.
- Erworbene Zysten im Verlauf einer terminalen Niereninsuffizienz (zystische Degeneration).

Symptomatisch werden Zystennieren entweder durch das z. T. erhebliche Größenwachstum, manchmal mit Verdrängung von Organen, und/oder durch Komplikationen der Erkrankung:

- Zystenruptur mit Hämaturie und/oder Schmerzen
- Harnwegsinfekte, ggf. mit Zysteninfektion/Nierensteinbildung
- Niereninsuffizienz mit entsprechender Symptomatik
- Entwicklung einer arteriellen Hypertonie

Das Nierenvolumen (bedingt durch Zystenmenge und -volumen) gilt derzeit als der wichtigste Faktor für den Verlauf einer ADPKD. Durch das Zysten-

2

wachstum wird letztlich das umliegende Nierengewebe komprimiert und funktionell gestört.

Eine gezielte Behandlung der ADPKD ist möglich. Optimale Blutdruckbehandlung unter Verwendung eines ACE-Hemmers oder Sartans, wobei der aktuell empfohlene Zielblutdruck 130/80 mmHg beträgt, sowie das Einhalten einer recht hohen Trinkmenge (Zielurinvolumen ca. 3 l). Möglich ist für eine definierte Gruppe von Patienten mit rasch progredientem GFR-Verlust eine Behandlung mit Tolvaptan mit dem Ziel, eine Größenzunahme von Zysten und ein Nachlassen der Nierenfunktion zu verlangsamen. Tolvaptan unterdrückt die durch ADH (Vasopressin) vermittelte Wasserrückresorption aus den Sammelrohren. Daneben ist die gezielte Therapie von Komplikationen vordringlich. Bei Infektionen ist für Chinolone die beste Zystengängigkeit nachgewiesen. In Einzelfällen müssen operative Eingriffe bis hin zur (partiellen) Nephrektomie in Erwägung gezogen werden. Bei terminaler Niereninsuffizienz kommen alle Nierenersatzverfahren zur Anwendung, einschließlich der Lebendnierenspende durch nicht betroffene Geschwister.

Differenzialdiagnostisch ist an die **Entwicklung multipler Nierenzysten bei chronischer Niereninsuffizienz** zu denken, bei denen die Nierengröße aber stets klein bleibt. Möglicherweise handelt es sich um kompensatorische Hypertrophien von erhaltenen Nephronen. Problematisch ist dabei die erhöhte Tumorrate, die regelmäßige Kontrolluntersuchungen notwendig macht.

Alport-Syndrom

Bei dem meist X-chromosomal vererbten Alport-Syndrom kommt es zu Veränderungen eines bindegewebigen Bausteins des Typ-IV-Kollagens in den Basalmembranen verschiedener Organe. Fast 1 % der Bevölkerung ist heterozygot für Varianten in den Alport Genen. Dies führt zu (Mikro)Hämaturie und seltener Proteinurie, im Verlauf dann evtl. zu einer progredienten Nierenfibrose, beim Vollbild eines Alport-Syndroms auch zu Innenohrschwerhörigkeit und Augenveränderungen.

Beim Alport-Syndrom kommt es durchschnittlich mit 22 Jahren zur terminalen Niereninsuffizienz. Zum **Therapiestandard** gehört neben einer bioptischen und molekulargenetischen Diagnostik eine humangenetische Beratung jeder betroffenen Familie. Heterozygote Formen, die man früher auch als **Syndrom der dünnen Basalmembranen** oder **familiäre benigne Hämaturie** bezeichnete, können auch einen ungünstigen Verlauf nehmen. Eine konsequente ACE-Hemmer-Therapie (vorzugsweise Ramipril, alternativ Sartane) möglicherweise bereits bei einer Mikrohämaturie gehört neben der konsequenten Einflussnahme auf zusätzliche Risikofaktoren (Hypertonie, Rauchen etc.) ebenfalls zur Therapie und kann eine Niereninsuffizienz um Jahre verzögern.

Seltene Anomalien

Fehlanlagen (Doppelnieren, Hufeisenniere, Beckenniere, Wanderniere, Einzelnieren) haben bis auf die vollständige Nierenagenesie meist keine therapeutischen Konsequenzen, wenn nicht Komplikationen eine meist urologische Intervention bedingen.

Andere genetisch determinierte Nierenerkrankungen oder Fehlbildungen bei angeborenen Erkrankungen sind glücklicherweise sehr selten.

2.2.7 Nierentumoren

Solide Raumforderungen der Niere als Zufallsbefund sind in der Mehrzahl der Fälle Nierenzellkarzinome. Je größer die Raumforderung ist, desto größer ist die Wahrscheinlichkeit, dass es sich um ein Karzinom handelt. Alternativ kann es sich um Metastasen anderer maligner Tumoren oder Lymphome oder (eher) gutartige Raumforderungen handeln. Zu Letzteren gehören Onkozytome (75 %), Angiomyolipome (10 %) und andere. Angiomyolipome unterscheiden sich oft durch ihren erhöhten Fettgehalt von Malignomen, was sowohl sonografisch als auch computertomografisch erkennbar ist. Bei Tumoren < 1 cm Größe ist ein abwartendes Verhalten unter regelmäßiger bildgebender Verlaufskontrolle gerechtfertigt; gleiches gilt auch für einige patientenspezifische Faktoren bei größeren Raumforderungen (Alter, Lebenserwartung u. a.). Bei Raumforderungen > 1 cm Größe ist eine (partielle) Nephrektomie immer erforderlich. Alternativ ist eine primäre perkutane Biopsie gerechtfertigt.

Nierenzellkarzinom

Nierenzellkarzinome (➤ Abb. 2.11) machen ca. 85 % der Nierentumoren aus, Urothelkarzinome ca. 8 %, alle anderen Tumoren sind weitaus seltener (s. o.) bis auf das Nephroblastom (Wilms-Tumor) bei Kindern (5 % aller primären Nierentumoren). Die Häufigkeit von Nierenkarzinomen hat in den letzten Jahren deutlich zugenommen. Pro Jahr erkranken in Deutschland etwa 16.000 Personen, deutlich mehr Männer als Frauen, meist nach dem 60. Lebensjahr daran. Wesentlich mehr Erkrankungen werden heute in frühen Stadien diagnostiziert (regional begrenzt und < 4 cm). Wahrscheinlich auch deswegen hat sich die Prognose auf eine generelle 5-Jahres-Überlebensrate von 70 % (je nach Tumorstadium) verbessert. Gesicherte Risikofaktoren für die Entstehung sind neben dem Rauchen vor allem Hypertonie, Übergewicht, Exposition gegenüber Cadmium, Asbest und Erdölprodukten, Einnahme von NSAR und erworbene Nierenzysten bei chronisch niereninsuffizienten Patienten, nicht aber Zystennieren.

Zur **Diagnostik** und **Therapie** sollten alle soliden Nierenraumforderungen reseziert oder biopsiert werden. Dabei zeigen sich histologisch überwiegend klarzellige Tumoren, die – wie auch die zweithäufigsten papillären Karzinome – vom proximalen Tubulus ausgehen.

Die meisten Patienten sind asymptomatisch, sodass Nierenkarzinome meist einen Zufallsbefund darstellen. Potenzielle Symptome wie Hämaturie bei Tumoreinbruch ins Sammelsystem, Flankenschmerzen oder gar ein tastbarer Tumor sowie eine Varikozele (tastbare Krampfaderbildung am Hoden) sind meist Symptome bei fortgeschrittenen Tumoren – z. B. mit Einbruch in das Gefäßsystem. Hin und wieder kommt es zu paraneoplastischen Syndromen durch Hormonfreisetzung der Tumoren (Erythropoetin, rPTH etc.). Bei der Diagnostik ist neben der Bildgebung des Tumors zur Abschätzung der lokalen Ausdehnung die Suche nach Fernmetastasen (Lymphknoten, Knochen, Lunge) von Bedeutung.

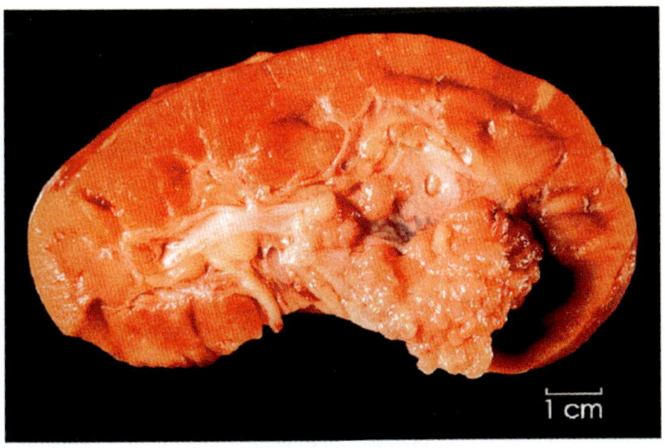

Abb. 2.11 Nierenzellkarzinom [E720]

Nach wie vor bietet allein die **operative Therapie** Heilungschancen. Sie ist mithin zumindest in früheren Stadien der Erkrankung Therapie der Wahl, sei es in Form einer radikalen oder als partielle Nephrektomie sowohl offen chirurgisch als auch minimalinvasiv. Inzwischen gibt es adjuvante Antikörpertherapien, die die Rezidivrate senken können.

Bei Patienten mit fortgeschrittenen und/oder metastasierten Tumoren kommen zunehmend neben der chirurgischen und ggf. radiologischen auch andere systemische Therapieformen (Immuntherapie, gezielte Molekültherapie, antiangiogene Therapie) zur Anwendung.

Bei Patienten mit hohem Tumorrisiko (Nierentumor in der Anamnese, Phakomatosen, Nierenbestrahlung, familiäre Belastung, terminale Niereninsuffizienz mit mind. 3-jähriger Dialysetherapie) ist ein Screening (Ultraschall, CT oder MRT) gerechtfertigt.

2.2.8 Systemische Erkrankungen mit Nierenbeteiligung

Diabetes mellitus ➤ Kap. 2.3, *arterielle Hypertonie* ➤ Kap. 2.4.

Uratnephropathie

Drei Formen der Uratnephropathie werden unterschieden. Bei der akuten Uratnephropathie kommt es zum akuten Nierenversagen durch Harnsäureniederschlag in den Tubuli (Obstruktion). Dies geschieht meist im Rahmen einer Chemotherapie bei Lymphomen, Leukämie oder myeloproliferativen Erkrankungen infolge eines raschen Zellzerfalls mit Freisetzung von Harnsäure. Meist liegen die Harnsäurespiegel > 15 mg/dl. Der Urinbefund ist unspezifisch, die Anamnese meist richtungweisend. Wesentliche Bedeutung kommt der Prävention zu Hydrierung, Urikostatika (z. B. Allopurinol). Bei AKI hilft daneben der Versuch einer forcierten Diurese und ggf. Hämodialyse. Bei raschem Therapiebeginn ist die Prognose gut. Bei der chronischen Uratnephropathie lagern sich Natriumuratkristalle im medullären Interstitium ab, mit entzündlicher Reaktion des Gewebes (interstitielle Nephritis). Eine Diagnosesicherung gelingt nur bioptisch. *Zur Nephrolithiasis durch Harnsäuresteine als dritter Form* ➤ Kap. 2.2.5.

2.2.9 Erkrankungen des Immunsystems/systemische Erkrankungen mit Nierenbeteiligung

Bei zahlreichen immunologischen Erkrankungen kommt es zu einer Beteiligung der Nieren. Dabei handelt es sich um Erkrankungen aus dem sog. rheumatischen Formenkreis oder um entzündliche Gefäßerkrankungen (Vaskulitiden).

Lupus erythematodes

Der systemische Lupus erythematodes (SLE) ist eine chronische Autoimmunerkrankung, bei der sich u. a. zirkulierende Autoantikörper gegen Zellkernbestandteile (ANA mit DNA-Antikörpern) nachweisen lassen. Bevorzugt sind jüngere Frauen betroffen. Der SLE kann neben dem muskuloskelettalen System und der Haut (Wolfsröte, Schmetterlingserythem) fast sämtliche Organe befallen. Die Nieren sind langfristig in über 75 % beteiligt. Gerinnungsstörungen (Anti-Phospholipid-Syndrom) mit Verschluss arterieller oder venöser Gefäße sind möglich. So unterschiedlich die Organbeteiligung beim Lupus sein kann – neben Haut und Niere vor allem auch seröse Häute (Pleuritis, Perikarditis), Lungen, Gelenke, Gefäße (Raynaud-Phänomen) und ZNS –, so unterschiedlich fällt der spezifische Befall der Nieren aus: **Lupus-Nephritis,** die klinisch von einer Proteinurie (80–100 %) über eine Mikrohämaturie (40–80 %) bis hin zum rapid progressiven Nierenversagen reichen kann. Man unterscheidet histologisch sechs Typen der Lupus-Nephritis (➤ Tab. 2.9) mit unterschiedlicher Prognose und Therapieoption.

Tab. 2.9 Einteilung der Lupus-Nephritis (LN)

Typ	Charakteristik	Therapie
I	Minimale mesangiale GN	Richtet sich nach übrigen Manifestationen
II	Mesangioproliferative GN	Richtet sich nach übrigen Manifestationen
III	Fokal proliferative GN	Bei Aktivität Immunsuppression
IV	Diffus proliferative GN	Bei Aktivität Immunsuppression
V	Membranöse GN	Bei nephrotischem Syndrom Immunsuppression
VI	Sklerosierte GN >90 %	Supportive Maßnahmen

Eine Nierenbiopsie ist bei renaler Beteiligung eines SLE sowohl diagnostisch als auch meist im Verlauf zur Therapieentscheidung und zur Abschätzung der Prognose obligat. Die nephrologische Prognose ist bei Typ IV kritisch zu sehen, bei Typ VI ist bereits eine irreversible renale Schädigung eingetreten. Ein SLE gehört auch zu den differenzialdiagnostischen Erwägungen bei rapid progressiver GN und pulmorenalem Syndrom sowie bei den TMA (➤ Kap. 2.2.11).

Die generelle Therapie des Lupus richtet sich nach dem klinischen Verlauf, dabei besonders nach der Schwere der Organbeteiligung und nach serologischen Parametern. Zu den unverzichtbaren Allgemeinmaßnahmen gehören adäquater Sonnenschutz, Nikotinkarenz und Reduktion weiterer kardiovaskulärer Risikofaktoren (Hypertonie, Diabetes, Fettstoffwechselstörung, Adipositas). Bevorzugte Primärtherapie auch bei der LN ist Cloroquin. Bei renaler Beteiligung richtet sie sich neben der Klassifikation immer auch nach der Beteiligung anderer Organe. Steroide, Cyclophosphamid, Azathioprin und Belimumab, aber auch Mycofenolat, Rituximab und Tacrolimus sowie neuere, zum Teil noch im Zulassungsprozess befindliche Medikamente spielen derzeit bei der Therapie der Lupus-Nephritis eine Rolle.

Vaskulitiden

Eine Vaskulitis ist eine Entzündung von Gefäßwänden mit Zerstörung von Wandstrukturen. Sie führt durch Verlust der Wandintegrität zu Blutungen und

Tab. 2.10 Vaskulitiden

Große Gefäße	Mittlere Gefäße	Kleine Gefäße
• Takayasu-Arteriitis • Riesenzell-arteriitis	• Polyarteriitis nodosa • Kawasaki-Krankheit • Primär zentral-venöse Vaskulitis	• IgA-Vaskulitis (Schönlein-Henoch) • Kryoglobulinämische Vaskulitis • ANCA-assoziierte Vaskulitiden

durch Lumeneinengung zu Ischämie und Nekrosen der versorgten Gewebe. Eine grobe Einteilung der Vaskulitiden erfolgt nach der Größe der befallenen Gefäße (➤ Tab. 2.10). Ursächlich sind Autoimmunprozesse, die Antigenverteilung bestimmt die Lokalisation der befallenen Gefäße.

Zu einer renalen Beteiligung kommt es vor allem bei den Vaskulitiden der kleinen Gefäße und bei der Polyarteriitis nodosa, die die mittleren und kleineren Gefäße befällt und bei der die Nierenbeteiligung die Hauptorganmanifestation ist. Eine Lumeneinengung der entzündeten Gefäße führt zu glomerulärer Ischämie mit der Folge der Niereninsuffizienz und der Entwicklung einer arteriellen Hypertonie. Seltener kommt es zu multiplen Niereninfarkten oder perirenalen Hämatomen.

Die **Purpura Schönlein-Henoch (SHP, IgA-Vaskulitis)** zeichnet sich durch Ablagerung von IgA-haltigen Immunkomplexen aus, die zu einer Entzündung vor allem der postkapillären Venolen führt. Der Hauptmanifestationsort ist die Haut mit tastbarer Purpura. Daneben finden sich Gelenkbeschwerden und Bauchschmerzen. An der Niere manifestiert sie sich wie eine IgAN, mit der sie eng verwandt ist. Die SHP befällt zu 90 % Kinder, eine renale Beteiligung findet sich aber häufiger bei Erwachsenen. Zu einer terminalen Niereninsuffizienz kommt es im Verlauf bei ca. 20 % der betroffenen Erwachsenen. Insgesamt ist die Prognose der Erkrankung, insbesondere bei Kindern mit Spontanverlauf, sehr gut, mit einer kompletten Remission in ca. 90 % der Fälle. Die Rezidivrate liegt allerdings bei ca. 30 %. Therapeutisch kann man sich meist auf supportive Maßnahmen beschränken. Bei relevanter Proteinurie oder eingeschränkter Nierenfunktion sollte eine Nierenbiopsie erfolgen, da ihr Ergebnis relevant für die Prognose ist. Eventuell ist eine Steroidtherapie effektiv.

In der Regel assoziiert mit einer Hepatitis-C-Infektion kann es zu einer **kryoglobulinämischen Vaskulitis** kommen. Kryoglobuline sind Eiweiße (Immunglobuline und Komplementfaktoren), die in der Kälte ausfällen und nur in der Wärme in Lösung gehen. Bei einem Fünftel der Patienten kommt es zu einer Glomerulonephritis (membranoproliferativ), die gelegentlich auch zur Niereninsuffizienz führen kann. Die Behandlung erfolgt durch Immunsuppressiva.

ANCA-assoziierte Vaskulitiden (AAV)

Bei den systemischen Vaskulitiden oder Angiitiden (anderer Begriff) führt eine initiale Entzündung zu einer spezifischen Immunreaktion, die sich gegen Strukturen neutrophiler Granulozyten richtet und zur Bildung von antineutrophilen zytoplasmatischen Antikörpern (ANCA) führt. Neben der **Granulomatose mit Polyangiitis (GPA, Morbus Wegener)** gehören auch die **mikroskopische Polyangiitis (MPA)** und die **eosinophile Granulomatose mit Angiitis (EGPA, Churg-Strauss-Syndrom)** zu den ANCA-positiven Vaskulitiden, wenngleich nicht immer ANCA nachweisbar sind (GPA 85 %, MPA 70 %, EGPA 50 %). Die speziellen ANCA-Antigene sind Proteinase 3 (PR3) und Myeloperoxidase (MPO).

Die genaue Klassifikation der ANCA-assoziierten Vaskulitiden ist nach wie vor sehr schwierig. Gemessen an der prognostischen Relevanz scheint die Einteilung in PR3-ANCA-, MPO-ANCA- und seronegative ANCA-Krankheit vernünftiger als die klinische Differenzierung der Erkrankungsgruppe.

Klinisch zeichnen sie sich aus durch eine nasale oder orale Entzündung, durch radiologisch nachweisbare Knoten, Infiltrate oder Höhlen (Kavernen), durch ein auffälliges Urinsediment (Hämaturie, ggf. mit Zylindern), Glomerulonephritis und ggf. granulomatöse perivaskuläre Infiltrate bei der Biopsie, wobei bei der MPA keine Granulome zu finden sind.

Meist sind ältere Menschen betroffen, die Erkrankungen äußern sich i. d. R. zunächst sehr unspezifisch mit Fieber, wechselnden Gelenkschmerzen (Arthralgien), Unwohlsein und Appetitlosigkeit, bis dann im Verlauf organspezifische Symptome auftreten (orale Ulzera, blutiges Nasensekret, Sinusitis, Chondritis, Husten, Luftnot, Stridor, Pleuritis etc.). Eine Nierenbeteiligung ist relativ häufig bei der GPA und MPA, sie tritt im Verlauf der Erkrankungen bei ca. 80 % der Patienten im Sinne einer Glomerulonephritis mit Mikrohämaturie und variabler Proteinurie auf. Auch die Verläufe variieren bis hin zur rapid progressiven Glomerulonephritis. Ebenso variabel sind die histologischen Nierenbefunde, wobei sich meist wenige bis keine Immundeposits (pauci-immune GN) finden. Gelegentlich finden sich eine interstitielle Nephritis oder auch Arteriitiden mit Aneurysmen oder einer Nierenarterienstenose. Das Ausmaß des Befalls, v. a. von Sklerosierung, ist bedeutend für die renale Prognose. Die Hälfte der Patienten hat daneben eine Hautmanifestation der Vaskulitis (Angiitis mit Purpura, fokale Nekrosen, Urtikaria etc.). Andere Organmanifestationen sind seltener.

Prognostisch von großer Bedeutung sind die rechtzeitige Diagnose und Therapieeinleitung mittels Chemotherapeutika, wobei Cyclophosphamid und Rituximab und in jüngerer Zeit ein C5a-Komplement-Rezeptorantagonist Avacopan primären Einsatz finden; bei der remissionserhaltenden Therapie stehen derzeit Azathioprim und Rituximab im Vordergrund.

Sarkoidose

Die Sarkoidose ist eine granulomatöse Multisystemerkrankung unbekannter Genese, die sich vor allem mit beidseits vergrößerten Lymphknoten an der Lungenwurzel manifestiert. Hinzu tritt ein Befall des Lungenparenchyms (90 %), oft mit Husten und Luftnot, und mit Beteiligung von Haut, Gelenken und Augen sowie klinisch unspezifischen Allgemeinsymptomen. Sie manifestiert sich meist zwischen dem 10. und 40. Lebensjahr. Eine Nierenbeteiligung findet man in ca. 10–50 % der Fälle. Oft findet sich durch eine vermehrte Vitamin-D-Produktion in Granulomen eine Hyperabsorption von Kalzium mit Hyperkalziurie und gelegentlicher Hyperkalzämie; dabei sind Nierensteine (10 %), Polyurie und ein Nierenversagen gelegentliche Komplikationen. Die Nephrokalzinose ist die häufigste renale Komplikation der Sarkoidose. Ursächlich für die Polyurie ist darüber hinaus eine Störung im ADH-Stoffwechsel. **Therapeutisch** lässt sich das Problem unter anderem mit **Steroiden** beeinflussen.

Eine granulomatöse interstitielle Nephritis (20 %) ist eine weitere mögliche renale Manifestation der Sarkoidose, mit den oft recht unspezifischen klinischen Stigmata einer interstitiellen Nephritis. Auch dabei sind Steroide Mittel der Wahl.

Eine glomeruläre Beteiligung bei der Sarkoidose ist äußerst selten, häufiger hingegen, durch retroperitoneale Fibrose, Lymphknotenbeteiligung und Nierensteine, ist eine obstruktive Uropathie.

Paraproteinämie (monoklonale Gammopathie)

Paraproteinämien (Paraproteine sind im Rahmen von prämalignen oder malignen Plasmazellerkrankungen oder lymphatischen Erkrankungen gebildete monoklonale Proteine) können klinisch in Form eines akuten Nierenversagens, einer chronischen Niereninsuffizienz evtl. mit nephrotischem Syndrom bis hin zu rein tubulären Dysfunktionen imponieren. Dabei kann die Nierenschädigung abhängig von Menge und Art der im Rahmen der Paraproteinämie gebildeten Immunglobuline oder unabhängig davon sein (z. B. durch Hyperkalzämie).

Paraproteine bestehen aus kompletten Immunglobulinen, deren Leichtketten oder selten deren schwere Peptidketten. Die häufigsten ursächlichen Erkrankungen:

- Plasmozytom (multiples Myelom)
- Monoklonale Gammopathie ungeklärter Signifikanz

Plasmozytom (multiples Myelom)

Dabei handelt es sich um eine bösartige Knochenmarkerkrankung mit Proliferation von Plasmazellen, die monoklonales Paraprotein produzieren. Häufig manifestiert sich ein Plasmozytom durch ein akutes oder chronisches Nierenversagen (Niereninsuffizienz in 50 % der Fälle), sonst eher durch Knochenschmerzen oder Spontanfrakturen. Durch die Knocheninfiltration entsteht oft Hyperkalzämie und/oder Anämie, durch die Bildung von Paraprotein eine Vermehrung des Gesamteiweißes. Manchmal ist eine Proteinurie (Bence-Jones-Proteinurie) nachweisbar, wobei Teststreifentests meist negativ ausfallen, da sie die ausgeschiedenen Immunglobulin-Leichtketten nicht erfassen. Die Paraproteinämie fällt in der Serumelektrophorese nicht immer als ein spitzer Gipfel durch das monoklonal gebildete Protein (M-Gradient) auf, freie Leichtketten lassen sich oft nur in speziellen Assays nachweisen und quantifizieren. Die Bence-Jones-Proteinurie lässt sich durch eine Urin-Diskelektrophorese sichern. Osteolysen zeigen sich im konventionellen Röntgenbild, insbesondere an Schädel, Becken und den erwähnten langen Röhrenknochen. Die Diagnose wird histologisch durch eine Knochenmarkuntersuchung gesichert.

Monoklonale Gammopathie ungeklärter Signifikanz (MGUS)

Sind bei einer monoklonalen Paraproteinämie die Kriterien der Bösartigkeit nicht erfüllt, spricht man von einer MGUS. Da diese jedoch auch oft zu Niereninsuffizienz bis hin zur Dialysepflichtigkeit führen kann, spricht man von einer monoklonalen Gammopathie mit renaler Signifikanz (MGRS). Bei der MGRS spielt anders als bei der Cast Nephropathie die Beschaffenheit des Paraproteins die entscheidende Rolle bei der renalen Schädigung. Ohne sie wäre die MGUS per se nicht therapiebedürftig. Bei renaler Beteiligung, die sehr vielfältig sein kann, sollte eine differenzierte Chemotherapie, die letztlich zu einer Elimination des Klons führen muss, in enger Abstimmung zwischen Nephrologie und Hämatologie erfolgen.

Die nephrologischen Folgen der Paraproteinämien sind u. a.:

Cast-Nephropathie

Leichtketten passieren i. d. R. den glomerulären Filter und werden dann tubulär rückresorbiert. Bei Überschreitung der Rückresorptionskapazität können die Leichtketten den Tubulus gewissermaßen verstopfen und unter anderem über die Obstruktion zum Untergang des zugehörigen Nephrons führen. Begünstigend wirken eine große Menge an Paraprotein, Volumenmangel, Kontrastmittel und NSAR. Die Cast-Nephropathie ist die typische Komplikation des multiplen Myeloms mit hohen Paraproteinspiegeln. Im Mittelpunkt der Therapie steht die Behandlung der Grunderkrankung. Die Rolle der Verwendung von großporigen Dialysemembranen (High-Cut-off, HCO) zur Elimination von Leichtketten ist noch nicht endgültig geklärt.

Amyloidose

Man unterscheidet zwischen primärer **AL-Amyloidose,** die auch im Rahmen eines multiplen Myeloms oder einer MGRS auftreten kann, und sekundärer Amyloidose (AA-Amyloidose). Die **AA-Amyloidose** ist Folge langanhaltender, chronisch entzündlicher Prozesse (Polyarthritis, Colitis ulcerosa, Osteomyelitis, Bronchiektasen u. a.).

Die AL-Amyloidose kann neben den Nieren vor allem auch Herz und Leber sowie das Nervensystem befallen. Die Diagnose wird letztlich histologisch aus den befallenden Organen gesichert.

Bei der Amyloidose lagern sich die gebildeten fibrillären Paraproteine glomerulär, tubulär und/oder vaskulär ab. Meist liegt ursächlich eine MGRS vor. Eine spezifische Therapie ist nicht verfügbar, es bleibt nur die Behandlung der Grunderkrankung. Die Prognose der Amyloidosen ist vor allem bei kardialer Beteiligung sehr ungünstig.

Sonstige Formen

Seltenere Folgen von Paraproteinämien sind verschiedene Nephritiden meistens mit organisierten oder unorganisierten Immunglobulinablagerungen an unterschiedlichen glomerulären oder tubulären Strukturen. Die genaue Diagnose mit unterschiedlicher renaler und hämatologischer Prognose kann nur mittels histologischer und elektronenmikroskopischer Aufarbeitung gestellt werden.

Systemische Sklerose (SSc, Sklerodermie)

Die SSc ist eine Systemerkrankung mit Anhäufung von Kollagen und vaskulären Veränderungen mit Verdickung der Gefäßwände und Einengung des Lumens. Betroffen sind vor allem die Haut (Lederhaut), aber auch innere Organe (Gastrointestinaltrakt, Herz, Lunge, Niere). An den Händen zeigt sich ein Raynaud-Syndrom (ein anfallsweise auftretendes, oft schmerzhaftes Erblassen der Finger oder Zehen aufgrund einer krampfartigen Verengung der Blutgefäße), an den Fingerspitzen finden sich oft

Ulzerationen und Nekrosen. Die Speiseröhre ist in Form von charakteristischen Motilitätsstörungen und Wandstarre verändert. Laborchemisch können spezifische Antikörper (u. a. SCL70) nachgewiesen werden. Eine renale Beteiligung (Proteinurie, eingeschränkte Nierenfunktion, Hypertonie) ist häufig bei der Sklerodermie (60 %), oft auch bedingt durch andere Organkomplikationen, Hypertonie oder Nebenwirkungen von verwendeten Medikamenten (NSAR, Cyclosporin etc.). Seltener (10–15 %) kommt es meist im Frühstadium einer SSc und bei ausgedehnterem kutanem Befall zu einer akuten, lebensbedrohlichen renalen Krise mit plötzlichem Beginn einer Hypertonie oder auch schwerer hypertensiver Entgleisung zum Teil mit Retinopathie und Enzephalopathie und akutem und dann eventuell recht rasch progressivem Nierenversagen. Eine spezifische **Therapie** ist nicht verfügbar, allgemein richtet sich die Behandlung nach den Organmanifestationen. Wichtig ist eine optimale Blutdruckeinstellung, primär idealerweise mit ACE Hemmern. Die **Prognose** ist insgesamt ungünstig (20–50 % Dialysepflicht) und abhängig vom Grad der Organbeteiligung, speziell auch der Niereninsuffizienz.

2.2.10 Infektionskrankheiten mit Nierenbeteiligung

Hantavirusinfektion

Die Mitglieder der Hantavirusfamilie verursachen unterschiedliche Erkrankungen unter den Namen „hämorrhagisches Fieber mit renalem Syndrom (HFRS)“ bzw. „Hantavirus-bedingtes cardiopulmonales Syndrom (HCPS)“. Die Erkrankungshäufigkeit wird auf ca. 150.000 Fälle jährlich weltweit geschätzt.

Die Infektion mit Hantaviren erfolgt über Aerosole oder andere Kontakte mit Ausscheidungen infizierter Nagetiere, die weltweit vorkommen. Bei der Infektion kommt es zu Veränderungen von Gefäßendothelien, die auch bei renaler Beteiligung entscheidend sind. Sie können zu medullären Einblutungen und Mikrohämaturie führen und gemeinsam mit arterieller Hypotonie und Exsikkose den rapiden Abfall der GFR mit verursachen. Daneben kommt es zu einer akuten tubulointerstitiellen Nephritis, möglicherweise begünstigt durch eine genetische Disposition. Die Kombination führt zu gemischter glomerulärer und tubulärer Proteinurie. Die in Europa führende Hantavirusart „Puumala“ (Nephropathia epidemica) präsentiert sich nach einer Inkubationszeit von 14 Tagen oft mit hohem Fieber mit relativer Bradykardie, Bauchschmerzen, konjunktivalen Blutungen, Kopfschmerz, Gesichtsrötung sowie Hypotonie und gelegentlich akutem Nierenversagen häufig mit Proteinurie und Mikrohämaturie. Die endgültige Diagnose wird serologisch gestellt (oder via PCR mit Virusnachweis) nach klinischem Verdacht und entsprechender Expositionsanamnese (Förster, Waldarbeiter). Ribavirin wird als gezieltes Therapeutikum eingesetzt. Die Krankheitsverläufe bei Infektion mit nicht europäischen Virusstämmen verlaufen meist wesentlich schwerer, dabei kommt es auch zu respiratorischem Versagen (HCPS) sowie tödlichen Verläufen. Eine gezielte **Therapie** für das HPS existiert derzeit nicht. Die unterschiedlichen Schweregrade spiegeln sich auch in der Mortalität wider, die in Europa bei 0,5 %, beim koreanischen Fieber hingegen bei bis zu 10 % liegt. Die renale **Prognose** ist i. d. R. günstig.

Einzige **präventive Maßnahme** ist das Meiden von Aufenthaltsorten von Nagetieransammlungen oder bei beruflicher Exposition entsprechende Schutzmaßnahmen.

Tuberkulose (Tb)

Eine Tuberkulose wird i. d. R. durch erregerhaltige (Mycobacterium tuberculosis) Tröpfchen pulmonal oder durch Verschlucken übertragen. Der primäre Entzündungsherd, meist in der Lunge, führt auch zu einer Infektion des dazugehörigen Lymphknotens und bildet mit ihm zusammen den Primärkomplex. Über das Blut oder aus dem Primärkomplex können Mykobakterien in andere Organe streuen (Knochen, Gehirn, Urogenitaltrakt etc.); dies geschieht bereits primär, bei Reaktivierung oder bei miliarer Aussaat. Die **Urogenitaltuberkulose** ist dabei die häufigste extrapulmonale Manifestationsform (2–20 %).

Mehrere Schädigungsmöglichkeiten der Nieren sind bei der Tuberkulose möglich: direkte tuberkulöse Infektion oder deutlich seltener interstitielle Nephritis, Schädigung durch eine sekundäre Amyloidose (➤ Kap. 2.2.9) oder Schädigung durch eine antituberkulotische Therapie. Bei renaler Infektion entstehen, oft einseitig, granulomatöse Läsionen im Bereich der Nephrone, die oft klinisch stumm (inapparent) verlaufen und spontan ausheilen oder aber nekrotisieren/verkäsen und in das Tubuluslumen rupturieren. Spätestens dann können sie eine fortschreitende Zerstörung der Nieren (sog. Kittniere) verursachen.

Die Symptomatik der Nierentuberkulose ist sehr variabel, sie reicht von Dysurie über Hämaturie bis zu kolikartigen Schmerzen oder zu den Symptomen anderer Organmanifestationen: (Blut-)Husten, Gewichtsverlust, Fieber etc. 90 % der Patienten haben eine sterile Leukozyturie (Pyurie) und/oder eine Mikrohämaturie. Entsprechend schwierig ist die Diagnostik, da das Urinkulturergebnis oft unauffällig ist. Eine ausgeprägte Proteinurie bei Tuberkulose muss an eine sekundäre Amyloidose denken lassen. Der häufige Befall der ableitenden Harnwege zeigt neben entsprechender klinischer Symptomatik typische Befunde beim Ausscheidungsurogramm. Die Befundkombination (Nierenerkrankung, Ureterstriktur, Blasenkontraktion, Verkalkungen im Bereich der Genitalorgane) lenkt schließlich den Verdacht auf eine Urogenitaltuberkulose, die durch eine spezielle Urinkulturierung oder eine gezielte Biopsie schließlich gesichert werden kann.

Die **Behandlung** erfolgt durch eine antituberkulotische Kombinationstherapie; Komplikationen an den ableitenden Harnwegen erfordern ggf. ergänzende urologische Interventionen, gelegentlich wird eine Nephrektomie notwendig.

Einige Tuberkulostatika wiederum können die Nieren schädigen. Rifampicin als einer der Hauptvertreter kann tubuläre und seltener glomeruläre Läsionen verursachen, mit akutem Nierenversagen und/oder interstitieller Nephritis.

BK-Virus-Nephropathie

Humane Polyomaviren wie das BK-Virus haben eine Seroprävalenz von 80–90 % in der Bevölkerung, sie verursachen eine Erkrankung des Wirts aber nur bei immunsupprimierten Patienten. Eine Reaktivierung oder Transmission vom Organspender ist häufig, meist klinisch inapparent, sie bedingt bei 5 % der Nierentransplantierten eine tubulointerstitielle Nephritis mit dem Risiko eines Transplantatversagens, das sich durch rechtzeitige Diagnose meist verhindern lässt. Daher ist ein Screening bei allen Transplantatempfängern zumindest im ersten Jahr nach Nierentransplantation obligat. Primär ist eine Virurie (25–20 %), im Verlauf eine Virämie (12 %) nachweisbar, bis ein Kreatininanstieg auf eine manifeste Nephropathie hinweist. Eine Kombination aus bioptischer Sicherung mit immunhistochemischem Virusnachweis und ggf. serologischen Parametern sichert die Diagnose einer BK-assoziierte Transplantatnephropathie in Abgrenzung zu anderen Ursachen einer Nephropathie einschließlich einer Transplantatabstoßung. Eine spezifische **Therapie** existiert nicht. Da das Auftreten und der Verlauf der Erkrankung vom Grad der Immunsuppression abhängen, ist nur eine Modifikation der immunsuppressiven Therapie meist schon bei Nachweis einer signifikanten Virämie zur Prophylaxe einer Nephropathie möglich.

SARS-CoV-2

Seit Ende 2019 ist die Erkrankung COVID-19 zum weltweiten pandemischen Problem geworden. Primärer Manifestationsort der Erkrankung ist die Lunge. Darüber hinaus sind aber auch zahlreiche andere Affektionen, unter anderem der Nieren, bekannt. Die Inzidenz einer AKI (Hämaturie, Proteinurie, Abfall der GFR) bei meist hospitalisierten Patienten lag in der Hochzeit der Pandemie bei ca. 17 % abhängig vom Schweregrad der Erkrankung, 5 % der Patienten brauchten eine Nierenersatztherapie. Letztlich nicht ganz klar ist, ob hämodynamische Probleme und Inflammation ursächlich für die AKI sind oder ob das Virus selber die Schädigung verursacht. In kleinen Fallstudien war eine akute Tubulusnekrose Hauptursache eines Nierenversagens; nur bei einer Minderheit (ausschließlich bei Menschen mit schwarzer Hautfarbe) waren einer FSGN ähnliche glomeruläre Veränderungen nachweisbar. Gelegentlich kommt es im Rahmen der Thromboseneigung bei schweren COVID-19-Verläufen zu einem Niereninfarkt. Therapeutisch wichtig ist bei AKI bei COVID-19 ein optimiertes Volumenmanagement mit Vermeidung sowohl einer Hypovolämie (prärenales Nierenversagen) als auch einer Hypervolämie mit der Gefahr einer respiratorischen Verschlechterung. Das Risiko der Entwicklung einer chronischen Nierenschädigung nach AKI ist hoch. Ob es einen Zusammenhang zwischen COVID-19-Impfungen und glomerulären Erkrankungen gibt, ist nicht abschließend geklärt.

Grundsätzlich ist das Infektionsrisiko bei Patienten mit Nierenschädigungen erhöht. In Einzelfällen ist bei immunsuppressiver Therapie und deutlich erhöhtem Infektionsrisiko eine Modifikation der Therapie in Erwägung zu ziehen.

2.2.11 Thrombotische Mikroangiopathien

Unter dem Begriff der thrombotischen Mikroangiopathien (TMA) werden die unten beschriebenen Erkrankungen zusammengefasst. Auch die maligne Hypertonie und akute vaskuläre Abstoßungsreaktionen nach Organtransplantation werden manchmal zu den thrombotischen Mikroangiopathien gerechnet. Gemeinsam ist den klassischen Formen eine hämolytische Anämie mit Nachweis von veränderten roten Blutkörperchen im Blutausstrich (Fragmentozyten) und eine zum Teil schwere Thrombozytopenie mit unterschiedlichen Organmanifestationen, bei denen eine Nierenschädigung und ZNS-Beteiligung im Vordergrund stehen. Bei diesen Erkrankungen kommt es durch eine Endothelschädigung zu thrombozytären Verschlüssen kleinster Gefäße. Die Manifestation reicht von lediglich nachweisbaren Laborveränderungen über unspezifische Allgemeinsymptome bis hin zu lebensbedrohlichen Ereignissen.

Die Mortalität der Erkrankungen liegt heute zwischen 3 (STEC-HUS) und 15 % (TTP), eine bleibende Dialysepflicht bei etwa 20–50 % (aHUS) bzw. < 5 % für die anderen beiden Erkrankungen.

Thrombotisch-thrombozytopenische Purpura (TTP)

Bei der TTP (ca. 23–30 %) steht nicht die Nierenschädigung, sondern meist eine ausgeprägte Thrombozytopenie klinisch im Vordergrund. Bei ihr kommt es entweder immunologisch bedingt (z. B. parainfektös) oder sehr selten genetisch determiniert zu einem Überschuss an einem Gerinnungsfaktor, der eine Aggregation von Thrombozyten nach sich zieht. Vermindert ist die Aktivität des Enzyms ADAMTS13, das große von-Willebrand-Faktor-Multimere (vWF; ein Gerinnungsfaktor) aufspaltet. **Therapie der Wahl** ist neben einer hochdosierten Steroidtherapie und der Behandlung von Komplikationen der Plasmaaustausch mit einer insgesamt günstigen Prognose. Parallel erfolgt i. d. R. eine immunsuppressive Therapie mit Rituximab, wenn eine verminderte ADAMTS13-Aktivität nachgewiesen ist. In besonderen Fällen kann der vWF-Antikörper Caplacizumab verabreicht werden.

Atypisches hämolytisch-urämisches Syndrom (aHUS)

Eine durch eine zum Teil genetisch bedingte Störung der Komplementregulation vermittelte Aktivierung des Komplementsystems (Komplementsystem ist ein Teil des Immunsystems) auf der Oberfläche der Gefäßendothelien wird i. d. R. immunologisch getriggert; bei Medikamenten als Auslöser (Drug induced TMA – DITMA) kann darüber hinaus auch eine Medikamenten-**Dosis**-vermittelte Störung Auslöser sein (oft Chemotherapeutika, Immunsuppressiva, illegale Substanzen). Im Unterschied zum STEC-HUS als typischem HUS werden die komplementvermittelten TMA auch atypisches HUS (60–80 % der TMA) genannt. Ein aktiviertes Komplementsystem führt zu Thrombozytenaggregation und damit zu TMA. Neben den erwähnten Medikamenten (Chinin u. a.) sind Infekte, Tumorerkrankungen, Lupus, HIV oder auch Organtransplantationen mögliche Auslöser.

Initialtherapie der Wahl, wenn eine TTP ausgeschlossen ist, ist heute neben der eventuellen Triggerelimination eine Therapie mit dem C5-(Komplementfaktor-5-)Inhibitor Eculizumab oder Ravulizumab, v. a. auch, um die renale Prognose zu verbessern.

Bei unklarer Erstdiagnose kann auch Eculizumab mit einer Plasmaaustauschtherapie kombiniert werden, bis eine der Diagnosen gesichert ist.

Die renale Prognose hat sich durch den Einsatz der C5-Inhibitoren deutlich gebessert, sie hängt auch vom Nachweis etwaiger genetischer Varianten ab.

Shiga-Toxin-induziertes hämolytisch-urämisches Syndrom (STEC-HUS)

Das STEC-HUS (< 5 %), die häufigste Form der Erkrankungen im Kindesalter (75 %), wird typischerweise durch eine Infektion mit entero-hämorrhagischem E. coli (EHEC), seltener durch Shigellen, ausgelöst, wobei massive, auch hämorrhagische Durchfälle das initiale Leitsymptom der Erkrankung sind. Wahrscheinlich hilft eine frühzeitige antibiotische Darmdekontamination beim STEC-HUS, oft begleitet von einer notwendigen Dialysebehandlung (50 %).

Endotheliale Dysfunktion in der Schwangerschaft (Gestationshypertonie, Präeklampsie, HELLP, Eklampsie)

Störungen der Plazentaentwicklung in der Schwangerschaft führen zu einer endothelialen Dysfunktion mit Vasokonstriktion und Freisetzung von gerinnungsfördernden Substanzen, die sich unterschiedlich manifestieren können. Nach der 20. SSW können neben der Gestationshypertonie die Nieren bei der Präeklampsie (Proteinurie, schwere Hypertonie, Nierenversagen), die Leber beim HELLP-Syndrom (Hypertonie, erhöhte Leberwerte, niedrige Blutplättchen und hämolytische Anämie) und schließlich bei der Eklampsie auch das Gehirn (Krampfanfälle) betroffen sein. Beim ungeborenen Kind kommt es oft zu Wachstumsverlangsamung. Da es derzeit **keine kausale Therapiemöglichkeit** gibt, ist die einzige therapeutische Option bei der Hypertonie eine **medikamentöse Hochdrucktherapie,** die die Verhinderung kardiovaskulärer und zerebraler Schädigungen der Mutter zum Ziel hat. Hierbei sind die Besonderheiten der Hochdruckbehandlung in der Schwangerschaft zu beachten, die wir hier nicht wiedergeben können. Bei HELLP und Eklampsie ist wegen der hohen Mortalität bei Mutter und Kind eine rasche Entbindung, die natürlich nicht zuletzt auch wegen der Thrombopenie riskant ist, notwendig. Die Probleme bilden sich auch nach Entbindung manchmal nur zögerlich zurück, selten treten sie erst nach einer Entbindung auf. Differenzialdiagnostisch muss bei den letztgenannten Problemen unbedingt auch an eine TTP oder komplementvermittelte TMA mit entsprechenden therapeutischen Konsequenzen gedacht werden.

2.2.12 Kardiorenales Syndrom (CRS)

Es gibt zahlreiche wechselseitige Beeinflussungen von Niere und Herz (➤ Tab. 2.11). Von einem CRS spricht man, wenn die Behandlung einer Herzinsuffizienz durch eine Niereninsuffizienz limitiert ist oder umgekehrt.

Die Häufigkeit einer CKD mit einer GFR < 60 ml/min bei Patienten mit Herzinsuffizienz liegt bei 30–60 %. Eine signifikante Proteinurie, ein nephritisches Sediment und eine entsprechende Anamnese oder Folgezeichen einer CKD sprechen für eine primäre renale Erkrankung.

Ursächlich für die Reduktion der GFR bei Herzinsuffizienz sind im Wesentlichen eine Reduktion der renalen Perfusion im Sinne eines prärenalen

Tab. 2.11 Formen des kardiorenalen Syndroms

Formen des CRS			Klinisches Beispiel
Typ 1	Akutes Herzversagen führt zu einer AKI (akutes Nierenversagen)	Herz → Niere	Kardiogener Schock
Typ 2	Chronische Herzinsuffizienz verursacht ein fortschreitendes Nierenversagen	Herz → Niere	
Typ 3	Eine akute Verschlechterung der Nierenfunktion verursacht ein akutes Herzversagen	Niere → Herz	Kardiale Dekompensation bei nephrotischem Syndrom
Typ 4	Ein chronisches Nierenversagen verursacht eine Herzinsuffizienz	Niere → Herz	KHK, Herzrhythmusstörungen, renale hypertensive Herzerkrankung
Typ 5	Eine akute oder chronische systemische Erkrankung führt parallel zu kardialem und renalem Versagen	Niere + Herz	Sepsis, Diabetes mellitus, Hypertonie

Nierenversagens (HFrEF) und wohl vor allem, bedingt durch ein kardiales Rückwärtsversagen (Rechtsherzinsuffizienz; HFpEF), ein erhöhter venöser Druck, der sich bis in die glomerulär-venöse Ebene fortsetzt und dort die Filtration behindert (➤ Kap. 2.4.4).

Typ 1 und Typ 2 des CRS weisen zumindest potenziell reversible Aspekte für das Nierenversagen auf, die therapeutisch genutzt werden können. Der Abfall der GFR kann nicht direkt beeinflusst werden, es gibt neben einer optimierten kardiologischen Therapie nur sekundäre Einflussmöglichkeiten:

- Volumenmanagement mit **diuretischer Therapie** einschließlich sequenzieller Nephronblockade (immer inklusive Trinkmengenbegrenzung und Kochsalzrestriktion) zur Beseitigung der Volumenüberladung (Ödeme, Ergüsse, Lungenödem) kann mehrere **Folgen für die GFR** haben:
  - Abfall der GFR durch weiteres Absinken der Nierenperfusion z. B. aufgrund eines verminderten kardialen Füllungsdrucks durch die Diurese.
  - Keine Änderung der GFR bei gleichbleibender kardialer Funktion.
  - Besserung der GFR durch absinkenden Nierenvenendruck (s. o.) und/oder durch eine Verbesserung der kardialen Auswurfleistung mit erhöhter renaler Perfusion.
- Die Hemmung des RAAS durch ACE-Hemmer oder Sartane bessert i. d. R. die systolische Dysfunktion. Auch sie kann die oben genannten Folgen für die GFR haben, zumal sie mit einer diuretischen Behandlung kombiniert wird. In der Regel führt sie zu einem weiteren Absinken der GFR, was manchmal durchaus in Kauf genommen werden muss. Möglich ist eine Kombination mit einem Medikament, das die neurohormonale Aktivierung (ANP, BNP; ➤ Kap. 1.3.2) vermindert (Neprilysin-Inhibitor – Sacubitril®), sowie besonders auch der Einsatz von SGLT2-Inhibitoren mit ebenfalls positiven Effekten unter anderem auf die Natriumausscheidung.
- Früher Einsatz von Mineralokortikoid-Antagonisten (z. B. Spironolacton); Limitierung durch Hyperkaliämie, der man ggf. durch Kalium-Resorptionshemmer begegnen kann.
- Inotrope Substanzen, nur auf der Intensivstation bei der Therapie des kardiogenen Schocks.
- Ultrafiltration vor allem via Peritonealdialyse oder peritoneale Ultrafiltration ermöglicht als Ergänzung einen Flüssigkeitsentzug bei Resistenz gegenüber einem optimierten Volumenmanagement auch zur Mobilisierung eines kardial bedingten Aszites. Wichtig ist in jedem Einzelfall immer eine interdisziplinäre kardiologisch-nephrologische Zusammenarbeit.
- Bei den Typen 3, 4 und 5, bei denen die nephrologische Problematik ursächlich ist, steht zweifelsfrei auch die nephrologische Therapie, ggf. inklusive einer Nierenersatztherapie, im Vordergrund.

2.2.13 Hepatorenales Syndrom

Das hepatorenale Syndrom (HRS) ist eine Ausschlussdiagnose eines akuten Nierenversagens bei Patienten mit fortgeschrittenen akuten oder chronischen Lebererkrankungen (Leberzirrhose, schwere Alkoholhepatitis, Metastasenleber, akutes Leberversagen etc.), bei denen ein Pfortaderhochdruck (portale Hypertension) besteht, der wiederum über eine Blutdruckabsenkung im Splanchnikusgebiet (die Eingeweidedurchblutung regulierender Nerv) zur Verschlechterung der Durchblutung der Nieren trotz erhöhtem Sympathikotonus und erhöhter Reninaktivität und damit zu deren Funktionseinschränkung führt. Fast 40 % der Patienten mit Leberzirrhose und Aszites entwickeln innerhalb von 5 Jahren ein HRS.

Bei meist unauffälligem Urinsediment und oft ohne Proteinurie kommt es zu einem Anstieg der Retentionswerte (bei Muskelabbau und oft mangelhafter Eiweißzufuhr sind allerdings Kreatinin- und Harnstoffwerte oft falsch niedrig!), meist zu einer sehr niedrigen Natriumausscheidung und je nach Schweregrad und Dauer des HRS zur Oligurie. Sinkt die GFR innerhalb von 14 Tagen um mehr als 50 % (Kreatinin > 2,5 mg/dl), spricht man von einem hepatorenalem Syndrom Typ 1 im Sinne einer AKI. Diuretikaresistenten Aszites mit eingeschränkter Nierenfunktion bezeichnet man als Typ-2-HRS, meist ist die Nierenfunktion dabei noch weniger eingeschränkt. Auslöser der Manifestation eines HRS können spontan bakterielle Peritonitiden sein oder auch gastrointestinale Blutungen; eine Diuretikatherapie verursacht kein HRS im eigentlichen Sinn.

Definition des hepatorenalen Syndroms:

- Chronische oder akute Lebererkrankung mit fortgeschrittenem Leberversagen und portaler Hypertension.
- Akute Nierenschädigung (AKI) mit Kreatininanstieg von 0,4 mg/l (26,5 µmol/l) in 48 h oder ein Anstieg um 50 % innerhalb von 7 Tagen.
- Abwesenheit einer anderen erkennbaren Ursache einer AKI. Das impliziert auch eine fehlende Verbesserung der Nierenfunktion durch Volumengabe oder nach Absetzen von Diuretika.

Im Gegensatz zur AKI ist die Prognose eines HRS vergleichsweise schlecht und im Wesentlichen abhängig von der Reversibilität der Lebererkrankung oder der Möglichkeit einer zeitnahen Lebertransplantation.

Therapeutisch ist von Bedeutung, den arteriellen Mitteldruck auf über 82 mmHg anzuheben auch unter Verzicht auf Betablocker, die zur Senkung des Pfortaderhochdrucks Verwendung finden. Bei intensivmedizinisch behandelten Patienten werden Katecholamine und Albumin eingesetzt, sonst werden Vasopressin-Analoga oder Midodrin und Octreotid angewendet. Die Anlage eines TIPS (transjugulärer intrahepatischer portosystemischer Shunt) zur Senkung des portalvenösen Drucks oder eines peritoneovenösen Shunts (bei Typ-2-HRS) sind sehr invasiv und nebenwirkungsträchtig und werden nur vereinzelt durchgeführt. Alle therapeutischen Möglichkeiten dienen nur der Stabilisierung der Situation und gelten, wenn es nicht innerhalb einer gewissen Frist zu einer Verbesserung der Situation kommt, als frustran, da sie das HRS nicht substanziell beeinflussen können. Eine Hämodialysebehandlung oder ein anderes Nierenersatzverfahren kann zum Bridging bis zur Lebererholung oder zur Transplantation ebenfalls durchgeführt werden. Die Verfahren werden allerdings oft überhaupt nur bei erfolgversprechender Prognose der Lebererkrankung eingesetzt.

Die Prognose der Nierenfunktion ist nach Beendigung des Leberversagens ungewiss, sie hängt auch von der Nierenfunktion vor Beginn des HRS und etlichen anderen Faktoren ab. Ohne Therapie versterben die meisten Patienten mit HRS innerhalb einiger Wochen.

2.3 Diabetes mellitus und Niereninsuffizienz

Eckhard Müller, Bertil Oser

Diabetes mellitus ist eine Stoffwechselstörung u. a. mit dem Befund einer chronischen Hyperglykämie auf dem Boden einer Insulinsekretionsstörung und/oder eines Insulinwirkverlusts (➤ Abb. 2.12).

MERKE

Mindestens 8 % der Bundesbürger und 34 % der Dialysepatienten haben einen Diabetes mellitus.

2.3.1 Kohlenhydratverdauung

Nahrungsmittel, die prinzipiell der Energiegewinnung dienen, werden nach Zerkleinerung und Einspeichelung im Mund in den Magen transportiert. Dort wird der Speisebrei weiter verflüssigt, mit Salzsäure versetzt und durch Bewegungen (Peristaltik) gemischt und schließlich durch den Magenausgang (Pylorus) in den oberen Dünndarmabschnitt, den

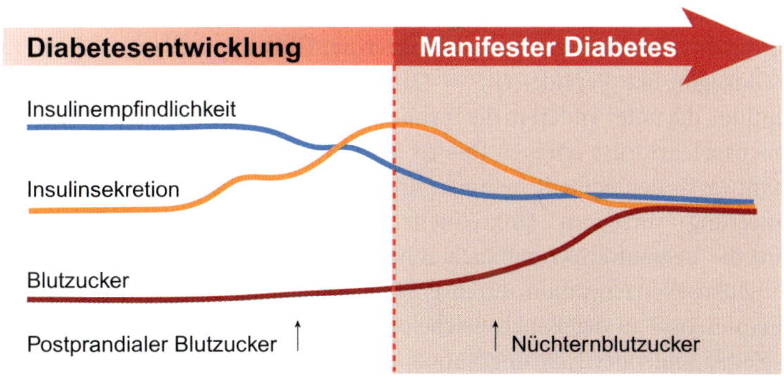

Abb. 2.12 Prozess der Diabetesentwicklung [L190]

Zwölffingerdarm (Duodenum), entlassen. Dort wird ihm Bauchspeichel aus der gleichnamigen Drüse (Pankreas) mit den darin enthaltenen **Verdauungsfermenten (Enzymen)** zur Aufspaltung der enthaltenen Fette, Eiweiße und Kohlenhydrate zugeführt.

Fermente für die Kohlenhydratspaltung (Amylase) zerlegen Mehrfachzucker. Zweifachzucker (z. B. Laktose, Saccharose) werden vor ihrem Übertritt ins Blut von der Glukosidase, einem Enzym in der Darmwand, in Einfachzucker (Glukose, Fruktose etc.) gespalten. Der Verdauungsprozess endet mit der Aufnahme der Einfachzucker über die Dünndarmschleimhaut ins Blut. Glukose ist nunmehr als **Blutzucker (BZ)** messbar und wird zu den Körperzellen transportiert. Durchschnittlich 2 Stunden nach Aufnahme einer kohlenhydrathaltigen Mahlzeit erreichen BZ-Spiegel ihren physiologischen Höhepunkt.

2.3.2 Energiegewinnung aus Kohlenhydraten

Der Eintritt der Glukose in die Körperzellen geschieht über Glukosetransporter, die zunächst u. a. durch das in den β-Zellen des Inselorgans der Bauchspeicheldrüse produzierte Hormon **Insulin aktiviert werden müssen.** Insulin bindet an einen Insulinrezeptor, wodurch Glukosetransporter aktiviert werden. Neben Insulin ermöglicht körperliche Bewegung an den Muskelzellen den Glukoseeintritt. In den Zellen wird Glukose dann über biochemische Prozesse zur Energiegewinnung „verbrannt".

Die Bauchspeicheldrüse produziert also einerseits den Bauchspeichel zur Verdauung von Nahrungsmitteln (exokrines Pankreas), zum anderen Hormone, die Prozesse im Körper steuern (endokrines Pankreas).

Nach der Nahrungsaufnahme werden aus dem Dünndarm Hormone freigesetzt **(Inkretine:** GLP-1 = Glukagon-like Peptide; GIP = Gastric Inhibitor Peptide), die unter anderem die Insulinsekretion der Bauchspeicheldrüse anregen (bis zu 60 % der Insulinantwort), den Appetit hemmen und die Magenentleerung verzögern (Inkretineffekt). Daneben wird die Insulinfreisetzung auch abhängig von der Blutglukosekonzentration durch einen natürlichen Glukosesensor in der Bauchspeicheldrüse reguliert. In Zeiten fehlender Nahrungsaufnahme, wie in der Nacht, dienen Energiedepots zur Aufrechterhaltung eines konstanten BZ-Spiegels. Das dafür maßgebliche Organ ist die Leber, in der **Glykogen** (Speicherzucker) deponiert ist. **Insulin** und sein ebenfalls in der Bauchspeicheldrüse gebildeter direkter Gegenspieler **Glukagon** regulieren dabei die Glukosefreisetzung (Glykogenabbau = Glykogenolyse, Glukoseneubildung = Glukoneogenese). In Zeiten längerer Nahrungskarenz steuern beide darüber hinaus die Energiebereitstellung aus Fettgewebe (Lipolyse). Durch eine ungebremste Lipolyse wird der Körper mit energetisch z. T. nicht verwertbaren toxisch wirkenden Fettabbauprodukten (Fettsäuren, Ketone) überschwemmt, es entsteht eine Ketoazidose.

So werden mithilfe von Insulin und Glukagon sowohl nach Aufnahme von Kohlenhydraten als auch im Nüchtern- oder auch Hungerzustand der BZ-Spiegel reguliert und die Energieversorgung aus Kohlenhydraten gewährleistet. **Blutzuckernormalwerte** liegen **nüchtern zwischen 70 und 110 mg/dl** und 2 Stunden nach Nahrungsaufnahme (postprandial) < 140 mg/dl.

Auch die Nieren leisten einen Beitrag zur Aufrechterhaltung der Glukosehomöostase, solange sie gesund sind (➤ Kap. 1.3.3). Sie sind einerseits in der Lage zur Glukoneogenese, andererseits können sie auch aktiv durch Glukosetransporter (SGLT1 und -2) im Glomerulus filtrierte Glukose im proximalen Tubulus zurückresorbieren und so im Blut halten.

2.3.3 Ursachen und Formen des Diabetes mellitus

Beim **Diabetes mellitus** ist der Kohlenhydratstoffwechsel (aus Nahrung wird Energie) gestört. Die Diagnose stellt man bei klassischen Symptomen des Diabetes (Polyurie, Polydipsie, unerklärter Gewichtsverlust), einem HbA_{1c} > 48 mmol/mol (> 6,5 %) und/oder Gelegenheitsplasmaglukose ≥ 200 mg/dl (≥ 11,1 mmol/l) oder bei Nüchternplasmaglukose ≥ 126 mg/dl (≥ 7,0 mmol/l).

Ursächlich ist bei etwa 5 % der Betroffenen ein mehr oder weniger vollständiger Insulinmangel. Dieser **Typ-1-Diabetes** wird durch einen meist autoimmunbedingten Untergang der β-Zellen des Pankreas verursacht. Ein Auslöser dafür ist bisher nicht genau bekannt.

Seltener ist eine Erkrankung der gesamten Bauchspeicheldrüse die Ursache für einen Insulinmangeldiabetes. Dieser **Typ-3c-Diabetes** (pankreopriver Diabetes) tritt unter anderem nach schweren Entzündungen der Bauchspeicheldrüse (Pankreatitis) oder nach deren operativer Entfernung auf. Neben dem Diabetes leiden diese Patienten i. d. R. auch an zum Teil erheblichen Verdauungsstörungen aufgrund fehlender Verdauungsfermente.

Darüber hinaus können verschiedene Stoffwechselerkrankungen oder auch Medikamente die Bauchspeicheldrüse schädigen (Hämochromatose, zystische Fibrose) oder einen Insulinwirkverlust (Insulinresistenz) und damit einen Diabetes verursachen (Nebennierenrindenüberfunktion, Kortisontherapie u. a.). Diese **sekundären Diabetesformen** werden ebenfalls in der Gruppe **Typ-3-Diabetes** zusammengefasst. Zu ihnen gehört z. B. auch der unter modernen Immunsuppressiva gehäuft auftretende **Posttransplantationsdiabetes.**

MERKE

Diabetes mellitus Typ 2

Ursache der häufigsten Diabetesform, des **Typ-2-Diabetes** (90 %), ist ein Wirkverlust des Insulins **(Insulinresistenz)** oder/und eine nicht zeitgerechte oder mengenmäßig nicht adäquate Insulinfreisetzung aus der Bauchspeicheldrüse **(Insulinsekretionsdefizit).**

Resistenz und Sekretionsdefizit können zu unterschiedlichen Zeitpunkten der „Diabeteskarriere" vorhanden sein und jeweils in unterschiedlichem Ausmaß zur Stoffwechselstörung beitragen.

Die Insulinresistenz führt zu einer kompensatorischen Hyperinsulinämie. Wenn sie nicht ausreicht, die Insulinresistenz zu durchbrechen, erhöht sich der BZ-Spiegel (Hyperglykämie), es kommt zur Manifestation des Diabetes. Neben der überwiegend im Bereich der Muskulatur oder des Fettgewebes lokalisierten Insulinresistenz sind auch die Leber als Energiespeicher und das Gehirn als Hungermelder Orte der Insulinresistenz. Insulinwirkverlust an der Leber führt zu einer ungebremsten Glukosefreisetzung mit der Folge typischerweise erhöhter morgendlicher BZ-Nüchternwerte.

Um den Blutzuckerspiegel auch nach Kohlenhydrataufnahme im Normbereich zu halten, ist neben einer ausreichenden Insulinwirksamkeit auch eine zeitgerechte, mengenmäßig angemessene Insulinfreisetzung aus der Bauchspeicheldrüse erforderlich. Ist diese im Sinne eines Sekretionsdefizits gestört, führt das zu erhöhten BZ-Werten, deren Spitze i. d. R. durch Messungen 2 Stunden nach einer Mahlzeit erfasst werden (postprandiale BZ-Werte). Der physiologische Grenzwert liegt bei 140 mg/dl (7,7 mol/l).

Wesentliche **Risikofaktoren** für das Auftreten einer Insulinresistenz sind neben **Bewegungsmangel** und einer **arteriellen Hypertonie** sowie einer **Fettstoffwechselstörung** vor allem **Übergewicht, Lebensalter und genetische Faktoren.** Beim Übergewicht spielt die Fettverteilung eine entscheidende Rolle. Im Gegensatz zur Fettansammlung im Unterhautfettgewebe (subkutane Adipositas) kommt einer Fettansammlung im Bereich des Leibs **(viszerale Adipositas)** eine viel größere Rolle bei der Insulinresistenz zu. Im Nüchternzustand nimmt die Muskulatur nur etwa 20 % der neu gebildeten Glukose auf, nach der Nahrungsaufnahme sind es hingegen 70–90 %. Bei überwiegend muskulärer Insulinresistenz kommt es also vor allem zur Erhöhung der postprandialen Werte, die durch körperliche Aktivität exzellent gebessert werden können.

Lebensalter und genetische Disposition sind wesentliche Risikofaktoren für das Auftreten eines Insulinsekretionsdefizits. Im Verlauf der Diabeteserkrankung kommt es, womöglich infolge der Überbeanspruchung der β-Zellen bei Insulinresistenz, fast regelhaft zu einem Sekretionsdefizit und schließlich zu einem echten Insulinmangel. Vorübergehende Insulinmangelzustände werden auch durch die Hyperglykämie selbst verursacht, die das Sekretionsvermögen der β-Zellen stark vermindert **(Glukosetoxizität).**

2.3.4 Symptome der Hyperglykämie

Eine Hyperglykämie kann verschiedene körperliche Symptome verursachen: Energiemangel in den Körperzellen führt zu **motorischer Schwäche, Abgeschlagenheit, Hirnleistungsschwäche mit Konzentrationsstörungen oder Sehstörungen.** Darüber hinaus steht der Zucker nicht zum Aufbau von Energiedepots zur Verfügung (Gewichtsverlust). Häufig kommt es bei Hyperglykämie bei ausreichender Nierenfunktion zu einer Ausscheidung von Glukose unter Mitnahme von reichlich Flüssigkeit über den

Harn. Dies geschieht meist oberhalb eines Grenzwerts (Nierenschwelle) von ca. 180 mg/dl (10 mmol/l). Die dabei ausgeschiedene Glukose ist als **Harnzucker** messbar. Er hat dem Diabetes mellitus (honigsüßer Durchfluss) seinen Namen gegeben. Der damit verbundene **Flüssigkeitsverlust (Polyurie)** führt seinerseits zu Gewichtsverlust und zieht häufig **Durst mit vermehrter Flüssigkeitsaufnahme (Polydipsie)** nach sich. Gerade bei älteren Menschen fehlt oft das zum Ausgleich des Flüssigkeitsverlusts notwendige Durstempfinden mit der Konsequenz z. T. bedrohlicher Flüssigkeitsdefizite **(Exsikkose).** Andererseits kann auch der allein durch die Blutzuckererhöhung (Anregung von Osmorezeptoren) entstehende Durst **(glykämischer Durst)** bei Patienten mit unzureichender oder erloschener Urinproduktion zu ebenso bedrohlichen Überwässerungen führen. Der Harnzucker seinerseits bietet, gerade bei verminderter Urinproduktion, einen idealen Nährboden für eine bakterielle Besiedlung mit der Folge **aufsteigender Harnwegsinfekte** oder **Infektionen der Genitalorgane (Vulvitis, Balanitis).** Zeichen der Hyperglykämie und deren Folgen können daneben akute **Sehstörungen** und vermehrter **Juckreiz** sein. Die Häufigkeit der genannten Symptome ist sehr unterschiedlich. Bei schleichender Hyperglykämieentwicklung können sie unter Umständen auch ganz fehlen. Das ist ein wesentlicher Grund dafür, dass die Diagnose eines Typ-2-Diabetes oft erst mit einer Verzögerung von mehreren Jahren nach Manifestation gestellt wird. Anders verhält es sich beim Typ-1-Diabetes. Hier zeigt sich der Insulinmangel häufig innerhalb einiger Wochen oder Monate, was der Manifestation einen manchmal dramatischen Charakter verleiht.

2.3.5 Hypoglykämie (Unterzuckerung)

Bei der Behandlung des Diabetes besteht die Gefahr einer **Unterzuckerung (Hypoglykämie).** Die für die Energieversorgung der Zellen notwendige Blutzuckerkonzentration liegt bei **etwa 55 mg/dl.** Eine schwere Hypoglykämie ist ein Ereignis, das externe Hilfestellung erfordert. Eine symptomatische Hypoglykämie ist ein Ereignis mit typischer Symptomatik bei einem Blutzucker < 70 mg/dl. Fällt der Blutzucker < 70 mg/dl ohne Symptomatik, spricht man von einer asymptomatischen Hypoglykämie. Ein spezielles Problem stellen nächtliche Hypoglykämien dar, deren Wahrnehmung nur sehr unzureichend ist. Bei einer Unterzuckerung gelingt es dem Körper häufig, durch eine hormonelle Gegenregulation (Glukagon, Adrenalin) den Blutzuckerspiegel anzuheben, indem diese Hormone Glukose aus den Speichern mobilisieren und die körpereigene Insulinfreisetzung blockieren. Dieser Effekt kann bei leeren Speichern, wie bei schweren Lebererkrankungen, nach Ausdauersport, bei ausgezehrten oder mangelernährten Patienten oder unter Alkoholeinfluss ohne Erfolg bleiben. Die „Nebenwirkungen“ der freigesetzten Stresshormone führt u. a. zu: **Herzrasen, Palpitationen, Blutdruckanstieg, Zittern, Unruhe, Schweißausbrüchen, Aggressivität, Nervosität** (adrenerge Symptome).

Bei weiterem Absinken oder unzureichender Gegenregulation treten Symptome des Energiemangels auf: **Heißhunger, muskuläre Schwäche und Verlangsamung von Bewegungsabläufen, Seh- und Konzentrationsstörungen, Müdigkeit, Verhaltensauffälligkeiten, Verwirrtheit, Bewusstseinstrübungen bis hin zu Krampfanfällen und Koma** (neuroglykopenische Symptome).

Alle Symptome werden in Abhängigkeit vom aktuellen Wahrnehmungszustand des Betroffenen (Ablenkung, Wachheitsgrad, Gesundheitszustand, Diabetesdauer, Häufigkeit stattgehabter Hypoglykämien, Medikation) erlebt oder eben auch nicht **(Störung der Hypoglykämie-Wahrnehmung).**

Entscheidend für die Symptomatik sind außerdem das Ausmaß und die Geschwindigkeit des Blutzuckerabfalls. Insbesondere bei älteren, multimorbiden Patienten, nach langjähriger Diabetesdauer, unter Betablockertherapie, aber auch bei stets niedrignormaler Blutzuckereinstellung kann die Hypoglykämie-Wahrnehmung erheblich abgeschwächt sein. In diesem Fall ist die Hypoglykämie-Gefährdung erhöht. Die Kenntnis der individuellen Hypoglykämie-Wahrnehmungsgrenze ist daher für die Definition von Behandlungszielen und für Therapieentscheidungen von Bedeutung.

Reihenfolge der Maßnahmen für Patienten bei Verdacht auf Hypoglykämie:

1. Symptome der Hypoglykämie erkennen.
2. 1–2 schnelle BE (10–20 g Glukose; KHE, Kohlenhydrateinheit), z. B. durch Gabe von Traubenzucker oder gezuckerten Getränken.

Tab. 2.12 Mögliche Ursachen einer Hypoglykämie

Ursache	Beispiel
Zu wenig Kohlenhydrate	Zu wenig gegessen, zu langer Spritz-Ess-Abstand, Erbrechen, CAPD-Wechsel vergessen, schwächeren Beutel verwendet, Kohlenhydratentzug durch zuckerreduziertes Dialysat
Zu viel Insulin	Insuline vertauscht, falsche Pen-Einstellung, Insulindosis 2 × gespritzt, Basal-Insulin nicht richtig gemischt, Besserung der Resistenzsituation, Wirkverlängerung durch zunehmende Niereninsuffizienz
„Zu viel" Bewegung	Urlaub mit Wanderungen, Sport auch während der Dialyse
Alkohol	Alkoholische Getränke bei unveränderter Insulindosis (Alkohol blockiert den Glukoseaufbau durch die Leber in Phasen ohne Nahrungsaufnahme – z. B. nachts – wie auch die Gegenregulation während Unterzuckerungen)

3. BZ messen, Bestätigung der Hypoglykämie. Achtung: Die verabreichte Glukose hat den BZ um ca. 30–50 mg/dl angehoben!
4. 1–2 langsame BE, z. B. Scheibe Brot, Joghurt, Milch, Schokolade.
5. Herausfinden der Ursache (➤ Tab. 2.12).

Sollten Symptome einer Hypoglykämie während der Dialyse auftreten, kann der BZ vom Pflegepersonal auch direkt gemessen werden. Bei bewusstlosen Patienten muss Glukose unmittelbar intravenös verabreicht werden: 1–2 BE entsprechen dabei 25–50 ml Glukose (40 %) bzw. 50–100 ml Glukose (20 %).

Da Dialysepatienten häufig untypische Symptome präsentieren, muss das betreuende Personal die Patienten gut kennen und auch bei untypischen Symptomen an eine ursächliche Unterzuckerung denken. Zudem gehört die BZ-Kontrolle zur Routinemaßnahme während der Dialysezeit (besonders auch bei Ergometertraining an der Dialyse).

2.3.6 Folgeerkrankungen des Diabetes mellitus

Folgeerkrankungen oder Folgekomplikationen des Diabetes sind nicht schicksalhaft. Häufigkeit und Zeitpunkt ihres Auftretens hängen wesentlich vom Krankheitsverlauf, von der langfristigen Qualität der Stoffwechseleinstellung und anderer Begleiterkrankungen (Bluthochdruck, Fettstoffwechselstörung, Nikotinabhängigkeit, Nierenfunktionsstörung etc.) ab. Eine frühzeitig gute Stoffwechseleinstellung und konsequente Behandlung von Begleiterkrankungen sind die besten Möglichkeiten der Prävention.

MERKE

Der HbA_{1c}-Wert

Ein Marker für die Qualität der Stoffwechseleinstellung ist neben den vom Patienten dokumentierten Blutzuckerwerten der **HbA_{1c}-Wert** („verzuckertes Hämoglobin"). Dieser Wert gibt Aufschluss über die mittleren Blutzuckerwerte der vorausgegangenen ca. 6–8 Wochen. **Bei Dialysepatienten ist die Bestimmung des HbA_{1c}-Werts kritisch zu betrachten.** Zum einen ist die Überlebenszeit der Erythrozyten bis zu einem Drittel der Norm verkürzt, zum anderen kommt es durch Nephrotoxine und Harnstoffe auch zu strukturellen Veränderungen des Hämoglobins, die die Laborreaktion erheblich stören können. Eine zuverlässigere Methode für Nierenkranke ist jedoch nicht bekannt.

Eingetretene Folgeerkrankungen gilt es rechtzeitig zu diagnostizieren. Sie sind nur in Frühstadien reversibel. Zumindest kann ihr Fortschreiten verzögert werden. Die Einleitung einer entsprechenden Therapie kann neben dem medizinischen Erfolg auch einen Rückgewinn oder einen Erhalt an Lebensqualität bedeuten.

Makroangiopathie

Als Makroangiopathie (➤ Kap. 2.4.4) bezeichnet man Erkrankungen der mittelgroßen und großen Arterien. Für die beim Diabetes vorzeitig einsetzende Arteriosklerose der Arterien sind neben dem Diabetes weitere vaskuläre Risikofaktoren verantwortlich: Bluthochdruck (Hypertonie), Fettstoffwechselstörung und Rauchen. Diabetes beeinflusst das Auftreten der Arteriosklerose in besonderer Weise, sodass sich bestimmte diabetestypische Merkmale ergeben.

Mikroangiopathie

Als Mikroangiopathie bezeichnet man funktionelle und/oder strukturelle Veränderungen der kleinen und kleinsten Arterien, die prinzipiell alle Organe betreffen.

2

Retinopathie

Folgen einer diabetischen Mikroangiopathie am Auge sind die diabetische **Retinopathie** (Retina = Netzhaut) **und Makulopathie** (Makula = Fleck des schärfsten Sehens).

Nach 20 Jahren Diabetesdauer liegt die Häufigkeit der Retinopathie bei 80 % (Typ-1-Diabetes bis 95 %). Beide Erkrankungen verlaufen lange Zeit symptomlos, sie können nur durch regelmäßige augenärztliche Kontrollen frühzeitig erfasst werden (➤ Tab. 2.13). Die Untersuchungsergebnisse sollten in einen speziellen „augenfachärztlichen Untersuchungsbogen" sowie in den Gesundheitspass eingetragen werden. Retinopathie und Makulopathie verlaufen in verschiedenen Stadien mit unterschiedlicher Beeinträchtigung der Sehkraft und unterschiedlicher Prognose. Abhängig vom Stadium der Erkrankung sind die konsequente Optimierung von Stoffwechsel und Blutdruck sowie ein Nikotinverzicht unabdingbar. Gegebenenfalls müssen spezielle Behandlungsverfahren (z. B. Lasertherapie, intraokuläre Injektionen, Operationen) Anwendung finden, um die Sehkraft zu erhalten. Die Bedeutung der diabetischen Netzhauterkrankung liegt in dem hohen Erblindungsrisiko (in Deutschland ca. 1700 Menschen mit Diabetes/Jahr).

Nephropathie

25 % der Typ-1-Diabetiker entwickeln nach 15 Jahren Diabetesdauer eine Mikroalbuminurie, 9 % eine terminale Niereninsuffizienz. Beim Typ-2-Diabetes ist die Häufigkeit der Mikroalbuminurie und auch der Dialysepflicht geringer (➤ Tab. 2.14). Bei der Mikroangiopathie der Nieren kommt es zu Veränderungen der molekularen Zusammensetzung und schließlich zu einer Verdickung der Basalmembran im Bereich der Glomeruli sowie des Mesangiums mit Narbenbildung. Neben der Hyperglykämie spielen ursächlich genetische Faktoren eine Rolle. Risikofaktor, v. a. für das Fortschreiten der Nephropathie, ist der arterielle Blutdruck. Im ersten Stadium der Nephropathie findet sich eine gesteigerte glomeruläre Durchblutung mit Hyperfiltration, die sich meist der Diagnostik entzieht. Bei optimalem Stoffwechsel kann sie aber reversibel sein. Bei Progredienz treten kleine Mengen Albumin durch die Basalmembran (Mikroalbuminurie). Spätestens in diesem Stadium (1a) kommt der Behandlung mit einem ACE-Hemmer oder Sartan eine protektive Bedeutung zu. Bei weiterem Fortschreiten entwickelt sich eine Makroalbuminurie (1b) bis hin zum nephrotischen Syndrom, woraus schließlich eine Einschränkung der Filtration resultiert. Dafür ist auch das Ausmaß der Proteinurie prognostisch entscheidend. Die Kombination aus antihypertensiver Therapie, Proteinrestriktion, zumindest bei großer Proteinurie, und optimiertem Stoffwechsel ist effektiv bei der Verzögerung der Progression.

Tab. 2.13 Routinemäßige Netzhautuntersuchung[1]

Netzhautuntersuchung	Untersuchungsintervall
Ab dem 5. Erkrankungsjahr oder ab dem 11. Lj. (Typ-1-Diabetes)	Mind. alle 2 J.
Ab Diagnosestellung (Typ-2-Diabetes)	Mind. alle 2 J.
Bei bereits festgestellter Retinopathie	Nach Maßgabe des Augenarztes

[1] Ausnahmen sind z. B. Schwangerschaft, geplante und stattgehabte deutliche Senkung des Blutzuckers

Tab. 2.14 Unterscheidung der Mikro- und Makroalbuminurie

Albuminurie	Albuminausscheidung/d
Mikroalbuminurie	30–300 mg Albumin/g Kreatinin ♀ 20–200 mg Albumin/g Kreatinin ♂
Makroalbuminurie	> 300 mg Albumin/g Kreatinin ♀ > 200 mg Albumin/g Kreatinin ♂

MERKE

Screeninguntersuchungen auf Mikroalbuminurie (Albumin/Kreatinin-Quotient) sollten bei Typ-1- und Typ-2-Diabetes mindestens jährlich durchgeführt werden. Falsch positiv können sie sein durch körperliche Anstrengung, Fieber, urogenitale Infektionen, Menstruation, schlecht eingestellten Diabetes oder Bluthochdruck.

Diabetische Neuropathie

Sensomotorische Neuropathie

Die beim Diabetes außerordentlich häufigen **Funktionsstörungen der sensorischen Nerven** haben zur Folge, dass die Betroffenen wichtige Umweltreize (Berührung, Druck, Temperatur, Schmerz) nicht ausreichend wahrnehmen. Dies führt bei vielen zu einer erheblichen Unsicherheit mit Sturzgefährdung und ggf. zu Depressivität. Zudem sind Schmerzreize (Schutzmechanismus) außer Kraft gesetzt. Daneben können geschädigte sensible Nerven zu Missempfindungen führen (Kribbeln, Taubheit, Brennen, Schmerzen), was die Patienten erheblich in ihrer Lebensqualität beeinträchtigt.

Die wichtigste Untersuchungsmethode im Hinblick auf die Erfassung von Risikopatienten für ein diabetisches Fußsyndrom ist die Überprüfung der Berührungs- bzw. Drucksensibilität mithilfe des 10-g-Monofilaments nach Semmes-Weinstein (> Abb. 2.13).

Autonome Neuropathie

Die **Schädigung** des nicht der Willkür unterworfenen **autonomen Nervensystems** kann vielfältige klinische Bilder verursachen, von denen die wichtigsten erwähnt seien:

- Verlust der Schweißsekretion an den Füßen mit Schutzverlust der Haut, die rissig und verletzlich wird **(Dyshidrose)**
- Pathologische Knochenbrüche, vor allem am Fuß, mit schweren Fußdeformitäten (Neuroosteoarthropathie, Charcot-Fuß)
- Sexualitätsstörungen bei Mann und Frau
- Blasenentleerungsstörungen (neurogene Blase)
- Verzögerte und unkalkulierbare Magenentleerung nach Nahrungsaufnahme (Gastroparese)
- Herzfrequenzstarre und verminderte Koronarreserve
- Aufhebung der nächtlichen Blutdruckabsenkung und orthostatische Dysregulation nach dem Aufstehen

Bei allen Neuropathieformen muss eine andere Genese stets ausgeschlossen werden, z. B. urämische Neuropathie. Therapeutisch stehen im Wesentlichen nur symptomatische Therapieansätze zur Verfügung. Insgesamt haben die Früherkennung der Neuropathie und die entsprechende Schulung der Patienten eine große Bedeutung.

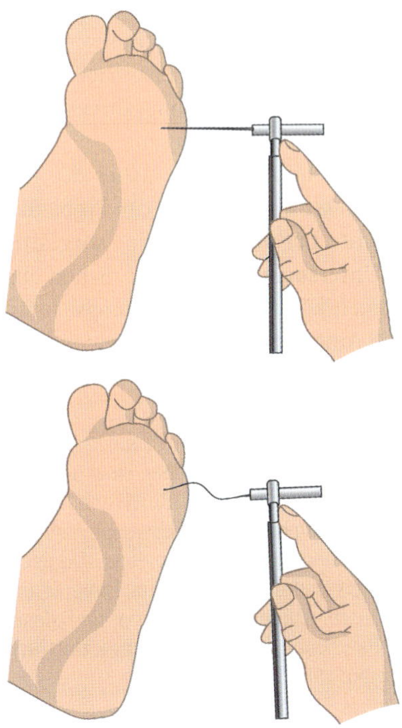

Abb. 2.13 Untersuchung plantar: Zehen, Ballen, Mittelfuß und Ferse (nicht bei Kallus oder Narben). Filament wird jeweils eine Sekunde lang aufgesetzt. Pro Region drei Tests, bei denen das Filament einmal gar nicht aufgesetzt wird. Eine ausreichende Sensibilität ist vorhanden, wenn zwei von drei Tests richtig erkannt werden [L138]

Bindegewebsveränderungen

Durch „Verzuckerung" von Bindegewebsfasern kommt es zu Veränderungen der Gewebseigenschaften, die vor allem in einem Verlust der Elastizität bestehen. Klinisch manifestiert sich dies in einer Versteifung von Gelenkkapseln **(Limited Joint Mobility)** vor allem der Hand **(Cheiropathie)** und einer Versteifung der Haut. Weitere Manifestationen sind neben anderen eine Verkürzung der Bindegewebsplatte von Hand **(Morbus Dupuytren)** und Fuß **(Morbus Ledderhose)** und das Karpaltunnelsyndrom. Bindegewebsveränderungen, die die Hände oder Füße betreffen, haben z. T. erheblichen Einfluss auf die Aktivitäten des täglichen Lebens sowie auf das Gangbild und mithin die Lebensqualität der Patienten.

Hautveränderungen

Es gibt zahlreiche diabetesassoziierte Probleme und Erkrankungen der Haut, die aber nur z. T. diabetesspezifisch sind.

Bei der **Bullosis diabetorum** bilden sich spontan Blasen an Händen und Füßen, die i. d. R. spontan abheilen. Die Blasen können z. T. recht groß werden und auch bis in tiefere Hautschichten reichen.

Eine **Necrobiosis lipoidica** tritt meist an den Schienbeinen auf. Es entwickeln sich über Monate gelblich-bräunliche Flecken, die über Jahre bestehen, oft ulzerieren und sehr schwierig zu behandeln sind. Die **Kyrle-Krankheit** ist charakterisiert durch die Formation von bis zu 1,5 cm großen, stark juckenden rötlich-braunen Papeln mit einem Keratinpfropf. Sie ist oft auch mit Niereninsuffizienz oder Lebererkrankungen vergesellschaftet. Meist treten die Papeln an den Beinen, oft aber auch an Armen, Kopf und Nacken auf.

Pilzinfektionen treten gehäuft bei unzureichender Stoffwechselsituation auf. Am häufigsten sind Genitalinfektionen. Sie führen zu Juckreiz, weißlichem Ausfluss, Gewebsrötung z. T. mit Bildung von Schleimhautrissen. Weitere Manifestationen sind interdigitale Infektionen, die nicht selten durch Fissurbildung zu gravierenden Infektionen disponieren, oft erschwert durch begleitende Durchblutungsstörungen (Shuntarm, pAVK), und Nagelmykosen (Onychomykose). Meist bakteriell superinfiziert sind Infektionen der Nagelumgebung (Paronychie).

Diabetisches Fußsyndrom

Einige Folgekomplikationen des Diabetes haben ihren Hauptmanifestationsort an den Füßen (➤ Abb. 2.14), die für unsere Mobilität und damit wesentlich für die Lebensqualität entscheidend sind. In erster Linie bedingt durch **Sensibilitätsstörungen** kommt es zu einer deutlich erhöhten Verletzungsgefahr. **Trockene Haut** und **Veränderungen der Fußform** (Krallenzehen, Operationsfolgen, Charcot-Fuß) tragen in erheblichem Maß zur Mobilitätseinschränkung bei. Hauptgefahrenquelle für Verletzungen ist schlecht sitzendes **Schuhwerk.**

Nicht selten begünstigt eine Gewebsödembildung im dialysefreien Intervall zusätzlich das Entstehen von Druckstellen an den Füßen. Diese meist schmerzlosen Druckstellen oder Schwielen **(Clavus)** entwickeln sich bei fortgesetzter Belastung zu kleinen Verletzungen **(Malum perforans),** die sich wiederum bakteriell infizieren können. Bei ausbleibender Behandlung schreitet die Entzündung fort, befällt die Weichteile und den Knochen und kann schließlich zu einer weitreichenden Gewebszerstörung **(Gangrän)** führen. Häufig folgt eine Major- oder Minoramputation, insbesondere wenn die Problematik durch eine gleichzeitige Durchblutungsstörung kompliziert wird. Behandlung und Prognose sind dann wesentlich erschwert. Neben dem Schuhwerk können bei liegenden Patienten die Fersenauflage oder das Brett am Fußende eines Betts schon während einer Dialyse Ursachen für eine Fußläsion sein.

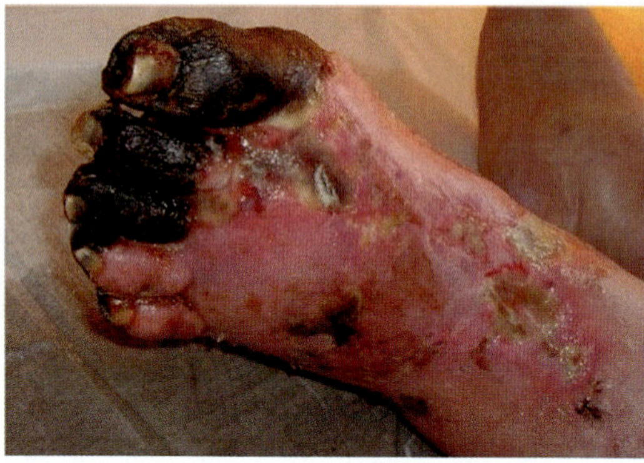

Abb. 2.14 Schweres diabetisches Fußsyndrom mit Infektion [M291]

Große Bedeutung kommt daher der Prophylaxe zu. Sie umfasst die Kenntnis der Problematik, eine **fachgerechte Fußpflege** und eine **sorgfältige** regelmäßige **Untersuchung** der Füße. Schon allein diese Maßnahmen können die Verletzungshäufigkeit und damit die Amputationsrate entscheidend verringern.

MERKE

An der Dialyse ist die Erstellung einer **Pflegeroutine** von großer Wichtigkeit, die neben einer sorgfältigen Lagerung eine regelmäßige **Fußvisite** und individuelle Problemerfassung beinhaltet. Fußwunden am Vorfuß und an der Ferse sind häufig. Entscheidend sind der frühzeitige Nachweis und die konsequente Therapie einer arteriellen Verschlusskrankheit. Wichtig sind daneben die Wundbehandlung, die **Infektionsbekämpfung** sowie eine konsequente Druckentlastung.

2.3.7 Behandlung des Diabetes mellitus

Voraussetzung einer erfolgreichen Therapie ist ein zwischen Patienten und Behandler abgestimmtes

Behandlungsziel. Die **Behandlungsprioritäten** von Therapeuten und Betroffenen sind i. d. R. gegenläufig. Therapeuten richten ihre Ziele häufig nach wissenschaftlichen Kriterien (Evidenz) aus. Dabei hat das **Überleben** oberste Priorität, gefolgt von der Verhinderung von **Folgekomplikationen.** Erst zuletzt geht es bei den Bemühungen um die **Lebensqualität** des Patienten. Für Betroffene steht aber gerade diese an erster Stelle. Die Vermeidung zeitlich nicht absehbarer Komplikationen beeinflusst selten den Therapieentscheid eines chronisch Erkrankten. Diese Priorisierung muss respektiert werden. Sie kann durch Aufklärung Veränderung erfahren. Diese muss in einer geeigneten Weise erfolgen und Wünsche und Fähigkeiten berücksichtigen. Angst kann niemals eine tragfähige Therapiemotivation erzeugen.

Ein Therapieregime sollte auch **Tagesablauf, Lebensumstände und individuelle Fähigkeiten eines Patienten** berücksichtigen. Gegebenenfalls muss ein Kompromiss erarbeitet werden, der dann Grundlage einer erfolgreichen Therapie sein kann.

Zur Aufklärung gehören bei der Diabetestherapie die Vermittlung von technischen Fähigkeiten (Blutzucker-Selbstkontrolle, Insulininjektion, Blutdruck-Selbstkontrolle) sowie Training von Behandlungskompetenzen, die in einer strukturierten Schulung vermittelt werden, die Grundlage einer jeden Diabetestherapie ist. Strukturierte Gruppenschulungen sind gegenüber Einzelschulungen zu bevorzugen (Gruppendynamik, Austausch und Lernen voneinander).

Neben der Verhinderung von Akutkomplikationen (Unterzuckerung, Blutzuckerentgleisungen) ist auch die Bewahrung vor unnötigen Einschränkungen ein Behandlungsziel. Diabetestherapie bedeutet für viele Betroffene Wiederherstellung oder Erhalt von Lebensqualität, z. B. durch die Verhinderung von glykämischem Durst, einer die Nachtruhe störenden Polyurie oder durch Wiederherstellung der körperlichen und geistigen Leistungsfähigkeit. „Messbare", individualisierte Zielparameter sind in der „Nationalen Versorgungsleitlinie" niedergelegt. Dort gelten als **Therapieziele:**

- Individueller HbA_{1c}-Zielkorridor zwischen 6,5 und 7,5 %
- Nüchternblutzucker 100–125 mg/dl (5,6–6,9 mmol/l)
- Postprandialer Blutzucker 140–199 mg/dl (7,8–11 mmol/l)

Daneben sollten Blutfettwerte, Blutdruck und Gewicht normalisiert, die Urin-Eiweißausscheidung verhindert und der Nikotinkonsum beendet werden. Als Instrument zur Dokumentation der vereinbarten Therapieziele dient der „Gesundheitspass Diabetes", den jeder Mensch mit Diabetes führen sollte. Die oben erwähnte Therapiezielvereinbarung richtet sich allerdings an jedem Patienten individuell aus. Sie berücksichtigt Alter, Komorbidität, Kompetenzen und Wünsche. So kann z. B. eine „symptomfreie Glykämie" bereits ein Behandlungsziel sein, wenn andere stoffwechselorientierte Therapieziele die Betroffenen einer unnötigen Unterzuckerungsgefahr aussetzen würden. Erwähnt sei hier noch einmal, dass der HbA_{1c} bei Dialysepatienten nur sehr eingeschränkt verwertbar ist.

Nichtmedikamentöse Diabetestherapie

Ernährungsoptimierung

Sie ist immer eine der ersten therapeutischen Maßnahmen bei der Behandlung des Typ-2-Diabetes (HbA_{1c}-Senkung bis 2 %). Ernährungsoptimierung kann nur durch eine **individuelle Ernährungsberatung** erfolgen, die die persönlichen Essgewohnheiten berücksichtigt und diese positiv zu verändern versucht. Das Ziel einer Ernährungsumstellung bei übergewichtigen Patienten mit Insulinresistenz ist eine Gewichtsreduktion durch Einschränkung der Kalorienzufuhr, konkret durch Einschränkungen bei Fett, Alkohol und sog. überflüssigen Kohlenhydraten (Süßigkeiten). Ballaststoffe wie Vollkornprodukte können zur Gewichtsreduktion und häufig zu einer Verminderung der Insulinresistenz beitragen. Eine Kohlenhydrateinschränkung (Verbot von Obst, Brot, Kartoffeln etc.) verbessert zwar die Blutzuckerwerte („Blutzuckerkosmetik"), führt aber zur Sättigung meist nur über eine Mehraufnahme von Fetten und Eiweiß. Eine Ernährungsberatung ist auch im Rahmen einer funktionellen Insulintherapie beim Typ-1-Diabetes indiziert. Sie hat zum Ziel, die bei einer Mahlzeit aufgenommene Kohlenhydratmenge einschätzen zu lernen, unterscheidet sich also grundlegend von der beim Typ-2-Diabetes.

Bewegung

Zur Diabetestherapie des Typ-2-Diabetes mit Insulinresistenz gehört **körperliche Aktivität** entsprechend den individuellen Möglichkeiten. Sie dient auch dazu, den Verbrauch der überflüssig zugeführten Energie (Kalorien) überhaupt zu bewerkstelligen.

Ernährung und Bewegung als Veränderungen des Lebensstils sind langfristig nur bei dauerhafter Betreuung erfolgreich. Dauerhafte Motivation nährt sich durch Erfolg. In jedem Fall begleiten diese Maßnahmen bei allen Diabetesformen die weitere Behandlung. Prinzipiell gelten die gleichen Empfehlungen auch für Patienten mit Niereninsuffizienz.

Wenn mit den genannten Maßnahmen die vereinbarten Therapieziele nach etwa 3–6 Monaten nicht erreicht wurden, kommen medikamentöse Therapien zum Einsatz.

Medikamentöse Diabetestherapie

Biguanid

Das **Biguanid** (Metformin) ist grundsätzlich noch die medikamentöse Therapie der 1. Wahl bei Typ-2-Diabetes. Es hemmt einerseits die Freisetzung von Glukose aus der Leber, andererseits verbessert es die Glukoseaufnahme in Fettgewebe und Muskulatur (Senkung der Insulinresistenz). Zahlreiche Kontraindikationen sind zu beachten, die seine Einsatzmöglichkeiten einschränken. Die häufigsten subjektiven Nebenwirkungen sind gastrointestinale Störungen.

MERKE

Biguanide sind für Patienten mit Niereninsuffizienz ab einer Clearance-Leistung < 30 ml/min kontraindiziert, zwischen 30 und 60 ml/min eingeschränkt indiziert. 48 h vor und nach einer Untersuchung mit jodhaltigem Kontrastmittel muss Metformin pausiert werden.

Sulfonylharnstoffe

Sulfonylharnstoffe (z. B. Glibenclamid, Glimepirid) stimulieren die körpereigene Insulinsekretion. Sie verstärken die Hyperinsulinämie bei Insulinresistenz und die Insulinfreisetzung bei einem Sekretionsdefizit. Wichtigste Nebenwirkung ist die Hypoglykämie durch anhaltende Stimulation der Insulinsekretion. Das erfordert eine regelmäßige und ausreichende Kohlenhydrataufnahme unter Sulfonylharnstofftherapie. Spätestens wenn die Insulinproduktion der β-Zellen erschöpft ist, kommt es zu einem Versagen der Wirksamkeit.

MERKE

Sulfonylharnstoffe sind kontraindiziert bei einer Clearance < 30 ml/min, es kommt zu einer Wirkstoffkumulation.

Inkretin-Mimetika

Inkretin-Mimetika (Exenatide, Liraglutid, Dulaglutid, Lixisenatid, Semaglutid) sind Substanzen, die den Rezeptor für GLP-1 aktivieren. Unerwünschte, häufige Nebenwirkungen sind vor allem Übelkeit, Erbrechen und Durchfall, eher gewünscht ist eine Gewichtsreduktion außer bei Patienten mit Frailty. Studien zur Langzeitsicherheit und zu harten Endpunkten gibt es in positiver Hinsicht für Liraglutid, Dulaglutid und Semaglutid. Die Mimetika stehen nur zur Injektion zur Verfügung. Nach den Mahlzeiten ist kaum ein postprandialer Blutzuckeranstieg zu beobachten. Ein Unterzuckerungsrisiko besteht bei Monotherapie nicht. Der Einsatz der Inkretin-Mimetika ist bei einer Kreatinin-Clearance < 15 ml/min kontraindiziert.

DPP-4-Inhibitoren (Gliptine)

GLP-1 wird durch das Enzym DPP4 abgebaut, das durch sog. DPP-4-Inhibitoren gehemmt werden kann. Sitagliptin, Vildagliptin und Saxagliptin sind derzeit in Deutschland verfügbar. Wenn die Blutzuckerwerte unter den Normalbereich sinken, lässt die Wirkung des GLP nach, weswegen kein relevantes Unterzuckerungsrisiko besteht. Das Nutzen-Risiko-Verhältnis der Gliptine ist noch nicht endgültig geklärt. Saxagliptin ist bei einer GFR < 15 ml/min kontraindiziert, Sitagliptin darf dosisreduziert auch bei Dialysepflicht verwendet werden.

SGLT-2-Inhibitoren

Sie hemmen die Reabsorption von Glukose im Tubulus mit der Folge einer vermehrten Glukosurie mit entsprechendem Absinken der Glukosekonzentration und Kalorienverlust. Das Hypoglykämierisiko ist gering, oft kommt es zu einem Absinken des systolischen Blutdrucks und des Körpergewichts. In Deutschland stehen derzeit Ertuglifozin, Dapaglifozin und Empaglifozin zur Verfügung. Für Empaglifozin und Dapaglifozin ist ein Zusatznutzen bei Patienten mit kardiovaskulären und renalen Erkrankungen nachgewiesen. Potenzielle Komplikationen sind Harnwegsinfektion, genitale Infektion und ein akutes Nierenversagen – letzteres vor allem bei Patienten mit Exsikkose, chronischer Niereninsuffizienz, Herzinsuffizienz, Medikation mit Schleifendiuretika, ACE-Hemmern, Sartanen und nichtsteroidalen Entzündungshemmern. Daher sollte vor Beginn und unter einer Therapie mit Dapagliflozin oder Empaglifozin periodisch die eGFR bestimmt werden. Bei akuter Niereninsuffizienz soll die Therapie mit diesen Substanzen sofort abgebrochen werden. Unterhalb einer GFR von 45–60 ml/min ist wahrscheinlich kaum eine blutzuckersenkende Wirkung mehr von Bedeutung, aufgrund der Zusatznutzen kann Empaglifozin bis zu einer GFR >20 ml/min, Dapaglifozin zumindest bis zu einer GFR von 25 ml/min verabreicht werden.

Sonstige

Nur der Vollständigkeit halber erwähnt seien α-Glukosidasehemmer (Acarbose), Glitazone und Glinide, die in der Praxis kaum mehr eine Rolle spielen.

Insulintherapie

MERKE

Beim Typ-2-Diabetes ist spätestens bei Nichterreichen vereinbarter Zielvorgaben oder bei Kontraindikationen gegen Medikamente eine Insulintherapie indiziert. Für Patienten mit Typ-1-Diabetes ist ausschließlich eine Insulintherapie möglich.

Beim Typ-1-Diabetes muss die fehlende körpereigene Insulinsekretion vollständig ersetzt werden. Sowohl der bei Mahlzeiten anfallende Bedarf als auch die „basale" Insulinsekretion, die der Stabilisierung des Blutzuckers, unabhängig von Mahlzeiten, dient (Hemmung der Glukosefreisetzung aus der Leber und des Fettabbaus [Ketoazidose]) wird ersetzt. Also muss Insulin bedarfsgerecht zu den Mahlzeiten appliziert werden und i. d. R. als Verzögerungsinsulin zumindest auch in der Nacht (funktionelle Insulintherapie), was jeweils auch mittels einer kontinuierlichen subkutanen Insulininfusion (Pumpentherapie) erfolgen kann.

Beim Typ-2-Diabetes gibt es prinzipiell mehrere Therapieoptionen:

- Die Verabreichung eines schnell wirkenden Insulins zu den Mahlzeiten (supplementäre Insulintherapie).
- Insbesondere bei erhöhten Nüchternwerten Basalinsulingabe am Abend oder zum Schlafengehen.
- Eine Kombination aus Basal- und Bolustherapie kann sinnvoll sein (intensivierte Insulintherapie), selten auch durch die Gabe von Mischinsulinen morgens und abends.

Insulinarten

Für die verschiedenen Therapieformen stehen unterschiedliche Insulinkonfektionen zur Verfügung. Der Wirkbeginn von **Normalinsulin** tritt etwa 15–30 Minuten nach Injektion ein, das Wirkmaximum nach ca. 2 Stunden. Die Wirkdauer ist sehr dosisabhängig. Sie beträgt zwischen 4 und 6 Stunden (sehr viel länger bei sehr hohen Dosen). Idealerweise sollen Insulin- und Blutzuckerspiegel nach der Mahlzeit zur Deckung kommen. Deshalb ist es für viele Patienten sinnvoll, zwischen der Insulininjektion und dem Beginn der Mahlzeit einen Spritz-Ess-Abstand (SEA) von 15–30 Minuten abzuwarten. Bei niedrigen Blutzuckerwerten vor einer Mahlzeit sollte auf einen SEA verzichtet werden.

Für eine besonders schnelle Insulinanflutung stehen biochemisch veränderte **schnell wirksame Insulinanaloga** zur Verfügung: Humalog®, Novorapid®, Fiasp®, Apidra®, Liprolog®, Lis-Pro und Lyumjev®. Die Wirkung beginnt nach etwa 10 Minuten. Das Wirkmaximum tritt nach ca. 1–1,5 Stunden ein, die Wirkdauer beträgt etwa 2–3 Stunden und auch hier dosisabhängig ggf. etwas länger. Analoga können oft ohne SEA verabreicht werden. Bei Patienten, deren Nahrungsaufnahme unzuverlässig ist (Zeitpunkt, Menge, Erbrechen), sind sie auch zur postprandialen Injektion geeignet.

Neben der prandialen Verwendung können schnell wirksame Insuline auch **zur Korrektur erhöhter**

Blutzuckerwerte verwendet werden. Eine Einheit senkt dabei je nach Resistenzlage den Blutzucker um etwa 20–50 mg/dl. Bei der Korrektur, v. a. bei Nachkorrekturen, ist die Kenntnis der Insulinwirkdauer von Bedeutung. Eine Nachkorrektur sollte bei Normalinsulin nicht vor Ablauf von ca. 4 Stunden, bei Analoga von 2–3 Stunden nach der letzten Injektion erfolgen.

Zur basalen Insulinversorgung stehen ebenfalls verschiedene Präparate zur Verfügung. Bei den trüben **NPH-Insulinen** ist dem Normalinsulin eine Verzögerungssubstanz zugesetzt, die die Insulinfreisetzung aus dem injizierten Depot verlangsamt. Sie liegt bei ca. 6–12 Stunden und ist ebenfalls abhängig von der verabreichten Dosis. **Lang wirksame Insulinanaloga** (Lantus®, Abasaglar®, Toujeo®, Glargin, Levemir® und Tresiba®) sind wiederum biochemisch veränderte Kunstinsuline mit einer Wirkdauer von bis zu 18–24 Stunden.

Neben den genannten Insulinpräparaten gibt es Präparationen, in denen schnell und verzögert wirkende Insuline in festen Mischungsverhältnissen vorliegen **(Mischinsuline).** Sie senken die Injektionshäufigkeit durch die gleichzeitige Injektion zweier Insulinformen, ermöglichen aber keine flexible Alltagsgestaltung, da sie zu festen Essenszeiten und oft zur Einnahme von Zwischenmahlzeiten zwingen.

Praktische Aspekte

Einzige relevante Nebenwirkung einer Insulintherapie ist das Auftreten von Hypoglykämien und eine Gewichtszunahme.

Infolge unzureichender Schulung führen viele Patienten die Insulininjektion nicht korrekt durch.

> **MERKE**
> **Insulininjektion**
>
> Für eine **rasche Wirkung** empfiehlt sich die **Injektion am Bauch** (Patienten mit Peritonealdialyse sollten auf die Bauchseiten ausweichen), für eine **Wirkungsverzögerung** (NPH-Insuline) an der **Oberschenkelstreckseite oder in der Gesäßregion.** Die Haut muss bei Selbstinjektion nicht desinfiziert werden. Die Spritzstellen müssen systematisch gewechselt werden, ebenso muss ein zumindest täglicher Nadelwechsel am Pen stattfinden.

Bei dauerhafter Verwendung eines kleinen Injektionsareals kommt es zu einer Verdickung und Vernarbung des Unterhautfettgewebes **(Lipohypertrophie, Lipodystrophie),** die die Insulindiffusion ins Blut erheblich behindern kann. Deswegen ist die Überprüfung der Spritzstellen eine wichtige therapeutische Aufgabe.

Insulin und Niereninsuffizienz

Wegen der parallel vorhandenen Folgeerkrankungen an anderen Organsystemen ist bei Patienten mit Niereninsuffizienz zu beachten, dass ein angemessenes Therapieziel vereinbart ist (guter Stoffwechsel unter Hypoglykämievermeidung). Der Insulinabbau des injizierten Insulins erfolgt in einem weit höheren Maße über die Niere als der des körpereigenen Insulins. So kommt es zu einer verlängerten Insulinwirkung. Aus diesem Grund sollte kurz wirksamen Insulinen der Vorzug gegeben werden.

Besonders bei Patienten mit Nierenersatztherapie ist an Änderungen bei der Nahrungsaufnahme zu denken. Wegen potenzieller Übelkeit und Erbrechen empfiehlt sich eine prandiale Insulintherapie mit Normalinsulin oder Analoga. Bei Patienten, die unter Magenentleerungsstörungen (Gastroparese) leiden, ist manchmal nur eine korrigierende postprandiale Insulintherapie mit Analoga sinnvoll.

Vor Einleitung einer Nierenersatztherapie nimmt urämiebedingt die Insulinresistenz zu. Nach Dialysebeginn bessert sie sich wieder, was bei einer Insulintherapie berücksichtigt werden muss.

Eine **Steroidtherapie nach Nierentransplantation** (oder aus anderen Gründen) **erschwert eine Insulintherapie** erheblich. Die morgendliche Kortisontherapie führt häufig am späten Nachmittag zur Hyperglykämie, die durch entsprechende Anpassung der Insulindosis verhindert werden kann. Voraussetzung ist eine strukturierte Schulung für alle Diabetiker vor der Aufnahme in ein Transplantationsprogramm.

Ähnliches gilt möglicherweise auch für Patienten mit CAPD. Bei diesen Patienten können größere Blutzuckerschwankungen auftreten:

- Aufgrund der verwendeten Glukosekonzentration im Dialysat
- Bei Änderungen der Transporteigenschaften für Glukose über das Peritoneum
- Bei geänderten Wechselzeiten

Diesen Unsicherheitsfaktoren muss eine Insulintherapie Rechnung tragen.

MERKE

Bei PD mit Polyglukose (Icodextrin®) dürfen methodenbedingt bestimmte Blutzuckermessgeräte wegen falsch hoher Blutzuckerwerte nicht zur Stoffwechselkontrolle benutzt werden!

Bei Typ-1-Diabetikern mit Anurie entfällt die frühzeitige Diagnostik einer schwerwiegenden Stoffwechselentgleisung (Ketoazidose) durch Nachweis von Ketonkörpern im Urin. Dem muss durch eine umso engere Blutzuckerüberwachung Rechnung getragen werden. Möglicherweise sind Geräte zur Blutketon-Körpermessung geeignet.

Zur optimierten Stoffwechselkontrolle insbesondere bei Typ-1-Diabetikern kann die – zumindest vorübergehende – Glukosemessung mit einem Glukosesensor (CGMS, kontinuierliches Glukosemonitoring, oder FGM, Flash-Glukosemonitoring) dienen. Diese erlaubt über ca. 14 Tage eine fast minutengenaue Stoffwechselkontrolle und gibt damit sehr detailliert Auskunft über die Zuckerwerte gerade auch in Abhängigkeit vom Dialyseprozedere und von den Mahlzeiten. Die Verwendung beider Systeme erfordert eine spezielle Schulung vor allem auch hinsichtlich der Interpretation der gewonnenen Daten. Eine spezielle Zulassung für Patienten mit Niereninsuffizienz besteht nicht. Vor Verordnung ist in jedem Fall eine Genehmigung der Krankenkasse erforderlich.

2.4 Arterielle Hypertonie und Niereninsuffizienz

Eckhard Müller, Bertil Oser

Die Hypertonie ist der Hauptrisikofaktor für kardiovaskuläre Erkrankungen. Mit steigendem Blutdruck nimmt das Risiko für Herzinfarkt, Schlaganfall etc. zu. Neben dem systolischen und diastolischen Blutdruck kommt dem Pulsdruck, der Differenz aus systolischem und diastolischem Druck, als Parameter der Gefäßversteifung eine zunehmende Rolle zu. Etwas über 30 % der Erwachsenen in Deutschland haben eine arterielle Hypertonie. Bei Patienten mit manifester Nephropathie liegt die Hochdruckhäufigkeit bei bis zu 85 %.

2.4.1 Diagnose

Beschwerden, allenfalls sehr unspezifisch (Kopfschmerzen, Schwindel etc.), bestehen bei Hypertonie i. d. R. nicht. Selten führen Spätschädigungen erst zur Diagnose. Eine Hypertonie liegt vor, wenn der systolische Blutdruck > 140 mmHg und/oder der diastolische Blutdruck > 90 mmHg beträgt (➤ Tab. 2.15).

Die Messung erfolgt nach 5 Minuten in Ruhe im Sitzen; zwei Messungen, Angabe des niedrigeren Ergebnisses (bei Vorhofflimmern drei Messungen – Mittelwert).

Eine weitere Graduierung teilt die Hypertonie nach dem Grad der Organschädigung auf:

- I = ohne vorliegende Schäden
- II = mit Organschäden an Herz, Nieren oder Gehirn
- III = mit Schäden an mehreren Organen gleichzeitig

Die Blutdruckmessung ist der Grundpfeiler für Diagnose und Therapie der Hypertonie. Neben dem Gerät selbst ist die Wahl einer geeigneten Blutdruckmanschette wichtig (➤ Tab. 2.16).

Tab. 2.15 Definition und Klassifikation von Blutdruckbereichen in mmHg nach WHO/ISH

Klassifikation	Systolisch [mmHg]	Diastolisch [mmHg]
Optimal	< 120	< 80
Normal	< 130	< 85
„Noch" normal	130–139	85–89
Leichte Hypertonie (Schweregrad 1)	140–159	90–99
Mittelschwere Hypertonie (Schweregrad 2)	160–179	100–109
Schwere Hypertonie (Schweregrad 3)	> 180	> 110
Isolierte systolische Hypertonie	> 140	< 90

Tab. 2.16 Empfohlene Manschettenbreiten für die Blutdruckmessung je nach Armumfang

Armumfang	Manschette
< 24 cm	10 × 18 cm
24–32 cm	12–13 × 24 cm
33–41 cm	15 × 30 cm
> 41 cm	18 × 36 cm

2

Tab. 2.17 Blutdrucknormwerte in Abhängigkeit vom Messverfahren

Messung	Normwert
Praxismessung	< 140 und < 90 mmHg
Selbstmessung	< 135 und < 85 mmHg
ABDM über 24 h	< 130 und < 80 mmHg
ABDM Wachphase (Tagesmittelwert)	< 135 und < 85 mmHg
ABDM Schlafphase (Nachtmittelwert)	< 120 und < 70 mmHg

Bei Diabetikern und Patienten mit Hyperparathyreoidismus gibt es bei der Blutdruckmessung das Problem der Mediasklerose, die auch Ober- und Unterarmgefäße betreffen kann. Es kommt hier zu einer Verkalkung der mittleren Arterienwandschicht, die eine vollständige Kompression eines Blutgefäßes unmöglich macht. Die Verwendung eines Shuntarms zur Blutdruckmessung verbietet sich nicht zuletzt wegen der Verfälschung der Werte durch geänderte systolische und vor allem diastolische Druckverhältnisse. Bei Shunts an beiden Armen muss ggf. auf die Fußarterien ausgewichen werden.

Bei der **Blutdruckselbstmessung** entfallen erhöhte Messwerte im Sinne einer Praxishypertonie (ca. 15 %). Daneben ist mit der Selbstmessung nachweislich eine verbesserte Behandlungszuverlässigkeit verbunden. Ein ABDM (ambulantes Blutdruckmonitoring) – tagsüber alle 15 Minuten und nachts alle 30 Minuten – dient insbesondere der Aufdeckung einer Störung des Tag-Nacht-Rhythmus, die gerade bei Patienten mit Diabetes, Nephropathie, Schlaf-Apnoe-Syndrom, Formen der Neuropathie oder bei sekundären Hypertonieformen häufig ist. Darüber hinaus ist das ABDM oft unersetzlich zur Therapieüberwachung. Für das ABDM sollte ein möglichst repräsentativer Tagesablauf gewählt werden, bei Hämodialysepatienten empfiehlt sich eine Messung sowohl am Dialyse- als auch am dialysefreien Tag (➤ Tab. 2.17)

2.4.2 Pathophysiologie

Ursächlich für eine primäre Hypertonie sind unter anderem eine familiäre Belastung, erhöhte Sympathikusaktivität (Stress), Salz- und Alkoholkonsum, Übergewicht sowie Veränderungen von Blutfaktoren (Aktivität von Angiotensin II, Endothelinproduktion etc.). Von einem sekundären Hochdruck spricht man, wenn eine fassbare Erkrankung die Hypertonie bedingt. Darauf können unter anderem hinweisen: Schwere der Hypertonie, Therapieresistenz (unzureichende Einstellung mit > 2 Antihypertensiva), ungewöhnliches Manifestationsalter (Alter < 30 oder > 60 Jahre) und ein umgekehrter Tag-Nacht-Rhythmus.

Neben der renalen Hypertonie können auch ein schlecht behandelter Hyperparathyreoidismus (HPT) und/oder eine Hyperkalzämie oder eine zu rasche Anämiekompensation mit Erythropoetin Ursachen einer arteriellen Hypertonie sein. Gerade bei Übergewichtigen spielt der Nachweis eines obstruktiven Schlaf-Apnoe-Syndroms (OSAS) eine große Rolle. Daneben gibt es hormonelle Erkrankungen, die eine Hypertonie zur Folge haben (Cushing-Syndrom, Phäochromozytom u. a.).

2.4.3 Renale Hypertonie

Zu den sekundären Hochdruckformen zählen die **„renoparenchymatöse Hypertonie"** (5 %) bei eingeschränkter Nierenfunktion und die **„renovaskuläre Hypertonie"** mit einer eingeschränkten Perfusion der Nieren (Nierenarterienstenose, fibromuskuläre Dysplasie).

Wichtig ist die Diagnose einer **Nierenarterienstenose,** da auch die Nierenfunktion durch Mangeldurchblutung gefährdet ist. Renovaskuläre Veränderungen führen durch eine Aktivierung des Renin-Angiotensin-Aldosteron-Systems zur arteriellen Hypertonie. Sie können durch sonografische Untersuchungen (Farbdoppler), durch Angiografie oder im Kernspintomogramm gesichert werden. In der Regel ist eine Arteriosklerose ursächlich, häufig am Abgang der Nierenarterien aus der Aorta gelegen, seltener fibromuskuläre Dysplasien (s. u.).

Akute glomeruläre Erkrankungen führen unabhängig vom Vorliegen einer Niereninsuffizienz durch Natriumretention oft zur Volumenexpansion mit Ödembildung (gerade bei nephrotischem Syndrom) und infolgedessen zu sekundärer Hypertonie. Renin und Angiotensin sind herunterreguliert. Bei Vaskulitiden (Gefäßentzündungen) ist die Hypertonie eher Folge einer ischämiebedingten Hochregulation des Renin-Angiotensin-Systems. Ein chronisches Nierenversagen geht mit einer Häufigkeit von über 80 % mit einer arteriellen Hypertonie einher. Dabei spielt auch die Natriumretention mit einem Volumenüberschuss ursächlich eine wesentliche Rolle.

2.4.4 Endorganschäden

Folge einer unbehandelten oder nicht gut behandelten Hypertonie sind Endorganschäden (EOS), die im Wesentlichen Schädigungen der großen arteriellen Gefäße (Makroangiopathie), der kleinen Gefäße (Mikroangiopathie) und des Herzens umfassen.

Makroangiopathie

Die Arteriosklerose (Atherosklerose) ist eine Gefäßerkrankung (Angiopathie), bei der sich durch Kalkablagerungen die Gefäßelastizität verringert und der Blutfluss gestört wird. Sie ist prinzipiell ein physiologischer Vorgang. Makroangiopathien sind die Haupttodesursache bei Menschen mit Diabetes mellitus und Bluthochdruck. Neben der Hypertonie sind genetische Veranlagung, Diabetes, Hypercholesterinämie und Rauchen die wesentlichen Risikofaktoren einer Makroangiopathie.

Die innere Gefäßwand wird vom Endothel ausgekleidet. Im Laufe der Zeit entstehen mechanische Verletzungen oder es werden Stoffwechselprozesse angeregt, die das Endothel schädigen. An den Endothelläsionen können sich Thrombozyten und weiße Blutkörperchen anlagern. Diese wiederum locken andere Zellen an und nehmen z. T. Fettverbindungen auf. Die angelagerten Zellen dringen weiter in die Gefäßwand ein und regen durch entzündliche Prozesse eine Bindegewebsvermehrung an, sodass im Laufe der Zeit eine Verdickung entsteht (weiche Plaque). Im Verlauf kommt es zu Verkalkungen (harte Plaque), die schließlich das Gefäßlumen einengen und ggf. auch, z. B. durch ein sich auflagerndes Blutgerinnsel (Thrombus), verschließen. Im Versorgungsgebiet eines verschlossenen Gefäßes kommt es zu einem Gewebsinfarkt.

Aortensklerose

Relevant ist die Aortensklerose bei einer hochgradigen Verengung im Bereich der Teilung in die Beckenschlagadern (Bifurkation) oder bei Ausbildung einer Aussackung der Gefäßwand (Aneurysma; bei bis zu 9 % der Menschen > 60 Jahren). Rauchen ist der wesentliche Risikofaktor für Entstehung und Wachstum eines Aneurysmas, das meist bei Routinesonografien entdeckt wird. Neben der Ruptur sind Thrombosierungen im Aneurysma und Embolisationen häufig. Thorakale Aneurysmen neigen zum Einreißen der Wandschichten (Dissektion) mit symptomatischem Verschluss von abgehenden Seitenarterien. Asymptomatische Aneurysmen zwischen 4 und 5,4 cm Durchmesser sollten alle 6–12 Monate kontrolliert werden, ab einem Durchmesser von > 5,5 cm sollte operiert oder alternativ gestentet werden.

Nierenarterienstenose (NAST)

An eine Nierenarterienstenose muss vor allem gedacht werden bei akuter oder therapierefraktärer Hypertonie (sekundäre Hypertonie), bei unerklärlichem akutem Nierenversagen oder einseitig kleiner Niere. Eine NAST ist in bis zu 20 % der Fälle verantwortlich für ein fortgeschrittenes Nierenversagen. Die Diagnosen werden durch bildgebende Verfahren gestellt (Angio-CT, ceMRA, Echokardiografie etc.).

Akuter Nierenarterienverschluss

Ursächlich ist i. d. R. eine Thromboembolie aus dem Herzen (z. B. bei Vorhofflimmern) oder aus der Aorta (als Atheroembolie u. a. nach Interventionen). Leitsymptome sind bei gelegentlich typischer Anamnese Flankenschmerz, Abdominalschmerzen, Fieber, Übelkeit, Erbrechen und oft eine Makrohämaturie. Ein akuter Verschluss kann fibrinolytisch, kathetergestützt oder operativ behandelt werden (dazu Behandlung der Grundkrankheit, ggf. Antikoagulation).

Chronisch progressive Nierenarterienstenose

Über 90 % der Fälle werden durch Atherosklerose verursacht, 10 % durch eine fibromuskuläre Dysplasie (FMD), die häufig einseitig ist. Die sklerotische Stenose betrifft meist den aortennahen Abgang, die genetisch determinierte FMD (bei jüngeren Frauen) eher das nierennahe Segment. Oft wird die Diagnose erst gestellt, wenn eine (oft einseitige) Nierenatrophie und/oder ein chronisches Nierenversagen entstanden sind. „Leitsymptome" sind prinzipiell eine schwer einstellbare Hypertonie, insbesondere aber eine Veränderung der „Blutdruckeinstellung", wiederholte Lungenödeme oder ein rapides Fortschreiten einer Niereninsuffizienz. Die Behandlung der chronischen NAST erfolgt mittels perkutaner transluminaler Angioplastie (PTA) mit Stenting oder – seltener – operativ.

Koronare Herzerkrankung (KHK)

Durchblutungsstörungen der Herzkranzgefäße reichen von der meist belastungsabhängigen, oft schmerzhaft empfundenen Brustenge (Angina pectoris) bis hin zum Verschluss von Koronargefäßen mit Untergang von Herzmuskelgewebe (Herzinfarkt). Dieser kann wiederum Herzrhythmusstörungen oder eine Schwächung der Herzmuskelleistung (Herzinsuffizienz) nach sich ziehen. Angina pectoris oder ein Myokardinfarkt kann auch durch schwerwiegende Blutdruckabfälle bei vorgeschädigten Gefäßen ausgelöst werden. Infolge verminderter Schmerzwahrnehmung **(sensible Polyneuropathie)** können die Symptome bei Diabetikern fehlen **(stummer Herzinfarkt).** Auf dem Boden einer Neuropathie autonomer Nerven ist zudem die Koronarreserve, d. h. die bedarfsangepasste Zunahme der Durchblutung der Herzmuskulatur unter Belastungssituationen durch Erweiterung der Herzkranzgefäße, oft beeinträchtigt.

Zur Diagnostik stehen im Wesentlichen das Belastungs-EKG, die Stressechokardiografie, eine Herzkatheteruntersuchung sowie CT und MRT mit Kontrastmittel zur Verfügung.

Zur Schmerzlinderung bei stabiler Angina reicht i. d. R. die Gabe von Nitroglyzerin, die allerdings bei niedrigem Volumenstatus, wie am Ende einer Dialysebehandlung, nur eingeschränkt zu empfehlen ist. Zur Verhinderung eines Infarkts steht ASS mit Alternativen zur Verfügung, bei einem akuten Infarkt empfiehlt sich eine Wiedereröffnung des Infarktgefäßes mittels Herzkatheter (PTCA) und ggf. Stentimplantation oder eine medikamentöse Lysebehandlung. Bei der langfristigen Therapie von Koronararterienstenosen profitieren Dialysepatienten wahrscheinlich mehr von einem Bypass als von einer Stentimplantation.

Arterielle Verschlusskrankheit der Beine (pAVK)

Die im Volksmund **„Raucherbein"** genannte Form der Makroangiopathie hat als Symptom einen belastungsabhängigen Schmerz, der zum Stehenbleiben zwingt (Schaufensterkrankheit), bevor Ruheschmerzen oder schließlich das Absterben von Gewebe (Zehen, Ferse) im Sinne einer Gangrän auftreten. Ursächlich sind die bereits erwähnte Verengung der Aorta im Bereich der Bifurkation und/oder eine Einengung von Beingefäßen (➤ Abb. 2.15). Durchblutungsstörungen können durch Flüssigkeitsentzug und Blutdruckabfälle verstärkt werden. Bei Menschen mit Neuropathie kann die Wahrnehmung des Schmerzes fehlen mit der Gefahr einer verspäteten Diagnose. Nicht tastbare Fußpulse sind ein Hinweis auf eine mögliche pAVK.

Die apparative Basisdiagnostik der pAVK ist die Messung des arteriellen Verschlussdrucks mit einer Ultraschall-Doppler-Sonde. Ein ABI (Knöchel-Arm-Index = systolischer Knöcheldruck/systolischen Blutdruck am Arm) < 0,9 ist ein Marker für eine Durchblutungsstörung. Die Verschlussdruckwerte können durch eine Mediasklerose verfälscht sein. Bei Verdacht oder Nachweis einer relevanten pAVK schließt sich eine weiterführende Diagnostik mittels Duplexsonografie an und im Weiteren eine radiologische Gefäßdarstellung mit Kontrastmittel als Angiografie, bei Niereninsuffizienz auch mit Kohlendioxid als Kontrastmedium (CO_2-Angiografie) oder ceMRA.

Therapeutisch stehen prinzipiell mehrere Verfahren zur Verfügung: gefäßchirurgisches Vorgehen in Form einer Bypassanlage; Eröffnung oder Erweiterung eines Gefäßes mittels Kathetertechnik (perkutane transluminale Angioplastie, PTA) mit oder ohne Stenteinlage. Kombinationen aus beiden Verfahren, auch mit medikamentösen Maßnahmen, sind möglich. Zur Prophylaxe kommt Acetylsalicylsäure der Hauptstellenwert zu.

Erkrankung der hirnversorgenden Gefäße

Etwa 80 % der Schlaganfälle werden durch eine Durchblutungsstörung (15 % durch eine Blutung) verursacht. **Folgen der Durchblutungsstörungen** des Gehirns sind:

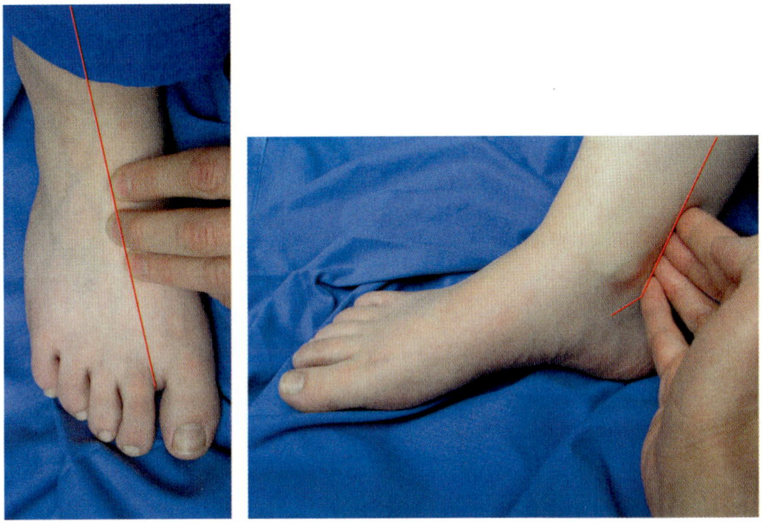

Abb. 2.15 Verlauf der A. dorsalis pedis (tibialis posterior; li.) und der A. tibialis posterior (re.) [O502]

- TIA (transiente ischämische Attacke) mit Symptomen, die sich innerhalb von 24 Stunden vollständig zurückbilden
- Vollständiger Schlaganfall mit dauerhaften neurologischen Ausfallerscheinungen

Ausprägung und Ausmaß der Ausfälle hängen von der jeweiligen Lokalisation der Durchblutungsstörung ab. Die Konsequenzen für die Lebensqualität sind z. T. erheblich. Ursächlich sind Verengungen der extrakraniellen hirnversorgenden Arterien (A. carotis, A. vertebralis, A. basilaris), seltener auch von intrakraniellen Gefäßen; Embolisationen von Plaquematerial oder von Blutgerinnseln aus atheromatösen Gefäßveränderungen oder aus dem Herzen (Vorhofflimmern). Aber auch Verschlüsse kleiner Gefäße im Rahmen einer Mikroangiopathie sind möglich.

Es besteht ein direkter Zusammenhang des Risikos zur arteriellen Hypertonie. Eine mäßige Absenkung des Blutdrucks um 6–10 mmHg führt zu einer Risikoreduktion um bis zu 50 % innerhalb weniger Jahre.

Mit der kranialen Computertomografie oder der MRT kann sicher zwischen Blutung und Ischämie sowie zwischen makro- und mikroangiopathischem Infarkt unterschieden werden. Die Diagnostik der Makroangiopathie wird i. d. R. mittels Ultraschall vorgenommen (Doppler-Sonografie und farbcodierte Duplexsonografie) oder mittels zerebraler Angiografie oder ceMRA. Eine Herzultraschall-Diagnostik ist bei der differenzialdiagnostischen Abklärung ebenso unerlässlich.

Mikroangiopathie

Hypertensive Nephropathie

Die renale Perfusion ist zwischen 80 und 160 mmHg systolischem Blutdruck relativ konstant. Bei Druckerhöhung entsteht im Laufe der Zeit eine Arteriosklerose aller Nierengefäße (benigne Nephrosklerose). Diese führt zur Nierenfunktionseinschränkung bis hin zur terminalen Niereninsuffizienz. Histologisch sieht man eine Gefäßfibrose teils mit Einengung, teils Ektasie des Gefäßes. Das Schlingenkonvolut des Glomerulus kann bei fortschreitenden Veränderungen der zuführenden Gefäße veröden. Eine maligne Nephrosklerose ist gekennzeichnet durch schwerwiegende, entzündliche Veränderungen. Die Hochdruckerkrankung gilt als zweithäufigste Ursache der terminalen Niereninsuffizienz. Erstes Anzeichen einer Schädigung kann eine prinzipiell reversible Mikroalbuminurie sein. Blutdruckabfälle führen zur Abnahme des Drucks und zur Reduktion der Filtrationsrate. Das angestrebte Blutdruckziel sollten normale Blutdruckwerte um 140/90 mmHg sein, bei vorhandener Proteinurie auch darunter.

Retinopathie

Solange der Blutdruck nicht mehr als 40 % variiert, ist die Durchblutung des Auges im Bereich der Netzhaut durch autoregulatorische Mechanismen konstant. Die Hypertonie führt allerdings schon früh zu funktionellen und strukturellen Veränderungen im Gefäßsystem. Es kommt zur Zunahme der Gefäßwanddicke und zur Gefäßeinengung. Die Manifestation der arteriellen Hypertonie am Augenhintergrund wird in vier Schweregrade unterteilt. Im Verlauf verschließen sich Gefäße, sodass es zu einer Verschlechterung der Durchblutung im gesamten Netzhautbereich kommt. Schließlich entwickeln sich Mikroinfarkte, Blutungen und Exsudationen von Eiweiß. Die Gefahr ist eine Netzhautischämie. Ein venöser oder arterieller Verschluss von Retinagefäßen und eine ischämische Optikusneuropathie sind typische Hochdruck-Folgeerkrankungen mit dramatischer klinischer Konsequenz an den Augen. Die Spiegelung des Augenhintergrunds lässt Gefäßveränderungen und Mikrozirkulationsstörungen beurteilen.

Hypertensive Herzerkrankung

Auf dem Boden einer chronischen Druckbelastung bei Hypertonie entwickelt sich eine Verdickung der Muskulatur des linken Ventrikels (konzentrische, linksventrikuläre Myokardhypertrophie, LVH). Wesentlich für die LVH ist der systolische Blutdruck.

Die LVH resultiert aus einer Größenzunahme der Herzmuskelzellen und einer Einlagerung von Bindegewebe. Die Folge ist eine Verschlechterung der Entspannung des Herzmuskels in der Diastole (Relaxationsstörung) und damit eine Behinderung der Ventrikelfüllung. Zusätzlich kommt es zu einer koronaren Makro- und Mikroangiopathie. Bei Letzterer ist vor allem in der Endstrombahn die „Koronarreserve" eingeschränkt, da die Gefäßversorgung des Herzmuskels nicht mit der Dickenzunahme Schritt hält. Bei der Koronarangiografie ist die Mikroangiopathie nicht nachzuweisen. Die LVH kann Vorbote einer manifesten Herzinsuffizienz sein, bei der es durch eine Überlastung zu einer zunehmenden Erschlaffung des Herzmuskels mit unzureichender Pumpfunktion kommt (exzentrische Hypertrophie, hypertensive dilatative Kardiomyopathie, DCM). Bei der Herzinsuffizienz werden klinisch die NYHA-Stadien (NYHA = New York Heart Association) unterschieden:

- NYHA-Stadium I: keinerlei Symptome vorhanden. Körperliche Aktivität im Alltag verursacht keine ungewöhnlichen Einschränkungen.
- NYHA-Stadium II: im Ruhezustand symptomfrei. Es liegt eine leichte Einschränkung körperlicher Leistungsfähigkeit vor.
- NYHA-Stadium III: im Ruhezustand symptomfrei. Jedoch treten Beschwerden bereits während geringer Belastung auf.
- NYHA-Stadium IV: starke Symptome vorhanden. Im Ruhezustand und bei allen körperlichen Aktivitäten treten Atemnot und schnelle Erschöpfung auf.

Nach den Ergebnissen apparativer Untersuchungstechniken unterscheidet man bei der Herzinsuffizienz (Heart Failure, HF) je nach Auswurfleistung des linken Ventrikels:

- HF mit erhaltener („preserved") Ejektionsfraktion (HFpEF): LVEF $\geq$ 50 %
- HF mit mäßig reduzierter Ejektionsfraktion (HFmrEF): LVEF 41–49 %
- HF mit reduzierter Ejektionsfraktion (HFrEF): LVEF $<$ 40 %

Eine LVH ist vor allem bei Übergang in eine DCM Ursache für eine gravierende Zunahme der Sterblichkeit. Ziele einer antihypertensiven Therapie sind die Abnahme der LVH, die Verminderung der Bindegewebseinlagerung sowie die Verbesserung der koronaren Mikrozirkulation. Die Diagnostik der hypertensiven Herzerkrankung erfolgt mithilfe der Echokardiografie. Neben der medikamentösen Hochdrucktherapie spielt bei der Behandlung der LVH bei niereninsuffizienten Patienten die Anämiekorrektur eine wichtige Rolle sowie die Kontrolle der Volumenüberlastung zwischen den Dialysen.

Zerebrale Mikroangiopathie/Demenz

In Deutschland wird die Zahl der Demenzerkrankten auf 1 Million geschätzt, etwa 1,5 % der 65- bis 69-Jährigen und mehr als 30 % der 85- bis 90-Jährigen sind betroffen. Wichtig ist der Ausschluss ursächlicher intrakranieller oder internistischer Erkrankungen im Sinn einer sekundären Demenz (10 %). Dazu gehört auch die urämische Enzephalopathie. Zur Diagnose einer Demenz gehören: bedeutende Beeinträchtigung der Alltagsfunktionen, ein schleichender Beginn und ein progredienter Verlauf. Schwierig ist die Differenzierung, ob eine krankhafte Störung vorliegt oder ein normaler altersbedingter Leistungsabfall.

Bei einer **vaskulären Demenz** (10–20 %) spielen neben Schlaganfällen (Multiinfarkt-Demenz) die jeweils zugrunde liegenden Gefäßerkrankungen eine große Rolle. Eine Demenz verläuft meist progredient über drei Stadien, wobei die zeitliche Entwicklung kaum vorhersagbar ist:

- Frühes Stadium: Beeinträchtigung von Tätigkeiten und sozialen Aktivitäten, unabhängiges Leben möglich
- Mittleres Stadium: selbstständige Lebensführung nur mit Schwierigkeiten möglich; zunehmend Aufsicht und Hilfe
- Spätes Stadium: kontinuierliche Aufsicht notwendig, bis hin zum „Dämmerzustand"

Die Hypertonie gilt als wichtigster Risikofaktor besonders für die vaskuläre Demenz. Diabetes mellitus erhöht das Risiko um den Faktor 1,5–2,5. Bei der Entwicklung sind kleine lakunäre Infarkte im Stromgebiet kleiner Arterien (vaskuläre Enzephalopathie) ursächlich. Die effektivste Maßnahme, einer Demenz vorzubeugen, ist derzeit die Bluthochdruckbehandlung, durch die eine 50-prozentige Risikominderung nachgewiesen werden konnte.

2.4.5 Therapie

Durch eine konsequente Behandlung des Bluthochdrucks können Komplikationen vermieden und Endorganschäden ggf. zurückgebildet werden. Primär oder zumindest begleitend ist die Anwendung nichtmedikamentöser Maßnahmen bedeutsam. Eine Arzneimitteltherapie ist in jedem Fall bei Schweregrad 3 indiziert. Bei den Schweregraden 1 und 2 ist die Indikation vom Verlauf und von weiteren kardiovaskulären Risikofaktoren sowie vom Vorhandensein von Endorganschäden, Folge- und Begleitkrankheiten abhängig.

Der Blutdruck sollte nach den aktuellen europäischen Leitlinien zuverlässig auf < 140/90 mmHg gesenkt werden. Insgesamt sollen je nach Begleitumständen (Alter, Begleiterkrankungen etc.) gemeinsam individuelle Therapieziele vereinbart werden. Dabei beziehen sich die Ziele auf Praxismessungen, für die Heimmessung sind 5 mmHg, für die Durchschnittswert der ABDM-Messung 10 mmHg davon abzuziehen. Diastolisch sollten allerdings zumindest bei Risikopatienten wegen einer möglichen eingeschränkten koronaren Perfusionsreserve 65 mmHg nicht unterschritten werden. Bei Patienten mit Diabetes mellitus sollte ein diastolischer Blutdruck zwischen 80 und 85 mmHg erreicht werden.

Die Senkung erhöhter Blutdruckwerte führt auch bei > 80-Jährigen noch zu einer Lebensverlängerung sowie zu einer Abnahme der Häufigkeit von Komplikationen. Bei der Hochdrucktherapie im Alter ist nach dem Motto „Start low, go slow" zu verfahren, soweit dies ohne Einschränkung der Leistungsfähigkeit und Lebensqualität toleriert wird.

Nach den KDIGO-Guidelines gilt ein Blutdruckwert < 120/80 mmHg bei Patienten mit Nephropathie als Zielwert. Bei transplantierten Patienten liegt der Zielwert bei < 130/80 mmHg

Nichtmedikamentöse Maßnahmen

- Gewichtsnormalisierung
- Kochsalzrestriktion
- Vermeidung eines Alkoholabusus
- Nikotinkarenz
- Stressbewältigung/Entspannungsverfahren
- Körperliches Training
- Strukturierte Schulung

Die Kochsalzsensitivität betrifft nur einen Teil der Hypertoniker und ist wahrscheinlich genetisch determiniert. Die NaCl-Zufuhr sollte auf etwa 5–6 g/d beschränkt werden. Bei Patienten mit eingeschränkter Urinproduktion wird dadurch auch das Durstempfinden reduziert. Ähnliche Effekte hat auch ein niedriges Dialysatnatrium oder die Verwendung von Natriumprofilen bei der Hämodialyse. Vorsicht ist auch geboten, Krämpfe, z. B. am Ende der Dialyse, durch Kochsalzgabe auszugleichen. So enthalten nur 10 ml NaCl 10 % immerhin 1 g Kochsalz. 30 ml Glukose 40 % hingegen – mit gleicher krampflösender Effektivität – entsprechen nur einer halben Scheibe Brot in Kohlenhydraten. Ähnliches gilt für den Volumenausgleich mit NaCl: 250 ml NaCl-Lösung 0,9 % beinhalten 2,2 g Salz, also knapp die Hälfte der empfohlenen Tagesmengen. Dies ist auch bei der Systemfüllung, insbesondere beim Anhängen ohne Aderlass, zu bedenken.

Die Verhinderung einer Überwässerung muss neben einer guten „Trinkmengenberatung" bei Dialysepatienten auch durch Berechnung eines optimalen Trockengewichts und entsprechendem Volumenentzug erreicht werden. Dabei ist zu erinnern, dass die Ultrafiltration bei Hämodialysepatienten diskontinuierlich erfolgt und sich mithin Zeiten hohen Blutvolumens, dann meist hoher Blutdrücke, und Zeiten geringeren Volumens und niedriger Drücke abwechseln. Teilweise kann dieses Problem durch eine entsprechende Modifikation der medikamentösen Therapie ausgeglichen werden. Hochdruckmedikamente sollten dann z. B. erst nach der Dialyse eingenommen oder an Dialysetagen anders dosiert werden als im Intervall.

Problematisch kann der Volumenentzug bei der Hämodialyse zudem dadurch werden, dass die Filtrationsmenge, die Filtrationsrate oder das zu erreichende „Trockengewicht" so sind, dass es zu einem vorübergehenden oder auch dauerhaften intravasalen Volumenmangel mit der Folge von Kreislaufkollaps, Shuntverschluss oder Durchblutungsstörungen kommt. Manchmal ist es vorteilhaft, durch Verlängerung der Dialysezeit den Volumenentzug pro Zeiteinheit abzumildern oder über Ultrafiltrationsprofile verträglicher zu gestalten. Der Volumenentzug bei der CAPD ist kontinuierlicher und führt somit zu deutlich geringeren Schwankungen des Blutdrucks. Eine hypertensive Phase bei Patienten mit Anurie kann auf eine Hypervolämie hindeuten und eine Sollgewichtskorrektur bedingen.

Medikamentöse Therapie

Auf welches Antihypertensivum ein Patient mit erhöhtem Blutdruck am besten anspricht, lässt sich nicht vorhersagen. Auch daher ist bei Patienten mit Begleit- oder Folgeerkrankungen eine medikamentöse Differenzialtherapie indiziert. Medikamente erreichen ihre volle Wirkung i. d. R. erst nach 2–6 Wochen, sodass eine zu rasche Dosissteigerung oder Therapiemodifikation zu vermeiden ist. Vielfach ist eine Kombinationstherapie erforderlich.

Bei der Wahl der Medikamente (➤ Abb. 2.16) ist insbesondere bei Nierenerkrankungen mit Proteinurie die Gabe eines ACE-Hemmers oder eines AT_1-Blockers indiziert. Bei ACE-Hemmern bzw. AT_1-Blockern ist neben einer Kontrolle des Serumkaliums auch die des Serumkreatinins innerhalb von 3–7 Tagen nach Therapiebeginn erforderlich **(keine Kombination der beiden Medikamente!).** Kommt es zu einem Anstieg um mehr als 20 %, muss – nach Ausschluss eines Volumenmangels – eine Nierenarterienstenose ausgeschlossen werden. Bei unzureichender Blutdrucksenkung ist es sinnvoll, die Medikamente bei erhaltener Diurese mit einem Diuretikum zu kombinieren. Als weitere Kombinationsmöglichkeiten bieten sich Betablocker, insbesondere bei begleitender koronarer Herzerkrankung oder Herzinsuffizienz, an. Da bei chronischer Niereninsuffizienz die Aktivität des sympathischen Nervensystems erhöht ist, senkt Clonidin durch seine zentrale sympatholytische Wirkung oft recht gut den Blutdruck. Kalziumantagonisten vom Dihydropyridin-Typ in Monotherapie können über eine Erhöhung des intraglomerulären Drucks zu einer Verstärkung der Proteinurie führen. Bei refraktärer Hypertonie kommen Vasodilatatoren wie Dihydralazin oder auch Minoxidil zum Einsatz. Hier sind vor allem bei Letzterem zahlreiche Nebenwirkungen zu beachten. Eine Kombination mit Aldosteronantagonisten ist möglich, zu beachten ist allerdings vor allem bei Niereninsuffizienz die hohe Gefahr einer Hyperkaliämie, nach den Leitlinien besteht prinzipiell eine Kontraindikation bei einer GFR < 30 ml/min.

Gelingt trotz einer ausreichend dosierten Dreifachkombination keine adäquate Blutdruckeinstellung, spricht man von einer therapieresistenten Hypertonie (2–5 % der Fälle). Ursächlich ist allerdings nicht selten eine mangelhafte Adhärenz zur regelmäßigen Tabletteneinnahme. Wenn dies ausgeschlossen ist, bie-

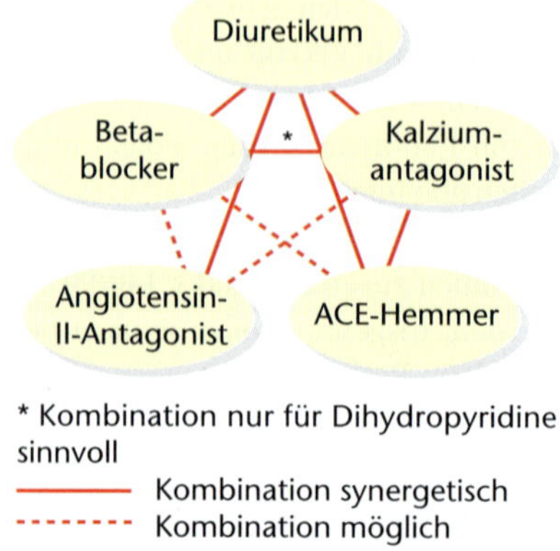

Abb. 2.16 Mittel der ersten Wahl und deren Kombinationsoptionen nach den Empfehlungen der Fachgesellschaften [L143]

ten sich prinzipiell alternative invasive Behandlungsverfahren (renale Denervierung, Barorezeptorenstimulation etc.) an, deren Einsatz allerdings nach wie vor nur geeigneten Referenzzentren i. d. R. innerhalb klinischer Studien vorbehalten ist.

Verschlechterung der Retentionswerte

Oft kommt es unter adäquater Senkung des Blutdrucks zu einem Anstieg der Retentionswerte, der fälschlicherweise dazu veranlasst, ursächlich an eine Schädigung der Niere durch die Drucksenkung zu denken, anstatt rückzuschließen, dass die Kreatinin-Erhöhung eine erfolgreiche Senkung des intraglomerulären Drucks anzeigt.

MERKE

Die konsequente Senkung des Blutdrucks ist immer effektiv zur Progressionsverzögerung einer Niereninsuffizienz.

Sinkt der Druck, verschlechtert sich die renale Perfusion und damit die glomeruläre Filtrationsrate. Bei Druckerhöhung kommt es zu einer Erhöhung des intraglomerulären Drucks, der zur glomerulären Verletzung und zu einer Verschlechterung der Nierenfunktion führt. Bei chronischer Druckerhöhung ändert sich die Autoregulation, es kommt schließlich zur Arteriosklerose. Diese kann langfristig zu tubulärer Atrophie und interstitieller Fibrose führen. Durch die beeinträchtigte Autoregulation wird zudem der systemische Blutdruck direkt, d. h. ungeschützt, auf die glomeruläre Perfusion übertragen. Dies ist der Grund, warum es bei Patienten mit Niereninsuffizienz zu einer akzelerierten Verschlechterung der Niereninsuffizienz kommt, wenn gleichzeitig ein unkontrollierter Hochdruck vorliegt. Blutdruckabfälle führen zu einer Reduktion der Filtrationsrate wie oben beschrieben. Eine erfolgreiche antihypertensive Therapie sollte dann keinesfalls beendet werden. Sollte bei vorbestehend niedriger GFR nach Beginn einer Hochdrucktherapie die Filtrationsrate so weit sinken, dass Dialysepflicht besteht, sind die Fortsetzung der Therapie natürlich zu überdenken und eine Risikoabwägung zwischen Dialysepflicht und kardiovaskulärer Protektion in Absprache mit dem Patienten vorzunehmen.

2.5 Elektrolytstörungen, Störungen des Wasserhaushalts

Eckhard Müller

2.5.1 Störungen des Wasser- und Natriumhaushalts

Dehydratation

Dehydratation (Hypohydratation) im engeren Sinn: Verminderung des Körperwassers. Betrifft zunächst den Extrazellulärraum, je nach begleitender Na^+-Konzentration und Osmolalität, aber auch unterschiedliche Volumenveränderungen von Intravasal-, interstitiellem und intrazellulärem Raum.

Hypovolämie: reine Verminderung des Intravasalvolumens. Leitsymptome sind Tachykardie und niedriger Blutdruck.

Eine Dehydratation geht zurück auf:

- Verminderte Flüssigkeitsaufnahme, z. B. bei gestörtem Durstempfinden, beeinträchtigter Mobilität (der Gang zur Toilette wird gescheut) oder Angst vor Einnässen bei Inkontinenz
- Flüssigkeitsverluste, z. B. durch Erbrechen, Durchfall (Laxanzien), Schwitzen, Fieber, Verbrennungen oder erhöhte Urinausscheidung (Behandlung mit Diuretika) oder durch Drainagen oder Blutungen oder auch „innere Verluste" (z. B. Aszites, nach Knochenbrüchen etc.)

MERKE

Dehydratation bei Dialysepatienten:
- Zu hohe Ultrafiltration
- Zu niedriges Sollgewicht

Alte Menschen sind aus mehreren Gründen besonders dehydratationsgefährdet: z. B. nachlassendes Durstgefühl, Probleme beim Trinken, vermindertes Körperwasser (durch weniger Muskel- und mehr Fettgewebe), verminderte Fähigkeit der Nieren zur Urinkonzentration bei Wassermangel, Diuretika- und/oder Laxanzieneinnahme.

Symptome und Untersuchungsbefunde sind abhängig vom Ausmaß der Dehydratation, von Ausmaß und Art des Blutsalzverlusts und natürlich auch von der Ursache des Volumenmangels:

- Leichte Dehydratation (Wasserverlust 3–5 % des Körpergewichts): Durst, trockene Schleimhäute, nachlassende Diurese, Anstieg der Herzfrequenz, Orthostase, leichtere Ermüdbarkeit und evtl. Muskelkrämpfe oder auch nur ein messbarer Gewichtsverlust.
- Mäßige Dehydratation (Wasserverlust 6–8 % des Körpergewichts): trockene Schleimhäute, verminderter Hautturgor (Oberschenkelinnenseite, Brustbein, sonst bei alten Menschen wegen nachlassenden Hautturgors auch ohne Dehydratation möglich), Oligurie, Tachykardie, Schwäche, Schwindel, Konzentrationsstörungen, Obstipation, Blutdruck niedrig-normal bis hypoton.
- Schwere Dehydratation (Wasserverlust ≥ 9 % des Körpergewichts): Oligoanurie, Tachykardie, Hypotonie, evtl. Verwirrtheit, Bewusstseinstrübung.
- Symptome der Elektrolytstörungen können vielfältig sein (s. u.): schnelles, vertieftes Atmen (bei Azidose), Verwirrtheit, Übererregbarkeit (bei Alkalose), Lethargie, Verwirrtheit, Krämpfe und Koma.

MERKE

Als **Faustregel** kann gelten, dass dem Patienten beim Auftreten starken Durstgefühls ca. 2 l Flüssigkeit und bei den ersten Kreislaufsymptomen bereits ca. 4 l Flüssigkeit fehlen.

Die Diagnose wird vor allem durch die Symptomatik, ergänzt durch Labordiagnostik (Blutbild, Kreatinin, Harnstoff, Elektrolyte, Urin-Natrium, Osmolarität, spezifisches Gewicht) gestellt. Dabei kann man je nach Serum-Natriumgehalt eine **hypotone, isotone** oder **hypertone Dehydratation** finden. Meist beweist ein niedriges Urin-Natrium einen ausgeprägten Flüssigkeitsmangel. Ausnahmen dabei sind: dekompensierte Herzinsuffizienz (niedriges Blutvolumen bedingt durch eine geringe Auswurfleistung des Herzens, aber viel Flüssigkeit im Gewebe), Leberzirrhose mit Aszites (Gefäße sind leer, aber viel Flüssigkeit im Bauchraum) oder ein nephrotisches Syndrom (Gefäße sind leer, viel Flüssigkeit im Gewebe) und Diuretika.

Die Behandlung richtet sich neben den klinischen und den Laborbefunden wesentlich auch nach der Ursache: orale Flüssigkeitszufuhr, evtl. Gabe von Infusionen, ggf. elektrolytbilanziert. Abgesehen von Ausnahmefällen (z. B. Patienten mit schweren ZNS-Symptomen durch den Flüssigkeitsmangel) wird die Elektrolytstörung möglichst langsam korrigiert (etwa über 2 Tage), um Nebenwirkungen eines zu raschen Ausgleichs, insbesondere ein Hirnödem, zu vermeiden. Außerdem wird eine evtl. Grunderkrankung soweit möglich therapiert.

- Ausgleich eines Flüssigkeitsdefizits durch ausreichendes Trinken, ggf. durch Infusionen nach Arztanordnung. Für den gesunden älteren Menschen empfiehlt die Deutsche Gesellschaft für Ernährung die Aufnahme von 1,5 l Flüssigkeit durch Getränke, 0,75 l über die Nahrung. Die Pflegenden bieten dem Patienten immer wieder seine Lieblingsgetränke an und animieren ihn zum Trinken. Es sollte immer ein gefülltes Gefäß in Reichweite stehen. Gefäße verwenden, mit denen der Patient gut umgehen kann (ggf. Hilfsmittel benutzen), dabei nicht zu voll einschenken.
- Anbieten v. a. salzhaltiger Getränke bei isotoner und hypotoner Dehydratation (ca. 10 g NaCl auf 2–3 l Flüssigkeit, „Maggisuppe"), bei hypertoner Dehydratation (Natriumüberschuss) dagegen Wasser oder Tee.
- Bestellung von Speisen mit hohem Flüssigkeitsanteil (z. B. Kompott, Suppe, Brei), wenn das Trinken schwerfällt (z. B. bei älteren Patienten). Anbieten von wasserreichem Gemüse (Gurken, Melonen, Tomaten).

Hyperhydratation

Hyperhydratation: Vermehrung des Körperwassers („Überwässerung"). Je nach begleitender Na^+-Konzentration und Osmolalität unterschiedliche Volumenveränderungen von Intravasal-, interstitiellem und intrazellulärem Raum.

Zu einer Überwässerung kommt es bei Herzinsuffizienz, Oligoanurie, nephrotischem Syndrom oder Leberzirrhose, gelegentlich auch iatrogen durch „Überinfusion" oder zu geringer Ultrafiltration bei der Dialyse. Leitsymptome sind Gewichtszunahme und Ödeme, hoher Blutdruck und gelegentlich Luftnot bis hin zum Lungenödem. Durch eine Überwässerung kann ein vorgeschädigtes Herz dekompensieren. Insbesondere bei begleitenden Störungen der

Serumosmolarität bestehen ZNS-Symptome wie Verwirrtheit, Bewusstseinsstörungen oder Krampfanfälle.

Je nach der Serumnatriumkonzentration werden unterschieden:

- **Hypotone Hyperhydratation** (Na^+ erniedrigt)
- **Isotone Hyperhydratation** (Na^+ normal)
- **Hypertone Hyperhydratation** (Na^+ erhöht)

Neben der Behandlung der Grunderkrankung ist eine Einschränkung der Flüssigkeitszufuhr, oft auch der Salzaufnahme (mit der Nahrung oder als Infusion oder Getränk) erforderlich. Meist müssen Diuretika verabreicht werden. In schwersten Fällen muss das überschüssige Wasser durch Dialyse(-intensivierung) oder Hämofiltration entfernt werden.

MERKE

Überwässerung bei Dialysepatienten:

- Nachlassen der Restdiurese
- Überschreitung der Trinkmenge (**Achtung:** glykämischer Durst bei schlechter diabetischer Stoffwechsellage), zu hohe Kochsalzzufuhr (Dialysatnatrium, NaCl-Lösung oder Brühe bei Krämpfen, Spüllösung der Schlauchsysteme)
- Unzureichende Ultrafiltration (Nachlassen der UF-Leistung bei der PD, Sollgewichtsänderung bei HD-Patienten, falsch eingestellte UF-Menge)
- Zu hohes Sollgewicht

2.5.2 Störungen des Kaliumhaushalts

Hypokaliämie

Kalium (K^+) ist das Haupt-Kation in der Zelle. Es spielt unter anderem eine wichtige Rolle bei der Erregungsübertragung im Nervensystem und am Herzen. Von einer Hypokaliämie spricht man bei Kaliumwerten unterhalb des Normbereichs von 3,5–4,8 mmol/l.

Sie kann bedingt sein durch:

- **Kaliumverlust** durch Diuretika, Laxanzien, Erbrechen, Durchfälle oder bestimmte Hormonstörungen (z. B. Hyperaldosteronismus), Peritonealdialysetherapie (kaliumfreie Dialysate).
- **Zu geringe Kaliumaufnahme** mit der Nahrung (sehr selten).
- **Kaliumumverteilung** (Verlagerung von Kalium in die Zelle) v. a. bei Störungen des Säure-Basen-Haushalts (Alkalose). Eine deutlich vermehrte Blutbildung (z. B. bei Therapie einer Anämie mit Vitamin B_{12}/Erythropoetin) und eine Hypothermie (Unterkühlung) sind mögliche Ursachen.

Klinisch zeigt sich eine Hypokaliämie meist erst bei Werten < 2,5 mmol/l durch Muskelschwäche an der Skelettmuskulatur (Muskelkrämpfe) und im Darm (Obstipation) sowie durch Herzrhythmusstörungen bis hin zum lebensbedrohlichen Kammerflimmern. Manchmal zeigen sich auch charakteristische EKG-Veränderungen, die zur Verdachtsdiagnose einer Hypokaliämie führen. Die Diagnose wird durch die Bestimmung des Kaliumspiegels im Blut (immer mit gleichzeitiger Blutgasanalyse, da die Kaliumkonzentration im Blut pH-abhängig ist) und ein EKG gestellt (➤ Abb. 2.17).

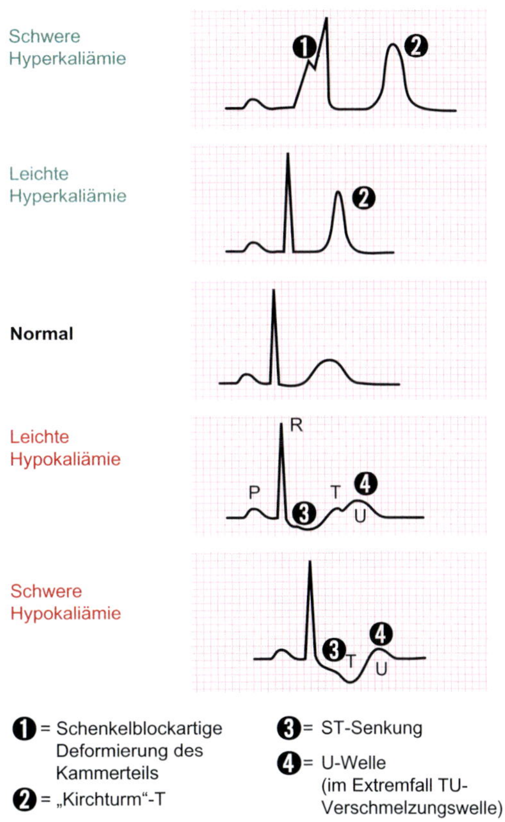

Abb. 2.17 Veränderung des EKGs bei zunehmend hoher (oben) und niedriger (unten) Kaliumkonzentration im Blut. Sowohl extreme Hyper- als auch Hypokaliämie führen unbehandelt rasch zum Tod [A400]

Oft ist die Ursache der Hypokaliämie anamnestisch eruierbar. Manchmal aber gestaltet sich die Ursachensuche schwieriger.

An erster Stelle stehen Diagnose und Behandlung der zugrunde liegenden „Störung". In der Regel reicht der Verzehr kaliumreicher Nahrungsmittel (z. B. Bananen, grünes Gemüse, Trockenobst) zum Ausgleich einer Hypokaliämie bei Weitem nicht aus, bei geringem und nicht bedrohlichen Kaliumdefizit ist meist eine orale Gabe von Kaliumpräparaten indiziert. Je nach Ursache macht auch die Verwendung von kaliumsparenden Diuretika (z. B. Amilorid, Spironolacton) Sinn. Nur in schweren Fällen wird Kalium **langsam** i. v. gegeben (max. 10–20 mmol/h über Infusionspumpe, da sonst lebensbedrohliche Herzrhythmusstörungen drohen, ggf. Monitoring). Oft ist dabei eine intensivmedizinische Überwachung notwendig.

VORSICHT

Kalium schädigt die Venenwände

Da Kalium die Venenwand reizt, sollten nicht mehr als 10 mmol/h über eine periphere Vene infundiert werden. Konzentrationen > 40 mmol/l sollten nur über einen ZVK infundiert werden.

Hyperkaliämie

Liegen Serumkaliumspiegel > 4,8 mmol/l vor, spricht man von einer **Hyperkaliämie;** auch dabei sind drei Ursachenkomplexe zu unterscheiden:

- **Verminderte Kaliumausscheidung** (Nieren)**:** Aldosteronmangel (primär, ACE Hemmer, Sartane, NSAR, Heparin), verminderte Aldosteronwirkung (kaliumsparende Diuretika, Aldosteronantagonisten), vermindertes Natrium- und Wasserangebot in der Niere (Volumenmangel, Exsikkose), akutes oder chronisches Nierenversagen.
- **Kaliumumverteilung** (Verlagerung von Kalium aus den Zellen hinaus) durch Azidose, massiven Zelluntergang (große Weichteilverletzungen, nach Zytostase bei Tumolyse, nach Bestrahlung, Unterkühlung u. a.), bestimmte Medikamente (einige Immunsuppressiva, Digitalis), nach Bluttransfusionen.
- **Vermehrte Kaliumaufnahme:** Beim Nierengesunden ist sie ohne Belang, da Kaliumüberschüsse problemlos über die Nieren ausgeschieden werden, bei akutem und v. a. chronischen Nierenversagen spielt sie eine wichtige Rolle.

Besonders gefahrenträchtig ist es immer, wenn mehrere Risikofaktoren zusammentreffen (Tumortherapie bei einem Dialysepatienten, der sich nicht an kaliumreduzierte Nahrungsbeschränkungen für Dialysepatienten hält).

Die Symptome der Hyperkaliämie ähneln denen der Hypokaliämie: Muskelschwäche bis zu Lähmungen, die meist in den Beinen beginnt, Herzrhythmusstörungen bis zum Herzstillstand und spezifische EKG-Veränderungen (➤ Abb. 2.17). Sie treten entweder dann auf, wenn der Kaliumanstieg recht rasch erfolgt, sonst meist erst bei Kaliumspiegeln > 7 mmol/l. Die Diagnose wird durch EKG, Labordiagnostik und vor allem eine sorgfältige Anamnese gesichert. Bei unklarer Ursache sind weitergehende Untersuchungen indiziert (z. B. Hormondiagnostik).

MERKE

Pseudohyperkaliämie

Einige Faktoren bei der Blutentnahme können einen hohen Kaliumspiegel vortäuschen:

- Mechanisches Trauma bei der Blutentnahme durch Zerstörung von Erythrozyten („Stochern", zu dünne Nadel, Gewebsquetschung bei Kapillarblutentnahme etc.).
- Zu langes und intensives Stauen kann zu Kaliumaustritt aus Zellen führen.
- Intensiver Faustschluss durch Kaliumaustritt aus den Muskelzellen.
- Zu lange Lagerung der Blutprobe, ohne abzuseren (Hämolyse).

Bei der Hyperkaliämie ist es wichtig, die Dringlichkeit der Behandlung abzuschätzen, die von Symptomatik, Schweregrad und Ursache der Hyperkaliämie abhängt.

- **Hyperkaliämischer Notfall:** Muskelschwäche oder Lähmungen, Herzrhythmusstörungen und/oder Reizleitungsstörungen, Kalium > 7 mmol/l
- **Schwere Hyperkaliämie:** > 6,5 mmol/l mit Gewebsverletzung
- **Moderate Hyperkaliämie:** > 5,5 mmol/l mit anhaltendem Gewebsuntergang (schweres Trauma etc.)

Diese Patienten brauchen unter intensivmedizinischer Überwachung intravenös Kalzium zur Stabilisierung der Symptome; intravenös Insulin, um Kalium in die Zellen zu verlagern; intravenöse Diuretika, Kationenaustauscher, um Kalium auszuscheiden bzw. die Aufnahme zu verhindern (enteral), und ggf. eine Hämodialysebehandlung.

In leichten Fällen reichen das Absetzen ursächlicher Arzneimittel und der Verzicht auf kaliumreiche Lebensmittel. Ansonsten werden Kationenaustauscher in ausreichend Flüssigkeit gegeben und ggf. Schleifendiuretika verordnet.

Wichtig dabei ist mittelfristig, nach Klärung der Genese einer Hyperkaliämie, eine gezielte Prophylaxe. Hierzu zählt bei niereninsuffizienten Patienten eine strukturierte Ernährungsberatung, Vermeidung entsprechender Medikamente, Gabe von kaliumsenkenden Medikamenten und Intensivierung der Dialysebehandlung.

2.5.3 Störungen des Kalziumhaushalts

Hypokalzämie

Liegen Kalziumspiegel unterhalb des Normbereichs von 2,1–2,6 mmol/l (1,16–1,31 mmol/l ionisiert), spricht man von einer Hypokalzämie. Kalzium (Ca^{2+}) ist am Aufbau von Knochen und Zähnen beteiligt und wichtig für die Erregungsübertragung von den Nerven auf die Muskeln sowie die Muskelkontraktion. Reguliert wird der Kalziumhaushalt durch Vitamin-D-Hormon, Parathormon und Kalzitonin (➤ Kap. 2.7.4). Eine **Hypokalzämie** hat ihre Ursache am häufigsten in hormonellen Störungen (Vitamin D oder PTH), seltener bedingt durch andere Erkrankungen oder Medikamente. Es wird eine Hypokalzämie mit hohem oder niedrigem PTH unterschieden:

- Niedriges PTH: nach Operationen (Schilddrüse, Nebenschilddrüse), Bestrahlung, autoimmuner PTH-Mangel und andere seltene Ursachen.
- Hohes PTH: Vitamin-D-Mangel (z. B. bei terminaler Niereninsuffizienz), Hyperphosphatämie, osteoblastische Metastasen und andere seltenere Ursachen (Sepsis, Magnesiummangel, Massentransfusionen).
- Eine medikamentöse Hypokalzämie tritt auf unter Behandlung mit Bisphosphonaten (z. B. Osteoporose) oder Calcimimetika und einigen Chemotherapeutika.

Ein „falsch" niedriger Kalziumwert tritt bei Hypoalbuminämie, z. B. im Rahmen eines nephrotischen Syndroms, auf. Da Kalzium im Plasma zu großen Teilen an Albumin gebunden ist, nimmt seine Konzentration im Blut bei Eiweißmangel entsprechend ab. Ist eine derartige Änderung bekannt, muss das ungebundene, ionisierte Kalzium berechnet oder bestimmt werden.

Eine **akute Hypokalzämie** führt zu einer gesteigerten neuromuskulären Erregbarkeit mit Kribbeln der Haut (meist um den Mund) und tetanischen Krämpfen der Muskulatur (typische „Pfötchenstellung" der Hände, Spitzfußstellung der Füße) bis hin zu fokalen oder auch generalisierten Krampfanfällen. Oft sind die Symptome aber auch sehr unspezifisch wie Müdigkeit, Ängstlichkeit oder Depressivität bis hin zu psychotischen Zuständen. Die typische Tetanie tritt meist frühestens bei Kalziumwerten < 1,1 mmol/l ionisiert auf. Die Schlagkraft des Herzens (Hypotonie) kann abnehmen und im EKG zeigen sich ggf. Veränderungen. Manchmal kommt es am Auge zu einem Papillenödem.

Abgegrenzt werden muss das **Hyperventilationssyndrom,** bei dem kein eigentlicher Kalziummangel, sondern ein Mangel an **ionisiertem** Kalzium im Blut vorliegt, der durch eine Alkalose infolge übersteigerter Atmung entstanden ist.

Chronischer Kalziummangel zeigt sich durch trophische Hautstörungen (trockene, rissige Haut), Haarausfall, Querrillen an den Nägeln sowie Knochenveränderungen. Typisch beim Erwachsenen ist die **Osteomalazie,** bei der die Knochengrundsubstanz zu wenige Mineralstoffe enthält. Dadurch wird der Knochen weich und biegsam, es kommt zu krankhaften Knochenverkrümmungen besonders der statisch belasteten Knochen, zu Gangstörungen und Schmerzen, v. a. im Brustkorb-, Wirbelsäulen- und Beckenbereich. Laboruntersuchungen sichern die Verdachtsdiagnose und sind zur Ursachenklärung erforderlich (Kalzium, ionisiertes Kalzium, Albumin, PTH, Magnesium u. a.).

Bei der akuten Hypokalzämie wird Kalzium **langsam** intravenös gegeben, zumindest wenn Symptome vorliegen (Tetanie, EKG-Veränderungen). Bei der chronischen Hypokalzämie wird Kalzium oral zugeführt (Kalziumkarbonat oder -zitrat), wenn dies möglich ist. Eventuell wird Vitamin D ergänzt, manchmal ist auch ein Magnesiumersatz erforderlich. Zusätzlich wird, wenn irgend möglich, die Ursache beseitigt *(zur Therapie des HPT* ➤ Kap. 2.7.9*)*.

2

Hyperkalzämie

Liegen die Serumkalziumspiegel > 2,6 mmol/l, besteht eine **Hyperkalzämie,** die in 80–90 % durch maligne Tumoren (Knochenmetastasen) oder eine Nebenschilddrüsenüberfunktion (primär bei Adenomen oder sekundär bei renalem HPT) bedingt ist. Seltenere Ursachen sind z. B. eine Vitamin-D-Vergiftung, die Einnahme von Thiaziddiuretika, eine Lithiumtherapie oder eine Sarkoidose (Vitamin-D-Wirkung). Grund für die erhöhten Kalziumspiegel ist fast immer eine vermehrte Freisetzung aus den Knochen oder eine verminderte Ausscheidung über die Nieren.

Oft wird ein erhöhter Blutkalziumspiegel nur zufällig diagnostiziert. Symptomatische Patienten (Kalziumspiegel > 3 mmol/l) haben meist:

- (Muskel-)Schwäche, Müdigkeit, Depressivität
- Magen-Darm-Beschwerden (Appetitlosigkeit, Übelkeit, Erbrechen, Verstopfung), Magen- oder Zwölffingerdarmgeschwüre
- Herzrhythmusstörungen, EKG-Veränderungen
- Polyurie mit verstärktem Durst und bei nicht ausreichender Flüssigkeitszufuhr Dehydratation, Nierensteine (bei chronischer Hyperkalzämie), Nierenversagen
- Knochenschmerzen

In ausgeprägten Fällen (meist > 3,5 mmol/l) Bewusstseinsstörungen bis zu Verwirrtheit und Koma.

NOTFALL

Hyperkalzämische Krise

Akut lebensbedrohlich ist die **hyperkalzämische Krise** (Serumkalzium meist > 3,0–3,75 mmol/l) mit massiver Polyurie und Polydipsie, Übelkeit, Erbrechen, Exsikkose, Fieber, Bewusstseinsstörungen bis zum Koma und Herzrhythmusstörungen.

Die Behandlung besteht prinzipiell in ausreichender Flüssigkeitszufuhr und bei milden Formen (< 3 mmol/l) in der Vermeidung von erkennbaren Ursachen wie einer Thiazid- oder Lithiumtherapie oder der Beendigung einer Behandlung mit kalziumhaltigen Medikamenten und/oder Vitamin D. Bei sekundärem HPT besteht womöglich die Indikation zur Gabe von Calcimimetika.

Bei höheren Werten (> 3,5 mmol/l) oder symptomatischen Patienten ist eine Zufuhr von isotoner Kochsalzlösung erforderlich sowie zur raschen Absenkung des Kalziumspiegels die subkutane Gabe von Kalzitonin (rasche, aber kurze Wirkung bis 28 h). Gleichzeitig sollten Bisphosphonate (v. a. bei Tumormetastasen) gegeben werden – die allerdings prinzipiell bei Dialysepatienten kontraindiziert sind –, deren Wirkung aber erst nach ca. 48 h eintritt. Außer bei gleichzeitiger kardialer Problematik keine forcierte Diurese (Schleifendiuretika mit Volumengabe) starten, wegen der damit verbundenen anderweitigen Elektrolytverschiebungen. In seltenen Fällen (> 4,5 mmol/l, schwere neurologische Symptome) muss eine Hämodialysebehandlung zur Behandlung einer Hyperkalzämie durchgeführt werden.

Bei Vitamin-D-Exzess (alimentär, Sarkoidose) können Glukokortikoide Verwendung finden.

2.5.4 Störungen des Magnesiumhaushalts

Unterhalb eines Magnesiumspiegels von 0,7 mmol/l spricht man von einer **Hypomagnesiämie,** die immerhin bei über 10 % der hospitalisierten Patienten vorkommt und meist von einer Hypokalzämie (➤ Kap. 2.5.3) begleitet wird. Ursächlich sind entweder gastrointestinale (Durchfall) oder renale (Diuretika, Alkoholabusus mit tubulären Verlusten) Magnesiumverluste. Seltener spielen andere Faktoren eine Rolle (Pankreatitis, Mangelernährung, Einnahme von Protonenpumpenblockern [PPI] über 1 Jahr). Da oft andere Elektrolytstörungen mit einem Magnesiummangel einhergehen, ist die Symptomatik oft nicht eindeutig zuzuordnen. Im Wesentlichen kommt es zu muskulärer Übererregbarkeit (Tremor, Krämpfe), aber auch bis hin zu Schwäche und Apathie oder Koma. Kardiovaskulär können neben reinen EKG-Veränderungen bei einem schweren Mangel auch Herzrhythmusstörungen auftreten. Die Diagnose wird laborchemisch gestellt, eine Hypokalzämie oder eine Hypokaliämie kann hinweisend auf eine begleitende Hypomagnesiämie sein. Eine Untersuchung der 24-h-Ausscheidung von Magnesium im Urin kann differenzialdiagnostisch helfen.

Als Behandlung reicht eine Medikation mit Magnesiumsalzen meist aus. In schweren Fällen ist eine langsame intravenöse Magnesiumgabe erforderlich (**Vorsicht** bei Nierenfunktionseinschränkung). Entscheidend ist aber immer auch die Beseitigung der zugrunde liegenden Ursache, wenn dies möglich ist.

Ursache einer **Hypermagnesiämie** (Spiegel > 1,5 mmol/l) kann nur eine eingeschränkte Nierenfunktion (Spiegel dabei bei 1–1,5 mmol/l) oder die Gabe großer Mengen Magnesium sein. Symptome treten meist erst bei Spiegeln > 2 mmol/l auf. Zunächst Übelkeit, Kopfschmerzen, Benommenheit und evtl. verminderte Reflexe, im weiteren Verlauf dann Somnolenz, Hypotonie und Bradykardie, bei sehr hohen Spiegeln (> 5 mmol/l) schließlich Paralyse, Atemstillstand und Herzstillstand als ultimative Komplikationen.

Patienten mit eingeschränkter Nierenfunktion oder Nierenversagen sollten entweder kein Magnesium erhalten oder unter entsprechendem Monitoring. Die Gabe von Diuretika, evtl. mit magnesiumfreien Infusionen kombiniert, kann den Magnesiumspiegel senken. Eine Hämodialyse ist Ultima Ratio bei schwerer, bedrohlicher Hypermagnesiämie.

2.6 Langzeitkomplikationen von Nierenerkrankungen

Eckhard Müller

Primäre Nierenerkrankungen und Nierenschädigungen im Rahmen von Systemerkrankungen zeigen häufig einen chronischen Verlauf. Die Abnahme der physiologischen Funktionen der Nieren ist verbunden mit einer verminderten Ausscheidung von Stoffwechselabbauprodukten, einer gestörten Ausscheidung von Wasser und Elektrolyten und der beeinträchtigten Sekretion von Hormonen. Die Komplikationen können in verschiedenen Stadien der chronischen Nierenerkrankung (CKD) beginnen.

Eine nachlassende Nierenfunktion verläuft in den Anfangsstadien asymptomatisch. Im Verlauf, meist spätestens ab einer Reduktion der GFR auf 15 ml/min, treten zu unterschiedlichen Zeitpunkten Symptome der Vergiftung mit harnpflichtigen Substanzen hinzu, die schließlich in das Vollbild der Harnvergiftung (Urämie) münden können. Dabei besteht nicht unbedingt ein direkter Zusammenhang zwischen der klinischen Symptomatik und den Retentionsparametern (Harnstoff/Kreatinin).

Urämiesymptome:

- Appetitlosigkeit, Erbrechen, Malnutrition
- Neuropathie
- Perikarditis (Herzbeutelentzündung)
- Zerebrale Symptome (Konzentrationsverlust, Krämpfe, Koma)
- Pruritus
- Müdigkeit (gestörter Schlaf-wach-Rhythmus)
- Blutungsneigung durch gestörte Funktion der Blutplättchen

Zur Verhinderung einer Urämie gilt es zunächst, einen Nierenfunktionsverlust rechtzeitig zu erkennen (➤ Kap. 2.8.1) und reversible Ursachen entsprechend zu behandeln. Die Möglichkeiten zur Progressionsverzögerung sollten ausgeschöpft und Komplikationen der Urämie behandelt werden. Schließlich gehört auch die rechtzeitige gemeinsame Planung des Beginns einer Nierenersatztherapie zur Verhinderung einer Urämie.

Zur Behandlung reversibler Ursachen eines Nierenversagens oder einer Verschlechterung der Nierenfunktion gehören, neben der Behandlung der Grunderkrankung, die einer etwaigen Hypovolämie und Hypotonie, eine adäquate Infektbehandlung und die Vermeidung nephrotoxischer Substanzen (NSAR, Kontrastmittel etc.).

MERKE

Bei zunehmender Niereninsuffizienz hat der Patient oft kein Krankheitsgefühl, das der Schwere der Erkrankung entspricht. Daher ist eine engmaschige Überwachung des Patienten klinisch und durch Laborkontrollen notwendig.

Zur Progressionsverzögerung eines Nierenversagens gehört im Wesentlichen die Verhinderung der intraglomerulären Hypertonie (Verhinderung der Glomerulosklerose). Konkret bedeutet dies eine Optimierung der Blutdruckeinstellung und Verminderung einer Proteinurie. Auch die Behandlung einer metabolischen Azidose sowie die Beendigung eines bestehenden Nikotinkonsums und der Ausgleich einer Anämie können das Fortschreiten verzögern.

2.6.1 Wasser- und Elektrolytstörungen

Die **Volumen- und Natriumbilanz** bleibt gewöhnlich bis zu einer glomerulären Filtrationsrate (GFR) von 10–15 ml/min erhalten. Trotzdem besteht auch bei Patienten mit milder bis moderater Niereninsuffizienz die Gefahr der Volumenüberladung vor allem bei begleitender Herzinsuffizienz. Es empfiehlt sich eine Einschränkung der Kochsalzzufuhr und ggf. die Verwendung von Schleifendiuretika. **Störungen der Konzentrations- und Verdünnungsfähigkeit** können schon früh vorliegen und zu einer Isosthenurie führen (Osmolalität im Urin 300 mosmol/kg). Einer verminderten Fähigkeit zur Natriumausscheidung in späteren Stadien der Erkrankung folgt eine positive Natriumbilanz mit Bluthochdruck und Ödemen.

Das **Kalium im Serum** ist normal, solange bei chronischer Niereninsuffizienz ausreichend Aldosteron zur Verfügung steht und die Sekretion von Kalium im distalen Tubulus erhalten bleibt. Eine **Hyperkaliämie** kann bei oligurischen Patienten sowie hoher Kaliumzufuhr, Behandlung mit kaliumsparenden Diuretika (Spironolacton!), Gewebezerfall, ausgeprägter metabolischer Azidose oder Hypoaldosteronismus auftreten. ACE-Hemmer, AT_1-Rezeptorblocker und NSAR begünstigen eine Hyperkaliämie (➤ Kap. 6.9.7).

2.6.2 Störungen im Säure-Basen-Haushalt

Bei chronischer Niereninsuffizienz besteht eine steigende Tendenz zur Retention von Wasserstoffionen und ein erhöhter Anfall von Säureäquivalenten. Seltener liegt ein primärer renaler oder extrarenaler Bikarbonatverlust oder eine verminderte renale Säureausscheidung vor. Daraus resultiert eine **metabolische Azidose** mit einem arteriellen pH-Wert < 7,35 und Bikarbonatwerten zwischen 12 und 20 mmol/l, selten < 10 mmol/l. Differenzialdiagnostisch wichtig ist die Chloridkonzentration zur Berechnung der Anionenlücke ($Na^+ - [Cl^- + HCO_3^-]$, Normalwert 12 ± 2 mmol/l). Mehrere Gründe sprechen für die frühzeitige Behandlung einer metabolischen Azidose bei CKD. Bei Überschuss von Wasserstoffionen wird der **Knochenpuffer** aktiviert, was zur Freisetzung von Kalzium und Phosphat mit möglicher Verschlechterung einer renalen Osteopathie führt. Die Azidose kann den **Zerfall von Skelettmuskulatur** steigern und die **Albuminsynthese** verringern, die Folgen sind Substanzverlust und Muskelschwäche. Darüber hinaus ist die **Überlebenszeit der Erythrozyten** im sauren Milieu verkürzt. Empfohlen wird die orale Zufuhr von Natriumhydrogenkarbonat mit einem **Zielwert für Bikarbonat von 22 mmol/l.** Natriumzitrat wird rasch zu Bikarbonat metabolisiert und stellt eine therapeutische Alternative dar. Bei Patienten, die aluminiumhaltige Phosphatbinder einnehmen, ist die Gabe von Zitrat kontraindiziert, da die intestinale Aufnahme von Aluminium durch Zitrat stark erhöht wird.

2.6.3 Kardiovaskuläre Erkrankungen

Kardiovaskuläre Ereignisse sind ursächlich für 50 % der Todesfälle bei Patienten mit CKD. Häufige Begleiterkrankungen und Komplikationen sind arterielle Hypertonie, linksventrikuläre Hypertrophie, koronare Herzerkrankung, Herzinsuffizienz, ventrikuläre Arrhythmien, beschleunigte Arteriosklerose (➤ Kap. 2.4.4), Endokarditis, Perikarditis sowie Schlaganfälle.

Zumindest bei Dialysepatienten kommt es neben der Entwicklung und Beschleunigung einer Arteriosklerose zu einer Kalzifizierung der Herzklappen und der mittleren Arterienwände mit Versteifung der Gefäße. Man geht davon aus, dass eine Hyperphosphatämie (➤ Kap. 2.6.4) mit begleitender Hyperkalzämie eine wesentliche Ursache dafür ist.

Eine **arterielle Hypertonie** besteht bei ca. 80–85 % der Patienten mit CKD (➤ Kap. 2.2.2). Bei Vorliegen einer Niereninsuffizienz kann ein hoher Blutdruck deren Fortschreiten wiederum beschleunigen. Daher ist eine optimale Blutdruckeinstellung wichtig. Die Volumenexpansion spielt auch ohne sichtbare Ödeme eine wichtige Rolle. Bei Hinweisen für eine Hypervolämie sollte die Therapie durch ein Schleifendiuretikum in Verbindung mit natriumarmer Kost ergänzt werden. Der Zielblutdruck liegt bei 130/80 mmHg.

Herzerkrankungen

Das Risiko für eine **KHK** ist noch weiter erhöht, wenn zusätzlich Diabetes mellitus, LVH (linksventrikuläre Hypertrophie, Verdickung des Herzmus-

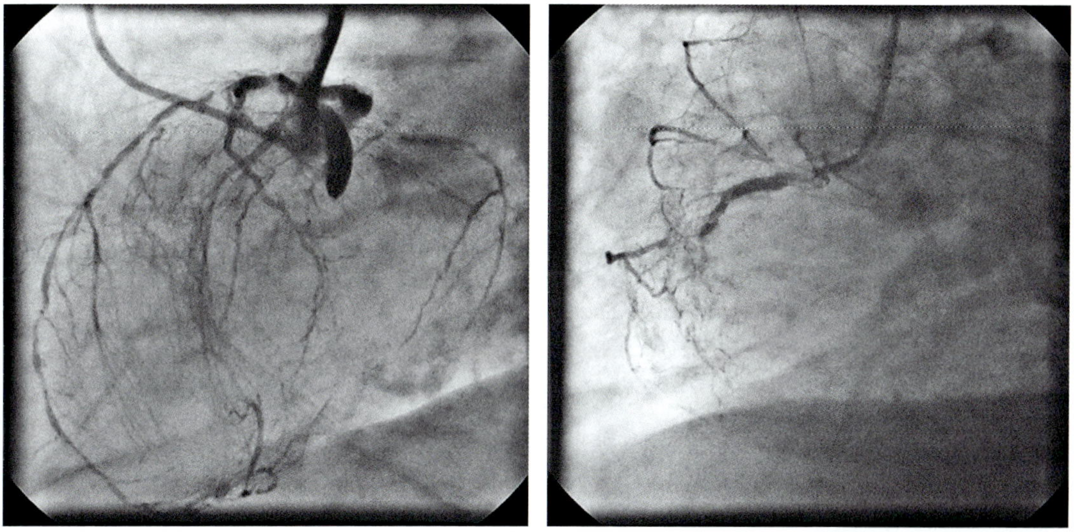

Abb. 2.18 Koronarangiografie mit schwerer diffuser Arteriosklerose, Stenosen und Gefäßabbrüchen bei Patienten mit Diabetes mellitus und chronischer Nierenerkrankung – li.: rechte Koronararterie (RCA), re.: linke Koronararterie (LCA) [O474]

kels), Anämie, Adipositas, Fettstoffwechselstörungen, Nikotinabusus und/oder Bewegungsmangel bestehen. Leitsymptom ist die Angina pectoris (Brustenge), die bei einer Neuropathie fehlen kann. Ein akuter Herzinfarkt ist wegen vermehrter Komplikationen mit einer schlechteren Prognose verbunden. Die Behandlung besteht in einer Wiedereröffnung des Infarktgefäßes mittels Herzkatheter (PTCA) und ggf. Stentimplantation.

Bei akuten Beschwerden erfolgt der Nachweis bzw. Ausschluss ischämischer Veränderungen im EKG sowie eine Bestimmung der Enzyme Kreatinkinase (CK, CK-MB) und Troponin T (Troponin I).

Zur Diagnostik einer KHK (➤ Abb. 2.18, ➤ Abb. 2.19) dienen u. a. Fahrradergometrie und Stress-Echokardiografie einem Ischämienachweis. Meist mittels Koronarangiografie gelingt der Nachweis von Stenosen und Verkalkungen.

Die medikamentöse **Therapie** einer KHK beinhaltet die Verordnung von Thrombozytenaggregationshemmern, ACE-Hemmern, Betablockern und Lipidsenkern. Hinzu kommen die Behandlung der Anämie sowie die Beseitigung von Risikofaktoren. Es gibt positive Daten zur Sekundärprävention der KHK durch Lipidsenkung mit Statinen bei Patienten mit eingeschränkter Nierenfunktion. Dies gilt allerdings nicht bei bestehender Dialysebehandlung. Die Datenlage bei Dialysepatienten zur ASS-Therapie ist auch

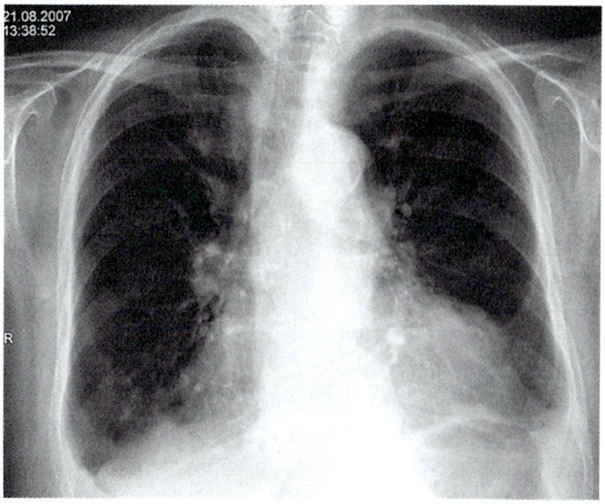

Abb. 2.19 Röntgen Thorax: beidseits verbreitertes Herz, Pleuraergüsse, Aortensklerose [O474]

uneinheitlich, sodass eine Behandlung mit ASS nicht uneingeschränkt empfohlen werden darf. Zur akzelerierten Gefäßverkalkung durch eine positive Kalziumbilanz ➤ Kap. 2.6.4. Ein Rauchverzicht ist in jedem Fall eine sinnvolle prophylaktische Maßnahme, trotz fehlender Daten speziell bei Dialysepatienten. Bei Menschen mit normaler Nierenfunktion ist Übergewicht assoziiert mit einem erhöhten Risiko, mit positivem Einfluss der Gewichtsreduktion. Dies trifft bei Dialysepatienten nicht ohne Weiteres zu, sie haben unter diesen Übergewichtigen möglicherweise doch einen Überlebensvorteil wegen des Anteils an

Fett- oder Muskelmasse. Der Stellenwert der Blutzuckersenkung wird derzeit kontrovers diskutiert. Chronische Hyperglykämie ist ein Risikofaktor für makroangiopathische Erkrankungen. Umgekehrt konnte allerdings nicht durchweg gezeigt werden, dass sich eine verbesserte Stoffwechseleinstellung positiv auswirkt. Prognostisch problematisch ist, dass eine optimale Standardtherapie niereninsuffizienten Patienten oft vorenthalten wird.

Patienten mit CKD im Endstadium haben häufig eine **dilatative Kardiomyopathie,** oft mit vorangegangener linksventrikulärer Hypertrophie im Rahmen einer **hypertensiven Herzerkrankung** (➤ Kap. 2.4) Eine LVH bedeutet ein deutlich erhöhtes Risiko für einen plötzlichen Herztod oder Tod durch Herzinsuffizienz. Begünstigender Faktor für eine LVH ist neben arterieller Hypertonie, chronischer Volumenüberladung und Anämie auch eine erhöhte kardiovaskuläre Belastung durch ein hohes Shuntvolumen. Echokardiografisch lassen sich strukturelle Herzveränderungen nachweisen, radiologisch ggf. pulmonal-venöse Stauungszeichen bis hin zur perihilären Stauung bei relativ gering gestauten Gefäßen im Lungenmantel (Fluid Lung) oder auch ein Lungenödem. Therapeutisch kommen neben Diuretika rechtzeitige Dialyse und Ultrafiltration in Betracht.

MERKE

Einer „milden" Hämodialysetherapie oder der Verwendung einer Peritonealdialyse gerade bei kardio- und zerebrovaskulär gefährdeten Patienten mit hämodynamischer Instabilität sowie einem engmaschigen Monitoring (Kreislauf, Stoffwechsel, Blutzucker, Gerinnung etc.) kommt sowohl während als auch nach der Dialyse eine präventive Bedeutung zu.

Elektrolytverschiebungen und Blutdruckveränderungen während der Hämodialyse können **Herzrhythmusstörungen** auslösen.

Retrosternale Schmerzen und Dyspnoe sind die wesentlichen Symptome der fibrinösen urämischen **Perikarditis.** Die Pathogenese ist unklar, die Ursache meist multifaktoriell, andere Ursachen müssen ausgeschlossen werden, z. B. Infektionen, Tuberkulose, Systemerkrankungen. Als Befunde sind Fieber, Leukozytose und auskultatorisch ein Perikardreiben zu erheben. ST-Hebungen im EKG sind nicht zwingend nachweisbar.

Bei einem **Perikarderguss** besteht die Gefahr einer hämodynamischen Instabilität und einer Perikardtamponade. Klinische Zeichen sind gestaute Halsvenen, ein Pulsus paradoxus (bei Inspiration Blutdruckabfall > 10 mmHg), Hypotonie und Tachykardie. Bei ausgedehntem Erguss sind die Herztöne leise, im EKG zeigt sich eine Niedervoltage. Bei hämodynamisch wirksamem Perikarderguss ist eine Entlastungspunktion angezeigt, zugleich ist die Einleitung oder Intensivierung der Dialyse (täglich) notwendig.

MERKE

Kardiovaskuläre Ereignisse sind die häufigste Ursache aller Todesfälle bei Patienten mit chronischen Nierenerkrankungen.

Schlaganfall

Bei Dialysepatienten ist das Schlaganfallrisiko 5- bis 10-fach erhöht. Hämodynamische Instabilität an der Dialyse, sowohl hypertensive Krisen als auch sehr niedrige Blutdruckwerte können zu Symptomen führen oder auch eine echte Durchblutungsstörung, bei prolongierter Hypotension z. B. einen Grenzzoneninfarkt, auslösen. Dialysepatienten mit polyzystischen Nieren haben gelegentlich zerebrale Gefäßfehlbildungen (Aneurysmen), die v. a. im Rahmen hypertensiver Entgleisungen in Kombination mit Antikoagulation ein Blutungsrisiko bergen.

MERKE

Sowohl bei Schlaganfällen als auch bei Blutungen ist mit Komplikationen durch Einblutungen und Ödembildung wegen der an der Dialyse laufenden Antikoagulation zu rechnen.

2.6.4 Mineral- und Knochenstoffwechselstörung (renale Osteopathie)

Einige der im Rahmen einer chronischen Niereninsuffizienz auftretenden Probleme betreffen den Mineral- und Knochenstoffwechsel. Speziell geht es um den Stoffwechsel von Kalzium und Phosphat, Parathormon (PTH), Fibroblasten-Wachstumsfaktor 23 (FGF 23) und Vitamin D, um Störungen des Knochenstoffwechsels selbst, der Knochenmineralisation und von Wachstum und Stabilität der Knochen sowie um Verkalkungen außerhalb des Skelettsystems. An den Knochen unterscheidet man:

- **Ostitis fibrosa** als Manifestation eines sekundären Hyperparathyreoidismus, charakterisiert durch erhöhte Aktivität von Osteoklasten und Osteoblasten sowie eine peritrabekuläre (Trabekel = Knochenbälkchen) Fibrose
- **Osteomalazie** als Ausdruck eines Mineralisationsdefekts von neu gebildetem Osteoid, meist begründet durch Aluminiumablagerung
- **Adynamische Knochenerkrankung,** charakterisiert durch abnorm langsamen Knochenumbau
- **Gemischte renale Osteodystrophie** – Kombination der Veränderungen (➤ Abb. 2.20)

Die meisten der oben genannten Veränderungen treten schon unterhalb einer GFR von ca. 40 ml/min auf, oft sind aber schon zuvor Abweichungen nachweisbar:

- Phosphatretention
- Absinkende Kalziumkonzentration
- Absinkende Kalzitriolspiegel
- Ansteigende Konzentration an FGF 23
- Ansteigender PTH-Spiegel

Phosphat

Der Trend zur Retention von Phosphat beginnt bereits in frühen Stadien der CKD. Durch Anpassung der Phosphatrückresorption durch PTH und FGF 23 ist eine Korrektur der Hyperphosphatämie über einen recht langen Zeitraum möglich. Daraus resultiert eine ausgeglichene Bilanz mit normalem Phosphatspiegel bis zu einer GFR von ca. 30 ml/min. Der dafür gezahlte „Preis“ ist ein Absinken des Kalziumspiegels und ein Anstieg des Parathormons (sekundärer Hyperparathyreoidismus, HPT) mit nachlassender Bildung und Aktivität von Kalzitriol, der in den Nieren aktivierten Form des Vitamin D.

Kalzium

Ein erniedrigtes Kalzium führt zu erhöhter PTH-Sekretion durch Stimulation eines kalziumsensiblen Rezeptors (CaSR). Zu einer Hypokalzämie kommt es hauptsächlich durch verminderte intestinale Aufnahme bei erniedrigten Kalzitriolspiegeln, durch Bildung von Kalziumphosphatsalzen bei erhöhten Phosphatwerten und durch Verminderung der Kalziumfreisetzung aus dem Knochen bei Hyperphosphatämie.

Im Verlauf der Entwicklung der Mineralstoffwechselstörung kommt es letztlich zur Entwicklung einer Hyperkalzämie, auch durch Nachlassen der Sensitivität des CaSR in der Nebenschilddrüse, einer wesentlichen Voraussetzung für extraskelettale Verkalkungen neben der Hyperphosphatämie.

Fibroblasten-Wachstumsfaktor 23 (FGF 23)

FGF 23 wird durch Knochenzellen produziert, stimuliert durch Phosphat, Kalzitriol, PTH und Kal-

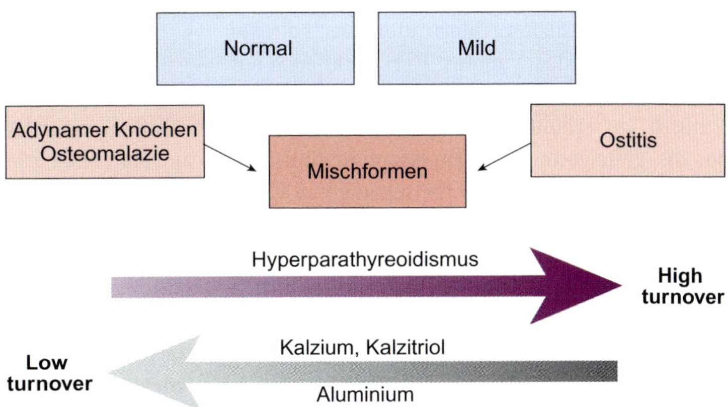

Abb. 2.20 Skelettveränderungen bei renaler Osteodystrophie [L190]

zium. Seine Hauptaufgaben sind die Regulation des Phosphathaushalts durch verringerte Aufnahme und erhöhte Ausscheidung und die Regulation der Kalzitriolbildung, die reduziert wird. Zudem kann er eine Zeit lang die PTH-Produktion hemmen.

Vitamin D

Kalzitriolspiegel (1,25$(OH)_2D_3$) beginnen bei einer GFR < 60 ml/min zu fallen und sind im Terminalstadium der Nierenerkrankung deutlich reduziert. Ursächlich ist ein Anstieg an FGF 23. Daneben wird die Aktivität des Schlüsselenzyms 1α-Hydroxylase zur Bildung von Kalzitriol durch eine Hyperphosphatämie geblockt. Der Kalzitriolmangel fördert direkt die PTH-Bildung und -Sekretion in der Nebenschilddrüse. Indirekt wirkt Kalzitriol durch Erhöhung der intestinalen Kalziumresorption. Durch Parathormon wird wiederum seine Synthese gefördert, bis sie schließlich bei fortschreitender Niereninsuffizienz auch durch Schrumpfung der Nieren deutlich absinkt.

Parathormon (PTH)

Die Wirkung des PTH, das in den dorsal der Schilddrüse gelegenen Epithelkörperchen der Nebenschilddrüse gebildet wird, ist komplex. Es erhöht die Kalziumkonzentration im Serum durch Steigerung der Knochenresorption (Aktivierung von Osteoklasten und Hemmung von Osteoblasten), Steigerung der intestinalen Absorption und Erhöhung der renalen Vitamin-D-Produktion. Zudem erhöht es gleichzeitig die renale Kalziumreabsorption durch direkte Wirkung am distalen Tubulus. PTH wirkt auch auf den Phosphathaushalt. Es kommt, durch Vitamin D vermittelt, zu erhöhter enteraler Phosphatresorption, die gesteigerte Knochenresorption führt zusätzlich zu einer vermehrten Freisetzung von Phosphat.

Irgendwann überwiegt der Phosphatanstieg die kompensatorischen Effekte der Zusammenarbeit von Kalzitriol, PTH und FGF 23, sodass sich eine Hyperphosphatämie entwickelt.

Hyperparathyreoidismus (HPT)

MERKE

Die Skelettveränderungen sind nicht an den Grad der Nierenfunktionseinschränkung gebunden. Bereits bei einem Anstieg des Kreatinins im Serum auf 2 mg/dl sind bei bis zu 30 % der asymptomatischen Patienten in der Knochenhistologie die Zeichen eines **sekundären HPT** (reaktiver Anstieg des PTH zur Regulation des Stoffwechsels) nachweisbar.

Zu diesem Zeitpunkt sind Kalzium, Phosphat und Vitamin D (1,25$(OH)_2D_3$) im Serum häufig noch normal. Die Spiegel für PTH beginnen bei einer GFR zwischen 40 und 70 ml/min zu steigen. Sind erhöhte PTH-Spiegel nicht mehr physiologisch erklärbar – eine Hyperkalzämie müsste z. B. die Produktion unterdrücken – oder lassen sie sich durch Gabe von Kalzitriol und Medikamenten, die den CaSR sensibilisieren, nicht mehr senken, spricht man von einem **tertiären Hyperparathyreoidismus** mit einer autonomen PTH-Sekretion. Oft kommt es dabei auch zu einer deutlichen Vergrößerung der kleinen Organe.

Zur Erfassung eines HPT empfiehlt es sich, Kalzium, Phosphat und PTH regelmäßig zu kontrollieren, dabei die Elektrolyte etwa alle 1–3 Monate, PTH 2×/Jahr und ggf. Vitamin D 1×/Jahr. Bei Patienten in den CKD-Stadien 2–4 reichen sicher seltenere Kontrollen aus.

MERKE

Behandlungszielwerte nach KDIGO/KDOQI

- Phosphat 3,5–5,5 mg/dl (1,13–1,78 mmol/l)
- Korrigiertes Gesamtkalzium < 9,5 mg/dl (< 2,37 mmol/l)
- PTH zwischen dem 2- und 9-Fachen des jeweiligen PTH-Normwerts

Die **Behandlung des HPT** umfasst primär die Behandlung einer Hyperphosphatämie, die schließlich auch mit einer erhöhten Sterblichkeit für alle Patientengruppen verbunden ist. **Therapie der Wahl** ist eine Einschränkung der Phosphatzufuhr auf ca. 900 mg/d, oft ergänzt durch eine Behandlung mit phosphatbindenden Medikamenten (➤ Kap. 2.7.8), deren Effektivität aber oft überschätzt wird. Bei Dialysepatienten haben sie allerdings durchaus einen Nutzen hinsichtlich der Mortalität. Auch eine effektive Dialysetherapie senkt die Phosphatlast um immerhin ca. 900 mg, was sich durch Intensivierung der Dialysezeit und -frequenz steigern lässt. Bei therapierefraktärer Hyperphosphatämie muss die übrige HPT-Therapie überdacht werden. PTH selbst stimuliert die Phosphatfreisetzung aus den Knochen, eine HPT-Therapie mit Kalzitriol oder Vitamin-D-Analoga stimuliert die gastrointestinale Resorption. Alternativ kommen Calcimimetika zum Einsatz (➤ Kap. 2.7.9) oder auch eine chirurgische Entfernung der Nebenschilddrüsen.

Nächste Ziele sind die Normokalzämie durch Gabe von Kalzium oder Vitamin D (Kalzitriol oder synthetische Analoga) und der Ausgleich eines Vitamin-D-Mangels am ehesten durch Supplementierung von Cholecalciferol (Vitamin D_3).

Schließlich kann aufgrund der Freisetzungsregulation von PTH durch Kalzitriol, Vitamin-D-Analoga oder durch Calcimimetika, die den CaSR sensibilisieren, einzeln oder in Kombination der PTH-Spiegel direkt gesenkt werden (➤ Kap. 2.7.9). Kalzitriol und Analoga erhöhen als Nebenwirkung sowohl den Kalzium- als auch den Phosphatspiegel. Sie sollten oberhalb eines Phosphats von 5,5 mg/dl bzw. eines Kalziumspiegels von 9,5 mg/dl nicht gegeben werden. Ziel der Parathormonsenkung sind Spiegel nicht unter dem 2-Fachen der Norm, denn darunter besteht das hohe Risiko einer adynamen Knochenerkrankung (s. u.). Bei einem refraktären (PTH lässt sich nicht < 600 pg/ml senken) oder tertiären HPT ist meist eine Parathyreoidektomie erforderlich.

Die genaue Lokalisation der Nebenschilddrüsen erfolgt intraoperativ. Präoperativ sind Sonografie, CT, MRT und Szintigrafie zur Diagnostik möglich. Als operative Techniken stehen die subtotale, die totale Parathyreoidektomie ohne Reimplantation und die totale Parathyreoidektomie mit Reimplantation eines Epithelkörperchens, z. B. in die Ellenbeuge, zur Verfügung.

Wichtig ist ein gutes perioperatives Management, da nach Parathyreoidektomie ein starker Kalziumeinbau in das Skelettsystem erfolgt und es im Rahmen des **Hungry Bone Syndrome** zu einer schweren Hypokalzämie (➤ Kap. 2.5.3) mit der Gefahr von Tetanie, Krampfanfällen und Herzrhythmusstörungen kommen kann. Es sind engmaschige Kontrollen und die Substitution von Kalzium (evtl. Magnesium) und Kalzitriol erforderlich, die Gabe von Kalzitriol macht ggf. schon präoperativ Sinn.

Renale Osteopathie

Bei den Knochenerkrankungen sind die Parameter Stoffwechselaktivität des Knochens (turnover), Mineralisation und Knochenvolumen von Bedeutung (TMV-System), weil sie letztlich die Knochenqualität ausmachen.

Bei einem **sekundären Hyperparathyreoidismus (HPT)** lässt sich histologisch eine **Ostitis fibrosa cystica** diagnostizieren. Sie ist charakterisiert durch einen hohen Knochenumsatz (Verhältnis aus Knochenan- und -abbau, stimuliert durch Parathormon).

Die **Osteomalazie** ist charakterisiert durch einen verlangsamten Knochenstoffwechsel (Low turnover), eine Mineralisationsstörung und eine Anhäufung von unmineralisierter Knochenmatrix (Osteoid). Sie ist nicht identisch mit einer Osteomalazie bei Vitamin-D-Mangel. Häufige Ursache einer Osteomalazie bei CKD ist die Aluminiumüberladung, die durch den Rückgang an aluminiumhaltigen Medikamenten deutlich seltener auftritt. Bei der Osteoidose kann Kalzium nicht abgelagert werden, sodass der Knochenpuffer bei oraler Kalziumbelastung entfällt und eine Hyperkalzämie resultiert. Diagnostisch beweisend ist die Knochenhistologie.

Die **adyname Knochenerkrankung** ist durch einen geringen Knochenumbau charakterisiert. Sie hängt möglicherweise mit Aluminiumablagerungen zusammen, aber auch mit einer zu starken Suppression der Nebenschilddrüsen. Die PTH-Spiegel sind niedrig normal, sodass sie bei zusätzlicher Endorganresistenz für einen ausreichenden Knochenstoffwechsel zu gering sind.

Zeichen der **gemischten Osteodystrophie** ist entweder ein hoher oder niedriger Knochenumsatz gepaart mit einer gestörten Mineralisation.

Leitsymptome der Knochenerkrankungen sind schwer lokalisierbare, heftige Knochenschmerzen im Bereich des Achsenskeletts, der Rippen, in Hüft-, Knie-, und Sprunggelenken. Spontanfrakturen treten an Rippen, Wirbelkörpern und an den Hüftgelenken, bei Patienten mit aplastischer Knochenerkrankung auch an den Röhrenknochen auf. Es besteht eine Muskelschwäche vor allem der proximalen Beinmuskulatur.

Laboruntersuchungen umfassen die Bestimmung von intaktem PTH, Kalzium und Phosphat im Serum, alkalischer Knochenphosphatase, Kalzitriol und ggf. Aluminium. Weitere spezielle **Röntgenuntersuchungen** ergänzen ggf. die Diagnostik. Typische radiologische Veränderungen beim sekundären HPT sind subperiostale Resorptionszonen an den Mittelphalangen der Finger, Akroosteolysen an den Fingerendphalangen, Erosionen an den lateralen Klavikulaenden sowie eine Salz-und-Pfeffer-Struktur der Schädeldecke. Es können osteoklastische Tumoren im Bereich des Beckenskeletts (braune Tumoren), Pseudofrakturen insbesondere an Sitz- und Schambeinen (Looser-Umbauzonen) diagnostiziert werden. Bei der Osteomalazie zeigen sich eine Demineralisation des Knochens und gelegentlich Spontanfrakturen. Osteoporose und zystische Veränderungen tragen zur Diagnosestellung bei.

Goldstandard zur Diagnostik der Knochenerkrankungen ist die Knochenbiopsie.

Empfehlenswert sind Kontrollen der Serumspiegel von Kalzium und Phosphat ab Stadium 3 der CKD im Schnitt alle 3–6 Monate je nach Verlauf der Niereninsuffizienz und je nach Laborbefund. Bei unerklärlichen Frakturen, anhaltenden Knochenschmerzen und unerwarteten Laborkonstellationen erscheint eine Knochenbiopsie ratsam. Die routinemäßige Messung von Knochenumsatzmarkern wird nicht empfohlen.

MERKE

Die Prävention einer renalen Osteopathie besteht in der Normalisierung des erhöhten Phosphats und des erniedrigten Kalziums im Serum. Sinnvoll ist die Verwendung eines Dialysatkalziums von 1,25 oder 1,5 mmol/l sowie eine Optimierung der Dialysequalität zur Phosphatelimination. Wichtig ist darüber hinaus die Förderung körperlicher Aktivität.

Extraskelettale Kalzifizierungen

Hierzu zählen in allererster Linie Kalzifizierungen der mittleren und inneren Wandschichten von Blutgefäßen, von der prinzipiell alle großen und mittleren Arterien betroffen sein können. Bei der Kalzifizierung der mittleren Wandschicht (Mediasklerose) kommt es zu einer Umwandlung der Gefäßmuskelzellen in osteoblastenartige Zellen und zu Entzündungsprozessen. Verursacht wird dies durch die Trias Hyperphosphatämie, Hyperkalzämie (auch mit bedingt durch kalziumhaltige Phosphatbinder) und PTH-Erhöhung. Die Kalzifizierung der inneren Wandschicht (Intima-Kalzifizierung) verläuft im Sinne einer Arteriosklerose wie bei Nicht-CKD-Patienten (➤ Kap. 2.4.4), allerdings deutlich beschleunigt. Dabei ist eine chronische Inflammation ein Motor. Zusätzliche Risikofaktoren neben den genannten sind Alter und Dialysedauer. Einzige präventive Möglichkeit speziell bei Patienten mit CKD ist eine optimierte Therapie der Mineralstörungen (Hyperphosphatämie). Dabei sollte bedacht werden, dass die Verwendung von kalziumhaltigen Phosphatbindern mit einer Progression der Kalzifizierungen zusammenhängt. Auch ein hohes Dialysatkalzium trägt zu einer Progression der Probleme bei, ebenso wie die Verwendung von Vitamin-K-Antagonisten (➤ Kap. 2.7.12).

2.6.5 Anämie

Eine Anämie ist definiert durch einem Hb-Wert < 13 g/dl bei Männern und < 12 g/dl bei Frauen. Ursachen der **renalen Anämie** (normochrom, normozytär) sind der Mangel an Erythropoetin sowie eine verkürzte Erythrozytenüberlebenszeit infolge von Urämie. Daneben sind natürlich andere Ursachen einer Anämie möglich (Eisenmangel, gastrointestinale Blutungen, Blutungen bei gestörter Thrombozytenfunktion, Vitamin-B_{12}- und Folsäuremangel, Hypothyreose, Medikamente, Immunsuppressiva, Zytostatika und Systemerkrankungen). Die renale Anämie (➤ Abb. 2.21) findet sich bereits ab einer GFR < 60 ml/min. Ein **Anämie-Screening** ist daher bei GFR < 60 ml/min jährlich indiziert, bei < 30 ml/min wenigstens alle 6 Monate, bei terminaler Niereninsuffizienz oder bekannter Anämie mindestens alle 3 Monate oder nach klinischer Indikation. Zur Diagnostik und Differenzialdiagnostik sind mindestens die Bestimmungen von Hämoglobin, Hämatokrit, Erythrozytenindizes (MCV, MCH), Retikulozyten, Serum-Eisen, Ferritin und Transferrinsättigung erforderlich (➤ Kap. 2.1.2). Die weiterführende Abklärung einer Anämie beinhaltet einen Test auf okkultes Blut im Stuhl (Koloskopie ab dem 55. Lj.), Bestimmung von Vitamin B_{12}, Folsäure, Differenzialblutbild, Thrombozyten, Hämolyseparameter (Haptoglobin, LDH, Bilirubin, Coombs-Test), CRP, PTH, Eiweißelektrophorese im Serum (ggf.

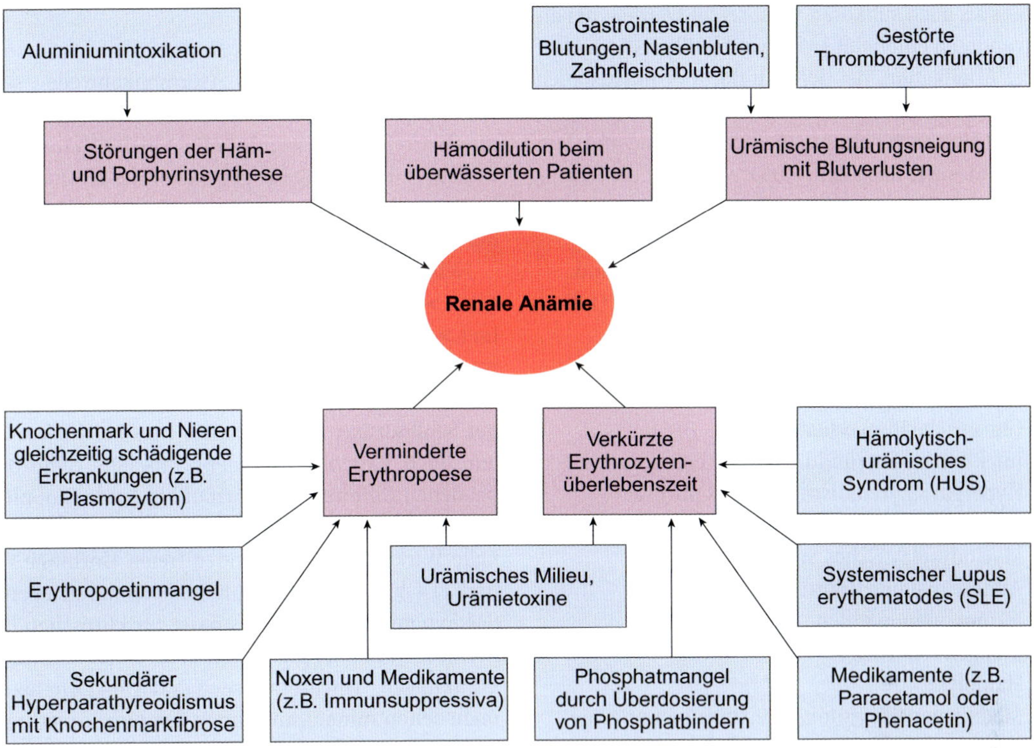

Abb. 2.21 Pathogenese der renalen Anämie [L190]

auch im Urin). In ausgewählten Fällen erfolgen Knochenmarkzytologie und Knochenhistologie sowie Hb-Elektrophorese.

Die renale Anämie führt zu Linksherzhypertrophie, auch Myokardischämie und kardiale Dekompensation sind möglich. Klassische **Symptome** der Anämie sind Müdigkeit, Schwindel und Luftnot.

Behandlungsziele sind der Ausgleich der Anämie und die Verhinderung von Bluttransfusionen. Der erste Schritt bei der Behandlung der renalen Anämie ist zunächst die Auffüllung von Eisenspeichern und bei terminaler Niereninsuffizienz die Beseitigung der Urämie. Eine Eisensubstitution sollte bei einer Transferrinsättigung < 30 %, einem Ferritinspiegel < 500 ng/ml (µg/l) und einem Hb < 10 g/dl erfolgen, in jedem Fall aber unterhalb eines Ferritinspiegels von 200 ng/ml. Abhängig vom Ausmaß des Eisenmangels und der Verträglichkeit kann eine orale Therapie versucht werden (**cave:** Einnahmezeitpunkt, PPI), oft wird aber eine intravenöse Substitution erforderlich sein. Eine Evaluation der Eisenspeicher sollte mindestens alle 3 Monate erfolgen, häufigere Kontrollen sind vor allem notwendig bei aktiven Blutungen (Blutverluste bei Dialyse beachten) und nach Beginn einer ESA-Therapie. Bei systemischen Infekten sollte die Eisentherapie unterbrochen werden, auch weil Eisen „Futter“ für Krankheitserreger sein kann.

Im Weiteren erfolgt die **Therapie** der renalen Anämie meist mit Substanzen (**A**genzien), die die **E**rythropoese **s**timuliert **(ESA).** Als Präparate stehen inzwischen verschiedene Erythropoetine mit etwas unterschiedlichen Wirkprofilen zur Verfügung (z. B. Epoetin alfa, Epoetin beta, Darbepoetin alfa, Epoetin zeta und andere). Bei der ESA-Therapie sind stets Nutzen (Ausgleich der Anämie, Vermeidung von Transfusionen) und die Risiken (Hypertonie, Schlaganfall, potenzielle Tumorgenese etc.) gegeneinander abzuwägen. Eine ESA-Therapie sollte nach Ausgleich des Eisendefizits erst bei einem Hb < 10 g/dl (zwischen 9 und 10 g/dl) begonnen werden. Oberhalb eines Zielwerts von 11,5 g/dl (keinesfalls > 13 g/dl) sollten ESA keine Verwendung finden. Bei Patienten mit Hämodialyse können ESA sowohl intravenös als auch subkutan verabreicht werden, bei allen anderen empfiehlt sich ausschließlich die subkutane Applikation, bei der sich darüber hinaus auch ca. 25 % der Dosis einsparen lassen. Die ESA-Dosis richtet sich nach dem Ausmaß der Anämie und dem Gewicht sowie nach dem Ansprechen auf die Substitution. Hb-Kontrollen sind initial mindestens monatlich erforderlich.

Ursachen für ein Nichtansprechen von ESA sind:

- Absoluter oder funktioneller Eisenmangel (z. B. Infekt)
- Inadäquate ESA-Dosis
- Inadäquate Dialyse
- Chronische Blutverluste
- Infektionen, Entzündungen, Systemerkrankungen
- Hyperparathyreoidismus/Ostitis fibrosa
- Folsäure-, Vitamin-B_{12}-Mangel
- Myelodysplastisches Syndrom
- Andere maligne Erkrankungen
- Hämoglobinopathien
- Mangelernährung
- Hämolyse
- Medikamente: zytotoxische, immunsupprimierende Medikamente
- Antikörper gegen EPO (PRCA = Pure Red Cell Aplasia)

Alternativ zu den Erythropoetin Präparaten steht seit 2018 Roxadustat zur Verfügung, eine Substanz, die u. a. die endogene Produktion von Erythropoetin, aber auch auf andere, komplexe Weise die Hämoglobinproduktion anregt. Roxadustrat kann oral verabreicht werden. Auch bei Roxadustat sind zahlreiche (potenzielle) Nebenwirkungen zu beachten. Die Gesamtmortalität der Patienten ist unter einer Therapie mit Roxadustat womöglich höher als bei der üblichen Erythropoetin-Therapie.

2.6.6 Endokrinologie und Stoffwechsel

Chronische Nierenerkrankungen führen zu Störungen des **Kohlenhydrat-, Aminosäure- und Lipidstoffwechsels** sowie zu vielfältigen endokrinen Veränderungen an Schilddrüse, Nebennieren und Sexualorganen.

Hormone

Hormonproduktion und Hormonkontrolle sind durch beeinträchtigte Proteinbindung und Katabolismus betroffen. Gleichzeitig besteht in der Urämie eine Resistenz der Zielorgane gegenüber der Hormonwirkung. Auch Störungen der Aktivierung durch veränderte Prohormone sind möglich.

Neben den Veränderungen bei den Sexualhormonen (➤ Kap. 2.6.11), den Veränderungen bei Insulin (➤ Kap. 2.3.3), dem PTH- und Vitamin-D-Stoffwechsel (➤ Kap. 2.6.4) und dem Erythropoetinmangel (➤ Kap. 2.6.5) ändert sich in erster Linie der Schilddrüsenhormonstatus. Dies betrifft vor allem auch Patienten mit nephrotischem Syndrom, bei denen Albumin und hormonbindende Globuline vermehrt ausgeschieden werden. Die für die hormonelle Wirkung entscheidenden freien Hormone fT3 und fT4 bleiben aber i. d. R. unbeeinflusst, ebenso das hypophysäre TSH; dies passt zur klinischen Euthyreose. Unabhängig davon sind einige Grunderkrankungen (membranöse GN, Typ-1-Diabetes) nicht selten mit autoimmunen Schilddrüsenerkrankungen assoziiert. Bei zunehmender Niereninsuffizienz kann es durch Jodüberladung der Schilddrüse oder durch Konversionshemmung von T4 nach T3 zu einer Schilddrüsenunterfunktion kommen. Diese kann auch durch eine Steroidtherapie bedingt sein. Entscheidend für die Diagnostik ist aber neben der klinischen Symptomatik die Bestimmung des TSH in Kombination vor allem mit dem freien T4-Spiegel.

Die Plasmahalbwertszeit von **Kortisol** ist verlängert. **Wachstumshormonspiegel** sind wegen der verzögerten Clearance und der gestörten Hypothalamus-Hypophysen-Achse abnorm hoch, die Wirkung ist jedoch vermindert, was wiederum den Katabolismus fördert.

Fette

Bei Fettstoffwechselstörungen sind primär eine Hypertriglyzeridämie und eine Erhöhung des Lipoproteins (a) mit leicht erhöhtem Gesamtcholesterin und Non-HDL zu finden. Ob durch eine Lipidsenkung tatsächlich der Verlauf einer CKD günstig beeinflusst werden kann, ist immer noch zweifelhaft. Sicher ist allerdings, dass die CKD ein zusätzlicher kardiovaskulärer Risikofaktor ist, sodass bei Patienten mit chronischer Niereninsuffizienz immer auch eine Behandlungsindikation einer Fettstoffwechselstörung zu klären ist. Nach den KDIGO-Leitlinien von 2013 gilt derzeit bei Hypercholesterinämie als Empfehlung: Bei Patienten über 50 Jahren sollte eine Statintherapie durchgeführt werden, bei jüngeren Patienten nur bei KHK, zerebraler Ischämie oder Diabetes. Transplantierte Patienten, die älter als 30 Jahre sind, sollten ebenfalls behandelt werden. Die Empfehlungen der KDIGO beinhalten keine LDL-Zielwerte. Sie beziehen sich auf eine Reduktion des kardiovaskulären Risikos. Bei Dialysepatienten kann eine Statintherapie fortgesetzt, sie sollte aber nicht neu begonnen werden.

Aminosäuren

Mangelernährung und Katabolismus können ein Defizit an essenziellen Aminosäuren nach sich ziehen. Ausgenommen davon sind Homocystein, Zystin und Methionin.

MERKE

Homocystein

In der Niereninsuffizienz ist der tubuläre Abbau von Homocystein vermindert, sodass über 80 % der Dialysepatienten erhöhte Homocysteinspiegel haben. Homocystein galt als Risikofaktor für die Atherosklerose. Allerdings ist bisher nicht belegt, ob eine Senkung durch Folsäure auch eine Reduzierung der kardiovaskulären Mortalität bedeutet.

Dialyseassoziierte Amyloidose (AB-Amyloidose)

Die **dialyseassoziierte Amyloidose** ist eine gefürchtete, zum Glück seltener gewordene Komplikation bei Langzeitdialysepatienten. Die verantwortlichen Amyloid-Fibrillen bestehen aus **β_2-Mikroglobulin,** einem Eiweiß der Zelloberflächen, das eine hohe Affinität zu Kollagen hat. In der gesunden Niere wird β_2-Mikroglobulin (Molekulargewicht 11.800 Da) glomerulär filtriert und im proximalen Tubulus rückresorbiert und metabolisiert.

Bei Patienten mit terminaler Niereninsuffizienz kommt es zu einer Akkumulation von β_2-Mikroglobulin, das auch durch Hämodialyse nicht ausreichend entfernt werden kann. Klinisch manifestiert sich die dialyseassoziierte Amyloidose als Karpaltunnelsyndrom, Schulter-Arm-Syndrom, destruktive Arthropathie mit Ergussbildung, Spondylarthropathie, Bildung von gelenknahen Knochenzysten mit Frakturneigung (Femur, Humerus), selten mit Organbeteiligung v. a. am Gastrointestinaltrakt mit sehr unterschiedlicher Symptomatik bis zur Blutung und Darmperforation.

Das **Karpaltunnelsyndrom** ist häufig die erste Manifestation und kann 3–5 Jahre nach Dialysebeginn auftreten, mit in der Folge zunehmender Häufigkeit. Es äußert sich durch typische Schmerzen und Taubheitsgefühl im Bereich der medialen Finger der Hände. Daneben imponiert die AB-Amyloidose meist in Form einer schmerzhaften, oft beidseitigen **Periarthritis humeroscapularis** oder mit Sehnenveränderungen an den Händen (Tenosynovitis).

Knochenveränderungen sind typischerweise zystisch und manifestieren sich an den Enden der langen Röhrenknochen. Diese Zysten enthalten Amyloid und können zu pathologischen Frakturen führen. In frühen Stadien bestehen oft keine Symptome, später imponieren die Zeichen der Gelenkentzündung mit Schwellung und eingeschränkter Beweglichkeit.

Zur sicheren Diagnostik aller Manifestationen ist eigentlich eine Gewebeprobe notwendig. Radiologisch können Knochenzysten nachweisbar sein, allerdings ist eine exakte Zuordnung zur Amyloidose nicht immer möglich.

Eine Schmerztherapie ist meist notwendig, ggf. auch chirurgische Interventionen, v. a. beim Karpaltunnelsyndrom. Spezielle Behandlungsmethoden existieren gegenwärtig nicht. Deshalb steht die Prävention der Amyloidose im Vordergrund. Mit biokompatiblen High-Flux-Membranen ist eine bessere Mikroglobulinelimination möglich. Durch die häufigere Verwendung solcher Dialysatoren in den letzten Jahren ist die Amyloidose seltener geworden. Eine Optimierung der Dialysetherapie sollte angestrebt werden. Eine Nierentransplantation führt zu einer raschen Senkung der β_2-Mikroglobulinspiegel und bessert die Gelenkbeschwerden.

2.6.7 Gastrointestinale Symptome

Bei fortgeschrittener Funktionseinschränkung der Nieren bestehen zahlreiche Beschwerden. Neben einem urämischen Fötor reicht die Symptomatik von Appetitlosigkeit, Übelkeit, Erbrechen (urämische Gastritis, Gastroparese), Sodbrennen über diffuse Bauchschmerzen, **gastrointestinale Blutungen,** Obstipation und Störungen der Darmentleerung durch Einnahme von Phosphatbindern oder durch autonome Neuropathie bis zum Bild des **akuten Abdomens.** Blutungen werden durch eine gestörte Gerinnung begünstigt. Hinzu kommen Einblutungen in Zysten und **retroperitoneale Hämatome** nach Zystenruptur bei Patienten mit Zystennieren. **Darminfarkte** treten bei Dialysepatienten mit hypotensiven Episoden nach starker Ultrafiltration auf.

Mangelernährung

Ernährung ➤ Kap. 6.11

2.6.8 Gestörte Immunkompetenz und Impfungen

Urämie bedeutet einen Zustand der Immunsuppression mit der Gefahr von Infektionen (Atemwege, Harnwege). Die Immunkompetenz kann zusätzlich durch weitere Faktoren beeinträchtigt sein (Immunsuppressiva, Mangelernährung, Diabetes). Das Immundefizit wird durch die Dialyse nicht korrigiert.

MERKE
Infektionen sind die zweithäufigste Todesursache bei Patienten mit terminaler Niereninsuffizienz.

Die **Störungen der zellulären und humoralen Immunantwort** führen zu unzureichender Antikörperbildung nach Impfungen (z. B. Hepatitis B, Pneumokokken, Influenza, SARS-CoV-2), verzögerter Leukozytenwirkung am Infektionsort und gestörter Phagozytose. Nur 50–60 % zeigen bei terminaler Niereninsuffizienz eine Antwort auf eine Hepatitis-B-Impfung, nur 30 % einen „normalen" Titeranstieg auf eine Influenzaimpfung, bei allerdings nachweislich reduzierter kardiovaskulärer Mortalität und Mortalität durch Influenzaimpfungen selber.

Nicht vergessen werden darf, dass das größte Übertragungsrisiko für Hepatitiden in Dialyseeinrichtungen durch unzureichende Basishygiene einschließlich der Flächendesinfektion sowie im nicht optimalen Umgang mit Multidose-Medikamenten besteht. Jährliche Impfung gegen Influenza bei allen CKD-Stadien.

Empfohlen werden folgende Impfungen:

- Impfung gegen Pneumokokken
- Impfung gegen Hepatitis B (mit Titerkontrolle)
- Impfung gegen Herpes Zoster
- Tetanus-Diphtherie-Auffrischung nach 5 Jahren
- Influenzaimpfung

2.6.9 Folgen am Nervensystem

Unabhängig von einer Grunderkrankung findet sich bei chronischer fortgeschrittener Niereninsuffizienz eine **distal betonte sensomotorische Neuropathie.** Das frühere Auftreten einer Polyneuropathie sollte differenzialdiagnostisch an andere Ursachen denken lassen (Diabetes, Paraneoplasie, Alkohol, Vitamin-B_{12}-Mangel u. a.). Die sensiblen Störungen überwiegen und äußern sich mit strumpfförmigen, symmetrischen **Parästhesien (Missempfindungen),** Brennen (Burning Feet), bis hin zu Lähmungen. Schmerzen treten früher als motorische Störungen auf. Symptome korrelieren nicht immer mit den objektiven elektrophysiologischen Befunden, die zudem nicht urämiespezifisch sind. Das häufige **Restless-Legs-Syndrom** (RLS) ist durch vorwiegend nächtlich auftretende und unangenehme Sensationen im Bereich der unteren Extremitäten mit zwingendem (imperativem) Bewegungsdrang gekennzeichnet.

Das Auftreten einer sensorischen Neuropathie bei Patienten mit CKD im Stadium 5 ist eine Indikation für den Dialysebeginn. Eine Beteiligung des autonomen Nervensystems ist selten. Sie manifestiert sich wie für den Diabetes beschrieben (➤ Kap. 2.3.6).

Eine **urämische Enzephalopathie** mit Koma und Krämpfen als Ausdruck einer zerebralen Beteiligung ist sehr selten geworden. Häufiger sind Einschränkungen der kognitiven Leistungen. Auch unkontrollierte Muskelzuckungen (Faszikulationen, Myoklonien) können in der Urämie auftreten.

Die **Therapie** des Restless-Legs-Syndroms mit L-Dopa oder Dopa-Agonisten zeigt eine Ansprechrate von bis zu 80 %. Der Dialysebeginn kann die Beschwerden bei sensorischer Neuropathie bessern. Bei motorischen Störungen ist eine Besserung durch Hämodialyse kaum möglich. Hier ist eine rasche Nierentransplantation anzustreben. Eine physikalische Therapie sollte in jedem Fall versucht werden. Bei neuropathischen Schmerzen empfiehlt sich Pregabalin. Dabei ist auf die erforderliche Dosisanpassung bei eingeschränkter Nierenfunktion besonders bei älteren Patienten über 65 Jahre zu achten.

2.6.10 Hauterscheinungen

Es muss zwischen typischen Hautveränderungen im Rahmen einer Niereninsuffizienz oder einer spezifischen Grunderkrankung und präexistenten Hauterkrankungen, die mit Dialysebeginn exazerbieren, unterschieden werden.

Pruritus (Juckreiz)

Etwa 40 % der urämischen Patienten haben einen generalisierten oder überwiegend an Rücken und Armen auftretenden, sehr belastenden Pruritus. Die Genese des Pruritus ist nicht geklärt. Diskutiert werden immunologische Faktoren mit systemischer Inflammation und ein Ungleichgewicht von Opioidrezeptoren in der Haut. Hinzu kommen als Risikofaktoren die Urämie selbst (infolge unzureichender Dialysequalität) sowie Hyperparathyreoidismus v. a. mit erhöhtem Kalzium-Phosphat-Produkt, trockene Haut (Xerosis) und Histaminfreisetzung. Der Pruritus kann lokalisiert und generalisiert auftreten, oft mit Verschlimmerung in der Nacht, mit entsprechenden Schlafstörungen und verschlimmert durch Wärme. Therapeutisch sollte die Dialysequalität optimiert werden, wobei die Verwendung von biokompatiblen PMMA-Membranen hilfreich sein kann, HPT und Phosphatstoffwechsel sollten optimiert werden und die Verwendung von feuchtigkeitsspendenden Lotionen empfiehlt sich. Bei resistentem Juckreiz können Antihistaminika, Gabapentin nach der Dialyse oder auch eine UV-Bestrahlung versucht werden. Seit kurzem steht Difelikefalin für Hämodialysepatienten zur Verfügung, ein peripher wirkender selektiver κ-Opioidrezeptor-Agonist, für den das IQWIG allerdings derzeit keinen Zusatznutzen bescheinigt hat.

Nephrogene systemische Fibrose (NSF)

Dabei kommt es zu einem nicht heilbaren bindegewebigen Umbau (Fibrosierung) vor allem der Haut, manchmal auch der Muskeln, der Lunge und anderer Gewebe. Insgesamt ist die Erkrankung, die fast nur bei terminaler Niereninsuffizienz auftritt, sehr selten (ca. 500 Fälle weltweit). Sie wird höchstwahrscheinlich durch Gadolinium, das als Kontrastmittel bei der Kernspintomografie Verwendung findet, ausgelöst. Es wird empfohlen, bei Patienten mit einer GFR < 30 ml/min möglichst auf die Verwendung von Gadolinium zu verzichten.

Kalziphylaxie

Die Kalziphylaxie ist eine seltene schwere Erkrankung mit fortschreitender Verkalkung der Arteriolenwand **(kalzifizierende urämische Arteriolopathie)** im Sinne einer Mediasklerose und Fibrosierung der Gefäßintima mit Formation von Thromben im Bereich von Haut- und Unterhautgefäßen mit der Folge von subkutanen Nekrosen (➤ Abb. 2.22). Sie gehört zu den typischen kalzifizierenden Erkrankungen bei Patienten mit terminalem Nierenversagen, tritt aber auch bei nierengesunden Menschen auf. Eine Rolle bei der Entstehung spielen Mineralstoff-

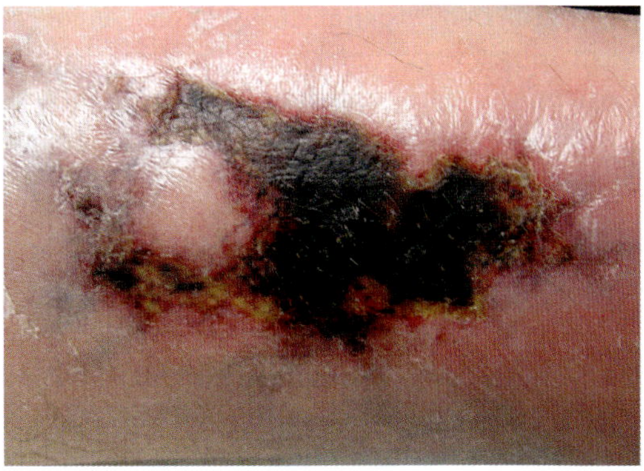

Abb. 2.22 Kalziphylaxie mit Nekrotisierung [G013]

wechselstörungen und ihre Behandlung (➤ Kap. 2.6.4), ebenso scheinen Parathormon sowie eine hoch dosierte Vitamin-D-Therapie Einfluss auf die Entstehung zu haben. Ein relativ sicherer Risikofaktor ist darüber hinaus eine Therapie mit Vitamin-K-Antagonisten.

Die entstehenden ischämischen Nekrosen, meist im Bereich von adipösem Gewebe (Gesäß, Bauch, Oberschenkel), sind außerordentlich schmerzhaft, beginnen als subkutane livide Knoten und werden dann zu nekrotisierenden, meist infizierten Ulzerationen. Die einzige Möglichkeit zur sicheren Diagnose und Abgrenzung zu nekrotisierenden Vaskulitiden ist die Biopsie im Bereich des Läsionsrands in ausreichender Tiefe.

Zentral ist eine optimale Wund- und Schmerztherapie. Ein Absenken des Kalzium-Phosphat-Produkts scheint empfehlenswert, ebenso die Verwendung nicht kalziumhaltiger Phosphatbinder mit einem Zielwert des Phosphatspiegels zwischen 3,5 und 4,5 mg/dl (1,13–1,45 mmol/l; adäquate Dialysequalität!). Auch die Absenkung des PTH auf Werte zwischen 150 und 300 pg/ml mit Cinacalcet wird diskutiert, bei sehr hohen PTH Spiegeln ist eine Parathyreoidektomie zu erwägen. Bei Patienten unter Therapie mit Vitamin-K-Antagonisten sollten diese – wenn möglich – ersetzt werden. Natriumthiosulfat als intravenöse Off-Label-Therapie ist eine Therapieoption in einer Dosierung von 25 g nach der Dialyse über 3 Monate, auch wenn hierzu noch keine randomisierten Studien vorliegen. Bei Patienten ohne Dialysetherapie oder < 60 kg Körpergewicht muss die Dosis angepasst werden (**cave:** Azidose, QT-Verlängerung u. a.). Hyperbare Sauerstofftherapie, Bisphosphonate, Vitamin-K-Substitution und andere Therapieformen sind experimentelle Reserveoptionen. Nicht zuletzt wegen infektiöser Probleme hat die Kalziphylaxie eine schlechte Überlebensprognose (1-Jahres-Mortalität bis 50 %).

Weitere Hauterkrankungen/ Hautprobleme

Die Patienten mit chronischer Niereninsuffizienz haben häufig eine trockene, schuppige und vulnerable Haut und trockene Schleimhäute (Xerosis) sowie Hyperkeratosen, Pigmentierung des Nagelbetts und Nagelveränderungen. Die Ursache einer **bullösen Dermatose (Pseudoporphyrie)** ist wahrscheinlich ein erhöhtes Uroporphyrin aus dem Hämstoffwechsel, das die Lichtempfindlichkeit der Haut erhöht. Folglich tritt sie besonders im Sommer an lichtexponierten Stellen auf. Eine Eisenüberladung ist pathogenetisch ebenfalls von Bedeutung. Es besteht kaum eine Behandlungsmöglichkeit. EPO kann die Beschwerden lindern, da nach Behandlung einer Anämie Aderlässe möglich sind, um die zirkulierenden Porphyrine zu reduzieren und die Eisenspeicher zu entleeren.

Ebenfalls an den lichtexponierten Stellen der Haut zeigt sich eine zunehmende **Melanose** als bräunlich gelbe Pigmentierung. In einigen Fällen kommt es zur Ausbildung einer sog. perforierenden **Follikulitis** mit hyperkeratotischen Krusten (Kyrle's Disease) und seltener zu einer **Prurigo nodularis** (juckende Papeln) mit teilweise superinfizierten kleinen braunen Knoten.

MERKE

Nach einer erfolgreichen Nierentransplantation tritt eine weitgehende Rückbildung der durch die Urämie induzierten Hautveränderungen ein.

2.6.11 Sexualstörungen und Schwangerschaft

Störungen der Sexualität und der Reproduktion sind sehr häufig bei Patienten mit fortgeschrittener Niereninsuffizienz. Sexualität gilt als Quelle der Freude, Lust und Energie, umgekehrt werden Störungen als Enttäuschung erlebt. Darüber hinaus stabilisiert Sexualität die soziale Integration, verlängert die Lebensdauer und ist immunologisch stimulierend. Die Dunkelziffer bei Sexualstörungen ist hoch, da das Thema tabuisiert wird.

Sexualstörungen bei Männern

Sexualstörungen betreffen 50 % der niereninsuffizienten Männer. Dazu gehört neben einer erektilen Dysfunktion (ED) vor allem ein Libidoverlust (Verlust sexuellen Verlangens). Die Störungen sind z. T. organischen Ursprungs (v. a. bei gestörter spontaner nächtlicher Erektion). Neben der Urämie spielen Neuropathie, Durchblutungsstörungen und Medikamente eine auslösende Rolle. Nicht zu unterschätzen sind psychologische und soziale Stressfaktoren. Ursächlich für einen Libidoverlust können neben seelischen Faktoren auch andere Erkrankungen, Schmerzsyndrome oder ein Testosteronmangel sein. Die Therapie der erektilen Dysfunktion beginnt mit einem Gespräch, bestenfalls auch mit der Partnerin/dem Partner. Es gilt, die Dialysequalität zu optimieren (einschließlich Nierentransplantation), eine Anämie muss ausgeglichen werden. Phosphodiesterase-Inhibitoren wie Sildenafil sind insbesondere bei psychologischer Ursache der ED erfolgreich und werden als First-Line-Therapie empfohlen („Erfolgsrate" bei HD-Patienten 85 %).

Eine Testosteronsubstitution kommt nur bei nachgewiesenem Hormonmangel in Betracht, da sonst lediglich das sexuelle Verlangen ohne Einflussnahme auf die Potenz gesteigert wird. Eventuell sind natürlich auch psychotherapeutische oder paartherapeutische Interventionen sinnvoll.

Eine chronische Niereninsuffizienz führt zu einer gestörten Spermatogenese und einer Schädigung des Hodens mit der Folge der Infertilität (Unfruchtbarkeit). Daneben führt eine Urämie zu Hormonstörungen oft mit reduziertem Spiegel an freiem Testosteron. Prolaktin ist oft erhöht. Ein Brustwachstum (Gynäkomastie) findet sich immerhin bei fast 30 % der männlichen Dialysepatienten. Bei Kinderwunsch können gerade auch bei männlichen Fertilitätsstörungen assistierte Reproduktionsverfahren hilfreich sein. Bei transplantierten Männern kann die Therapie, v. a. mit Sirolimus, die Fruchtbarkeit (Fertilität) beeinträchtigen.

Sexualstörungen bei Frauen

Zu den Sexualproblemen bei Frauen gehören Probleme der Libido, der Lubrikation bei sexueller Erregung (vaginale Feuchtigkeit = Lubrikation) und der Orgasmusfähigkeit. Auch schmerzhafter Geschlechtsverkehr (Dyspareunie) tritt auf. Jede psychologische, neurologische, vaskuläre, endokrine oder metabolische Störung kann zu Beeinträchtigung der weiblichen ebenso wie der männlichen Sexualität führen.

Wie beim Mann können körperliche Beeinträchtigungen oder Schmerzen den Wunsch nach sexueller Aktivität mindern. Hinzu kommen auch hormonelle Störungen, die die Libido auf vielfältige Weise beeinträchtigen können.

Bei Neuropathie ist die sexuelle Stimulation über Haut und Schleimhaut oft nicht ausreichend zum Auslösen eines Orgasmusreflexes. Auch Nebenwirkungen einer Pharmakotherapie können ursächlich sein. Bei chronischer Erkrankung kommt der somatisch-physische Schaden hinzu, die folgende psychosoziale Beeinträchtigung, Minderwertigkeitsgefühle und wiederum Depressionen, die genauso wie bei Männern entsprechend angesprochen und ggf. „behandelt" werden sollten.

Für betroffene Frauen stehen bei Lubrikationsstörungen Gleitmittel zur Verfügung, die die vaginale Schleimhaut elastischer und feuchter werden lassen und Schmerzen verhindern. Dies gelingt auch durch lokal anzuwendende Östrogensubstitution an der Vaginal- und Vulvaschleimhaut.

Die frühzeitig bei Niereninsuffizienz auftretende hormonell bedingte Dys- bzw. Amenorrhö – oft mit fehlender Ovulation und Fruchtbarkeit – und eine Hyperprolaktinämie (evtl. mit spontanem Milchfluss) erklären Störungen, die sowohl die Libido als auch den Aufbau der vaginalen Schleimhaut verändern. Manchmal kommt es nach Beginn einer Dialysetherapie zur Wiedererlangung eines Zyklus, mitunter entwickelt sich eine Menorrhagie (Blutungsstörung), die eine renale Anämie verstärken kann.

Eine Optimierung der Dialysetherapie einschließlich eines Ausgleichs der Anämie gehört zur Initialtherapie. Eine hormonelle Differenzialtherapie sollte in entsprechenden fachärztlichen Händen liegen. Sollte das Ziel der Wiederherstellung der Fertilität ein Kinderwunsch sein, muss dies ausführlich unter Abwägung aller Risiken für Mutter und Kind besprochen werden.

Schwangerschaft

Normalerweise kommt es in der Schwangerschaft zu einem Anstieg der GFR um 60 % mit einem Anstieg der Eiweißausscheidung. Bei Schwangeren mit vorbestehender CKD kommt es ebenfalls meist zu einem Anstieg einer Proteinurie und bei vielen auch zu Entwicklung oder Verschlechterung einer Hypertonie. Abhängig von der Nierenfunktion vor der Schwangerschaft ist die Prognose für die Nierenfunktion im Verlauf. Bei einer deutlich eingeschränkten Nierenfunktion (Kreatinin > 1,5 mg/dl) kommt es vor allem in der ersten Hälfte der Schwangerschaft durchaus häufig zu einem weiteren, manchmal dramatischen Nachlassen der Filtrationsleistung, besonders bei bestehender Hypertonie. Bei Kreatinin-Werten > 3 mg/dl besteht oft keine Konzeptionsfähigkeit. Da darüberhinaus die Wahrscheinlichkeit, ein gesundes Kind bis zum Geburtstermin auszutragen, nicht hoch ist, empfiehlt sich i. d. R. eine Empfängnisverhütung (Antikonzeption).

Bei Schwangeren mit vorbestehender Niereninsuffizienz und besonders mit Hypertonie ist die Häufigkeit einer Präeklampsie und Eklampsie (➤ Kap. 2.2.11) deutlich erhöht, die Diagnostik ist erschwert. Im Hinblick auf die Kinder ist vor allem die Frühgeburtsrate mit allen damit verbundenen Risiken deutlich erhöht. So selten es bei Dialysepatientinnen zur Schwangerschaft kommt (0,3–1,5 %/J.), so niedrig ist die Rate an lebend geborenen Kindern (ca. 40–70 %). Entscheidend für diese ungünstige Prognose sind das urämische Milieu, das durch eine deutlich intensivierte Dialyse gebessert werden kann, und die renale Anämie, die entsprechend ausgeglichen werden sollte.

Zu beachten ist bei Frauen mit CKD und/oder Hypertonie, dass ACE-Hemmer und Sartane sowie einige Immunsuppressiva (z. B. Cyclophosphamid, Mycofenolat) so früh wie möglich, am besten vor Konzeption, abgesetzt werden müssen, da sie direkt fruchtschädigend wirken.

Bei transplantierten Frauen verbessert sich die Fertilität, entsprechend häufiger sind Schwangerschaften. Die Risiken für Mutter und Kind sind frühestens 2 Jahre nach Transplantation die gleichen wie oben für CKD-Patientinnen beschrieben. Mycophenolat und Sirolimus sind streng kontraindiziert in der Schwangerschaft.

Sollte sich im Rahmen einer Schwangerschaft eine unerklärliche Verschlechterung der Nierenfunktion oder ein nephrotisches Syndrom, insbesondere bei zuvor nierengesunden Frauen einstellen, besteht bis zur 32. SSW eine Indikation zur Nierenbiopsie.

2.7 Medikamentöse Therapie bei Niereninsuffizienz

Eckhard Müller

Die medikamentöse Therapie bei Patienten mit partiell oder vollständig eingeschränkter Nierenfunktion stellt die behandelnden Ärzte vor besondere Probleme. Schon bei Menschen mit leicht eingeschränkter Nierenfunktion treten **unerwünschte Medikamentenwirkungen** bei normaler Dosierung etwa dreimal häufiger auf als bei Nierengesunden. Zusätzlich kommt es oft zu **Nebenwirkungen aufgrund fehlerhafter Dosierung.** Dies ist das Resultat von falscher Einschätzung oder fehlender Berücksichtigung der bereits eingeschränkten Nierenfunktion. Oft geschieht dies aufgrund mangelnder Kenntnis des Eliminationswegs und fehlendem Drug-Monitoring v. a. von Medikamenten, die eine niedrige therapeutische Breite haben.

Einige weitere Faktoren spielen eine Rolle:

- Die Nierenfunktion nimmt mit dem Alter ab, ohne dass sich dies im Serumkreatininwert widerspiegelt.
- Eigenschaften wie Plasmaeiweißbindung, Gewebeverteilung, Metabolismus und Ausscheidung verändern sich bei eingeschränkter Nierenfunktion und/oder nephrotischem Syndrom. Diese Eigenschaften werden durch eine Nierenersatztherapie zusätzlich beeinflusst.
- Manche Nebenwirkungen werden bei eingeschränkter Nierenfunktion schlechter toleriert oder die Empfindlichkeit für ein Medikament ist erhöht.
- Änderungen der Plasmaspiegel durch eine Nierenersatztherapie müssen beim herkömmlichen Einnahmerhythmus der Medikamente berücksichtigt und dieser entsprechend angepasst werden. Häufig ist z. B. bei Antibiotika eine Zusatzdosis nach Dialyse erforderlich.

2.7.1 Allgemeine Pharmakologie

MERKE

Die Wirkung eines Medikaments hängt von seiner Konzentration am Wirkort ab. Bei Patienten mit Niereninsuffizienz soll trotz veränderter Elimination die gleiche Wirkung erreicht werden. **Dosisanpassung** und veränderte **Einnahmeintervalle** bewirken therapeutische und vermeiden toxische Effekte.

In der Regel werden Medikamente oral aufgenommen. Dann müssen sie vom Darm resorbiert und über die Pfortader in die Leber gebracht werden, um in den Kreislauf zu gelangen. Resorptionsquote (Darm), Verlust an aktiven Wirkstoffen durch Metabolismus (Leber) und die Ausscheidung (Haut, Darm, Niere) beeinflussen die **biologische Verfügbarkeit** eines Wirkstoffs. All diese Parameter können bei Niereninsuffizienz verändert sein und müssen berücksichtigt werden. Eine effektive Kontrolle der Therapie lässt sich durch ein **Drug-Monitoring** erreichen, z. B. bei Antibiotika, Immunsuppressiva oder Kardiaka. Hierbei werden Serumspiegel vor (Talspiegel) und nach (Spitzenspiegel) der Medikamentengabe gemessen. Hohe Talspiegel sind mit mehr Nebenwirkungen verbunden, zu niedrige Spitzenspiegel verringern den therapeutischen Effekt.

Ist ein Pharmakon in die Blutbahn gelangt, wird es im Gefäßsystem weitertransportiert und verlässt die Blutbahn dann infolge des Konzentrationsgefälles vom Blut zum Gewebe. Der Übertritt vom Blut ins Gewebe – und damit die Verteilung im Körper – hängt von zahlreichen Variablen ab:

- Durchblutung von Organen und Geweben
- pH-Wert von Plasma und Gewebe
- Molekülgröße
- Bindung an Plasma- und Gewebeproteine
- Löslichkeit und chemische Eigenschaften

2.7.2 Dosisanpassung bei extrakorporalen Behandlungsverfahren

In Bezug auf die Elimination von Medikamenten bei extrakorporalen Nierenersatzverfahren herrscht oft eine große Unsicherheit, z. B. im Rahmen einer Antibiotikatherapie. Faktoren wie Art des Verfahrens (HD, CVVH, HF), Dialysedauer, Qualität des Dialysezugangs (Katheter, Rezirkulation eines Shunts) oder technische Besonderheiten (Single-Needle-Dialyse) lassen genaue Angaben praktisch nicht zu. Die Elimination eines Medikaments bei der Nierenersatztherapie ist abhängig von:

- **Medikamenteneigenschaften:** Molekulargewicht, Verteilungsvolumen und Eiweißbindung
- **Konzentration des Medikaments** vor und im Dialysator
- **Dialysatoreigenschaften:** Membrantyp, Oberfläche, Porengröße

Low-Flux-Dialysatoren lassen Medikamente mit einem Molekulargewicht bis zu 5.000 Da passieren, High-Flux-Dialysatoren und Hämofilter Stoffe mit einem Molekulargewicht von bis zu 60.000 Da.

Medikamente mit hohem Verteilungsvolumen und mit hoher Plasmaeiweißbindung werden nur gering oder nicht durch Dialyse oder Filtration eliminiert. Bei diesen Medikamenten können extrakorporale Verfahren wie Hämoperfusion oder Plasmapherese eine bessere Elimination erreichen, was besonders bei **Intoxikationen** (z. B. durch Antidepressiva) therapeutisch genutzt wird.

Durch intermittierende Blutreinigungsverfahren entsteht für Medikamente ein neues Gleichgewicht. Medikamenteneinnahmen sollten möglichst an den Dialyserhythmus angepasst werden. Zur Dosierung werden bei Dialysepatienten **Ergänzungsdosisangaben** (z. B. „1 g Cephalosporin nach Dialyse") verwendet, damit die Elimination des Medikaments berücksichtigt, der therapeutische Bereich nicht unterschritten und eine toxische Dosis vermieden werden.

Im Folgenden geben wir eine (subjektive) Übersicht uns wichtig erscheinender Medikamente nach bestem Wissen, aber ohne Gewähr auf Richtigkeit und Vollständigkeit. Zu Dosierung, Indikation und Behandlungszulassung verweisen wir ausdrücklich auf jeweils aktuelle Fachinformationen.

Eine rasche Übersicht findet sich auch auf diversen Webseiten wie z. B. der Seite www.dosing.de der Abteilung Klinische Pharmakologie & Pharmakoepidemiologie am Universitätsklinikum Heidelberg. Dabei besteht jedoch stets Haftungsausschluss.

2.7.3 Analgetische Therapie bei Niereninsuffizienz

Analgetika stehen auf der Liste der in Deutschland verschriebenen Medikamente an der Spitze. Viele Patienten leiden an chronischen Beschwerden, die sie mit Analgetika zu lindern versuchen. Teilweise kann eine Medikamentenabhängigkeit das Schmerzsyndrom unterhalten. Bei der Therapie mit **nichtsteroidalen Antirheumatika** (NSAR) liegt die Gesamthäufigkeit unerwünschter Wirkungen auf die Niere bei 5 %. Sie beträgt 20 % bei Risikopatienten, also z. B. bei älteren Patienten und/oder bei Patienten mit bekannten Durchblutungsstörungen.

Viele Analgetika und NSAR sind frei verkäuflich. Sie hemmen die Prostaglandinsynthese und wirken **peripher** analgetisch, d. h. am Ort der Schmerzentstehung. Aufgrund ihrer hohen Eiweißbindung werden NSAR bei der Dialyse kaum eliminiert, eine Dosisreduktion um 50 % ist zu empfehlen.

Nebenwirkungen je nach Dosis und Dauer der Einnahme v. a. bei NSAR:

- Magenulzera durch Hemmung des säureregulierenden Prostaglandins E_2
- Akutes Nierenversagen, chronische Niereninsuffizienz, nephrotisches Syndrom, allergische Nephritis, Hyperkaliämie, Hyponatriämie
- Verstärkte Blutungsneigung durch Thrombozytenaggregationshemmung
- Schwindel und Kopfschmerz
- Bronchospastik

Wichtige Wirkstoffvertreter: Acetylsalicylsäure, Paracetamol, Diclofenac, Ibuprofen, Novaminsulfon, Metamizol (z. B. Novalgin®, ist kein NSAR).

Neuere Wirkstoffe wie die COX-2-Hemmer wirken selektiv über die Zyklooxygenase 2 hemmend auf die Prostaglandinsynthese. Sie haben signifikant weniger Nebenwirkungen auf den Magen-Darm-Trakt, jedoch sind ihre unerwünschten Wirkungen in Bezug auf die Nieren denen der klassischen NSAR ähnlich.

Morphine und **Opioide** sind zentral wirkende Analgetika, sie setzen am Ort der Schmerzverarbeitung an. Unter Opioiden versteht man alle Substanzen mit morphinähnlicher Wirkung.

Erwünschte Wirkungen und Nebenwirkungen dieser Präparate liegen nah beieinander:

- Sehr gute Analgesie, der Schmerz wird objektiv als weniger stark empfunden und subjektiv weniger stark bewertet.
- Leichte Sedierung.
- Euphorie, in einigen Fällen auch Dysphorie, zusätzlich allgemeine psychische Verlangsamung.
- Übelkeit und Erbrechen.
- Atemdepression.
- Harnblasenentleerungsstörung.
- Verstopfung.
- Antitussive Wirkung.
- Abhängigkeit.

Morphin und seine Derivate sind bei Schmerzzuständen indiziert, die sich mit NSAR und krampflösenden Medikamenten (Spasmolytika) nicht ausreichend behandeln lassen. Besonders die Metaboliten werden renal eliminiert und kumulieren bei terminaler Niereninsuffizienz. Dies gilt auch für Kodein, das häufig in Kombinationspräparaten mit NSAR sowie in Hustensäften zu finden ist. Die Morphinmetaboliten verlängern vor allem den sedierenden Effekt der Medikamente.

Wesentliche Wirkstoffvertreter: Morphin, Kodein – in Hustensaft, auch Kombinationspräparate mit NSAR, Fentanyl, Tramadol, Buprenorphin, Pethidin und Tilidin.

MERKE

Generell sollte in der Schmerztherapie beim niereninsuffizienten Patienten mit um 50 % reduzierter Dosis begonnen werden. Die Dosis kann dann unter Beobachtung der Nebenwirkungen im Verlauf gesteigert werden. Je nach Schmerzursache empfiehlt sich ggf. der Versuch, Analgetika durch kausale Therapie, physikalische Maßnahmen und Beeinflussung der Schmerzverarbeitung (psychotherapeutische Interventionen etc.) einzusparen.

2.7.4 Antihypertensive Therapie – spezielle Medikation von Herzerkrankungen bei Niereninsuffizienz

Allgemeine Therapiekonzepte der Hypertonie

Die **medikamentöse Therapie** (➤ Kap. 2.4.5) stützt sich auf fünf Substanzgruppen, die bereits initial auch in Kombination gegeben werden. Bei nierenerkrankten Patienten sind ACE-Hemmer und Sartane Medikamente der ersten Wahl. Eine einschleichende Dosierung wird empfohlen. Die zusätzliche Gabe eines Diuretikums (oder Kalziumantagonisten), evtl. als Kombinationspräparat ist sinnvoll. Bei Ersteren werden primär Thiazide, bei zunehmender Niereninsuffizienz Schleifendiuretika oder beide in Kombination (sequenzielle Nephronblockade) angewandt.

Bei schweren Hypertonieformen werden zusätzlich Alphablocker oder zentral wirkende Antihypertensiva und Vasodilatatoren eingesetzt. Eine gleichmäßige Verteilung der Antihypertensiva (mit bis zu vier Einnahmeterminen pro Tag) ist notwendig. Manchmal muss zusätzlich eine bedarfsmäßige Gabe eines schnell wirksamen Kalziumantagonisten (z. B. Nitrendipin) erfolgen.

Eine komplizierte und mit vielen Tabletten geführte Hochdrucktherapie wird allerdings durch die Patienten oft nicht ausreichend lange fortgeführt, nicht zuletzt aufgrund der Vielzahl von Medikamenten und eventueller Nebenwirkungen. Wichtig ist die Vermeidung orthostatischer Regulationsstörungen, z. B. durch die Blutdruckmessung auch im Stehen. Regelmäßige Selbstmessung des Blutdrucks, bei guter Kooperation auch eine Medikamentenanpassung durch die Patienten selbst, führt zur Therapieoptimierung.

Diuretika

Schleifendiuretika

Angriffspunkt der Schleifendiuretika ist ein Abschnitt des aufsteigenden Teils der Henle-Schleife. Dort wird die Rückresorption von Natrium, Kalium und Chlorid gehemmt. Die hierdurch erhöhte Konzentration an Elektrolyten im Harn erschwert die Rückresorption von Wasser im weiteren Verlauf des Tubulus. Im distalen Tubulus erscheint eine große Harnmenge, aus der 40 % des filtrierten Natriums (und damit die entsprechende Menge Wasser) nicht rückresorbiert werden kann – eine starke Diurese setzt ein.

Schleifendiuretika können eine Restdiurese auch bei stark eingeschränkter Nierenfunktion (glomeruläre Filtrationsrate < 5 ml/min) noch erhalten. Nach intravenöser Gabe beobachtet man eine relaxierende Wirkung auf die Gefäßmuskulatur vor allem venös. Dieser Effekt setzt noch vor der diuretischen Wirkung ein und wird bei der Behandlung von hypertensiven Notfällen und akutem Lungenödem therapeutisch genutzt.

Unerwünschte Wirkungen:

- Hypovolämie, bei Überdosierung prärenales Nierenversagen
- Vorübergehende Taubheit bei intravenöser Gabe hoher Dosen (max. Dosis 4 mg/min); bleibender Hörschaden nach intravenöser Langzeittherapie in hoher Dosis
- Hypokaliämie
- Hypokalzämie und Hypomagnesiämie

Wesentliche Wirkstoffvertreter: Furosemid, Torasemid, Piretanid.

Thiaziddiuretika

Thiaziddiuretika hemmen ca. 15 % der Natriumrückresorption im proximalen Teil des distalen Tubulus. Das im Tubulus verbliebene Natrium bindet als NaCl Wasser und führt zur vermehrten Diurese. Bei einer glomerulären Filtrationsrate < 50 ml/min sind Thiazide allein nicht wirksam. An der gesunden Niere kann das vermehrte Natriumangebot über einen Austausch von Natrium mit Kalium zur Hypokaliämie führen. Bei Nierengesunden erfolgt der Einsatz zur Behandlung von Hypertonie und Herzinsuffizienz.

Bei Patienten mit eingeschränkter Nierenfunktion sind Thiaziddiuretika in der Kombination mit Schleifendiuretika von Bedeutung und führen hierbei zu deren Wirkungsverstärkung (sequenzielle Nephronblockade). Schleifendiuretika führen zu einem vermehrten Harnangebot im distalen Tubulus, ca. 60 % des Natriums (und Wassers) werden hier rückresorbiert. Die Resorptionsquote wird durch Thiaziddiuretika gesenkt und damit der diuretische Effekt der Schleifendiuretika verstärkt. Bei einer GFR < 50 ml/min oder einem Kreatinin > 2,2 mg/dl sollten diese Medikamente nicht mehr eingesetzt werden.

Unerwünschte Wirkungen:

- Reduktion der GFR bei Monotherapie
- Hypokaliämie
- Verschlechterung einer diabetischen Stoffwechsellage
- Hyperurikämie, akuter Gichtanfall
- Hyperkalzämie
- Assoziation von Hydrochlorothiazid, dem Hauptvertreter der Thiazide in Deutschland, mit einer erhöhten Rate an weißem Hautkrebs (Basaliom, spinozelluläres Karzinom) nach einer kumulativen Gesamtdosis mit dem Problem, dass derzeit keine eindeutige (Wirkung, Nebenwirkung, Verfügbarkeit) Alternative zur Hochdrucktherapie zu benennen ist (Chlorthalidon, Indapamid, Torasemid)

Wesentliche Wirkstoffvertreter: Hydrochlorothiazid, Chlorthalidon, Xipamid (Xipamid ist in der

Hochdrucktherapie nicht etabliert, es wird nur zur Nephronblockade eingesetzt).

Aldosteronantagonisten

Aldosteronantagonisten antagonisieren – wie der Name es sagt – die Wirkung von Aldosteron am distalen Tubulus von der Blutseite her. Etwa 2 % des filtrierten Natriums werden hier erfasst. Klinisch von Bedeutung ist der Einsatz bei allen Zuständen mit Hyperaldosteronismus, insbesondere bei nephrotischem Syndrom, kardiorenalem Syndrom und Leberzirrhose. Sie sind bei einer GFR < 30 ml/min wegen der hohen Gefahr einer Hyperkaliämie prinzipiell kontraindiziert. Mit weniger Nebenwirkungen und einer höheren Effektivität bei Patienten mit Herzinsuffizienz scheint Finerenon auch das Fortschreiten von Nierenerkrankungen bei Diabetes positiv zu beeinflussen.

Nebenwirkungen:

- Hyperkaliämie
- Gynäkomastie (nicht Finerenon)

Wirkstoffvertreter: Spironolacton, Eplerenone, Finerenon.

Hemmstoffe des Renin-Angiotensin-Systems

Physiologisch ist das Renin-Angiotensin-I-Angiotensin-II-Aldosteron-System (➤ Abb. 2.23) für die Regulation des Wasserhaushalts und des Blutdrucks von Bedeutung (➤ Kap. 1.3.2). Angiotensin II ist dabei eine der stärksten gefäßverengenden Substanzen des menschlichen Körpers. Substanzen aus der Klasse der Angiotensin-Konversionsenzym-Hemmer (ACE-Hemmer) und der Angiotensin-1-Rezeptorantagonisten (AT_1-Blocker, Sartane) greifen direkt in einen Pathomechanismus ein, der für Bluthochdruck, Herzmuskelverdickung, Gefäßverengung durch Proliferation der Gefäßinnenwand und Nierenschäden verantwortlich ist.

- **ACE-Hemmer** senken den Filtrationsdruck im Glomerulus durch Erweiterung des abführenden Gefäßes (Vas efferens). Durch diesen Mechanismus können das Fortschreiten einer Nephropathie, einer Proteinurie und damit eine zunehmende Niereninsuffizienz verhindert werden.

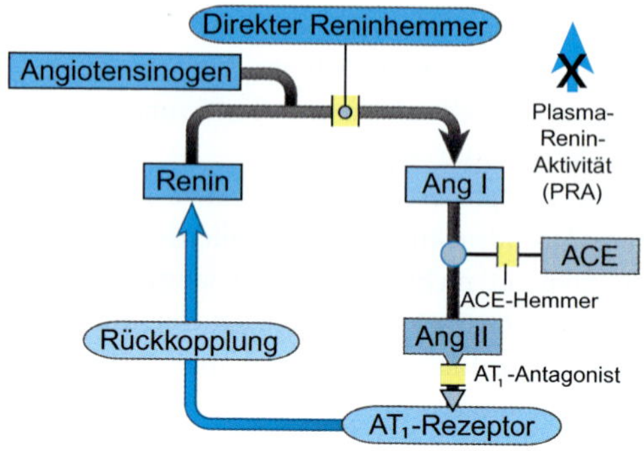

Abb. 2.23 Renin-Angiotensin-System [L138]
Abkürzung: Ang = Angiotensin

Wesentliche Wirkstoffvertreter: Enalapril, Ramipril, Lisinopril.

Unerwünschte Wirkungen:

- Hyperkaliämie; sie erfordert Kaliumkontrollen zu Beginn der Therapie.
- Trockener Reizhusten und pseudoallergisches Asthma.
- Kreatinin-Anstieg und drohendes Nierenversagen v. a. bei Patienten mit Nierenarterienstenose (➤ Kap. 2.4.4).

Ein **Kaliumanstieg** wird zu Beginn der Therapie bei Menschen mit Diabetes häufiger beobachtet. Fast alle Präparate werden über die Niere ausgeschieden, sie kumulieren bei Niereninsuffizienz und inadäquat hoher Dosis.

- **AT_1-Rezeptorantagonisten** hemmen selektiv die Bindung von Angiotensin II an seinem Typ-1-Rezeptor. Zusätzlich zu den Wirkungen des ACE-Hemmers wird auch der Renin-unabhängige Teil der Angiotensin-II-Wirkung in der Gefäßwand gehemmt. Husten als Nebenwirkung tritt seltener auf, ansonsten gelten die gleichen Therapierichtlinien wie beim ACE-Hemmer.
  Wesentliche Wirkstoffvertreter: Losartan, Candesartan, Irbesartan, Valsartan, Olmesartan.

Kalziumantagonisten

Bei den Kalziumantagonisten unterscheidet man die Gruppe vom **Verapamil-Typ** und die des **Dihydropyridin-Typs.** Kalzium ist über den Einstrom in die Zellen der glatten Muskulatur Bestandteil einer ablaufenden Muskelkontraktion. Glatte Muskulatur befindet sich im Bereich der Eingeweide und des Gefäßsystems. Die Hemmung von Kalziumkanälen hat verschiedene Wirkungen auf das Herz-Kreislauf-System. Am Herzen wirkt **Verapamil** durch eine Frequenzsenkung und eine Minderung der Schlagkraft. Deshalb wird es überwiegend zur Behandlung von tachykarden supraventrikulären Rhythmusstörungen eingesetzt. Zusätzlich erweitert Verapamil peripher die Gefäße. **Dihydropyridine** haben fast keine Wirkung auf das Reizleitungssystem des Herzens. Im Bereich der peripheren Gefäße wirken sie stärker als Verapamil. Im Rahmen der peripheren Gefäßerweiterung treten häufig **Knöchelödeme** auf, Tachykardien und Flush-Symptomatik sind bei jüngeren Vertretern des Typs seltener. Nitrendipin eignet sich zur raschen oralen Behandlung hypertensiver Entgleisungen als Bedarfsmedikament.

Wesentliche Wirkstoffvertreter: Amlodipin, Nitrendipin, Lecarnidipin, Verapamil.

Betarezeptorenblocker

Betablocker werden bei Patienten mit koronarer Herzerkrankung, tachykarden Herzrhythmusstörungen, arterieller Hypertonie und bei Herzinsuffizienz eingesetzt. Betablocker hemmen den β_1- und β_2-Rezeptor, woraus erwünschte (verminderte Herzkontraktion zur Blutdrucksenkung, Verminderung der Herzfrequenz) und unerwünschte Wirkungen resultieren, letztere überwiegend aus der β_2-Blockade. Zudem optimieren sie die Sauerstoffversorgung der Herzmuskulatur.

Unerwünschte Wirkungen:

- Bronchospastik
- Periphere Durchblutungsstörungen bei arteriellem Verschlussleiden
- Bradykarde Herzrhythmusstörungen
- Beeinträchtigung der Wahrnehmung von Hypoglykämien
- Beeinträchtigung der Wahrnehmung von Blutdruckabfällen oder Orthostasereaktionen z. B. an der Dialyse durch Ausbleiben einer Reflextachykardie

Heute werden bei der Hochdrucktherapie überwiegend β_1-blockierende (kardioselektive) Blocker verwendet. Beim abrupten Absetzen eines Betablockers besteht die Gefahr eines sog. Rebound-Phänomens mit Tachykardie und manchmal krisenhaftem Blutdruckanstieg.

Wesentliche Wirkstoffvertreter: Bisoprolol, Metoprolol sowie Carvedilol und Nebivolol mit zusätzlicher vasodilatierender Wirkung.

Zentral wirksame Antihypertensiva

Bei Dialysepatienten hat man einen erhöhten zentralen Sympathikotonus festgestellt. Eine sympatholytische Therapie durch Stimulation α-adrenotroper Rezeptoren im Hirnstamm hat sich klinisch bewährt.

Clonidin kann bei intravenöser Gabe einen unerwünschten initialen Blutdruckanstieg bewirken. Abruptes Absetzen bewirkt ähnlich wie bei den Betablockern ein Rebound-Phänomen mit krisenhaftem Blutdruckanstieg.

Unerwünschte Wirkungen:

- Bradykardie
- Sedierung
- Mundtrockenheit
- Orthostatische Kreislaufstörungen, insbesondere bei Diabetikern
- Mundtrockenheit
- Darmträgheit

Wesentliche Wirkstoffvertreter: Clonidin, Moxonidin.

Vasodilatatoren und Alphablocker

Kompetitive α_1-Antagonisten konkurrieren mit Noradrenalin um diesen Rezeptor. Die Dilatation der größeren Venen und Arterien bewirkt die Blutdrucksenkung.

Nebenwirkungen:

- Orthostatischer Kollaps bei zu hoher Anfangsdosis
- Übelkeit
- Verstopfte Nase

Wesentliche Wirkstoffvertreter: Prazosin, Doxazosin, Urapidil.

Bei Dialysepatienten mit oft entsprechend schwer einstellbarem Blutdruck finden die direkten Vasodilatatoren mit den **Wirkstoffvertretern** Nepresol und Minoxidil häufiger Verwendung.

Wesentliche Nebenwirkungen sind neben Orthostase und Schwindel vor allem reflektorische Tachykardien und Wassereinlagerungen. Minoxidil, das im Übrigen recht ausgeprägt das Haarwachstum fördert, sollte deshalb nicht ohne frequenzbremsende Medikamente (Betablocker, zentrale Antihypertensiva) und Diuretika eingesetzt werden. Gefürchtet ist die Entwicklung eines Perikardergusses unter Minoxidil.

Kardiaka (Auswahl)

Nitrate werden oral zur Therapie der stabilen Angina pectoris bei KHK eingesetzt. An Nebenwirkungen ist der Nitratkopfschmerz bekannt. Des Weiteren können Nitrate in höherer Dosis rasche Blutdruckabfälle und Reflextachykardien bewirken (**cave:** Orthostase).

Ranolazin (Ranexa®) gehört zu den Natriumkanalblockern, die die diastolische Wandspannung am Myokard verringern und bei Angina pectoris eingesetzt werden. Bei Niereninsuffizienz steigen die Plasmaspiegel und der diastolische Blutdruck. Kontraindiziert bei GRF < 30 ml/min.

Digitalispräparate werden hauptsächlich noch zur Frequenzbremsung bei tachykardem Vorhofflimmern eingesetzt. Bereits geringe Überdosierungen führen schnell zu toxischen Erscheinungen (Herzrhythmusstörungen, Übelkeit/Erbrechen, Farbhalluzinationen, Delir). **Digoxin** wird zu 75 % renal eliminiert, ein entsprechendes Drug-Monitoring und eine Dosisreduktion sind obligatorisch. **Digitoxin** wird zu 80 % über die Leber eliminiert, ist aber nicht mehr im Handel.

Bei Amiodaron, einem Antiarrhythmikum mit recht breiter Anwendungsindikation, ist keine Dosiseinschränkung bei Niereninsuffizienz notwendig.

Lipidsenker

Arteriosklerotische Veränderungen der großen und kleinen Gefäße entstehen einerseits durch die Hypertonie, andererseits durch Fettstoffwechselstörungen. Bei erhöhtem Cholesterinspiegel ist in die problematischen LDL-Cholesterine (Low-density-Lipoproteine) und die günstigen HDL-Cholesterine (High-density-Lipoproteine) sowie eine Fraktion der Non-HDL-Cholesterine zu differenzieren. Je höher das Risiko der Patienten, umso strenger soll zumindest bei nierengesunden Patienten die LDL-Fraktion auf Werte um 100 bzw. 70 mg/dl gesenkt werden.

Neben diätetischen Maßnahmen stehen Medikamente aus der Gruppe der HMG-CoA-Reduktasehemmer (Statine) sowie Bempedoinsäure zur Verfügung. Inwieweit ihr Einsatz bei dialysepflichtigen Patienten sinnvoll ist, muss im Einzelfall entschieden werden (➤ Kap. 2.6.6).

Wirkstoffvertreter: Atorvastatin, Pravastatin, Simvastatin, Rosuvastatin, Fluvastatin, Bempedoinsäure.

Eine Dosisreduktion bei Niereninsuffizienz ist nicht bei allen erforderlich (Atorvastatin, Simvastatin, Bempedoinsäure), die Aufdosierung sollte aber sehr vorsichtig erfolgen, wenn entsprechend den Empfehlungen der kardiologischen Fachgesellschaften doch ein LDL-Zielwert (GFR 30–59 ml/min, < 100 mg/dl; GFR < 30 ml/min, < 70 mg/dl) angestrebt werden soll. Zu beachten ist vor allem die statinassoziierte Myopathie ggf. mit CK-Anstieg. Rosuvastatin ist unterhalb einer GFR von 30 ml/min kontraindiziert. Eine Kombination der Statine mit Ezetimib ist möglich.

2.7.5 Antianämika

Anämie ➤ Kap. 2.6.5.

Eisenpräparate

Dialysebedingte Eisenverluste liegen in einer Größenordnung von 1–2 g/J. (ca. 1 g bei PD) – eine Menge, die nicht durch Nahrung (Fleischkonsum) allein ergänzt werden kann. Grundvoraussetzung zur Korrektur einer renalen Anämie ist ein ausreichendes Eisenangebot.

Eine Eisensubstitution kann bei CKD-Patienten und bei der PD prinzipiell durch orale oder intravenöse Gabe erfolgen. Dabei ist ein möglichst weiter Abstand zwischen Einnahme und Mahlzeit bei der oralen Gabe unbedingt zu beachten. PPI verhindern die Eisenresorption. Bei Hämodialysepatienten erfolgt die Behandlung i. d. R. aber durch langsame i. v. Injektion oder Infusion im Rahmen der Dialysebehandlung.

MERKE

Die **intravenöse Gabe von Eisen** ist nicht ohne Risiko. Mögliche Komplikationen umfassen Übelkeit, Bauch- und Brustschmerzen, Juckreiz, Flush und Ausschlag sowie Thrombophlebitis mit Shuntthrombose. Zu den schweren Komplikationen gehören:

- Hämolyse
- Anaphylaktischer Schock mit Blutdruckabfall
- Lungenödem, Schwellung der Bronchialschleimhaut, Atembeschwerden

Bei intravenöser Eisengabe treten i. d. R. innerhalb von 5 Minuten nach Injektion Komplikationen auf. Sie wurden aber auch mit 45 Minuten Verspätung sowie bis zu 7 Tage nach Therapiebeginn beobachtet. Anaphylaktische Reaktionen treten bei ca. 0,5 % der Patienten auf (v. a. bei Eisendextran).

Unterhalb einer Transferrinsättigung (TSAT) von 20 % und einem Ferritinspiegel von 200 ng/dl besteht bis etwa zu einer TSAT von 30 % und einem Ferritin von 500 ng/dl eine Indikation zur Eisensubstitution (➤ Kap. 2.6.5) zum Teil abhängig von der Höhe des Hämoglobins.

Mehrere Eisenzubereitungen stehen zur intravenösen Verabreichung, zur **langsamen** intravenösen Injektion oder Infusion, zur Verfügung: Eisenglukonat (Ferrlecit®), Eisensucrose (Fermed®), Eisensaccharose (Venofer®), Eisencarboxymaltose (Ferinject®), Eisensorbitolzitrat (Jectofer®) und als Dextrane Eisendextran (Cosmofer®) und Eisenderisomaltose (Monofer®). Gravierende Nebenwirkungen, auch mit zeitlicher Verzögerung, können prinzipiell bei jedem Präparat und bei jeder Anwendung auftreten, weswegen apparativ, personell und zeitlich entsprechend bei jeder intravenösen Gabe Vorsorge getroffen werden muss. Dazu gehört auch die Aufklärung über die Anwendung und das Einverständnis der Patienten.

Erythropoetin (EPO)

Erythropoetin ist ein körpereigenes Hormon, das in den peritubulären Zellen der Niere gebildet wird. Je nach Art und Ausmaß der renalen Grunderkrankung ist die Produktion eingeschränkt. Seit einigen Jahren stehen inzwischen einige Präparate und Biosimilars zur Verfügung, die gentechnisch produziert werden.

Nach dem Auffüllen der Eisenspeicher beginnt die Therapie, bis ein Hämoglobinwert (Hb) von 10 g/dl erreicht ist. Danach wird der individuelle Bedarf ermittelt. Ziele sind eine Verhinderung von Transfusionen (v. a. auch bei Patienten, bei denen eine Transplantation geplant ist), eine Verhinderung einer linksventrikulären Hypertrophie und eine Verbesserung der Lebensqualität.

Eine normnahe Einstellung des Hämoglobins bietet insgesamt keinen Vorteil. Die Letalität von Dialysepatienten mit einem Hb > 13 g/dl ist erhöht, Ziel ist ein Hb-Wert zwischen 10 und 11,5 g/dl.

- Bei einigen Patienten verschlechtert sich die **arterielle Hypertonie,** gelegentlich werden auch schwere Blutdruckentgleisungen beobachtet. Dies gilt insbesondere in den ersten 90 Tagen der Therapie, Vorsicht daher bei Patienten insbesondere kurz nach zerebrovaskulären Ereignissen.
- Es kann eine **Shuntthrombose** als Folge der verbesserten Thrombozytenfunktion und des Thrombozytenanstiegs auftreten, besonders bei PTFE-Shunts.
- Grundsätzlich besteht durch die zellproliferationsfördernde Wirkung von Erythropoetin die Gefahr einer erhöhten Malignomrate.

Die EPO-Gabe erfolgt s. c. oder i. v. an oder nach der Dialyse. Hierbei ist die subkutane Gabe gegenüber der intravenösen Applikation effektiver. Vor der EPO-Gabe ist eine Blutdruckkontrolle obligat. Der diastolische Blutdruck sollte < 90 mmHg betragen. Bei ausbleibendem Anstieg des Hämoglobinwerts oder des Hämatokrits muss nach den Ursachen einer möglichen **„EPO-Resistenz"** gesucht werden. Selten ist die Komplikation einer Pure Red Cell Aplasia (PRCA) infolge der Entwicklung von Antikörpern.

Alternativ steht in Europa derzeit ein Aktivator Hypoxie-induzierbarer Faktoren (HIF-Aktivator) als oral verfügbarer ESA zur Verfügung, Roxadustat, dessen Nebenwirkungen im Prinzip mit denen von EPO vergleichbar ist.

2.7.6 Antibiotische Therapie

Im Rahmen einer allgemeinen Abwehrschwäche der zunehmend älteren und multimorbiden Patienten mit Niereninsuffizienz treten nicht selten antimikrobiell behandlungsbedürftige Infektionen auf. Die Zunahme antibiotikaresistenter Keime sowie häufige Krankenhausaufenthalte mit dem Risiko einer Infektion mit nosokomialen Infektionen erfordern eine kritische Auswahl des Antibiotikums. Bei jeder antimikrobiellen Therapie müssen einige Grundsätze beachtet werden:

Das wahrscheinliche Erregerspektrum sollte gezielt berücksichtigt werden. Eine unnötig breit abdeckende Behandlung führt zur Selektion von antibiotikaresistenten Problemkeimen. Von daher sollten das krankheitstypische und das regionale Erregerspektrum bekannt sein.

Vor **Beginn einer Behandlung ist Material zur Erregerdiagnostik** in entsprechend optimaler Technik zu akquirieren (Blutkultur, Abstrich, Sputum, Urin), um die Chancen für eine frühe Erregerbestimmung zu erhöhen. Es muss stets **ausreichend lange** therapiert werden. Kurzzeitbehandlungen führen zur Resistenzbildung.

Durch unkritischen Einsatz von Antibiotika steht die Medizin zunehmend vor dem Problem schwer verlaufender Infektionen mit multiresistenten Keimen. Bei diesen Keimen handelt es sich vor allem um den Staphylococcus aureus (Methicillin-resistenter Staphylococcus aureus, **MRSA)** oder gramnegative Kokken **(MRGN).** Ein nicht geringer Prozentsatz der Mitarbeiter in Medizinberufen ist asymptomatischer Träger solcher Keime im Mund-, Nasen- und Rachenraum.

Die Anzahl der insgesamt zur Verfügung stehenden Antibiotika ist fast nicht zu überschauen. Aufgrund von Resistenzentwicklungen wird ständig nach neuen Präparaten geforscht.

Unter einer antibiotischen Behandlung treten u. a. folgende Nebenwirkungen auf:

- Allergische Reaktionen
- Magen-/Darmunverträglichkeit mit Diarrhö, Übelkeit und Erbrechen
- Pseudomembranöse Kolitis durch Clostridioides difficile
- Nervenstörungen (Hörstörungen)
- Nierenschädigung durch interstitielle Nephritis/ Tubulusnekrose
- Zerebrale Krampfanfälle
- Blutbildveränderungen

Da viele Antibiotika überwiegend renal eliminiert werden, ist eine Dosisanpassung zur Vermeidung der möglicherweise erheblichen Nebenwirkungen zwingend erforderlich. Bei Hämodialysepatienten bietet sich zu Beginn der Therapie eine intravenöse Gabe an. Bei schlechtem Allgemeinzustand im Rahmen einer Infektion und fehlender Nahrungsaufnahme werden die Antibiotika oft schlecht vertragen. Die gleichzeitige Einnahme anderer Medikamente – z. B. Kalziumkarbonat, -acetat, Sevelamer – beeinflusst zusätzlich die Resorptionsquote und damit auch den Therapieerfolg. Vielfach werden deshalb Antibiotika mit der Möglichkeit der intravenösen Einmaldosierung nach jeder Dialyse bevorzugt. Die intravenöse Gabe erlaubt hierbei eine genaue Kontrolle der gegebenen Dosis. Dabei sind die maximal zulässige Infusionsgeschwindigkeit und das notwendige Infusionsvolumen zu beachten. Spricht die Infektion auf die Behandlung an, kann nach 3–4 Tagen auf ein orales Präparat umgestellt werden.

Für alle Antibiotika müssen Dosis und Applikationsintervall bei Niereninsuffizienz **grundsätzlich** anhand der Fachinformation kontrolliert werden.

2.7.7 Magen-/Darmtherapeutika

Protonenpumpenhemmer (PPI)

PPI mindern die Säuresekretion im Magen zu fast 100 %. Sie werden in der Ulkustherapie und bei gastroösophagealer Refluxkrankheit eingesetzt. Des Weiteren sind sie wesentlicher Bestandteil in der Therapie zur Helicobacter-Eradikation. Diesem Keim wird bei Geschwüren sowie in der Genese des Magenkarzinoms eine bedeutsame Rolle zugesprochen. Nach Absetzen tritt häufig eine starke Säuresekretion auf, als Folge einer Hypergastrinämie nach längerer Therapie. Eine Dosisreduktion bei Niereninsuffizienz ist nicht erforderlich.

Die Elimination von Cumarinen und Diazepam wird verzögert, die Resorption von Vitamin B_{12} und Eisen vermindert. Interaktionen mit Clopidogrel sind beschrieben (weniger bei Pantoprazol), ebenso mit Phosphatbindern und oralen Eisenpräparaten.

Eine Therapie mit PPI ist außer in Ausnahmefällen nur für 4–8 Wochen indiziert!

Wesentliche Wirkstoffvertreter: Omeprazol, Pantoprazol.

Prokinetika

Diese Präparate beeinflussen nur den oberen Magen-Darm-Trakt. Eingesetzt werden sie zur Beschleunigung der Magenentleerung, z. B. bei diabetischer Gastroparese. Hauptnebenwirkungen sind extrapyramidal-motorische Störungen, z. B. Tremor und Dyskinesien.

Wesentliche Wirkstoffvertreter: Metoclopramid, Domperidon, Prucaloprid, Erythromycin.

2.7.8 Phosphatsenker

Phosphatsenker binden im Magen-Darm-Trakt Phosphat aus den Speisen in Form von nichtresorbierbaren Komplexen (➤ Kap. 2.6.4).

Kalziumhaltige Phosphatsenker

Zu den kalziumhaltigen Phosphatbindern gehören Kalziumkarbonat und Kalziumacetat. Entscheidend für ihre Wirksamkeit ist die **Einnahme zu den Mahlzeiten.** Nur so erfolgt die Bildung eines unlöslichen Komplexes aus Kalzium und dem in der Nahrung enthaltenen Phosphat. Therapieversuche mit unterschiedlichen Präparaten, insbesondere verschiedenen Geschmacksrichtungen, können die Patienten-Compliance steigern. Kalziumacetat vermag bei gleicher Dosierung mehr Phosphat zu binden als Kalziumkarbonat. Um das Risiko einer Hyperkalzämie zu senken, werden auch Kalzium-/Magnesium-Kombinationspräparate eingesetzt. Bei gleichzeitiger Gabe von PPI muss Kalziumacetat angewendet werden.

Problem der Präparate ist das Risiko einer Hyperkalzämie mit extraossären Kalzifikationen einschließlich beschleunigter Arterienverkalkung (➤ Kap. 2.6.4) vor allem in Kombination mit aktivem Vitamin D.

Dosierung:
- **Kalziumkarbonat:** 1–6 g/d zu den Mahlzeiten
- **Kalziumacetat:** 1–4 g/d zu den Mahlzeiten

Die Menge an elementarem Kalzium sollte 1,5 g/d nicht überschreiten.

Nicht kalziumhaltige Phosphatsenker

Die nicht kalziumhaltigen Phophatbinder sind erheblich teurer als kalziumhaltige Binder (Ausnahme aluminiumhaltige Medikamente).

Sevelamer

Sevelamer ist ein kalziumfreies kationisches Polymer, das Phosphat durch Ionenaustausch bindet und seine maximale Phosphatbindungskapazität bei einem pH-Wert um 7 erreicht. Hierbei erfolgt keine Induktion einer Hyperkalzämie. Es kann in Kombination mit kalziumhaltigen Phosphatbindern eingesetzt werden. Die klinische Effektivität entspricht etwa der von Kalziumacetat und ist schwächer als bei Lanthanverbindungen, die insbesondere im sauren gastralen Milieu bereits phosphatbindend wirken. Unter vasoprotektiven Gesichtspunkten vorteilhaft sind bei der Behandlung mit Sevelamer eine Senkung der Harnsäurekonzentration und eine Reduktion des LDL-Cholesterins um ca. 30 %.

Dosierung:
- **Sevelamerhydrochlorid:** 3 × 800–3 × 4.000 mg
- **Sevelamercarbonat:** 3 × 800–3 × 1.600 mg als Startdosis

Lanthancarbonat

Lanthancarbonat weist eine sehr hohe Affinität zu Phosphat auf. Über die Entstehung von unlöslichem Lanthanphosphat reduziert es die intestinale Resorption von Phosphat erheblich. Lanthancarbonat ist ein ähnlich effektiver Phosphatbinder wie Aluminiumhydroxid und effektiver als Kalziumkarbonat, im sauren Bereich auch effektiver als Kalziumacetat und Sevelamer (nicht bei PPI-Therapie!). Resorbiertes Lanthan wird zu mehr als 80 % biliär ausgeschieden, sodass selbst bei terminaler Niereninsuffizienz ein effektiver Exkretionsmechanismus besteht.

Dosierung: 3 × 250–3 × 370 mg Gesamtdosis.

Sucroferric Oxyhydroxid

Sucroferric Oxyhydroxid ist ein phosphatbindender Eisenkomplex mit vergleichbarer Effektivität wie Sevelamer. Wie bei allen Phophatbindern besteht im Wesentlichen das Risiko potenzieller gastrointestinaler Nebenwirkungen.
Dosierung: 3 × 500–3 × 1000 mg.

Aluminiumhaltige Phosphatbinder

Aluminiumhydroxyd führt zur Aufnahme von Aluminium in den Körper und zur Ablagerung in parenchymatösen Organen (ZNS). Die Aufnahme wird verstärkt durch Zitrate, Parathormon und Vitamin D. Vor allem wegen der Gefahr der adynamen Knochenerkrankung (➤ Kap. 2.6.4), der aluminiuminduzierten Enzephalopathie und der aluminiuminduzierten Hemmung der Hämoglobinsynthese sollten die Präparate nur kurzfristig eingesetzt werden.
Dosierung:
- **Antiphosphat®:** 1–6 g/d vor den Mahlzeiten
- **Phosphonorm®:** 0,9–1,8 g/d vor den Mahlzeiten

2.7.9 Medikamentöse Behandlung des Hyperparathyreoidismus (HPT)

Zur Therapie des HPT ➤ Kap. 2.6.4, wobei die Grundlage die Behandlung der Hyperphosphatämie ohne und mit Medikamenten ist.
Zur Vitamin-D-Therapie stehen zur Verfügung:
- **Kalzitriol:** 0,25–1 µg (max. 6 µg/Wo.) mit Dosistitration alle 4–8 Wo. unter Beachtung des Kalzium- und PTH-Spiegels. Oberhalb eines Kalziumspiegels von 2,55 mmol/l (10,2 mg/dl) sollte die Gabe gestoppt werden.
- **Alfacalcidiol** ist ein Vitamin-D-Derivat, das nur noch in der Leber aktiviert werden muss.

Vitamin-D-Analoga haben möglicherweise ein geringeres Risiko einer Hyperkalzämie und Hyperphosphatämie im Vergleich zu Kalzitriol. **Paricalcitol** ist ein Zweitgenerations-Vitamin-D-Analogon. In einer Vergleichsstudie erreichten etwa gleich viele Patienten eine PTH-Reduktion unter Paricalcitol und Kalzitriol.

Cinacalcet und **Etecalcetid** sind Calcimimetika, die die Empfindlichkeit eines Rezeptors (CaSR) an den Nebenschilddrüsen auf extrazelluläres Kalzium erhöhen. Dadurch wird vor allem in Kombination mit Vitamin D die PTH-Sekretion reduziert. Bisher ist bei Verwendung von Calcimimetika eine Reduktion der Parathyreoidektomierate und der Frakturrate dokumentiert. Neben allgemeinen Nebenwirkungen ist vor allem die Gefahr einer Hypokalzämie zu beachten.
Dosierung:
- **Cinacalcet:** 30–180 mg
- **Etecalcetid:** 3 × 2,5–3 × 15 mg

2.7.10 Vitaminpräparate

Wasserlösliche Vitamine

Die **wasserlöslichen Vitamine B, C und Folsäure** werden durch die Dialyse aus dem Körper entfernt. Änderungen im Stoffwechsel bei Urämie, einem Absorptionsdefizit aufgrund von Arzneimittelwirkungen und inadäquater Nahrungsaufnahme verstärken das Vitamindefizit. Auf dem Markt befinden sich zahlreiche Präparate mit für Dialysepatienten adaptierter Dosis an Vitaminen.

Fettlösliche Vitamine

Die **fettlöslichen Vitamine E, D, K und A** werden durch die Dialyse nicht eliminiert und müssen daher auch nicht substituiert werden.

2.7.11 Thrombozytenaggregationshemmer

Acetylsalicylsäure (ASS) ist der sicher am häufigsten verwendete Thrombozytenaggregationshemmer. Darüber hinaus findet ASS auch als NSAR Verwendung. ASS kann Nierenfunktionsstörungen verursachen. Höhere Dosen (≥ 500 mg) sollten bei vorgeschädigter Niere nur bei strenger Indikationsstellung angewendet werden.

Clopidogrel oder gelegentlich Prasugrel werden ebenfalls bei zahlreichen Indikationen bei makroangiopathischen Erkrankungen alternativ oder ergänzend zu ASS verwendet. Bei Clopidogrel ist keine Dosisanpassung notwendig.

Ticagrelor wird zur Verhinderung der Gerinnselbildung bei akutem Koronarsyndrom in Kombination mit ASS genutzt. Selten kommt es zu einem Anstieg der Nierenretentionsparameter, häufiger bei Patienten mit Vorschädigungen. Prinzipiell ist keine Dosisanpassung erforderlich.

2.7.12 Antikoagulanzien

Unzweifelhaft ist das Thromboembolierisiko (im Wesentlichen das Schlaganfallrisiko) bei Patienten mit eingeschränkter Nierenfunktion und erst recht mit Dialysebehandlung deutlich erhöht. Gleichzeitig ist aber das Blutungsrisiko gerade bei Hämodialysepatienten nicht zuletzt wegen der dialyseassoziierten Antikoagulation deutlich erhöht. Zudem ist die Studienlage zur Antikoagulation dieser Patientengruppe nach wie vor ziemlich dünn.

Ein **Vitamin-K-Antagonist (VKA) – Phenprocoumon, Warfarin** – ist das „klassische" Antikoagulans mit sehr verschiedenen Antikoagulationsindikationen. Zu einer Cumarintherapie gehört ein Monitoring (INR-Wert). Nach den Fachinformationen ist sowohl Phenprocoumon als auch Warfarin bei terminaler Niereninsuffizienz prinzipiell kontraindiziert. Die Schlaganfallinzidenz wird bei Dialysepatienten mit nicht klappenbedingtem Vorhofflimmern (nonvalvuläres VHF) unter VKA sehr geringfügig gesenkt, während das Blutungsrisiko deutlich steigt. Gleichzeitig steigt das Risiko extraossärer Verkalkungen (➤ Kap. 2.6.4). Aus diesem Grund wird die Verwendung von VKA bei Vorhofflimmern bei Dialysepatienten nicht mehr generell empfohlen. Unter Nutzen-Risiko-Abwägung bleibt eine Indikation bei Patienten nach mechanischem Herzklappenersatz, nach Lungenembolie oder Thromboembolie in der Vorgeschichte. Sicher keine Indikation für VKA sind Shunt- oder Katheterverschlüsse. Bei valvulärem VHF muss eine individuelle Entscheidung getroffen werden.

Dabigatran (Pradaxa®) ist ein Thrombininhibitor, der zur Antikoagulation zur Primärprävention von venösen thromboembolischen Ereignissen nach chirurgischem Hüft- oder Kniegelenkersatz und zur Therapie und Prophylaxe bei nonvalvulärem VHF, Lungenembolie und venösen Thrombosen zugelassen ist. Bei Dabigatran-Gabe bei Niereninsuffizienz muss eine Dosisanpassung vorgenommen werden. Unterhalb einer Clearance von 50 ml/min (nach Cockroft-Gault, ➤ Kap. 2.1.2) muss die Dosis reduziert werden, unterhalb einer Clearance von 30 ml/min ist Dabigatran kontraindiziert (➤ Tab. 2.18).

Tab. 2.18 Dosierung von NOAK (neue orale Antikoagulanzien)

GFR[1] (ml/min)	Dabigatran	Rivaroxaban	Apixaban	Edoxaban
30–49	Dosisreduktion	Dosisreduktion		Dosisreduktion
15–30	Kontraindiziert	Dosisreduktion	Dosisreduktion	Dosisreduktion
< 15	Kontraindiziert	Nicht empfohlen	Nicht empfohlen	Nicht empfohlen

[1] GFR-Messung nach Cockroft-Gault

Rivaroxaban (Xarelto®) und Apixaban (Eliquis®) sind oral verfügbare Inhibitoren des Faktors Xa mit ähnlichem Indikationsspektrum wie Dabigatran (➤ Tab. 2.18).

Daneben sind noch andere Dosierungsempfehlungen und Indikationseinschränkungen zu beachten.

Heparin *und sonstige Antikoagulazien* ➤ Kap. 6.8.2.

2.8 Prävention

Eckhard Müller

Einige Aspekte sowohl zur Prävention der häufigsten Nierenerkrankungen als auch zur Prävention der mit einer Niereninsuffizienz verbundenen Folgekomplikationen und zur Progressionsverzögerung irreversibler Nierenerkrankungen sollen hier kurz besprochen werden.

2.8.1 Prävention von Nierenerkrankungen

Diabetes und Hypertonie sind die beiden mit Abstand führenden Ursachen für das Eintreten einer dialysepflichtigen Niereninsuffizienz in Deutschland. Bei diesen Erkrankungen besteht mithin eine gute Chance der Primärprävention der mit ihnen assoziierten renalen Komplikationen. Von größter Bedeutung ist dabei die **Früherkennung** von Typ-2-Diabetes und Hypertonie, deren Manifestation oft der Diagnostik um Jahre vorausgeht. Dabei bietet gerade die Wahrnehmung der von den gesetzlichen Krankenkassen angebotenen Gesundheitsuntersuchung ab dem 35. Lebensjahr eine echte Chance, auch wenn es sich dabei natürlich nur um eine Momentaufnahme alle 3 Jahre handelt. Daneben gilt es, bei gewissen Risikokonstellationen wie familiärer Belastung, Übergewicht, Bewegungsmangel, vorangegangene diabetische Stoffwechsellage (z. B. in der Schwangerschaft) und anderen Konstellationen des metabolischen Syndroms eine entsprechende Diagnostik durchzuführen.

Bekanntermaßen ist sowohl bei Diabetes (Typ 1 und Typ 2) als auch bei Hypertonie eine **optimale Behandlung** von Anfang an entscheidend für das Risiko renaler Komplikationen. Dabei spielt bei beiden Erkrankungen eine frühzeitige **Patientenschulung** eine wichtige Rolle. Darin ist auch eine Schulung über die Risiken und Möglichkeiten der Prävention und Früherkennung einer Nephropathie enthalten, die den Betroffenen die Chance zu einem Selbstwirksamkeitserlebnis eröffnet. Diabetes- und Hochdrucktherapie liegen eben auch zentral in den Händen der Patienten.

Bei der Erkennung einer Nephropathie gilt es, das Instrument des Mikroalbumin-Screenings nicht nur bei Diabetespatienten, bei denen es Bestandteil der **Disease Management Programme (DMP)** ist, zu nutzen, da das Stadium der Mikroalbuminurie prinzipiell reversibel ist. Reversibilität gilt auch in Frühstadien, falls eine hypertensive oder diabetische Nephropathie nicht mit einer Mikroalbuminurie assoziiert ist. Diese Lücke kann z. T. durch Bestimmung des Serumkreatinins mit Berechnung der glomerulären Filtrationsrate (➤ Kap. 2.1.1) geschlossen werden. Spätestens bei manifester Nephropathie ist dann die Therapie entsprechend zu optimieren (➤ Kap. 2.4.1).

Vergleichbare Möglichkeiten zur Primärprävention bieten nur wenige andere Nierenerkrankungen. Hierzu zählen die konsequente antibiotische Behandlung von Streptokokkeninfekten, Zurückhaltung bei der Anwendung von NSAR, Vorsichtsmaßnahmen bei der Anwendung von bekanntermaßen nephrotoxischen Substanzen (Chemotherapeutika, Antibiotika etc.), Nikotinverzicht und einige andere.

Akute Nierenversagen, v. a. bei älteren Menschen oder Menschen unter Therapie mit ACE-Hemmern, Sartanen oder NSAR, können im Zusammenhang mit potenziell exsikkierenden Ereignissen (Durchfall, Fieber etc.) durch frühzeitige Flüssigkeitszufuhr verhindert werden.

Potenziell heilbare oder reversible Nierenerkrankungen gilt es, rechtzeitig zu erkennen und entsprechend konsequent zu behandeln.

2.8.2 Progressionsverzögerung

Bei bestehender CKD gilt es, eine eventuelle Krankheitsprogression rechtzeitig zu erkennen, um ggf. intervenieren zu können. Dafür ist mindestens jährlich eine Kontrolle der GFR und der Albuminurie zu fordern (➤ Tab. 2.19). Oft ist die Untersuchungsfrequenz zu intensivieren, zumal auch normale, z. B. situative, Fluktuationen der GFR und der Albuminurie zu berücksichtigen sind, da von der Progression oft weitreichende Entscheidungen abhängen.

Grundvoraussetzung für eine Progressionsverzögerung von Nierenerkrankungen ist prinzipiell, wie bereits am Beispiel von Hochdruck und Diabetes erwähnt, eine optimale Behandlung der Grunderkrankung. Das gilt gleichermaßen für ursprünglich renale Erkrankungen wie die Glomerulonephritiden als auch für systemische Erkrankungen mit renaler Beteiligung oder Manifestation.

Auch das Vermeiden jeglicher nephrotoxischer Substanzen einschließlich Kontrastmitteln ist eine Selbstverständlichkeit. Darüber hinaus sollten so-

Tab. 2.19 KDIGO-Guidelines: empfohlene Kontrolluntersuchungen pro Jahr in Abhängigkeit vom Stadium der Niereninsuffizienz nach Progressionsrelevanz

GFR	Albuminurie		
	A1	A2	A3
G1	1	1	2
G2	1	1	2
G3a	1	2	3
G3b	2	3	3
G4	3	3	4+
G5	4+	4+	4+

wohl prä- als auch postrenal zusätzlich schädigende Umstände verhindert werden.

Unumstrittener Risikofaktor für eine Progression einer Niereninsuffizienz ist ein nicht optimal eingestellter Blutdruck wegen der damit verbundenen intraglomerulären Hypertonie mit dem Risiko der fortschreitenden Glomerulosklerose. Die optimierte Blutdruckbehandlung soll auch das Ziel der Verminderung einer etwaigen Proteinurie umfassen. Nicht unumstritten ist dabei die anzustrebende Blutdruckhöhe, die meist zwischen 125/75 und 140/90 mmHg als Zielgröße diskutiert wird. Individuell kann eine Blutdruckabsenkung über eine druckinduzierte Reduktion der GFR natürlich auch für das Eintreten einer Dialysepflicht kritisch sein.

Unumstritten ist hingegen der Sinn eines konsequenten Nikotinverzichts für das Fortschreiten einer Niereninsuffizienz, ebenso wie die Optimierung einer diabetischen Stoffwechsellage bei Personen mit Diabetes, evtl. auch speziell unter Verwendung von SGLT-2-Inhibitoren sowie von nichtsteroidalen Mineralokortikoid-Antagonisten (Finerenon; ➤ Kap. 2.7.4), soweit zugelassen.

Eine Einschränkung der Proteinzufuhr, eine Behandlung einer metabolischen Azidose und ggf. die Korrektur einer bestehenden Anämie können ebenso das Fortschreiten einer CKD verzögern.

Ob eine Absenkung des Serumcholesterins günstige Effekte hat, wird immer noch diskutiert.

2.8.3 Prävention von Folgeerkrankungen

Zu einer ausführlichen Beschreibung potenziellen Folgeerkrankungen einer Niereninsuffizienz ➤ Kap. 2.6. Grundsätzlich gilt, dass zur Prävention neben der Basisprävention der Niereninsuffizienz die frühzeitige Diagnostik der genannten Komplikationen und deren rechtzeitige und angemessene Behandlung gehört, da dies immer auch präventiven Charakter für deren Fortschreiten und für andere Komplikationen hat (z. B. die Therapie einer metabolischen Azidose). Wegen der Bedeutung und Komplexität der Folgeerkrankungen ist eine frühzeitige und strukturierte fachärztliche nephrologische Betreuung der Patienten indiziert und nachweislich auch mit weniger Komplikationen und einem verzögerten Dialysebeginn assoziiert. Bei recht später Überweisung (definiert als ca. 1 Monat vor Dialysebeginn) finden sich unter anderem häufiger klinische Zeichen der Harnvergiftung mit oft weitreichenden Konsequenzen:

- Höhere Rate an Hospitalisation und prolongierter Hospitalisation
- Höhere Rate an zu implantierenden temporären venösen Dialysekathetern
- Eingeschränkte Möglichkeit zur Entscheidung über die Modalität der Nierenersatztherapie zu Ungunsten von Heimdialyse und Transplantation
- Um den Faktor 2 höheres Mortalitätsrisiko inklusive 1-Jahres-Sterblichkeit

Seitens der hausärztlichen Versorger sollte die Betreuung in einem sog. **Shared Care** (geteilte Sorge) erfolgen, wie es sich speziell beim diabetischen Fußsyndrom bereits bewährt hat. Dies schließt auch die Einbeziehung anderer Berufsgruppen (Ernährungsberatung, Kardiologie, Psychologie, Gefäßchirurgie, soziale Dienste etc.) mit ein. Die Überweisung zum Nephrologen muss erfolgen bei

- akutem Nierenversagen (AKI),
- GFR < 30 ml/min/1,72 m^2 (Stadien 4 und 5),
- persistenter Albuminurie > 300 mg/g Kreatinin,
- Abnahme der GFR > 25 % vom Ausgangswert/> 5 ml/min/1,73 m^2/J.,
- Erythrozytenzylinder im Urin,
- Niereninsuffizienz und refraktärer Hypertonie (> 4 Antihypertensiva),
- persistenter Hyperkaliämie,
- wiederkehrender oder heftiger Nephrolithiasis,
- erblicher Nierenerkrankung,

Neben einer seelischen Traumatisierung stellt die **Dialyseeinleitung** auch einen gewaltigen Eingriff in die Physiologie oder die Pathophysiologie des menschlichen Körpers dar. Auch wenn mit dem Dialysebeginn eine Urämie zum Wohl des Menschen beseitigt werden kann, sind die urämischen Vorschädigungen mitunter so weit fortgeschritten und etabliert, dass ein gewisser **Point of no Return** eingetreten ist, bei dem die Dialyse nicht mehr in der Lage ist, zur Genesung beizutragen.

Aus diesem Grund ist der „optimale" Dialysebeginn ein nicht definierbarer Zeitpunkt, der aber zugleich von immenser Bedeutung ist. Daher kommt der gemeinsamen Terminierung des Dialysebeginns als Ergebnis einer vertrauensvollen Abstimmung mit dem Patienten und auch der medizinischen Planung im Vorfeld große Bedeutung zu.

Dazu gehört auch immer wieder die rechtzeitige Behandlung von Folgeerkrankungen der Niereninsuffizienz (➤ Kap. 2.6). Es gehört aber auch die Abstimmung über das individuell beste Dialyseverfahren dazu, und die konkrete Vorbereitung darauf (Impfungen, ggf. Shuntanlage, psychosoziale Vorbereitung). Ein ungeplanter Dialysebeginn ist mit der höchsten Sterblichkeit innerhalb von 24 Monaten vergesellschaftet.

Keinen Diskussionsspielraum über einen Dialysebeginn lassen Symptome der Urämie (➤ Kap. 2.6) wie v. a. auch lebensbedrohliche Komplikationen durch Elektrolytentgleisungen, Perikarderguss, neurologische Symptome oder eine Oligoanurie.

Ob bei erhaltener renaler Restfunktion ein früherer Dialysebeginn Vorteile bietet, ist nicht unumstritten. Wahrscheinlich scheint unter engmaschiger nephrologischer Kontrolle der Nierenfunktion und der klinischen Symptomatik ein Dialysebeginn ab einer Restfunktion von ca. 5–10 ml/min gerechtfertigt, es sei denn frühe urämische Symptome legen einen früheren Beginn nahe (➤ Tab. 2.20).

Tab. 2.20 Indikation zum Beginn einer Nierenersatztherapie

Indikation	Status
Perikarditis oder Pleuritis	Notfall
Urämische Enzephalopathie (Verwirrtheit, Krämpfe etc.)	Notfall
Blutungskomplikation infolge Urämie	Notfall
Massive Überwässerung (diuretikaresistent)	Evtl. Notfall
Medikamentös nicht mehr beherrschbare Hypertonie	Evtl. Notfall
Medikamentös nicht beherrschbare metabolische Entgleisungen (Hyperkaliämie, Hyponatriämie, Hyperkalzämie, Hypokalzämie, Hyperphosphatämie und metabolische Azidose)	Evtl. Notfall
Persistente Übelkeit und Erbrechen	Evtl. Notfall
Schwere Mangelernährung	Relativ
Medikamentös nicht beherrschbarer Pruritus, Restless Legs, nachlassende kognitive Fähigkeiten	Relativ

2.9 Palliativtherapie bei dialysepflichtiger Niereninsuffizienz

Eckhard Müller

Das Thema einer palliativen Versorgung terminal niereninsuffizienter Patienten wird in den nächsten Jahren nicht zuletzt auch aufgrund der veränderten Altersstruktur der Bevölkerung in den Fokus rücken. Dabei geht es einerseits um Patienten, die dem Beginn einer Nierenersatztherapie nicht zustimmen oder die eine Nierenersatztherapie beenden möchten, andererseits um solche, bei denen aus medizinischen oder psychosozialen Gründen Beginn oder Fortführung einer Dialysebehandlung nicht möglich ist. An die Stelle einer Nierenersatztherapie tritt der sorgende „Mantel" (Pallium) der Palliativversorgung für diese Gruppe von Menschen, man spricht auch von Comprehensive conservative care (CCC); dafür trägt auch ein Dialyseteam eine Mitverantwortung. Diese umfasst neben der Sorge um medizinische Aspekte stets auch die um seelische, soziale und auch spirituelle Bedürfnisse betroffener Menschen und erfordert mithin immer ein Teamwork, um Patienten dabei zu unterstützen (Support Care), das Ziel einer bestmöglichen Lebensqualität vor dem Hintergrund der persönlichen Entscheidung und der die genannten Bereiche betreffenden Gegebenheiten zu erreichen. Die Versorgung sollte idealerweise strukturiert und sektorenübergreifend erfolgen (Krankenhaus, Hausarzt, Nephrologie, häusliches Umfeld, [spezialisierte] Pflegedienste, Heim, Hospiz). Dazu gehört es auch, dem Umgang mit besonderen Situationen (Wiederbelebung, Hospitalisation etc.) eine auf dem Boden einer gemeinsamen Entscheidung fußende Struktur zu geben. Voraussetzung für eine fundierte Entscheidungsmöglichkeit von Betroffenen und Angehörigen ist auch das Gespräch über die Prognose, im konkreten Fall darüber, was passiert, wenn keine Nierenersatzbehandlung begonnen bzw. wenn diese beendet wird. Dabei wird oft angenommen, das Ableben in der Urämie träte in Form eines schmerzlosen Wegdämmerns auf. In der Tat erleiden aber über 75 % der Patienten Schmerzen. Allgemeine Schwäche, Depression, Agitation, Myoklonien, Krämpfe sowie Juckreiz und Luftnot sind weitere beeinträchtigende Symptome

Tab. 2.21 Schmerzleiter der WHO mit geeigneten Medikamenten bei CKD 4/5

WHO-Stufe		Empfohlen	Vorsicht	Nicht empfohlen
1	Milde Schmerzen	Paracetamol		NSAR
2	Milde bis moderate Schmerzen		Tramadol	Codein
3	Moderate bis starke Schmerzen	Hydromorphon Fentanyl Buprenorphin Methadon	Oxycodon	Morphin Meperidine
Adjuvant				
		Gabapentin Pregabalin	Trizyklische Antidepressiva	

der letzten Lebenszeit, bei denen eine gute supportive Betreuung zumindest Linderung verschaffen kann. Die mittlere Überlebenszeit, natürlich individuell variabel und nicht vorhersagbar, liegt nach Beendigung einer Dialysebehandlung bei ca. 1 Woche (2–100 Tage), auch abhängig von der Nierenrestfunktion. Eine zeitliche Prognose bei Patienten, die vor Beginn einer Nierenersatztherapie stehen, kann natürlich noch viel weniger abgegeben werden.

Unter einigen anderen seien hier nur zwei wesentliche medizinische Probleme bei der palliativen Versorgung von Patienten genannt.

2.9.1 Schmerzen

Schmerz ist eines der häufigsten Symptome, oft bedingt durch bestehende Begleiterkrankungen. Problematisch bei der Schmerztherapie von Patienten mit terminaler Niereninsuffizienz ist die Wirkstoffakkumulation mit entsprechend erhöhter Nebenwirkungsrate (z. B. Myoklonien, Sedation). Morphine sind gerade in der Kurzzeittherapie exzellente Analgetika und zur Behandlung von Luftnot gut geeignet (➤ Tab. 2.21).

2.9.2 Überwässerung

Die klinisch im Vordergrund stehenden Probleme sind Luftnot und zunehmende Ödementwicklung. Vor allem bei Beendigung der Dialyse bei anurischen oder herzinsuffizienten Patienten ist dies ein häufiges Problem, dem man zur Prophylaxe natürlich mit einer Volumen- und Kochsalzrestriktion oder, bei erhaltener Diurese, mit einer Erweiterung der diuretischen Therapie begegnen kann. Denkbar ist, zumindest bei Patienten mit Dialysezugang, die Beibehaltung einer „palliativen Dialyse" mit alleiniger Ultrafiltration zum Volumenentzug.

MERKE

Die KDIGO-Guidelines sehen explizit die Option vor, dass Patienten den Wunsch zum Verzicht auf Dialyse äußern. Dem sollten nephrologische Teams durch die Vorhaltung eines Konzepts zum konservativen Management der terminalen Niereninsuffizienz Rechnung tragen. Wichtig ist auch hier ein interdisziplinäres Vorgehen unter Hinzuziehung sowohl von Palliativmedizinern, Pflegediensten, Hospizen als auch von Angehörigen.

KAPITEL 3

Kerstin Gerpheide, Gerd Breuch

Die Pflege von Menschen mit dialysepflichtiger Niereninsuffizienz

Die nephrologische Fachpflege musste sich in den letzten Jahren zunehmend mit einem Organisationswandel in den Dialyseeinrichtungen auseinandersetzen. Das nephrologische Team setzt sich zunehmend aus unterschiedlichen Berufsgruppen mit nicht pflegerischen Kompetenzen und Qualifikationen zusammen. Somit muss sich die Fachpflege verstärkt auf Ihre nephrologischen Pflegefelder und Vorbehaltsaufgaben fokussieren und Ihre pflegerischen Aufgaben im Behandlungsteam wahrnehmen. Der Begriff „Vorbehaltsaufgaben" in der Pflege bezeichnet Tätigkeiten, die ausschließlich qualifizierten Pflegefachkräften vorbehalten sind. Diese Tätigkeiten erfordern eine besondere Qualifikation und Fachwissen und sind daher nicht an nicht pflegerisches Personal delegierbar (§ 4 – Pflegeberufegesetz [PflBG]).

Die Themenfelder und Lernbereiche der nephrologischen Fachweiterbildung bilden die Voraussetzung für die Entwicklung und den Erwerb dieser speziellen Fähigkeiten und Kompetenzen.

Die pflegewissenschaftlichen Grundlagen bilden eine normative Basis. Die Definition der nephrologischen Fachpflege (Wiederhold u. Gerpheide, 2012) zeigt die Aufgabenvielfalt der Versorgung nierenkranker Menschen.

3.1 Pflegewissenschaftliche Grundlagen nephrologischer Pflege

Kerstin Gerpheide

„Ganzheitliche Pflege fordert den ganzen Menschen. Für den Pflegenden heißt dies: Augen – Ohren – Mund und Hände (in dieser Reihenfolge) werden gebraucht, um

- *Ressourcen und Probleme zu erkennen,*
- *pflegerische Kompetenzen zu erlangen,*

um

- *realistische, erreichbare, überprüfbare Ziele zu definieren und*
- *Maßnahmen durchführen und diese bewerten zu können."* (Künzle, 1998)

3.1.1 Warum ist Pflegewissenschaft so wichtig?

Die Entwicklungen im Gesundheitswesen mit zunehmender Technisierung und Ökonomisierung, verbunden mit dem Wunsch nach mehr menschlicher Zuwendung sind eine Herausforderung und bedingen eine professionelle Pflegepraxis, die sich verstärkt auf wissenschaftliche Erkenntnisse stützt. Pflege darf und kann nicht mehr beliebig angeboten werden, wenn man die Verantwortung gegenüber den Patienten ernst nimmt und sich von nicht professioneller oder Laienpflege abgrenzen will. Empirisches Wissen ist ein wichtiger Bestandteil des Pflegewissens. Es löst das pflegerische Handeln aus Erfahrung, Intuition, Tradition, Autorität ab und stellt es auf eine andere Basis (Mayer, 2007).

Die subjektive Herangehensweise macht es der Pflege schwer, Pflegeinterventionen zu beschreiben, besonders, wenn es sich um Pflegehandlungen im zwischenmenschlichen bzw. intuitiven Bereich handelt.

Benner beschreibt, wie sich engagierte Pflegende mit großer Erfahrung in komplexen Pflegesituationen verhalten und in welcher Weise sich ihr kompetentes Verhalten von dem lernender und wenig erfahrener Kolleginnen und Kollegen unterscheidet. Ihr Kompetenzmodell zeigt die Entwicklung von einem Pflegenovizen zum Pflegeexperten. Die professionelle Pflege setzt vertieftes Patientenverstehen voraus und fordert von Pflegenden, die Perspektive des Patienten einzunehmen, um eine konsequent individualisierte Pflege zu gestalten. Nur so ist z. B. eine Anleitung zum Selbstmanagement möglich (Benner, 2017).

Was ist Pflege?

Dies ist die zentrale Frage der Pflegewissenschaft. Die Entwicklung der Pflege zu einer Profession setzte in Deutschland erst in den 1970er-Jahren ein, als die partielle Loslösung von der Medizin angestrebt wurde. Es gibt viele Ansätze, jedoch gestaltet sich die Antwort als sehr kompliziert, denn Pflege ist in ihrem Ursprung bestimmt durch die Naturwissenschaften, die Geisteswissenschaften und die Sozialwissenschaften. Die sachgerechte Beantwortung der Frage beschäftigt seit Jahrzehnten international ein Heer von Pflegewissenschaftlerinnen und -wissenschaftlern und füllt umfangreiche Bücher. Die „Objekte der Begierde" der Pflege wie der Mensch, die Gesundheit, die Krankheit, die Umwelt und die Pflege selbst sind in beständiger Entwicklung und verursachen einen ständigen Wandel im Pflegeberuf.

Pflegephilosophie und Pflegeleitbild

„Alle Menschen, also auch Patienten haben ein Menschenbild. Das individuelle Menschenbild wird von Alter, Geschlecht, Erziehung, Bildung, Lebenserfahrung, Umwelt, Religion und Kultur beeinflusst. Damit ist ganz offensichtlich, dass es auf die Frage: ‚Was ist der Mensch?' ganz unterschiedliche Antworten gibt. Je nach Menschenbild werden die Meinungen über Gesundheit, Krankheit und ‚angemessenes' Verhalten erheblich abweichen. Deshalb ist es im Pflegeteam immens wichtig, sich über die Fragen: ‚Was glauben wir, dass unsere Patienten brauchen?' und ‚Welche Pflege wollen wir ihnen anbieten?' Gedanken zu machen. Dies ist ein wichtiger Schritt auf dem Weg zu einer professionell geplanten und qualitätsorientierten Pflege." (Lückerath und Spindler, 2006)

MERKE

Abgesehen von dem individuellen Pflegeverständnis, das jede Pflegekraft in ihrem Berufsleben gewinnt, ist die Einigung auf eine bestimmte Sichtweise (Perspektive, die eine bestimmte Pflegetheorie vermittelt) im Team hilfreich. Die oben genannten Fragen sollten im Team diskutiert und die Ergebnisse in einem Pflegeleitbild festhalten werden. Dies beugt nicht nur Konflikten vor, sondern stärkt das Gemeinschaftsgefühl, die Motivation und die Qualität pflegerischer Arbeit (Qualitätsmanagement in der Dialyse ➤ Kap. 6.13).

Pflegetheorien und Pflegemodelle

Oftmals werden Pflegetheorien und Pflegemodelle als praxisfern empfunden. Für viele Pflegekräfte sind sie auch noch heute Bücher mit sieben Siegeln. Damit Pflege als Profession anerkannt wird, ist aber ein pflegetheoretisches Wissen notwendig. Die Auseinandersetzung mit Pflegetheorien sichert pflegerisches Handeln ab, macht sie begründbar, bietet den sprachlichen Rahmen für die unterschiedlichen Aufgaben und kann darüber hinaus zur Darstellung eigener Leistung herangezogen werden. Sie versuchen, die Aufgaben und Tätigkeiten der beruflich Pflegenden zu definieren, nicht zuletzt in Abgrenzung zur Medizin und zu anderen Berufsgruppen.

Eine **Pflegetheorie** ist ein wissenschaftliches Lehrgebäude, in dem wissenschaftliche Erkenntnisse systematisch zusammengefasst sind. Theorien sind häufig sehr abstrakt und deshalb nicht direkt in die Praxis umsetzbar.

Ein **Pflegemodell** ist demgegenüber konkreter und stellt in grafischer, räumlicher oder symbolischer Form einen komplexen Zusammenhang dar. Modelle haben einen praktischeren Bezug.

Pflegetheorien und Pflegemodelle werden in der Literatur oft synonym verwendet.

Florence Nightingale schaffte Anfang des 20. Jahrhunderts die Grundlagen für die professionelle Pflege und für die sich daraus entwickelnden Pflegetheorien.

Die großen Pflegetheorien setzen sich mit der Art des pflegerischen Handelns wie der Versorgung nach den Bedürfnissen eines Menschen (z.B. Henderson, Orem, Roper et al., Krohwinkel), der Interaktion mit einem Menschen (z.B. King, Peplau, Orlando) oder mit dem Pflegeergebnis (z.B. Johnson, Levine, Rogers, Roy) auseinander.

In der Diskussion, wie umfassend ein Modell die Wirklichkeit abbildet, hat sich in den letzten Jahren, die Einteilung der Pflegetheorien nach der Reichweite immer mehr durchgesetzt. Die Pflegetheorien mittlerer und geringer Reichweite, z. B. von Corbin/Strauss oder Grypdonck, sind praxisorientierter und wenden sich speziellen Bereichen wie z. B. den chronischen Erkrankungen zu. Das Erleben der Krankheit und die Sichtweise der Betroffenen sind wichtiger als die normativen Vorgaben, wie Pflege aussehen soll. Trotzdem sind die großen Theorien auch heute noch die Grundlage pflegerischen Handelns (Kirkevold, 1997; Meleis, 1999).

MERKE

Eine allgemeingültige und evidenzbasierte Aussage über professionelle Pflegehandlungen zu machen, ist eine Aufgabe von Pflegewissenschaft. Pflegemodelle sind die Grundlage bzw. der Bezugsrahmen des pflegerischen Handelns. Sie bilden die Basis von Pflegeleitbildern und deren Umsetzung.

Der Pflegeprozess

Zunächst muss an dieser Stelle mit dem verbrannten Begriff „Pflegeprozess" aufgeräumt werden. Jede menschliche Handlung, die ein Problem zu lösen hat, läuft in einem immer wiederkehrenden Prozess, dem PDCA-Zyklus (Plan-Do-Check-Act ➤ Kap. 6.13.5) ab. Dieses natürliche, jedem Menschen eigene Denkprinzip hat sich die Pflegewissenschaft zu eigen gemacht, um die komplizierten und abstrakten Pflegemodelle in die Praxis umzusetzen. Die Anwendung eines Prozesses ist also natürlich. Er strukturiert die professionelle Pflege und macht sie transparent, planbar und zielorientiert.

Die Vorstellung, die professionelle Pflege in ihrem theoretischen Bezugsrahmen als einen Prozess zu begreifen und zu gestalten, ist maßgeblich von der WHO vorangetrieben worden (WHO, 1987). Das hat in Deutschland dazu geführt, dass diese pflegerische Vorbehaltsaufgabe explizit im Gesetz für Pflegeberufe 2020 aufgenommen wurde (PflBG § 4 Abs. 2).

MERKE

Die systematische, an den ganzheitlichen Bedürfnissen des Menschen orientierte und laufend angepasste Pflege wird als der Pflegeprozess bezeichnet. Dabei entwickelt sich zwischen dem Pflegebedürftigen und dem Pflegenden eine Beziehung, die auf ein gemeinsames Ziel ausgerichtet ist. Dieses Ziel ist die an der Person des Pflegebedürftigen orientierte Problemlösung bzw. Kompensation der nicht lösbaren Probleme. Der Pflegeprozess ermöglicht eine organisierte und ganzheitlich orientierte, individuelle Pflege.

Verbreitet sind Prozess-Modelle mit vier, fünf oder sechs Phasen. Die verwendeten Begriffe für die einzelnen Phasen sind nicht einheitlich, jedoch beinhalten alle den Schritt der Pflegeplanung (➤ Tab. 3.1).

Weltweit entwickelte sich eine Tendenz hin zum vierphasigen WHO-Modell. Anders als im fünf- und sechsphasigen Modell können im vierphasigen Modell in der zweiten Phase Pflegediagnosen sowohl mit als auch ohne Klassifizierungssystem eingesetzt werden. Es ist dem, im deutschen Sprachraum noch häufig verwendeten, sechsphasigen Modell nach Fiechter und Meier (Fiechter u. Meier, 1987) in logischer Hinsicht und wegen einer klaren, abgegrenzten Begrifflichkeit überlegen. Die Pflegekraft muss hier nicht die in der Informationssammlung erkannten Pflegeprobleme selbstständig beschreiben und ihre entsprechenden Pflegemaßnahmen zuordnen. Als nachteilig erweist sich bei der freien Formulierung neben einer erschwerten einheitlichen Abrechnung auch die fehlende pflegefachliche Terminologie.

Die Umsetzung des Pflegeprozesses in der professionellen Pflege variiert sowohl national als auch international erheblich, abhängig von den Gesund-

Tab. 3.1 Pflegeprozess: verschiedene Modelle

Vier-Phasen-Modell (WHO)	Fünf-Phasen-Modell (USA)	Sechs-Phasen-Modell (Fiechter u. Meier)
Assessment (Informationssammlung und Pflegediagnose)	Assessment (Informationssammlung)	Informationssammlung
	Diagnosis (Pflegediagnose)	Erkennen von Ressourcen und Pflegeproblemen (analog Pflegediagnosen)
Planning (Pflegeplanung)	Planning (Pflegeplanung)	Festlegung der Ziele (erster Teil der Pflegeplanung)
		Planung der Maßnahmen (zweiter Teil der Pflegeplanung)
Implementation/Intervention (Durchführung)	Implementation/Intervention (Durchführung)	Durchführung
Evaluation	Evaluation	Evaluation

heitssystemen, den verfügbaren Ressourcen, den Ausbildungsstandards und den kulturellen Praktiken.

Aktuelle Umsetzung und Diskussionen:

- **Aus- und Weiterbildung:** In vielen Ländern ist der Pflegeprozess fester Bestandteil der Ausbildung und Grundlage professioneller Pflege in nationalen Pflegegesetzen.
- **Digitale Integration:** Mit dem Fortschritt der Technologie gibt es immer mehr Möglichkeiten, den Pflegeprozess durch digitale Tools zu unterstützen. Elektronische Patientenakten, Pflege-Management-Systeme und Data-Analytics können dazu beitragen, Daten für den Pflegeprozess zu sammeln, zu analysieren und Pflegemaßnahmen zu planen.
- **Qualitätsmanagement:** Der Pflegeprozess wird oft als Teil der Qualitätssicherung und des Qualitätsmanagements in Gesundheitseinrichtungen verwendet.
- **Ressourcen und Zeitmangel:** Ein großes Hindernis für die Umsetzung des Pflegeprozesses ist der Mangel an Zeit und Ressourcen der professionellen Pflege. Dies führt zu Diskussionen darüber, wie der Pflegeprozess in den Arbeitsablauf der Pflegekräfte integriert werden kann, ohne zusätzliche Belastungen zu schaffen.
- **Kulturelle Unterschiede:** Die Auffassungen und Praktiken in Bezug auf den Pflegeprozess können kulturell variieren. In einigen Ländern wird der Pflegeprozess als formeller, strukturierter Prozess gesehen, während in anderen Ländern ein flexiblerer, anpassungsfähiger Ansatz bevorzugt wird.
- **Pflegediagnosen:** Die Anwendung von Pflegediagnosen ist global unterschiedlich und hängt von Faktoren wie kulturellen Praktiken, Gesundheitssystemen und Ausbildung ab. Pflegediagnosen sind wichtig, um spezifische Pflegebedürfnisse zu identifizieren und individuelle Pflegepläne zu erstellen. Obwohl die North American Nursing Diagnosis Association (NANDA) eine international anerkannte Taxonomie bereitgestellt hat, variieren Umsetzung und Verwendung im Praxisalltag erheblich. Es besteht Forschungsbedarf, und Diskussionen finden statt, um die Effektivität und optimale Integration von Pflegediagnosen in den Pflegeprozess zu verbessern.

MERKE

Die geplante Pflege (Pflegeprozess) ist die Vorbehaltsaufgabe der professionellen Pflege, ist global verschieden und hängt von verschiedenen Faktoren ab, darunter Gesundheitssystemen, Ressourcen, Ausbildungsstandards und kulturellen Praktiken. Schlüsselthemen in der aktuellen Diskussion umfassen die Effektivität in der Aus- und Weiterbildung, die Integration digitaler Tools zur Unterstützung, den Einsatz in Qualitätsmanagement und Qualitätssicherung, die Herausforderungen im Zusammenhang mit Zeit- und Ressourcenknappheit und kulturelle Unterschiede in der Anwendung und Auffassung des Pflegeprozesses.

Wichtige Gründe für den Pflegeprozess:

- Gesetzliche Vorschrift
- Transparenz der pflegerischen Leistung
- Unterstützung der Kommunikation in den multidisziplinären Teams
- Sicherung der Pflegequalität
- Effektivität im Umgang mit Informationen
- Rechtliche Absicherung durch Dokumentation
- Einheitliche Fachsprache

Pflegeorganisation in Dialyseeinrichtungen

Voraussetzung für eine professionelle, evaluierte und geplante Pflege sind organisatorische Rahmenbedingungen. Die Entwicklung der Fachpflege in den Dialyseeinrichtungen mit dem gegenwärtigen Fachpflegekräftemangel und dem dadurch vermehrten Qualifikationen-Mix bedeutet, dass die professionelle Pflege bei der Nierenersatztherapie neu definiert und festgelegt werden muss und dass die „nur" technische Behandlung nicht weiter in den Vordergrund rückt. Angesichts der Entwicklung mit immer mehr pflegebedürftigen, dialysepflichtigen Menschen einerseits und immer weniger Pflegekräften andererseits muss geklärt werden, wie im künftigen Versorgungssetting die Vorbehaltsaufgaben der professionellen Pflege berücksichtigt und weitere Aufgaben an andere Berufsgruppen delegiert werden können.

Das nephrologische Versorgungssetting befindet sich in einem schnellen Wandel. Trotz multimorbider, älterer Patienten und steigendem Kostendruck muss so eine sichere, individuelle und qualitativ hochprofessionelle pflegerische Versorgung der Menschen mit einer dialysepflichtigen Niereninsuffizienz gewährleistet werden. Insbesondere Menschen mit nicht pflegerischen Qualifikationen oder auch angelernte Kräfte übernehmen große Verantwortung und große Teile der direkten Tätigkeit am Patienten. Deshalb wird die zentrale Aufgabe der examinierten und studierten Pflegekräfte sein, geplante Pflege zu koordinieren, zu delegieren und für eine korrekte und sichere Durchführung zu sorgen. Qualitätsmanagement, Führungskompetenz und interdisziplinäre Zusammenarbeit werden in den Vordergrund treten.

Bis heute fehlen klare, einheitliche und allgemein-verbindliche Feststellungen dazu, welche Aufgaben, Tätigkeiten und wie viele Berufsgruppen mit welcher Qualifikation erforderlich sind, um eine sichere Versorgung der Patienten zu gewährleisten. Dazu bedarf es einer praktikablen Patientenkategorisierung und einer daran angepassten Personalbedarfsplanung. Der Fachverband nephrologischer Berufsgruppen hat hierzu am 12. Mai 2023 den Dialyse-Pflege-Standard (DPS) für die Nierenersatztherapie herausgegeben. Darin werden Aussagen zu

- den Vorbehaltsaufgaben der nephrologischen Pflege,
- dem Pflegeprozess und den daraus resultierenden Aufgaben während der Nierenersatztherapie,
- den pflegerischen Qualitätsanforderungen in der Pflege-Personal-Qualifikation,
- der Pflegequantität in der Nierenersatztherapie und
- einer dadurch möglichen Pflegequalitätsprüfung

gemacht (Quelle: https://www.nephro-fachverband.de/publikationen).

Nephrologische Pflege

Die nephrologische Pflege ist geprägt durch die Versorgung nierenkranker Menschen in den verschiedenen Stadien der Niereninsuffizienz (➤ Abb. 3.1). Sie betreut den nierenkranken Menschen vom Beginn der Erkrankung bis zum Tod. Die verschiedenen Ver-

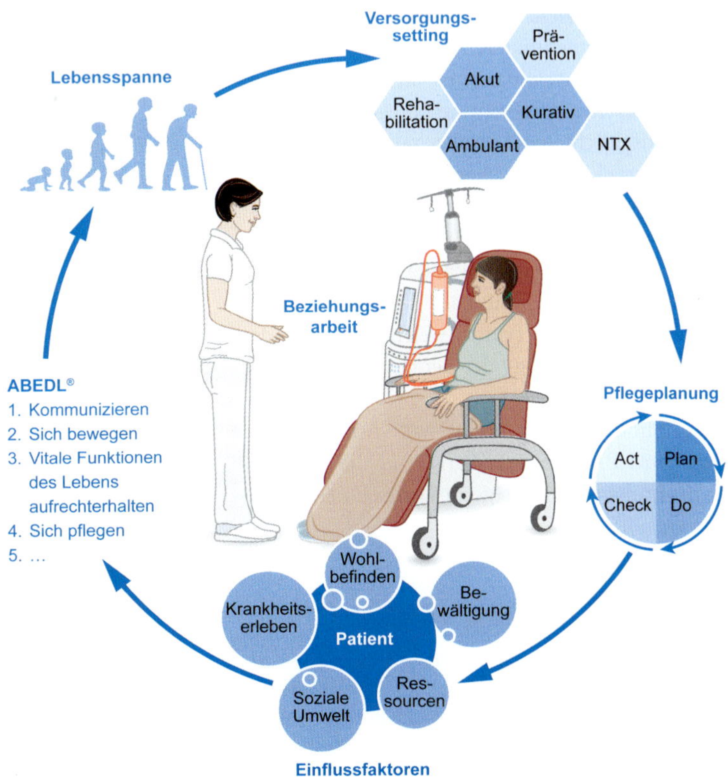

Abb. 3.1 Die nephrologische Pflege [L231]

sorgungssettings (präventiv – akut – Rehabilitation – chronisch – palliativ) und die unterschiedlichen Behandlungsverfahren (Akut- und Spezialverfahren, Peritoneal- und Hämodialyse und deren Heimverfahren) verlangen eine hoch qualifizierte Pflegeleistung, sowohl individuell als auch gesellschaftlich und ökonomisch. Die seit Jahren zunehmende Arbeitsverdichtung bei steigender Pflegeintensität macht eine Effizienzsteigerung notwendig. Der kompetenzbasierte Rahmenlehrplan bildet die Grundlage für die Entwicklung von Handlungskompetenzen (Fernsebner u. Bundschu, 2012). Die Definition der nephrologischen Fachpflege stellt diese als eigenständige Disziplin dar und kann so in einer gemeinsamen Fachsprache ihre Aufgaben und Kompetenzen beschreiben.

Entwicklung der nephrologischen Pflege

International gibt es Bestrebungen, der nephrologischen Pflege eine eigene Identität durch die Beschreibung ihrer Aufgaben- und Kompetenzbereiche mit einer gemeinsamen Fachsprache zu geben. Sie zeigt eine zunehmende Abkehr von einer traditionellen pathophysiologischen Sichtweise zu einer umfassenderen, auf Prävention und Gesundheitsförderung ausgerichteten Anwaltschaft für die nephrologisch erkrankten Menschen (Gomez, 2011).

Die Definition der nephrologischen Pflege des deutschen Zweigs der EDTNA/ERCA von 2003 beschrieb die Tätigkeitsmerkmale, Qualifikationen und Zuständigkeiten innerhalb des interdisziplinären nephrologischen Teams, welches insbesondere dem Versorgungssetting der Zentrumsdialyse zuzuordnen war (Künzle, 2003).

Die Bundesarbeitsgemeinschaft nephrologische Pflege (BANP) hat am 2. April 2012 die Definition der nephrologischen Pflege in Deutschland herausgegeben.

MERKE

Nephrologische Fachpflege – Definition[1]

Nephrologische Fachpflege unterstützt Menschen mit einer nephrologischen Erkrankung in der Behandlung und im Umgang mit den Auswirkungen ihrer Erkrankung und deren Therapien, sie fördert und erhält die Gesundheit und beugt weiteren gesundheitlichen Schäden vor. Dies geschieht mit dem Ziel, für die betreuten Menschen die bestmöglichen Behandlungs- und Betreuungsergebnisse sowie die bestmögliche Lebensqualität in allen Phasen des Lebens bis zum Tod zu erreichen.

Nephrologische Fachpflege

- richtet sich an nephrologisch erkrankte Menschen in allen Lebensphasen und in allen Altersgruppen. Sie richtet sich an Einzelpersonen und ihre Angehörigen, an Familien, Gruppen und soziale Gemeinschaften.
- umfasst, auf einem Kontinuum, Aufgaben zur Gesundheitserhaltung und -förderung, zur Prävention, bei akuten und chronischen nephrologischen Erkrankungen, während der Nierenersatztherapie, während der Rekonvaleszenz und Rehabilitation, in der Langzeitpflege sowie in der palliativen Betreuung.
- beruht auf einer Beziehung zwischen betreuten Menschen und Pflegenden, die durch sorgende Zuwendung, Einfühlsamkeit und Anteilnahme geprägt ist. Die Beziehung erlaubt die Entfaltung von Ressourcen der Beteiligten, die Offenheit für die zur Pflege nötigen Nähe und das Festlegen gemeinsamer Ziele.
- erfasst die Ressourcen und Entwicklungspotenziale, aktuelle und potenzielle Gesundheitsprobleme und den Pflegebedarf der betreuten Menschen, setzt Ziele, plant Pflegeinterventionen, führt diese durch (unter Einsatz der nötigen zwischenmenschlichen und technischen Fähigkeiten) und evaluiert die Ergebnisse.
- basiert auf Evidenz, reflektierter Erfahrung und Präferenzen der Betreuten, bezieht physische, psychische, spirituelle, lebensweltliche sowie soziokulturelle, alters- und geschlechtsbezogene Aspekte ein und berücksichtigt ethische Richtlinien.
- umfasst klinische, pädagogische, wissenschaftliche und Führungsaufgaben sowie Prozess- und Steuerungsverantwortung, die von Pflegenden mit einer (staatlichen oder von der Deutschen Krankenhausgesellschaft anerkannten) nephrologischen Fachweiterbildung und solchen mit ergänzenden Weiterbildungen wahrgenommen werden.
- erfolgt in Zusammenarbeit mit den betreuten Menschen, pflegenden Angehörigen und Mitgliedern von Assistenzberufen im multiprofessionellen Team mit Ärzten und Ärztinnen (verantwortlich für die medizinische Diagnostik und Therapie) und Mitgliedern anderer Berufe im Gesundheitswesen. Dabei übernehmen die nephrologischen Fachpflegekräfte Leitungsfunktionen oder arbeiten unter der Leitung anderer Personen. Sie sind jedoch immer für ihre eigenen Entscheide, ihr Handeln und Verhalten verantwortlich.

[1] Definition nach der Bundesarbeitsgemeinschaft nephrologischer Pflege (BANP)

Die nephrologische Pflege hat hier einen großen Anspruch an ihre Profession, neben den aktuellen pflegewissenschaftlichen Erkenntnissen bezieht sie auch alters- und geschlechtsbezogene, gesellschaftliche, ethnische und kulturelle Aspekte in ihre Arbeit mit ein. Sie hält sich an die Prinzipien der Qualität der Behandlung in Kooperation und Verantwortung im multiprofessionellen und interdisziplinären Team. Die Patientensicherheit steht an erster Stelle. Durch Schulung, Beratung und Unterstützung fördert sie die Autonomie des Patienten. Sie ist der Anwalt der Patienten mit ständiger Bereitschaft zum Lernen und persönlicher Entwicklung. Die Pflegemodelle der mittleren Reichweite, wie das Pflegemodell von Corbin und Strauss oder das Modell von chronischen Erkrankungen von Grypdonck, können der Bezugsrahmen ihrer pflegerischen Handlungen sein.

MERKE

Systematische, evidenzbasierte und geplante Pflege mit einer eigenen Fachsprache ist der Gegenstand und das Wesen der nephrologischen Pflege.

„Erst im Zusammenspiel und in Ausdifferenzierung mit konkret formulierten Aufgabenbereichen und Kompetenzbeschreibungen wird deutlich, welchen Auftrag und welches Spektrum an Leistungen die Empfänger nephrologischer Fachpflegemaßnahmen erwarten können." (Wiederhold u. Gerpheide, 2012)

Mögliche Pflegemodelle in der nephrologischen Pflege

Die nephrologische Pflege muss sich mit Nachdruck um die Implementierung von Pflegemodellen, die sich im Speziellen mit den chronischen Erkrankungen beschäftigen, bemühen. Sie sollte eigene Konzepte zur Umsetzung entwickeln und Forschungsaktivitäten im Bereich der Pflegewissenschaft unterstützen. Gerade im Hinblick auf die eigene Rolle im multidisziplinären Team ist die Beschreibung der nephrologischen Pflege unumgänglich. In diesem Zusammenhang sind die Modelle von Juliet Corbin, Anselm Strauss und Mieke Grypdonck näher zu untersuchen und an die pflegerische Versorgung der Menschen mit einer chronischen Nierenerkrankung anzupassen (Corbin u. Strauss, 2004; Grypdonck, 2005).

Sichtweise auf chronische Krankheiten nach Corbin und Strauss

Ausgangspunkte der Theorie sind das Krankheitserleben und die Bewältigung einer chronischen Erkrankung. Sie ist damit geradezu prädestiniert, den theoretischen Bezugsrahmen für die Pflege von Menschen mit einer chronischen Nierenerkrankung zu bilden. Corbin und Strauss beschreiben in ihrer Forschungsarbeit das Modell der Verlaufskurven (Trajectory Model).

Ein chronisch erkrankter Mensch muss sein Leben aktiv um die Erkrankung „herumbauen". Sein gesamtes Umfeld ist davon betroffen. Die Erkrankung und die Bewältigung sind variabel und laufen in verschieden Phasen ab:

1. **Präventivphase:** vor Beginn der Krankheit.
2. **Auftreten von Anzeichen und Symptomen einer Krankheit.**
3. **Krise:** lebensbedrohliche Situation.
4. **Akut:** akuter Krankheitszustand oder Komplikationen, die Krankenhausaufenthalte notwendig machen.
5. **Stabil:** Krankheitsverlauf und -symptome werden mithilfe von Heilprogrammen unter Kontrolle gehalten.
6. **Instabil:** Krankheitsverlauf und -symptome können nicht länger unter Kontrolle gehalten werden, Krankenhausaufenthalt ist nicht nötig.
7. **Verfall:** fortschreitende Verschlechterung der körperlichen und geistigen Verfassung gekennzeichnet durch zunehmende Behinderung und verstärktes Auftreten von Krankheitssymptomen.
8. **Sterben.**

Bei der Betrachtung der verschiedenen Phasen erkennen nephrologisch Pflegende sofort das Krankheitserleben nephrologisch erkrankter Menschen wieder. Hier können pflegerische Schwerpunkte wie frühzeitige Schulung und Beratung, präventive Pflegearbeit, Erhaltung der Selbstständigkeit, Anleitung zum Selbstmanagement, Mitbestimmung, Bildung eines Therapiebündnisses (Adhärenz), familienorientierte Pflege, Biografiearbeit und steuernde Funktion (Case Management) aktiv die Bewältigung und den Verlauf der Erkrankung beeinflussen.

Sichtweisen auf chronische Krankheiten nach Grypdonck

Mieke Grypdonck hat in einer Studie zwei Arten von Reaktionen auf eine chronische Krankheit identifiziert. Einerseits gibt es

- Menschen, die diese Krise sehr gut bewältigen und versuchen, das Beste aus der neuen Situation und der Erkrankung zu machen, und
- Menschen, die auf eine chronische Erkrankung reagieren, indem sie mit ihrem Leben und damit auch mit der Versorgung unzufrieden sind.

Chronisch Kranke entwickeln spezifische Strategien, um ihre täglichen Probleme zu bewältigen und deren Einfluss zu begrenzen. Ein wichtiger Aspekt des Managements der täglichen Aktivitäten ist das Wählen: das zu tun, was wichtiger ist, und zu lassen oder anderen zu überlassen, was weniger wichtig ist! Timing ist ein anderer Aspekt dieses Managements: Dinge dann zu tun, wenn die Konsequenzen am wenigsten beschwerlich sind.

Daraus entwickelt Grypdonck **vier Aufgaben** für die Pflegenden:

1. Hilfe für den Kranken, die existenzielle Angst zu überwinden
2. Unterstützung beim Kampf im täglichen Leben im Sinne von „sie könnten" und nicht „sie sollten"
3. Unterstützung beim Management des therapeutischen Regimes im Sinne des Selbstmanagements
4. Hilfe bei der Organisation der Pflege im Sinne von „genügend Raum für Privatheit und Selbstachtung lassen"

Eine chronische Krankheit durchdringt das tägliche Leben. Die Pflege von Menschen mit einer Niereninsuffizienz bedarf einer ständigen Begleitung, Beratung und Unterstützung in den verschiedenen Episoden und Phasen des Lebens mit der Krankheit. Eine Pflegeperson als Bezugsperson, die Trajectory Nurse, soll laut Grypdonck diese Rolle übernehmen. Damit nimmt sie starken Bezug auf das Modell von Corbin und Strauss.

3.1.2 Nephrologische Pflegeplanung in vier Schritten

Die professionell geplante Pflege eines Menschen mit einer chronischen Niereninsuffizienz sollte in den vier Schritten Assessment, Planning, Intervention und Evaluation erfolgen. Wir halten uns hier an das vierstufige Modell der WHO ohne Pflegediagnosen, da ein Ersatz im nephrologischen Bereich noch nicht obligat ist.

1. Assessment

A. Informationssammlung oder Pflegeanamnese

Die umfangreiche Sammlung von Informationen über den Patienten ist der erste Schritt der nephrologischen Pflegeplanung. Anhand geeigneter Assessmentinstrumente (z. B. einrichtungsspezifischer Pflegeanamnesebogen) werden die Daten des Patienten wie biografische Aspekte, die soziale Situation, die Pflegeressourcen, die Pflegeprobleme und die dialysespezifischen Informationen (z. B. Shunt, Fußprotokolle, Ernährungszustand) erfasst. Als Strukturierungsleitlinie bieten sich das ABEDL®-Strukturierungsmodell von Krohwinkel oder andere strukturgebende Modelle wie die ATL von Roper oder Juchli an. Im Vordergrund steht dabei der Aufbau einer vertrauensvollen Pflegebeziehung. Nur so ist es später im Krankheitsverlauf möglich, gemeinsam mit dem Patienten Bewältigungsstrategien zum Krankheitserleben zu erarbeiten. Ort und Zeitpunkt eines solchen Gesprächs müssen deshalb genau geplant werden. Eine Befragung von Hämodialysepatienten (Dörfler et al., 2007) hat ergeben, dass der Kontakt mit dem Pflegepersonal in der prädialytischen Phase die Krankheitsbewältigung und den Krankheitsverlauf verbessern könnte.

Mögliche Informationsquellen:

- Gezieltes und strukturiertes Aufnahmegespräch
- Hilfsmittel wie Anamnesebogen, Fragebögen, Checklisten, Skalen oder Interviewprogramme
- Eigene Beobachtungen
- Gespräche mit Angehörigen, Mitpatienten und Mitgliedern des therapeutischen Teams
- Einweisungsdiagnosen, Krankengeschichte, Untersuchungsergebnisse
- Pflege- und Überleitungsberichte
- Pflegevisite

MERKE

Die Informationssammlung ist ein kontinuierlicher Prozess, an den die Pflegeplanung ständig angepasst werden muss. Sie bildet die Grundlage für den individuellen pflegerischen Handlungsprozess und Beziehungsaufbau. Durch die frühzeitige Kommunikation wird ein entscheidender Schritt auf dem Weg zu einer positiven Krankheitsbewältigung und einer verbesserten Adhärenz vollzogen.

B. Pflegeressourcen/Pflegeprobleme = Pflegediagnose

Nach der Informationssammlung beginnt der pflegediagnostische Prozess.

Um die möglichen Ressourcen und Pflegeprobleme herauszufinden, können die Fragestellungen nach dem **PESR**-Format sehr hilfreich sein (➤ Tab. 3.2).

Tab. 3.2 PESR-Format

P	Problem	Was genau ist das pflegerelevante Problem des Pflegebedürftigen?
E	Einflussfaktoren/ Ursachen	Welche Faktoren beeinflussen dieses Pflegeproblem (z. B. medizinische Diagnosen?)
S	Symptome	Wie genau äußert sich das Pflegeproblem?
R	Ressourcen	Welches Wissen, welche Fähigkeiten, welche Hilfsmittel kann der Betroffene selbst einsetzen, um das Problem (teilweise) zu kompensieren?

Ressourcen

Ressourcen sind die Fähigkeiten des Patienten, die zu seiner Genesung beitragen (Reserven, Kräfte, Fähigkeiten, Möglichkeiten, Motivation). Sie sind oft schwer herauszufinden, aber notwendig, um aktivierende Pflege leisten zu können. Das Identifizieren von Ressourcen fördert die Unabhängigkeit des Patienten. Je größer die Ressource, desto größer ist auch das Selbstwertgefühl des Patienten.

Pflegeprobleme

Ein Pflegeproblem besteht, wenn Beeinträchtigungen die Selbstständigkeit des Pflegebedürftigen einschränken und diese nicht eigenständig kompensiert werden können. Das Pflegepersonal kompensiert die so festgestellten Defizite durch Beratung, Anleitung, Unterstützung oder (teilweise) Übernahme bzw. eine Mischung aus den verschiedenen Maßnahmen, die täglich neu zusammengestellt werden muss. Voraussetzung ist dabei, dass die Übernahme (Kompensation) durch Außenstehende vom Pflegebedürftigen gewünscht oder zumindest akzeptiert wird. Pflegeprobleme sind für Pflegende oft schwer von der Medizin abzugrenzen, aber nur ein Pflegeproblem kann durch eine pflegerische Leistung bewältigt werden.

Pflegediagnose

Eine eindeutige Formulierung von Pflegeressourcen und Pflegeproblemen gelingt am besten mit dem Einsatz von Pflegediagnosen. Pflegediagnosen sorgen für Eindeutigkeit und eine gemeinsame Fachsprache. Die bekanntesten Pflegediagnosen sind derzeit die der NANDA (North American Nursing Assoziation). Sie besteht aus prominenten amerikanischen Pflegewissenschaftlern, die sich zum Ziel gemacht haben,

- den Bereich der Pflege gegen andere Disziplinen im Gesundheitswesen abzustecken,
- eine einheitliche Pflegesprache zu fördern,
- die Pflegeleistung zu verbessern,
- Pflege vergleichbar zu machen.

Die Arbeit mit den Pflegediagnosen ist sehr komplex und erfordert pflegewissenschaftliche Grundlagen, der Einsatz von akademischen Pflegekräften an dieser Stelle kann die Implementierung vorantreiben.

Dieser erste pflegediagnostische Schritt fehlt bisher in den meisten nephrologischen Einrichtungen. Er ist aber der wichtigste Schritt, der die professionelle nephrologische Pflege von den anderen Berufsgruppen im Versorgungssetting unterscheidet. Sie übernimmt damit Verantwortung in der Versorgung nephrologischer Patienten über das medizintechnische und pathophysiologische Maß hinaus. Mit der Pflegeorganisationsform „Bezugspflege" kann hier die nephrologische Fachpflege im Sinne einer Primary Nurse die nächsten Schritte der Pflegeplanung und Pflegemaßnahmen planen, einleiten und durchführen bzw. delegieren. So ist die nephrologische Pflegeleistung für alle an der Versorgung beteiligten Berufsgruppen transparent und nachvollziehbar.

2. Planning

A. Pflegeziele/Pflegeergebnis festlegen

Pflegeziele sind die Beschreibung eines Sollzustands, den der Patient (ggf. mit Unterstützung durch Pflegende) erreichen kann und soll. Zu klären ist, ob die Ziele mit den Patienten oder mit den Teamkollegen abgesprochen sind. Eine Pflegevisite kann hier sehr nützlich sein. Bei der Formulierung von Pflegezielen mit dem Patienten und im interdisziplinären Team unterstützen die **SMART**-Kriterien:

- **S**pezifisch: Ziel ist auf das Problem bezogen.
- **M**essbar: Ziel ist überprüfbar/messbar (Evaluationskriterien).
- **A**ttraktiv: Ziel ist für den Patienten motivierend.
- **R**ealistisch: Ziel ist für den Patienten tatsächlich erreichbar.
- **T**erminiert: Ziel ist zeitlich begrenzt.

B. Planung der Pflegeintervention

Die Planung der Pflegeintervention ist wie eine Pflegeverordnung zu sehen. Es ist die zwischen Patient und Pflegekraft besprochene und geplante Pflegemaßnahme. Wer macht wann, was, wie und womit? Sie orientiert sich an individuellen Ressourcen, Bedürfnissen und Zielen des Patienten. Es bedarf konkreter Formulierungen, sodass jeder Mitarbeiter den Patienten versorgen kann, auch wenn er ihn nicht kennt.

Einflussfaktoren bei der Wahl der Pflegeintervention sind die Expertise, das Wissen und die praktischen Erfahrungen der Pflegenden. Ziele und Vorstellungen des Pflegebedürftigen, Wünsche und Vorstellungen des individuellen Pflegebedürftigen sind zu berücksichtigen.

MERKE

Die Planung von Pflegeinterventionen erfordert von der Pflegekraft viel Wissen und Erfahrung in der pflegerischen Versorgung und im Umgang mit nierenkranken Menschen. Die Interventionen müssen im interdisziplinären Team geplant und besprochen werden. Sie sollen einfach, genau und verständlich beschrieben sein. Die organisatorischen Rahmenbedingungen müssen berücksichtigt werden. Die Formulierungen sind präzise, eindeutig und verständlich zu wählen. Der Einsatz von Pflegediagnosen und Pflegestandards kann hier für Erleichterung sorgen.

3. Intervention: die Durchführung der Pflegemaßnahmen

Pflegeinterventionen sind die Pflegehandlungen, die Pflegende jeden Tag unzählige Male durchführen. Bei der Durchführung der Maßnahme halten alle Pflegenden die Planung korrekt ein. Nur so wird eine Kontinuität der Pflege gewährleistet. Die Maßnahme und ggf. nötige Abweichungen werden anschließend im Pflegebericht dokumentiert:

- Befinden des Patienten
- Maßnahmen, Abweichungen von der Planung
- Beobachtungen, Zustandsveränderungen
- Beurteilungen der Pflegewirkung

Viele Pflegemaßnahmen treffen auf ein größeres Patientenkollektiv zu. Besonders bei der Durchführung der Dialysebehandlung ist der Einsatz von Standards sehr sinnvoll. Sie beschreiben eine einheitliche Vorgehensweise, können wissenschaftliche Erkenntnisse berücksichtigen, stellen eine Arbeitserleichterung bei der Dokumentation dar und sichern die Qualität in der Pflege.

MERKE

Pflegemaßnahmen

Täglich wird die Durchführung der Dialysebehandlung auf dem Dialyseprotokoll mit allen Behandlungsparametern dokumentiert. Doch wo stehen die pflegerischen Handlungen, die zusätzlich täglich durchgeführt werden? Die Kommunikation, der Beziehungsaufbau, die Beratung, die Aufklärung, die Schulung, die Gespräche mit Angehörigen oder andere Pflegeinterventionen, bei denen es sich nicht um „händische" Pflegeinterventionen handelt. Eine Dokumentation mit den Worten „Problemlose HD" heißt nichts anderes, als dass der An- und Abschluss an das Dialysegerät oder der Beutelwechsel in der PD, die Ultrafiltrationsmengenbestimmung, die Vitalzeichenkontrollen, die Medikamentengabe, die Durchführung von Verordnungen usw. die einzigen pflegerischen Handlungen waren. Professionelle nephrologische Fachpflege macht aber viel mehr!

4. Evaluation: die Auswertung

Die Evaluation überprüft die Wirkung und Zielerreichung der geplanten Pflege. Der Verlauf und die Wirkung werden im Pflegebericht festgehalten. Die Wirksamkeit der Pflege wird sichtbar und beweis-

bar. Die Veränderung des Pflegeplans verläuft entsprechend den neuen Erkenntnissen:
- Gibt es neue Informationen, Probleme, Ressourcen?
- Sind Ziele evtl. nicht erreicht worden? Warum?
- Müssen Maßnahmen abgesetzt bzw. neue angesetzt werden?
- Waren die Maßnahmen durchführbar?

MERKE
Hier schließt sich der Pflegekreis und kann wieder von vorn beginnen. Menschen mit einer dialysepflichtigen Niereninsuffizienz durchlaufen diesen Pflegeprozess immer wieder. Jedes Mal muss die Pflegeplanung individuell neu angepasst werden. Ein Wechsel von der Peritonealdialyse zur Hämodialyse oder von der Akutbehandlung zur chronischen Dialysebehandlung erfordert – neben der Angleichung des Dialyseregimes – eine neue pflegerische Strategie in Kommunikation, Begleitung und Betreuung des Patienten.

Pflegedokumentation

Der letzte Schritt in der professionellen Pflegeplanung ist die Pflegedokumentation. Sie belegt die geplante Pflege, sorgt für gleichbleibende pflegerische Qualität, entspricht den gesetzlichen Vorschriften und dokumentiert die Pflegeleistung.

Die Pflegedokumentation ist eng verknüpft mit der Pflegeplanung. Sie gewährleistet
- ein umfassendes Informationsmanagement,
- die Nachvollziehbarkeit der Pflegeleistung,
- die Transparenz der Pflegequalität sowie
- die Abrechenbarkeit der erbrachten Pflegeleistung.

Die Pflegedokumentation:
- ist ein Instrument der Qualitätssicherung,
- stellt die Pflegequalität (Pflegeergebnis) dar,
- unterstützt die Pflegeforschung und
- bildet die gesetzliche Absicherung des Pflegepersonals.

Die Anforderungen an ein Dokumentationssystem verlangen:
- die Echtheit (kein Überschreiben, kein Bleistift, kein Überkleben),
- die Vermeidung von Dopplungen,
- die gute Zugänglichkeit,
- die Einhaltung des Datenschutzes,
- die Aktualität sowie
- die Praktikabilität.

Eine Pflegedokumentation sollte beinhalten:
- Pflegeanamnese
- Pflegestammblatt
- Pflegeplanung in vier Schritten
- Pflegediagnostik, idealerweise mit Pflegediagnosen
- Dialyseregime
- Dialyseprotokoll
- Dialog: Nephrologe–Pflege–andere Berufsgruppen
- Pflegebericht als Verlaufsprotokoll
- Erweiterte Dokumentation:
  - Zugangsmanagement
  - Wunddokumentation
  - Fußprotokoll
  - Ernährungsmanagement
  - Schnittstellenmanagement
  - Entlassungsmanagement
  - Medikamentenverordnungsbogen
  - Labor

Ausblick

Was ist nephrologische Pflege? In diesem Kapitel wurde der Versuch unternommen, den Gegenstand und das komplexe Aufgabengebiet der nephrologischen Fachpflege anhand pflegewissenschaftlicher Grundlagen zu untermauern. Die Anwendung von Pflegemodellen wie auch die praktische Umsetzung der Pflegeplanung machen die zunehmende Abkehr von der traditionellen pathophysiologischen, medizinischen Sichtweise hin zu einer umfassenden, auf Prävention und Gesundheitsförderung ausgelegten nephrologischen Pflege erkennbar. Wenn es gelingt, das Krankheitserleben der Menschen mit einer chronischen Nierensuffizienz näher zu beschreiben, Instrumente zu einer verbesserten Compliance und Adhärenz zu finden, die Bedeutung der Kommunikation (➤ Kap. 5.3) und Beziehungsgestaltung herauszustellen und die Wichtigkeit der Patientenedukation aufzuzeigen, dann ist es möglich, das komplexe Aufgabengebiet und die Vielfalt der modernen nephrologischen Fachpflege auszudrücken und sie so von anderen Fachgebieten im Gesundheitswesen abzugrenzen. Die Definition der nephrologischen Fachpflege und der neue Dialysepflegestandard sind notwendig, um die Abgrenzung zu den anderen Berufsgruppen in den Dialyseeinrichtungen zu beschreiben und das pflegerische Einsatzgebiet auszuweiten.

Lösungen für die dringend benötigte Unterstützung und Betreuung für Menschen mit chronischen Nierenerkrankungen in den frühen Stadien können digitale Lösungen wie beispielsweise die App der Oska Health GmbH sein. Sie verbindet effektives Gesundheitscoaching durch nephrologische Fachpflegekräfte mit einer innovativen Gesundheits-App, um eine durchgehende Betreuung zwischen Arztterminen zu gewährleisten.

Dieser ganzheitliche Ansatz ermöglicht es, Menschen mit Nierenerkrankungen während ihrer gesamten Gesundheitsreise zu begleiten, und stellt eine nahtlose und fortlaufende Versorgung sicher.

Aus der Perspektive der nephrologischen Pflege ist der Beginn des Pflegeprozesses bei Einleitung der Nierenersatztherapie oftmals zu spät. Das Gesundheitscoaching in der App ermöglicht es Fachpflegekräften nun, viel früher in den nephrologischen Pflegeprozess einzusteigen.

Solch digitale Ansätze verändern die Einsatzgebiete der nephrologischen Fachpflege und bieten eine proaktive, patientenzentrierte Lösung zur Verbesserung der Gesundheit und Lebensqualität von Menschen mit chronischen Nierenerkrankungen.

3.2 Nephrologische Pflege nach dem Modell der „fördernden Prozesspflege"

Gerd Breuch, Kerstin Gerpheide

Anhand des „Modells der fördernden Prozesspflege", der ABEDL® von Monika Krohwinkel, wird in diesem Kapitel versucht, die Grundbedürfnisse des Menschen, das Krankheitserleben der niereninsuffizienten Patienten, die speziellen Pflegeprobleme im Umgang mit diesen chronisch erkrankten Menschen und die möglichen Pflegeinterventionen zu beschreiben.

Sie folgen dem Zyklus des Pflegeprozesses, einschließlich Untersuchung, Diagnose, Planung, Durchführung und Bewertung.

Speziell in der nephrologischen Pflege und Nierenersatztherapie können durch die Anpassung Vorbehaltsaufgaben der Pflege definiert werden.

3.2.1 Kommunizieren

Grundbedürfnisse des Menschen

Das offensichtlichste Kommunikationsmedium des Menschen ist das gesprochene Wort. Es ermöglicht ihm, seiner inneren Welt der Gedanken, Gefühle und Erfahrungen eine äußere Gestalt zu geben. Darüber hinaus kommunizieren Menschen über viele andere Faktoren wie Gestik, Gesichtsausdruck und Körperhaltung miteinander (➤ Kap. 5.3).

Die Qualität der Kommunikation zwischen Gesprächspartnern hängt von vielen Faktoren ab. Die Persönlichkeitsstruktur spielt eine wichtige Rolle. So gibt es introvertierte und extrovertierte, selbstbewusste und gehemmte, sprachgewandte und weniger sprachgewandte Menschen. Unterschiede im Grad der Allgemeinbildung, in der Herkunft und im Alter erklären, warum vor allem Dinge, die nicht ausgesprochen werden, von dem einen Gesprächspartner als selbstverständlich vorausgesetzt, vom anderen aber genauso selbstverständlich anders oder gar nicht verstanden werden.

Nephrologisches Krankheitserleben

Die chronische Niereninsuffizienz als lebensbedrohliche Erkrankung ist eine Herausforderung an die Kommunikations- und Beziehungsmuster aller Mitglieder des Sozialsystems eines Erkrankten. Der enorme Informationsbedarf zur Erkrankung selbst ermöglicht erst nach und nach eine weitgehend missverständnisfreie Kommunikation zwischen Pflegenden und Patienten. Außerdem können Behinderungen wie Seh- und Hörstörungen zu einer Einschränkung der Kommunikationsfähigkeit führen. Die trotz Dialysebehandlung vorhandene Vergiftungssituation des Körpers lässt die Patienten schneller ermüden und reduziert die Konzentrationsfähigkeit. Angst vor Schmerzen, Verlust und Tod beeinträchtigt die Kommunikation ebenfalls.

Pflegeproblem „Krankheitsverständnis"

Viele Patienten haben bis zur terminalen Niereninsuffizienz schon eine lange Krankheits**karriere** durchlaufen. Manche haben bedrohliche Erlebnisse hinter sich, die ihnen im wahrsten Sinne des Wortes „die Sprache verschlagen" haben. Fast alle Dialysepatienten verstehen gerade am Anfang die Zusammenhänge und Auswirkungen ihrer Erkrankung nicht ausreichend, da ihnen die notwendigen Informationen fehlen. Die Komplexität der Erkrankung und die medizinische Fachsprache schüchtern manch einen Patienten ein. Viele Patienten trauen sich nicht, dauernd „dumme" Fragen zu stellen. Sie wollen nicht undankbar, ungebildet oder „schwer von Begriff" erscheinen. Informationslücken werden durch Fantasien und Vermutungen ersetzt. All dies behindert den Aufbau einer vertrauensvollen Beziehung zwischen dem Patienten und den Pflegenden als Grundlage der Kommunikation.

Pflegeinterventionen

Die Aufgabe der Pflegenden ist es einerseits, Informationen dem jeweiligen Aufnahmevermögen, der Mitdenkfähigkeit und dem Vorwissen des Patienten anzupassen. Andererseits sollen die Inhalte dem jeweiligen Informationsbedarf entsprechen. Dabei wird genau ermittelt, welche Voraussetzungen der Patient wirklich mitbringt und was er von der gebotenen Information wirklich aufgenommen hat. Auch der Beziehungsaspekt wird dabei berücksichtigt: Bekommt der Patient das Gefühl, informiert und verstanden zu werden, oder fühlt er sich durch die Verwendung von Fachbegriffen eingeschüchtert oder gar bevormundet?

Zum erfolgreichen Vermitteln von Verhaltensmaßregeln ist es wichtig, dass sich der Patient nicht in die Rolle eines unvernünftigen Kindes gedrängt fühlt, das überwacht werden muss und keinerlei Eigenverantwortung übernehmen kann.

Kommunikationsproblem/ Pflegeproblem „Tabuthemen"

Die Angst vor dem nahen Tod schwebt bewusst oder unbewusst immer über den Dialysepatienten. Das Thema Tod und Sterben wird von den Patienten selbst, aber auch von deren nahen Umfeld selten offen angesprochen. Dadurch kommt es zu einer Störung des Kommunikations- und Beziehungsprozesses, weil Gefühle nicht mehr offen ausgedrückt werden, häufig von der Absicht geleitet, „andere nicht zu sehr zu belasten".

Pflegeinterventionen

Die Betreuung von chronisch kranken Patienten stellt für Pflegende eine große Herausforderung dar. Die tägliche Auseinandersetzung mit chronischer Krankheit und Tod führt zu Verarbeitungsstrategien, die der Kommunikation nicht förderlich sind. Zu den vielfältigen Abwehrmechanismen zählen z. B. die Einschränkung der Kommunikation mit Schwerstkranken und die Meidung der Behandlungszimmer dieser Patienten. Es ist für Pflegende schwierig, an jedem Tag diesen besonderen Belastungen gerecht zu werden. Professionelle Hilfe von außen ist wünschenswert, steht jedoch nicht immer zur Verfügung. Innerhalb einer intakten Teamstruktur, die offene Gespräche innerhalb der Pflegegruppe zulässt, können Pflegende in der Lage sein, diese Anforderungen zu erfüllen.

Pflegeproblem Langzeitbegleitung bei „resignationsgefährdeten Patienten"

Bei oberflächlicher Betrachtung kann sehr leicht der Eindruck entstehen, dass ein Dialysepatient ein mündiger, selbstbewusst auftretender und fordernder Patient ist. Bei genauerer Betrachtung stellt man jedoch fest, dass der größte Teil der Patienten zurückgezogen und eher in sich gekehrt lebt. Viele von ihnen sind nicht mehr in der Lage oder willens, ihre Sorgen und Ängste zu artikulieren. Es gibt aber eine Reihe von Ressourcen, mit denen die Kommunikation zwischen Dialysepatienten und ihrer Umgebung in der jahrelangen Betreuungszeit durch die Pflegenden verbessert werden kann.

Pflegeinterventionen

Die Kommunikation zwischen Pflegenden und Patienten sollte offen in einer vertrauensvollen Atmosphäre stattfinden. Die in der Dialyse tätigen Pflegekräfte betreuen ihre Patienten häufig über viele Jahre. Dies beinhaltet die Chance, wesentlich intensiver und persönlicher miteinander zu kommunizieren. Es birgt aber auch die Gefahr, die notwendige Distanz im Verhältnis zwischen den Pflegenden und dem Patienten zu verlieren.

Die Menschen im Dialysezentrum sind für viele vereinsamte Patienten die einzige Möglichkeit, ihrem elementaren Bedürfnis nach Kommunikation nachzukommen. Es ist Aufgabe der Pflegenden, die Kommunikation mit den Patienten durch Ansprache, aktives Zuhören und Gespräche in einer verständlichen Sprache aktiv zu gestalten. Dazu gehört auch die Motivation, vorhandene eigene Zeitressourcen dafür einzusetzen.

Die Voraussetzung für Gespräche zwischen den Patienten kann durch geeignete Maßnahmen gefördert werden. Hierzu zählen z. B. die Anordnung der Behandlungsplätze, die Zusammensetzung der Patientengruppen in den einzelnen Behandlungseinheiten, das Reduzieren von Geräuschkulissen und das „kommunikationsfreundliche" Platzieren der Dialysegeräte.

Es ist ebenfalls sehr wichtig, die Angehörigen der Patienten von Anfang an in die Kommunikation miteinzubeziehen. Informationen, die Pflegende von Angehörigen erhalten, ermöglichen es, die speziellen Probleme der Patienten besser zu verstehen. Manches können Pflegende vielleicht den Patienten über die Angehörigen vermitteln und umgekehrt. Das Gespräch mit den Angehörigen gibt den Betreuenden die Möglichkeit, diese zu ihrem Beitrag zur Lösung von Problemen zu motivieren.

3.2.2 Sich bewegen

Grundbedürfnisse des Menschen

„Wer rastet, der rostet." Bewegung und Beweglichkeit stehen für Kontakte, Unabhängigkeit, Selbstschutz, Kreativität und Aktivität. Diese Eigenschaften ermöglichen Arbeitsfähigkeit und Anerkennung innerhalb unserer Gesellschaft. Im Gegensatz dazu steht körperliche Einschränkung der Bewegungsfähigkeit in engem Zusammenhang mit dem Verlust der Jugend, Verschleiß, Verbrauch, was teilweise auch mit dem Verlust geistiger Aktivität in Zusammenhang gebracht wird.

Nephrologisches Krankheitserleben

Die körperliche Leistungsfähigkeit von Dialysepatienten ist durch verschiedene Faktoren meist erheblich eingeschränkt. Für den jüngeren Dialysepatienten kann dies in seinem sozialen Umfeld, das oft durch Aktivität und Mobilität geprägt ist, ein nicht zu unterschätzender Makel sein, der zu sozialer Ausgrenzung und Selbstabwertung führen kann. Bei oftmals multimorbiden älteren Patienten sind Selbstständigkeit und Unabhängigkeit im häuslichen Umfeld durch eine zunehmende Immobilität gefährdet.

Pflegeproblem „Einschränkungen der Bewegungsfähigkeit"

Für den dialysepflichtigen Patienten kommt es neben der behandlungsbedingten Immobilität während der Dialyse aufgrund verschiedener Langzeitkomplikationen der Nierenerkrankung oft zu beachtlichen Einschränkungen der Bewegungsfähigkeit. Beispiele sind schmerzhafte Entzündungen der Beinnerven (Polyneuropathie) oder die renale Osteopathie (Knochenstoffwechselstörung), die bis zu verstümmelnden Gelenkverformungen führen kann.

Häufig kommt es aus Angst vor einer möglichen Dislokation der Punktionskanülen zu einer verkrampften Haltung des Shuntarms während der Behandlung. Dies kann zu erheblichen Verspannungen führen.

Pflegeproblem „chronische Müdigkeit"

Sehr viele Patienten leiden durch die trotz Dialysebehandlung gegenwärtige Vergiftung des Körpers an einem Gefühl der chronischen Müdigkeit. Sie sind aufgrund dessen in ihrer körperlichen Leistungsfähigkeit und -bereitschaft einschränkt. Dies verstärkt die Hilflosigkeit und das mangelnde Selbstwertgefühl der Patienten und führt zu Problemen auf allen sozialen Ebenen.

Pflegeintervention

Die Pflegenden sollten den Patienten im Gespräch motivieren, trotz der damit verbundenen Beschwerden sportliche Aktivitäten aufzunehmen, z. B. Schwimmen oder Spazierengehen. Hilfreich ist der Hinweis auf spezielle Sportangebote außerhalb des Dialysezentrums. Wenn einmal ein Anfang gemacht ist, spüren die Patienten sehr schnell die positiven

Auswirkungen der sportlichen Betätigung auf ihre Lebensqualität und sind dankbar für die Unterstützung. Einige Dialysezentren bieten den Patienten sogar die Möglichkeit, durch Ergometertraining mit speziellen Bettergometern während der Dialyse unter Anleitung und Beobachtung von Sporttherapeuten ihre Leistungsfähigkeit zu verbessern. Dies ist eine gute Möglichkeit, den Zeitraum der Dialysebehandlung sinnvoll zu nutzen. Viele Dialysepatienten sind jedoch infolge ihres hohen Alters oder aufgrund einer Zweit- oder Mehrfacherkrankung nicht in der Lage, an sportlichen Aktivitäten innerhalb oder außerhalb des Dialysezentrums teilzunehmen. Sie benötigen Unterstützung und Hilfestellungen z. B. beim Betreten und Verlassen des Dialysezentrums, beim Wiegen vor und nach der Behandlung oder bei der Positionierung im Bett oder auf einer Liege. Für sie bietet sich der Zeitraum der Behandlung für aktive und passive krankengymnastische Übungen und Mobilisationsmaßnahmen an. Hierbei ist jedoch immer auf die Gefahr einer Dislokation der Punktionskanülen zu achten.

3.2.3 Vitale Funktionen des Körpers aufrechterhalten

Grundbedürfnisse des Menschen

Vitalzeichen stehen für Lebensvorgänge, die unmittelbar mit Atmung, Herz und Kreislauf verbunden sind. Puls, Blutdruck und Atmung werden vom Menschen in Gesundheit und Krankheit in vielfältiger Form erfahren.

Nephrologisches Krankheitserleben

Die reibungslose Funktion des Herz-Kreislauf-Systems und der Lunge ist von einer intakten Nierenfunktion abhängig. Somit sind diese Funktionen bei einer Erkrankung der Niere direkt mit beeinträchtigt. Typische direkte und indirekte Komplikationen der Nierensuffizienz, z. B. Lungenödem bei Flüssigkeitsüberladung und renale Anämie, führen immer wieder zu Atemnotzuständen. Auch Beschwerden des Herz-Kreislauf-Systems gehören zum Alltag in der pflegerischen Betreuung von Dialysepatienten. Herzrhythmusstörungen, Blutdruckabfälle und eine akute Verschlechterung einer oft bereits vorgeschädigten Herzfunktion sind für einen großen Teil der lebensbedrohlichen Zwischenfälle bei den Dialysepatienten verantwortlich.

Pflegeproblem „Atemnot"

Vor allem hohe Gewichtszunahmen im dialysefreien Intervall belasten das Herz-Kreislauf-System und führen über mehrere Mechanismen zu Atemnot. Im Extremfall kommt es zum Lungenödem, das lebensbedrohliche Ausmaße annehmen kann.

Begleiterkrankungen der Niereninsuffizienz können die Atmung der Patienten weiter beeinträchtigen. Die Sauerstoffaufnahme ist auch bei intakter Lungenfunktion durch die renale Anämie beeinträchtigt. Dialysepatienten sind aufgrund ihrer immunsupprimierten Situation wesentlich häufiger von Atemwegsinfekten betroffen.

Über die Lunge versucht der Körper, die durch die Niereninsuffizienz bedingte saure Stoffwechsellage durch eine reflektorische Erhöhung der Atemfrequenz zu kompensieren. Durch eine individuell angepasste Dosierung von Bikarbonat in der Dialysierflüssigkeit wird die Übersäuerung wieder ausgeglichen.

Pflegeinterventionen

Schon bei beginnender Atemnot sollte sich der Patient im Dialysezentrum melden, um mit dem Arzt und den Pflegenden das weitere Vorgehen zu besprechen. Häufig tritt die Atemnot erst nachts verstärkt in das Bewusstsein des Patienten. Um diese Zeit besteht zumeist eine hohe Hemmschwelle, Notdienste zu alarmieren.

Die Pflegenden informieren die Patienten über die für sie zuständigen Notdiensteinrichtungen und motivieren sie, im Falle einer Komplikation während des dialysefreien Intervalls nicht zu zögern, sondern zügig entsprechende Hilfe zu rufen.

Pflegeproblem „Verschlechterung der Herzleistung"

Hohe Schwankungen des Blutvolumens durch Wassereinlagerungen zwischen den Dialysen sind bei vielen Dialysepatienten mitverantwortlich für die fortschreitende Verschlechterung ihrer Herzleistung. Weitere typische Herzprobleme bei Dialysepatienten sind nachfolgend aufgeführt.

Herzrhythmusstörungen

Der Herzrhythmus wird direkt durch Schwankungen der Blutelektrolyte, insbesondere durch Schwankungen des Kaliumspiegels und indirekt auch durch die metabolische Azidose beeinträchtigt.

Pflegeinterventionen

Aufgabe der Pflegenden ist es, die Patienten für Symptome einer Hyperkaliämie (➤ Kap. 2.5.2) zu sensibilisieren, sie durch eine gezielte Ernährungsberatung vor möglichen Diätfehlern zu bewahren und regelmäßige Kaliumkontrollen durchzuführen. Im Bedarfsfall kann nach Rücksprache mit dem Arzt die Kaliumkonzentration in der Dialysierflüssigkeit angepasst werden.
Symptome der Hyperkaliämie:

- Kribbeln oder Taubheitsgefühl in den Extremitäten
- Muskelschwäche, Muskelschmerzen
- Muskellähmung, Atemlähmung
- Herzrhythmusstörungen (Bradykardie)

Zu hohes Shuntvolumen

Ein „zu gut" funktionierender Shunt fordert das Herz ständig zu Höchstleistungen heraus. Zu hohe Durchflussvolumina am Shunt erhöhen die Blutmenge, die das Herz pro Zeit zu pumpen hat (Herzminutenvolumen), um einen beträchtlichen Faktor. Dies führt zunächst zur Herzmuskelhypertrophie, auf Dauer dann zur Überlastung und Erschlaffung des Herzmuskels und zur Herzinsuffizienz. Dieses Problem kann und muss möglicherweise vom Gefäßchirurgen angegangen werden.

Perikarditis

Eine urämische Perikarditis kann als Komplikation bei zu spät begonnener Dialysetherapie und in seltenen Fällen bei unzureichender Dialyseeffektivität auftreten. Der rechtzeitige Beginn der Dialysetherapie bei Niereninsuffizienz und eine effektive Dialysebehandlung sind somit Prävention und zugleich Therapie.

Pflegeinterventionen

Anleitung des Patienten zur Selbstbeobachtung
Probleme mit Herz und Lunge stellen sich für den niereninsuffizienten Patienten schon häufig im prädialytischen Stadium ein. Die Aufnahme der Dialysebehandlung führt danach relativ schnell zu einer deutlichen Verbesserung des Allgemeinzustands. Der Patient gewinnt Kraft, Lebensmut und Lebensfreude zurück. Dies führt in vielen Fällen zu einer gewissen Unbekümmertheit im Umgang mit den dargestellten Gefahren.

Pflegende gehen sensibel und aufmerksam mit den Symptomen und Hinweisen dieser komplexen Erkrankung um. Sie weisen den Patienten immer wieder auf die möglichen Gefahrenpotenziale der Niereninsuffizienz hin, ohne seine Angst zu verstärken. Der Patient muss für Signale, die sein Körper ihm gibt, sensibilisiert sein, um früh genug und adäquat reagieren zu können. Er sollte willens und in der Lage sein, seine Vitalzeichen auch allein oder mithilfe von Angehörigen zu Hause im dialysefreien Intervall zu beobachten und einzuschätzen.

In der Phase zwischen der akuten Bedrohung des Lebens durch die Niereninsuffizienz bis zur – im günstigsten Fall – physischen, psychischen und sozialen Rehabilitation sind die Patienten im besonderen Maße auf das Verständnis und vor allem den professionellen Rat der Pflegenden und Ärzte angewiesen. Der Verlauf dieser Periode prägt nicht nur entscheidend das weitere Leben des Patienten, den Umgang mit und das Verhältnis zu seiner Erkrankung. Er prägt auch langfristig die Beziehung zwischen dem Patienten und den Pflegenden.

Dem einerseits unbekümmerten Umgang mit der Erkrankung steht andererseits das Risiko lebensbedrohlicher Herz-Kreislauf-Komplikationen gegenüber. Eine wichtige Rolle spielt in diesem Zusammenhang die professionelle Krankenbeobachtung.

Der rechtzeitige Beginn der Dialysetherapie, die Qualität der Dialysebehandlung, die genaue Beobachtung, die Einstellung des Sollgewichts und die Beratung sowie die Gesundheitserziehung des Patienten und dessen Angehörigen sind wesentliche Gesichtspunkte, die einen wichtigen Beitrag zur Prophylaxe von Herz-Kreislauf-Komplikationen bei dialysepflichtigen Patienten leisten können. Darüber hinaus erscheint es auch in diesem Zusammenhang sinnvoll, die Patienten, wenn möglich, immer wieder zur Teilnahme an sportlichen Aktivitäten innerhalb und außerhalb des Dialysezentrums zu motivieren.

Pflegeproblem „Diabetes mellitus"

Mehr als ein Drittel aller Patienten mit chronischem Nierenversagen leidet unter Diabetes mellitus (➤ Kap. 2.3). Die diabetische Nephropathie ist die häufigste Ursache für die Entwicklung einer dialysepflichtigen Niereninsuffizienz. Bei den Betroffenen liegen i.d.R. zahlreiche Begleiterkrankungen vor, die das Leben mit einer dialysepflichtigen Niereninsuffizienz zusätzlich erschweren können:

- Sehbehinderungen
- Nervenstörungen
- Fußverletzungen
- Durchblutungsstörungen

Viele der in diesem Kapitel thematisierten Aspekte betreffen dialysepflichtige Patienten mit Diabetes mellitus in besonderem Maße. Insbesondere die Versorgung von Patienten mit diabetischem Fußsyndrom erfordert sehr viel Sachkenntnis und Erfahrung.

Pflegeproblem „Blutdruckabfall unter Volumenentzug"

Dialysepflichtige Patienten mit Diabetes mellitus stellen eine besondere Herausforderung für die Überwachung und Krankenbeobachtung während der Dialyse dar. Sie sind aufgrund ihrer Nervenstörungen (Neuropathie) nicht mehr in der Lage, im Rahmen einer Hypotonie unter Flüssigkeitsentzug während der Dialyse mit einer adäquaten Engstellung der Gefäße und einem reflektorischen Herzfrequenzanstieg zu reagieren.

Pflegeinterventionen

Blutdruckabfälle unter Volumenentzug während der Dialyse treten bei Diabetikern häufig unvermittelt auf und sind schwer beherrschbar. Daher sind bei diabetischen Patienten eine engmaschige Kontrolle der Vitalzeichen sowie eine intensive Krankenbeobachtung unbedingt erforderlich.

Pflegeproblem „Insulinbedarf"

Im gesunden Organismus baut die Leber aufgrund der hohen Insulinkonzentration im Blut etwa 80 % des Insulins ab. Die Nieren eliminieren die restlichen 20 %. Bei insulinpflichtigen Diabetikern dagegen sind Leber und Nieren ähnlich hohen Konzentrationen an Insulin ausgesetzt, eliminieren jedoch nur die Hälfte der gesamten Insulinmenge. Eine Störung der Nierenfunktion hat deshalb einen verlangsamten Insulinabbau zur Folge. Bei dialysepflichtigen Patienten sind auf der einen Seite höhere Insulinspiegel zu erwarten, andererseits nimmt die Wirksamkeit des Insulins aufgrund der Urämie (Vergiftung) ab. Die Anpassung der Insulindosis ist somit problematisch.

Pflegeinterventionen

Bei zunehmender Niereninsuffizienz kann, als Folge des verzögerten und fehlenden Insulinabbaus in der Niere, eine erhebliche Verminderung der Insulindosis notwendig werden. Für die Betreuung dialysepflichtiger Diabetiker bedeutet dies, insbesondere im Anfangsstadium ihrer Dialysepflicht, dass regelmäßige Blutzuckerkontrollen und eine stetige Anpassung der Insulindosis überaus wichtig sind.

Pflegeproblem „Temperaturempfinden"

Die physiologische Körpertemperatur des Menschen bewegt sich im eng begrenzten Bereich zwischen 36 und 37 °C. Das Wohlbefinden in Bezug auf die Raumtemperatur ist bei jedem Menschen sehr individuell ausgeprägt. Viele Dialysepatienten sind nicht mehr in der Lage, auf veränderte Umweltbedingungen oder auf die Entwicklung einer Infektion adäquat mit einem Anstieg oder Abfall der Körpertemperatur zu reagieren. Durch die Urämie ist die normale Temperaturregulation über das Regulationszentrum im Zentralnervensystem gestört. Die durchschnittliche Körpertemperatur bei Dialysepatienten liegt häufig im unteren Normbereich bzw. darunter. Hinzu kommt eine aktive Beeinflussung der Körpertemperatur durch die Dialysebehandlung selbst. Die trotz Erythropoetin-Therapie immer noch vorhandene renale Anämie verstärkt zusätzlich die Kälteempfindlichkeit von Dialysepatienten.

Einflüsse von Infektionserkrankung und Dialysetherapie

Die Dialysebehandlung greift aktiv in die Temperaturregulation ein. Dialyseerfahrene Patienten erwarten oft von den Pflegenden, gerade in der kälteren Jahreszeit, dass sie die Dialysattemperatur auf 37 oder gar 37,5 °C erhöhen, da sie ansonsten frieren. Dabei muss jedoch beachtet werden, dass die Erhöhung der Kerntemperatur eine Absenkung des peripheren Gefäßwiderstands zur Folge hat und dadurch Blutdruckabfälle während der Behandlung begünstigt werden.

Pflegeinterventionen

Es ist wichtig, die Patienten über den Zusammenhang zwischen Dialysattemperatur und Blutdruckabfall während der Dialyse aufzuklären. Pflegende wecken bei kreislaufinstabilen Patienten Verständnis dafür, dass eine der Körpertemperatur angepasste, kälter empfundene Dialysattemperatur oftmals für einen komplikationsfreien Verlauf der Behandlung notwendig ist.

Pflegeproblem „Infektionen"

Dialysepatienten sind aufgrund ihrer Immunsuppression besonders infektionsgefährdet. Gleichzeitig findet der bei Infektionen zu erwartende physiologische Temperaturanstieg bei vielen Dialysepatienten nicht statt. Somit ist es auch bei normaler Körpertemperatur nicht auszuschließen, dass der Patient gerade eine Infektion durchmacht.

Pflegeintervention

Es ist wichtig, den Patienten sorgfältig auf andere Anzeichen von Infektionen hin zu beobachten, z. B. eine Verschlechterung des Allgemeinzustands, ein Blutdruckabfall oder lokale Entzündungszeichen.

Der Gefäßzugang stellt eine hohe Infektionsquelle dar. Für die Pflegenden bedeutet dies, dass sie bei der Shuntpunktion oder bei der Versorgung eines Dialysekatheters unbedingt die bestehenden Hygieneregeln einhalten müssen. So ist z. B. das Tragen eines Mundschutzes bei der Punktion im Zeitalter multiresistenter Keime zu empfehlen.

Pflegeproblem „Kälteempfindungen am Shuntarm"

An der Hand des Shuntarms kann es zu einer peripheren Ischämie (Mangeldurchblutung) als Folge einer arteriellen Minderdurchblutung kommen. Am häufigsten betroffen sind hiervon Diabetiker und ältere Patienten mit allgemeiner Gefäßsklerose. Diese Durchblutungsstörung, auch Steal-Syndrom genannt, zieht ggf. starke Kälte- und Schmerzempfindungen in der Hand des Shuntarms nach sich. Unter laufender Dialyse verstärkt sich die Symptomatik, da die Blutpumpe des Dialysegeräts zusätzliches arterielles Blut aus dem Hohlhandbogen saugt und dadurch die ischämischen Symptome im Handbereich verstärkt. In der Regel muss dieses Problem chirurgisch angegangen werden. Aber gerade bei älteren Patienten mit schlechtem Gefäßstatus riskiert man, solange eine Cimino-Fistel funktioniert, nicht gerne einen weiteren chirurgischen Eingriff, um den bestehenden Gefäßzugang nicht zu gefährden.

Pflegeinterventionen

Möglicherweise führt dies dazu, dass sich die Patienten mit den Kälte- und Schmerzempfindungen arrangieren müssen. Vielen Patienten hilft in solchen Fällen das Anziehen eines warmen Handschuhs während der Dialyse oder auch zu Hause, insbesondere während der Ruhezeiten.

3.2.4 Sich pflegen

Grundbedürfnisse des Menschen

Das persönliche Wohlbefinden und die soziale Integration und Akzeptanz eines Menschen hängen stark von Äußerlichkeiten ab. Ein krankhaft verändertes Körperbild oder ein wahrnehmbarer Körpergeruch erschweren die Aufnahme von sozialen Kontakten und beeinträchtigen eine normale Teilnahme am gesellschaftlichen Leben.

Nephrologisches Krankheitserleben

Die chronische Urämie und die daraus resultierenden Ablagerungen harnpflichtiger Substanzen im Gewebe, aber auch ihre Behandlung im Rahmen der Nierenersatztherapie verursachen signifikante Hautveränderungen. Diese Veränderungen können erheblichen Einfluss auf das Erscheinungsbild von Dialysepatienten haben. Die Unterstützung bei der Haut- und Körperpflege stellt einen entscheidenden Ansatzpunkt dar, um die Befindlichkeit der Patienten zu verbessern.

Pflegeproblem „Geruch"

Der urämische Körper- und Mundgeruch (urämischer Fötor) ist eine für die Patienten äußerst unangenehme Begleiterscheinung. Im prädialytischen Stadium weist dies auf eine ausgeprägte Vergiftungssituation des Patienten hin. Die Aufnahme der Dialysebehandlung steht kurz bevor.

Pflegeinterventionen

Bei einem Dialysepatienten ist der urämische Körper- und Mundgeruch immer ein sicheres Zeichen für eine zu geringe Dialyseeffektivität. Nehmen Pflegende dies bei einem Patienten wahr, halten sie Rücksprache mit dem Arzt und dem Patienten, um ggf. die Dialysezeit zu verlängern.

Pflegeproblem „Haut"

Häufig erkennt man langjährige Dialysepatienten an einem gelb-grauen Hautkolorit und an einer vorgealterten, sehr trockenen und schuppigen Haut.

Die Urämie sowie die bei der Dialysebehandlung zumeist unumgängliche Verwendung von Heparin erhöhen die Blutungsneigung und begünstigen kleinste punktförmige Haut- oder Schleimhautblutungen (Petechien). Die in Dialyseabteilungen selbstverständliche Anwendung von Heparin (➤ Kap. 6.8) hat mitunter einen sorglosen Umgang mit diesem Medikament zur Folge. Die Anwendung von unfraktioniertem Heparin führt häufig zu Haarausfall. Ein Kopfkissenbezug voller Haare im Anschluss an die Dialyse ist diesbezüglich ein verlässliches Signal.

Viele der älteren Patienten in der Dialyse leben allein. Sie sind oft nicht mehr in der Lage, die Körperpflege allein durchzuführen und ihren Pflegezustand angemessen zu beurteilen.

Pflegeinterventionen

Es empfiehlt sich, die Haut regelmäßig mit rückfettenden Lotionen zu behandeln und beim Baden oder Duschen Ölzusätze bzw. rückfettende Seifen zu verwenden. Mit einem Wechsel auf ein niedermolekulares Heparinpräparat ist dieses Problem zumeist gelöst.

Eine regelmäßige Kontrolle des ACT-Werts während der Dialyse und die individuell angepasste Heparindosierung sind in vielen Dialysezentren Aufgaben der Pflegenden.

Da das Dialysezentrum oft den einzigen sozialen Kontakt insbesondere für ältere Patienten darstellt, ist es von herausragender Bedeutung, dass die Pflegenden die Entwicklung der Körperhygiene bei diesen Patienten genau beobachten, um ggf. Hilfestellungen organisieren zu können, z. B. in Form von ambulanten Pflegediensten.

Pflegeproblem „Shuntpunktion"

Die dreimal wöchentlich stattfindenden Punktionen der arteriovenösen Fistel sind unabdingbar bei der Durchführung der Dialysebehandlung. Die Haut ist im Bereich der AV-Fistel besonderen Irritationen ausgesetzt und bedarf einer speziellen Pflege. Da die Punktion in häufiger punktierten Arealen der Fistel zumeist schmerzfreier für die Patienten ist, erwarten sie von den Pflegenden, dass sie immer wieder an den gleichen Stellen punktieren. An diesen Stellen entwickeln sich jedoch Punktionsaneurysmen von z. T. erheblichen Ausmaßen.

Pflegeinterventionen

Für die Lebenserwartung der Fistel und zur Vermeidung einzelner Aneurysmen ist es wichtig, dass die Fistel gleichmäßig in ihrem gesamten Verlauf punktiert wird.

Hieraus ergibt sich häufig ein Konflikt mit den Patienten, in dem die Pflegenden den Patienten immer wieder mit Ruhe, Geduld und Nachdruck über mögliche Konsequenzen der Arealpunktion aufklären müssen. Der Patient muss z. B. darauf hingewiesen werden, dass bei solchen Fistelkomplikationen häufig ein stationärer Aufenthalt und die Anlage eines temporären Dialysekatheters erforderlich werden. In diesem Zusammenhang ist es von besonderer Bedeutung, dass alle Mitglieder eines Pflegeteams ein einheitliches Vorgehen verfolgen, um den Patienten die Tragweite dieser Vorgehensweise plausibel zu machen. Das ständige Schulen und Informieren des Pflegepersonals über neue Pflegestandards im Bereich Dialysezugänge ist hier unabdingbar.

Die zum Fixieren der Punktionskanülen verwendeten Pflaster rufen bei einigen Patienten allergische Hauterscheinungen hervor. In diesem Fall empfiehlt es sich, die Pflastersorte zu wechseln. In schwierigen Fällen kann die Punktionskanüle mit einer Mullbinde befestigt werden. Wenn der Patient unter besonders trockener und papierdünner Haut leidet, darf das Pflaster nach Beenden der Dialysebehandlung nur sehr vorsichtig abgelöst werden. Ansonsten besteht die Gefahr, die Haut zu verletzen. Eine Möglichkeit, dies zu vermeiden, besteht darin, die Pflasterstreifen vor dem Entfernen mit Kochsalzlösung einzuweichen.

Die für die Dialysebehandlung verwendeten Materialien, z. B. Blutschlauchsysteme oder Dialysatoren, können allergische Hautreaktionen hervorrufen. Im Vordergrund stehen hier die in den Schlauchsystemen verwendeten Weichmacher und die Dialysemembran. Inzwischen bieten fast alle Hersteller auch Schlauchsysteme mit verschiedenen Weichmachern an, und das Angebot an unterschiedlichen Dialysemembranen ist sehr vielfältig. Auch das nur noch selten zur Sterilisation verwendete Gas Ethylenoxid (ETO) ruft in einigen Fällen allergische Reaktionen hervor. Wichtig ist, dass das gesamte extrakorporale System vor Dialysebeginn mit einer ausreichenden Menge physiologischer Kochsalzlösung gespült wird.

3.2.5 Essen und Trinken

Ernährung ➤ Kap. 6.11

Grundbedürfnisse des Menschen

„Essen und Trinken hält Leib und Seele zusammen." Essen und Trinken lassen sich in unserer Kultur nicht nur auf die reine Nahrungsaufnahme reduzieren. Sie sind vielmehr ein elementarer Bestandteil unserer Lebensqualität, über den sich auch gesellschaftliche Unterschiede definieren lassen. Schon ein gemütliches Zusammensein unter Freunden beinhaltet in aller Regel ein gemeinsames Essen und Trinken. Wer beim Essen nur eingeschränkt und bei Getränken nur sehr kontrolliert an einem solchen Anlass teilnehmen kann, läuft Gefahr, die gastgebende Person zu verärgern und sozial ausgegrenzt zu werden.

Nephrologisches Krankheitserleben

Der niereninsuffiziente Patient ist aufgrund seiner unzureichenden bis fehlenden Ausscheidung gezwungen, seine Ernährungsgewohnheiten umzustellen und seine Trinkmenge der Restausscheidung anzupassen. Dies ist neben den psychosozialen Belastungen der tiefste Einschnitt in die Lebensqualität dialysepflichtiger Patienten.

Pflegeproblem „Einschränkungen beim Essen"

Dialysepflichtige Patienten sind gezwungen, sich vor allem beim Verzehr von kalium- und phosphathaltigen Nahrungsmitteln einzuschränken. Dies ist ein nur schwer zu realisierendes Unterfangen, da unsere Ernährung von phosphathaltigen Lebensmitteln, z. B. Milch- und Fleischprodukten, dominiert wird.

Während der präterminalen Phase der Niereninsuffizienz müssen die Patienten eine zumeist eiweißreduzierte Diät einhalten. Die Flüssigkeitszufuhr muss anhand verschiedener klinischer Parameter, z. B. Ausscheidung oder Ödembildung, individuell angepasst werden. Ein exzessives Trinken ist nicht induziert. Die maximale Flüssigkeitsmenge sollte drei Liter pro Tag nicht überschreiten. Die weitverbreitete Meinung, bei Nierenerkrankung sei eine hohe Trinkmenge sinnvoll, konnte nicht bestätigt werden. Die Progression wird dadurch in bestimmten Situationen (z. B. Zystennieren) nicht verzögert, sondern eher beschleunigt. Geeignete Getränke sind Leitungswasser, Tafelwasser, natriumarmes Mineralwasser, Kräuter- und Früchtetees.

Mit Aufnahme der Dialysebehandlung wird der Patient angehalten, sich ausreichend mit hochwertigen Eiweißen zu ernähren und die Trinkmenge auf ein Minimum zu reduzieren. Damit löst eine schwer einzuhaltende Vorschrift die andere ab.

Die Urämie sowie die veränderte Lebenssituation von Dialysepatienten können zu einem ausgeprägten Appetitmangel führen. Mit zunehmender Urämie verändert sich auch das Geschmacksempfinden: „Nichts schmeckt mehr so gut wie früher!" Für manche Patienten kann das Einhalten diätetischer Richtlinien aufgrund religiöser und kultureller Gewohnheiten in Bezug auf die Ernährung besonders schwer sein. Dies gilt ebenso für die große Zahl dialysepflichtiger Patienten mit Diabetes mellitus, die neben den diätetischen Richtlinien im Kontext der Nierenerkrankung auch die speziellen Aspekte der diabetischen Ernährung berücksichtigen müssen. Eine Eiweiß-Kalorien-Mangelernährung ist ein häufiges Problem, das bei Prädialyse-, Hämodialyse- und Peritonealdialysepatienten beobachtet wird.

Die Ursachen für die Malnutrition (Mangelernährung) sind vielfältig. Neben psychologischen (Depression) und sozioökonomischen Gründen spielt auch die Dialysebehandlung selbst eine wichtige Rolle. Bei vielen Patienten sind eine chronische Entzündung (erhöhte CRP-Werte bei erniedrigtem Serumalbumin) und eine daraus resultierende erhöhte Zytokinfreisetzung mitverantwortlich für einen Appetitmangel. Zur Entwicklung der Mangelernährung trägt eine gleichzeitig gesteigerte Katabolie bei, also der gesteigerte Abbau von Stoffwechselprodukten von komplexen zu einfachen Molekülen zur Entgiftung des Organismus und zur Energiegewinnung.

Wie bei anderen Erkrankungen geht eine Mangelernährung mit einer schlechteren Prognose und höherer Mortalität einher.

Pflegeinterventionen

Da in vielen Dialysezentren keine professionelle Ernährungsberatung zur Verfügung steht, ist es häufig die Aufgabe der Pflegenden, die Patienten über die notwendigen Ernährungsumstellungen zu informieren und sie zur Einhaltung diätetischer Richtlinien zu motivieren.

Ernährungsberatung ist zumeist ein langwieriger Prozess, in dem die Umstellung der Ernährung in kleinen Schritten begleitet werden muss. Es ist wichtig, die Patienten immer wieder zu ermutigen, ihnen die Notwendigkeit der einschränkenden Maßnahmen zu erläutern und schon kleinste Erfolge positiv zu verstärken.

Es kann ggf. sinnvoll sein, auch den Partner in die Anpassung der familiären Ernährungsgewohnheiten miteinzubeziehen. Im Dialysezentrum oder auf der nephrologischen Station sollten die Pflegenden mit gutem Beispiel vorangehen, indem sie das Angebot und die Zubereitung der Speisen auf die Bedürfnisse ihrer Patienten abstimmen.

Viele ältere, alleinstehende Patienten sind nicht mehr in Lage, sich selbstständig ausreichend zu ernähren. Oft bietet das Dialysezentrum für sie die einzige Möglichkeit, eine warme Mahlzeit zu sich zu nehmen. Pflegende sollten diese Patienten immer wieder zum regelmäßigen Verzehr kleinerer Nahrungseinheiten motivieren, sie unterstützen und die Nahrungsaufnahme überwachen.

Wichtig ist die Information der Patienten über den Wirkmechanismus, die Bedeutung und vor allem den Einnahmemodus von phosphatbindenden Medikamenten. Häufig werden diese Medikamente gar nicht oder zum falschen Zeitpunkt eingenommen. Die am häufigsten eingesetzten Phosphatbinder (Kalziumkarbonat und Kalziumacetat) müssen vor den bzw. während der Mahlzeiten eingenommen werden.

Pflegeproblem „Trinkmenge"

Als Faustregel gilt, dass sich die tägliche Trinkmenge auf das Volumen der Restausscheidung plus 0,5–0,8 Liter Flüssigkeit reduzieren sollte. Auch diese Regel ist für die Patienten mit fehlender Restausscheidung nur sehr schwer einzuhalten. Nach dem langen Dialyseintervall erscheinen sie mit extrem hoher Gewichtszunahme zur Dialyse.

Pflegeinterventionen

Man kann sich leicht vorstellen, dass die Gedanken und das Verlangen vieler Patienten sich einzig und allein auf die Dinge fokussieren, die sie nicht dürfen. Pflegende treten den Patienten verständnisvoll und ohne Schuldzuweisungen gegenüber.

Realistisch betrachtet sind auch sogenannte alternative Durstlöscher, z. B. das Im-Mund-zergehen-Lassen von Eiswürfeln, kein adäquater Ersatz für das Gefühl, den Durst mit einem kalten Getränk zu stillen. Die Aufgabe der Pflegenden ist es, die Patienten beharrlich über die möglichen kurz-, mittel- und langfristigen Auswirkungen zu hoher Flüssigkeitszufuhr aufzuklären. Es ist wichtig, ihnen den Zusammenhang zwischen der Aufnahme von Natrium und dem Entstehen von Durst zu erläutern und sie immer wieder auf das Vorhandensein von Flüssigkeit auch in der Nahrung hinzuweisen. Darüber hinaus muss das Sollgewicht des Patienten immer wieder veränderten Ernährungsbedingungen angepasst werden. Andernfalls kann z. B. ein zu niedrig gewähltes Sollgewicht Durstgefühle unnötig verstärken. In diesem Zusammenhang sollten auch der häufig sorglose Umgang mit hohen Natriumkonzentrationen in der Dialysierflüssigkeit bzw. die Applikation hoch konzentrierter Natriumchloridlösung, z. B. bei Muskelkrämpfen, kritisch betrachtet werden.

Eine zu hohe Natriumkonzentration im Blut nach der Dialyse verstärkt das Durstgefühl und zwingt den Patienten, diese unmittelbar durch die Aufnahme von Flüssigkeit auszugleichen.

3.2.6 Ausscheiden

Grundbedürfnisse des Menschen

Die Ausscheidung von Stoffwechselendprodukten erfolgt beim Menschen hauptsächlich über den Magen-Darm-Trakt, die Nieren und die ableitenden Harnwege; außerdem über die Lunge und Atemwege.

Nephrologisches Krankheitserleben

Infolge der terminalen Niereninsuffizienz kommt es bei Dialysepatienten zu einer mangelhaften bis fehlenden Ausscheidung von Flüssigkeit und harnpflichtigen Substanzen über die Niere und die ableitenden Harnwege. Nur eine Nierenersatztherapie ermöglicht dem Patienten das Überleben. Das Wissen um diese Zusammenhänge führt neben den absehbaren physischen Beeinträchtigungen auch zu erheblichen Störungen des psychischen Wohlbefindens.

Pflegeproblem „Harntrakt"

Während gesunde Menschen ihren Flüssigkeitsüberschuss mehrfach täglich mit dem Urin ausscheiden, kann der Hämodialysepatient sich von diesem Überschuss nur alle zwei bis drei Tage befreien. Dabei leidet er gegen Ende des dialysefreien Intervalls durch die Wassereinlagerungen unter dem Gefühl, aufgedunsen zu sein. Nach dem Wasserentzug durch die Dialysebehandlung fühlt er sich dagegen eher erschöpft und ausgelaugt. Hohe Gewichtszunahmen im dialysefreien Intervall erschweren die Dialysebehandlung zusätzlich und haben häufig Blutdruckabfälle, Krämpfe und Übelkeit zur Konsequenz.

Pflegeintervention

Pflegende erläutern dem Patienten diesen Zusammenhang immer wieder mit viel Geduld. Der Missbrauch von Abführmitteln zum Ausgleich zu hoher Gewichtszunahmen ist häufig die Folge von Ängsten vor Komplikationen während der Behandlung oder vor längeren Dialysezeiten.

Pflegeproblem „Restausscheidung"

Eine noch vorhandene Restausscheidung erleichtert dem Patienten den Umgang mit dieser Problematik erheblich. Um diese Restausscheidung möglichst lange zu erhalten, ist eine sehr sensible Einstellung des Trockengewichts von großer Bedeutung.

Bedingt durch die verminderte Urinausscheidung und den dadurch reduzierten Spüleffekt der harnableitenden Organe, haben vor allem weibliche Patienten durch aufsteigende Keime ein erhöhtes Risiko für Harnwegsinfektionen. Deshalb ist es sehr wichtig, regelmäßig eine Intimtoilette mit möglichst milden Pflegezusätzen durchzuführen.

Über den Verlust der Nierenfunktion hinaus kommt es infolge von Durchblutungsstörungen des Darms, durch Bewegungsmangel, eine gestörte Flüssigkeitsbilanz und eine oftmals zu ballaststoffarme Ernährung zu Beeinträchtigungen im Magen-Darm-Trakt. Diese zeigen sich als Obstipation und eine verstärkte Neigung zur Entwicklung von Darmdivertikeln.

Pflegeinterventionen

Die Ernährungsgewohnheiten eines Patienten müssen erfasst werden, um sie durch gezielte Beratung und Unterstützung den veränderten Bedingungen der chronischen Niereninsuffizienz anzupassen.

3.2.7 Sich kleiden

Grundbedürfnisse des Menschen

Kleidung schützt nicht nur den Körper vor Verletzungen, Unterkühlung und Überwärmung. Die Art, sich zu kleiden, drückt Selbstverständnis und Selbstverwirklichung aus. Die Kleidung beeinflusst das Selbstwertgefühl. Gesellschaftliche Normen (Mode) sind einem ständigen Wandel unterzogen. Moralische Maßstäbe von Sittlichkeit und Anstand prägen wesentlich den Kleidungsstil. Bei allen Menschen hat die Kleidung auch eine ästhetisch-soziale Funktion. Sie steht für Individualität, die Betonung körperlicher Vorzüge, Überdeckung körperlicher Defizite, Gruppenzugehörigkeit, soziale Stellung, Alter, Geschlecht, Sicherung des Schamgefühls, Kultur, Tradition und Religion.

Nephrologisches Krankheitserleben

Die Körperbildveränderungen und fortschreitende Bewegungseinschränkungen bei nierenkranken Menschen haben Einfluss auf die Kleidung und das Selbstwertgefühl.

Pflegeprobleme

Einflussfaktoren sind neben Begleiterkrankungen wie Seheinschränkungen, demenzielle Erkrankungen, fehlende Gliedmaßen, Gleichgewichtsstörungen und Kontrakturen auch mangelnde finanzielle Mittel, mangelnde Einkaufsmöglichkeiten, fehlende Hilfestellung, fehlendes Kälte-/Wärmeempfinden und mangelnde kognitive Fähigkeiten. Hinweise auf Selbstpflegedefizite können sein: Das Äußere wird vernachlässigt (z. B. Depressionen, Vereinsamung), Verwechslung der Kleidung, falsche Reihenfolge (z. B. Demenz, geistige Behinderung, Desorientiertheit), verschwitzte oder „riechende" Kleidung (z. B. Parkinson, Inkontinenz), schmutzige, fleckige Kleidung (z. B. Sehbehinderung), unzureichend angezogen (z. B. körperliche Beeinträchtigungen, Rheuma, Schmerzen, gestörte Feinmotorik).

Zur Dialysebehandlung ist es notwendig, den Dialysezugang gut zu erreichen. Oft tragen die Patienten zu enge Kleidung am Shuntarm oder unzugängliche Kleidung für die Versorgung des zentralen Katheters.

Pflegeinterventionen

Das An- und Auskleiden ist eine komplexe Tätigkeit. Motorische, sensorische und kognitive Fähigkeiten sind Voraussetzung. Die Aufgabe der Pflegenden ist es, Selbstversorgungsdefizite aufzudecken und unterstützende Maßnahmen einzuleiten. Durch individuelles Schnittstellenmanagement mit Angehörigen, Betreuern, ambulanten Pflegediensten und Heimen sind die Pflegeprobleme aufzudecken und zu beheben.

Die Patienten sollten so viel Selbstständigkeit und Eigenbeteiligung beim An- und Ausziehen einbringen wie möglich, auch dann, wenn dadurch die Pflegezeiten verlängert werden. Regelmäßiges, gezieltes Training und entsprechende Hilfsmittel helfen, die Alltagskompetenz der Patienten zu erhalten oder zu fördern. Dadurch fühlt sich der Patient wieder gut angezogen und wohl. Der Patient kann sein Äußeres wieder annehmen und fühlt sich angenommen. Der Stil, die Individualität, der Geschmack des Patienten werden deutlich, seine Wünsche berücksichtigt, er ist gut beraten, aber nicht bevormundet. Die Kleidung schützt ihn vor Witterung und Verletzungen. Die Selbstständigkeit beim An- und Ausziehen wird erhalten bzw. gefördert. Das Dialysezentrum sollte Hilfsmittel wie Schuhanzieher, Strumpfanzieher und Knöpfhilfen bereithalten.

Das Pflegepersonal muss den Patienten bei der Wahl seiner Kleidung beraten, damit der freie Zugang zum Dialysezugang gewährleistet ist. Angehörige, Betreuer, ambulante Pflegedienste oder Heime sollten informiert werden.

3.2.8 Ruhen, Schlafen, sich entspannen

Grundbedürfnisse des Menschen

Ausreichender und erholsamer Schlaf ist eine Grundvoraussetzung für die Regeneration von Körper und Geist.

Nephrologisches Krankheitserleben

Die chronische Urämie führt in vielen Fällen zu charakteristischen Schlafstörungen. Ausgeprägter Schlafmangel verstärkt physische und psychische Defizite und destabilisiert die Gesamtsituation dialysepflichtiger Patienten. Das Wissen um diese Zusammenhänge ermöglicht es, viele Reaktionen des Patienten, z. B. spontan aggressives Verhalten, richtig einzuschätzen und angemessen zu reagieren. Auch der nächtliche kompensatorische Gang zum Kühlschrank infolge der Schlaflosigkeit und die daraus resultierende Gewichtszunahme werden in diesem Zusammenhang verständlich. Für die Schlafstörungen von Dialysepatienten gibt es einige typische Ursachen.

Pflegeproblem „Juckreiz"

Viele Patienten leiden unter starkem Juckreiz, der sich während der Nacht unter der warmen Decke noch verstärkt. Die Ursache ist bisher nicht genau bekannt. Man vermutet, dass es sich um die Auswirkung einer Kalzium-Phosphat-Stoffwechselstörung bzw. der daraus resultierenden Überfunktion der Nebenschilddrüse handelt.

Pflegeinterventionen

Das Senken des Phosphatspiegels mit phosphatbindenden Medikamenten sowie einer phosphatarmen Diät und die Erhöhung der Dialyseeffektivität führen in einigen Fällen zum Erfolg. Darüber hinaus können eine beim Hautarzt durchgeführte UV-Bestrahlung und die Einnahme von Antihistaminika die Beschwerden lindern. Zuerst muss jedoch immer an eine allergische Reaktion auf die verwendeten Dialysematerialien gedacht werden. Um dies auszuschließen, empfiehlt es sich, die verwendeten Materialien stufenweise durch alternative Materialien zu ersetzen. Oft steht man diesem Problem jedoch relativ hilflos gegenüber. Da die Haut der Patienten häufig sehr trocken ist, kann die Pflege mit rückfettender Lotion den Juckreiz ein wenig lindern.

Pflegeproblem „Dialyse und Schlaf-wach-Rhythmus"

Die Wahl des Dialysetermins kann den individuellen Schlaf-wach-Rhythmus eines Patienten empfindlich stören. Bei einem Patienten, der es über viele Jahren gewohnt war, täglich erst gegen 9 Uhr im Büro zu erscheinen, kann die Umstellung auf einen Dialysetermin morgens um 7 Uhr zu Schlafproblemen führen. Infolgedessen ist es wichtig, im Rahmen einer Pflegeanamnese bei Aufnahme des Patienten auch den individuellen Schlafrhythmus zu erfragen, um dies bei der Vergabe des Dialysetermins zu berücksichtigen.

Einige Patienten verschlafen im wahrsten Sinne des Wortes die Behandlung. Einerseits ist dies eine gute Möglichkeit, den fehlenden Schlaf aus der Nacht nachzuholen. Andererseits manifestiert sich oft auf diese Weise ein Schlaf-wach-Rhythmus, der die nächtlichen Schlafstörungen noch verstärkt.

Pflegeinterventionen

Es ist wichtig, im Rahmen einer Pflegeanamnese den individuellen Schlafrhythmus zu erfragen, um dies bei der Vergabe des Dialysetermins zu berücksichtigen.

Bevor man die Schlafphase während der Behandlung durch Reduzierung des Geräuschpegels unterstützt, sollte man den Patienten auf die ggf. daraus resultierenden Konsequenzen aufmerksam machen und ihn über mögliche Alternativen informieren.

Psychosoziale Pflegeprobleme

Die Ängste und Sorgen, die mit der Aufnahme der Dialysebehandlung verbunden sind, können dem Patienten bewusst oder unbewusst den Schlaf rauben. Hier stehen der Verlust der sozialen Sicherheit und die Angst vor einem nahen Tod im Vordergrund. Aber auch die Angst vor einer schmerzhaften Shuntpunktion am nächsten Tag kann den Schlaf stören.

Pflegeinterventionen

Die Pflegenden nehmen sich im Gespräch dieser Ängste an und klären den Patienten über bestehende Hilfsangebote, z. B. eine Sozialberatung, auf.

Bei neuen Patienten übernimmt ein erfahrener Kollege aus dem Pflegeteam die Shuntpunktion und die Behandlungsdurchführung. Die Pflegenden versetzen sich in die Rolle des Patienten und behandeln ihn so, wie sie es selbst als Patient wünschen würden.

Dialyseinduzierte Pflegeprobleme

Die Aufstellung des Dialyseregimes kann Auswirkung auf den Schlaf der Patienten haben. Ein zu hoch gewähltes Trockengewicht führt schnell zu Atemnot, ein zu niedriges Trockengewicht hingegen zu Muskelkrämpfen. Beides tritt vor allem nachts auf, wenn der Patient liegt. Ist die Natriumkonzentration in der Dialysierlösung zu hoch eingestellt, stimuliert dies den Kreislauf und verstärkt das Durstgefühl.

Pflegeinterventionen

Wichtig ist es, sich vor der Behandlung in einem kurzen Gespräch (Pflegeanamnese) über das Befinden des Patienten im dialysefreien Intervall zu informieren, um mögliche Zusammenhänge zur letzten Behandlung herzustellen und das Dialyseregime nach Rücksprache mit dem Arzt den veränderten Gegebenheiten anzupassen.

Pflegeproblem „Begleiterkrankungen"

Darüber hinaus gibt es viele Begleiterkrankungen der Niereninsuffizienz, die unterschiedlich stark ausgeprägt sein und ebenfalls den Schlaf stören können. Hierzu zählen z. B. der renale Hypertonus oder Spätkomplikationen wie z. B. schmerzhafte Entzündungen der peripheren Nerven (Polyneuropathie) und spontane unwillkürliche Bewegungen der Beine (Restless-Legs-Syndrom).

Pflegeinterventionen

Die Pflegenden beobachten aufmerksam den Verlauf dieser Beschwerden und besprechen sie bei Verschlechterung mit dem Arzt und dem Patienten. Auch wenn es gegen viele dieser Begleiterkrankungen keine einfachen pflegerischen oder medikamentösen Mittel gibt, soll dem Patienten das Gefühl vermittelt werden, dass auf jeden Fall danach gesucht wird. Hierdurch kann einer Eskalation der Schlafstörungen durch ein Gefühl der Hoffnungslosigkeit und des Alleingelassenwerdens vorgebeugt werden.

3.2.9 Sich beschäftigen, lernen, sich entwickeln

Grundbedürfnisse des Menschen

Intellektuelle und körperliche Beschäftigung sind ein Grundbedürfnis des Menschen. Gerade in unserer heutigen Gesellschaft definiert sich ein Mensch fast ausschließlich über seine Arbeit und über das, was er in seiner Freizeit tut. Auch das soziale Umfeld, das sich früher oft selbstverständlich aus der Großfamilie und den Nachbarn zusammensetzte, wird heute überwiegend von Arbeitskollegen und Freunden bestimmt, die man aktiv über seine Freizeitaktivitäten kennengelernt hat. Der Mensch kann nur dann einer Beschäftigung nachgehen, wenn eine Reihe von Organen „Hand in Hand" zusammenarbeitet.

Nephrologisches Krankheitserleben

Die Urämie beeinträchtigt die Funktion fast aller Organe und führt zu Einbußen der Leistungsfähigkeit sowohl auf der geistigen als auch auf der körperlichen Ebene. Aktive intellektuelle Auseinandersetzung oder schwere körperliche Arbeit werden im Verlauf der Erkrankung immer mühsamer. Die Einschränkung des Aktivitätsradius hat für den Dialysepatienten schwerwiegende Konsequenzen.

Pflegeproblem „Verlust des Arbeitsplatzes"

Viele Menschen definieren ihren sozialen Status und ihr Selbstwertgefühl primär über ihre berufliche Tätigkeit. Auch die Bedeutung des Arbeitsplatzes als sozialer Kontaktpunkt darf nicht unterschätzt werden. Der Verlust der Arbeitsfähigkeit erschüttert die Stellung in Gesellschaft und Familie. Vor allem bei männlichen Patienten führt der Verlust des Versorgerstatus in der Familie zu Minderwertigkeitsgefühlen bis hin zu Depressionen. Die meisten dialysepflichtigen Frauen hingegen nehmen ihre Rolle als Haushaltsvorstand trotz Erkrankung weiter wahr. Chronisch niereninsuffiziente Patienten werden häufig mit Beginn der Nierenersatztherapie berentet. Der Anteil berufstätiger Dialysepatienten hat in den letzten Jahren stetig abgenommen. Das liegt einerseits am gestiegenen Durchschnittsalter und an der gestiegenen Morbidität der Patienten, andererseits werden die bestehenden Möglichkeiten für den Erhalt der Erwerbstätigkeit nicht ausgeschöpft. Dabei könnte insbesondere die weitere Teilnahme am Berufsleben die physische und psychische Rehabilitation vieler Patienten unterstützen.

Pflegeproblem „Einschränkungen der Freizeitaktivitäten"

Die Teilnahme an sportlicher oder intellektueller Beschäftigung in der Freizeit ist aus vielen Gründen für den Dialysepatienten erschwert. Viele Patienten sind nach der Behandlung sehr abgeschlagen und infolgedessen nicht mehr in der Lage, an Aktivitäten jeglicher Art teilzunehmen.

Sportlich sehr aktive Menschen sind aufgrund der nachlassenden Leistungsfähigkeit zumeist gezwungen, den bisherigen Sportarten nur noch eingeschränkt nachzugehen.

Viele Freizeitaktivitäten machen nur in einer Gruppe oder unter Freunden Spaß. Die Erkrankung selbst sowie die oft veränderte soziale Situation führen jedoch dazu, dass sich Freunde und Bekannte abwenden. Falsche Rücksichtnahme und Bevormundung durch Freunde und Bekannte, verringerte Leistungsfähigkeit und Einschränkungen beim Essen und Trinken führen zu Rückzugstendenzen aus dem gesellschaftlichen Leben.

In vielen Fällen ist die Teilnahme an Freizeitangeboten mit Kosten verbunden, die sich der Patient unter Umständen nicht mehr in dem Maße leisten kann wie vor seiner Erkrankung.

Die Möglichkeit von Urlaubsreisen (➤ Kap. 4.1.5) ist häufig eingeschränkt, da am Urlaubsort auch immer eine adäquate Dialyseeinrichtung vorhanden sein muss.

Pflegeinterventionen

Oft ist es im ersten Schritt notwendig, den Patienten aus seiner Lethargie herauszuholen, ihm Mut zu machen und Möglichkeiten aufzuzeigen, sich in geeigneter Art und Weise in Beruf, Familie und Freizeit zu engagieren. Alle Möglichkeiten, ein bestehendes Arbeitsverhältnis in angepasster Form aufrechtzuerhalten, sollten ausgeschöpft werden. Pflegende können diese Bemühungen unterstützen, indem sie auf spezielle Erfordernisse bezüglich der Dialysezeiten bei berufstätigen Patienten flexibel reagieren.

Die Patienten sollten nach Möglichkeit den Hobbys, die sie vor Aufnahme der Dialysebehandlung hatten, auch mit Beginn der Dialysetherapie weiterhin nachgehen. Auch hier ist es oft notwendig, den Patienten davon zu überzeugen, dass dies möglich ist.

Urlaubspläne der Patienten sollten unterstützt werden. Die Pflegenden sollten die Patienten dazu ermutigen, ihren Urlaub zu planen. Auch können sie bei der Organisation des Behandlungsplatzes am Urlaubsort behilflich sein.

Viele Patienten schauen während der gesamten Behandlungszeit nur Fernsehen. Pflegende ermuntern die Patienten dazu, ihre Behandlungszeit nicht ausschließlich zum Fernsehen, sondern zum Lesen oder, soweit im Dialysezentrum möglich, für sportliche Aktivitäten zu nutzen.

Für viele ältere Patienten sind der Verlust der Leistungsfähigkeit und die damit verbundene Einschränkung der Beschäftigungsmöglichkeiten viel weniger problematisch als für jüngere Patienten. Häufig kommt es im Rahmen der Behandlung für ältere Menschen zu einer Steigerung der sozialen Kontakte und somit sogar zu einem sekundären Krankheitsgewinn.

3.2.10 Die eigene Sexualität leben

Grundbedürfnisse des Menschen

Die Sexualität ist in jedem Lebensabschnitt ein elementarer Bestandteil unserer Persönlichkeit. Sie ist ein lebenslanger Entwicklungsprozess, beeinflusst von der geschlechtlichen Identität, der Biografie und von religiösen, kulturellen und ethnischen Besonderheiten.

Nephrologisches Krankheitserleben

Die Sexualität niereninsuffizienter Patienten ist stark beeinträchtigt. Sexuelle Funktionsstörungen können schon mit Beginn der Erkrankung unabhängig vom Geschlecht auftreten und verstärken sich mit zunehmender Urämie. Es kommt zu Erektions-, Ejakulations-, Libido-, Potenz- und Orgasmusstörungen. Als Ursache der Störungen werden in erster Linie biologische Faktoren verantwortlich gemacht. Darüber hinaus wirken sich psychische Faktoren aus, da die Störungen auch nach Aufnahme der Nierenersatztherapie nur partiell und langsam zurückgehen.

Pflegeprobleme in bestimmten „Lebenssituationen"

Die sexuelle Beziehung innerhalb einer bestehenden Partnerschaft bleibt nicht unberührt und verschlechtert sich in der Regel. Das sexuelle Verlangen lässt ähnlich wie bei anderen chronischen Erkrankungen spürbar nach. Störungen des Körperbilds untergraben das eigene Selbstwertgefühl. Es treten Ängste und depressive Gedanken auf, inwieweit der Partner den Erkrankten noch akzeptiert. Vor allem bei männlichen Dialysepatienten kann es innerhalb der Beziehung zu einer neuen Definition der Rollen kommen. Der Mann verliert möglicherweise aufgrund eintretender Berufsunfähigkeit die Rolle des Versorgers. Auch bei den Lebenspartnern stellen sich sexuelle Funktionsstörungen ein. Von Muthny und Koch wurde im Rahmen einer großen Untersuchung zum Sexualverhalten von dialysepflichtigen Frauen und Männern statistisch nachgewiesen, dass die Abnahme der sexuellen Aktivität von den unterschiedlichen Behandlungsverfahren abhängig ist. Die Reduktion fällt bei der Peritonealdialyse stärker aus als bei der klassischen Hämodialyse. Einige Untersuchungsergebnisse besagen, dass durch eine erfolgreiche Transplantation auch eine Besserung im Bereich der Sexualität, insbesondere bei Männern, zu erwarten ist.

Die Partnersuche ist für einen chronisch Kranken erschwert. Die Aufnahme einer Beziehung ist für den Dialysepatienten geprägt durch den hohen Erwartungsdruck, als „normale Frau" oder „normaler Mann" aufzutreten.

Schwangerschaften unter Dialysebedingungen sind sehr selten. Die urämiebedingten Störungen des weiblichen Zyklus führen dazu, dass Dialysepatientinnen häufig steril sind. Trotzdem ist eine kontrazeptive Beratung notwendig. Bei der kontrazeptiven Beratung muss darauf geachtet werden, dass die üblicherweise verordneten östrogen- und gestagenhaltigen Ovulationshemmer bei zugrunde liegenden Gefäßveränderungen das Risiko einer Thromboembolie erhöhen und vermehrt mit Bluthochdruck zu rechnen ist.

Pflegeinterventionen

Unterstützende und aufklärende Gespräche: Über die Medien wird ein leistungsorientiertes, oft wenig realistisches Bild von Sexualität vermittelt. Gleichzeitig wird über die eigene Sexualität in unserer Gesellschaft traditionell nicht gesprochen. Dies vergrößert die Probleme für Dialysepatienten. Selbst in ärztlichen Beratungsgesprächen taucht dieses Thema i.d.R. nicht auf. Eine Grundvoraussetzung, um sexuelle Funktionsstörungen im Gespräch zwischen Arzt und Patient oder Pflegenden und Patient zu thematisieren, ist die Schaffung einer offenen, vertrauensvollen und professionellen Gesprächsatmosphäre. Nur dann sind eine gezielte und verständliche Aufklärung sowie eine medizinische und psychische Unterstützung möglich. Ein solches Gespräch kann nicht im Behandlungszimmer während der Dialyse stattfinden. Genauso wichtig wie die Information des Patienten ist es, den Partner über mögliche Komplikationen zu informieren und für diesen Fall Gesprächsbereitschaft zu signalisieren.

3.2.11 Für eine sichere und fördernde Umgebung sorgen

Grundbedürfnisse des Menschen

Das Bedürfnis nach Sicherheit ist ein Grundbedürfnis des Menschen. Sicherheit umfasst das Gefühl, sicher vor Gefahr und Schaden zu sein, kommende Ereignisse bewältigen zu können sowie sich seiner Identität, seines Standpunkts bzw. seiner Sache sicher zu sein. Bestimmte kulturelle und soziale Faktoren fördern das Gefühl der Sicherheit:

- Akzeptanz und Anerkennung im sozialen Umfeld
- Gewissheit über zukünftige Entwicklungen
- Unabhängigkeit auf der einen, Geborgenheit und Bindung auf der anderen Seite
- Vertrauen gegenüber anderen Menschen

In den verschiedenen Lebensabschnitten stehen verschiedene dieser Faktoren im Vordergrund. Für den Säugling hat die Sicherung der physischen Existenz, das Bedürfnis nach Nahrung und Versorgung die oberste Priorität. Jugendliche sind oft stark damit beschäftigt, die Anerkennung von Gleichaltrigen zu erringen, um sich sicher zu fühlen. Der Erwachsene bewegt sich in einem komplexen Spannungsfeld zwischen der Sicherheit im Beruf, in der Familie und im Freundeskreis. Im Alter gewinnen im Zusammenhang mit zunehmender Pflegebedürftigkeit wieder elementare Sicherheitsbedürfnisse und das Verlangen nach Geborgenheit an Bedeutung, v. a. nach dem Verlust des Partners. Krankheit an sich, insbesondere eine fortschreitende chronische Erkrankung, gefährdet die Sicherheit des Menschen auf allen Ebenen.

Nephrologisches Krankheitserleben

Das Sicherheitsgefühl des Dialysepatienten ist durch folgende Faktoren erheblich gestört:

- Das vor der Erkrankung oft bestehende Selbstverständnis, ein Anrecht auf ein selbstbestimmtes, planbares Leben zu haben, ist erschüttert.
- Die Erkrankung schränkt die Mobilität und Wahrnehmung ein. Reaktions- und Anpassungsfähigkeit, Kraft und Ausdauer sind herabgesetzt.
- Erkrankung und Behandlung konfrontieren mit immer neuen und unangenehmen Erfahrungen (Schmerzen, Immobilität), deren Wiederholung sich der Patient oft genug hilflos ausgeliefert sieht.
- Viele weitere potenzielle Gefahren wie nosokomiale Infektionen oder Behandlungskomplikationen drohen und müssen immer wieder mit dem Patienten besprochen werden.
- Die absolute und lebenslängliche Abhängigkeit von der Dialysebehandlung und von den durchführenden „Fachleuten" schränkt die Fähigkeit ein, selbst für Sicherheit zu sorgen.
- Die Erwerbstätigkeit muss in vielen Fällen aufgegeben werden. Dadurch werden gewohnte soziale Bindungen, soziale Identität und Kontakte infrage gestellt.
- Der Patient muss sich an das Dialysezentrum mit seinen eigenen Regeln und seinem unter Umständen großen Dialyseteam anpassen und Vertrauen aufbauen. Der gewohnte Tagesrhythmus wird den Dialyseterminen untergeordnet.

Das Sicherheitsgefühl des Patienten hat enormen Einfluss auf seine physische, psychische und soziale Rehabilitation.

Pflegeinterventionen

Pflegende unterstützen den Patienten in seinem Sicherheitsbedürfnis:

- Unsicherheiten im Behandlungsablauf werden durch eine routinierte und planvolle Vorgehensweise vermieden.
- Pflegende strahlen Kompetenz aus und vermitteln dem Patienten dadurch das Gefühl, „gut aufgehoben zu sein".
- Zusätzlichen Erkrankungen (z. B. Shuntinfektionen) und Komplikationen (Muskelkrämpfe, Blutdruckabfälle) wird durch ein hygienisch einwandfreies Vorgehen und eine professionelle Krankenbeobachtung vorgebeugt.
- Durch ausführliche Information und Ermutigung vermitteln Pflegende dem Patienten gleichzeitig Eigenverantwortung und ermöglichen ihm, diese angstfrei zu übernehmen.
- Perspektiven für die Bewältigung der mit der Erkrankung verbundenen Probleme werden aufgezeigt. Positive Erfahrungen anderer Mitpatienten können hier sehr hilfreich sein.
- Unterstützung in der Bewältigung des Alltags. Durch die veränderte Lebenssituation sind viele Dinge des Alltags neu zu strukturieren. Finanzielle Probleme bei drohender Erwerbslosigkeit, Anpassung der Wohnsituation, Wahrnehmung sozialer Rechte und die Organisation des Behandlungstransfers sind nur einige Beispiele der vielfältigen Probleme, mit denen sich ein Dialysepatient konfrontiert sehen kann. Es ist sinnvoll, mit dem Patienten gemeinsam zu überlegen, welche Hilfestellung der Patient braucht und wer diese Hilfe leisten kann. Angehörige sollten, wenn möglich, in diese Überlegungen miteinbezogen werden.

Die verständnisvolle und zugewandte Integration eines neuen Patienten im Dialysezentrum sowie eine professionelle, hygienisch einwandfreie Durchführung der Behandlung unterstützen den Patienten in seinem Sicherheitsbedürfnis. Auch eine offene Aufklärung über die Therapie und deren Komplikationen und die Hilfe bei der Bewältigung häuslicher Probleme sind hilfreich und mindern seine Ängste und Abhängigkeitsgefühle.

3.2.12 Soziale Kontakte und Beziehungen aufrechterhalten können

Grundbedürfnisse des Menschen

In diesem Lebensbereich unterstützen Pflegende den Patienten darin, bestehende Beziehungen aufrechtzuerhalten. Sie fördern die Integration des Patienten in ein selbst gewähltes soziales Umfeld und beugen so der sensorischen Deprivation und Isolation vor. Die sozialen Beziehungen zu Lebenspartnern, Freunden, Nachbarn, Bekannten und den primären persönlichen Bezugspersonen werden ebenso beachtet wie der Beruf, die gegenwärtigen und früheren beruflichen Aktivitäten des Betroffenen und seine mit dem Beruf verbundene Verantwortung, ferner private Verpflichtungen, z. B. Sorge tragen für den Lebenspartner. Außerdem gehört die Wohnungssituation in diesen Bereich. Die Vor- und Nachteile der örtlichen Gegebenheiten, die Risiken wie Stufen oder Treppen sowie die Angemessenheit von Wohnräumen, Toiletten, Flur und Badezimmerausstattung sind zu berücksichtigen.

Nephrologisches Krankheitserleben

Die chronische Niereninsuffizienz geht einher mit einer Verminderung der Leistungsfähigkeit. Schwere körperliche Arbeit ist kaum noch möglich. Einschränkungen oder Ende der Erwerbstätigkeit treten vor allem auf, wenn Begleiterkrankungen vorliegen. Dies führt zu finanziellen Problemen. Die veränderte Rolle in der Familie und Gesellschaft muss bewältigt werden und eine neue Identität gefunden werden.

Menschen mit einer Niereninsuffizienz kämpfen mit Rückzugstendenzen, Vereinsamung und Isolation durch das strenge Behandlungs- und Ernährungsregime. Gerade lange Klinikaufenthalte und noch mehr der Einzug oder Umzug in ein Heim können die sozialen Beziehungen zu Angehörigen, Bekannten, Freunden usw. ganz empfindlich beeinträchtigen. Das Fortschreiten der Erkrankung und die damit verbundenen motorischen, sensorischen und kognitiven Einschränkungen führen zu Gefahren im Umfeld.

Pflegeinterventionen

Es gilt, Rückzugstendenzen, Vereinsamung und Isolation zu erkennen und entsprechend entgegenzuwirken. Anpassung an ein Leben mit Dialyse führt bei vielen Patienten zum Gefühl eingeschränkter oder fehlender Handlungsfähigkeit. Durch die Einführung der Bezugspflege ist es möglich, frühzeitig Probleme aufzudecken. Kontaktaufnahme mit den Angehörigen, Betreuern, ambulanten Pflegediensten und Heimen gehört genauso dazu wie die Vermittlung von Beratungsgesprächen mit Sozialarbeitern und Selbsthilfegruppen. Die Pflegepersonen müssen Gesprächsbereitschaft signalisieren und Hilfestellung bei der Anbahnung oder Herstellung von Kontakten zu Angehörigen, Freunden, Nachbarn, Mitpatienten, Mitbewohnern, Mitarbeitern, Vereinen oder Kirchengemeinden leisten. Sie sollten die Patienten motivieren, wieder an sportlichen Aktivitäten oder gesellschaftlichen Veranstaltungen teilzunehmen. Urlaubspläne von Dialysepatienten sollten großzügig unterstützt werden.

3.2.13 Mit existenziellen Erfahrungen des Lebens umgehen und sich dabei entwickeln können

Grundbedürfnisse des Menschen

Der Mensch erweist sich als einzigartig, wenn er sich bei wichtigen Einschnitten seines Lebens mit der Frage nach dem Sinn des Lebens auseinandersetzen muss. Viele Faktoren spielen eine Rolle bei der Verarbeitung von Lebenskrisen. Die Struktur und Stabilität im sozialen Umfeld, die Heftigkeit der Erschütterung und der Verlauf der Erkrankung können das Nachdenken und Auseinandersetzen mit dem Leben und dem Tod anregen.

Nephrologisches Krankheitserleben

Der Beginn der Dialysebehandlung ist eine der kritischsten Phasen im Leben eines Patienten. Er markiert den Zeitpunkt des endgültigen Organversagens und den Beginn der Nierenersatztherapie, ohne die ein weiteres Leben nicht möglich ist. Die notwendige Anpassung an die veränderte Lebenssituation ist von zwei psychischen Grundkonflikten bestimmt:

- Die Abhängigkeit von einer lebenslang andauernden Maschinenbehandlung, sofern eine Nierentransplantation langfristig nicht möglich ist. Das Dialysegerät lässt sich nicht vergessen. Es ist störanfällig und mobilisiert immer neue Ängste.
- Die Abhängigkeit von den Betreuern des Dialysegeräts hemmt die psychische Anpassung an die veränderte Lebenssituation. Die Dialyse wird zum beherrschenden Faktor im Leben. Die Leistungsfähigkeit und Sexualität, das gewohnte Rollenverhalten in Beruf, Familie und Freundeskreis sind unwiderruflich verändert.

Pflegeproblem „Beständige Lebensbedrohung aufgrund plötzlich eintretender Komplikationen"

Dieser Konflikt wird durch Störungen und Komplikationen während der Dialysebehandlung mitbestimmt, vor allem durch den Tod von Mitpatienten. Der Dialysebeginn hat jedoch auch entlastende Momente. Durch die Behandlung verbessert sich die urämische Symptomatik. Der Patient fühlt sich zunächst körperlich und geistig leistungsfähiger, und die prädialytischen Belastungen und Unsicherheiten haben ein Ende.

Mit Fortschreiten der Erkrankung kann sich der körperliche Zustand wieder verschlechtern, und die gesamte Leistungsfähigkeit nimmt ab. Es können Komplikationen wie Juckreiz, Muskelkrämpfe, Shuntverschluss, Blutdruck- und Knochenprobleme auftreten, die die psychische und soziale Rehabilitation erschweren. Die Krankheit als langwieriger Prozess und lebensbedrohlicher Zustand führt zwangsläufig zu einer Auseinandersetzung mit Leben und Tod.

Spätestens mit dem Dialysebeginn ist der Zeitpunkt gekommen, an dem der Patient über den Tod und den Sinn des eigenen Lebens nachdenkt. Beides sind zwei gesellschaftlich weitestgehend tabuisierte Themenkomplexe, mit denen sich der Mensch i. d. R. allein oder nur im engsten Kreis auseinandersetzt. Auch in den Dialyseeinrichtungen werden diese Probleme äußerst selten oder gar nicht thematisiert, obwohl der Umgang mit dem Tod ein fester Bestandteil des beruflichen Erlebens ist und der Sinn mancher lebensverlängernden Dialyse gerade von uns Pflegenden immer wieder infrage gestellt wird.

Pflegeinterventionen

Die oft enge, intensive, emotionale Bindung zwischen Patient und Pflegenden aufgrund der langjährigen Beziehung verleiht der Auseinandersetzung mit dem Tod bzw. mit dem Sinn des Lebens eine andere Qualität als z. B. in Krankenhausstationen der Akutversorgung.

Eine Hilfestellung für die Bewältigung dieser Belastungen, sowohl für den Patienten als auch für die Pflegenden, ist eine mehrdimensionale Betrachtungsweise der Begriffe Krankheit und Gesundheit. Krankheit und Gesundheit sind keine so starren Gegebenheiten, wie das Wortverständnis dies suggeriert. Sie sind vielmehr ein Prozess, ein dynamisches Geschehen auf einem Kontinuum. Krankheit und Gesundheit haben immer eine seelische, körperliche und soziale Komponente.

Auch wenn eine Krankheit rein biologische Ursachen hat, sind an den Auswirkungen auch immer die seelische und soziale Ebene beteiligt. Dies wiederum bedeutet, dass eine weitgehende Gesundung nur unter Berücksichtigung aller drei Ebenen möglich ist. Diese Betrachtungsweise erweitert die Möglichkeiten, Krankheit zu bewältigen und Gesundheit zu fördern. Ein Dialysepatient, der medizinisch so weit wie möglich, psychisch und sozial jedoch voll rehabilitiert ist, kann nach diesem Verständnis einer Gesundung näher sein als z. B. jemand, der zwar unter medizinischen Aspekten völlig gesund, jedoch aufgrund gesellschaftlicher Einflussfaktoren seit Jahren ohne Arbeit ist.

KAPITEL

4 Sozialrechtliche Aspekte

Christian Dohmann

Der Zeitpunkt der behandlungsbedürftigen chronischen Niereninsuffizienz kann je nach aktueller Lebenssituation erhebliche Auswirkungen auf die soziale Situation der Patienten haben. So muss unter Umständen der Berufstätige seine Arbeitssituation der Dialysepflicht anpassen oder der ältere Patient Unterstützung im Haushalt und bei der Pflege organisieren. Gerade zu Beginn der Dialysebehandlung sind hier viele Menschen überfordert und bedürfen der Unterstützung durch eine umfassende Sozialberatung. Den sozialrechtlichen Aspekten sollte im Rahmen einer professionellen Beratung neben den medizinischen und pflegerischen eine zentrale Rolle in der Patientenversorgung zukommen.

4.1 Der gesetzliche Krankenversicherungsschutz SGB V

Im § 1 Sozialgesetzbuch V (SGB) heißt es: *„Die Krankenversicherung als Solidargemeinschaft hat die Aufgabe, die Gesundheit der Versicherten zu erhalten, wiederherzustellen oder ihren Gesundheitszustand zu bessern."*

Dialysepatienten sind – wie alle chronisch kranken Menschen – ganz besonders auf einen ausreichenden und umfassenden Krankenversicherungsschutz angewiesen. Einerseits müssen die Dialysebehandlung und alle weiteren ärztlichen sowie medikamentösen Therapien finanziell gedeckt sein. Andererseits sollen Maßnahmen gesichert sein, die z. B. eine Wiedereingliederung in den Beruf oder eine medizinische Rehabilitationsmaßnahme erlauben.

Werden regelmäßig die Beiträge zur gesetzlichen Krankenversicherung entrichtet, hat man Anspruch auf ein umfassendes Leistungsangebot.

Auch **private Krankenversicherungsträger bieten ähnliche Leistungen** an, deren Auflistung jedoch den Rahmen dieses Kapitels sprengen würde.

MERKE

Das **Wettbewerbsstärkungsgesetz** (1.4.2007) hat zum Inhalt, dass alle krankenversichert sein sollen. Doch es gibt Ausnahmeregelungen, und der Leistungsanspruch an die jeweilige Krankenkasse ist abhängig von einer Beitragszahlung. Werden Beiträge 2 Monate nicht entrichtet, kommt es zum Ruhen des Leistungsanspruchs (§ 16 SGB V).

4.1.1 Zuzahlungen zu Leistungen der Gesetzlichen Krankenversicherung (GKV)

Die Höhe der Zuzahlungen zu Leistungen der Krankenversicherung ist unterschiedlich. Sie beträgt für die Versicherten, so lautet der Gesetzestext, *„... zehn von Hundert des Abgabepreises, mindestens jedoch fünf Euro, höchstens zehn Euro, allerdings jeweils nicht mehr als die Kosten des Mittels".* Die Zuzahlungen betragen 10 EUR pro Kalendertag für stationäre Maßnahmen, dazu zählen auch Rehabilitationsverfahren. Bei Heilmitteln und häuslicher Krankenpflege beträgt die Zuzahlung 10 % der Kosten sowie zusätzlich 10 EUR pro Verordnung.

Bei Krankenhausbehandlungen, Anschlussheilbehandlungen und bei häuslicher Krankenpflege ist die Zuzahlung 10 EUR pro Tag auf 28 Tage je Kalenderjahr begrenzt.

Die Belastungsgrenze für Zuzahlungen

Jeder gesetzlich Versicherte muss zuzahlen, die zumutbare Belastungsgrenze nach § 62 SGB V beträgt für Versicherte 2 % der Summe der jährlichen Bruttoeinnahmen aller im Familienverbund lebenden Angehörigen. Bei Erreichen dieser Höchstbelastung wird dem Versicherten von seiner Krankenkasse eine Bescheinigung ausgestellt, damit weitere Zuzahlungen im verbleibenden Kalenderjahr entfallen.

MERKE

Dialysepatienten, die ständig Fahrt- und Arzneimittelkosten haben, sollten schon zu Jahresbeginn die Höhe der Zuzahlungen von der Krankenkasse ermitteln lassen und diese im Voraus entrichten. So kann der Befreiungsausweis für weitere Zuzahlungen bereits zu Beginn eines Jahres ausgestellt werden und damit das Sammeln von Quittungen und das Auslegen höherer Beträge vermieden werden.

Chronisch kranke Patienten brauchen nur 1 % der Summe der jährlichen Bruttoeinnahmen aller im Familienbund lebenden Angehörigen als Zuzahlung zu leisten. Als chronisch krank gilt derjenige, der wegen einer Krankheit dauerhaft behandelt werden muss. Das bedeutet, dass der Patient im letzten Jahr mindestens einmal pro Quartal wegen derselben Erkrankung in ärztlicher Behandlung gewesen sein muss. Darüber hinaus muss eines der folgenden Kriterien erfüllt sein:

- Ein anerkannter Grad der Behinderung (➤ Tab. 4.1, ➤ Kap. 4.2) von 60 oder eine Erwerbsminderung in gleicher Höhe im Sinne der gesetzlichen Unfallversicherung muss vorliegen oder
- es liegt (für die Zeit seit 01/2017) der Pflegegrad 3, 4 oder 5 vor (bis zum Jahr 2016 war es die Einstufung in die Pflegestufe II, III) oder
- es ist eine kontinuierliche medizinische Versorgung notwendig, um eine lebensbedrohliche Verschlechterung des Gesundheitszustands, eine Verringerung der Lebenserwartung und eine dauerhafte Verminderung der Lebensqualität zu verhindern.

Einen Antrag für die 1 %-Belastungsgrenze für Zuzahlungen stellt der Patient bei der Krankenkasse. Hierfür ist ein ärztliches Attest über die schwerwiegende chronische Erkrankung nötig.

4.1.2 Das Krankengeld

Der Anspruch auf Krankengeldzahlung beträgt max. 78 Wochen innerhalb von 3 Jahren. Um die Voraussetzungen zu erfüllen, muss der Patient

- Mitglied in einer gesetzlichen Krankenversicherung oder
- arbeitsunfähig aufgrund derselben Erkrankung sein oder
- ein bestehendes Beschäftigungsverhältnis haben bzw. Bezieher von Arbeitslosengeld I sein.

Die 78 Wochen gelten unter Anrechnung der Lohnfortzahlung des Arbeitgebers, wenn **Arbeitsunfähigkeit** vorliegt und die Krankenkasse davon Kenntnis erhalten hat. Die Höhe des Krankengelds beträgt 70 % des Bruttoentgelts, maximal aber 90 % des Nettoentgelts. Die Krankengeldzahlung beginnt – bei rechtzeitiger Meldung der Arbeitsunfähigkeit – nach dem Ende der Lohnfortzahlung. Es ist zu beachten, dass im § 48 SGB V ausdrücklich von **„derselben“ Krankheit** gesprochen wird. Die behandelnden Ärzte sollten deshalb sehr genau prüfen, welche Erkrankung zur Arbeitsunfähigkeit geführt hat und nur diese attestieren.

MERKE

Bei einer längeren Arbeitsunfähigkeit wird i.d.R. von der Krankenversicherung erfragt, ob Rehabilitationsmaßnahmen angezeigt sind. Hierzu muss der behandelnde Arzt wissen, dass bei einem dialysepflichtigen Patienten möglicherweise Rehabilitationsmaßnahmen nicht zur Arbeitsfähigkeit führen. In diesem Fall wird der Reha-Antrag zum **Rentenantrag.**

Der **Reha-Antrag** ist innerhalb von 10 Wochen nach Aufforderung zur Beantragung zu stellen, da sonst die Krankengeldzahlung verwehrt wird.

Ist der Patient nach Ablauf der 78 Wochen Krankengeldbezug noch nicht wieder arbeitsfähig, kann er unter Umständen Arbeitslosengeld I beantragen. Dieses wird auch dann gewährt, wenn ein Rentenantrag gestellt ist und darüber noch nicht entschieden wurde. Ab dem Zeitpunkt einer Rentenbewilligung werden Krankengeld und Arbeitslosengeld I mit der Rentennachzahlung verrechnet.

Eine Kündigung des Arbeitsverhältnisses sollte auf keinen Fall erfolgen, da bei einer zeitlich befristeten Rente die Arbeitsstelle erhalten bleibt.

Die stufenweise Wiedereingliederung in den Arbeitsprozess

Zur leichteren Wiedereingliederung in den Arbeitsalltag nach einer längeren Arbeitspause empfiehlt sich die **stufenweise Wiedereingliederung in den Arbeitsprozess.**

Gemeinsam mit dem betreuenden Arzt, dem Arbeitgeber und dem Patienten wird ein Plan erarbeitet. Darin wird festgelegt, in welchem Umfang Arbeit geleistet werden kann und wann eine Erhöhung der Stundenzahl erfolgen soll.

Die Dauer einer solchen Wiedereingliederung soll überschaubar sein (bis zu 6 Monate) und darf v. a. die Zeit des Krankengeldanspruchs nicht überschreiten. Da der Versicherte für die gesamte Dauer einer solchen Maßnahme als arbeitsunfähig anzusehen ist, bekommt er weiter sein Krankengeld, es sei denn, der Arbeitgeber zahlt ihm Arbeitsentgelt. Auf das Letztere besteht aber i. d. R. kein Rechtsanspruch. Näheres zu dieser stufenweisen Wiedereingliederung ist den sog. Arbeitsunfähigkeits-Richtlinien zu entnehmen.

Lohnausfall wegen der Dialysebehandlung

Die Dialysebehandlung ist eine zeitintensive Therapie, häufig kommt es bei berufstätigen Patienten zur Überschneidung der Dialyse- und Arbeitszeit. Damit es zu keinem höheren Lohnausfall kommt, hat der Patient zwei Möglichkeiten. Er kann für die Dialysetage Krankengeld erhalten. Dies wurde in den Richtlinien des Gemeinsamen Bundesausschusses über die Beurteilung der Arbeitsunfähigkeit und die Maßnahmen zur stufenweisen Wiedereingliederung (Arbeitsunfähigkeits-Richtlinien) geregelt, die am 1. Januar 2004 in Kraft getreten sind. Das bedeutet allerdings auch, dass der 78-wöchige Leistungsanspruch schnell erschöpft sein kann, wenn an 3 Dialysetagen pro Woche Krankengeld bezogen wird und eventuell andere Arbeitsunfähigkeitszeiten hinzukommen.

Bei stundenweiser Überschneidung der Dialyse- und Arbeitszeit gibt es die Möglichkeit, sich auf der Grundlage des § 43 Abs. 1 SGB V das Bruttoarbeitsentgelt für die ausfallende Arbeitszeit ersetzen zu lassen. Hintergrund dieser Regelung ist ein Besprechungsprotokoll des GKV-Spitzenverbands während der Fachkonferenz Leistungs- und Beziehungsrecht am 17./18. September 2013 in Berlin.

Welche Möglichkeit für den Patienten geeignet ist, muss mit dem Arzt, der Krankenkasse und dem Arbeitgeber abgestimmt werden.

4.1.3 Fahrtkosten

In den meisten Fällen werden keine Fahrtkosten zu ambulanten Behandlungen übernommen, ausgenommen sind die Fahrten zur Dialyse. Diese müssen vorab genehmigt und die gesetzliche Zuzahlung zu jeder Fahrt bis zur Belastungsgrenze (vgl. Zuzahlung) geleistet werden

Es werden häufig nur Fahrtkosten zur nächsten Behandlungsstätte übernommen, manche Krankenkassen bestimmen darüber hinaus auch den Fahrdienst bzw. ordnen Gemeinschaftsfahrten an.

Bei Patienten, die im Schwerbehindertenausweis die Merkzeichen aG, Bl oder H anerkannt haben oder die Pflegegrade 3, 4 oder 5 besitzen, können auch Fahrten zu anderen ambulanten Behandlungen übernommen werden. Bei Pflegegrad 3 muss zusätzlich noch die dauerhafte Mobilitätseinschränkung ärztlich festgestellt und bescheinigt werden.

4.1.4 Leistungen während des Heimdialysetrainings

Ein Patient, der sich für die Heimhämodialyse entscheidet, wird i. d. R. während des dreimonatigen Trainings krankgeschrieben. Er erhält in dieser Zeit die Lohnfortzahlung vom Arbeitgeber und danach Krankengeld.

4.1.5 Urlaub und Dialyse

Der **Urlaub mit Dialyse innerhalb der Bundesrepublik Deutschland** ist dank der fast flächendeckenden Versorgung mit stationären Dialyseeinrichtungen selten ein Problem.

Die Patienten brauchen in der Urlaubsdialyse eine Überweisung aus der Heimatdialyse, einen aktuellen Arztbrief mit Dialyseregime und ihre Versichertenkarte.

Ein Patient, der seine Krankenhilfe von einem Sozialhilfeträger bekommt, muss vor Reiseantritt klären, ob das Sozialamt der Reise zustimmt und bereit ist, die Dialysekosten zu tragen.

Bei einem **Urlaub in Ländern der EU** sollte die Dialyse in einer dortigen Vertragseinrichtung stattfinden. Dann kann unter Vorlage der Europäischen Krankenversicherungskarte (European Health Insurance Card, EHIC) die Abrechnung direkt über die Deutsche Verbindungsstelle Krankenkasse Ausland (DVKA) mit der eigenen Krankenkasse erfolgen. Bei einem Urlaub in Ländern **mit einem Sozialversicherungsabkommen** (www.dvka.de) benötigt man i. d. R. einen Bezugsberechtigungsschein der Krankenkasse. Wenn dieser akzeptiert wird, kann die Urlaubsdialyse auch über die DVKA abgerechnet werden.

Bei einem **Urlaub in Ländern, mit denen kein Sozialversicherungsabkommen** besteht, können die Kosten nur nach Absprache mit der Krankenkasse bis zu einem Höchstbetrag (zurzeit 189 EUR) pro Dialyse und für 6 Wochen im Kalenderjahr übernommen werden.

Bei privat versicherten Patienten werden Dialysekosten im Ausland übernommen, wenn in den Versicherungsverträgen der Auslandsversicherungsschutz eingeschlossen wurde.

MERKE

Bei Urlaub im Ausland sollte der Patient – egal ob gesetzlich oder privat versichert – immer die Krankenkasse vorab informieren und die Kosten- und Abrechnungsfragen genau klären.

4.2 Das Schwerbehindertengesetz SGB IX

Im § 2 des SGB IX ist geregelt, dass Personen schwerbehindert sind, *„wenn bei ihnen ein Grad der Behinderung (GdB) von wenigstens 50 vorliegt und sie ihren Wohnsitz, ihren gewöhnlichen Aufenthalt oder ihre Beschäftigung auf einem Arbeitsplatz im Sinne des § 73 rechtmäßig im Geltungsbereich dieses Gesetzbuches haben"*.

Ab wann eine Schwerbehinderung aufgrund der Niereninsuffizienz ausgesprochen werden kann, ist in den „Versorgungsmedizinischen Grundsätzen" der „Versorgungsmedizinischen Verordnung" festgelegt (➤ Tab. 4.1).

Für **nierentransplantierte Patienten** gilt, dass unter Beachtung des Gesundheitszustands der GdB nach einem zweijährigen funktionierenden Transplantat auf 50–70 herabgesetzt werden kann.

Je nach aktueller Lebenssituation des Patienten hat die anerkannte Schwerbehinderung eine unterschiedliche Bedeutung. Für alle besteht die Möglichkeit, je nach Höhe des GdB, einen Steuerfreibetrag geltend zu machen.

Für den berufstätigen Dialysepatienten ergeben sich folgende Änderungen: Er hat Anspruch auf zusätzlichen Urlaub, i. d. R. 5 Tage im laufenden Kalenderjahr und einen **erhöhten Kündigungsschutz.** Dieser besagt, dass bei einem Arbeitsverhältnis, das länger als 6 Monate besteht, der Kündigung durch den Arbeitgeber das zuständige Integrationsamt vorher zustimmen muss. Dabei wird geprüft, ob der Arbeitnehmer im Betrieb einen seiner Behinderung entsprechenden Arbeitsplatz bekommen kann. Erst nach dieser Prüfung wird ggf. der Kündigung zugestimmt.

Tab. 4.1 Zuordnung der Nierenfunktionseinschränkungen zum Grad der Behinderung

Grad der Behinderung	Einschränkung der Nierenfunktion
20–30	• Serumkreatinin < 2 mg/dl • Allgemeinbefinden nicht oder sehr wenig reduziert und keine Einschränkung der Leistungsfähigkeit
40	• Serumkreatinin andauernd zwischen 2 und 4 mg/dl • Allgemeinbefinden wenig reduziert und leichte Einschränkung der Leistungsfähigkeit
50–70	• Serumkreatinin andauernd zwischen 4 und 8 mg/dl • Allgemeinbefinden stärker beeinträchtigt und mäßige Einschränkung der Leistungsfähigkeit
80–100	• Serumkreatinin liegt dauernd > 8 mg/dl • Allgemeinbefinden stark gestört und deutliche Einschränkung der Leistungsfähigkeit, bei Kindern keine normale Schulleistungen mehr möglich
100	• Notwendigkeit der Dauerbehandlung mit Blutreinigungsverfahren (Hämodialyse, Peritonealdialyse)

Nachteilsausgleiche und Merkzeichen

Eine Reihe von Vorschriften regelt den Ausgleich der durch die Behinderung entstandenen Nachteile, die z. T. abhängig von zuerkannten Merkmalen (➤ Tab. 4.2) sind. Die Zuerkennung von Merkmalen kann auch bei einer bestehenden Schwerbehinderung und bei einem schlechter werdenden Gesundheitszustand mit einem Änderungsantrag beim zuständigen Versorgungsamt beantragt werden. Hierbei werden die behandelnden Ärzte um ein Gutachten gebeten. Eine persönliche Untersuchung durch einen Gutachter findet selten statt.

MERKE

Das 9. Sozialgesetzbuch (SGB IX) sichert seelisch, geistig oder körperlich behinderten Menschen eine umfassende und schnelle Rehabilitationsberatung zu. Diese Beratung erfolgt durch die von den Trägern der Rehabilitation eingerichteten Servicestellen in den Landkreisen und kreisfreien Städten. Darüber hinaus werden erhebliche Verbesserungen für die Teilhabe behinderter Menschen z. B. am Arbeitsleben oder für die Ausgestaltung eines Arbeitsplatzes im Gesetz vorgesehen. Behinderten Frauen wird die Chancengleichheit im Arbeitsleben zugesichert.

Tab. 4.2 Merkzeichen und Nachteilsausgleiche

Abkürzung	Merkzeichen	Wichtigste Nachteilsausgleiche
G	Gehbehindert	• Freifahrt im öffentlichen Nahverkehr nach Erwerb einer Wertmarke oder Kraftfahrzeugsteuerermäßigung • Mehrbedarf bei der Sozialhilfe von 17 % (§ 30 SGB XII)
B	Ständige Begleitung	Kostenlose Mitnahme einer Begleitperson im öffentlichen Nah- und Fernverkehr
aG	Außergewöhnlich gehbehindert	• Freifahrt im öffentlichen Nahverkehr nach Erwerb einer Wertmarke und Kraftfahrzeugsteuerbefreiung • Parkerleichterungen/Behindertenparkplätze • Übernahme der Kosten von Fahrten zur ambulanten ärztlichen Behandlung in besonderen Fällen durch die gesetzliche Krankenversicherung • Mehrbedarf bei der Sozialhilfe von 17 % (§ 30 SGB XII)
H	Hilflos	• Freifahrt im öffentlichen Nahverkehr nach unentgeltlichem Erwerb einer Wertmarke und Kraftfahrzeugsteuerbefreiung • Übernahme der Kosten von Fahrten zur ambulanten ärztlichen Behandlung in besonderen Fällen durch die gesetzliche Krankenversicherung
RF	Rundfunkgebühren	• Ermäßigung von der Rundfunkgebührenpflicht • Telefonermäßigung
BL	Blind	• Freifahrt im öffentlichen Nahverkehr nach unentgeltlichem Erwerb einer Wertmarke und Kraftfahrzeugsteuerbefreiung • Parkerleichterungen/Behindertenparkplätze • Blindengeld • Befreiung von der Rundfunkgebührenpflicht • Telefonermäßigung • Übernahme der Kosten von Fahrten zur ambulanten ärztlichen Behandlung in besonderen Fällen durch die gesetzliche Krankenversicherung • Befreiung von der Hundesteuer für ausgebildete Hunde (gültig in vielen Gemeinden)
Gl	Gehörlos	• Freifahrt im öffentlichen Nahverkehr nach Erwerb einer Wertmarke oder Kraftfahrzeugsteuerermäßigung • Befreiung von der Hundesteuer für ausgebildete Hunde (gültig in vielen Gemeinden)
TBL	Taubblind	Befreiung von der Rundfunkgebührenpflicht

4.3 Renten und Rentenantragsstellung SGB VI

Während des Leistungsanspruchs auf Krankengeld sollte die weitere berufliche Zukunft geplant werden. Dabei kann u. a. überlegt werden, ob Rehabilitationsmaßnahmen die Erwerbstätigkeit verbessern bzw. erhalten können oder ob es sinnvoll ist, eine Teil- oder Vollerwerbsminderungsrente zu beantragen.

Vor einer Rentenantragstellung sollte in jedem Fall eine Rentenauskunft bei der Deutschen Rentenversicherung eingeholt werden, damit auch die finanzielle Auswirkung richtig einzuschätzen ist. Die Zubilligung einer vollen Erwerbsminderungsrente hat die Einstellung der Krankengeldzahlung zur Folge, auch wenn rechnerisch noch Krankengeldanspruch besteht.

Die Voraussetzung für eine Erwerbsminderungsrente richtet sich in erster Linie nach dem körperlichen Leistungsvermögen. Liegt dieses unter 3 Stunden täglich, spricht man von einer vollen Erwerbsminderung, liegt es zwischen 3 und 6 Stunden täglich, von einer teilweisen Erwerbsminderung. Kann der Patient noch mehr als 6 Stunden täglich arbeiten, liegt keine Erwerbsminderung vor.

Neben den gesundheitlichen Voraussetzungen müssen noch versicherungsrechtliche Voraussetzungen erfüllt sein. Die besagen, dass eine allgemeine Wartezeit von 5 Jahren vor Eintritt der Erwerbsminderung vorliegen muss und in dieser Zeit 3 Jahre Pflichtbeiträge geleistet wurden. Diese Rente wird i. d. R. nur auf Zeit gewährt. Fallen die gesundheitlichen Voraussetzungen weg (z. B. nach einer Transplantation), kann die Rente wieder entzogen werden.

Die Altersrente aufgrund der Schwerbehinderung ist ab dem 63. Lebensjahr ohne Abzüge möglich, wenn 35 Jahre Wartezeit erfüllt sind und eine anerkannte Schwerbehinderung zum Antragsdatum vorliegt. Im Zuge der Rentenreform steigt dieses Renteneintrittsalter für Menschen, die nach dem 1. Januar 1952 geboren sind, analog zum regulären Renteneintritt an. Ein vorheriger Renteneintritt ist ebenfalls möglich (ab dem 60. Lj.), hier ist aber i. d. R. mit Abzügen (0,3 %/Mon.) zu rechnen.

MERKE

Mit der Einschränkung seiner Berufstätigkeit oder deren Aufgabe beginnt für den Patienten ein gravierender Einschnitt in das bisherige Leben. Daher sollte dies nur nach Abwägung aller Faktoren geschehen und erst dann, wenn der Krankheitsverlauf richtig eingeschätzt werden kann.

4.4 Die Versorgung hilfsbedürftiger Patienten außerhalb der Dialyseeinrichtung

Wenn sich neben der dialysepflichtigen Niereninsuffizienz weitere körperliche oder geistige Einschränkungen ergeben, kommt es zu Problemen bei der häuslichen Versorgung. Um die richtigen Hilfen zu beantragen, ist es wichtig zu erkennen, welche Art und Dauer die Unterstützung haben muss.

Bei der vorübergehenden Unterstützung, z. B nach einem Krankenhausaufenthalt, einer Operation oder einer Verschlimmerung einer Krankheit, können Pflege und/oder Haushaltshilfe beantragt werden (§§ 37 u. 38 SGB V). Voraussetzung ist, dass niemand im Haushalt diese Unterstützung übernehmen kann. Die Dauer ist auf 4 Wochen je Krankheitsfall begrenzt. Leben Kinder unter 12 Jahren im Haushalt, kann sich der Anspruch auf Haushaltshilfe auf längstens 26 Wochen verlängern. Für die Hilfestellungen zu Hause muss der Patient die gesetzliche Zuzahlung leisten (➤ Kap. 4.1.1).

Benötigt er darüber hinaus noch eine medizinische Behandlungspflege (Medikamentengabe, Injektionen, Verbände etc.), kann der Arzt diese zusätzlich verordnen (§ 37 SGB V).

Ist die Versorgung zu Hause aufgrund der gesundheitlichen Situation nicht ausreichend möglich, bezahlen die Krankenkassen auch die Unterbringung in einer Einrichtung der Kurzzeitpflege für maximal 4 Wochen. Die Krankenkasse übernimmt die Kosten nur, wenn kein Pflegegrad vorliegt. Die Kosten sind hier gedeckelt, i.d.R. muss der Patient einen Eigenanteil zahlen.

Bei einer längerfristig benötigten Unterstützung muss der Patient einen Antrag auf **Pflegeleistungen (SGB XI)** bei seiner Pflegekasse stellen. **Pflegebedürftig bedeutet, dass der Mensch nicht mehr in der Lage ist, ohne fremde Hilfe durch andere Per-**

sonen seinen Alltag zu bewältigen. Diese Beeinträchtigung muss voraussichtlich für mindestens 6 Monate vorliegen und einen gewissen Grad vorweisen (§ 15 SGB XI).

Der Grad der Pflegebedürftigkeit (PG) wird durch einen Gutachter des medizinischen Diensts der Krankenkasse (MDK) in einem Pflegegutachten festgestellt. Hierfür kommt er in das häusliche Umfeld des Patienten und macht sich ein Bild von der Pflegebedürftigkeit und der notwendigen Unterstützung. Bei der Begutachtung sollte die mögliche Pflegeperson anwesend sein und es sollten alle relevanten medizinischen Unterlagen (Krankenhausberichte, Arztbriefe etc.) vorliegen.

Der Gutachter wird anhand von sechs Lebensbereichen (Modulen) die vorhandene Selbstständigkeit und die notwendige Unterstützung erfassen. Dabei werden die einzelnen Bereiche nach ihrer Bedeutung für den Lebensalltag unterschiedlich gewichtet (➤ Tab. 4.3).

Die Einschätzungen des Gutachters werden aus pflegefachlicher Sicht erfasst, bewertet und in ein

Tab. 4.3 Module der Pflegebegutachtung

Lebensbereich (Modul)		Inhalte der Begutachtung	Bedeutung/Gewichtung für die Feststellung des Pflegegrades
1	**Mobilität**	Einschätzung der Mobilität in der häuslichen Umgebung	10 %
2	**Kognitive und kommunikative Fähigkeiten**	Einschätzung der räumlichen und zeitlichen Orientierung, Erkennen von Risiken, Personen und Sachverhalten, Gesprächsfähigkeit	15 % (es wird das Modul für die Einstufung gewertet in dem die meisten Defizite vorliegen)
3	**Verhaltensweisen und psychische Problemlagen**	Einschätzung, inwieweit der Patient sein Verhalten steuern kann (Angst, Aggression, Abwehr)	
4	**Selbstversorgung**	Einschätzung der Selbstständigkeit bei Körperpflege, Ernährung, Toilettengang, An- und Auskleiden etc.	40 %
5	**Selbstständiger Umgang mit krankheits- oder therapiebedingten Anforderungen und Belastungen**	Einschätzung der Fähigkeit, die krankheitsbedingten Anforderungen selbst zu bewältigen (Medikamenteneinnahme, Arztbesuche, Hilfsmittelumgang, Therapiebesuche, Dialyse)	20 %
6	**Gestaltung des Alltagslebens und sozialer Kontakte**	Einschätzung der Fähigkeit, inwieweit der Patient seinen Alltag ohne fremde Hilfe gestalten kann (Kontaktaufnahme zu anderen Menschen, soziale Unternehmungen etc.)	15 %

Tab. 4.4 Pflegegradeinteilung

Pflegegrad (PG)		Punktzahl	Leistungsumfang
1	**Geringe Beeinträchtigungen der Selbstständigkeit/Fähigkeiten**	12,5–27	• Ambulanter Entlastungsbetrag (zweckgebunden) • Pflegeberatung in häuslicher Umgebung • Versorgung mit Hilfsmitteln • Zuschuss zur Verbesserung des Wohnumfelds
2	**Erhebliche Beeinträchtigungen der Selbstständigkeit/Fähigkeiten**	27–47,5	• Geld- und/oder Sachleistungen ambulant • Ambulanter Entlastungsbetrag (zweckgebunden) • Pflegeberatung in häuslicher Umgebung • Versorgung mit Hilfsmitteln • Zuschuss zur Verbesserung des Wohnumfelds
3	**Schwere Beeinträchtigungen der Selbstständigkeit/Fähigkeiten**	47,5–70	
4	**Schwerste Beeinträchtigungen der Selbstständigkeit/Fähigkeiten**	70– 90	
5	**Schwerste Beeinträchtigungen der Selbstständigkeit/Fähigkeiten mit besonderen Anforderungen an die pflegerische Versorgung**	90–100	

spezielles Punktesystem überführt. Je mehr ein Patient auf personelle Unterstützung angewiesen ist, desto mehr Punkte werden vergeben. Maximal sind 100 Punkte möglich, ab 12,5 Punkten beginnt die Einstufung in einen PG (➤ Tab. 4.4). Jeder Pflegegrad hat einen bestimmten Leistungsumfang. Die Geld- und Sachleistungen steigen ab dem PG 2 mit der Höhe des Grads an. Sie werden regelmäßig den aktuellen Entwicklungen angepasst.

Ab PG 2 können die Geld- und Sachleistungen auch als Kombinationsleistungen in Anspruch genommen werden. Bei den Geldleistungen wird die Pflege von einer Privatperson durchgeführt, bei Sachleistungen durch einen Pflegedienst und bei Kombinationsleistungen werden beide miteinander verbunden. Sachleistungen werden von der Pflegekasse finanziell höher bewertet als Geldleistungen.

Die Regelungen für berufstätige pflegende Angehörige besagen, dass bei akuten Pflegesituationen beim Arbeitgeber kurzzeitige Freistellungen (bis zu 10 Tagen) beantragt werden können. Eine Pflegezeit bis zu 6 Monaten können Beschäftigte beim Arbeitgeber (ab 15 Angestellten) beantragen. Hier erfolgt dann eine unbezahlte Freistellung von der Arbeit. Diese kann komplett oder in Teilzeit genommen werden. Finanzielle Ausfälle können über ein zinsloses Darlehen vom Staat kompensiert werden.

Darüber hinaus gibt es noch weitere Möglichkeiten, Berufstätigkeit und Pflege eines Angehörigen zu vereinbaren. Hier sollten sich Betroffene dringend mit ihrer Pflegekasse in Verbindung setzen.

Regelungen für besondere Hilfen

Eine finanzielle Unterstützung können chronisch nierenerkrankte Patienten, die Leistungen nach den SGB II (Jobcenter) oder SGB XII (Sozialamt) erhalten, für den **Mehrbedarf durch kostenaufwendige Ernährung** bekommen. Der Antrag ist beim zuständigen Leistungsträger zu stellen, der behandelnde Arzt muss eine entsprechende Bescheinigung ausfüllen.

Erstreckt sich die Hilfsbedürftigkeit auch auf die Erledigung von wichtigen persönlichen Angelegenheiten, können Patienten selbst für eine Person ihres Vertrauens eine **Vorsorgevollmacht** erstellen. In dieser wird der genaue Umfang der Vollmacht (Gesundheit, Pflege, Aufenthalt, Wohnangelegenheiten, Vermögen, Postverkehr oder Vertretung vor Gericht) festgelegt.

Bei einem Patienten, der offensichtlich seine Angelegenheiten nicht mehr regeln und eine Vorsorgevollmacht nicht mehr erstellen kann, sollte eine **gerichtliche Betreuung** beim Betreuungsgericht beantragt werden. Hier ist es hilfreich, wenn der Betroffene dem Verfahren zustimmt und der behandelnde Arzt eine entsprechende Stellungnahme ausstellt. Die Entscheidung über Art und Umfang der Betreuung wird dann vom Betreuungsgericht gefällt und überwacht. Wichtige Beratungen und Informationen zu diesem komplexen Thema geben das örtliche Betreuungsgericht und Betreuungsvereine.

KAPITEL

5

Christian Dohmann

Psychologische Aspekte in der Betreuung von Dialysepatienten

Pflege und Betreuung von Dialysepatienten verlangen neben medizinisch-pflegerischem und -technischem Fachwissen eine hohe **soziale Kompetenz** von Pflegekräften.

Die tägliche **Begegnung mit dem chronisch kranken Menschen** ist eine der großen Herausforderungen, der sich die Mitarbeiter im Dialysezentrum stellen müssen.

Deshalb sollte das Wissen der Pflegekräfte nicht bei medizinischen Inhalten aufhören, sondern muss durch Erkenntnisse aus Psychologie und Soziologie ergänzt werden. Das Ziel ist die ganzheitliche, an den Bedürfnissen der Patienten orientierte Pflege und Betreuung.

5.1 Der menschliche Organismus: eine Einheit

Der menschliche Organismus bildet eine Einheit aus Körper und Geist. In vielen Äußerungen des täglichen Sprachgebrauchs wird deutlich, dass diese beiden Aspekte in einer Wechselbeziehung zueinander stehen. Hier werden emotionale Zustände mit körperlichen Symptomen beschrieben, z. B. „das ist mir auf den Magen geschlagen“ oder „das geht mir an die Nieren“.

Im Alltag werden weniger Unterschiede zwischen Körper und Geist gemacht als im medizinischen Arbeitsbereich. Die Einstellung zur Wechselbeziehung zwischen Körper und Geist bestimmt auch die grundlegende Definition von Gesundheit und Krankheit.

Im Folgenden werden drei unterschiedliche Sichtweisen näher erläutert. Aus Sicht der **klassischen Schulmedizin** ist der menschliche Körper eine biologische Maschine. Gesundheit ist ein Zustand, in dem diese Maschine fehlerfrei funktioniert. Der Organismus wird hierbei reduziert auf biologische, chemische und physikalische Mechanismen. Treten Störungen in diesen Mechanismen auf, so ist der Mensch krank. Die Krankheit wird anhand medizinischer Parameter diagnostiziert wie z. B. pathologische Blut- und Urinwerte oder krankheitsspezifische Symptome.

Diese Sichtweise von Gesundheit und Krankheit berücksichtigt weder soziale noch psychische Aspekte des Lebens. Insbesondere die Vielzahl von psychischen Erkrankungen findet hierbei keine Beachtung, denn Stimmungsänderungen, Störungen des Lebensgefühls oder Angst sind keine objektivierbaren körperlichen Krankheiten. Der Mensch wäre gemäß dieser Sichtweise als gesund zu betrachten, obwohl er sich krank fühlt.

In der **Psychologie** wird der Gesundheitsbegriff von zwei Seiten definiert. So ist ein Mensch gesund, wenn er einerseits sein persönliches Wohlbefinden erhalten, seine Bedürfnisse befriedigen und die individuelle Selbstverwirklichung so weit wie möglich erlangen kann. Andererseits soll er die individuelle Kompetenz haben, die Schwierigkeiten des Lebens aktiv bewältigen zu können. Krank im psychologischen Sinne ist der Mensch dann, wenn er diesen Anforderungen des heutigen Lebens nicht gewachsen ist.

Die **soziologische Gesundheitsdefinition** wurde 1967 von dem Medizinsoziologen Parsons formuliert: *„Gesundheit kann definiert werden als der Zustand optimaler Leistungsfähigkeit eines Individuums für die Erfüllung der Rollen und Aufgaben in der Gesellschaft.“* (zitiert nach Waller 1995)

Bei dieser Definition wird Gesundheit daran gemessen, ob ein Mensch in der Lage ist, seinen Rollenanforderungen gerecht zu werden, z. B. als Vater, Ehemann, Arbeitnehmer oder Freund. Krankheit im soziologischen Sinne ist eine Störung im Erfüllen von Rollenerwartungen eines Menschen.

Die vorgestellten Sichtweisen machen deutlich, wie unterschiedlich die Definitionen von Gesundheit und Krankheit sind. Sicher hat jede Sichtweise aus dem jeweiligen Blickwinkel ihre Berechtigung. Einzeln würde allerdings keine der drei Definitionen für die praktische Arbeit in der Pflege von Dialysepatienten ausreichen. Um die komplexe Erkrankung des Patienten zu erfassen, ist vielmehr eine Kombination aus den Faktoren aller drei Definitionen notwendig.

Im Sinne einer ganzheitlichen Betreuung von Dialysepatienten ist es notwendig, ein Modell als Grundlage der Arbeit zu nehmen, das von allen drei Bereichen – Medizin, Psychologie und Soziologie – partizipiert.

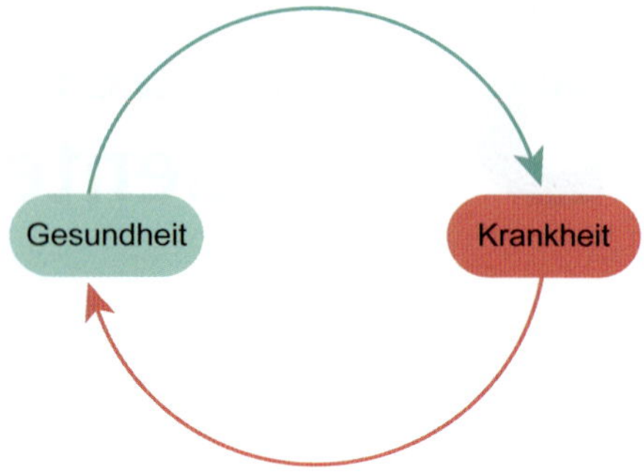

Abb. 5.1 Weder Krankheit noch Gesundheit sind absolute Zustände [L190]

Das bio-psycho-soziale Verständnis von Gesundheit und Krankheit

Das bio-psycho-soziale Modell berücksichtigt medizinische, psychologische und soziale Faktoren bei der Definition von Gesundheit und Krankheit. Die Begriffe Gesundheit und Krankheit sind hierbei nicht starre Gegebenheiten, sondern **zwei Pole eines Spektrums.** Die Übergänge sind fließend und unterliegen einem dynamischen Prozess (➤ Abb. 5.1). Je nachdem, wo sich ein Mensch in diesem Spektrum befindet, kann er mehr oder weniger gesund oder krank sein.

Auf dieses Spektrum wirken körperliche, psychische und soziale Einflüsse ein.

Der Vorteil dieser mehrdimensionalen Sichtweise ist die Berücksichtigung schützender bzw. belastender Faktoren. So sind z. B. ein guter Allgemeinzustand, ein stabiles Immunsystem, ein intaktes soziales Umfeld und psychische Ausgeglichenheit schützende Faktoren. Als belastende Faktoren gelten z. B. Mangelernährung, chronische Erkrankungen, psychische Störungen oder ein gestörtes soziales Umfeld. Die Gesamtheit dieser Einflüsse verschiebt den Akzent entweder in die eine oder die andere Richtung.

Aus diesem Modell ergeben sich wichtige Erkenntnisse für die Arbeit mit Dialysepatienten:

Die nephrologische Erkrankung entsteht meist aufgrund biologischer Ursachen, z. B. immunologische Erkrankungen, Entzündungen, Fehlbildungen. Dennoch hat sie Auswirkungen, die nicht nur den Körper, sondern immer auch die psychische Ebene (z. B. Ängste, Selbstwertgefühl, Aggression, Depression) und die soziale Ebene (z. B. Verlust sozialer Bindungen, Arbeitsverlust, sozialer Status) betreffen. Im günstigen Fall sind die Auswirkungen positiv für den Krankheitsverlauf, im ungünstigen Fall negativ.

Für die umfassende Betreuung von Dialysepatienten ist dieses Modell eine wichtige Grundlage. Sie kann den Pflegenden bei der täglichen Arbeit helfen, das komplexe Bild der nephrologischen Erkrankung zu verstehen. So kann z. B. ein Dialysepatient, der medizinisch gut versorgt ist, privat aber von materiellen Sorgen geplagt wird, seine Krankheit momentan als sehr belastend empfinden.

5.2 Die Situation des Dialysepatienten

Pflege von Menschen mit dialysepflichtiger Niereninsuffizienz *➤ Kap. 3*

Eine Krankheit bedeutet für jeden Menschen einen mehr oder weniger tiefen Einschnitt im täglichen Leben. Bei Dialysepatienten dehnt sich der Krankheitsprozess häufig über viele Jahre aus. Dies hat zur Folge, dass sie sich mit Veränderungen und dauerhaften Einschränkungen in ihrem Alltagsleben konfrontiert sehen. Der betroffene Mensch hat nicht nur die Aufgabe, die körperlichen Veränderungen zu meistern, sondern ist auch gezwungen, sich den psychischen und sozialen Belastungen zu stellen.

5.2.1 Die körperliche Situation

Die chronische Niereninsuffizienz ist häufig von mehreren Erkrankungen begleitet. Zumeist ist ein langer Krankheitsprozess vorausgegangen, der mit Eintritt in die Dialyse einen weiteren Höhepunkt erfährt.

Zu den bereits bestehenden körperlichen Einschränkungen kommen neue hinzu. So muss der Patient häufig eine strenge Diät einhalten und sich der zeitaufwendigen Dialysebehandlung im Zentrum unterziehen. In der Dialyse sind die Arbeitsabläufe zeitlich und technisch straff durchorganisiert. Medizinische Fachkräfte nehmen regelmäßig z. T. schmerzhafte Handlungen am Patienten vor, z. B. Punktionen oder Injektionen. Über eine längere Zeit ist der Patient am Dialysegerät angeschlossen und möglichen Komplikationen hilflos ausgeliefert. Diese Situation kann eine schwere Belastung für den Patienten sein. Besonders gilt dies, wenn Komplikationen auftreten, denn diese bedeuten meistens eine weitere Einschränkung im Alltagsleben. So können z. B. hohe Kaliumwerte zur Folge haben, dass eine strengere Diät verordnet wird oder dass wegen hoher Gewichtszunahme eine weitere Beschränkung der Flüssigkeitszufuhr erfolgt. Dieser Prozess ist – anders als bei Akuterkrankungen – keine einmalige Angelegenheit, sondern eine ständig wiederkehrende Situation.

5.2.2 Die psychische Situation

Die chronische Niereninsuffizienz führt zu einer intensiven emotionalen Reaktion seitens des Betroffenen. Gefühle wie z. B. Angst, Depression, Hilflosigkeit, Hoffnungslosigkeit oder ein geringes Selbstwertgefühl belasten die Situation und bestimmen den Krankheitsverlauf (➤ Abb. 5.2).

MERKE

Im durchorganisierten Dialysealltag kann der Patient weder selbstverantwortlich handeln noch allein entscheiden. Die Verantwortung tragen zumeist der Arzt und das Pflegepersonal. Auf diese Weise kann der Patient schnell regressive Verhaltensweisen entwickeln.

Regression bedeutet, dass ein Mensch auf kindliche Entwicklungsstufen zurückfällt. Ein Beispiel aus der Praxis sind Patienten, die keine Verantwortung für ihren positiven Krankheitsverlauf mehr übernehmen. Regressionen entstehen meistens bei Menschen, die in einem Abhängigkeitsverhältnis stehen (z. B. das Kind zur Mutter oder der Schüler zum Lehrer) und/oder sich in Situationen befinden, die durch Abhängigkeit gekennzeichnet sind (z. B. der Patient zur Pflegeperson). Übertragen auf die Dialyse kann Regression als eine Reaktion des Patienten auf den Zentrumsalltag und dessen Routine verstanden werden.

Eine andere mögliche Veränderung der Persönlichkeit ist die sog. **egozentrische Verhaltensweise.** Egozentrisch bedeutet „ichbezogen sein". Alle Äußerungen und jedes Handeln durch Ärzte und Pflegepersonal wird in Bezug auf sich selbst und die eigene Krankheit gesehen. Die Beobachtung bezieht sich jedoch nicht nur auf das medizinische Personal, sondern erfolgt auch ständig an sich selbst. Kleinste Veränderungen, Verschlechterungen und Schmerzen werden ganz genau wahrgenommen und als

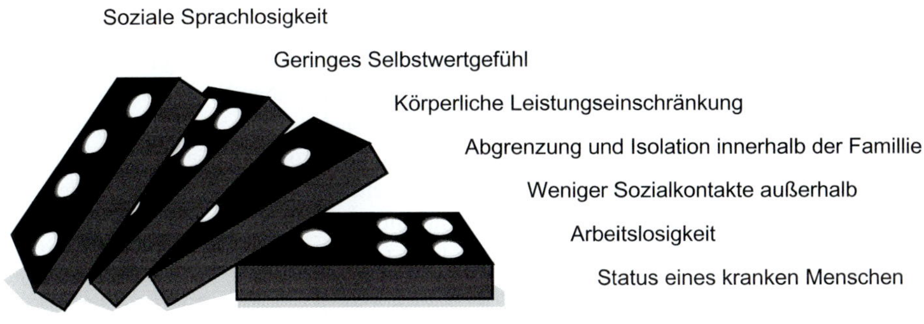
Soziale Sprachlosigkeit
Geringes Selbstwertgefühl
Körperliche Leistungseinschränkung
Abgrenzung und Isolation innerhalb der Famillie
Weniger Sozialkontakte außerhalb
Arbeitslosigkeit
Status eines kranken Menschen

Abb. 5.2 Die Situation des Patienten [M634, L138]

Verschlimmerung des Krankheitszustands angesehen. Diese Patienten lassen häufig hypochondrische Züge erkennen. Wirkt sich die Gabe eines Placebomedikaments positiv auf das Empfinden des Patienten aus, kann dies den Verdacht auf eine vorliegende Persönlichkeitsveränderung des Patienten erhärten.

5.2.3 Die soziale Situation

Die Auswirkungen der dialysepflichtigen Niereninsuffizienz auf die sozialen Bindungen (> Kap. 4) der Patienten sind breit gefächert.

In der Familie des Patienten kommt es zu Veränderungen in der bisherigen Rollenverteilung, wodurch das bisherige Gleichgewicht gestört wird. **Beispiele:**

- Der Vater, der vorher der Familienvorstand und der materielle Versorger war, befindet sich jetzt in der Rolle des Hilflosen und Kranken.
- Die Mutter, die den Haushalt geführt hat, benötigt nun selbst Hilfe und Unterstützung im täglichen Leben.
- In der Partnerschaft können durch körperliche Veränderungen Beziehungsprobleme auftreten, z. B. aufgrund einer gestörten Sexualbeziehung.

Weitere Veränderungen finden im Bereich des Erwerbslebens und in der Freizeitgestaltung statt. Viele Patienten sind nicht mehr erwerbstätig. Als Gründe werden die körperliche Verfassung und die zeitaufwendige Behandlung genannt, in vielen Fällen sind aber auch das Empfinden von Unfähigkeit oder das geringe Selbstwertgefühl die Ursache.

Der Umgang mit Freunden und Bekannten wird ebenfalls durch die Erkrankung stark beeinträchtigt. Viele Patienten empfinden sich als nicht mehr gesellschaftsfähig, da sie durch körperliche Veränderungen (z. B. Aussehen, Körpergeruch) oder diätetische Vorschriften nicht mehr wie vorher am Gesellschaftsleben teilnehmen können. Die Sozialkontakte werden eingeschränkt, was eine soziale Abgrenzung und Isolation zur Folge haben kann.

Diese Veränderungen lassen häufig Konflikte aufkommen, die vom Patienten und dem gesamten sozialen Umfeld besprochen werden müssen. Darin liegt jedoch häufig genau das Problem: Die Themen werden nicht zur Sprache gebracht, da die Beteiligten aus Angst vor einer weiteren Zuspitzung der Situation das soziale Umfeld nicht weiter belasten möchten. Es kommt zu einer Isolation des Patienten. Die Kommunikation unter der Bedingung der Erkrankung muss erst erlernt werden.

5.3 Die Kommunikation

Die Kommunikation im Dialysezentrum ist geprägt durch den Arbeitsalltag der Mitarbeiter auf der einen und den Behandlungsalltag der Patienten auf der anderen Seite.

Dadurch ergeben sich häufig unterschiedliche Stimmungen, die einen wesentlichen Einfluss auf die Kommunikation haben. Dieser Einfluss kann positiv oder negativ sein. Selten ist es möglich, diese Stimmungen schnell zu verändern. Daher ist es wichtig, sich dieser Stimmungen bewusst zu sein, denn Kommunikation die gestern „funktioniert" hat, kann heute schon zu Missverständnissen führen.

Pflegende und Patienten übermitteln mithilfe der Kommunikation Informationen untereinander, die für die Arbeit unbedingt notwendig sind. Ohne Verständigung, ohne Sprache oder nonverbale Kommunikation wäre die Tätigkeit mit Menschen überhaupt nicht vorstellbar.

Wie kommunizieren Menschen? Welche Faktoren spielen hierbei eine wichtige Rolle? Wie kann es zu Kommunikationsstörungen kommen? Diese Fragen sollen innerhalb dieses Kapitels geklärt werden.

5.3.1 Die vier Seiten einer Nachricht

(Nach Friedemann Schulz von Thun, 2010)
In ein und derselben Nachricht sind gleichzeitig viele verschiedene Botschaften enthalten. Wenn wir miteinander kommunizieren, nehmen wir die verschiedenen Anteile wahr. Häufig erfolgt diese Wahrnehmung unbewusst. Am Beispiel von Dialysefachkraft Gaby Huber und Herrn Meier soll dieses verdeutlicht werden:

BEISPIEL

Gaby Huber (Sender) sagt zu Beginn der Behandlung zu Herrn Meier (Empfänger): „Sie haben heute viel Gewicht mitgebracht."

- **Der Sachinhalt:** Zunächst enthält diese Nachricht eine klare Sachinformation. Herr Meier hat zur Dialyse eine größere Menge an Gewicht mitgebracht. Dieses ist jedoch nur ein Teil der Nachricht, daher wenden wir uns den weiteren Botschaften zu.
- **Die Selbstkundgabe:** Der Selbstkundgabeanteil zeigt an, was der Sender von sich selbst preisgibt. Im oben genannten Beispiel offenbart sich die Sorge der Pflegenden, dass Herr Meier so viel Gewicht zugenommen hat und sie daher mit eventuellen Komplikationen während der Dialyse rechnen kann.
- **Der Beziehungsaspekt:** Der Beziehungsaspekt zeigt an, in welcher Beziehung der Sender zum Empfänger steht und was er von ihm hält. Dieser Aspekt äußert sich in der Formulierung, im Tonfall, in der Gestik oder anderen nichtsprachlichen Begleitsignalen. Im konkreten Beispiel ist Frau Huber in der Position, die Gewichtszunahme von Herrn Meier zu kommentieren. Sie ist die zuständige Pflegefachkraft und kann Herrn Meier auf seine hohe Gewichtszunahme aufmerksam machen.
- **Der Appellaspekt:** Jede Äußerung wird nicht „nur so" gesagt. Alle Nachrichten haben die Funktion, auf den Empfänger Einfluss zu nehmen, sein Verhalten in eine bestimmte Richtung zu verändern. Im Beispiel möchte die Pflegende, dass Herr Meier sein Trinkverhalten überdenkt und zur nächsten Dialyse weniger Körpergewicht mitbringt.

Alle vier Seiten sind Bestandteile der Nachricht, obwohl sie nicht explizit ausgesprochen werden.

Die Kommunikation ist aber nicht nur das Senden von Nachrichten, sondern auch das Empfangen. Hierbei spricht man von den **„vier Ohren des Empfängers".** Sie entsprechen den vier Anteilen Sachinhalt, Selbstkundgabe, Beziehung und Appell. Der Empfänger hat prinzipiell die „freie Auswahl", auf welchem Ohr er reagieren will. Diese Tatsache macht Kommunikation sehr kompliziert und birgt viele Möglichkeiten für Störungen innerhalb der Kommunikation. Diese passieren dann, wenn der Empfänger auf einen Anteil Bezug nimmt, auf die der Sender nicht eingehen wollte.

BEISPIEL

Zurück zum oben genannten Beispiel. Herr Meier könnte die Aussage von Gaby Huber ganz unterschiedlich auffassen.

- **Sachinhalt:** Viel Gewicht bedeutet evtl. längere Dialysezeit oder Komplikationen während der Dialyse.
- **Selbstkundgabe:** Frau Huber macht sich Sorgen um mich.
- **Beziehung:** Frau Huber hat das Sagen und kann mich zurechtweisen.
- **Appell:** Ich darf nicht mehr so viel trinken, damit es mir während der Dialysebehandlung gut geht.

Angenommen, die Pflegende wollte den Patienten Herrn Meier dazu anregen, bis zur nächsten Dialyse nicht so viel zu trinken (Appellbotschaft). Herr Meier aber hört nur die Zurechtweisung. Daher reagiert er ungehalten und mürrisch (Beziehungsohr).

An diesem Beispiel wird deutlich, dass der Sender (Pflegende) nur bedingt Einfluss darauf hat, auf welchem Ohr der Empfänger (Herr Meier) hört. Als Sender haben wir nur Einfluss auf die Form der Nachricht und wissen nicht, was der Empfänger aus unserer Nachricht macht.

Im Beispiel geht es auch um die Beziehung zwischen Pflegepersonal und Patient. Gekennzeichnet ist diese durch eine gewisse „Machtposition" der Pflegekräfte gegenüber dem Patienten. Aufgrund des Wissens und der fachlichen Kompetenz kann sich die Pflegende erlauben, Herrn Meier auf sein Fehlverhalten aufmerksam zu machen.

Es gibt verschiedene Arten von zwischenmenschlichen Beziehungen. Wir können zwischen symmetrischen und asymmetrischen (komplementären) Beziehungskonstellationen unterscheiden.

Die **symmetrische Beziehung** ist gekennzeichnet durch eine ebenbürtige Stellung der Kommunikationspartner. Es bestehen keine Unterschiede in der Position und im Ziel der Kommunikation. Beispiele für symmetrische Beziehungen sind Freunde, Kollegen oder ein Team. Kommunikationsstörungen können hier auftreten, wenn sich einer der Partner nicht mehr gleichwertig fühlt, sondern sich unterdrückt sieht, d. h., dass Konkurrenz in die Beziehung eindringt.

Die **asymmetrische Beziehung** basiert auf der unterschiedlichen Position der Beteiligten. Beispiele sind Arzt und Pflegepersonal oder erfahrene Pflegekraft und neue Pflegekraft. Kommunikationsstörungen in dieser Art von Beziehung treten dann auf, wenn einer der Beteiligten seine Position verlässt und diese Veränderung nicht akzeptiert wird. Die vorherige Selbstdefinition beider Kommunikationspartner beginnt zu bröckeln, und die anfängliche Akzeptanz der Rollen wird infrage gestellt.

5.3.2 Grundsätze der Kommunikation

Der Kommunikationswissenschaftler Paul Watzlawick hat fünf Grundsätze (Axiome) über Kommunikation aufgestellt (1969):

Man kann nicht nicht kommunizieren. Im sozialen Verhalten ist jedes Verhalten Kommunikation. Auch wenn auf eine Äußerung keine Reaktion folgt, so ist dies eine Reaktion. Die der Nichtreaktion.

Jede Kommunikation hat einen Inhalts- und einen Beziehungsaspekt. Jede Kommunikation enthält immer einen Sachinhalt (Information) und vermittelt außerdem etwas darüber, wie der Sprecher sich selbst und seine Beziehung zum Gesprächspartner sieht. Dieser Beziehungsaspekt beeinflusst die Kommunikation wesentlich. Schwestern und Pfleger kommunizieren anders miteinander als Schwestern und Ärzte oder Patienten und Ärzte.

Kommunikation ist ein nicht endender Kreislauf. Jedes Verhalten der Kommunikationspartner ist Ursache und Wirkung zugleich. Sender und Empfänger wechseln sich ab, der Kreislauf kann endlos weitergeführt werden. Die Frage, wer angefangen hat, lässt sich nicht eindeutig beantworten. Besonders bei Kommunikationsstörungen wird häufig darüber gestritten, warum der eine auf diese oder jene Weise reagiert. Auf das Beispiel von oben bezogen, könnte es folgendermaßen aussehen:

Nach dem komplikationslosen Anschluss von Herrn Meier an das Dialysegerät spricht er kaum noch und schaut aus dem Fenster. Daraufhin sagt Frau Huber zu ihm: „Sie sind aber schlecht gelaunt." Woraufhin er antwortet: „Ich habe keine schlechte Laune, sie sind doch heute nur mit mir am Schimpfen." Die Pflegende weist den Vorwurf verärgert zurück und meint, ihn lediglich auf die hohe Gewichtszunahme aufmerksam gemacht zu haben.

Wer hat nun angefangen: Herr Meier, weil er durch die hohe Gewichtszunahme die Reaktion der Pflegenden ausgelöst hat, oder Frau Huber, weil sie darauf reagiert hat?

Menschliche Kommunikation bedient sich digitaler und analoger Modalitäten. Es gibt zwei verschiedene Möglichkeiten, etwas mitzuteilen: entweder durch ein Wort, das dem Objekt zugeordnet ist (digital), oder durch eine Entsprechung, z. B. in einer Ausdrucksform (analog).

BEISPIEL

Jemand möchte seine Zuneigung zu einer anderen Person ausdrücken. Er kann dieses verbal tun, indem er es sagt (digital), oder es mit einer Geste ausdrücken, wie z. B. einer Umarmung (analog).

Bei Themen der Beziehung bietet sich die analoge Kommunikation an, da häufig eine Geste oder Mimik mehr darüber aussagt, was ein anderer über uns denkt, als viele Worte. Die digitale Kommunikation bietet sich bei abstrakten und logischen Themen an, z. B. immer dann, wenn der Sachaspekt im Vordergrund steht.

Zwischenmenschliche Kommunikation ist entweder symmetrisch oder asymmetrisch. Wie bereits erläutert, gestalten sich Beziehungen entweder symmetrisch (Freunde, Kollegen) oder asymmetrisch (Arzt und Pflegepersonal). Dies ist mitbestimmend für die Kommunikation.

Die Eigenschaften der menschlichen Kommunikation unterliegen bestimmten Gesetzmäßigkeiten. Für die Arbeit mit Dialysepatienten ist es notwendig, diese zu kennen. Da Kommunikation sehr vielseitig ist, können unzählige Kommunikationsstörungen auftreten. Vor allem kommen sie durch falsche Gewichtung der Botschaften im Sender- und Empfängerbereich zustande sowie bei Missachtung der Kommunikationsgesetze.

5.3.3 Die Kommunikationsstörungen

Störungen beim Senden von Nachrichten

In allen vier Bereichen einer Botschaft, also beim Sach-, Selbstkundgabe-, Beziehungs- und Appellaspekt, können Störungen auftreten:

- Es wird eine unverständliche Sprache verwendet, z. B. eine medizinische Fachsprache. Diese kann vom Empfänger nicht verstanden werden. Es müssen Bildungsniveau, Wissen und eventuelle Sprachbarrieren des Empfängers berücksichtigt werden.

- Der Sender kann sich in Bezug auf den Selbstkundgabeaspekt hinter einer Fassade verstecken und eine Rolle spielen. Der Empfänger merkt unbewusst, dass etwas nicht stimmt. Es kommt zu uneindeutigen und unklaren Botschaften.
- Die Beziehung der Kommunikationspartner ist nicht eindeutig, z. B. wenn der Sender zu vertraulich ist.
- Kommunikationspartner versuchen Beziehungsstörungen über die Sachebene auszutragen und beachten nicht die dazugehörige Beziehungsebene.
- Eine Nachricht wirkt wie ein Appell, ist aber vom Sender nicht so gemeint.

Störungen beim Empfangen von Nachrichten

Das Empfangen von Nachrichten und das, was der Empfänger daraus macht, wie er die Nachricht interpretiert und auf welchen der „vier Ohren" er sie besonders **intensiv wahrnimmt,** sind weitere mögliche Störungsquellen der Kommunikation.

Hierbei spielen unbewusst die Situation, Gefühle, Stimmungen und das Selbstwertgefühl eine große Rolle. Häufig wird auf nur „einem Ohr" gehört, und die „anderen Ohren" bleiben taub. So kann der Sender sagen, was er will: Er wird nicht verstanden bzw. es kommt zu Missverständnissen.

Es wird deutlich, dass die Wahrnehmung eine herausgehobene Rolle in Bezug auf die Kommunikation spielt.

MERKE

Die Psychologie fasst mit dem Begriff **Wahrnehmung** alle Prozesse der Informationsgewinnung und -verarbeitung von Sinneseindrücken zusammen. Dabei ist die Wahrnehmung kein einfacher Reiz-Reaktions-Vorgang. Vielmehr wird die Flut von Informationen, die auf unsere Sinne (Sehen, Riechen, Schmecken, Fühlen, Hören) treffen, von uns selektiert.

Die Auswahl der Informationen, die besonders wahrgenommen werden, ist von verschiedenen Faktoren abhängig. Dabei können individuelle und soziale Faktoren unterschieden werden. Individuelle Faktoren sind z. B. Gefühle, Erziehung, Erfahrungen, persönliche Interessen und Einstellungen. Soziale Faktoren sind z. B. gesellschaftliche Normvorstellungen und Entwicklungen.

Im Laufe seines Lebens wird die Wahrnehmung eines Menschen durch eine Vielzahl von Faktoren beeinflusst und geprägt. So hat jeder Mensch seine individuelle Art, wie er sich selbst, die Welt, in der er lebt, und andere Menschen wahrnimmt oder wie er Ihnen begegnet.

Störungen der Kommunikationsgesetze

Man kann nicht nicht kommunizieren.

BEISPIEL

Dialysefachkraft Klaus verrichtet die stündlichen Blutdruckkontrollen sehr ungern, er hält es für übertrieben, dies wird durch die genervte und schnelle Ausführung deutlich. Nach einer Routinemessung geht es einem Patienten schlecht, er traut sich nicht, nach einer erneuten Blutdruckkontrolle zu fragen, um Klaus nicht noch mehr zu verärgern.

Keine verbale Kommunikation ist auch eine Kommunikation!

Jede Kommunikation hat einen Inhalts- und Beziehungsaspekt. Eine gute Kommunikation findet statt, wenn sich beide Partner über Inhalts- und Beziehungsaspekt einig sind. Probleme treten dann auf, wenn:

- Eine problematische Beziehung auf der Inhaltsebene ausgetragen wird. So werden z. B. Aussagen eines unbeliebten Kollegen leicht abgewertet.
- Differenzen auf der Inhaltsebene auf die Beziehungsebene übertragen werden. Dies geschieht, wenn z. B. ein Patient bezüglich der notwendigen Diät einen anderen Standpunkt vertritt und daraufhin als schwierig betrachtet wird.
- Unklare Beziehungen auf die Inhaltsebene einwirken. So treten z. B. Spannungen auf, weil eine Beratung des Patienten durch eine von ihm als unsympathisch empfundene Pflegekraft durchgeführt wird.

Kommunikation ist ein nicht endender Kreislauf. Die Kommunikationspartner sind sich uneinig darüber, was Ursache und Wirkung des Konflikts ist. Jeder Gesprächspartner legt dieses individuell fest und beharrt darauf, recht zu haben. Dieses Strukturieren von Kommunikation wird auch als Intervention bezeichnet.

Menschliche Kommunikation bedient sich digitaler (Sprache) und analoger (Gestik, Mimik) Modalitäten. Ein Beispiel: Die neue Kollegin in der Dialyse ärgert sich über ihre Mentorin, weil sie während des Aufbaus der Maschine gelächelt und sich angeblich über sie lustig gemacht hat. Die Mentorin dagegen meint, sie habe verständnisvoll gelächelt, weil sie sich noch gut daran erinnern kann, wie schwer es bei ihr am Anfang war.

Die Störung wird oft durch die Mehrdeutigkeit der analogen Kommunikation hervorgerufen.

Zwischenmenschliche Kommunikation ist entweder symmetrisch oder asymmetrisch.

Probleme treten unter diesem Gesetz der Kommunikation auf, wenn bei symmetrischen Beziehungen Konkurrenz oder Ungleichheit auftritt oder bei asymmetrischen Beziehungen die festgelegten Rollen infrage gestellt werden.

Die aufgezeigten Kommunikationsstörungen kommen häufig und regelmäßig vor. Sie können in Gesprächen mit Freunden, Familie, Kollegen oder Patienten auftreten. Für die Arbeit im Dialysezentrum ist es hilfreich, solche Gesprächsmomente näher zu analysieren und auch das eigene Verhalten im Gespräch zu reflektieren.

Eine gute Methode, diese Analyse durchzuführen, ist, die Empfangsvorgänge zu sortieren. Kommen wir zurück auf das o. g. Beispiel von Herrn Meier und der Pflegenden Frau Huber.

Nach dem Vorwurf, sie würde mit ihm schimpfen, ärgert sich Frau Huber sehr. Sie ist „sauer“ auf Herrn Meier.

Es ergeben sich aus dem Beispiel drei verschiedene Vorgänge, aus denen sich die Reaktion von Frau Huber aufbaut:

- Wahrnehmung: das Schweigen und Wegsehen von Herrn Meier.
- Interpretation: Er ist schlecht gelaunt.
- Gefühl: Ärger.

Diese Differenzierung der Empfangsvorgänge ist uns im Alltag nicht bewusst.

Für die Auseinandersetzung mit einer spannungsreichen Situation kann es aber sehr hilfreich sein, diese drei Empfangsvorgänge auseinanderzuhalten.

Wahrnehmen heißt, etwas sehen (das Schweigen).

Interpretieren heißt, das Wahrgenommene mit einer Bedeutung zu versehen (das Schweigen als Ablehnung). Interpretationen sind notwendig und wichtig. Man muss sich aber bewusst sein, dass diese Interpretationen richtig oder falsch sein können.

Fühlen heißt, das Wahrgenommene und Interpretierte mit einem eigenen Gefühl zu beantworten (Frau Huber ärgert sich über das Schweigen von Herrn Meier). Dabei entscheidet die momentane Situation mit, was für ein Gefühl ausgelöst wird. Dieses Gefühl unterliegt keiner Beurteilung, sondern ist eine Tatsache.

Warum ist es hilfreich, diese inneren Vorgänge zu sortieren? Damit sich der Empfänger darüber im Klaren ist, dass seine Reaktion immer **seine** Reaktion ist und er die eigenen Anteile überprüfen kann (Die Pflegende kann Herrn Meier fragen: „Sie sprechen nicht mehr, sind Sie schlecht gelaunt?“ Jetzt kann er bestätigen oder verneinen.).

Folgende Fragen können dabei helfen, diesen „Dreischritt“ durchzuführen:

- Was habe ich wahrgenommen? Worauf habe ich reagiert?
- Wie habe ich das interpretiert? Bin ich mir sicher, dass dies stimmt?
- Welches Gefühl hat dies bei mir ausgelöst?

Eine solche Analyse in kritischen Situationen ermöglicht es, sich darüber klar zu werden, wie die eigene Reaktion entstanden ist. Diese Form der Analyse ist eine Möglichkeit der Metakommunikation. **Metakommunikation** bedeutet, über Kommunikation zu reden/zu reflektieren. Sie kann helfen, Störungen aufzudecken.

In der Pflege von Dialysepatienten wird intensiv über medizinische und technische Behandlungsmöglichkeiten diskutiert. Ein anderes, von den Pflegenden täglich gebrauchtes Handwerkszeug, die Kommunikation mit den Patienten, darf dabei nicht zurückstehen. Sie kann im Sinne einer ganzheitlichen Betreuung verbessert werden.

5.4 Die Gesprächsführung

Für die Arbeit mit Dialysepatienten ist das Führen von Gesprächen unerlässlich. Die Anlässe für Gespräche sind unterschiedlichster Art. Für das Pflegepersonal sind es i.d.R. Alltags-, Informations-, Beratungs- oder auch Problemgespräche. Die Gesprächsführung einer jeden Pflegekraft ist individuell und von persönlichen Erfahrungen geprägt. Jedoch sollten gerade in diesem Bereich einige Grundlagenkenntnisse vorhanden sein, um über Alternativen und Verbesserungen der Gesprächsführung nachzudenken.

5.4.1 Grundlagen der Gesprächsführung

MERKE

Die wichtigsten Gesprächspartner der Dialysepatienten im Zentrum sind die Pflegekräfte. Anders als im Akutbereich der Krankenpflege entwickelt sich eine intensive Beziehung zwischen Pflegepersonal und Patient. Daraus ergibt sich die Notwendigkeit, die Gesprächsführung so zu gestalten, dass sich der Patient frei äußern kann. Dabei ist eine Atmosphäre der Akzeptanz und der allgemeinen Wertschätzung hilfreich.

Carl Rogers ist eine der führenden Persönlichkeiten der humanistischen Psychologie. In seiner klientenzentrierten Gesprächspsychotherapie beschreibt er Klienten und Therapeuten als Partner mit unterschiedlichem Anliegen, wobei der Therapeut den Klienten (Pflegeperson den Patienten) verständnisvoll begleitet, seine Probleme akzeptiert, ohne ihm die Verantwortung abzunehmen.

Die Gesprächsgestaltung ist von drei sog. **Gesprächshaltungen** geprägt: Akzeptanz, Kongruenz und Empathie.

Akzeptanz bedeutet die grundsätzliche Wertschätzung des anderen. Der Mensch wird in seiner Individualität, in seinem „So-sein", akzeptiert und respektiert. Sympathie und Antipathie sollten erkannt und möglichst zurückgestellt werden, damit eine offene Begegnung ohne negative Einstellungen möglich ist.

Kongruenz meint, im Gespräch echt und ohne Fassade zu sein. Eigene Gefühle und Wahrnehmungen werden angemessen geäußert und schaffen so eine Atmosphäre des Vertrauens.

Empathie beschreibt den Aspekt einfühlenden Verstehens. Dies bedeutet, sich in die Welt des anderen hineinfühlen zu können, die Welt aus der Sicht des Patienten zu sehen.

Diese drei Begegnungshaltungen in der Gesprächsführung sind keine Techniken, die man erlernen kann. Vielmehr sind es Haltungen, die sich aufgrund von eigenem Erleben und Erfahren entwickeln. Positive Einstellungen gegenüber den Dialysepatienten und eine ganzheitlich orientierte Patientenbetreuung sind wesentliche Bestandteile dieses Entwicklungsprozesses.

5.4.2 Bedingungen, die das Gespräch beeinflussen

Neben der Grundeinstellung zur Gesprächsführung, die den Verlauf eines Gesprächs bestimmt, gibt es weitere Faktoren, die die Gespräche beeinflussen:

- **Die Pflegende als Person** in ihrer momentanen Situation. Hierzu zählen Faktoren wie Fachkompetenz, Erfahrung, Gefühle, Stimmung, Sympathie und Antipathie gegenüber dem Patienten, Berufszufriedenheit, Zeitdruck und die allgemeine Arbeitssituation.
- **Der Patient als Person in seiner aktuellen Situation.** Dabei sind die besonderen Aspekte der Krankenrolle zu beachten sowie der momentane physische Zustand, z. B. Müdigkeit, Schmerzen oder Unwohlsein.
- **Die Beziehung zwischen Pflegekraft und Patient.** Damit sind die Aspekte der Beziehung zwischen den Gesprächspartnern gemeint. Dies sind für die Arbeit mit Dialysepatienten wichtige Bedingungen, denn häufig haben sich aufgrund der langen gemeinsamen Zeit feste und z. T. intensive Beziehungen gebildet.
- **Der Inhalt des Gesprächs.** Wie zu Beginn bereits erwähnt, gibt es maßgebliche Unterschiede bezüglich des Inhalts eines Gesprächs. Ist es ein Informations-, Alltags- oder Beratungsgespräch? Sollen dem Patienten Mut, Zuversicht oder Trost gespendet werden? Wurde das Gespräch nötig, weil der Patient Ängste oder Trauer zeigte, oder ist ein aktuelles Problem Auslöser des Gesprächs?
- **Die äußeren Bedingungen.** Eine große Bedeutung haben in diesem Zusammenhang die Faktoren Zeit und Ort. Für intensive Gespräche mit anspruchsvollem Charakter sollten eine angemessene Zeit und ein angemessener Ort gewählt wer-

den. Die äußeren Bedingungen sollten mit dem Inhalt des Gesprächs harmonieren.
- **Die biografischen Bedingungen.** Die sozialen Bedingungen, Erfahrungen, Prägungen und Einflüsse, die ein Mensch im Laufe seines Lebens erfährt, formen seine individuelle Art, Gespräche zu führen. Gerade in der langjährigen Betreuung von Dialysepatienten besteht die Möglichkeit, diese Bedingungen zu erkennen, um sie bei der Gesprächsgestaltung zu berücksichtigen.

Die Bedingungen, die das Gespräch beeinflussen, sollten den Pflegepersonen in der Praxis bewusst sein, um störende Faktoren möglichst zu vermeiden und fördernde Aspekte miteinzubeziehen.

5.4.3 Tipps für die praktische Durchführung von Gesprächen

Die nachfolgenden Tipps sollen helfen, die eigene Fähigkeit der Gesprächsführung zu optimieren und neue Techniken zu gestalten.
- Pflegende sollten lernen, den Patienten zuzuhören. Patienten brauchen die Möglichkeit, frei und ausführlich über sich zu sprechen. Häufig lenkt man das Gespräch durch das Erzählen eigener Erfahrungen auf sich. Das Gespräch sollte jedoch beim Patienten und seinem Anliegen bleiben.
- In der täglichen Praxis ist es notwendig, dem Patienten Fachwissen zu vermitteln und mögliche kritische Verhaltensweisen zu kommentieren. Das Ziel dieser Gespräche ist es, die persönliche Kompetenz der Patienten zu erweitern und damit ihre Lebensqualität zu erhöhen. Zur Erreichung dieses Ziels haben Pflegekräfte und Patienten unterschiedliche Handlungsebenen. Es ist gerade für Pflegekräfte notwendig, sich über ihre Handlungsebene klar zu sein. Damit ist gemeint, nicht die Verantwortung für das Handeln der Patienten zu übernehmen, denn dieses Verhalten birgt die Gefahr der Frustration in sich, wenn ein Patient das Wissen und die Hilfestellungen nicht annimmt.
- Durch die häufig langjährige Beziehung zwischen Pflegekraft und Patient passiert es bisweilen, dass Pflegekräfte die Probleme der Patienten sehr persönlich nehmen. Sie „gehen ihnen zu Herzen." Ein zu betroffener Helfer hilft dem Patienten sehr wenig. Erforderlich ist eine professionelle Distanz zu dem Inhalt des Gesprächs, dies nützt auch dem Selbstschutz der Pflegekraft.
- Während eines Gesprächs können Pausen eintreten. Diese Pausen, besonders wenn es um unangenehme Themen geht, sind oft schwer auszuhalten. Pflegende sollten sich dennoch bemühen, diese Pausen auszuhalten, statt sie rasch zu beenden. Die Pausen sind für den Patienten wichtig, um über das Gesprochene nachzudenken und ein Resümee zu ziehen.
- Es geht dabei nicht darum, eine kühle Distanz zum Gegenüber aufzubauen. Anteilnahme und Verständnis sind für den Patienten enorm wichtig. Die Art der Gesprächsführung sollte es jedoch ermöglichen, dass die Ressourcen und Bewältigungsmöglichkeiten bei ihm selbst aktiviert und gefördert werden.
- Während des Gesprächs sollte die eigene Betroffenheit angemessen geäußert werden. Es hilft sehr wenig, wenn die Pflegekraft in der Gesprächssituation nicht ehrlich ist und eine Fassade aufbaut. Durch die langjährige Beziehung kennt der Patient die einzelnen Pflegekräfte der Dialyse meistens sehr gut. Unechte Verhaltensweisen werden erkannt und schaffen kein Vertrauen. Fehlendes Vertrauen behindert das Gespräch.
- Interpretationen sollten vermieden werden. Es muss klar sein, was der Patient gesagt hat, und nur darum sollte es gehen. Das Stellen von Rückfragen zeigt, dass die Pflegenden das Thema klar und deutlich verstanden haben. Ist etwas unklar, wird das Gespräch gestoppt und nachgefragt.
- Das Äußern von Ratschlägen sollte vermieden werden. Was einem selbst geholfen hat, muss nicht auch für den anderen gut sein.
- Für das Gespräch spielt der Zeitfaktor eine große Rolle. Es muss klar sein, wie viel Zeit für das Gespräch zur Verfügung steht. Jedoch sollten Gespräche unter Zeitdruck nicht gleich abgeblockt werden, auch kurze Gespräche können helfen.
- Wenn die Pflegekraft nicht glaubt, der richtige Gesprächspartner zu sein, dann äußert sie das und versucht, eine geeignete Person zu finden. Nicht jeder kann zu jedem Thema etwas sagen. Die Tatsache der langen Beziehung zwischen Personal und Patienten und des daraus entstandenen Vertrauens kann hier genutzt werden.
- Treten Störungen im Gespräch auf, z. B. Aggressionen oder Ängste, werden diese angesprochen

und bearbeitet. Erst dann sollte das zuvor begonnene Thema behandelt werden.

5.5 Der Umgang mit Patienten in schwierigen Lebenssituationen

Nicht selten zeigen Dialysepatienten im Zentrumsalltag depressive oder aggressive Verhaltensweisen, die für das Pflegepersonal eine besondere Herausforderung darstellen. Darüber hinaus sind einige Patienten nicht in der Lage, sich der neuen Lebenssituation „Dialysepflicht" anzupassen. Alle Informationen und Beratungen seitens des Pflegepersonals werden ignoriert, und häufig kommt es zu einem selbstschädigenden Verhalten. Dieses Verhalten ist für das Pflegepersonal schwer auszuhalten. Anhand von konkreten Fallbeispielen soll verdeutlicht werden, wie sich die betroffenen Personen dieser Herausforderung stellen können. Um das Verhalten des Patienten zu verstehen, muss es genau beschrieben werden. Auch die Begleitumstände, die mit dem Verhalten einhergehen, sollten genau erfasst werden.

Unter **Verhalten** versteht man:

- Was man sehen kann (das Tun des Patienten)
- Was man hören kann (Stimmlage, Stimmungsschwankungen)
- Worüber der Patient Auskunft gibt (Gedanken, Gefühle)
- Was man messen kann (z. B. Blutdruck als Zeichen innerer Erregung)

Die **Begleitumstände** geben wichtige Hinweise, warum ein Verhalten auftritt. Sie können aufzeigen, wo auf das Verhalten eingewirkt werden kann. Wichtige Begleitumstände des Verhaltens sind:

- Räumliche Bedingungen, z. B. Patient kommt in einen neuen Behandlungsraum.
- Zeitliche Bedingungen, z. B. vor einem Krankenhausaufenthalt.
- Körperliche Bedingungen, z. B. Übermüdung nach einer unruhigen Nacht.
- Anwesenheit anderer Personen, z. B. jemand fühlt sich durch die Anwesenheit dritter gehemmt und zieht sich zurück.
- Aktuelle Lebensveränderungen, z. B. Eintritt in die Rente.
- Allgemeine Lebensumstände, die ein Verhalten begründen, z. B. Probleme in der Partnerschaft, im Beruf oder Freundeskreis.
- Bedingungen, die dem Verhalten vorausgehen, z. B. der Patient wird vom Taxi zu spät abgeholt, das Anlegen verzögert sich, eine Vorbereitung auf die Behandlung ist nicht möglich.

Durch eine konkrete Beschreibung des problematischen Verhaltens und eine Analyse der Begleitumstände können sinnvolle Reaktionen seitens der Pflegekräfte erarbeitet werden.

Dieses soll am Beispiel aggressiver und depressiver Verhaltensweisen näher erläutert werden.

5.5.1 Der aggressive Patient

Das Auftreten von aggressiven Verhaltensweisen seitens der Patienten ist eine relativ häufige Erscheinung in der Arbeit mit Dialysepatienten. Das fordernd aggressive Verhalten stört die Beziehung zwischen Patient und Dialyseteam empfindlich. Es ist mit dem Selbstbild des Pflegepersonals häufig unvereinbar. Für den Umgang mit aggressiven Dialysepatienten ist es absolut notwendig, dass man die Beweggründe für das Verhalten kennt und je nach den Ursachen unterschiedlich damit umgeht.

BEISPIEL

Herr K. (50 Jahre) ist seit drei Jahren an der Dialyse, seinen Beruf als Busfahrer übt er seit dieser Zeit nicht mehr aus. Er gilt im Dialyseteam als sehr fordernd und distanzlos. Viele Kollegen aus dem Team betreuen Herrn K. nicht gerne. Sie behandeln ihn förmlich und höflich, ohne eine nähere Beziehung zu ihm aufzubauen.

Wenn Herr K. morgens zur Behandlung kommt, äußert er sehr direkt, dass er pünktlich angelegt werden möchte. Er unterstreicht seinen Wunsch dadurch, dass er zwei Minuten vor seinem Anlegetermin läutet und nach der Pflegekraft verlangt. Treten Komplikationen während der Behandlung auf, hat immer die betreuende Pflegekraft „Schuld" („bei den anderen klappt das immer; Sie haben wohl schlecht geschlafen"). Gegen Ende der Behandlung läutet Herr K. ebenfalls, um auf einem pünktlichen Ablegen zu bestehen. Dabei interessiert ihn nicht, ob die Pflegekraft gerade beschäftigt ist. Kommt es zu Verzögerungen, ist Herr K. sehr ungehalten und beginnt zu schimpfen. Allgemein ist Herr K. äußerst unbeliebt. Er wird von vielen Kollegen des Dialyseteams nicht gerne betreut.

Das beschriebene Beispiel ist so oder ähnlich jeder Pflegekraft in der Dialyse bekannt. **Das Verhalten des aggressiven Patienten hat hier sicher nichts mit der einzelnen Pflegeperson zu tun, denn viele unterschiedliche Kollegen machen die gleiche Erfahrung.** Für den Umgang mit diesen Patienten ist es vorab erst einmal wichtig zu wissen, was er mit dem Verhalten erreichen möchte. Dieses Erkennen ermöglicht das Entwickeln von Handlungsstrategien im alltäglichen Umgang.

Die Aggression ist Ausdruck allgemeiner Frustration des Patienten.

5

Der Patient erlebt in der Behandlungssituation eine Abhängigkeit von der Dialysemaschine und vom Personal des Dialysezentrums. Das selbstbestimmte Planen und Handeln ist nicht möglich, sodass sich Frustrationen anstauen und Kleinigkeiten das „Fass zum Überlaufen bringen". Die Frustrationen äußern sich als unangemessene Aggressionen. In diesem Fall sollte auf die momentane Situation des Patienten eingegangen werden. Wird diese konkret angesprochen, könnte die einleitende Frage gestellt werden: „Was ist los?" Der Patient hat nun die Möglichkeit, seine Enttäuschung, seine Wut oder seinen Ärger zu äußern, ohne dabei seine Beziehung zur Pflegekraft zu stören. Die Aggression bleibt dann da, wo sie hingehört.

Das aggressive Verhalten wird als Möglichkeit genutzt, Wünsche und Bedürfnisse zu äußern, um damit Regelungen und Behandlungswünsche zu erreichen.

Häufig reagiert der Patient nicht bewusst aggressiv, sondern hat in diesem Moment keine anderen Mittel, sich auszudrücken. Hierbei ist es notwendig, von dem aggressiven Verhalten des Patienten Abstand zu nehmen und zu hinterfragen, was der Patient geregelt haben möchte. Die gemeinsame Lösung, unter Berücksichtigung der Möglichkeiten im Zentrum, ist hier das Ziel. Die (eingeschränkten) Möglichkeiten müssen dem Patienten klar und deutlich gemacht werden. Der Prozess, eine gemeinsame Lösung zu finden, braucht oft eine längere Zeit. Das geeignete Vorgehen ist von den Pflegekräften im Team zu erörtern.

Das aggressive Verhalten dient zur Beziehungsklärung zwischen Pflegepersonal und Patienten.

An Patienten und Pflegepersonal sind bestimmte Rollenerwartungen, Machtpositionen und Selbstbilder geknüpft. Diese werden rasch und meistens unauffällig ausgehandelt. Gelingt dies nicht, werden Positionen eingenommen, die der andere nicht anerkennen will oder kann. In diesem Fall ist das Tolerieren des aggressiven Verhaltens des Patienten nicht förderlich. Das Reagieren mit Gegenaggression garantiert jedoch ebenfalls keinen Erfolg. Das Ansprechen des Problems mit der nötigen Ruhe und Gelassenheit ist die beste Lösung: „Wir sind in diesem Punkt unterschiedlicher Meinung. Sagen Sie mir, was Sie darüber denken, und ich sage Ihnen meine Meinung dazu".

Die Intervention bei aggressiven Verhaltensweisen bedarf eines Mehraufwands an Arbeit und Zeit. Jedoch sollte nicht vergessen werden, dass gerade die gute Beziehung zwischen Patient und Pflegepersonal eine wichtige Grundlage für den positiven Krankheitsverlauf seitens des Patienten und für die Arbeitszufriedenheit seitens des Pflegepersonals ist. Eine gestörte Beziehung ist enorm belastend für beide Seiten.

5.5.2 Der depressive Patient

Die Erfahrung von Antriebsarmut und depressiver Verstimmung ist vielen Menschen bekannt. Fast jeder Mensch macht im Laufe seines Lebens solche Tiefpunkte durch. Der Krankheitsverlauf vieler Dialysepatienten ist häufig von Krisen und Verschlechterungen geprägt. Diese Lage begünstigt das Entstehen von Depressionen. Der Patient fühlt sich in dieser Situation hoffnungslos, ausgebrannt und antriebsarm. Er sieht keinen Sinn mehr im Leben, und Wege aus dieser Situation heraus sind dem Patienten nicht bekannt. Begleitet werden Depressionen von körperlichen Beschwerden wie Appetitmangel, Schlaflosigkeit, Konzentrations- und Gedächtnisstörungen. Diese Symptome bestimmen die gesamte Situation des Patienten. Sie lassen eine „Mauer" um ihn herum entstehen, die auch von den Betreuenden als schwer überwindbar empfunden wird.

BEISPIEL

Frau K. ist seit vier Jahren Dialysepatientin und kam bisher mit der Dialyse sehr gut zurecht. Das änderte sich, als Frau K. mit einem Shuntverschluss stationär aufgenommen werden musste. Diese Situation belastete Frau K. sehr. Sie äußerte häufig, dass sie sich als Belastung für ihren Mann empfinden würde und es ihm besser gehen würde, wenn sie nicht mehr da wäre. Die Situation änderte sich auch nach dem Krankenhausaufenthalt nicht, obwohl der neue Shunt problemlos zu punktieren war. Frau K. litt an massiven Schlafstörungen und Appetitmangel. Dies belastete ihre körperliche Situation und die Dialysebehandlungen sehr. Während der Behandlung war sie sehr in sich gekehrt. Auf Interventionen seitens des Dialyseteams äußerte Frau K. häufig, dass alles doch keinen Sinn hätte und sie darauf hoffe, dass bald Schluss sei. Auch sonst zog sie sich sehr zurück.

Der Umgang mit depressiven Patienten ist eine große Herausforderung, weil

- immer ein Appell zum Mitleiden davon ausgeht,
- Hilfen und menschliche Zuwendung vom Patienten nicht angenommen werden oder mit Gleichgültigkeit beantwortet werden,
- das Ausbleiben von Reaktionen sehr demotivierend für das Pflegepersonal ist,
- die Kommunikation zum Erliegen kommt, da Rückmeldungen seitens des Patienten nicht erfolgen,
- eine erhöhte Unsicherheit damit verbunden ist, besonders wenn Suizidgedanken geäußert werden.

Das ändert jedoch nichts an der Tatsache, dass gerade diese Patienten eine erhöhte Aufmerksamkeit und Hilfe benötigen.

Wesentliche Unterstützungsmöglichkeiten:

- Das **Verständnis** der Depressionen. Die depressive Situation des Patienten besteht aus verschiedenen Verhaltensweisen, Gedanken, körperlichen Zuständen, Verlusten von Zielen und bestärkenden Faktoren sowie einer negativen Sicht der Gesamtsituation. Werden einzelne Aspekte aus dieser vielschichtigen Situation herausgenommen, sind Interventionen wie Gespräche und Einflussnahme möglich.
- **Gespräche** mit den Patienten über die derzeitige Situation und über die vorherrschenden Gefühle führen. Das Thematisieren der negativen Gefühle in der alltäglichen Praxis braucht viel Zeit und ist belastend für alle Beteiligten. Jedoch sollte gerade depressiven Patienten die Möglichkeit gegeben werden, über ihre Sicht der Lage zu sprechen. Nur so kann eine Änderung der negativen Sichtweise erfolgen.
- Wie im o. g. Beispiel deutlich wird, ist ein zentrales Problem depressiver Patienten, dass sie gegenüber ihrer Umwelt passiv geworden sind und ihr derzeitiges Leben wenig positive Aspekte hat. Daher ist es günstig, **Aktivitäten** mit dem Patienten zu vereinbaren. Das können einfache Handlungen sein, z. B. einen Spaziergang machen oder einkaufen gehen. Damit ist das Ziel verbunden, weitere Interessen anzuregen. Wichtig ist es, dass die Aktivitäten mit dem Patienten zusammen erarbeitet werden. Die Durchführung sollte durch behutsames Nachfragen des Pflegepersonals begleitet werden. So könnte ein Prozess beginnen, in dem weitere Aktivitäten und Ziele mit dem Patienten erarbeitet werden können.

Die Intervention bei Patienten mit Depressionen stellt hohe Anforderungen an die soziale und psychologische Kompetenz des Pflegepersonals. Der Praxisalltag lässt häufig kaum Zeit für intensive Gespräche über Gefühle, Stimmungen und Nöte der Patienten. Darüber hinaus sind diese Gespräche sehr belastend für das Dialyseteam. Aus diesem Grund müssen die Erfahrungen gemeinsam mit Ärzten und Pflegepersonal besprochen werden. Der Beistand durch einen Supervisor kann dabei eine sinnvolle Ergänzung sein.

Eine wichtige Hilfe in der Betreuung depressiver Patienten ist die Begleitung durch einen Psychologen. Dies gilt besonders dann, wenn die Depressionen den Krankheitsverlauf massiv beeinträchtigen und das Wohl des Menschen gefährden.

5.5.3 Die Compliance des Patienten

Der Patient muss sich der Lebenssituation „Dialysepflicht" mit einer Vielzahl von neuen Verhaltensweisen anpassen. Es sind Verhaltensweisen, die die Autonomie eines Menschen beeinträchtigen. Er soll auf die Ernährung achten, er muss Termine einhalten, hygienische Maßnahmen beachten, zuverlässig sein, die Medikamente richtig einnehmen, und er muss Unterstützung und Hilfe vom Dialyseteam annehmen (➤ Kap. 12.3, ➤ Kap. 12.4).

Dabei kommt es bei vielen Patienten zu einer gegenteiligen Reaktion. Das heißt, hilfreiche Verhaltensweisen werden ignoriert und nicht selten ein schädigendes Verhalten praktiziert. Bei solchen Reaktionen sollte immer abgeklärt werden, ob die Zusammenhänge zwischen persönlichem Verhalten und möglichen Komplikationen verstanden werden.

Darüber hinaus können noch andere Ursachen für die mangelnde Compliance vorliegen:

- Der Patient stuft in seiner persönlichen Krankheitsanalyse den „Nutzen" (körperliches Wohlbefinden, gute Prognose) tiefer ein als die „Kosten" (Verlust, Versagen von Genuss). Somit sind die momentanen Einschränkungen eine größere Belastung für das Wohlbefinden, als die möglichen Folgen es sein können.
- Der Patient akzeptiert seine chronische Erkrankung nur teilweise. Er schafft es noch nicht, die komplexen Zusammenhänge zwischen der chronischen Erkrankung und den dazugehörigen Grenzen und Einschränkungen zu erkennen und anzunehmen.
- Die Erwartungen der Pflegenden an den Patienten unterscheiden sich inhaltlich voneinander. Damit wird kein einheitliches Wissen an den Patienten weitergegeben, sondern dieser durch unterschiedliche Informationen stark verunsichert.

Der Umgang mit Patienten, die kritische Verhaltensweisen zeigen, ist für Pflegekräfte schwierig zu gestalten. Häufig kommt es zu Frustrationen bei den Pflegenden, wenn das vermittelte Wissen vom Patienten nicht erfolgreich umgesetzt wird. Die weitere kontinuierliche Information und Beratung ist aber von großer Bedeutung, denn nur dadurch kann der Patient in seiner persönlichen Entwicklung und Kompetenz weiterkommen. Um dies leisten zu können, ist es für die Pflegekräfte hilfreich, sich der eigenen Handlungsebenen (Lehrer, Vermittler, Motivator) bewusst zu sein und sich nicht als Richter oder als Verantwortlicher zu sehen. Ein Bereich, in dem Pflegekräfte hier erfolgreich arbeiten können, ist die Entwicklung von kreativen Methoden zur Wissensvermittlung, z. B. Kochgruppen für Dialysepatienten. Das gemeinsame Ziel ist die hohe Lebensqualität der Patienten. Diese kann nur von beiden Seiten auf den unterschiedlichen Handlungsebenen erreicht werden.

5

KAPITEL

6 Blutreinigungsverfahren

Frank Biermann, Gerd Breuch, Julius Breuch, Kerstin Gerpheide, Ruth Kauer, Christian Apelian, Hans-Joachim Lutz, Eckhard Müller, Bertil Oser, Constanze Schneider, Willi Servos, Jürgen Tönges, Jürgen Wagner

6.1 Geschichte

Eckhard Müller, Bertil Oser

6.1.1 Geschichte der Nephrologie

Von der Uroskopie zur Urologie

„Farbloser Urin ist schlecht" ist ein Satz, der dem berühmten Hippocrates von Kos lange vor unserer Zeitrechnung zugeordnet wird. So war damals die Urinschau, die Uroskopie (➤ Abb. 6.1), die früheste Form der nephrologischen Diagnostik. Es fielen den Heilern der Antike wohl auch schon eine Pyurie bei Infekten, sandiges Urinsediment bei Steinleiden oder eine Hämaturie (meist bei Schistosomiasis) ins Auge, sodass sie der Uroskopie eine entsprechende Bedeutung beimaßen. Auch auf diese Zeiten geht der Begriff des honigsüßen Durchflusses (Diabetes mellitus) zurück, zu dessen Entdeckung offenbar mehr gehörte als die bloße Betrachtung des Urins.

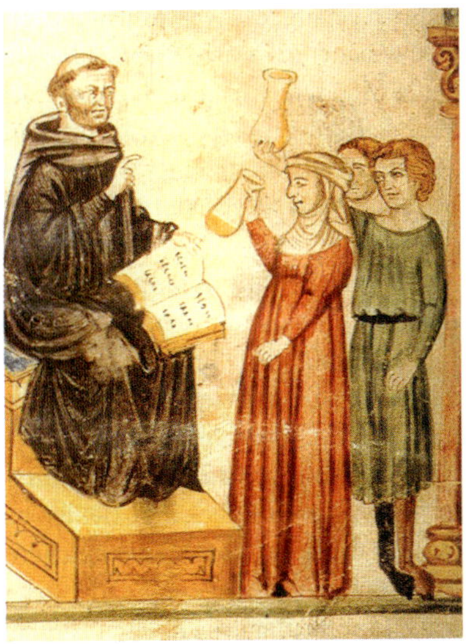

Abb. 6.1 Konstantin der Afrikaner (um 1020) bei der Harnuntersuchung

Die Ursprünge der Schriften über Krankheiten des nephrologischen und urologischen Fachgebiets liegen im Wesentlichen bei der Beschreibung urologischer Krankheitsbilder wie Harnsteinleiden, Urethralstrikturen und anderen, die schon im Zweistromland und bei den alten Ägyptern zu finden sind. Damals fanden auch schon erste Behandlungen mit pflanzlichen oder mineralischen Substanzen statt, genauso wie recht martialisch anmutende operative, eher minimal-invasive Therapien von Harnleiterstrikturen unter Alkoholanästhesie. Aristoteles' Vorstellung von den Nieren war die, dass sie die Blutgefäße im Körper festhielten und darüber hinaus Flüssigkeiten aus dem Körper absonderten, die ihn anderweitig nicht verlassen konnten, was durch erste Versuche der Experimentalmedizin auch bestätigt wurde. So unterband Galen von Pergamon, der Arzt von Marc Aurel, die Harnleiter, um zu beweisen, dass Urin aus den Nieren in die Blase fließt.

Ohne zu verstehen, was sie taten, „dialysierten" bereits die alten Römer und lange Zeit noch ihre Nachfahren Menschen in heißen Bädern, um dort giftige Substanzen aus deren Körpern zu entfernen. Dies versuchten sie manchmal auch, indem sie Patienten in heißen Sand eingruben, nicht ohne sie währenddessen auch noch mit Einläufen und abführenden Substanzen inwendig zu reinigen. Ähnlich arbeiteten die Byzantiner, die bereits Fälle von Nierenversagen beschrieben, mit Umschlägen aus gegrillten Zikaden und Zufuhr großer Flüssigkeitsmengen im Sinne einer forcierten Diurese. In der arabischen Medizin wurden Käfer oder Läuse in die Harnröhre eingesetzt, um bei Harnverhalt oder Anurie die Miktion zu stimulieren.

Von der Anatomie zur Physiologie

Bereits in der Antike machte man sich ein Bild von der schmerzlosen Verhärtung der Nieren (Sklerose), die bei Betroffenen zu Kraftlosigkeit der Gliedmaßen, zum Nachlassen der Urinausscheidung und zur Entwicklung einer Wassersucht führte. Der Versuch, diuretisch wirksame Substanzen zu entdecken und verwenden, wurde verfeinert.

Im 18. Jahrhundert beschrieb Morgano recht treffend einen offenbar urämischen Patienten mit Übelkeit, Erbrechen, Kopfschmerzen und Bewusstseinsstörungen, der bei seiner Autopsie schließlich stark geschrumpfte, harte und unregelmäßig geformte gräuliche Nieren aufwies. Dabei brachte er seinen anatomischen Befund und die klinische Symptomatik in Zusammenhang.

Hatte man im 13. Jahrhundert noch die bloße Vorstellung, der Urin „bösartiger Frauen sei ziemlich farbig, wolkig in der Nacht und konzentriert am Morgen" während der von „Jungfrauen klar, weiß und transparent mit sehr kleinen Bläschen an der Oberfläche" sei, beschrieb Theophrastus Bombastes von Hohenheim, Paracelsus, im 15. Jahrhundert bereits erste chemische Analysen des Urins mit Präzipitationen von Eiweißen. Andreas Vesalius befasste sich bei dem Versuch eines physiologischen Verständnisses genauer mit der Makroanatomie der Nieren. Er schloss, dass Urin aus dem Blut extrahiert werde, bevor er in die Harnwege gelangt. Malpighi, der Begründer der mikroskopischen Anatomie, beschrieb im 17. Jahrhundert erstmals das noch lange „Malpighi-Körperchen" genannte Glomerulum. Er entdeckte auch die Kapillaren und die Feinanatomie des Nephrons.

Von der Pathologie zur Pathophysiologie

Für die Nephrologie besonders bedeutsam war die Erkenntnis von Richard Bright (1789–1858), dass eine Albuminurie in Kombination mit Ödemen bedeute, dass die Nieren erkrankt sind. Er beschreibt die Nephritis, das nephrotische Syndrom, die Urämie und auch schon den Zusammenhang zwischen Nierenerkrankungen und einer Vergrößerung des linken Ventrikels, lange bevor Blutdruck oder Echokardiografie bekannt waren. Nach ihm wurden die Nephritiden lange Zeit „Bright's Disease" genannt.

1853 wurde der Zusammenhang zwischen erkrankten Gefäßen und einem hypertrophierten Herzen erkannt, ein erster Hinweis auf eine essenzielle Hypertonie mit hypertensiver Herzkrankheit und Arteriosklerose. Ludwig Traube sowie Frederick Mahomed wird im Verlauf die Idee vom Zusammenhang zwischen einem Druck innerhalb der Blutgefäße und Herz- und Nierenschädigung im Sinne einer hypertensiven Herz- und Nierenerkrankung zugeschrieben.

Anfang des 19. Jahrhunderts kam nach der Uroskopie und nach den laborchemischen Entwicklungen zunehmend eine verfeinerte und systematisierte Urinmikroskopie auf, die nach dem Kristallnachweis schließlich auch zur Entdeckung von verschiedenen Zylindern und durch Thomas Addis (1881–1949) schließlich zum quantitativen Nachweis zellulärer Elemente führte: *„Wenn ein Patient stirbt darf die Niere zum Pathologen gehen, aber solange er [der Patient] lebt, gehört der Urin uns."*

Neben einer Erweiterung der Urindiagnostik vermochten die Verbesserungen der Mikroskopie natürlich auch Fortschritte bei der anatomischen und physiologischen Erforschung der Nieren zu erreichen, bei der es William Bowman 1842 mit 25 Jahren schließlich gelang, das Nephron anatomisch und funktionell genauer zu beschreiben, dabei entdeckte Jakob Henle 1860 schließlich auch „seine" Schleife.

Auch die Labordiagnostik schritt fort und führte 1868 zur ersten Kalkulation einer GFR und 1898 zur Erfindung eines Systems zur einfacheren Blutgewinnung.

Seit Anfang des 20. Jahrhunderts wurde aufgrund zunehmender pathoanatomischer Kenntnisse und klinischer Erfahrungen die Bright'sche Nierenkrankheit zunehmend differenziert; so wurde zwischen nichtentzündlichen (Nephrose) und entzündlichen akuten, subakuten und chronischen Formen unterschieden. Die AKI wurde bekannt (leider nicht zuletzt durch die Crush-Nieren der zahlreichen kriegerischen Auseinandersetzungen). Schließlich revolutionierte die Einführung der gezielten Nierenbiopsie 1944 durch einen späteren Dialysepionier, Nils Alwall in Schweden, die nephrologische Differenzialdiagnostik und das Verständnis von Erkrankungen.

6.1.2 Geschichte der Hämodialyse

Vorgeschichte

Nach dem mehr oder weniger großen Erfolg der antiken Schwitzeinrichtungen, deren Nachfahren ja bis heute existieren unter der Vorstellung, der Körper entgifte sich über die Haut, bedurfte es einiger Erkenntnisse der Physiologie, bis es zur heutigen Dialyse kam. Diese lösten schließlich die zuletzt einzig mögliche palliative Behandlung des Nierenversagens mittels Bettruhe und einer salzfreien Diät aus Kohlenhydraten, Gemüse und Fett ab. An dünnem Pergament konnte 1854 (Thomas Graham) das Prinzip der Osmose und Dialyse (dia = durch, lyse = Verlust), die Wanderung gelöster Stoffe unterschiedlicher Konzentrationen durch Membranen, erkannt werden. 1913 erfolgten die ersten Dialyseversuche an Hunden, in den 1920er-Jahren sogar unter Verwendung von Peritoneum als Membran. 1924 versuchte Georg Haas aus Gießen erstmals eine Hämodialyse beim Menschen, bei der er deren Effektivität hinsichtlich der Harnstoffelimination und auch die Möglichkeiten der Ultrafiltration erkannte.

Der Beginn

Durchsichtige Zellulose, unter dem Namen Cellophan vermarktet (zunächst als Kunstdarm für die Verpackung von Würsten), und Heparin, was den Blutegelextrakt Hirudin abgelöst hatte, waren die bahnbrechenden Hilfsmittel der ersten Dialyseversuche durch Willem Kolff ab 1943 mittels einer in einer Dialysatwanne rotierenden Trommelniere (➤ Abb. 6.2). Dessen erste 29 Patienten verstarben leider alle, bis an jenem ominösen 11. September 1945 eine erste Patientin ein akutes Nierenversagen überlebte. Nils Alwall entwickelte die Trommelniere weiter, sodass nicht nur wie bei der PD mithilfe des osmotischen Sogs der Glukose im Dialysat eine Ultrafiltration möglich war, sondern auch durch den blutseitigen Druck, indem er den verwendeten langen Cellophanschlauch ummantelte und so dessen Ausdehnung in dem großen Dialysattank begrenzte, um eben den notwendigen Filtrationsdruck zu erzeugen. Ab den 1950er-Jahren entwickelte Curt Moeller in Hamburg das Verfahren weiter, indem er

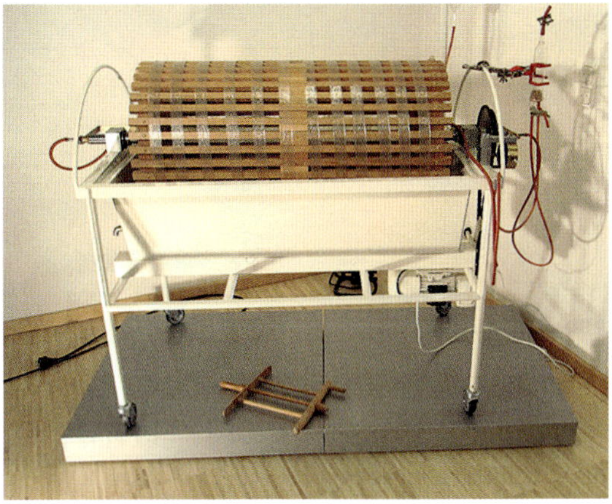

Abb. 6.2 Nachbau der Trommelniere von Willem Kolff [W165-001]

den Tank entbehrlich machte und ein Gegenstromprinzip ermöglichte. Damit fand am 8. März 1950 die erste erfolgreiche Dialyse in Deutschland statt. Alwall gründete im selben Jahr in Schweden das erste Dialysezentrum. Aufgabe der nephrologischen Fachpflege damals: *„Eine Pflegeperson für den Patienten soll während der Dialyse zugegen sein, damit den Ärzten die Betreuung des zumeist tief komatösen Patienten abgenommen ist.“* Die Hauptaufgaben waren das Blutdruckmessen und die Patientenbeobachtung.

Der Zugang

Größte Probleme für Patienten und Behandler bereitete in den Anfängen der Hämodialyse der Gefäßzugang: Ursprünglich mussten operativ je eine Vene und eine Arterie chirurgisch freigelegt werden, um schließlich eine Glaskanüle dort einlegen zu können. Das Verfahren limitierte die Dialysezahl auf maximal zwölf Dialysen, bis keine brauchbare Vene mehr präpariert werden konnte. Ein Drama, abgesehen von all den denkbaren Komplikationen und Beschwernissen des Verfahrens. Manchmal wurden die Kanülen auch bis zur nächsten Dialyse belassen. 1961 entwickelte Shaldon schließlich Katheter zur perkutanen Einlage in Seldinger-Technik, zunächst für die Leistenarterie und -vene, später zur alleinigen Veneneinlage. Eine dauerhafte Dialysetherapie wurde erst durch die Entwicklung der Shuntchirurgie durch Scribner (➤ Abb. 6.3) und dann Brescia

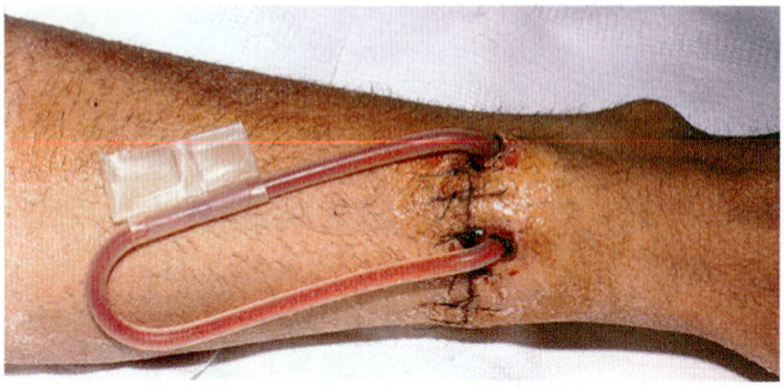

Abb. 6.3 Scribner-Shunt [G054]

und Cimino 1967 möglich, die nach anfänglich außerhalb des Körpers gelegenen Shunts eine interne Verbindung zwischen Arterie und Vene schufen, wie sie noch heute geläufig ist.

Die Entwicklung

Ein wichtiges Problem bei der Dialyse waren die Menge und die Gefahr der Verkeimung der Dialyselösungen für Dialysen von ca. 12 Stunden Dauer. Ihr wurde zunächst durch Temperaturabsenkung der Flüssigkeit auf ca. 0 °C mit anschließendem Wiedererwärmen in einem Wasserbad begegnet – eine Methode mit sehr eingeschränkter Sicherheit. Der Unsterilität auch des Filtermaterials begegnete man im Weiteren mit einer Formalin-Vorfüllung der Filter, später durch sterile Herstellungsverfahren. Angesichts der heute verfügbaren Umkehrosmose und der vielen Verfahren, auf sichere Weise Sterilität zu erzeugen, ein zum Glück Geschichte gewordener Zustand.

Darüber hinaus wurden die Wickeldialysatoren (in den Trommeln umwickelten die Cellophanschläuche die Trommelnabe) im Verlauf kleiner und praktikabler, bis ab 1972 erste Hohlfiberdialysatoren zunächst aus Cellulose, später aus immer biokompatibleren Materialien mit immer besseren Filterleistungen zur Verfügung standen.

Da durch die Weiterentwicklung der Dialyse allmählich eine kontinuierliche und chronische Behandlung auch für Menschen möglich wurde, die sonst todgeweiht waren, stieg natürlich entsprechend der Bedarf an Therapieplätzen, sodass anfänglich die wenigen klinischen Dialyseplätze immer belegt waren. Vergleichbar zur Transplantationssituation heute gab es für Patienten mit terminaler Niereninsuffizienz Wartelisten auf einen Dialyseplatz, limitiert auf Menschen unter 45 Jahren, ohne Begleiterkrankungen und mit stabiler sozialer Lebenssituation. Ein heute fast undenkbarer Zustand. Zum großen Segen für sehr viele Menschen etablierte das Kuratorium für „Heimdialyse" (KfH) ab 1969 in Deutschland unter der Vision von Klaus Ketzler die Heimdialyse in Deutschland. Dank vieler medizinischer, technischer und auch gesundheitspolitischer Entwicklungen der letzten Jahre und Jahrzehnte braucht nunmehr und immerhin in unserem Land kein Patient mehr um einen Dialyseplatz zu bangen.

6.1.3 Geschichte der Peritonealdialyse

Nach den ersten Versuchen am Peritoneum bei Patienten mit Aszites im 18. Jahrhundert mit Lederkathetern und nach der wissenschaftlichen Untersuchung des Peritoneums Ende des 19. Jahrhunderts sowie den oben erwähnten ungezielten Peritonealdialyseversuchen 1913 wurde eine erste humane Peritonealdialyse 1923 versucht, bis in den späten 1950er-Jahren durch die kommerzielle Herstellung von sterilen Dialyselösungen und Kathetern das Verfahren überhaupt praktikabel wurde. Die erste PD mit einem Verweilkatheter fand 1959 statt. Bereits auf das Jahr 1960 ist eine erste automatisierte PD in der Nacht zurückzuführen. Anfänglich betrug die Peritonitisrate 4 pro Jahr. Vor allem durch bessere Beutel- und Konnektionssysteme (sodass die Zahl der Diskonnektionen halbiert werden konnte) sowie implantierbare Kathetersysteme (Tenckhoff) sank sie zunächst auf etwa eine Episode in 2 Jahren, sodass die PD ab den 1970er-Jahren als alternative Form der Nierenersatztherapie heranwuchs. Ebenfalls ab 1970 gingen die ersten Patienten mit einem Cycler in die Heimdialyse.

6.1.4 Geschichte der Transplantation

Nach hinduistischer Mythologie wurde der göttlichen Figur des Ganesh vor über 3000 Jahren ein Elefantenkopf transplantiert. Solche, den Menschen offenbar immer schon faszinierenden Transplantationsmythen finden sich in fast allen Kulturen. Echte

Transplantationen fanden in Form von Hauttransplantationen tatsächlich erst im 19. Jahrhundert statt. Experimentalchirurgische Operationen an Tieren wurden in den ersten Jahren des 20. Jahrhunderts durchgeführt, darüber hinaus ein Xenotransplantationsversuch einer Schweineniere in eine junge urämische Frau. Die erste „echte" Lebendnierentransplantation fand 1952 statt, bei der eine Mutter ihrer Tochter eine Niere spendete, die ohne Immunsuppression immerhin über ca. 3 Wochen ihren Dienst tat. Ihr folgten zunächst weitere Lebendnierenspenden. Die Versuche scheiterten im Wesentlichen an Abstoßungsreaktionen, denen man zunächst durch isolierte Nieren- oder Ganzkörperbestrahlungen Herr zu werden versuchte. Erst die Entwicklung immunsuppressiver Substanzen brachte hier Fortschritte, sodass sich ab 1963 auch die Möglichkeit der postmortalen Spende nicht verwandter Spender etablieren konnte.

6.2 Gefäßzugänge

Hans-Joachim Lutz, Willi Servos, Constanze Schneider

Nach der Etablierung permanent nutzbarer Gefäßzugänge in Shunt- und Katheterform in den 1960er-Jahren (➤ Kap. 6.1) sind die Prinzipien der Zugänge im Wesentlichen unverändert geblieben. Technische und medizinische Neuerungen der seither vergangenen Jahrzehnte haben allerdings dazu geführt, dass sich die Verbindungen zwischen Mensch und Maschine zum Wohl der Patienten weiterentwickelt haben. Dieses Kapitel folgt den seit 2009 vorliegenden Leitlinien und Empfehlungen zum Dialyseshunt. Hierzu zählen die interdisziplinären Empfehlungen der GHIA („Gefäßzugang zur Hämodialyse – Interdisziplinäre Arbeitsgruppe") und der GHEAP („Gefäßzugang zur Hämodialyse – Empfehlungen der Arbeitsgruppe Pflege") – basierend u.a. auf der Leitlinie der Deutschen Gesellschaft für Gefäßchirurgie (DGG) sowie auf den European Best Practice Guidelines. In allen Hygienefragen wird auf die Empfehlungen des Arbeitskreises für angewandte Hygiene in Dialyseeinheiten sowie auf aktuelle Empfehlungen des Robert Koch-Instituts (www.rki.de) verwiesen.

Eine der ersten Aktivitäten o.g. Arbeitsgruppen war die Schaffung einer gemeinsamen Nomenklatur. Demnach hat man sich auf folgende Begriffe geeinigt:

- **Nativshunt:** Gefäßzugang aus körpereigenen Blutgefäßen, die an ihrem Ursprungsort belassen werden. Synonyme hierfür sind AV-Fistel oder AV-Shunt.
- **Prothesenshunt:** Shunt unter Verwendung von Fremdmaterial wie z.B. einer PTFE-(Polytetrafluorethylen-)Prothese. Aus US-amerikanischen Veröffentlichungen ist als Synonym der Begriff „Graft" bekannt.

Die Zugangsarten zur Hämodialyse werden in Zugänge der 1. bis 3. Wahl eingeteilt. Kriterien für diese Einteilung sind die Schwere des invasiven Eingriffs sowie die möglichen Komplikationen und deren Folgen für den Patienten. Demnach gehört der Nativshunt zum Gefäßzugang der **1. Wahl.** Seine primäre Zwei-Jahres-Offenheitsrate ist deutlich höher als bei einem Prothesenshunt. Ein Prothesenshunt bedarf eines größeren operativen Eingriffs, kann weitreichende Komplikationen verursachen und verschließt sich schneller. Demnach gehören diese Gefäßzugänge zur **2. Wahl.** Zur **3.** und somit letzten **Wahl** gehören alle temporären und permanenten Dialysekatheter. Sie verursachen die höchsten Hospitalisations-, Infektions- sowie Mortalitätsraten.

Die Entscheidung für die Art des Gefäßzugangs ist von vielen Faktoren abhängig und wird letztlich auch unter Berücksichtigung der Dringlichkeit getroffen. **Ziel ist ein Zugang der 1. Wahl.**

6.2.1 Shunts

Der Nativshunt (1. Wahl)

Der Nativshunt ist eine unter der Haut liegende operativ angelegte Verbindung zwischen einer Arterie und einer Vene. Die Verbindungsstelle nennt man Anastomose. Die bevorzugte Lokalisation des Shunts ist der linke oder rechte Arm. Wenn möglich, wählt man die „nicht führende" Seite (beim Rechtshänder also den linken Arm). Dadurch bleibt die Mobilität des Patienten auch während der Dialyse weitestgehend erhalten. Nur in begründeten Fällen sollte von dieser Regel abgewichen werden. Ziel ist es, die Anastomose möglichst weit distal (nahe der Hand) anzulegen, um eine möglichst lange Punktionsstrecke zu gewinnen. Aufgrund des höheren Drucks auf der arteriellen Seite strömt nun vermehrt Blut durch die Anastomose in die Vene, die wir fortan Shuntgefäß nennen. In diesem Shuntgefäß erfolgen nun die Punktionen zur Durchführung der Hämodialyse.

MERKE

Unter einem **Shunt** (engl. Nebenschluss oder Kurzschluss) versteht man in der Nephrologie eine operativ angelegte Verbindung zwischen einer Arterie und einer Vene. Die Verbindungsstelle wird als **Anastomose** bezeichnet.

Zeitpunkt der Shuntanlage und Voruntersuchungen

Ziel ist es, dass der Patient zu Beginn seiner ersten Dialyse über einen funktionsfähigen Shunt verfügt. Da die Shuntreifung, also die Ausbildung der punktionsfähigen Shuntvene nach Shuntanlage ca. 4–6 Wochen (gelegentlich auch länger) dauern kann, ist dieser Zeitfaktor z. B. bei der Planung einer Erstdialyse unbedingt mitzuberücksichtigen. Empfehlenswert ist die Shuntanlage spätestens bei absehbarem Dialysebeginn bei einer GFR < 20 ml/min, bei raschem Nachlassen der Restfunktion auch schon < 30 ml/min. Vorher sind gründliche Untersuchungen notwendig, um die optimale Lokalisation des Shunts festzulegen. Neben den klinischen Untersuchungen wie Inspektion, Palpation, Auskultation und der seitenvergleichenden Blutdruckmessung ist heute die farbkodierte Duplexsonografie (Gefäßultraschall) die Untersuchungsmethode der 1. Wahl. Hierbei erfolgt das sog. „Shuntmapping": Die Bewertung der Qualität der zuführenden Arterie sowie der ableitenden Vene und abschließend die Festlegung auf die Position der Anastomose. Diese Voruntersuchungen führten zu einer deutlichen Verbesserung der Qualität der Shuntanlage und zu optimierten Ergebnissen der primären Offenheitsrate. Wichtig ist, dass der ausgewählte Arm von Punktionen zur Blutentnahme verschont bleibt, um die ableitende Vene nicht zu verletzen. Invasive Untersuchungsmethoden (DSA = digitale Substraktionsangiografie) zum Mapping finden nur in Ausnahmefällen Anwendung.

Zu den Voruntersuchungen gehört auch die Beurteilung der kardialen Situation v. a. bei Patienten mit entsprechenden Vorerkrankungen. Das Blutvolumen, das durch einen Shunt fließt (400–800 ml/min und mehr) wird dem Herzen als zusätzliche Auswurfleistung abverlangt. Das bedeutet bei fortgeschrittener Herzinsuffizienz oder bei grenzwertig kompensierter koronarer Herzkrankheit oder bei einigen Herzklappenerkrankungen eine Überforderung des Herzens mit der Gefahr der Dekompensation, sodass eine Shuntanlage nicht möglich ist. Oft ist somit eine ergänzende kardiologische Untersuchung vor Shuntanlage notwendig.

Shuntanlage

Die Anlage eines Nativshunts kann grundsätzlich in Lokal- oder Regionalanästhesie (z. B. Plexusanästhesie) durchgeführt werden. Eine Vollnarkose scheint nur bei sehr unruhigen Patienten oder bei größeren Eingriffen indiziert und sollte hinsichtlich seiner Risiken gut abgewogen werden.

Den größten Vorteil bietet aus Sicht des Autors die Plexusanästhesie, da neben der eigentlichen Anästhesie durch dieses Verfahren auch eine periphere Vasodilatation hervorgerufen wird, die gerade bei kleinen Gefäßen zu besseren Ergebnissen führt.

Die Suche nach der geeigneten Lokalisation der Anastomose sollte immer am Unterarm, direkt oberhalb des Handgelenks, beginnen und nach oben (proximal) erfolgen. Die sog. Tabatiére-Fistel ist eine Anastomose zwischen **A. radialis** und **V. cephalica,** die beide daumenseitig sehr nahe zueinander verlaufen. Meist sind die Gefäße in dieser Region aber zu dünn bzw. sklerotisch verändert, um sie miteinander zu verbinden. Dies ist gerade bei langjährigen Diabetikern oft der Fall. A. radialis und V. cephalica bieten praktisch am ganzen Unterarm weitere Möglichkeiten zur Herstellung einer Anastomose. Im Ellenbogenbereich kann die **A. cubitalis** mit der **V. cephalica** oder **V. basilica** verbunden werden.

Eine weitere, wenn auch theoretische Alternative der Shuntanlage, bieten die Gefäße A. ulnaris und V. basilica am Unterarm. Ungünstig erscheint hier allerdings die spätere Punktion der V. basilica, die nur am aufgestellten Unterarm erfolgen kann und damit problematisch ist. Sollte die V. basilica am Oberarm der späteren Punktion dienen, kann diese nach ihrer Reifung (s. u.) und vor der ersten Punktion operativ in das obere Subkutangewebe vorverlagert werden. Die Ergebnisse hierzu sind allerdings nicht durchweg überzeugend.

Als Operationstechnik liegen prinzipiell drei Möglichkeiten für die Anlage der Anastomose vor (➤ Abb. 6.4):

- Seit-zu-End-Anastomose
- Seit-zu-Seit-Anastomose
- End-zu-End-Anastomose

Bevorzugt wird im Unterarmbereich eine **End-zu-Seit-Anastomose** angelegt, bei der die Arterie seitlich eröffnet und darauf die Vene endständig aufgesetzt wird. Je höher der Shunt am Arm angelegt wird, desto eher kann eine **Seit-zu-Seit-Anastomose** sinnvoll sein. Bei dieser Form der Anastomose kommt es neben der klassischen Venenarterialisierung häufig zum retrograden Bluteinstrom in das venöse Gefäß. Dabei fließt ein Teil des Bluts in der Shuntvene in Richtung Hand. Der gewünschte Effekt kann hier der Ausbau des unteren Venenabschnitts sein, der als späteres Punktionsgebiet dienen kann. Die **End-zu-End-Anastomose** wird nur selten angelegt, da dies eine kritische Verminderung der arteriellen Durchblutung der Hand provozieren kann (Steal-Syndrom).

Nach der Shuntanlage fließt nun ein Teil des arteriellen Bluts von der zufließenden Arterie über die Anastomose direkt in die daran angeschlossene Vene. Daraufhin steigt das arterielle Blutangebot in der Shuntvene deutlich an. Der Shuntfluss sollte im Verlauf ≥ 400 ml/min betragen. Dadurch erweitert sich der Gefäßdurchmesser der Shuntvene, und die Gefäßwand wird dicker. Man spricht hier auch vom **„Reifen"** des Shuntgefäßes. Nach der Reifung sollten der Gefäßdurchmesser der zu punktierenden Vene idealerweise > 5 mm und der Shuntfluss > 600 ml/min betragen. Als **Shuntgefäß** wird die „arterialisierte" Vene bezeichnet, die für die späteren Punktionen dient.

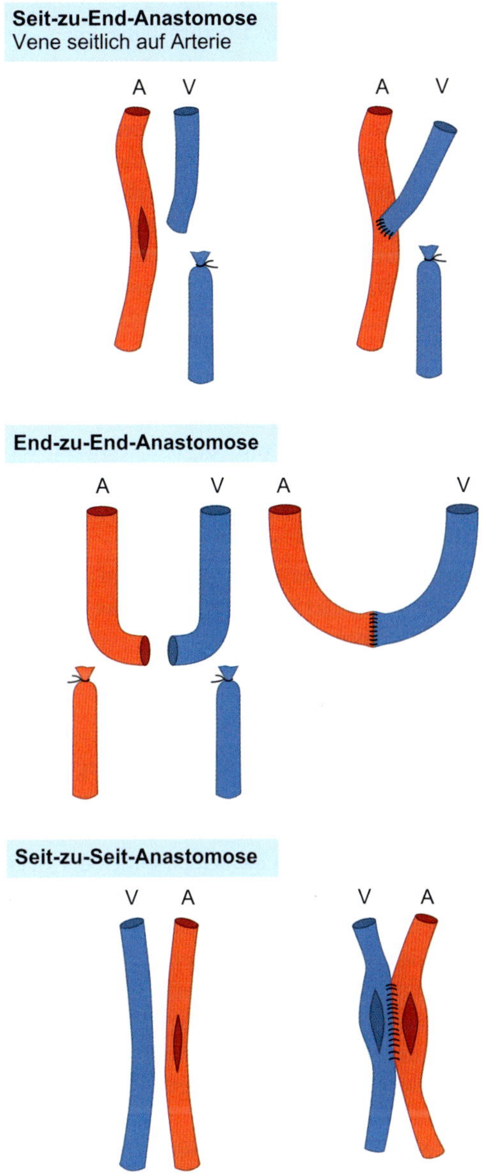

Abb. 6.4 Anastomoseformen [L106, L138]

Der Prothesenshunt (2. Wahl)

Stehen zur Shuntanlage keine oberflächlich liegenden Venen zur Verfügung, kann auf Gefäßersatzmaterial zurückgegriffen werden. Laut den Ergebnissen aus DOPPS (Dialysis Outcomes and Practice Patterns Study) 2017 ist dies in Europa in 12,5 % der Primäranlagen der Fall, in den USA dagegen in 25 %. Das am häufigsten zum Einsatz kommende Gefäßprothesenmaterial ist PTFE (Polytetrafluorethylen). Dabei handelt es sich um ein künstliches Blutgefäß mit einem Durchmesser von 4–7 mm. In der englischsprachigen Literatur wird der Prothesenshunt als „Graft" bezeichnet. Als Interponat wird eine PTFE-Prothese bezeichnet, wenn sie zur Überbrückung eines „verbrauchten" Shuntvenensegments (Stenose oder Aneurysma) eingesetzt wird. Die Prothesenlänge kann in diesem Fall auch nur wenige Zentimeter betragen.

Die 2. Wahl begründet sich mit einem i. d. R. wesentlich größeren operativen Eingriff, einem deutlich höheren Infektionsrisiko aufgrund des Fremdmaterials und einer kürzeren Funktionsdauer. Die primäre Offenheitsrate von Prothesenshunts liegt nach 2 Jahren nur zwischen 30–40 %, bei Nativshunts hingegen zwischen 60–80 % (Leitlinie der Deutschen Gesellschaft für Gefäßchirurgie – DGG). Daher gilt unverändert die Grundregel, dass die körpereigene Vene das beste Gefäßanschlussmaterial für die Hämodialyse darstellt. Prothesenmaterial wird nur dann eingesetzt, wenn der Anschluss durch eigene Venen nicht möglich ist oder diese verbraucht sind. Dabei sollte das Lumen der anzuschließenden Arterie > 3 mm und das der Vene > 4 mm betragen.

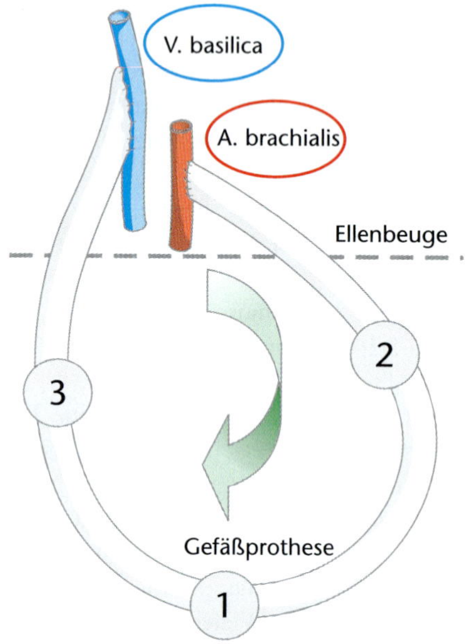

Abb. 6.5 Bestimmung der Blutflussrichtung beim Loop nach Dr. Klaus Konner (Internist, Nephrologe, Shuntoperateur) [L138]

6

Loop, Straight, Patch

Als **Loop** wird eine schleifenförmig angelegte Gefäßprothese bezeichnet, die für die späteren Punktionen dient. Diese wird entweder am Unter- oder Oberarm platziert. Dabei werden die beiden Enden der Gefäßprothese mit je einer Arterie und einer Vene im Ellenbogen- bzw. im Axillarbereich verbunden. Wichtig für die Punktionen ist die Kenntnis darüber, wie die Blutflussrichtung im Loop verläuft. Diese ist dem OP-Bericht oder ggf. der beigefügten Zeichnung des Operateurs zu entnehmen. Ist die Blutflussrichtung nicht bekannt, kann sie wie folgt bestimmt werden (➤ Abb. 6.5):

- Mit einem Finger wird das künstliche Shuntgefäß bei Position 1 abgedrückt.
- Auf den Positionen 2 und 3 wird nun abwechselnd das Gefäß palpiert oder auskultiert.
- In diesem Fall darf nur bei Position 2 ein Klopfen zu verspüren sein. Bei Position 3 darf weder etwas zu fühlen noch zu hören sein. Damit ist die Blutflussrichtung bestimmt. Das Blut kommt von Position 2 und fließt in Richtung Position 3.
- Würde man allerdings bei diesem Test bei Position 3 ein Klopfen verspüren und bei Position 2 nichts, käme das Blut aus der anderen Richtung.
- Zur einmaligen Testung können alternativ auch bei den Positionen 2 und 3 je eine arterielle Punktionskanüle zur Dialyse gesetzt werden. Diese dürfen **nicht** mit Kochsalz vorgefüllt sein. Drückt man nun bei Position 1 die Gefäßschleife zu, wird an Position 2 (also da, wo das Blut herkommt) die Pulsation im Kanülenschlauch zunehmen. Auf der anderen Seite (also dort, wo das Blut abfließt) wird die Pulsation abnehmen.
- Nach endgültiger Bestimmung der Blutflussrichtung sollte das Ergebnis grafisch und textlich dokumentiert werden.
- Neben der aufwendigeren, oben beschriebenen klinischen Technik kann auch ein Doppler-/Duplexgerät verwendet werden.

MERKE

Die Blutflussrichtung wird bei einem Loop in Bild- und Textform auf einem dafür eigens vorgesehenen Shuntprotokoll dokumentiert und in der am Behandlungsplatz befindlichen Patientenakte abgeheftet. Somit stehen dem Dialyseteam jederzeit alle Shuntinformationen zur Verfügung.

Als **Straight Graft** wird eine gerade verlaufende Gefäßprothese bezeichnet. Diese wird zwischen einer

Arterie und einer abfließenden Vene eingesetzt (z. B. am Oberarm als Verbindung zwischen A. brachials – ellenbeugenah – und V. axillaris). Diese gerade Gefäßprothese dient der weiteren Punktion zur Hämodialyse. In die jeweiligen Anastomosenbereiche sollte jedoch **nicht** punktiert werden (Abstand > 2 cm).

Ein **Patch** ist ein sog. Gefäßflicken, der mitunter operativ eingesetzt wird, um Engstellen innerhalb eines Gefäßes zu beseitigen.

Zentrales AV-Interponat, Oberschenkel-Loop

Zur Herstellung eines zentralen AV-Shunts wird eine Gefäßprothese eingesetzt, z. B.:

- Zwischen A. und V. subclavia. Dann liegt eine Gefäßprotheseneschleife im Brustbereich unterhalb des Schlüsselbeins unter der Haut.
- Der sog. „Collier-Shunt". Hier liegt die Gefäßprothese im Halsbereich und verbindet die A. subclavia mit der auf der Gegenseite gelegenen V. jugularis interna.

Zentrale AV-Interponate werden nur sehr selten eingesetzt. Sie finden Anwendung vornehmlich bei Patienten, die aufgrund von zahlreichen Voroperationen keine peripheren Anschlussmöglichkeiten mehr bieten.

Die Vorteile bestehen in der guten Punktierbarkeit und der Tatsache, dass der Patient wie bei einem Dialysekatheter während der Dialysebehandlung beide Hände frei bewegen kann. Nachteilig sind das mitunter erhebliche Shuntflussvolumen mit Belastung für das Herz sowie die kosmetischen Einschränkungen.

Äußerst selten, aber generell möglich, sind auch Gefäßschleifeninterponate (Loop) am Oberschenkel. Anschlussmöglichkeiten bieten hier z. B. A. und V. femoralis. Von Nachteil sind das höhere Infektionsrisiko sowie die periphere Minderdurchblutung des Beins.

HeRO®-Katheter

Parallel zu den Entwicklungen der endovaskulären Therapieverfahren in der gesamten Gefäßmedizin gibt es auch bei der Entwicklung neuer Dialysezugänge spannende neue Ansätze.

Der interessanteste und mittlerweile bereits weit etablierte chirurgisch endovaskuläre Dialysezugang

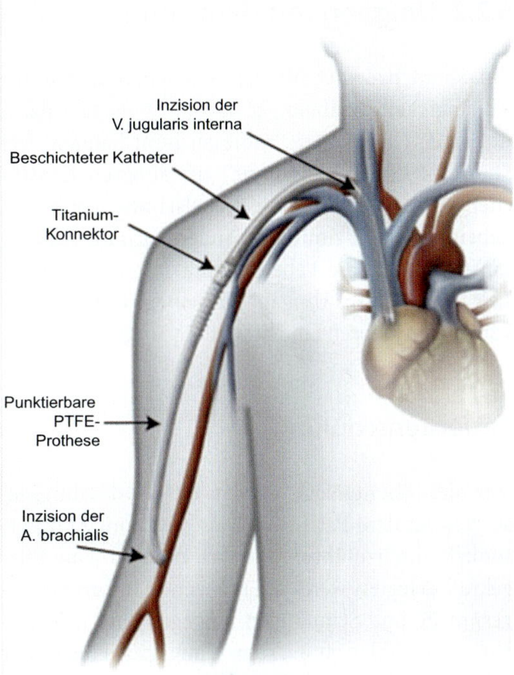

Abb. 6.6 Der HeRO®-Katheter besteht aus zwei Komponenten: aus einer punktierbaren PTFE-Prothese – diese wird zur A. brachialis anastomosiert und verläuft am Oberarm bis zur Achselhöhle – und aus einem beschichteten Katheter – dieser wird unter Röntgenkontrolle über die V. axillaris in den Vorhof vorgeschoben. Beide Komponenten werden in der Achselhöhle mittels Titanium-Konnektor verbunden. Es entsteht somit eine komplett unter der Haut liegende Kombination aus Oberarmshuntprothese und Vorhofkatheter [F1019-01]

ist eine Kombination aus einem Prothesenshunt und einem Vorhofkatheter (➤ Abb. 6.6). Hierbei wird in typischer Weise eine Anastomose zwischen der A. brachialis und einem Prothesenshunt durchgeführt. Letzterer wird wie ein Straight Graft zur V. axillaris tunneliert. In der Axillarhöhle wird die V. axillaris freigelegt und in Seldinger-Technik unter Durchleuchtung ein Führungsdraht in den rechten Vorhof vorgeschoben. Hierüber wird nun der zentrale Katheteranteil platziert und dieser abschließend an den Prothesenshunt adaptiert.

Vorteil dieser Variante ist ein komplett unter der Haut liegender Shunt (im Gegensatz zum Vorhofkatheter) sowie ein extrem geringer peripherer Widerstand im Bereich des Vorhofs, sodass es seltener (als beim Prothesengraft) zu Verschlüssen kommt.

Diese Variante ist heute allen unter „zentrales AV-Interponat" gelisteten Optionen vorzuziehen.

6.2.2 Umgang mit dem Shunt

Ein Shunt bedeutet für den Menschen eine große Abhängigkeit, unabhängig davon, ob es sich dabei um einen Nativ- oder Prothesenshunt handelt. Der Shunt ist die „Nabelschnur" zur äußeren künstlichen Niere. Versagt diese Nabelschnur, gerät sein Leben in Gefahr, zumindest ändern sich die Lebensumstände und die Lebensqualität für eine gewisse Zeit. Daher ist im Umgang mit einem Dialyseshunt von allen Akteuren eine besondere Sorgfalt geboten.

Patientenschulung

Vor der Shuntanlage erfolgt ein Aufklärungsgespräch mit dem Patienten. Dieses ist vom Arzt persönlich durchzuführen und darf **nicht** an eine Pflegekraft delegiert werden. Ergänzende Informationsgespräche und Schulungen hingegen sind delegierbar und zählen u. a. zum Tätigkeitsbereich der Pflege. Gegebenenfalls ist zu den Gesprächen jeweils ein Angehöriger des Patienten hinzuzuziehen.

Der Patient wird darüber informiert, dass der Arm, an dem die Shuntanlage erfolgen soll, fortan vor Punktionen jeglicher Art verschont werden soll. Eventuelle Blutabnahmen sind höchstens noch am Handrücken erlaubt.

Der Patient wird geschult, nach der Shuntanlage mindestens einmal täglich den Shunt sowohl visuell als auch durch Tasten und Abhören auf seine Funktionsfähigkeit zu prüfen. Hierzu kann der Patient oder dessen Angehöriger ein Stethoskop vom Dialysebetreiber erhalten. Bei Auffälligkeiten jeglicher Art wie Rötung, Schwellung, Schmerzen oder bei fehlendem Shuntgeräusch sollte sofort Kontakt zum Dialysezentrum aufgenommen werden.

Im weiteren zeitlichen Verlauf sind die Vorsichtsmaßnahmen im Umgang mit dem Shunt zu schulen. Dem Patienten und ggf. seinen pflegenden Angehörigen muss bekannt sein, dass

- keine Blutdruckmessungen am Shuntarm erfolgen dürfen,
- keine engen Kleidungsstücke am Shuntarm getragen werden sollten,
- keine Uhren und kein Schmuck am Shuntarm getragen werden sollten,
- keine engen Verbände am Shuntarm angelegt werden sollten,
- keine Tätigkeiten mit erhöhter Verschmutzungs- oder Verletzungsgefahr für den Shuntarm durchgeführt werden dürfen,
- nur kurzzeitiges Über-Kopf-Arbeiten mit dem Shuntarm erlaubt ist,
- schweres Heben (> 20 kg) vermieden werden sollte,
- wegen Sonnenbrandgefahr den Shuntarm keine direkte Sonneneinstrahlung treffen sollte,
- es eine Möglichkeit gibt, ggf. einen Armschutz, z. B. eine Stulpe, zu tragen.

Mit Beginn der Dialyse werden dem Patienten die besonderen Verhaltensmaßnahmen bei der Punktion sowie während der Behandlung vermittelt. Nach der Behandlung ist mit ihm das korrekte Abdrücken der Punktionsstellen gezielt zu trainieren.

Shunttraining

Das Shunttraining, das zur optimierten Reifung des Shuntgefäßes führen soll, ist wissenschaftlich nur unzureichend untersucht. Demnach ist es nicht bewiesen, ob ein Shuntraining positive Effekte auf die Gefäßsituation hat. Allerdings ist bekannt, dass gerade Muskelarbeit die Durchblutung der entsprechenden Region fördert. Dieser Effekt des Muskeltrainings kann somit zum Shunttraining genutzt werden. Das Kneten von Schaumstoffbällen oder ein mildes Hanteltraining (kein Krafttraining) fördert die Durchblutung des Shuntarms und kann zur besseren Reifung des Shuntgefäßes führen. Daneben ist es aber auch eine Maßnahme, den Patienten sehr frühzeitig in die Sorge um seinen Shunt einzubeziehen.

Erstpunktion nach Shuntneuanlage

Von Experten wird in der Literatur der optimale Zeitpunkt zur ersten Punktion nach Shuntneuanlage unterschiedlich argumentiert. Bei Nativshunts wird von einem Zeitraum von 4–8 Wochen gesprochen, bei Prothesenshunt von mind. 4–6 Wochen.

Eine wesentlich höhere Bedeutung als die reine Zeitangabe hat allerdings das klinische Erscheinungsbild des reifenden Shuntgefäßes. Die Operationswunde sollte demnach gut abgeheilt und die Fadenextraktion erfolgt sein (zu empfehlen am 10.–12. postoperativen Tag). Die Untersuchung mittels Duplexsonografie sollte möglichst zeigen, dass das Shuntgefäß idealerweise > 5 mm und der Fistelfluss > 600 ml/min betragen. Das Shuntgefäß sollte mit und auch ohne Stauung gut zu palpieren sein.

Bei Gefäßprothesen ist eine Karenzzeit bis zur Punktion von mindestens 4 Wochen zu empfehlen. Die komplette Wundheilung sollte abgeschlossen und eine evtl. Perigraftreaktion abgeklungen sein. Das künstliche Gefäß verwächst in dieser Zeit mit dem umliegenden Gewebe. Dies ist die Voraussetzung für eine komplikationslose Punktion und dafür, dass sich die Punktionsstelle nach der Kanülenentfernung schnell und hämatomfrei abdichtet.

Die ersten Punktionen sollten gut geplant und nur von einer Person (Pflegekraft oder Arzt) durchgeführt werden, die über genügend Erfahrung mit neuen Shunts verfügt. Außerdem ist zu beachten:

- Für die ersten Dialysen sollten Kanülen mit einem Durchmesser von 1,5 mm eingesetzt werden. Die Länge der Kanüle sollte der Shunttiefe entsprechen und so kurz wie möglich gewählt werden.
- Die Position der Kanüle sollte, falls vorhanden, mittels Sonografie kontrolliert werden.
- Die Blutflussrate sollte max. 200 ml/min betragen.
- Falls eine Stauung nötig wird, sollte diese kontrolliert, sehr schwach und möglichst kurz erfolgen.
- Die erste Punktion sollte so weit wie möglich distal gewählt werden. Dadurch wird der Grundstein gelegt für die bestmögliche Ausnutzung der Shuntstrecke.
- Der Luerlock-Anschluss an der Kanüle sollte stets verschlossen werden. Dadurch erhält man eine visuelle Lagekontrolle durch Pulsation des Bluts im Kanülenschlauch während der Punktion und des Fixierens der Kanülen.
- Falls nur eine sehr kurze Shuntstrecke zur Verfügung steht oder der Shunt sehr tief liegt, sollte ggf. eine Knopflochpunktion in Betracht gezogen werden
- Möglichst **keine** SN-Dialyse über den neuen Shunt durchführen. Die Druckschwankungen, die in der arteriellen und venösen Phase entstehen, sind für das noch junge und zarte Shuntgefäß zu groß.
- Falls ein vorhandener Dialysekatheter mitbenutzt wird, ist der Shunt arteriell und der Katheter als venöser Rücklauf zu benutzen. Der Patient sollte vor der Punktion nicht bereits über den Katheter angelegt werden, da er zu diesem Zeitpunkt schon antikoaguliert ist. Bei Punktionsproblemen oder einer Fehlpunktion könnte dies zu weiteren Problemen führen.

Klassifizierung der Shuntgefäße

Die Shuntpunktion ist eine primär „handwerkliche" Leistung und sollte von den Pflegenden systematisch erlernt werden. Die Klassifizierung der Shuntgefäße ermöglicht dabei ein strukturiertes Vorgehen. Anhand des nachfolgend beschriebenen Modells werden die Shuntgefäße der Patienten in drei Klassen eingeteilt. Zur Klasse I zählen die leicht zu punktierenden Gefäße. Die Shuntgefäße der Klasse II sind mittelschwierig und die der Klasse III schwierig zu punktieren.

Pflegende, die sich noch am Anfang ihrer Lernphase befinden, punktieren zuerst nur die Shuntgefäße der Klasse I. Erst wenn sie dies vollends beherrschen, sollten sie zur nächsten Schwierigkeitsstufe übergehen. Anhand dieses Modells können sich die Pflegenden beim Erlernen der Punktion von einer Schwierigkeitsstufe zur nächsten vorarbeiten, bis sie die Technik vollständig beherrschen.

Die Vorteile bei dieser Vorgehensweise sind:

- Besserer Lernerfolg für die neue Pflegekraft.
- Reduzierung der Fehlpunktionsrate.
- Der Patient entwickelt schneller Vertrauen zur neuen Pflegekraft.
- Die neue Pflegekraft erhält mehr Selbstsicherheit und eine bessere Beurteilungsfähigkeit, welche Shuntgefäße sie schon punktieren kann und welche noch nicht.
- Der gesamte Arbeitsablauf im Stationsalltag gestaltet sich ruhiger.
- Arealpunktionen werden dadurch vermieden.

Wünschenswert wäre es, dass ein für die Dialysebehandlung punktierbares Shuntgefäß folgende Kriterien erfüllt:

- Es liegt oberflächlich unter der Haut und ist rein optisch und ohne Palpation gut zu erkennen.
- Es besitzt ein großes Gefäßinnenlumen von > 5 mm.
- Es verfügt über eine stark ausgeprägte Gefäßwand.
- Es ist in seinem Gefäßverlauf geradlinig.
- Es besitzt eine ausreichend lange Punktionsstrecke.

Anhand dieser Kriterien wird die Klassifizierung der Shuntgefäße vorgenommen (➤ Tab. 6.1).

Shuntgefäße der Klasse I erfüllen alle fünf Anforderungen. Bei einem Shuntgefäß der Klasse II (mittlerer Schwierigkeitsgrad) darf maximal eines der genannten fünf Anforderungskriterien nicht vorhanden oder unzureichend ausgeprägt sein. Bei Shuntgefäßen der Klasse III (schwierig) sind mehrere der fünf Anforderungskriterien nicht vorhanden oder nur unzureichend ausgeprägt. Darüber hinaus zählen alle neu angelegten Nativshunts sowie alle Prothesenshunts zur Klasse III.

Hygienemaßnahmen bei der Punktion

Obwohl das Infektionsrisiko bei Prothesenshunts 2- bis 4-fach höher ist als bei Nativshunts, sind die Hygienemaßnahmen gleichermaßen anzuwenden. Es ist demnach nicht erlaubt, aufgrund des etwas geringeren Infektionsrisikos bei Nativshunts dort andere hygienische Maßnahmen anzuwenden. Generell gilt:

- Das Waschen des Shuntarms mit Wasser und Seife ist nur bei sichtbarer Verschmutzung erforderlich und sollte vom Patienten möglichst zu Hause vorgenommen werden.
- Vor Inspektion und Palpation hygienische Händedesinfektion.
- Für Auskultation im Rahmen der Shuntuntersuchung ist die Membran des Stethoskops mit einem alkoholischen Hautdesinfektionsmittel zu desinfizieren.
- Als Arbeitsschutz sind jeweils neue unsterile Einmalhandschuhe zu tragen.
- Ein Mund-Nasen-Schutz dient der Vermeidung einer Keimübertragung auf das Shuntgefäß.
- Bei Prothesenshunt immer Mund-Nasen-Schutz für Pflegekraft **und** Patienten.
- Staubänder dürfen nur patientenbezogen eingesetzt werden und sind mit alkoholischem Hautdesinfektionsmittel zu desinfizieren.
- Hautdesinfektion nach dem Prinzip „Ausreichend mit Desinfektionsmittel benetzen – wischen – nochmals desinfizieren – einwirken". Das erste Sprühen/Wischen dient der Reinigung. Nach dem zweiten Sprühen ist die Einwirkzeit unbedingt einzuhalten. Danach dürfen die geplanten Punktionsstellen nicht mehr berührt werden.
- Abstand von 5–10 mm von der vorherigen Punktionsstelle (außer bei Knopflochpunktion s. u.).
- Während der Dialyse Punktionsstellen (s. u.) mit sterilem Material abdecken.

Punktionsvorbereitung

- Zur Punktionsvorbereitung wird die **Kleidung** am Shuntarm in deutlich ausreichendem Abstand zur geplanten Punktionsstelle **hochgekrempelt.** Dabei ist darauf zu achten, dass es nicht zur Strangulation am Oberarm kommt. Idealer ist jedoch das Tragen kurzärmeliger Oberteile bzw. spezieller Dialysekleidung (einge-

Tab. 6.1 Klassifizierung der Shuntgefäße nach W. Servos mit je einem Beispiel für Klasse II und III

	Klasse I (einfach)	Klasse II (mittelschwer)	Klasse III (schwierig)
	Alle Kriterien vorhanden	Max. 1 Kriterium nicht vorhanden, z. B. 4.	Mehrere Kriterien nicht vorhanden, z. B. 1., 2., 5.
1. Oberflächlich liegend und optisch gut zu erkennen	+	+	–
2. Großes Gefäßinnenlumen	+	+	–
3. Stark ausgeprägte Gefäßwand	+	+	+
4. Geradliniger Gefäßverlauf	+	–	+
5. Lange Punktionsstrecke	+	+	–

nähter Reißverschluss oder gekürzter Ärmel auf der Shuntarm-Seite).

- Die **Lagerung** des Shuntarms erfolgt am besten unter Verwendung eines speziellen Armkeils aus kunststoffummanteltem Schaumstoff.
- Vor jeder Punktion erfolgt eine klinische **Shuntuntersuchung,** die i. d. R. nur wenige Sekunden in Anspruch nimmt.
- Die **Stauung** erfolgt mit ausreichendem Abstand (mind. 15 cm) zur Punktionsstelle, damit die Gefäßwand beim Vorschieben der Kanüle nicht verletzt wird. Der optimale Stauungsdruck wird individuell für jeden Patienten gewählt. Dabei soll das Gefäß durch die Stauung zwar prall gefüllt, aber mit dem Finger noch gut komprimierbar sein.
- Zu der **Stauung von Shuntgefäßen aus künstlichem Material wie PTFE** können leider keine pauschalen Empfehlungen gegeben werden. Der gewünschte Effekt der Stauung, die signifikante Erhöhung des Füllungszustands im Gefäß, bleibt wegen der für eine Stauung nicht ausreichenden Elastizität des Materials meist aus, sodass eine Stauung überflüssig ist. Bei älteren Grafts, bei denen schon reichlich neues körpereigenes Gewebe in den alten Punktionsstellen der Gefäßwand eingewachsen ist, kann eine Stauung zur Punktion jedoch manchmal hilfreich sein.
- Vor der Punktion die Drehverschlusskappe der Kanüle gut verschließen und den **Clip immer offen lassen.** Nur so zeigt sich als Kontrolle der korrekten Kanülenlage eine Pulsation im Schlauch.

Materialbedarf zur Shuntpunktion

Die für die Punktion benötigten Materialien sind auf einer mobilen und desinfizierten Arbeitsfläche vorzubereiten. Im Einzelnen werden benötigt:

- Stethoskop mit desinfiziertem Bruststück
- Mund-Nasen-Schutz (ggf. auch für den Patienten)
- 1 Paar unsterile Handschuhe
- Zumindest bei Patienten mit Infektionserkrankungen wie Hepatitis B, C und HIV eine Schutzbrille und eine Schutzschürze
- Stauband, patientenbezogen und desinfiziert
- Armkeil zur Lagerung des Shuntarms
- 1 unsterile Unterlage
- Hautdesinfektionsmittel
- 2 sterile Tupfer
- Arterielle und venöse Punktionskanüle
- Evtl. Tupfer zum Unterlegen der Kanülen
- Ggf. 2 sterile Tupfer zum Abdecken der Punktionsstellen
- Fixierungsmaterial nach Patienten-/Zentrumsstandard
- Ggf. Materialien zur Blutabnahme
- Ggf. Heparinbolus (bei Bolusapplikation über Spritze)

Ablauf der Punktion

- Mund-Nasen-Schutz und Schutzkittel anlegen, Händedesinfektion bis in den Unterarmbereich und danach erst unsterile Handschuhe anziehen (steriles Material bei Prothesenshunt).
- Lagerung des Shuntarms zum optimalen Erreichen des Punktionsgebiets.
- Stauband mit ausreichendem Abstand zum Punktionsgebiet **locker** anlegen.
- Inspektion, Palpation und ggf. Auskultation des Shunts mit Festlegung der Punktionsstellen.
- Hautdesinfektion nach dem Prinzip „ausreichend mit Desinfektionsmittel benetzen – wischen – nochmals desinfizieren – einwirken".
- Stauung nach den individuellen Shuntverhältnissen vornehmen.
- Drehverschluss der Kanüle festschrauben, Klemme offen lassen.
- Die Kanülenflügel in die korrekte Position bringen, um einen stabilen Halt der Kanüle zwischen den Fingern zu gewähren und Druckstellen am Shuntarm zu vermeiden.
- Punktion der ersten Kanüle.
- Punktionskanüle sicher fixieren. Als Mindestanforderung sollte je ein Pflasterstreifen über die Kanülenflügel, unter die Kanülenflügel in Butterfly-Technik und noch einmal ein Streifen darüber geklebt werden, ohne Überklebung der Einstichstelle.
- Punktion der zweiten Kanüle (1).
- Stauband lösen (1).
- Punktionskanüle nach gleichem Standard sicher fixieren (1).

- Punktionskanülen entlüften und Klemmen schließen (1).
- Punktionsstellen mit je einem sterilen Tupfer abdecken (2).
- Ggf. Blutabnahmen vornehmen.
- Ggf. initiale Antikoagulation über die venöse Kanüle verabreichen und Spitze als Verschluss belassen.
- Patientenanschluss an das Dialysegerät nach Standard des Zentrums.

(1) Entfällt bei Punktion mit einer SN-Kanüle.

(2) Das sterile Abdecken der Punktionsstelle sollte unter gründlicher Risiko-Nutzen-Abwägung erfolgen. Sollte die venöse Punktionskanüle versehentlich herausrutschen, kann der Tupfer auf der Punktionsstelle einen Gegendruck verursachen. Folglich kommt es zu keiner ausreichenden Druckreduzierung, um einen Alarm am Dialysegerät auszulösen. Ein großer Blutverlust, bis hin zum Verbluten des Patienten, bliebe somit unbemerkt. Daher ist die Punktionsstelle entweder steril abzudecken oder offen zu lassen. Aufgrund des 2- bis 4-fach erhöhten Infektionsrisikos bei Prothesenshunts sollten diese generell steril abgedeckt werden.

6

Zeichen einer korrekten Punktion

Vor dem Anschluss an das Dialysegerät müssen die Punktionskanülen auf ihre korrekte Lage im Gefäß beurteilt werden.

Zeichen einer erfolgreichen Shuntpunktion:

- Bei der Punktion spürt man mit der Kanülenspitze einen leicht erhöhten Widerstand (= Gefäßperforation), der anschließend sofort nachlassen sollte.
- Danach ist die Pulsation von Blut im Kanülenschlauch (nur bei offenem Clip) sichtbar, bei sehr dünnlumigen Shuntgefäßen und unter nur leichter Stauung allerdings nicht besonders ausgeprägt.
- Der Kanülenschlauch füllt sich beim Öffnen der Drehverschlusskappe zügig mit Shuntblut in entsprechend heller Färbung.
- Die Kanülenspitze darf sich im darüberliegenden Gewebe nicht abzeichnen und darf weder zu sehen noch beim Darüberstreichen zu fühlen sein. Sie muss bei leichter Rechts- und Linksbewegung der Kanüle eindeutig frei im Gefäßinneren liegen.
- Vor der Applikation der Heparin-Initialdosis und bei bestehendem Zweifel an der korrekten Kanülenlage muss die Lage mit einer leeren 10-ml-Spritze getestet werden.
- Während des Anlegens mit einem Blutfluss von 100 ml/min sollte sich der arterielle Unterdruck in einem Bereich von ca. ± 0 mmHg befinden. Der Venendruck wird sofort nach dem Anschluss des venösen Schlauchs und dem Anfahren der Blutpumpe auf Plausibilität geprüft und nicht erst nach dem Erreichen der vollen Blutpumpengeschwindigkeit. Ein eindeutiges Zeichen für die korrekte Lage der venösen Kanüle ist ein Abfall des venösen Drucks nach dem Starten der Blutpumpe. Der venöse Druck steigt erst beim Erhöhen des Blutflusses an. Ein Venendruck von 100 mmHg bei einem anfänglichen Blutfluss von 100 ml/min ist deutlich zu hoch und deutet auf eine paravenöse Kanülenlage hin.
- Hat der Patient keine Schmerzen bzw. kein Druckgefühl am Shuntgefäß und zeigt sich keine Schwellung in der Punktionsregion, darf die Blutpumpe langsam unter Beobachtung der Druckwerte auf die patientenübliche Maximalleistung gesteigert werden.

MERKE

Aspekte einer korrekten Punktion

1. Punktion mit nachlassendem Widerstand beim Eindringen in das Shuntgefäß.
2. Pulsation im Kanülenschlauch (nur bei offenem Clip).
3. Zügiges Füllen des Kanülenschlauchs mit Blut.
4. Kontrolle der Kanülenspitze. Diese darf weder zu sehen noch zu fühlen sein.
5. Problemloses Aspirieren von Blut mit einer Spritze möglich.
6. Normaler Venendruck nach dem Anlegen des Patienten.
7. Keine Schwellung und Schmerzen im Bereich der Punktionsstellen.

Sollte einer der **ersten 5** Aspekte einer korrekten Punktion nicht erfüllt sein, darf auf keinen Fall der Heparinbolus verabreicht werden. Im Falle einer paravenösen Kanülenlage würde sonst Heparin in das umliegende Gewebe injiziert. Lange Abdrückzeiten nach Kanülenentfernung sowie Einblutung ins

Gewebe wären die Folgen. Die Kanülenlage darf nur mit NaCl (0,9 %) durch Aspirieren und Spritzen oder mittels Sonografie überprüft werden. Sollte sich herausstellen, dass die Kanüle korrekt liegt, ist nach dem Anlegen besondere Aufmerksamkeit auf die Punkte **6 und** 7 zu richten.

Vorgehen bei Fehlpunktion

Anzeichen für eine paravenöse Kanülenlage oder eine Lage der Spitze in der Venenwand sind:

- Keine Aspiration von Blut in die Spritze möglich
- Kein Pulsieren von Blut im Kanülenschlauch oder ungewohnte Schmerzen während und nach der Punktion

Eine Korrektur der fehlliegenden Kanüle muss hinsichtlich seiner Risiken und Nutzen gut überlegt werden. Lässt sich die Kanülenlage nicht direkt und problemlos korrigieren, muss sie entfernt werden. Ein häufiges Korrigieren erhöht die Gefahr einer Shuntverletzung sowie einer relevanten Blutung. Um dies zu vermeiden, können die Kanülenposition mittels Sonografie bestimmt und die Kanüle ohne „Stochern“ unter Sicht korrigiert werden.

Beim Auftreten einer Schwellung **muss** die Kanüle sofort entfernt, die Blutung durch adäquate Kompression gestillt werden. Dabei muss die aufgewendete Kraft wohldosiert sein, um den Shunt nicht dauerhaft vollständig zu komprimieren (**cave:** Shuntverschluss). Erst nach vollständiger Blutstillung sollte die erneute Punktion ggf. mit kollegialer Unterstützung erfolgen. Zuvor ist die Fehlpunktionsstelle steril abzudecken.

Bei venöser Fehlpunktion ist die neue Punktionsstelle **proximal** (körpernäher) der Fehlpunktionsstelle und bei arterieller Fehlpunktion **distal** (körperferner) der Fehlpunktionsstelle zu wählen. Bei der Neupunktion ist die Stauung so gering und kurz wie möglich zu halten.

Bei einer Fehlpunktion besteht die Pflicht zur ausführlichen **Dokumentation.** Sollte dies unterbleiben, wird es im Streitfall für den Patienten zu einer vollständigen Beweislastumkehr kommen. Die Besprechung wiederholter Fehlpunktionen (bei bestimmten Patienten oder durch bestimmte Teammitglieder) gehört darüber hinaus zum Fehlermanagement innerhalb des Dialyseteams.

Fixierung der Kanülen

Zielsetzung aller Klebetechniken (➤ Abb. 6.7) ist es, eine Dislokation der Kanülen während der Dialyse zu vermeiden. Trotz unterschiedlichster Methoden sollten bei jeder Kanülenfixierung nachfolgende Kriterien erfüllt sein:

- Die Haut sollte vor der Fixierung ausreichend getrocknet sein.
- Die Pflasterstreifen müssen lang genug sein, sie sollten ca. ⅔ des Armumfangs bedecken.
- Der erste Pflasterstreifen wird zur ersten Fixierung direkt über die Flügel geklebt, die Einstichstelle bleibt frei.
- Ein Pflasterstreifen muss unterhalb des Kanülenschlauchs als Zügel in V-Technik oder Kreuz-Technik geklebt werden, um das Zurückrutschen zu verhindern.
- Ein dritter Pflasterstreifen kann die beiden ersten Streifen fixieren.
- Jeder Pflasterstreifen muss ausreichenden und direkten Hautkontakt haben.
- Eine zusätzliche Fixierung mit einem Pflasterstreifen erfolgt am unteren Ende des Kanülenschlauchs.
- Sollte das Shuntgefäß buchstäblich „Berge und Täler“ aufweisen, ist ggf. das Tal unter den Kanülenflügeln mit einem Tupfer zu unterfüttern. Die Kanülenspitze darf bei der Kontrolle weder zu sehen noch zu fühlen sein.
- Aus hygienischen Gründen sind die Punktionsstellen während der Dialyse mit sterilem Material abzudecken, z. B. mit sterilen Tupfern oder Pflaster.
- Die Schläuche des arteriellen und venösen Blutschlauchsystems sind körpernah am Arm zu befestigen. Eine große Schlaufe birgt die Gefahr, dass der Patient mit dieser bei einer Lageveränderung hängen bleibt und dabei eine oder beide Kanülen herauszieht. Fixierungen müssen frei von Zug sein und Bewegungen des Patienten zulassen.
- Aus dem gleichen Grund muss auch bei einer Shuntpunktion am Oberarm eine zusätzliche Fixierung am Unterarm erfolgen.
- Eine weitere Fixierung kann an der Hand oder am Handgelenk erfolgen, aber nie über das Gelenk, da sonst die Gefahr der Dislokation besteht.

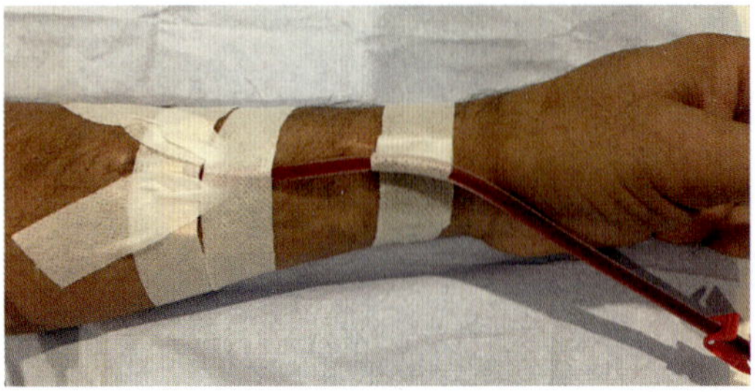

Abb. 6.7 Klebetechniken. Der erste Pflasterstreifen fixiert die Kanüle über den Flügeln, der zweite Streifen wird unter dem Kanülenschlauch in Butterfly-Technik geklebt und verhindert somit das Zurückrutschen. Ein dritter Pflasterstreifen fixiert nochmals die beiden ersten Pflaster und dient zur Stabilisierung der Kanülenlokalisation im Blutgefäß. Achtung: Nach der Kanülenfixierung können die Punktionsstellen mit je einem sterilen Tupfer abgedeckt werden! [P541]

- Zuletzt erfolgt eine weitere Fixierung der Blutschläuche am Bett. Dies hat zum einen den Vorteil, dass etwas Gewicht vom Arm des Patienten genommen wird. Zum anderen schützt diese Fixierung das Personal vor versehentlichem Hängenbleiben an den Schläuchen mit den Füßen.

Entfernung der Punktionskanülen

Nach Beendigung der Dialyse wird die Punktionskanüle vorsichtig herausgezogen und dabei die Einstichstelle mit einem sterilen Tupfer abgedeckt. Um eine Schlitzung im Shuntgefäß vorzubeugen, darf die Kompression erst nach vollständiger Kanülenentfernung erfolgen. Der **Kompressionsdruck** ist so zu wählen, dass oberhalb der Kompressionsstelle noch eine Pulsation im Shuntgefäß zu spüren ist. Erst jetzt kann der Patient ggf. die Kompression übernehmen.

Nur wenn der Patient dazu in der Lage ist, zwei Punktionsstellen gleichzeitig abzudrücken, können auch beide Kanülen entfernt werden. Ansonsten wird **zuerst die venöse Kanüle** (proximal) gezogen und nach vollständiger Blutstillung **die arterielle Kanüle** (distal). Damit der Patient beim Abdrücken nicht versehentlich abrutscht, empfiehlt es sich, die sterilen Tupfer mit einem Hilfspflasterstreifen zu befestigen.

Grundsätzlich sind beim Abdrücken der Punktionsstellen **Einmalhandschuhe** zu tragen, auch vom Patienten, wenn dieser selbst abdrückt. Sie dienen dem Eigenschutz, verhindern eine Infektionsübertragung und reduzieren das Risiko einer Kontamination des Umfelds bei Nachblutung. Sterile Einmalhandschuhe sind nur dann erforderlich, wenn die Punktionsstelle direkt mit einem Finger, also ohne Tupfer, abgedrückt werden soll. In allen anderen Fällen reichen neue, saubere, unsterile Einmalhandschuhe in korrekter Größe aus.

MERKE

Aus hygienischen Gründen sollte auch der Patient beim Abdrücken einen Handschuh tragen.

Nach den ersten Dialysen sind die Punktionsstellen **von den Pflegekräften** selbst abzudrücken. Dies muss bei der Wahl der An- und Ablegezeit mitberücksichtigt werden. Diese Abdrückzeit sollte zur Patienteninformation und -schulung zum Thema „Abdrücken" und „Umgang mit dem Shunt" genutzt werden. Ziel ist es, dass der Patient nach einigen Dialysen selbst abdrücken kann.

Die **Kompressionszeit** sollte lange genug, mindestens jedoch 10 Minuten betragen, bei jungen und noch zarten Nativshunts und bei Prothesenshunts auch länger. Der ausgeübte Kompressionsdruck ist während dieser Zeit sukzessive zu reduzieren. Bei Punktionsstellen, die nach der Kanülenentfernung sehr lange nachbluten, kann es hilfreich sein, den Arm beim Abdrücken hochzuhalten. Hierdurch sinkt der Druck im Shuntgefäß, der Kompressionsdruck kann geringer sein und in der Folge reduziert werden.

Der Einsatz von **Abdrückhilfen** wie Kompressionsklemmen oder auch Kompressionsschlingen ist bedenklich und nicht zu empfehlen. Bei Kompressionsklemmen ist der Kompressionsdruck nicht variabel. Außerdem verleiten Abdrückhilfen generell dazu, den Patienten während der Abdrückzeit allein zu lassen. Dieser verlässt sich aber zumeist auf das Hilfsmittel. Beim Verrutschen der Abdrückhilfe kommt es dann nicht selten zu einem unbemerkten Blutverlust.

Nach vollständiger Blutstillung werden die Punktionsstellen mit **sterilem Verbandmaterial** abgedeckt, meistens mit je einem sterilen Tupfer und zwei sich überkreuzenden Pflasterstreifen. Es ist darauf zu achten, dass die Pflasterstreifen **nicht** zirkulär um den ganzen Arm angebracht werden. Von zirkulär angebrachten Verbänden ist generell abzuraten. Hier besteht die Gefahr, dass das Shuntgefäß abgeschnürt wird und sich der Shunt verschließt. Der sterile Wundverband sollte bis zum Folgetag belassen werden. Danach kann der Shuntarm im Rahmen der allgemeinen Körperhygiene normal gewaschen werden. Das dünne Auftragen einer **Salbe** (z. B. Panthenol-Salbe) auf punktionsstellenferne Bereiche hält die Haut des Shuntarms geschmeidig.

MERKE

Der Shuntarm sollte vor der Dialyse nicht eingecremt werden, sonst hält kein Pflaster mehr.

Shuntpunktion aus der Sicht der Patienten

Patienten leben mit der Angst um ihren Shunt, denn er ist ein sensibler Teil ihres Körpers geworden, und nur ein gut funktionierender Shunt ermöglicht eine effiziente Dialyse und erspart vielerlei körperliches Leiden, auch wenn die Punktion mit mehr oder weniger Leid verbunden ist. Er ist aber auch ein Ausdruck für die Abhängigkeit von der Dialyse. Viele Patienten reagieren sehr sensibel auf die Shuntpunktion, auf das punktierende Personal, den gewählten Punktionsort und die Punktionstechnik. Patienten fühlen sich sicherer, wenn sie den Punktierenden kennen und wissen, dass dieser i. d. R. das Shuntgefäß „trifft". Häufig versuchen Patienten, den Punktierenden in der Wahl des Punktionsorts zu beeinflussen. Oft punktierte Gefäßbereiche sind wegen der zerstörten Hautnerven weniger schmerzempfindlich und wegen der Gefäßdilatation gleichzeitig sicher zu punktieren. Allerdings besteht dort dann die Gefahr der Aneurysmabildung.

Unsicherheiten des Punktierenden übertragen sich sehr schnell auf den Patienten und somit auf sein Vertrauen. Daher ist es wichtig, das punktierende Personal in der Shunttheorie, der Punktionstechnik und der Punktionsdurchführung regelmäßig zu schulen. Experten empfehlen hierzu ein wiederkehrendes jährliches Schulungsprogramm. In der Praxis sollten sich Anfänger langsam von einer Shuntschwierigkeitsstufe zur nächsten vorarbeiten.

Selbstpunktion

Patienten, die potenziell in der Lage sind, ihren Shunt selbst zu punktieren, sollten über diese Möglichkeit aufgeklärt und dazu ermuntert werden. Jedes Dialysezentrum sollte die Möglichkeit der Selbstpunktion generell anbieten. Die Pflegekräfte müssen in speziellen Schulungsmaßnahmen die Kompetenzen zur Patientenanleitung erwerben. Den Patienten ist möglichst viel Entscheidungsfreiraum einzuräumen. Empfohlen wird die Punktion in Strickleiter- oder Knopflochtechnik (s. u.).

Vorteile der Selbstpunktion sind:

- Shuntveränderungen werden vom Patienten frühzeitig erkannt.
- Die relativ schmerzlose Knopflochpunktion (➤ Abb. 6.8) ist möglich.
- Die Angst vor dem „unbekannten, fremden Punkteur" wird vermieden.
- Die Selbstständigkeit und das Selbstwertgefühl werden durch die **Eigenverantwortung** gesteigert.

Grundvoraussetzung für eine Selbstpunktion ist eine ruhige, konzentrierte, nicht unter Zeitdruck stehende Schulung des Patienten zu allen Aspekten der Punktion. Vor der ersten Selbstpunktion durch den Patienten kann diesem die Punktionstechnik anhand von zwei Kanülen gezeigt werden. Hierbei wird mit einer Kanüle in den Kanülenschlauch der anderen punktiert. Eine assistierende Hilfestellung durch die Pflegeperson ist auch während der Selbstpunktion erforderlich. Hierfür ist ein zeitlicher Puffer im Tagesablauf einzuplanen.

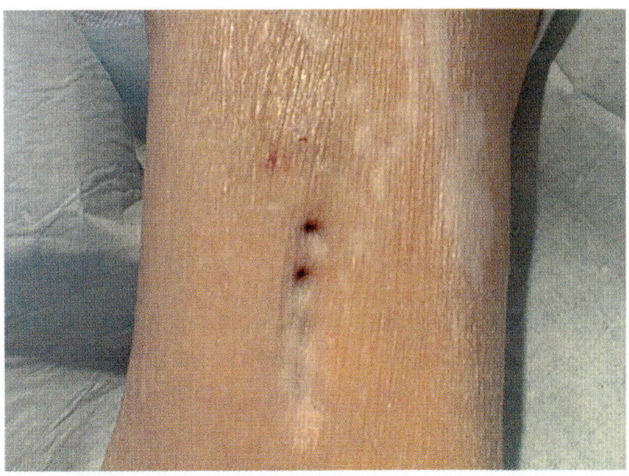

Abb. 6.8 Knopflochpunktionsstellen nach über 20 Jahren kontinuierlicher Punktion [M227]

Punktionsarten

Zu den verschiedenen Punktionarten ➤ Abb. 6.9.

Bei der **Strickleiterpunktion** wird die gesamte Länge des Shunts gleichmäßig genutzt. Dabei „wandert" man mit der Punktionsstelle von einer Punktion zur nächsten etwa um 5–10 mm nach proximal. Bei einem größeren Shuntlumen sollte die Punktion nicht nur mittig erfolgen, sondern auch von den Seiten. Nachdem die volle Länge des Shuntgefäßes genutzt wurde, wird von unten wieder begonnen. Von allen Fachgesellschaften wird die Strickleitertechnik empfohlen. Da es bei jeder Punktion zu einer geringen Gewebszunahme (Aufweitung des Gefäßes) kommt, entwickelt sich diese am ganzen Shuntgefäß relativ gleichmäßig. Damit können aneurysmatische Veränderungen am Shuntgefäß verhindert werden.

MERKE

Bei Prothesenshunts ist die Anwendung der Strickleiterpunktionstechnik vorgeschrieben.

Bei der **Arealpunktion** werden nur bestimmte Bereiche (Areale) zur Punktion genutzt. Diese sind von den Pflegekräften leicht und schnell zu punktieren

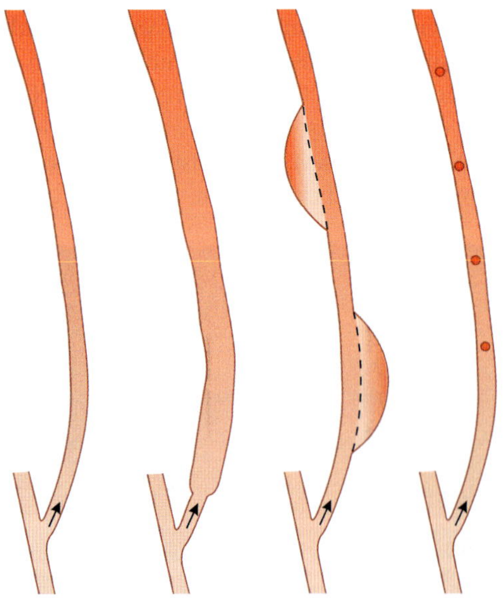

Abb. 6.9 Punktionsarten [L217, L138]

und für den Patienten relativ schmerzarm. Das ist **leider** für beide Personengruppen ein Anreiz zur Anwendung der Arealpunktion. Riesiger Nachteil dieser Methode ist allerdings, dass sich aufgrund der Aufweitung an diesen Stellen Aneurysmen (umschriebene Gefäßaussackungen) des Shuntgefäßes bilden. Zwischen den Aneurysmen bzw. davor und dahinter bilden sich relative Stenosen, die Ursache für einen Shuntverschluss sein können. Durch die Kaliberschwankungen kommt es allerdings bereits zuvor zu einer Verschlechterung der Flussdynamik im Shunt und zu einer Erhöhung der Rezirkulation. Demnach sollte möglichst **nicht** in Arealtechnik punktiert werden. Jedoch kann diese Technik zeitlich befristet angewendet werden, um z. B. Engstellen im Shuntgefäß gezielt zu erweitern. Hier kann der dilatatorische Effekt dieser Technik genutzt werden. Danach sollte aber unbedingt wieder zur Strickleitertechnik übergegangen werden.

Bei der **Knopflochpunktion** werden immer die gleichen Punktionsstellen im exakt gleichen Winkel punktiert. Dadurch entstehen bindegewebig ausgekleidete Kanäle (➤ Abb. 6.8), die nach ein paar Wochen mit einer Kanüle ohne Schliff (Buttonhole-Kanüle) punktiert werden können. Durch die Buttonhole-Kanüle wird der Stichkanal nicht verändert. Üblicherweise werden für die arterielle und venöse Kanüle jeweils 2–3 Punktionsstellen entwickelt, die dann immer abwechselnd von einer Dialyse zur nächsten punktiert werden. Vor der Punktion wird der alte Wundschorf mit einer mit Desinfektionsmittel (z. B. Octenisept®) getränkten sterilen Kompresse für 10 Minuten eingeweicht. Bei der Neuanlage eines Knopflochs wird der Wundschorf mit einer 1er-Kanüle entfernt. Wenn bereits mit einer Buttonhole-Kanüle punktiert wird, befindet sich an der Spitze der Schutzkappe ein Schorfentferner. Der Schorf muss entfernt werden, damit dieser bei der Punktion nicht mit in den Stichkanal gelangt und damit der Eingang zum Stichkanal sichtbar wird. Von diesem Wundschorf geht ein großes Infektionsrisiko aus. Danach erfolgt eine erneute Shuntdesinfektion nach dem Prinzip „ausreichend mit Desinfektionsmittel benetzen – wischen – nochmals desinfizieren – einwirken". Bei exakt durchgeführter Punktion (mit leichtem Druck unter drehenden Bewegungen) innerhalb des Kraters verspürt der Patient so gut wie keine Schmerzen und es kommt auch langfristig zu keiner Gewebszunahme und keiner Aneurysmabildung. Die Knopflochpunktion sollte möglichst von einem kleineren Personenkreis durchgeführt werden. Sie ist damit also ideal für die Selbstpunktion oder bei Punktion durch den Partner im Rahmen der Heimhämodialyse. Größe und Organisationsstruktur heutiger Dialysezentren erschweren die Wiedereinführung der Knopflochpunktionstechnik. Daher wird diese altbewährte Punktionsart nur noch sehr selten angewandt. Bei einer gezielten Planung ist es dennoch möglich, die Knopflochpunktion in den heutigen Dialysezentren durchzuführen. Für die Umsetzung werden max. 2 Pflegepersonen ausgewählt, die die Knopflöcher anlegen. Diese beiden sollten über Erfahrung im Umgang mit der Knopflochpunktion verfügen. Für einen Zeitraum von mindestens 4 Wochen soll der Patient nur von den beiden Pflegepersonen punktiert werden, damit sich zuverlässig ein Stichkanal bildet. Wenn der Shunt mit einer Buttonhole Kanüle sicher punktiert wird, können die anderen Kollegen in das Knopfloch „eingewiesen" werden. Dass sie funktioniert, zeigt ➤ Abb. 6.8. Die Patientin dialysiert über diese Knopflochpunktionsstellen schon seit über 20 Jahren.

Punktionstechniken

In der Praxis werden zwei Punktionstechniken (➤ Abb. 6.10) ausgeübt: „Kanülenschliff nach oben" und „Kanülenschliff nach unten". Inzwischen ist bekannt, dass die Punktionstechnik „Kanülenschliff nach unten" einige Vorteile mit sich bringt.

Kanülenschliff nach oben

Bedingt durch den Facettenschliff der Kanüle wird bei der Punktion eine Gewebszunge aus der Haut und der Gefäßwand geschnitten. Bei der Punktion mit dem Kanülenschliff nach oben, entsteht diese Gewebszunge an der Oberseite des Punktionslochs und wird auch nach oben hin, zur Hautoberfläche abgehoben (➤ Abb. 6.10). Nach der Kanülenentfernung wird der Stichkanal durch einen Thrombus verschlossen. Nachteilig sind hier das höhere Nachblutungsrisiko und der größere Wunddefekt im Vergleich zur Methode, bei der der Kanülenschliff nach unten zeigt.

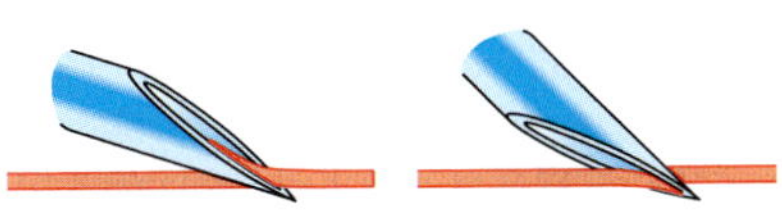

Abb. 6.10 Punktionstechniken [L143]

Kanülenschliff nach unten

Bei dieser Punktionstechnik wird die Gewebszunge an der Unterseite des Punktionslochs herausgeschnitten und ragt dabei in das Gefäßlumen hinein. Nach der Kanülenentfernung verschließt diese Gewebszunge durch den Druck im Inneren des Gefäßes die Einstichstelle und verklebt am Wundrand. Die Vorteile dieser Punktionstechnik liegen im geringeren Nachblutungsrisiko und im kleineren Hautdefekt. Bei der Punktion von PTFE-Prothesen konnte nachgewiesen werden, dass bei antegrader Punktion (Punktion in Blutflussrichtung) mit dem Schliff nach unten deutlich kleinere Defekte im Prothesenmaterial entstehen als bei der Punktion mit Schliff nach oben.

- Prothesenshunts sind immer mit dem Schliff nach unten und in Blutflussrichtung zu punktieren.
- Sollte ausnahmsweise bei einem Prothesenshunt eine retrograde Punktion (gegen die Blutflussrichtung) erforderlich werden, sollte diese immer mit dem Schliff nach oben erfolgen. Damit wird verhindert, dass die sonst ins Gefäß hineinragende Gewebszunge nach dem Entfernen der Kanüle im Blutstrom als Segel verweilt.
- Nativshunts können (müssen aber nicht) mit dem Schliff nach unten punktiert werden. Für eine generelle Empfehlung gibt es keine gesicherte Datenlage.
- Bei Punktion von Nativshunts gegen die Blutflussrichtung ist der Schliff nach oben zu wählen.

Allgemeine Hinweise

- Der **Einstichwinkel** variiert je nach Punktionstechnik von etwa 30° bis 45° (➤ Abb. 6.10).
- Der **Abstand der arteriellen Kanüle zur Anastomose** sollte möglichst > 2 cm betragen.
- Der **Abstand beider Kanülen** voneinander sollte so groß wie möglich gewählt werden. Dies reduziert die Shuntrezirkulationsrate und steigert die

6

Dialyseeffektivität. Allerdings dürfen die Punkte nicht so weit auseinanderliegen, dass der Shunt an einigen Stellen ungenutzt bleibt und es dadurch zu einer Arealpunktion kommt.

- Der **Abstand zu den Punktionsstellen** der letzten Dialyse sollte 5–10 mm betragen.
- Üblicherweise werden die Kanülen mit der **Blutflussrichtung** punktiert. Bei Nativshunts darf die arterielle Kanüle auch gegen die Flussrichtung, also in Richtung der Anastomose zeigend, punktiert werden.

6.2.3 Punktionskanülen für die Hämodialyse

Kanülenbestandteile

- Das **Kanülenrohr** selbst besteht aus Chrom-Nickel-Stahl. Dieser Stahl hat entsprechend der Namensbezeichnung einen relativ hohen Anteil an Chrom und Nickel. Aufgrund der gerinnungsaktivierenden Wirkung sind Dialysekanülen vollständig mit einer Silikonschicht beschichtet (Silikonisierung).
- Die **Silikonisierung** des Kanülenrohrs hat einerseits die Aufgabe, den Stahl vom Gewebe zu trennen. Andererseits bewirkt sie eine Verbesserung der Punktions- und Gleiteigenschaften der Kanüle.
- Der **Kanülenhalter** und der Luer-Lock-Adapter sind aus Polykarbonat. Polykarbonat ist ein sehr gut hämokompatibler Kunststoff mit hervorragenden mechanischen und technischen Eigenschaften für Medizinprodukte. Polykarbonat wird unter anderem für die Gehäuse von Dialysatoren und für viele Komponenten an Medizinprodukten eingesetzt.
- Der **Kanülenschlauch** besteht, im Gegensatz zur landläufigen Meinung, nicht aus Silikon, sondern aus PVC. PVC ist nach wie vor das Standardmaterial vieler Medizinprodukte in Verbindung mit dem extrakorporalen Blutkreislauf und in der Transfusionsmedizin. PVC hat sehr gute mechanische Eigenschaften und ist entsprechend biokompatibel.
- **Flügel** und **Klemme** bestehen meist aus den Kunststoffen Polyethylen und Polyacetal. Polyethylen ist ein Kunststoff mit hoher Biokompatibilität, er wird aufgrund seiner Flexibilität für die Flügel eingesetzt. Polyacetal ist ein Kunststoff, der federhart ist und deswegen bei der Klemme Anwendung findet. Durch die besonderen Eigenschaften des Polyacetals stellt sich die Klemme immer wieder zurück und erfüllt so zuverlässig ihre Funktion.

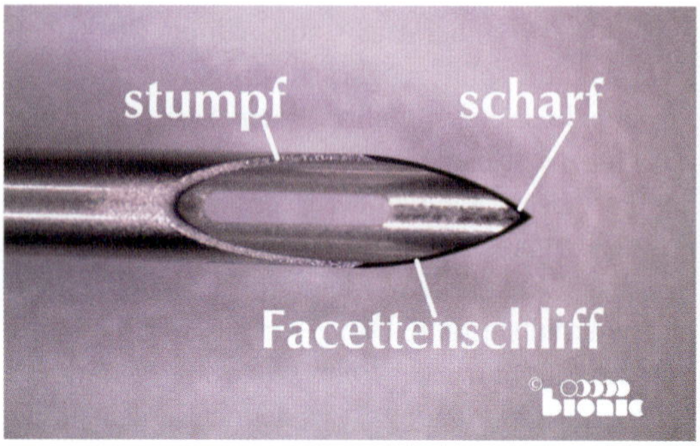

Abb. 6.11 Anschliffgeometrie (Facettenschliff) einer Punktionskanüle für die Hämodialyse der Firma Bionic Medizintechnik GmbH [V413]

Kanülenschliff

Beim **Facettenschliff** (➤ Abb. 6.11) ist nur der distale, glänzende Teil des Kanülenrohrs angeschliffen, der proximale Teil ist stumpf. Die distale, schneidende Facette gleitet in die Haut, der stumpfe Teil dehnt den Stichkanal auf. Hierdurch wird eine optimale Abdichtung des Stichkanals zum Kanülenrohr erzielt. Dies ist besonders wichtig bei älteren Patienten oder bei Patienten mit sklerosierter Haut.

Kanülendurchmesser und -länge

Entsprechend den geforderten Leistungsparametern bei der Dialyse ist man bestrebt, einen möglichst hohen Blutfluss bei möglichst geringem Durchmesser zu erzielen. Eine gute Standardkanüle stellt (zumindest in Europa) eine 16-G/1,6-mm-Kanüle dar.

MERKE

Der Buchstabe **„G"** bedeutet **„Gauge".** Sein Zahlenwert definiert, wie oft das Kanülenrohr während der Produktion gezogen wurde. Je größer die G-Zahl ist, desto öfter wurde das Kanülenrohr gezogen und umso dünner ist der Kanülendurchmesser.

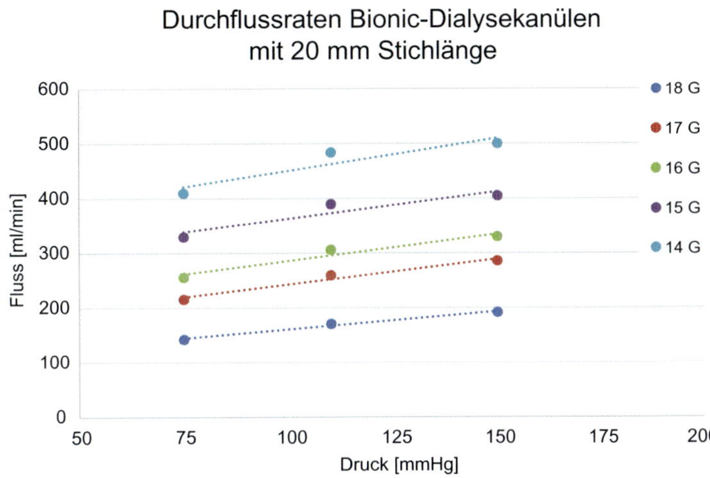

Abb. 6.12 Verhältnis von Blutflussraten und Druck bei unterschiedlichen Punktionskanülen; Messung mit Testflüssigkeit H_2O, 30 % Glyzerin, 2,1 °C; 2 m Höhe (WS) entspricht 200 mmHg; Bionic Medizintechnik GmbH [V413]

Wie in der Abbildung (➤ Abb. 6.12) zu erkennen, ist bei einer 16-G/1,6-mm-Kanüle ein Blutfluss zwischen 250 und 320 ml/min durchaus realisierbar. Je höher allerdings der Blutfluss eingestellt wird, desto größer sind die Scherkräfte (Reibungskräfte an der Wandung und innerhalb der Flüssigkeit), die in der Kanüle auf das Blut während der Kanülenpassage einwirken. Eine zu hohe Scherkraft führt zu einer Zerstörung der Blutzellen und damit zur Hämolyse. Bei Blutflüssen > 300 ml/min ist daher zumindest der Einsatz von 15-G/1,8-mm-Kanülen angeraten.

Die Strömungsberechnung erfolgt nach dem **„Hagen-Poiseuille-Gesetz"**. Dabei geht der Radius mit der vierten Potenz in die Berechnung ein: Eine Verdoppelung des Kanülendurchmessers bedeutet nicht eine Verdoppelung des maximalen Flusses, sondern eine Erhöhung um den Faktor 16. Die Länge hingegen geht linear in die Berechnung ein: Der maximale Blutfluss nimmt mit der Länge der Kanüle proportional linear ab.

MERKE

Bei Erhöhung der Blutflussrate sollte auch eine Punktionskanüle mit einem größeren Kanülendurchmesser eingesetzt werden. Kürzere Punktionskanülen (15 mm) erfüllen den gewünschten Effekt der Druckreduzierung nur bedingt.

Dialysekanülen besitzen i. d. R. eine Schlauchlänge von 15 cm. Punktionskanülen mit Schlauchlängen von 30–50 cm werden bevorzugt in der Heimdialyse eingesetzt.

Back-Eye

Arterielle Dialysekanülen verfügen über ein gestanztes Back-Eye (seitliche Öffnung) an der abgewandten Seite des Kanülenschliffs. Es hat die Funktion, dass bei einem Ansaugen der Kanüle das Blut über das Back-Eye in die Kanüle eintritt und somit die scharfen Facetten nicht zu einer Beschädigung der Gefäßintima führen. Produktionstechnisch wird das Back-Eye von innen nach außen gestanzt, sodass der entstehende Stanzgrat auf der Außenseite entsteht. Dieser Stanzgrat wird durch Elektropolieren entfernt, und es entsteht eine glatte Außenoberfläche.

Farbcodierung

Viele Hersteller von Dialysekanülen haben sich auf ein einheitliches Farbsystem geeignet. Dabei definiert häufig die Flügelfarbe den Durchmesser der Kanüle (➤ Tab. 6.2).

Tab. 6.2 Gängigste Dialysekanülen; Verhältnis zwischen Gauge (G) und Kanülendurchmesser in Millimeter (mm)

Kanülenmaß im Vergleich		Farbcodierung
17 G	1,5 mm	Rot
16 G	1,6 mm	Grün
15 G	1,8 mm	Gelb oder orange
14 G	2,0 mm	Violett

6

MERKE

Die genauen Herstellerangaben zu Kanülenlänge und -durchmesser sind auf der Kanülenverpackung vermerkt.

Bei Dialysekanülen zeigen eine schwarze und eine rote Markierung am Kanülenhalter die Lage der Anschliffö ffnung an. Zeigt der schwarze Punkt nach oben, befindet sich auch der Anschliff oben. Ist die rote Markierung oben, so ist die Anschliffö ffnung nach unten gerichtet.

Single-Needle-Kanüle

Die Effektivität einer Dialyse im Ein-Nadel-Verfahren ist deutlich geringer als im Zwei-Nadel-Verfahren. Daher sollte eine SN-Dialyse über eine SN-Kanüle gründlich überdacht werden. Über eine SN-Kanüle lassen sich auch niemals jene Blutflüsse erreichen, wie sie mit einlumigen Dialysekathetern zu erzielen sind. Sollte dennoch die Dialyse im Ein-Nadel-Verfahren unumgänglich sein, ist es wichtig, geeignete Spezialkanülen einzusetzen. Diese zeichnen sich im Wesentlichen durch einen geringen Totraum zwischen Kanülenspitze und Y-Verzweigung aus. Keinesfalls sollte eine herkömmliche Punktionskanüle mit einem Y-Adapter versehen werden. Der hier zusätzlich entstehende Totraum würde zu einer erheblichen Rezirkulation des Bluts führen und damit die Dialyseeffektivität reduzieren.

Sicherheitskanülen

Nadelstichverletzungen gehören zu den häufigsten berufsbedingten Unfällen im Gesundheitsbereich. Dabei ist das eigentliche Gefährdungspotenzial nicht der Nadelstich selbst, sondern das damit verbundene Risiko einer durch den Blutkontakt hervorgerufenen Infektionsübertragung von z. B. Hepatitis B, Hepatitis C oder HIV.

Seit April 2018 gilt eine neue technische Regel für „Biologische Arbeitsstoffe" im Gesundheitswesen und der Wohlfahrtspflege – kurz TRBA 250. Die zugehörige Biostoffverordnung (BioStoffV) ist seit Juli 2017 in Kraft. Danach sind Sicherheitskanülen (Arbeitsgeräte mit Sicherheitsmaßnahmen) nun Pflicht. Diese sollten nun eine höhere Sicherheit für alle Anwender gewährleisten.

6.2.4 Shuntdiagnostik

Ein im Dialysezentrum gelebtes Shuntmanagement ist in erster Linie ausgerichtet auf einen langen Funktionserhalt der Dialysezugänge sowie die Früherkennung von Komplikationen. Dabei ist die frühzeitige Aufdeckung von Stenosen ein Schwerpunkt mit dem Ziel einer vorbeugenden Korrektur.

Klinische Shuntuntersuchung

Hierzu zählen alle Untersuchungen, die ohne technische Hilfsmittel durchgeführt werden können. Folgt man den Empfehlungen der GHIA-Gruppe, sollen Nativ- und Prothesenshunts vor jeder Punktion klinisch untersucht werden. Bestehen bei der Inspektion und Palpation klinische Auffälligkeiten, sollte der Shunt auch auskultiert (abgehört) werden. Für die klinische Shuntuntersuchung bedarf es nur sehr wenig Zeit, die allerdings gut investiert ist: Zustand und Funktion eines Shunts können recht zuverlässig beurteilt werden. Generell gilt: Bei Auffälligkeiten muss **vor** der Punktion der Arzt informiert werden.

Inspektion

Erkennen von Hautrötungen, Blässe, Hämatomen, Wunden, Hautveränderungen („Pickel"), Kratzartefakten, aber auch von lokalen oder generalisierten Schwellungen. Die Inspektion sollte immer im Vergleich zum anderen Arm vorgenommen werden. Auch auf die Hand und die Finger des Shuntarms sollte ein Blick geworfen werden. Liegen hier Verletzungen vor oder sind z. B. Pflaster geklebt. Besonderes Augenmerk ist auf die ehemaligen Punktionsstellen zu richten. Eventuell beginnende Entzündungszeichen bleiben so nicht unbemerkt.

Palpation

Das Abtasten des Shunts gibt zusätzliche Informationen zur Hauttemperatur und zum Gefäßverlauf. Die Palpation soll immer von der Anastomose aufwärts über das gesamte Shuntgefäß erfolgen. Damit können der Gefäßverlauf mit evtl. vorliegenden Aneurysmen beurteilt und z. T. bereits auch Stenosen detektiert werden. Die Druckverhältnisse im Shuntgefäß lassen dabei Rückschlüsse auf Füllungszustand, Bluteinstrom und Blutabfluss im Shuntgefäß zu. Getastet wird mit 2 bis 3 Fingern unter leichtem wechselndem Druck. Unter erneuter leichter Stauung lässt sich die Aussagekraft der gewonnenen Eindrücke noch erhöhen.

Auskultation

Beim Abhören des Shunts mit einem Stethoskop hört man die Strömungsgeräusche des Bluts. Geräusche entstehen immer dort, wo Scherkräfte wirken. Dabei lässt die Tonhöhe (Frequenz) der Geräusche Rückschlüsse auf die Shuntfunktion bzw. auf evtl. vorhandene Stenosen im Gefäß zu. Auch die Auskultation sollte immer von der Anastomose aufwärts erfolgen. Ein gleichbleibend tieffrequentes Geräusch gilt als Normalbefund. Hochfrequente Geräusche oder gar ein Pfeifen (Möwenschrei) sind Zeichen für eine mögliche Engstelle mit entsprechenden Scherkräften (Stenose), sind aber auch an Knickbildungen (Turbulenzen) oder Fisteln möglich. Je hochfrequenter das Geräusch, desto größer sind die Scherkräfte, desto hochgradiger womöglich eine Stenose, wobei allerdings auch ein höherer Blutdruck durch eine erhöhte Strömungsgeschwindigkeit die Frequenz beeinflusst. Ein völlig fehlendes Strömungsgeräusch ist ein relativ sicheres Zeichen für einen Shuntverschluss.

Elevationstest

Elevation (lat.) bedeutet Erhöhung oder Erhebung. Der Elevationstest ist auch bekannt unter dem Begriff „Kollapsindex". Er gibt Auskunft über den arteriellen Zufluss ins Shuntgefäß, über den venösen Abfluss sowie über evtl. vorliegende Stenosen innerhalb des Shuntgefäßes. Beim Elevationstest ist der Shuntarm in unterschiedliche Positionen zu bringen und dabei die Shuntvene zu inspizieren und zu palpieren.

- Zuerst wird der Shuntarm nach unten unterhalb der Herzhöhe gehalten. Dabei sollte sich das Shuntgefäß rasch und ausreichend füllen. Sollte dies nicht der Fall sein, liegt ein mangelhafter Zufluss über die Anastomose vor.
- Nun wird der Shuntarm in waagerechte Haltung auf Herzhöhe gebracht. Dabei sollte das gesamte Shuntgefäß gefüllt und elastisch weich sein. Ein komplett prall gefülltes, sich hart anfühlendes Shuntgefäß deutet auf eine proximale Abflussstörung hin.
- Zuletzt wird der Shuntarm nach oben über die Herzhöhe gehalten. Das Shuntgefäß sollte etwa ab einem Winkel von 45° kollabieren. Eventuelle Stenosen innerhalb des Shuntgefäßes werden so sichtbar, indem nur der Gefäßabschnitt distal (nach) der Stenose kollabiert und der Bereich proximal (vor) der Stenose gefüllt bleibt. So lassen sich zumindest ausgeprägte Stenosen leicht erkennen.

Der Elevationstest ist nur bei Nativshunts möglich. Prothesenshunts fehlt die Eigendynamik, bei unterschiedlichen Druckverhältnissen ausreichend zu dilatieren bzw. zu kollabieren.

Apparative Untersuchungsmethoden

Dynamisches Druckmonitoring

Bei der dynamischen Druckmessung werden bei jeder Behandlung unter gleichbleibenden und möglichst standardisierten Bedingungen die arteriellen und venösen Druckwerte am Dialysegerät aufgenommen. Diese Messung sollte möglichst zu Beginn der Hämodialyse erfolgen, um ultrafiltrationsbedingte hämodynamische Effekte (durch Eindicken des Bluts) zu vermeiden. Daher empfiehlt es sich, diese Messung gleich zu Behandlungsbeginn, also unmittelbar nach dem Patientenanschluss, durchzuführen. Dabei wird der Blutfluss kurzzeitig auf 200 ml/min eingestellt und danach der arterielle und venöse Druck am Dialysegerät abgelesen und dokumentiert. Die Ergebnisse sind nur bei gleicher Kanülenlänge und -stärke miteinander vergleichbar. Eine Änderung der Werte deutet auf eine Veränderung der Gefäßsituation hin. Ein tendenziell steigender venöser Druck könnte auf eine Abflussstörung und ein tendenziell sinkender arterieller Druck auf eine Zuflussstörung schließen lassen.

Allerdings ist diese Methode nicht zur Frühdetektion von Stenosen geeignet. Die reine Interpretation der abgelesenen Drücke erlaubt keine zuverlässige Diagnose.

6

Abdrücktest

Drückt man bei laufender Blutpumpe zwischen der arteriellen und der venösen Kanüle das Shuntgefäß ab, kann man aus den abgeleiteten Drücken am Dialysegerät Rückschlüsse auf die Shuntfunktion ziehen. Dieser Test lässt sich nur durchführen, wenn zwischen den beiden Punktionskanülen genügend Platz zum Abdrücken des Shuntgefäßes besteht. Weil der Finger oft zu dick ist, nimmt man am besten einen Kugelschreiber dazu. Im günstigsten Fall sollten sich der arterielle und der venöse Druck am Dialysegerät nicht verändern. Verändert sich einer der beiden Drücke, könnte eine Stenose im Shuntgefäß vorliegen.

- **Fall 1: Steigt der venöse Druck** an, deutet dies auf eine venöse Abflussstörung hin. Beim Abdrücken des Shuntgefäßes wird das Blut nun gezwungen, körperwärts durch die Engstelle im Gefäß abzufließen, es kann nicht rezirkulieren. Somit erhöht sich der venöse Druck. Der arterielle Duck wird in diesem Fall abfallen.
- **Fall 2: Sinkt der arterielle Druck** oder wird dadurch sogar ein arterieller Unterdruckalarm ausgelöst, ist das ein sicherer Hinweis auf einen mangelhaften Zufluss bzw. auf eine Stenose zwischen arterieller Punktionskanüle und Anastomose. Während der Dialyse bedient sich die arterielle Kanüle somit auch vom venös zurückfließenden Blut. Der venöse Druck wird in diesem Fall ansteigen. Auch in diesem Fall liegt während der Dialyse eine Rezirkulation im Shuntgefäß vor.

In beiden Fällen sollte der Patient zur weiteren Diagnostik umgehend vorgestellt werden.

- **Fall 3: Bleiben alle Drücke unverändert,** liegt weder eine Zufluss- noch eine Abflussstörung vor. Befindet sich allerdings eine Stenose zufällig genau im Abdrückbereich, also zwischen arterieller und venöser Punktionskanüle, bleibt sie mit dem Abdrücktest unbemerkt.

Bestimmung der Shuntrezirkulationsrate

Mit dem Transonic-Hämodialysemonitor, dem D.med NephroFlow™ und dem Bluttemperaturmonitor der Firma FMC lässt sich während der laufenden Dialysebehandlung die Shuntrezirkulationsrate relativ genau bestimmen. Die ersten beiden Geräte arbeiten nach der Dilutionsmethode (Verdünnungsmethode), Transonic mit einem Kochsalzbolus und Fresenius mit einem Temperaturbolus, den der Patient über das zurückfließende Blut kurzzeitig erhält. Nun wird auf die arterielle Antwort gewartet. Je schneller und ausgeprägter der Bolus im arteriellen Schlauch wieder erscheint, desto höher ist die Rezirkulationsrate. Eine dritte Möglichkeit zur Bestimmung der Shuntrezirkulationsrate erfolgt über Harnstoffbestimmungen.

- Der Transonic-HD-Monitor und das D.med NephroFlow™ arbeiten nach der Verdünnungsmethode, indem dem zurückfließenden Blut bei laufender Behandlung 10 ml physiologische Kochsalzlösung im Bolus zugegeben werden. Mittels Ultraschallsonden an den zum Patienten hin- und von ihm zurückführenden Blutschläuchen erfolgt die Messung der Rezirkulationsrate nichtinvasiv mittels Ultraschall. Im Optimalfall sollte der Wert annähernd 0 % betragen.
- Der Bluttemperaturmonitor von FMC bestimmt die Shuntrezirkulationsrate über einen kurzzeitigen Temperaturbolus der Dialysierflüssigkeit, der sich dann auf das venöse zurückfließende Blut überträgt. Vor und während der Messung werden die Temperaturen des arteriellen und venösen Bluts nichtinvasiv gemessen. Aus der zeitlichen Verzögerung und der Intensität der arteriellen Antwort bestimmt das Gerät die Rezirkulationsrate. Bei dieser Methode sind alle Werte bis 20 % in Ordnung, da bei der Thermodilutionsmethode auch die kardiopulmonale Rezirkulation mit gemessen wird.
- Bei der Harnstoffmethode empfiehlt es sich, die Blutabnahmen beim Patientenanschluss vorzunehmen. Die erste Blutabnahme erfolgt vor dem Anschluss (höchste Harnstoffkonzentration). Die zweite und dritte Blutprobe wird unmittelbar nach dem Patientenanschluss bei laufender Blutpumpe aus dem arteriellen (vor dem Dialysator) und venösen Blutschlauchsystem (hinter dem Dialysator) entnommen. Die Ergebnisse werden in nachfolgende Formel eingesetzt und berechnet. Da auch hier die kardiopulmonale Rezirkulation mitgemessen wird, sind alle Werte bis 20 % zu tolerieren.

6

MERKE

Berechnungsformel bei Harnstoffmethode

$$\frac{\text{Harnstoff (1) peripher oder vor HD}}{\text{Harnstoff (1) peripher oder vor HD}}$$

$$\frac{\text{Harnstoff arteriell (2)}}{\text{Harnstoff venös (3)}} \quad 100 \quad \text{\% Rez.-Rate}$$

Direkte Shuntflussmessung

Die GHIA empfiehlt: „Ein objektives Monitoring der Shuntfunktion sollte regelmäßig durch direkte Flussmessungen erfolgen." Dabei wird der Blutfluss im Shuntgefäß gemessen und mit früheren Werten verglichen. Sinkt die Shuntflussrate kontinuierlich ab, ist dies ein sicheres Zeichen für eine beginnende Stenose. Technisch möglich ist die Shuntflussmessung (➤ Tab. 6.3) mit dem Transonic-Hämodialysemonitor, dem D.med NephroFlow™, dem Bluttemperaturmonitor der Firma FMC und mittels farbcodierter Duplexsonografie.

6.2.5 Shuntkomplikationen

Stenose

Stenosen sind Engstellen innerhalb der Shuntvene bzw. Shuntprothese. Manche sind von Natur aus in der Gefäßwand angelegt und fallen somit erst nach Dilatation (Reifung) des Shuntgefäßes auf. Andere entstehen durch die Shuntanlage selbst oder sind punktionsbedingt. Die häufigste Form, gerade bei Nativshunts, ist die anastomosennahe Stenose (Typ I), gefolgt von den Stenosen vor und hinter Arealpunktionsstellen (Typ II). Prothesenshunts weisen auch innerhalb der Punktionsstrecken Stenosen auf. Sie entstehen durch intensives Einwachsen von Gewebe durch die Punktionskanäle. Als Typ-III-Stenosen werden jene Stenosen bei Nativshunts bezeichnet, die an ihrer Einmündung in das tiefe Venensystem entstehen. Bei Prothesenshunts entspricht das dem Bereich der venösen Anastomose.

Alle Stenosen haben zur Folge, dass entweder der Shuntzufluss oder -abfluss gestört wird. Die Shuntflussrate wird sinken und es droht ein Shuntverschluss. Die diagnostischen Maßnahmen dienen der frühzeitigen Erkennung von Stenosen, bevor eine Thrombose mit Shuntverschluss entsteht. Kleinere Stenosen bei nativen Shuntgefäßen innerhalb der Punktionsstrecke können durch die gezielte und zeitlich begrenzte Anwendung der Arealpunktionstechnik „aufpunktiert" werden.

Zentrale Abflussstörung

Hier liegt die Stenose im zentralen Venenbereich (Typ IV), häufig verursacht z. B. durch eine vorangegangene Punktion der V. subclavia im Rahmen einer intensivmedizinischen Behandlung oder bei einem zuvor liegenden Vorhofkatheter. Eine zentrale Abflussstörung ist gekennzeichnet durch ein meist prall gefülltes Shuntgefäß, das auch beim Ele-

Tab. 6.3 Die häufigsten apparativen Methoden der Shuntdiagnostik: Duplexsonografie und Angiografie – Möglichkeiten und Methoden

Duplexsonografie	Angiografie
Nichtinvasive Untersuchung mittels Ultraschall	Gefäßdarstellungen mittels Röntgenuntersuchung nach i. v. Kontrastmittelgabe
Gefäße und Struktur der Gefäßwände lassen sich grafisch darstellen und beurteilen	Komplette Darstellung eines größeren Gefäßabschnitts möglich
Verdickungen oder Ausbuchtungen mit Blutverwirbelungen werden sichtbar (dynamische Messung)	Anatomische Konturen wie Aneurysmen oder Stenosen werden sichtbar
Auch Messungen zu Flussvolumina und Flussdynamik von Anastomosen sind möglich	Bis heute nicht komplett durch andere diagnostische Möglichkeiten zu ersetzen; wegen der Invasivität und der Nephrotoxizität des Kontrastmittels nur einzusetzen, wenn die Duplexsonografie keine ausreichende Information ergibt

vationstest nicht kollabiert. Im Bereich des Oberarms, der Schulter und am Thorax sind oft venöse Kollateralgefäße sichtbar. Zur Diagnostik sind eine radiologische Darstellung der Gefäße (Shuntphlebografie) und nicht selten ein operativer Eingriff erforderlich. Durch den mitunter erheblichen Blutrückstau kommt es zur Shuntrezirkulation. Die Dialysequalität sinkt, und es droht abermals eine Thrombose mit Shuntverschluss.

Thrombose mit Shuntverschluss

Hauptverursacher für eine Thrombose ist entweder der zu geringe Shuntfluss nach Shuntanlage aufgrund einer insuffizienten Anastomose (Blutfluss < 400 ml/min bei Nativshunt, < 500 ml/min bei Prothesenshunt) oder eine nicht rechtzeitig erkannte Stenose im Shuntverlauf. Auch infektiöse Shuntkomplikationen (selten) oder Komplikationen eines Shuntaneurysmas (s. u.) können Ursache einer Shuntthrombose sein. Alle Ursachen können durch eine systematisch angewandte Shuntdiagnostik in den allermeisten Fällen erkannt und damit eine Thrombose verhindert werden.

Die Diagnosestellung ist sehr einfach: Palpatorisch fehlt das Schwirren des Shunts und auskultatorisch ist kein Shuntgeräusch mehr zu hören. Eine Thrombektomie sollte sehr frühzeitig (möglichst unmittelbar nach Diagnosestellung) erfolgen, noch bevor der Thrombus im Gefäß fest eingewachsen ist. Dabei ist auch die eigentliche Ursache des Shuntverschlusses (meist eine Stenose) operativ zu beheben. Therapeutisches Ziel ist es, dem Patienten eine Katheterdialyse zu ersparen.

Die Aufgabe der Pflege liegt in der professionellen Shuntbeobachtung mit Früherkennung von Stenosen. Im Weiteren ist der Patient aufgefordert, seinen Shunt täglich zu kontrollieren und bei Auffälligkeiten Kontakt zum Dialyseteam aufzunehmen (➤ Kap. 6.2.2, Patientenschulung).

Aneurysma

Ein Aneurysma ist eine umschriebene Ausweitung des Shuntgefäßes mit einer zwar ausgedünnten, aber erhaltenen Wandstruktur. Die häufigste Ursache ist die **Arealpunktion,** bei der nur ein bestimmter Bereich im Gefäß zur Punktion genutzt wird (➤ Kap. 6.2.2, Punktionsarten). Hier kommt es zu einer deutlichen Gewebszunahme und einer Überdehnung und folglich zur Aussackung im Shuntgefäß. Aneurysmen verändern die Blutströmung. Durch Verwirbelungen des Bluts kommt es zur Thrombenbildung. Nachgeschaltete, eigentlich normal große Shuntsegmente wirken nachgeschaltet wie eine (relative) Stenose. Durch die Aufhebung des homogenen Blutflusses kommt es zu einer Verschlechterung der Dialysequalität durch eine erhöhte Rezirkulation und/oder durch einen herabgesetzten Shuntfluss. Bei starker Dilatation ist entweder eine Resektion des aneurysmatischen Segments mit End-zu-End-Anastomose oder mit Einsetzen eines Protheseninterponats oder aber als dritte Variante eine operative Verkleinerung des Aneurysmas mit dem Ziel der Anpassung an den Diameter der Shuntvene erforderlich.

Die besten präventiven Maßnahmen der Pflege sind die konsequente Einhaltung der Strickleiterpunktionstechnik und die Vermeidung der Arealpunktion.

Pseudoaneurysma

Ein Pseudoaneurysma ist eine umschriebene Ausweitung an einem Prothesenshunt. Mit jeder Punktion kommt es zum sukzessiven Substanzverlust des Prothesenmaterials, insbesondere dann, wenn oft in die gleichen Areale punktiert wird. In diese Stellen wächst Narbengewebe ein. Mit der Zeit kommt es zum vollständigen Verlust der Prothesenwand und zu einer narbigen sackartigen Ausweitung. Auch diese sog. Pseudoaneurysmen sind gefährdet für Infektionen, Thrombenbildung sowie für nachgeschaltete Stenosen und müssen daher ab einer kritischen Größe operativ entfernt werden.

Perigraftreaktion

Perigraftreaktionen sind ungewünschte ödematöse Schwellungen – oft des gesamten Arms – nach Anlage einer Shuntprothese. Eine der häufigsten Formen ist das sog. „Schwitzen" der Gefäßprothese.

Dabei tritt aufgrund des hohen Drucks im Gefäß seröse Flüssigkeit durch die künstliche Gefäßwand ins umliegende Gewebe aus und führt dort zu einer lokalen teigigen Schwellung (Ödem). Bei Neuanlage eines Prothesenshunts tritt diese Reaktion in bis zu 30 % der Fälle auf. Bei der Schwellneigung kann aber auch eine sog. Host-versus-Graft-Reaktion oder eine Veränderung des Lymphabstroms nach Operation eine Rolle spielen. Meist bildet sich die Schwellung innerhalb der ersten postoperativen Tage bis Wochen wieder vollständig zurück. Selten werden Schwellungen über der Prothese beobachtet, die länger als 4 Wochen anhalten. Mit der ersten Punktion ist möglichst so lange zu warten, bis die Schwellung vollkommen abgeklungen ist. Eine konsequente Wickelung des Arms inklusive der Hand nach der Shuntanlage mit Kurzzugbinden verringert Ausmaß und Dauer des Ödems.

Infektion

Eine Infektion am Dialyseshunt ist meist punktionsbedingt und beruht auf der Nichteinhaltung hygienischer Mindeststandards. Selten, aber durchaus möglich, kann die Infektion auch durch mangelnde Patientenhygiene und/oder durch Kratzen, mit der Folge von oberflächlichen Wunden am Shuntarm, entstehen. Dabei sind Patienten mit Prothesenshunts stärker gefährdet. Die typischen Infektionszeichen sind Rötung, Schwellung, Schmerzen und Fieber. Shuntinfektionen erfordern i. d. R. eine stationäre Behandlung, eine ausreichend dosierte kalkulierte Antibiotikagabe und meist eine chirurgische Therapie. Bei Nativshunts besteht die Chance der Erhaltung. Prothesenshunts hingegen müssen meist aufgegeben und chirurgisch entfernt werden. Zumindest vorübergehend ist dann eine Katheterdialyse erforderlich. Für den Patienten bedeutet eine Shuntinfektion eine schwerwiegende Komplikation. Die beste Prävention ist die konsequente Einhaltung hygienischer Standards (Hygienemaßnahmen ➤ Kap. 6.12).

Ischämie/Stealphänomen

Eine Ischämie ist eine Minderdurchblutung oder ein vollständiger Durchblutungsausfall eines Gewebes oder eines ganzen Organs. Bei Dialysepatienten mit einem Shunt spricht man teils auch vom Steal- oder Anzapfphänomen. Distal der Shuntanlage kommt es zur Minderdurchblutung und damit zu Funktionseinschränkungen der Hand (dem Gewebe wird durch den Shunt Blut „gestohlen“). Bei 2–8 % der Dialysepatienten wird dies beobachtet. Ältere Patienten und Diabetiker sind bevorzugt betroffen.

Die Ischämie wird in vier Stadien eingeteilt.

- Stadium I: blasse und/oder kühle Hand ohne Schmerzen
- Stadium II: wie Stadium I, zusätzlich Schmerzen bei Belastung oder während der Dialyse
- Stadium III: Ruheschmerzen
- Stadium IV: Nekrosenbildung

Zur Durchführung einer professionellen Krankenbeobachtung und zur Früherkennung von Ischämiefolgen sollten Fachpflegekräfte diese Stadien kennen. Die Stadien I und II erfordern die Kontrolle bei jeder Dialyse. Zusätzlich kann dem Patienten das Tragen eines warmen Handschuhs empfohlen werden. Die Stadien III und IV erfordern i. d. R. eine chirurgische Intervention, d. h. eine Verkleinerung oder Stilllegung des Shunts. Alle Maßnahmen sind so frühzeitig einzuleiten, dass das Stadium IV unbedingt vermieden werden kann.

Kardiale Komplikationen

Der Dialyseshunt führt zu einer nicht unerheblichen kardialen Dauerbelastung. Die Blutmenge, die durch den Shunt fließt, also im Optimalfall 600–800 ml/min, muss das Herz zusätzlich pumpen. Daher kommt es nicht selten zu einer kardialen Dekompensation. Zu den Symptomen zählen Tachykardie, Ruhedyspnoe und Zyanose. In diesen Fällen sollte über die Alternativen der Katheter- oder Peritonealdialyse nachgedacht werden (➤ Kap. 6.2.1).

MERKE

Der Patient ist darüber zu informieren, dass er sich bei ersten Anzeichen einer Shuntkomplikation umgehend an das Dialyseteam wenden soll.

6.2.6 Venenkatheter

Temporärer Verweilkatheter (Shaldon-Katheter; 3. Wahl)

Der Einstieg in die Kathetertechnik begann 1961 mit den Entwicklungen von Stanley Shaldon. Bis heute ist diese Art Katheter als sog. Shaldon-Katheter bekannt. Das Legen der Katheter erfolgt in der Seldinger-Technik, einer Methode, die nach dem schwedischen Radiologen Sven-Ivar Seldinger benannt wurde.

Zentrale Venenkatheter (ZVK) sind für den temporären Einsatz gedacht. Temporär bedeutet „zeitlich begrenzt". Zur akuten Durchführung der Blutreinigungsverfahren (HD, HDF, HF und CVVH) werden temporäre zentralvenöse Katheter mit ausreichendem Lumen **(Shaldon-Katheter),** die auch als Doppellumen-Katheter zur Verfügung stehen, eingesetzt. Bei einlumigen Kathetern ist ein SN-Verfahren erforderlich, doppellumige Katheter ermöglichen einen ausreichend großen Blutfluss pro Minute ohne SN-Verfahren. Moderne antimikrobielle Dialysekatheter besitzen im Vergleich zu früheren Modellen eine modifizierte Oberfläche. Sie gewährleisten meist bessere Blutflusseigenschaften und reduzieren aufgrund ihrer verbesserten Biokompatibilität die Biofilmbildung sowie das Thrombose- und Infektionsrisiko.

In Notfällen gewährleistet ein ZVK binnen kürzester Zeit einen Gefäßzugang zur Durchführung der Hämodialyse. Die maximal zugelassene Liegezeit für temporäre Katheter beträgt 29 Tage. Allerdings kommt es in der Praxis meist wesentlich früher zur Funktionseinschränkung bis hin zum Funktionsverlust des Katheters, sodass dieser entfernt oder erneuert werden muss. Ein temporärer ZVK ist für den Patienten äußerst unangenehm und birgt tendenziell immer die Gefahr der Infektion. Das therapeutische Ziel ist es also, dem Patienten eine Katheterdialyse zu ersparen.

Indikationen für einen temporären ZVK

Ein temporärer ZVK ist indiziert bei Patienten mit akuter Dialyseindikation ohne Gefäßzugang. Ist in dieser Akutphase bereits absehbar, dass die Dialysebehandlung längerfristig erfolgen muss, so ist, wenn zeitlich noch möglich, die Anlage eines getunnelten Vorhofkatheters zu bevorzugen (s. u.). Der Einsatz eines temporären ZVK sollte demnach nur dem absoluten Notfall vorbehalten bleiben.

Lokalisation

Aufgrund der äußerst günstigen anatomischen Lage der V. jugularis interna rechts wird der ZVK bevorzugt über die rechte Halsseite bis in die obere Hohlvene (V. cava superior) herznah vorgeschoben.

Der Zugang über eine der beiden Schlüsselbeinvenen (V. subclavia) ist prinzipiell auch möglich, jedoch aufgrund des gebogenen Gefäßverlaufs eher ungünstig. Die V. subclavia ist am Schlüsselbein fixiert und somit immer entfaltet, was aber auch fast den größten Nachteil darstellt: Bei einer Fehlpunktion ist sie nicht zu komprimieren. Im Weiteren soll die Punktion der V. subclavia bei potenziellen Dialysepatienten unbedingt vermieden werden, da hierdurch eine partielle Thrombosierung mit Stenose im Gefäß entstehen kann, die bei einer späteren Shuntanlage am Arm eine zentrale Abflussstörung verursachen kann. Daher wird die V. jugularis interna rechts, gefolgt von der linken, bevorzugt als Zugangsgefäß genutzt.

Sollte am Oberkörper kein zentralvenöser Zugang möglich sein, bleibt **„als letzte Wahl"** die V. femoralis in der Leistenregion. Nachteile sind hier das besonders hohe Infektions- und Thromboserisiko sowie die Konsequenz, dass der Patient nicht aufstehen darf. Dieser Zugang dient meist nur einer einzigen Akutbehandlung bei immobilen und beatmeten Patienten im Intensivbereich.

Legen eines temporären ZVK

Das Legen des Katheters erfolgt in örtlicher Narkose und in Seldinger-Punktionstechnik. Dabei wird zuerst die zentral gelegene Vene mit einer speziellen Kanüle punktiert und über diese anschließend ein Draht nach intravasal vorgeschoben. Nach dem Entfernen der Kanüle bleibt der Draht im Gefäß und ermöglicht so das Vorschieben des eigentlichen Katheters. Eine provisorisch angelegte Naht befestigt den Katheter an der Haut. Zur endgültigen Lagebestimmung dient meist eine Röntgenkontrollaufnahme, diese ist jedoch nicht erforderlich beim Femoraliskatheter.

Die Aufgaben der Pflegekraft bestehen in der Vorbereitung der benötigten Materialien, in der Betreuung, Lagerung und Versorgung des Patienten und in der Assistenz beim Legen des zentralvenösen Katheters.

Zu den Risiken bei der Punktion der V. jugularis interna zählen:

- Verletzung der A. carotis mit Ausbildung eines Hämatoms und/oder einer zerebralen Durchblutungsstörung
- Verletzung von Begleitstrukturen: Perforation von Ösophagus, Trachea, Ductus thoracicus
- Herzrhythmusstörungen
- Versehentliches Auslösen von Vagus-Reflexen durch Palpation des Sinus caroticum

Versorgung des ZVK

Nach dem Legen des zentralvenösen Katheters werden die Katheteraustrittstelle mit sterilem Verbandmaterial verschlossen und der Katheter zug- und knickfrei fixiert. Als Verbandmaterial eignen sich hier im Besonderen industriell vorgefertigte Transparentverbände zur Katheterfixation. Ein Transparentverband ist wasserdampf- und sauerstoffdurchlässig, jedoch undurchlässig für Flüssigkeiten, Bakterien und Viren. Er ermöglicht eine Wundbeobachtung durch den Verband hindurch. Er kann mehrere Tage auf der Katheteraustrittstelle belassen werden. Der Verband gewährleistet somit eine optimale Wundruhe und schützt die Katheteraustrittstelle vor Kontamination von außen. Das Katheterende verbleibt dabei außerhalb des Verbands, so kann es jederzeit zum Anschluss an die Dialyse genutzt werden.

Nachteilig bei Männern sind nachwachsende Barthaare am Hals, die die Haftung des Verbands schon nach wenigen Tagen mindern. Geschlechtsunspezifisch kommt hinzu, dass der relativ schwere Katheter den Transparentverband sehr beansprucht, sodass der suffiziente Schutz der Katheteraustrittsstelle verloren geht. Ein Wechsel des Transparentverbands erscheint daher alle 3–4 Tage als realistisch. Sterile (undurchsichtige) Wundbettpflaster hingegen müssen vor jeder Dialysebehandlung gewechselt werden.

Generell gilt:

- Das Katheterende bleibt außerhalb des Verbands und kann jederzeit zum Anschluss an die Dialyse genutzt werden.
- An- und Abschluss zur HD (s. u.).

Verblockung

Nach Abschluss der Dialysebehandlung wird der ZVK unter sterilen Bedingungen und nach reichlicher Spülung mit mindestens je 10 ml physiologischer Kochsalzlösung pro Schenkel mit einer Locklösung bis zur nächsten Dialysebehandlung konserviert. Hinsichtlich Produkt und Menge sind die Angaben der Katheterhersteller zu beachten. Die Locklösung soll das Katheterlumen zwischen den Behandlungen offenhalten und das Wachstum von Bakterien und Biofilm hemmen, ohne Materialveränderungen hervorzurufen oder den Patienten zu gefährden.

Derzeit werden als Locklösung verwendet:

- Heparin und
- Natriumzitrat

sowie die Fertigpräparate

- Citra-Lock™ und
- TauroLock™.

MERKE

Bei heparininduzierter Thrombozytopenie (HIT II) muss der Katheter mit heparinfreier Lösung geblockt werden. Bei erhöhter Blutungsneigung sollte kein Heparin als Locklösung verwendet werden.

Bestimmung des Katheterinnenlumens

Generell gelten die Angaben der Katheterhersteller. Bei industriell gefertigten Kathetern sind die Angaben zum Innenlumen entweder auf dem Katheter selbst angegeben oder der Produktbeschreibung zu entnehmen. Sollte dies nicht der Fall sein, kann zur Bestimmung des Katheterinnenlumens wie folgt verfahren werden:

Der Katheter wird zuerst mit 10 ml NaCl (0,9 %) gespült. Danach wird mit einer 2-ml-Spritze langsam das im Katheter befindliche Kochsalz aspiriert, bis das erste Blut sichtbar wird. Die in der Spritze befindliche NaCl-Menge entspricht dem Katheterinnenlumen.

Risiken und Komplikationen

- Infektion an der Katheteraustrittstelle (Risiko beim Femoraliskatheter erhöht)
- Flussprobleme, Katheterthrombose
- Venenthrombose (Risiko beim Femoraliskatheter erhöht)

- Keimeinschleusung in die Blutbahn mit bakterieller Infektion
- Sepsis (Kathetersepsis)
- Luftembolie bei unsachgemäßem Umgang
- Erhöhte Suizidgefahr bei Patienten mit autoaggressivem Verhalten und schwerwiegenden psychiatrischen Krankheitsbildern
- Erhöhte Blutungsgefahr bei Manipulation durch Patienten mit demenziellen Krankheitsbildern

Die Entfernung eines ZVK sollte möglichst erst nach vollständigem Abbau der zur Dialyse benötigten Antikoagulation erfolgen. Unter Beachtung der Heparinhalbwertszeit von ca. 60 Minuten ist eine Katheterentfernung somit frühestens 4 Stunden nach Dialyseende anzuraten.

Bei der **Entfernung eines ZVK** im Halsbereich wird der Patient zu Vorbeugung einer Luftembolie in die Kopftieflage gebracht. Nach Entfernung des Nahtmaterials werden der Katheter unter gleichmäßigem Zug entfernt und die Austrittstelle sofort mit sterilen Kompressen abgedrückt. Dabei soll der Druck gleichmäßig sein und das Gefäß nicht vollständig verschließen. Die Abdrückzeit beträgt etwa 20–30 Minuten. Die Austrittstelle wird danach mit einem sterilen Wundverband verschlossen.

Bei einem Femoraliskatheter wird die Punktionsstelle für weitere 60 Minuten mit einem Sandsack komprimiert. Der Patient sollte sich innerhalb der nächsten 24 Stunden schonen und darüber hinaus keinen schweren körperlichen Anstrengungen ausgesetzt sein.

Permanenter getunnelter Vorhofkatheter/„Demers-Katheter" (3. Wahl)

Der Demers®-Katheter wurde Anfang der 1970er Jahre in Darmstadt entwickelt und nach Dr. med. H.-G. Demers benannt. Der Original-Demers®-Katheter (➤ Abb. 6.13) ist einlumig, er wird von der Firma Bionic vertrieben. Darüber hinaus bieten auch andere Firmen getunnelte Vorhofkatheter als Einzel- und Doppellumen-Katheter an. Im allgemeinen Sprachgebrauch hat sich jedoch der Begriff „Demers-Katheter" durchgesetzt.

Ein getunnelter Vorhofkatheter wird üblicherweise operativ über die V. jugularis externa oder interna (bevorzugt) rechts oder auch in Seldinger-Technik perkutan über die V. jugularis interna implantiert

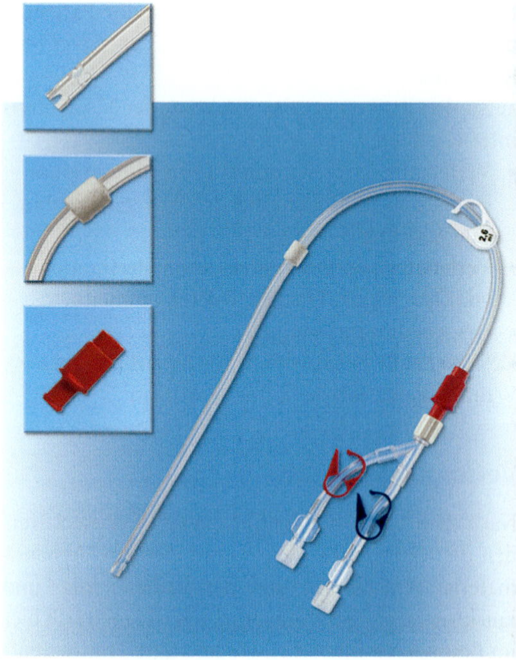

Abb. 6.13 Demers®-Katheter der Firma Bionic [V413]

und seine Spitze bis in den rechten Vorhof vorgeschoben.

Der Unterschied zu einem temporären ZVK besteht im Wesentlichen in der höheren Materialflexibilität und in einer Muffe aus Dacron-Gewebe. Diese Muffe (Cuff) umschließt den Katheter und wächst im subkutanen Bindegewebe kurz unterhalb der Katheteraustrittstelle (KAST) fest ein. Bis zur vollständigen Cuff-Einheilung sind Haltefäden erforderlich. Diese werden nach 14 Tagen entfernt.

Die Dacron-Muffe fixiert nun den Katheter dauerhaft und bildet eine wirkungsvolle Keimbarriere. Dennoch sollten die Dialyseschläuche immer zugfrei fixiert werden.

Der einlumige Demers-Katheter ermöglicht i. d. R. eine störungsfreie Dialysebehandlung im SN-Betrieb mit Blutflussraten bis zu 500 ml/min in der arteriellen und venösen Phase. Eine effektive Blutflussrate von bis zu 250 ml/min ist somit zu erreichen.

Doppellumige permanente Demers-Katheter haben den Vorteil, dass man sie nicht im SN-Modus betreiben muss. Ihr Nachteil sind die kleineren Einzellumen, die im Gegensatz zum groß- und einlumigen Demers-Katheter schneller verstopfen und Flussprobleme verursachen.

Weiterer Vorteil eines Doppellumen-Katheters ist seine geometrische Form, die ein Abknicken innerhalb des Körpers weitestgehend verhindert, jedoch außerhalb des Körpers starrer und unflexibler ist.

Indikationen und Kontraindikationen

Ein getunnelter Vorhofkatheter dient chronisch Nierenkranken ohne Aussicht auf eine erfolgreiche Anlage eines arteriovenösen Shunts als dauerhafter Gefäßzugang. Weiterhin wird der getunnelte Vorhofkatheter auch als temporärer Gefäßzugang über Wochen bis Monate eingesetzt, bis ein neu angelegter Shunt punktionsfähig ist. Die Anlage eines Nativshunts sollte immer das Ziel sein, da getunnelte Vorhofkatheter im Vergleich zu Shunts wesentlich höhere Infektions- und Mortalitätsraten zeigen. Deshalb bestehen lediglich relative Indikationen zur dauerhaften Demers-Katheteranlage, z. B. schwere Herzinsuffizienz mit einer Ejektionsfraktion deutlich unter 30 %, geringe Lebenserwartung z. B. bei metastasierendem Tumorleiden.

Relative Kontraindikationen sind wegen des höheren Infektionsrisikos der künstliche Herzklappenersatz sowie ein Herzschrittmacher wegen der Gefahr der katheterbedingten Dislokation. Auch der Einsatz bei suizidgefährdeten oder verwirrten Patienten ist nicht unbedenklich. Es sind Fälle bekannt, in denen sich Patienten den Katheter abgeschnitten haben und an einer Luftembolie verstarben. Insofern sollte der Einsatz nur unter sorgfältiger Risiko-Nutzen-Abwägung erfolgen.

Komplikationen

Flussprobleme und Infektionen sind die häufigsten Komplikationen beim Dialysekatheter. Durch die intravasale Lage kann auch eine Thrombenbildung um den Katheter herum nie ganz ausgeschlossen werden. Im Einzelnen können folgende Komplikationen entstehen:

- Flussprobleme, Katheterthrombose
- Thrombose im Blutgefäß
- Intraluminale Bakterienbesiedelung mit der Bildung eines bakteriellen Biofilms am Kathetermaterial
- Keimeinschleusung in die Blutbahn mit bakterieller Infektion
- Sepsis
- Infektion der Katheteraustrittsstelle (KAST-Infektion) bis zur Tunnelinfektion mit Überschreitung der äußeren Muffe
- Luftembolie bei unsachgemäßem Umgang
- Erhöhtes Risiko (z. B. Blutung) bei suizidgefährdeten Patienten in einer psychisch labilen Lebensphase oder bei demenziellen Erkrankungen durch Kathetermanipulation
- Materialermüdung

KAST-Klassifizierung

Die Inspektion der Katheteraustrittstelle (KAST) muss vor dem Anschluss erfolgen, denn die Versorgung ist abhängig vom jeweils aktuellen klinischen Zustand der KAST. Ein spezielles Klassifikationsmo-

Tab. 6.4 Klassifizierung der KAST nach Twardowski, Deutsche Gesellschaft für angewandte Hygiene in der Dialyse Quellen: Twardowski und, Prowant, 1997; Arbeitskreis für angewandte Hygiene in Dialyseeinrichtungen, 2005

Klassifizierung	Bewertung	Maßnahme
0	• Keine Entzündungszeichen • Intakte Hautumgebung	Keine
1	Mäßige Rötung < 0,5 cm	Verbandwechsel
2	• Deutliche Rötung > 0,5 cm • Sekret klar oder leicht gelblich • Kein Eiter	• KAST-Pflege mit entsprechenden Substanzen • Fotodokumentation • Ggf. Abstrich mit Erregernachweis
3	• Deutliche Rötung > 0,5 cm • Sekret mit Kruste • Sekret auf Tupfer	• Wie 2 • Abstrich mit Erregernachweis • Antibiose • Ggf. Tunnelsonografie
4	Floride eitrige Entzündung	• Wie 3 • Ggf. Entfernung des Katheters

dell für getunnelte Vorhofkatheter gibt es derzeit noch nicht. Daher wird empfohlen, die KAST-Klassifikation in Anlehnung an die PD-**Klassifizierung von Twardowski** (➤ Tab. 6.4) vorzunehmen. Der KAST-Zustand wird dabei in sechs Stadien unterteilt.

Reinigung und Desinfektion der KAST

Der KAST-Status und die Materialbeschaffenheit des Katheters sind entscheidend für den differenzierten Einsatz der Desinfektionsmittel und Verfahren. Bei reizloser perfekter KAST ist es ausreichend, den Katheter und die KAST nur mit steriler physiologischer Kochsalzlösung und unter Verwendung von sterilen Kompressen zu reinigen. Als Hautdesinfektionsmittel sollten nur noch Schleimhautantiseptika wie z. B. Octenisept® eingesetzt werden.

Nicht mehr verwendet werden dürfen:

- Alkoholische Hautdesinfektionsmittel (brennen auf der Haut, trocknen sie aus und schädigen unter Umständen das Kathetermaterial)
- Wasserstoffperoxid (wirkt zellzerstörend)
- Polyvidon-jodhaltige Hautdesinfektionsmittel (schädigen das Kathetermaterial und verhindern aufgrund der Hautverfärbung eine optimale Interpretation des KAST-Zustands)

KAST-Verband

Für die Versorgung der KAST müssen ausschließlich sterile Materialien und aseptische Arbeitstechniken angewandt werden. Mund-/Nasenschutz sind für die Pflegekraft und den Patienten obligat. Vor dem Anschluss an das Dialysegerät zu Behandlungsbeginn **muss** die Katheteraustrittstelle inspiziert werden, die Beurteilung sollte klassifiziert erfolgen und dokumentiert werden. Hieraus ergeben sich die weiteren Maßnahmen in der Versorgung der KAST. Die Art des KAST-Verbands (Transparentverband oder Wundbettpflaster) gibt die Häufigkeit des Wechselns vor.

Bei perfekter KAST sind Transparentverbände aus hochpermeablem Material ideal, die eine Wasserdampfdurchlässigkeit von mind. 500 ml/m² pro 24 h bei 37 °C aufweisen. Sie sind wasserdampf- und sauerstoffdurchlässig, jedoch undurchlässig für Flüssigkeiten, Bakterien und Viren. Auch das Duschen ist mit einem Transparentverband problemlos möglich. Daher werden diese Verbände im allgemeinen Sprachgebrauch auch als „Duschpflaster" bezeichnet. Die KAST ist durch den Transparentverband gut zu erkennen, und der Katheter wird über einen geformten Steg nach außen geführt. Bei perfekter KAST können **Transparentverbände bis zu 7 Tage** belassen werden, sterile Wundbettpflaster hingegen müssen bei jeder Behandlung erneuert werden.

Transparentverbände dürfen jedoch nur bei perfekter KAST eingesetzt werden. Bei allen nachfolgenden Stadien muss ein steriler Wundbettverband – ggf. mit saugender Wirkung – angelegt werden. Dieser Verband ist bei jeder Dialyse zu wechseln, bei Bedarf auch häufiger. Die KAST-Inspektion erfolgt vor dem Anschluss zur Dialyse. Bei erhöhtem Pflegeaufwand kann der abschließende Verband auch erst während oder nach der Behandlung angebracht werden. Bis dahin ist die KAST mit einer sterilen Kompresse abzudecken.

KAST-Erstverband

Im OP wird ein steriler Wundverband mit saugender Wirkung angelegt. Der Katheter wird dabei zug- und knickfrei fixiert. Die Verbandkontrolle erfolgt täglich, wobei der erste Verbandwechsel möglichst erst nach 3 Tagen erfolgen soll. Transparentverbände sind erst nach vollständiger Wundheilung anzuraten. Diese ist nicht vor dem 14. postoperativen Tag zu erwarten.

KAST-Verbandwechsel

Um Zugluft und Luftverwirbelungen zu vermeiden, sind Fenster zu schließen, Klimaanlagen auszuschalten und das Bettenmachen im Zimmer zu unterbrechen. Die für den Verbandwechsel benötigten Materialien sind auf einer mobilen und desinfizierten Arbeitsfläche vorzubereiten.

Material

- Schutzkleidung Patient: Mund-/Nasenschutz
- Schutzkleidung Pflegekraft
  - Mund-/Nasenschutz
  - 1–2 Paar unsterile Handschuhe
  - Ggf. Kopfhaube (bei langen Haaren)
- Weitere Materialien
  - Händedesinfektionsmittel

- Katheterkompatibles Hautdesinfektionsmittel oder sterile NaCl-Lösung 0,9 %
- Sterile Kompressen oder Kugel-Tupfer
- Steriler Transparentverband (bei KAST 0)
- Steriles Wundbettpflaster (KAST 1–4)

Durchführung

- Mund-/Nasenschutz anlegen, Händedesinfektion bis in den Unterarmbereich, danach erst unsterile Handschuhe anziehen
- Entfernen des gesamten Verbands
- Inspektion der KAST auf Entzündungszeichen
- Bei KAST 0: Reinigung mit NaCl 0,9 %, mit sterilen Kompressen trocknen und sterile Abdeckung mit Wundbettpflaster oder Transparentverband
- Bei KAST 1–4: Reinigungsdesinfektion mit in katheterkompatiblem Desinfektionsmittel getränkten Kompressen, mit sterilen Kompressen trocknen und sterile Abdeckung mit Wundbettpflaster
- Dokumentation von KAST-Zustand und Maßnahmen

Katheterverlängerung

Katheterverlängerungen verringern die Anzahl der Konnektionen direkt an den Katheteranschlüssen. Alle Arbeiten am Katheter wie Aspiration der Locklösung, Blutabnahmen, Katheterspülen, Verabreichung des Heparinbolus sowie das abschließende Katheterspülen bei Dialyseende können über die Katheterverlängerungen vorgenommen werden. Der Grundgedanke ist, durch die Reduzierung kathetemaher Konnektionen auch die Infektionsrate zu senken. Der Y-Adapter zur SN-Dialyse bei einlumigem Katheter stellt als solches eine Katheterverlängerung dar.

Allerdings kann der Einsatz von Katheterverlängerungen bei Doppellumen-Kathetern nicht mehr generell empfohlen werden. Zum einen verdoppelt sich durch ihren Einsatz das Diskonnektionsrisiko. Zum anderen ist die Datenlage, auf die sich die Empfehlung stützt, zu schwach und primär abgeleitet aus Daten beim Katheteranschluss in der Peritonealdialyse. Diese sind nicht direkt auf ZVK oder getunnelte Vorhofkatheter übertragbar. Daher bleibt der Einsatz von Katheterverlängerungen bei einem Doppellumen-Katheter **fakultativ.**

Anschluss an die Hämodialyse bei Dialysekatheter

Um Zugluft und Luftverwirbelungen zu vermeiden: Fenster schließen, Klimaanlagen ausschalten und das Bettenmachen im Zimmer unterbrechen. Als zusätzlicher Schutz zur Vermeidung einer Luftembolie ist der Patient während den Arbeiten am Katheter in Kopftieflage zu bringen. Der Anschluss ist unter Einhaltung einer aseptischen Arbeitsweise durchzuführen. Katheternahe Konnektionen erfolgen in Non-Touch-Technik mit unsterilen Handschuhen und sterilen Kompressen. Die für den Anschluss benötigten Materialien sind auf einer mobilen und desinfizierten Arbeitsfläche vorzubereiten.

Material

- Schutzkleidung Patient: Mund-/Nasenschutz
- Schutzkleidung Pflegekraft
  - Mund-/Nasenschutz
  - 1–2 Paar unsterile Handschuhe
  - Ggf. Kopfhaube (bei langen Haaren)
- Weitere Materialien
  - Händedesinfektionsmittel
  - Katheterkompatibles Hautdesinfektionsmittel
  - Sterile Kompressen oder Kugel-Tupfer
  - Sterile Unterlage zur Ablage des desinfizierten Katheters
  - Sterile Kompressen (für die Non-Touch-Technik in 7,5 × 7,5 cm)
  - Y-Adapter
  - 2 10-ml-Spritzen
  - Ggf. Heparinbolus in 10-ml-Spritze
  - Ggf. Materialien zur Blutabnahme
  - Rollenpflaster (möglichst aus Seide) zur Fixierung der Blutschläuche

Durchführung

- Mund-/Nasenschutz anlegen, Händedesinfektion bis in den Unterarmbereich, danach erst unsterile Handschuhe anziehen.
- Katheter desinfizieren und auf vorbereitete sterile Unterlage ablegen.
- Vorbereitung der sterilen Materialien, zwei Kompressen mit Hautdesinfektionsmittel tränken.
- Überprüfen, ob Katheterklemme geschlossen ist.

- Klemmen am Adapter schließen.
- Katheter fassen, Verschlusskappe entfernen. Evtl. Verschmutzung oder Verkrustung am Katheterkonus ist mit den getränkten Kompressen zu entfernen. Katheter unverzüglich mit Adapter konnektieren.
- Spritzen auf die Schenkel des Adapters aufsetzen; Katheterklemme und Klemme am arteriellen Schenkel öffnen; Locklösung aspirieren; Klemme am Adapter wieder schließen.
- Klemme am venösen Schenkel öffnen und zum Entlüften Blut aspirieren.
- Ggf. prädialytische Blutabnahmen.
- Ggf. Heparinbolus injizieren.
- Dokumentation.

Während der Dialyse sind die Blutschläuche zugfrei an der Kleidung des Patienten (nicht an der Bettdecke) mit zwei langen Rollenpflasterstreifen aus Seidenmaterial zu fixieren.

Abschluss der Hämodialyse und Konservierung des Katheters

Der Abschluss und die Konservierung des Katheters erfolgen mit gleicher hygienischer Sorgfalt wie beim Anschluss des Patienten zur Hämodialyse (s. o.).

Material

- Schutzkleidung Patient: Mund-/Nasenschutz
- Schutzkleidung Pflegekraft
  - Mund-/Nasenschutz
  - 1–2 Paar unsterile Handschuhe
  - Ggf. Kopfhaube (bei langen Haaren)
- Weitere Materialien
  - Händedesinfektionsmittel
  - Katheterkompatibles Hautdesinfektionsmittel
  - Sterile Kompressen oder Kugel-Tupfer
  - Sterile Unterlage zur Katheterablage
  - Sterile Kompressen (für die Non-Touch-Technik in 7,5 × 7,5 cm)
  - Sterile Verschlusskappe
  - 10-ml-Spritze, gefüllt mit NaCl 0,9 %
  - 20-ml-Spritze, gefüllt mit NaCl 0,9 %
  - Spritze mit Locklösung

Durchführung

- Mund-/Nasenschutz anlegen, Händedesinfektion bis in den Unterarmbereich, danach erst unsterile Handschuhe anziehen.
- Katheter anheben und nach ausreichender Desinfektion auf vorbereitete sterile Unterlage ablegen.
- Vorbereitung der sterilen Materialien, zwei Kompressen mit Hautdesinfektionsmittel tränken.
- Reinfusion des Bluts. Währenddessen auf den arteriellen Schenkel des Y-Adapters die 10-ml-Spritze setzen und 5 ml Kochsalz injizieren. Danach Klemme am Y-Stück schließen
- Nach vollständiger Reinfusion des Bluts 20-ml-Spritze auf den venösen Schenkel des Y-Adapters setzen und ca. 5 ml Kochsalz injizieren; danach die restlichen 5 ml Kochsalz am arteriellen Schenkel injizieren. Anschließend die restlichen 15 ml am venösen Schenkel injizieren.
- Alle Klemmen schließen.
- Y-Adapter entfernen.
- Spritze mit Locklösung aufsetzen und injizieren.
- Katheterklemme schließen, Spritze entfernen.
- Ggf. Blutrückstände am Konnektor mit in Desinfektionsmittel getränkten Kompressen entfernen.
- Verschlusskappe aufschrauben.
- Ggf. Schutzverband anlegen.
- Dokumentation mit Angabe der eingesetzten Locklösung.

Alternativ gibt es An- und Abschlusssets für Doppel- und Single-Lumen-Katheter. In diesen sind bis auf die Spüllösung und die Locklösung alle benötigten Materialien enthalten. Sterile Handschuhe sind hier nicht mehr erforderlich, weil bei den Kathetersets mit der Non-Touch-Technik gearbeitet wird.

Katheterdysfunktion

Flussprobleme bei zentralvenösen Kathetern sind eine häufige Komplikation bei bis zu einem Drittel der Hämodialysekatheter. Sie führen per definitionem zu einer unzureichenden Dialysequalität und bergen das Problem einer erhöhten Infektionsrate sowie das Risiko, das ein Katheterwechsel mit sich bringt.

Von einer Dysfunktion ist auszugehen bei
- einem Nachlassen der Flussrate von mehr als 10 % im Verlauf,
- wenn das erreichte kt/V < 1.2 liegt,
- bei einem arteriellen Druck < 250 mmHg oder einem venösen Druck über + 250 mmHg.

Ursachen

Für Katheterdysfunktionen gibt es verschiedene Ursachen, und man unterscheidet dementsprechend mehrere Formen:
- **Frühe Dysfunktion:** Ursachen einer frühen Dysfunktion sind i. d. R. technische Probleme bei der Katheteranlage, wenn der Katheter nicht korrekt liegt (Lage der Spitze, die sich z. B. bei adipösen oder sehr dünnen Patienten lageabhängig ändern kann, Lage in einem falschen Gefäß oder Umschlag des Katheters etc.), eine Knickbildung aufweist oder durch die Exit-Naht eingeengt wird. Eine frühe Dysfunktion sollte idealerweise bei der initialen Funktionskontrolle auffallen und direkt korrigiert werden.
- **Späte Dysfunktion:** Eine späte Dysfunktion tritt bei einem vormals problemlos funktionierenden Katheter im Anwendungsverlauf auf. Neben selteneren Ursachen wie Lageänderungen z. B. durch erhebliche Schwankungen im Köpergewicht ist i. d. R. eine Okklusion durch eine Thrombenbildung ursächlich:
  - **Extrinsische Thromben** außerhalb des Katheters wie eine venöse Thrombose oder eine Vorhofthrombusbildung.
    Die Verdachtsdiagnose einer venösen Thrombose ergibt sich neben der Katheterdysfunktion auch oft klinisch durch Schwellung der oberen Extremität, die manchmal recht diskret sein kann. Eine Embolisierung ist selten, häufiger sind infektiöse Komplikationen. Die Bestätigung der Diagnose erfolgt durch eine Kontrastmittelvenografie oder auch duplexsonografisch. Neben der Entfernung des Katheters erfolgt i. d. R. eine Antikoagulation über mindestens 3 Monate.
    Eine Vorhofthrombosierung muss nicht zwingend zu einer Katheterdysfunktion führen. Vorhofthromben können asymptomatisch bleiben und zufällig bei der Echokardiografie auffallen oder sie werden kardial symptomatisch oder bei der Evaluation einer Katheterdysfunktion festgestellt. Die Therapie der Vorhofthrombosierung umfasst die Entfernung des Vorhofkatheters mit Neuanlage i. d. R. vorübergehend im Bereich der Hohlvenen oder mit Wechsel auf eine Shuntdialyse oder Bauchfelldialyse und ein Management des Vorhofthrombus, das einige Optionen von der reinen Antikoagulation über Lyseverfahren bis hin zur Operation umfasst.
  - **Intrinsische Thromben** intraluminal im Katheter oder an der Katheterspitze oder im Sinne einer Fibrinscheidenbildung.
    Ursächlich für eine intraluminale Thrombenbildung sind eine zu geringe Menge an Antikogulanzien bei der Katheterblockade, fehlender Katheterverschluss vor dem Katheterabschluss oder auch Blutreste im Katheter. Da zwischen den seitlichen Öffnungen und der Katheterspitze der Katheterblock oft verloren geht, formen sich dort oft Katheterspitzenthromben, die den Katheter verschließen oder die auch eine Ventilfunktion übernehmen können. Eine Fibrinscheide bildet sich kurz nach Anlage um jeden Katheter, manchmal kann sie einen mechanischen Verschluss vor allem im Bereich der seitlichen Öffnungen verursachen.

Vorgehensweise bei Flussproblemen

Lässt sich ein Katheter bereits bei der Vorbereitung für den Anschluss ans Dialysegerät nur schwer oder gar nicht aspirieren, ist es möglich, folgende Maßnahmen durchzuführen:
- Lageveränderung des Patienten, z. B. Linksseiten-, Rechtsseiten-, Kopftieflage, kann eine durch die Körperlage bedingte Flussproblematik vorübergehend beheben.
  → Diese Maßnahme ist auch während der laufenden Dialysebehandlung möglich.
  Die Katheterlage sollte in diesem Fall mit einer Röntgenkontrolle des Thorax überprüft werden. Falls sich der Verdacht bestätigt, sollte die Lage korrigiert werden bzw. ein Katheterwechsel erfolgen.
- Führt eine Lageveränderung nicht zu dem gewünschten Erfolg, kann der Versuch unternommen werden, den Katheter mit einer 5–10-ml-

6

Spritze zu aspirieren. Mit dieser kann ein größerer Sog aufgebaut werden, und ggf. kann ein nicht fest anhaftender Thrombus so entfernt werden. Gleichsam möglich ist eine NaCl-Spülung ebenfalls mit 5–10 ml (flush). Sollte der Patient bereits an das Dialysegerät angelegt sein, muss das Blutschlauchsystem kurzgeschlossen werden und während des Anspülens zirkulieren. Die Konnektion der Spritze an den Katheter erfolgt unter Zuhilfenahme der Non-Touch-Technik, die Spritze sollte einen Luer-Anschluss haben. Gefahr der Spülung ist eine bakterielle Kontamination oder eine Katheterruptur.

- Für den Fall, dass auch dies keine Verbesserung der Flussprobleme bewirkt, ist es noch möglich, eine Katheterlyse durchzuführen.
  Durchführung einer Katheterlyse mit Actilyse® Cathflo® 2 mg:
  - Der Inhalt der 2-mg-Durchstechampulle wird mit 2,2 ml sterilem Wasser aufgelöst und kann anschließend entsprechend dem Kathetervolumen mit steriler NaCl-Lösung 0,9 % verdünnt werden (max. jedoch mit 10 ml). Die Höchstdosis von Actilyse® Cathflo® beträgt 2 mg. Bei Doppellumen-Kathetern wird nur der verschlossene Schenkel lysiert. Sind beide verschlossen, werden beide separat lysiert.
  - Mit der entsprechenden Menge der gebrauchsfertigen Lösung wird der Dialysekatheter für 30 Minuten geblockt.
  - Nach 30 Minuten Verweilzeit wird der Versuch unternommen, den Katheter zu aspirieren. Somit wird auch die Funktionsfähigkeit überprüft. Anschließend wird der Katheter vorsichtig mit NaCl-Lösung 0,9 % gespült.
  - Falls dies nicht möglich ist, kann die Actilyse® Cathflo® 2 mg weitere 90 Minuten im Katheter belassen werden. Nach Ablauf der Einwirkzeit wird der Katheter erneut auf seine Funktionsfähigkeit überprüft.
  - Wenn weiterhin Flussprobleme bestehen, kann die Behandlung mit der Actilyse® Cathflo® 2 mg wiederholt werden.

Wenn keine der vorangegangenen Maßnahmen zum Erfolg geführt hat, sollte ein Wechsel des Dialysekatheters in Betracht gezogen werden. Gleiches gilt, wenn der Effekt nicht anhaltend ist (weniger als 2 Wochen).

Actilyse® Cathflo® 2 mg muss zwecks Rückverfolgbarkeit biologischer Arzneimittel mit Chargenbezeichnung eindeutig dokumentiert werden.

Eine angemessene Spülung des Katheters beim An- und Abhängen sowie eine ausreichende Katheterblockade am Ende der Dialyse sind effektive Maßnahmen zur Prophylaxe intrinsischer Thromben, eine Antikoagulation hat dabei keinen Stellenwert.

6.2.7 Port-System (3. Wahl)

Etwa seit dem Jahr 2000 gibt es Port-Systeme für den Einsatz in der Hämodialyse. Die frühen Systeme Dialock® und LifeSite® haben sich jedoch nicht durchsetzen können.

Mit dem TITAN-PORT D der Firma PakuMed® (➤ Abb. 6.14) ist wieder ein Port-System erhältlich, das vollständig unter der Haut implantiert wird und als Zugangsmöglichkeit zur venovenösen Dialyse und auch zur Durchführung von Apherese-Verfahren dient. Das Set besteht aus zwei identischen Port-Kammern mit je einer selbst verschließenden Silikonmembran und einem doppelläufigen PU-Katheter, der wie beim Demers-Katheter im rechten Herzvorhof mündet. Der Port wird einige Zentimeter unterhalb des Schlüsselbeins subkutan implantiert. In den Bodenplatten der Portkammern befinden sich je zwei Nahtlöcher zur Fixierung des Systems an der Muskelfaszie.

Die Port-Gehäuse bestehen aus hypoallergenem, biokompatiblem Titan. Das Material hat keine magnetischen Eigenschaften. Die Kammern besitzen die Maße Breite × Länge × Höhe = 24 × 36 × 17,5 mm und haben ein Gewicht von je 25 g. Die Silikonmembran im Port besitzt einen Durchmesser von 12 mm und kann bis zu 1000-mal punktiert werden.

Für die Punktion dürfen ausschließlich die dazugehörigen Spezialpunktionskanülen verwendet werden. Sie haben eine geschlossene Spitze (Trokarspitze) mit Seitenöffnung, um eine Fragmentierung von Silikonpartikeln sowie Ausstanzungen eines Stichkanals in der Membran zu vermeiden. Die Punktion, die Vorbereitung des Ports zum Anschluss an das Dialysegerät, die Kanülenentfernung nach der Dialyse und die Nachbereitung des Systems einschließlich der Punktionsstellen erfolgen nach Angaben des Herstellers. Die Richtlinien zu Hygiene und Schutz-

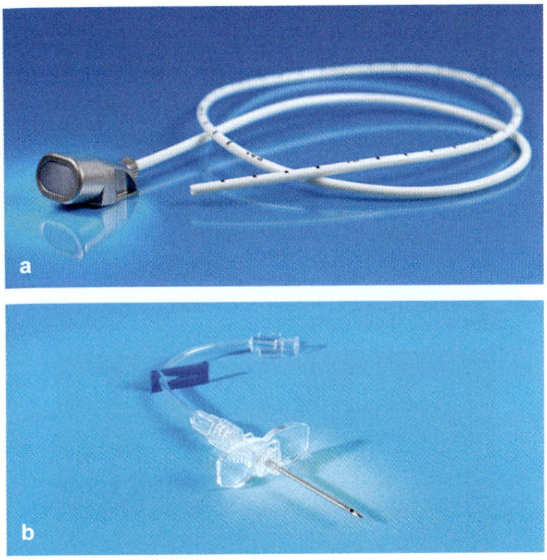

Abb. 6.14 TITAN-PORT D der Firma PakuMed®: a) Portkammer mit selbst verschließender Silikonmembran und Portkatheter, b) Passende Spezialpunktionskanüle [V446]

kleidung entsprechen denen im Umgang mit Dialysekathetern.

Indikation

Die Indikationen für die Implantation eines Port-Systems sind identisch mit denen für einen permanenten getunnelten Vorhofkatheter. Bei Patienten, bei denen keine Shuntanlage möglich ist, kann der Port eine Alternative sein, zumal er einen kosmetischen Vorteil gegenüber einem Katheter aufweist. Problematisch sind jedoch die noch unzureichenden Erkenntnisse zu Langzeitprognosen bei derzeit noch relativ kleinen Fallzahlen. Ein weiteres Problem ist – vermutlich auch in Zukunft – der relativ hohe Preis.

Vorteile im Vergleich zum getunnelten Vorhofkatheter

- Bessere Ästhetik, mehr Lebensqualität.
- Leichtere Körperpflege, das Duschen ist problemlos möglich.
- Verminderung der Infektiosität bei komplett implantiertem Port-System (kein KAST- bzw. Tunnelinfekt).
- Geringere Suizidgefahr bei Patienten in psychisch labilen Lebensphasen.

Risiken bei einem Port-System

Mögliche Risiken bei einem Port-System:

- Infektion der Port-Tasche
- Thrombosierung im Katheter (nicht portspezifisch)
- Punktionsbedingte Einblutung in die Port-Tasche

6.3 Physikalische Grundlagen

Gerd Breuch

Der Ausdruck Dialyse oder genauer gesagt **„dialysis“** stammt aus dem Griechischen und heißt wörtlich übersetzt: „Auflösung“. In der Medizin wird mit dem Begriff Dialyse ein Verfahren bezeichnet, bei dem wässrig gelöste Teilchen durch eine semipermeable (halb durchlässige) Membran hindurch aus dem Blut entfernt werden. Der Vorgang erfolgt nach dem physikalischen Prinzip der Diffusion (➤ Abb. 6.15).

Zum Verständnis sind folgende physikalische Prozesse von Bedeutung:

- Diffusion
- Selektive Diffusion

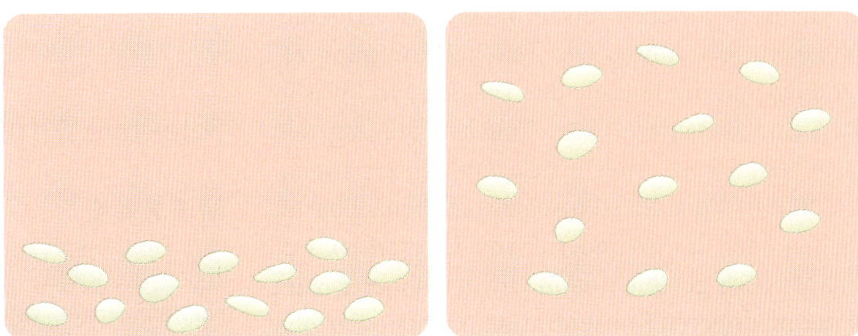

Abb. 6.15 Diffusion [L138]

- Osmose
- Konvektion
- Filtration
- Ultrafiltration

6.3.1 Diffusion

MERKE

Wird einem Lösungsmittel (z. B. Wasser) eine Substanz (z. B. Natrium) zugeführt, verteilt sich diese nach einer gewissen Zeit völlig gleichmäßig, allein durch die Bewegung der Teilchen ohne äußere Krafteinwirkung.
Diesen Vorgang nennt man Diffusion. Es findet ein Konzentrationsausgleich statt, indem gelöste Teilchen vom Ort der höheren zum Ort der niedrigen Konzentration wandern.

Das Phänomen der Molekulardiffusion lässt sich folgendermaßen erklären:

Grundlage des physikalischen Vorgangs der Diffusion ist die Brown-Molekularbewegung (Brown-Bewegung). Als **Brown-Bewegung** bezeichnet man die von dem schottischen Botaniker Robert Brown im Jahr 1827 wiederentdeckte, thermisch getriebene unregelmäßige Eigenbewegung von Teilchen. Dabei ist die mittlere Geschwindigkeit umso größer, je höher die Temperatur der Flüssigkeit ist.

Brown beobachtete unter dem Mikroskop, wie Pollen in einem Wassertropfen unregelmäßig zuckende Bewegungen machten. Die Erklärung dafür liefern die Moleküle des Wassertropfens. Diese stoßen permanent von allen Seiten gegen die größeren, sichtbaren Pollenteilchen, wie die Physiker Albert Einstein und Marian von Smoluchowski unabhängig voneinander im Jahr 1905 zeigten.

Unter Diffusion im engeren Sinne versteht man den Ausgleich von Konzentrationsunterschieden bis hin zum praktisch vollständigen Durchmischen. Dieser Ausgleich entsteht allein durch die Bewegung von kleinsten Teilchen, insbesondere von Atomen, Molekülen oder Ionen. Die Teilchenbewegung erfolgt aufgrund der Energie der Teilchen. In Flüssigkeiten und Gasen wechseln Teilchen ständig den Ort, in Festkörpern erfolgen gelegentliche Ortswechsel, z. B. durch den Platztausch zweier benachbarter Teilchen oder das „Wandern“ von Leerstellen. Der Stoffaustausch geschieht vom Ort der höheren zum Ort der niedrigeren Konzentration. Diffusion erfolgt im Gegensatz zur Konvektion ohne Strömung des Mediums, in dem sich die Teilchen befinden.

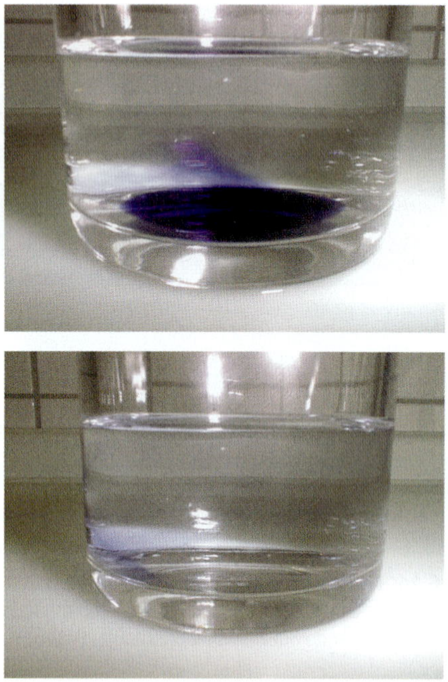

Abb. 6.16 Diffusionsversuch mit Tinte [M227]

BEISPIEL

Ein einfach nachvollziehbares Experiment zur Veranschaulichung der Ausbreitung durch Diffusion ist die allmähliche Einfärbung von lauwarmem Wasser durch einen Tropfen Tinte (➤ Abb. 6.16). Dabei ist zu beachten, dass, nachdem der Tintentropfen dem Wasser zugesetzt wurde, das Wasser weder umgerührt noch geschüttelt wird. Nach einiger Zeit hat sich die Tintenfarbe im ganzen Wasser gleichmäßig verteilt, wobei nicht nur die Tinte in das Wasser diffundiert, sondern das Wasser auch in die Tinte.
Ein weiteres Experiment ist die Ausbreitung von Duftstoffen in der Raumluft, z. B. beim Zerreiben von frischen Pfefferminzblättern. Nach einer gewissen Zeit kann man überall im Raum den Pfefferminzduft riechen, auch wenn im geschlossenen Raum keine Luftbewegung stattfindet.

Selektive Diffusion

MERKE

Ein Lösungsmittel wird durch eine semipermeable (halb durchlässige) Membran in zwei gleich große Kammern getrennt, dann werden einer Kammer Substanzen mit

unterschiedlicher Molekülgröße zugeführt. Nun können nur diejenigen Substanzen die Membran passieren, deren Molekülgröße bzw. Molekulargewicht eine Passage durch die Poren der Membran zulässt (➤ Abb. 6.17). Die Porengröße der Membran bzw. das **Molekulargewicht** (MG = relative **Molekularmasse,** addiert aus den relativen Atommassen, die an dem Molekül beteiligt sind; Einheit: **Dalton** [Da]) entscheidet, welches Molekül die Membran passieren kann und welches nicht.
Dalton: atomare Masseneinheit (Einheitenzeichen: u = unit = $^1/_{12}$ der Masse des Kohlenstoff-Isotops ^{12}C, entspricht in etwa der Masse eines Wasserstoffatoms).

Bei der **Diffusion** wandern Teilchen in einer Flüssigkeit, z. B. Moleküle wie Harnstoff oder Kreatinin, vom Ort der hohen zum Ort der niedrigen Konzentration. Dies geschieht auch dann, wenn sich zwischen den beiden Flüssigkeitsräumen eine Membran befindet (selektive Diffusion). Voraussetzung ist natürlich, dass die Membran durchlässig für die entsprechenden Moleküle ist bzw. über Poren verfügt, deren Größe eine Membranpassage der Moleküle erlaubt. Dieses Phänomen ist das **Grundprinzip der Hämodialyse.** Im Dialysator fließen Blut und Dialysierlösung – durch eine Membran getrennt – gegenläufig zueinander. Während der Behandlung passieren kontinuierlich harnpflichtige Substanzen die durchlässige Dialysemembran (Hohlfasermembran des Dialysators) und treten somit vom Blut ins Dialysat über.

Kleinmolekulare Substanzen (Harnstoff: MG 60, Kreatinin: MG 113) mit einer Molekularmasse < 300 können ungehindert die Dialysemembran passieren. Sog. Mittelmoleküle (Vitamin B_{12}: MG 1355, Beta-2-Mikroglobulin: MG 11.900) mit einer Masse von 350–12.000 passieren die Poren der Membran langsamer. Für große Moleküle mit einem Gewicht > 60.000 wie z. B. Eiweißkörper (Albumin: MG 66.200) oder rote Blutkörperchen (MG 500.000) bleibt die Membran unpassierbar. Entscheidend für die selektive Diffusion ist letztendlich also die Porengröße der semipermeablen Membran. Sie entscheidet darüber (selektiert), bis zu welcher Molekülgröße eine Substanz durch die Membran diffundieren und einen Konzentrationsausgleich herbeiführen kann.

Für die Dialyse ist es ein glücklicher Umstand, dass die meisten harnpflichtigen Substanzen kleiner sind als jene Substanzen, die man nicht herausdialysieren möchte.

Lediglich Vitamine sind z. T. so klein, dass sie die Poren der Dialysatormembran leider problemlos passieren und während der Hämodialyse vom Blut mit ins Dialysat übertreten. Deshalb sollten Dialysepatienten täglich (an Dialysetagen immer nach der Behandlung) ein Präparat mit wasserlöslichen Vitaminen einnehmen.

Der Stoffaustausch zwischen Blut auf der einen und Dialysierflüssigkeit auf der anderen Seite der semipermeablen Membran wird maßgeblich vom **Konzentrationsgradienten** bestimmt. Dieser definiert den Konzentrationsunterschied einer Substanz zwischen Blut und Dialysierflüssigkeit. Je größer der Unterschied ist, desto größer wird auch die Molekülmenge sein, die vom Ort der hohen zum Ort der niedrigen Konzentration durch die semipermeable Membran wandert. Im Falle der harnpflichtigen Substanzen wandern diese aus dem Blut in die Dialysierflüssigkeit. Da Bikarbonat i. d. R. in der Dialysierlösung höher konzentriert vorliegt als im Blut, wandert Bikarbonat aus der Dialysierflüssigkeit ins Blut (Ausgleich der Azidose, ➤ Kap. 2.6.2).

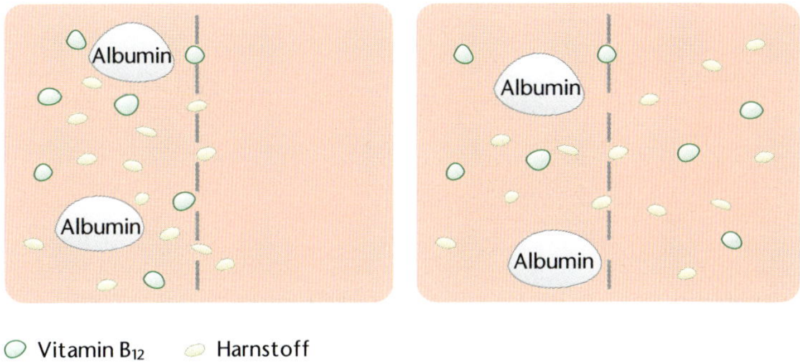

Abb. 6.17 Selektive Diffusion durch eine semipermeable Membran [L138]

MERKE

Die Zusammensetzung der Dialysierlösung kann so abgestimmt werden, dass gelöste Stoffe aufgrund der Konzentrationsdifferenz aus dem Blut in die Dialysierlösung wandern und umgekehrt. Sind die Konzentrationen auf beiden Seiten gleich, findet für die betreffenden Substanzen kein Stoffaustausch statt. Es ist jedoch erforderlich, dass die Dialysierlösung im Dialysator nicht ruht, sondern permanent durch eine frische, unbelastete Lösung ersetzt wird. In der Regel erfolgt ein Austausch von 500 ml/min, damit sich kein Konzentrationsausgleich zwischen Blut und Dialysierlösung einstellt.

Die Dauer, bis sich ein Konzentrationsausgleich zwischen zwei durch eine semipermeable Membran getrennte Flüssigkeit einstellt, wird im Wesentlichen durch die nachfolgenden Faktoren bestimmt:

- Konzentrationsdifferenz
- Molekülmasse
- Diffusionsweg

6.3.2 Osmose

MERKE

Bei der Osmose (➤ Abb. 6.18) wandern nicht die Moleküle, sondern das Wasser. Es bewegt sich vom Ort der niedrigen zum Ort der hohen Konzentration mit dem Ziel, einen Konzentrationsausgleich zwischen zwei unterschiedlich konzentrierten und von einer semipermeablen Membran getrennten Lösungen herzustellen.

BEISPIEL

Ein Gefäß mit destilliertem Wasser wird durch eine semipermeable Membran in zwei gleich große Kammern geteilt. In die linke Kammer geben wir Glukose. Die Poren der semipermeablen Membran zwischen den beiden Flüssigkeitsräumen sind so klein, dass die Glukosemoleküle diese nicht passieren können. Sie bewegen sich nach der Brown-Molekularbewegung frei im Raum, aber ohne dabei von der linken in die rechte Kammer zu gelangen. Da sich auch Wassermoleküle mit recht großer Geschwindigkeit frei im Raum bewegen und diese aufgrund ihrer Größe die Poren der Membran passieren können, gelangen diese auf die glukosehaltige Seite. Der Wasserpegel in der linken Kammer steigt an.

Wassermoleküle wandern in beide Richtungen durch die semipermeable Membran. In der Summe werden jedoch mehr Wassermoleküle von der glukosefreien zur glukosehaltigen Seite wanden, um einen Konzentrationsausgleich zwischen beiden Lösungen herzustellen.

MERKE

Bei der Osmose findet der Konzentrationsausgleich somit vom Ort der niedrigen zum Ort der höheren Konzentration statt.

Da die gewanderten Flüssigkeitsteilchen ein Volumen darstellen, wird dementsprechend der Flüssigkeitsspiegel in der Kammer steigen, in die das Lösungsmittel (linke Seite) gewandert ist. Die Höhendifferenz der beiden Flüssigkeiten wird als osmotische Druckdifferenz bezeichnet. In biologischen Systemen wie auch in Modellversuchen kann die Bewegung von Wasser durch Membranen nicht allein durch Konzentrationsgefälle der in ihr gelösten Substanzen erklärt werden. Für die Bewegung von Wasser ist vielmehr das **Wasserpotenzial** entscheidend. Es ist die Summe aus osmotischem Potenzial und physikalischem Druck. In unserem Beispiel kann die Glukosekonzentration auf der Seite mit dem destillierten Wasser (rechte Seite) nicht steigen, da die gelösten Substanzen (Glukose) die semiper-

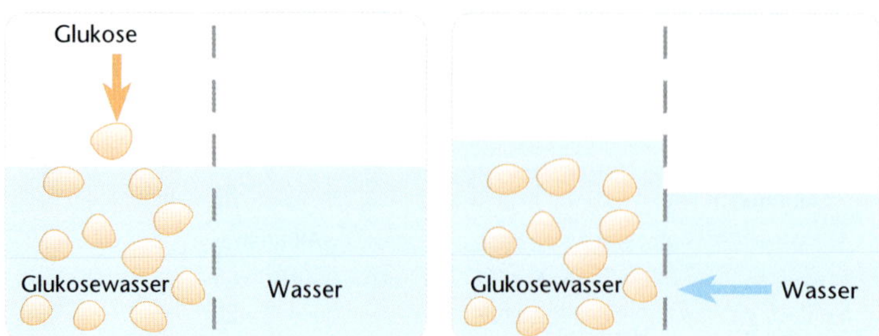

Abb. 6.18 Prinzip der Osmose [L138]

meable Membran nicht passieren können. Würde jetzt nur das osmotische Potenzial allein entscheiden, müsste sämtliches Wasser durch die Membran von rechts nach links wandern. Durch den erhöhten physikalischen Druck auf der linken Seite (das Wasser steht links höher als rechts) kommt es jedoch zu einem Ausgleich. Der erhöhte Druck auf der linken Seite ist so hoch wie die „Saugkraft" – der negative osmotische Druck – auf der rechten, höher konzentrierten Seite.

Es ist auch möglich, auf der linken Seite des Gefäßes einen Druck (z. B. mittels einer Pumpe) anzulegen und so das Wasser aus der bereits konzentrierten Zuckerlösung herauszupressen. Der Prozess wird **Umkehrosmose** genannt und spielt in der Dialyse im Rahmen der Wasseraufbereitung eine entscheidende Rolle (➤ Kap. 6.4.3).

MERKE

Nach diesem Grundprinzip der Osmose wird bei der Peritonealdialyse (Bauchfelldialyse) mit einer glukosehaltigen Lösung dem gut durchbluteten Peritoneum (Bauchfell) Flüssigkeit entzogen.

Nach dem osmotischen Gesetz entstehen in der Natur Flüssigkeitsströme von einem Raum zum anderen, in Zellen hinein oder aus Zellen heraus. Osmotisch wirksame Substanzen sind z. B. Elektrolyte, Glukose, Eiweiße und harnpflichtige Stoffe wie Harnstoff. Flüssigkeitsräume, angereichert mit solchen Substanzen, haben die Fähigkeit, Wasser aus den umliegenden Räumen „anzusaugen", sofern die Lösungen der umliegenden Räume weniger osmotisch wirksame Substanzen enthalten. Nachfolgend ein Beispiel aus der Natur.

BEISPIEL

Kirsche bei Regen

Im Sommer sind die Kirschen blutrot, knackig-prall und reif zum Pflücken. Nach einem starken nächtlichen Regenfall platzen viele dieser zuvor verlockend anzuschauenden Kirschen auf. Landläufig denkt man, der prasselnde Regen sei schuld. Dies ist aber nur bedingt richtig. Richtig ist: Wassertropfen (destilliertes Wasser) haften nach dem Regen auf der Außenhaut (Membran) der Kirsche. Nach dem osmotischen Prinzip wandern nun Wassermoleküle durch die Schale (semipermeable Membran) in das Fruchtfleisch der Kirsche, weil dort eine hohe Zuckerkonzentration herrscht (zuckersüße Kirschen = hohe Osmolarität). Das Flüssigkeitsvolumen in der Kirsche steigt so stark an, dass die Außenhaut nicht mehr standhält und platzt. Fazit: Die Kirschen sind wegen des Flüssigkeitseinstroms nach dem osmotischen Prinzip aufgeplatzt!

6.3.3 Konvektion

Konvektion (➤ Abb. 6.19) ist ein physikalischer Prozess, bei dem ein Transport von gelösten Teilchen durch eine Strömung hervorgerufen wird. Ursachen für die transportierende Strömung können unterschiedliche Kräfte sein, z. B. die Schwerkraft oder Kräfte, die von Unterschieden in Druck, Dichte, Temperatur oder Konzentration herrühren. Man unterscheidet dabei die:

- **Freie** oder **natürliche Konvektion,** bei der der Teilchentransport ausschließlich durch Auswirkungen des Temperaturgradienten bewirkt wird, also z. B. durch Auf- oder Abtrieb des Fluids (Flüssigkeiten oder Gase) infolge der durch die Temperaturänderung hervorgerufenen Dichteunterschiede. Ein gutes Beispiel für eine natürliche Konvektion ist die Luft, die am warmen Erdboden erwärmt wird und nach oben steigt – ein entscheidender Faktor für die Entstehung von Wind und Gewittern.
- **Erzwungene Konvektion,** bei der der Teilchentransport durch äußere Einwirkung hervorgerufen wird, z. B. durch ein Gebläse oder eine Pumpe.

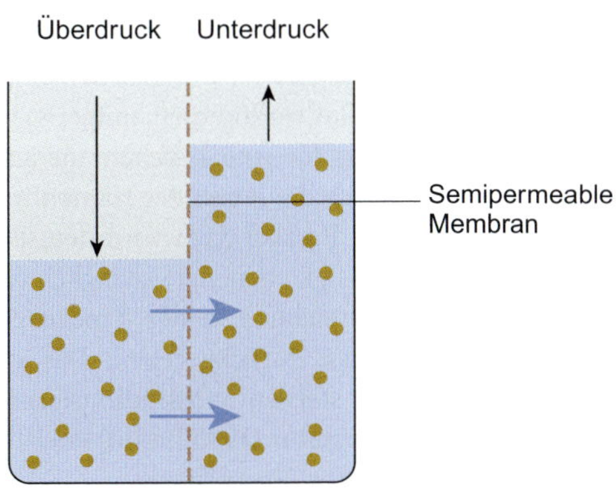

Abb. 6.19 Schematische Darstellung der Konvektion. Konvektion ist der Transport gelöster Substanzen mit Lösungsmittel und Einwirkung einer äußeren Kraft [L190]

Bei der Dialyse (Entgiftungsprozess im Dialysator) handelt es sich um eine erzwungene Konvektion (bzw. einen konvektiven Transport), da die Teilchenbewegung unter Einwirkung einer äußeren Kraft geschieht. Diese Kraft ist einerseits der Sog auf der Dialysatseite des Dialysators, der durch die Entnahme von Flüssigkeit aus dem geschlossenen Dialysatkreislauf durch die Ultrafiltrationspumpe entsteht. Andererseits besteht ein positiver Druck in den Hohlfasern des Dialysators, bedingt durch den venösen Rücklaufdruck. Im Unterschied zur Diffusion, wo Teilchen (Moleküle) nach dem Brown-Gesetz in Bewegung sind, werden bei der Konvektion diese Teilchen von ihrer Trägersubstanz mitgerissen.

MERKE

Die Konvektion ist eine Begleiterscheinung der Ultrafiltration. Durch eine Art Mitnahmeeffekt werden die im Blut wässrig gelösten Teilchen (natürlich nur jene, die auch durch die Poren der semipermeablen Membran passen) durch den Entzug des überschüssigen Plasmawassers mitgerissen. Dabei enthält das entzogene Ultrafiltrat (Wasser) alle Teilchen in der gleichen Konzentration, wie sie im Blut vorkommen.

Bei der Hämodialyse spielt das physikalische Prinzip der Konvektion im Rahmen der Entgiftung nur eine untergeordnete Rolle.

Bei der Hämofiltration hingegen basiert die Entgiftung ausschließlich auf dem Prinzip der Konvektion, da bei diesem Behandlungsverfahren kein Dialysatfluss stattfindet, sondern dem Blut lediglich Wasser entzogen wird (Filtration). Von diesem Wasser werden alle Teilchen in der gleichen Konzentration, wie sie im Blut vorkommen, mitgerissen. Doch gilt auch dies nur für jene Teilchen, die aufgrund ihrer Größe durch die Poren der Hämofiltrationsmembran passen. Parallel dazu wird dem Patienten die gleiche Flüssigkeitsmenge, abzüglich der Menge, die er zur Erreichung seines Trockengewichts abnehmen muss, zurückgegeben. Das geschieht in Form einer sterilen Substitutionslösung entweder vor dem Dialysator (Prädilution) oder direkt hinter dem Dialysator (Postdilution).

Tab. 6.5 Rückhaltevermögen der Filtermembran für Partikel oder Moleküle

Filtrationsart	Partikel- oder Molekülgröße
Mikrofiltration	≥ 0,1 µm
Ultrafiltration	≥ 0,01 µm
Nanofiltration	≥ 0,001 µm
Rückhaltevermögen bei Umkehrosmoseanlagen	≥ 0,0001 µm

6.3.4 Filtration

Bei der Filtration werden Flüssigkeiten durch poröse Filter geleitet. In der Flüssigkeit enthaltene Partikel oder Moleküle, die größer sind als die Poren der Membran, werden selektiv zurückgehalten. Ob es sich dabei um eine Mikro-, Ultra- oder Nanofiltration handelt, entscheidet allein die Porengröße der Filtermembran (➤ Tab. 6.5).

6.3.5 Ultrafiltration

Die Ultrafiltration ist per Definition ein rein physikalisches (mechanisches) Membrantrennverfahren zur Aufbereitung von Wasser. Es trennt alle Stoffe aus dem Wasser oder Abwasser, die größer als die Membranporen sind.

MERKE

In der Dialyse verstehen wir unter Ultrafiltration den kontrollierten Flüssigkeitsentzug aus dem Blut des Patienten während der Behandlung. Durch Überdruck auf der Blutseite und Unterdruck auf der Dialysatseite der semipermeablen Dialysemembran tritt im Dialysator Plasmawasser vom Blut in die Dialysierlösung über.

Die Filtermembran des Dialysators ist durchlässig für Wasser und Moleküle, je nach Membrantyp bis zu einem Molekulargewicht von 60.000 Da. Dies liegt knapp unterhalb der Größe von Albumin (66.248 Da). Das physikalische Prinzip der Konvektion (➤ Kap. 6.3.3) ist eine zwingende Begleiterscheinung der Ultrafiltration. Daher enthält die entzogene Flüssigkeit auch alle gelösten Teilchen in gleicher Konzentration, wie sie im Blut vorkommen,

6

sofern sie von ihrer Größe her durch die Poren der Filtermembran passen. Diese Flüssigkeit, die dem Patienten mittels Ultrafiltration entzogen wird, nennen wir Ultrafiltrat.

Transmembrandruck

Der Druck, der während der Dialyse an der Kapillarmembran (Hohlfasermembran) den Flüssigkeitsdurchtritt bewirkt, wird **Transmembrandruck (TMP)** genannt. Er lässt sich aus der Ultrafiltrationsrate (Gewichtsabnahme/h) und dem Ultrafiltrationsfaktor (Porengröße der Kapillarmembran) errechnen.

BEISPIEL

Gewichtsabnahme (UFR/h): 800 ml/h
Ultrafiltrationsfaktor (UFF): 10 ml/mmHg/h

$$TMP \quad \frac{UFR/h}{UFF} \quad \frac{800\ ml/h}{10\ ml/mmHg/h} \quad 80\ mmHg$$

Noch genauer lässt sich der mittlere Transmembrandruck mit der folgenden Formel ausrechnen:

$$TMP_m \quad \frac{P_{BE} \quad P_{BA}}{2} - \frac{P_{DE} \quad P_{DA}}{2}$$

P_{BE} = Blutdruck auf der Eingangsseite des Dialysators
P_{BA} = Blutdruck auf der Ausgangsseite des Dialysators
P_{DE} = Dialysierlösungsdruck auf der Eingangsseite des Dialysators
P_{DA} = Dialysierlösungsdruck auf der Ausgangsseite des Dialysators

Backfiltration

Endotoxine sind Bestandteile der äußeren Zellmembran von gramnegativen Bakterien oder Cyanobakterien (früher „Blaualgen"). Sie setzen sich aus Lipopolysaccharid-(LPS-)Ketten und Lipid (Lipid A) zusammen und werden beim Absterben der Organismen/Auflösen der Zellwand freigesetzt. Die Begriffe Endotoxin und Lipopolysaccharid werden häufig synonym verwendet. Im Gegensatz zu den Bakterien, aus denen sie stammen, sind Endotoxine sehr hitzestabil. Endotoxinfragmente können Molekular-

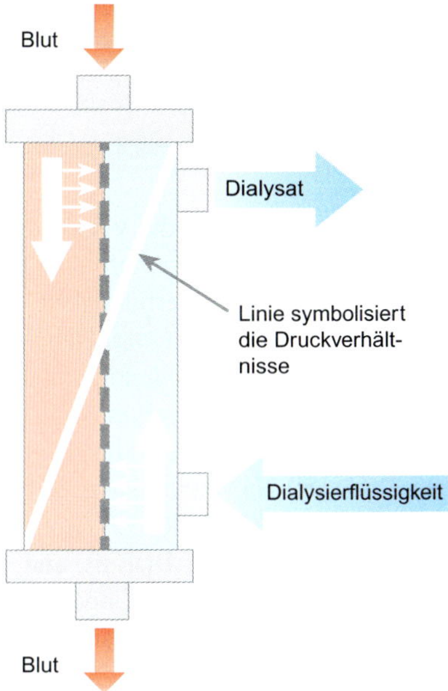

Abb. 6.20 Druckverlauf im High-Flux-Dialysator [L138]

gewichte unterhalb von 2000 Da haben, sind also klein genug, um die Membran von High- und Low-Flux-Membranen zu passieren. Bei der Verwendung von High-Flux-Dialysatoren (➤ Abb. 6.20) können diese Endotoxine klinisch relevant werden, insbesondere wenn durch die sog. Backfiltration diese Endotoxine aus der Dialysierlösung ins Blut der Patienten übertreten.

Endotoxine gehören zu den sog. Pyrogenen und können bereits in geringsten Konzentrationen Fieberreaktionen und Blutdruckabfall sowie lebensbedrohende Schockzustände auslösen.

Darüber hinaus lösen Endotoxine inflammatorische Prozesse aus. In den letzten Jahren ist von mehreren Arbeitsgruppen eine Verbindung zwischen Inflammation (erhöhten CRP-Plasmaspiegeln und Interleukin-[IL-]6-Spiegel) und kardiovaskulärer Mortalität (Sterblichkeit) beschrieben worden und erscheint inzwischen gut belegt.

MERKE

Die negativen Auswirkungen der Backfiltration entfallen bei einem sachgemäßen Einsatz von Dialysierflüssigkeitsfiltern (Ultrafilter), da die Dialysierflüssigkeit dann die hohen mikrobiologischen Qualitätsanforderungen an eine Infusionslösung erfüllt.

Da mit einer Backfiltration immer auch ein höherer konvektiver Stofftransport verbunden ist, kann man diesem Phänomen bei steril aufbereiteter Dialysierlösung innerhalb eines geschlossenen Dialysatkreislaufs heutzutage sogar einen positiven Effekt abgewinnen.

In der ISO-Norm 11663 wird die Verwendung von hochreiner Dialysierflussigkeit empfohlen. In dieser Norm wird hochreine Dialysierflussigkeit definiert als Flüssigkeit mit einer Gesamtanzahl lebensfähiger Bakterien < 0,1 KBE (koloniebildende Einheiten)/ml und einer Endotoxinkonzentration < 0,03 EU/ml (Endotoxin-Einheit) für die Hämodialyse (HD) u. ä. Therapien. Diese ISO-Norm korrespondiert mit den Bezugswerten, die von der ERA/EDTA (European Renal Association/European Dialysis and Transplant Association) und der JSDT (Japanese Society for Dialysis Therapy) vorgeschlagen sind.

6.4 Wasseraufbereitung und Dialysierflüssigkeiten

Gerd Breuch, Christian Apelian

Die Fortschritte der modernen Wasseraufbereitung ermöglichen es heute, jedem Patienten ultrareines Dialysewasser zur Herstellung von Dialysierflüssigkeit zur Verfügung zu stellen. In diesem Kapitel wird der Weg des Wassers von der Wasseruhr bis zur Permeat-Entnahmestelle am Behandlungsplatz des Patienten dargestellt und dabei jede einzelne Komponente der Wasserveredlung erläutert.

6.4.1 Anforderungen an die Wasserqualität

Etwa Mitte der 1960er-Jahre etablierte sich die Dialysebehandlung als Standardtherapie, zunächst zur Behandlung des akuten, später dann auch des chronischen Nierenversagens. Die Zahl der Behandlungsplätze und dementsprechend auch die Zahl der behandelten Patienten waren noch gering. Zu dieser Zeit war man sich der Notwendigkeit von speziell aufbereitetem Wasser für die Dialysebehandlung kaum bewusst. Heutzutage steht in Deutschland jedem dialysepflichtigen Patienten ein Behandlungsplatz zur Verfügung. Zahlreiche akute und chronische Folgen, die durch verunreinigte Dialysierlösung bedingt sind, sind inzwischen bekannt. Die Verwendung von Bikarbonat in der Dialysierlösung, der zunehmende Einsatz von High-Flux-Dialysatoren und die Online-Produktion von Substitutionslösung zur Hämofiltration und Hämodiafiltration stellen heutzutage besonders hohe Anforderungen an die Qualität des zur Dialysebehandlung verwendeten Wassers.

Bei einer Dialysebehandlung ist das Blut des Patienten von der Dialysierlösung nur durch die semipermeable Membran des Dialysators getrennt.

Während einer Behandlung (Dauer: 5 h; Dialysatfluss: 500 ml/min) fließen ca. 150 l Dialysierlösung durch den Dialysator. Bei drei Behandlungen pro Woche ergibt sich eine Menge von ca. 23.400 l Wasser pro Jahr, mit dem das Blut des Patienten in Kontakt kommt.

Das Ziel der Wasseraufbereitung für die Dialyse ist es, möglichst alle im Trinkwasser gelösten und ungelösten Stoffe zu entfernen. Die Wasseraufbereitung für die Dialyse hat sich in den letzten 30 Jahren stetig weiterentwickelt. Heute wird zur Herstellung von Dialysewasser eine Kombination aus Filtration, Ionenaustausch und Umkehrosmose eingesetzt. Je nach Qualität des zur Verfügung stehenden Eingangswassers werden diese Techniken verschieden angewendet oder mit anderen Verfahren kombiniert. Die Qualitätsanforderungen sind in verschiedenen gesetzlichen Regelwerken festgelegt. In Europa regelt die Europäische Pharmakopöe die Qualität von Wasser zur Verwendung in der Dialysebehandlung. Nationale Regelwerke, Richtlinien oder Normen setzten sie in nationales Recht um.

MERKE

Trinkwasser ist nicht gleich Trinkwasser

Trinkwasser ist unser wichtigstes Lebensmittel. Trinkwasser ist Süßwasser mit einem so hohen Reinheitsgrad, dass es für den menschlichen Gebrauch, insbesondere zum Trinken und zur Zubereitung von Speisen, geeignet ist. Trinkwasser darf keine Krankheitserreger enthalten und sollte eine Mindestkonzentration an Mineralstoffen aufweisen. Die Qualitätsanforderungen an Trinkwasser regelt in Deutschland die DIN 2000 und die Trinkwasserverordnung (TrinkwV).

Zur Herstellung von Dialysewasser wird in Deutschland Trinkwasser verwendet.

Das Trinkwasser hat eine Leitfähigkeit zwischen 0,1 und 1,0 mS/cm (Mllisiemens/cm).

Unlösliche Substanzen

Unlösliche Substanzen sind Feststoffe, die sich in einer Flüssigkeit befinden und durch mechanische Verfahren (z. B. Filtration) entfernen lassen. Trinkwasser darf gemäß der DIN 2000 keine ungelösten Stoffe enthalten. In der Praxis können jedoch Rost, Sand, Silikate und Abrieb im Trinkwasser enthalten sein. Sie stellen für den Patienten keine unmittelbare Gefährdung dar, da sie die semipermeable Membran nicht passieren können und bereits im ersten Schritt der Dialysewasseraufbereitung mittels Filtration leicht entfernt werden können.

Lösliche Substanzen

Anorganische toxische Substanzen sind z. B. Arsen, Aluminium, Selen oder Kadmium. Sie weisen ein so geringes Molekulargewicht auf, dass sie ungehindert auch gegen den Ultrafiltrationsdruck im Dialysator durch alle Dialysemembranen diffundieren können. Die potenziell toxischen anorganischen Verunreinigungen gelangen durch Abwässer und sonstige Schadstoffemissionen in das Grundwasser oder kommen als natürliche Ionen im Grundwasser vor (z. B. Aluminium, Arsen). Zahl und Konzentration dieser Verunreinigungen nehmen besonders in Ballungsräumen ständig zu, ihre Auswirkungen auf den Menschen sind noch nicht vollständig erforscht. Nachweismethoden sind häufig kompliziert und kostspielig oder gar nicht vorhanden.

Anorganische nichttoxische Substanzen sind z. B. Natrium, Kalzium, Magnesium und Bikarbonat. Diese kommen auch im menschlichen Organismus in physiologischen Konzentrationen vor. Die am häufigsten im Trinkwasser gelösten Mineralstoffe sind Kationen: Kalzium-, Magnesium- und Natriumionen mit den zugehörigen Anionen als Karbonate, Hydrogenkarbonate, Chloride und Sulfate. Wenn die Konzentrationen von Kalzium und Magnesium in der Dialysierlösung zu hoch sind, kann es zum **Hartwassersyndrom** (➤ Kap. 6.9.7) kommen. Die Hauptsymptome sind Blutdruckanstieg, Kopfschmerzen und Erbrechen. Treten die Symptome bei allen Patienten einer Dialyseeinheit gleichzeitig auf, könnte die Ursache dafür sein, dass die Patienten mit nicht enthärtetem Wasser behandelt werden. Die Dialyse muss dann sofort unterbrochen und später mit korrekt zusammengesetzter Dialysierlösung fortgesetzt werden. Das Hartwassersyndrom ist aufgrund der Qualität und sicheren Überwachung von modernen Wasseraufbereitungssystemen heutzutage nur mehr eine theoretische Größe.

Organische Substanzen sind häufig das Produkt von natürlichen Zersetzungsprozessen, z. B. bei der Holzverrottung (Tannin, Linguin). Sie können auch durch die Landwirtschaft in das Grundwasser gelangen, z. B. über Pestizide und Düngemittel.

MERKE
Die Konzentration der Erdalkaliionen Kalzium und Magnesium wird summarisch als Wasserhärte bezeichnet und in Deutschland in Grad deutscher Härte (°dH) angegeben.

Mikroorganismen

Eine wichtige Anforderung an die Dialysewasserqualität ist die Keim- und Pyrogenfreiheit. Die Dialysemembran ist kein 100-prozentiger Schutz gegen Mikroorganismen. In der Praxis können Dialysemembranen Mikrolecks aufweisen, durch die Krankheitserreger hindurchtreten können. Die sog. **Pyrogene,** Zellbestandteile oder Stoffwechselprodukte von Mikroorganismen, können ebenfalls die Membran passieren und beim Patienten die sog. Sofortreaktionen wie Fieber oder Schüttelfrost, bei starkem Einstrom sogar einen Schock (Pyrogenschock) hervorrufen. Daher werden bei Dialysegeräten neuerer Bauart geräteseitig integrierte Dialysierflüssigkeitsfilter (Ultrafilter) dem Dialysator vorgeschaltet, die das Dialysat vor der Dialysatorpassage reinigen.

Die am häufigsten im Wasser nachgewiesenen Mikroorganismen sind gramnegative Bakterien und nichttuberkulöse Mykobakterien. Lebende Bakterien sind in der Lage, immunstimulierende Substanzen zu bilden, z. B. Toxine. Es sind aber vor allem die Zellwandbestandteile von abgetöteten gramnegativen Bakterien, die sog. Endotoxine, die ins Wasser freigesetzt als starke Pyrogene wirken. Als gesichert gilt heute, dass neben akuten bakteriellen Reaktionen auf verunreinigte Dialysierlösung auch Langzeitfolgen, z. B. β_2-Mikroglobulin-Amyloidose, durch den Kontakt mit kontaminierter Dialysierlösung begünstigt werden. Die offiziell geltenden Grenzwerte für Keimzahlen und Endotoxinspiegel sind in den einzelnen europäischen Ländern uneinheitlich.

MERKE

Der obere Grenzwert für Bakterien im Dialysewasser (Permeat) und in der Dialysierlösung ist in Deutschland nach der ISO 23500 auf Lebendkeimzahlen von 100 koloniebildenden Einheiten (KBE) pro Milliliter (Colony Forming Units = CFU/ml) festgelegt. Die Europäische Pharmakopöe fordert die Einhaltung eines Grenzwerts von 10^2 und definiert dies an anderer Stelle mit 499 KBE/ml. Der Grenzwert für die maximal zulässige Endotoxinkonzentration wird hier mit 0,25 EU/ml festgelegt.

6

6.4.2 Stufen der Dialysewasseraufbereitung

Unter der „Wasseraufbereitung für die Dialyse“ werden alle Komponenten zusammengefasst, die in einem Dialysezentrum zur Herstellung und Verteilung des Dialysewassers vom Eingang in das Gebäude bis zu den Dialysemaschinen notwendig sind (➤ Abb. 6.21).

Vorbehandlung

Bei der Vorbehandlung werden alle Stoffe aus dem Eingangswasser (Trinkwasser) eliminiert, die durch das „Herzstück“ der Wasseraufbereitung, der Umkehrosmose, nicht entfernt werden können oder den Membranen der Umkehrosmose schaden könnten. Prinzipiell wäre jede Umkehrosmoseanlage im Stande, (fast) alle im Wasser gelösten und ungelösten Substanzen zu entfernen. Die Porengröße der Membran erlaubt praktisch nur die Passage von Wassermolekülen, sie hat ein Rückhaltevermögen für Substanzen mit einer Größe von ca. $\geq 0{,}0001\,\mu m$. Würde man jedoch Trinkwasser ohne Vorbehandlung direkt zur Umkehrosmoseanlage führen, könnten Verunreinigungen die Poren der Filtermembran blockieren, z. B. Rost oder Silikate und die Wasserhärte beeinflussende Elemente (Kalk) wie Kalzium und Magnesium. Die Filtermodule der Umkehrosmose wären binnen weniger Tage verstopft und nicht mehr zu gebrauchen. Daher bedarf es einer Wasservorbehandlung, bei der dem Wasser alle groben und festen Verunreinigungen sowie Kalzium und Magnesium entnommen werden, bevor es zur Umkehrosmose geleitet wird. Das Trinkwasser wird zunächst durch Filter und eine Enthärtungsanlage vorbehandelt.

Je nach geografischer Lage der Dialyse können äußerst unterschiedliche Trinkwasserqualitäten vorliegen. Hauptsächlich unterschieden wird zwischen Brunnenwasser, meist aus Tiefbrunnen, und Oberflächenwasser aus Talsperren, Flüssen oder anderen Gewässern. Da diese Wässer in ihrer Zusammensetzung sehr unterschiedlich sind, muss vor Installation eine Trinkwasseranalyse durchgeführt werden, die speziell die Belange der Installation einer Wasseraufbereitung und Umkehrosmoseanlage zur Dialysewasserherstellung berücksichtigt.

Sicherheitseinrichtungen

Gemäß Trinkwasserverordnung und DIN EN 1717 müssen Trinkwasserversorgungsanlagen vor dem Zurückfließen des aufbereiteten Wassers geschützt

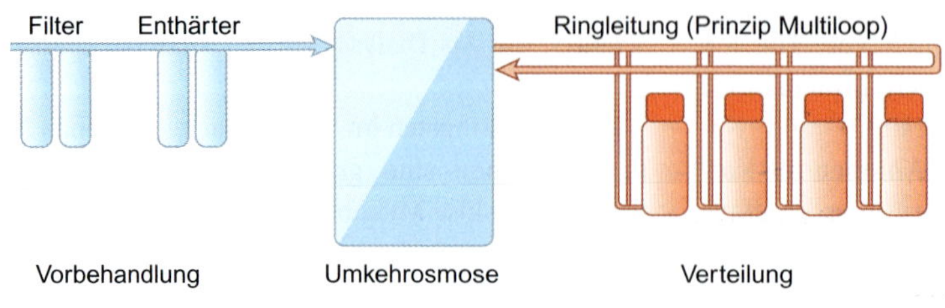

Abb. 6.21 Stufen der Dialysewasseraufbereitung [L138]

werden (EN 1717 Europäische Norm zum Schutz des Trinkwassers vor Verunreinigungen in Trinkwasser-Installationen und allgemeine Anforderungen an Sicherungseinrichtungen zur Verhütung von Trinkwasserverunreinigungen durch Rückfließen). Aus diesem Grund muss vor der Wasseraufbereitung, sozusagen als Schnittstelle zum Trinkwasser, ein Systemtrenner installiert werden. Zum Schutz des Gebäudes sollte unmittelbar am Eingang der Wasseraufbereitung ein elektrisch gesteuertes Sicherheitsabsperrventil installiert werden, das sich bei Wassereinbruch durch ein Leck im System sofort und sicher verschließt.

Zum Schutz der Komponenten der Wasseraufbereitungsanlage sollte das gesamte System weiterhin mit einem automatischen Druckminderer (➢ Abb. 6.22) gegen zu hohe Drücke oder Druckschwankungen aus dem Trinkwasserversorgungssystem ausgestattet sein.

Filtration

Als erste Reinigungsstufe wird das Trinkwasser zum Schutz der nachfolgenden Komponenten gefiltert. Die Filterstufen reichen je nach Eingangswasser von 50–5 µm und können als Filterkaskade aufgebaut werden. Die erste Filtrationsstufe bildet meist ein rückspülbarer Grobfilter (➢ Abb. 6.22) von ca. 50–80 µm, der mit einer zeitgesteuerten automatischen Rückspülung ausgestattet sein soll. Die weiteren Filtrationsstufen und -arten richten sich nach der Eingangswasserqualität. Es können Feinfilter in Form von Kerzenfiltern, Adsorptionsfiltern (Aktivkohlefilter) oder Filter mit losen Filterschüttungen aus Sand, Kies oder Aktivkohle Verwendung finden. Alle Filter müssen nach Herstellerangabe oder Verschmutzungsgrad regelmäßig gewechselt werden, auch der Inhalt geschütteter Filter. Da dies sehr zeitaufwendig ist und in der Praxis deshalb oft entfällt, sollten heute, wenn möglich, durch den Anwender einfach austauschbare Kerzenfilter eingesetzt werden. Nach der Filterpassage fließt das Wasser weiter zum Enthärter.

Enthärter

Im nächsten Schritt wird das gefilterte Trinkwasser durch ein Ionenaustauschverfahren enthärtet (➢ Abb. 6.23). Die Erdalkalien Kalzium und Magnesium werden pauschal als Härtebildner zusammengefasst und bei der Enthärtung gegen Natriumionen ausgetauscht. Hierzu wird das Wasser über einen stark sauren und mit Natriumionen beladenen Kationenaustauscher geführt. Der Enthärter besteht aus zwei großen Säulen, gefüllt mit kleinen, negativ geladenen Harzkugeln. Die Bindungskapazität oder die Fähigkeit, sich an ein negativ geladenes Teilchen zu binden, ist bei Ca^{2+} und Mg^{2+} aufgrund ihrer 2-fach positiven Ladung wesentlich höher als beim 1-fach positiven Na^{+}. Die negativ geladenen Harzkugeln beladen sich also mit den positiv geladenen Kalzium- und Magnesiumionen, die sie dem vorbeiströ-

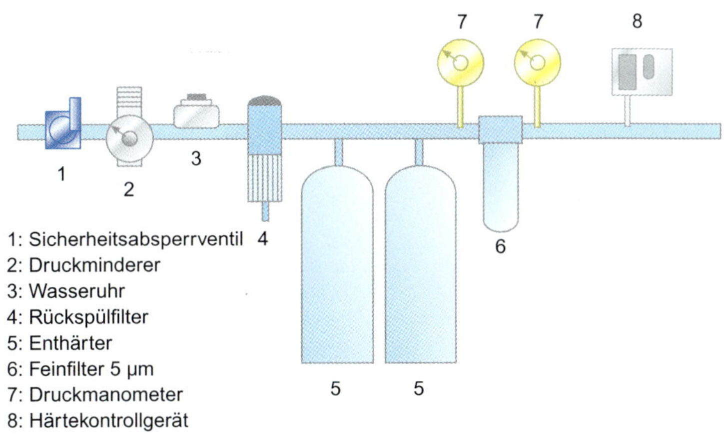

Abb. 6.22 Komponenten der Wasservorbehandlung [L138]

menden Wasser entziehen. Das Wasser, das den Enthärter verlässt, ist befreit von Kalzium und Magnesium. Sind alle Harzkugeln mit Ca^{2+} und Mg^{2+} beladen, erfolgt die Regeneration des Harzes mit konzentrierter Kochsalzlösung, die im Solebehälter aus Wasser und Natriumchlorid produziert wird. Natriumchlorid findet Anwendung in Form von Salztabletten (erhältlich in 25-kg-Säcken). Es zerfällt im Wasser in seine Bestandteile Na^+ und Cl^-. Werden die komplett mit Kalzium und Magnesium beladenen Harzkugeln in einer gesättigten Natriumlösung gespült, kann Natrium trotz seiner geringen Bindungskapazität Kalzium und Magnesium von den Kugeln absprengen. Dies liegt im Wesentlichen an der höheren Konzentration des Natriums. Nach der Regenerationsphase sind alle Harzkugeln mit Natrium beladen.

MERKE

Der Enthärter heißt auch **Ionenaustauscher,** weil er die Ionen Kalzium (Ca^{2+}) und Magnesium (Mg^{2+}) gegen Natrium (Na^+) austauscht.

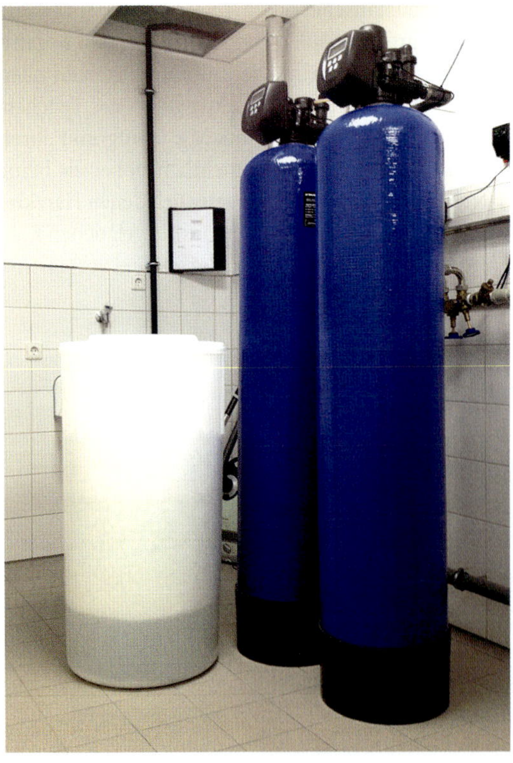

Abb. 6.23 Duplex-Enthärter [M226]

Enthärtungsanlagen werden heute als Pendelanlagen ausgeführt: Eine Säule ist in Funktion (Wasserenthärtung), die andere wird regeneriert oder steht im Stand-by. Aufgrund der großen Oberfläche der Harze neigen Enthärtungsanlagen schnell zur mikrobiellen Besiedelung. Deshalb sind Enthärtungsanlagen so zu bemessen, dass diese spätestens alle 3 Tage die Säule wechseln und die im Stand-by stehende Säule zyklisch automatisch gespült wird. Auch Enthärter in serieller Bauweise (beide Säulen in Serie) werden z. T. eingesetzt, um eine permanente Durchströmung der gesamten Anlage zu gewährleisten. Zusätzlich ist eine regelmäßige Desinfektion des Enthärters zu empfehlen.

Für den nun folgenden Schritt der Wasseraufbereitung, die Umkehrosmose, ist eine Vollenthärtung notwendig, bei der die Härtebildner vollständig entfernt werden und das Wasser auf 0°dH zu Weichwasser enthärtet wird. Die durch die Enthärtung eingebrachten Natriumionen werden anschließend durch die Umkehrosmosemembran wieder entfernt. Die Enthärtungsanlage sollte online überwacht werden, da auch kleine Mengen Kalzium und Magnesium die Umkehrosmosemembran verblocken können, wenn sie kontinuierlich eingebracht werden. Hierzu sind verschiedene automatische Verfahren auf der Basis von Titration, fotometrisch oder über Quellharzsysteme erhältlich.

MERKE

Auch bei einem **Ausfall der Umkehrosmoseanlage** ist es für kurze Zeit möglich, das Wasser für die Dialyse nur mit einem Enthärter entsprechend aufzubereiten. Dabei ist jedoch zu beachten, dass der Natriumgehalt im Weichwasser und demzufolge auch in der Dialysierlösung steigt. Um dies auszugleichen, muss das Mischungsverhältnis zwischen enthärtetem Wasser und Dialysekonzentrat am Dialysegerät so verändert werden, dass der Natriumgehalt in der Dialysierlösung wieder auf den gewünschten Wert sinkt. Das Weichwasser soll einen Sterilfilter passieren, um die Verkeimung der Reinwasserleitung zu verhindern.

Feinfilter

Bevor das Weichwasser endgültig der Umkehrosmoseanlage zugeführt wird, muss es noch einen Feinfilter passieren. Solche Feinfilter haben meist ein Rückhaltevermögen für Partikel von ≥ 5 µm und schützen die hochwertigen Membranen der Umkehrosmose vor Verblockung (Verstopfung) durch feinste Partikel. Feinfilter sind nicht rückspülbar. Vor und hinter dem Filter ist immer ein Manometer geschaltet. Hat der Differenzdruck ein zulässiges Maß lt. Herstellerangabe überschritten, ist dieser auszutauschen. Unabhängig vom Differenzdruck sollten diese, aufgrund der großen Oberfläche von Feinfiltern, aus Gründen der mikrobiologischen Prophylaxe regelmäßig spätestens nach 2–3 Monaten ausgetauscht werden. Je nach Trinkwasserqualität können zum Erreichen der geforderten Dialysewasserqualität oder zum Schutz der Umkehrosmosemembran weitere Schritte zur Entfernung unerwünschter Substanzen notwendig sein, z. B.:

- Aktivkohlefilter zur Entfernung von Chlorsubstanzen
- Spezielle Filter zur Enteisenung oder Entmanganung
- Selektive Ionenaustauscher zur Entfernung von Nitraten oder Schwermetallen
- Ultrafiltration

Aktivkohlefilter

Aktivkohlefilter enthalten Patronen mit granulärer, pulverisierter, geschäumter oder gesinterter Aktivkohle. Ihre Aufgabe ist es, gelöste, kleinmolekulare organische Substanzen bis zu einem Molekulargewicht von 30 Da, aber auch Pyrogene zu adsorbieren. Der Einsatz von Aktivkohlefiltern empfiehlt sich beim Einsatz von Oberflächenwasser. Wasser aus Uferfiltrat von Seen, Flüssen oder Talsperren hat meist eine höhere organische Belastung, die im Summenparameter TOC (Total Organic Carbon) in der Wasseranalyse angeben wird. Durch den Aktivkohlefilter vor der Umkehrosmosemembran werden der Eintrag organischer Substanzen und somit das Risiko des Übergangs von Mikroorganismen in das Reinwasser (Permeat) verringert.

Darüber hinaus entfernt die Aktivkohle Chlor, das aufgrund behördlicher Verordnungen dem Leitungswasser zugesetzt werden kann, um bakterielle Verunreinigungen zu verhindern. Die große Oberfläche der Aktivkohle und die adsorbierten organischen Substanzen begünstigen eine bakterielle Besiedelung der Aktivkohlefilter. Die Gefahr besteht besonders dann, wenn kein kontinuierlicher Durchfluss über 24 h/d gewährleistet ist. Deshalb müssen geschüttete Aktivkohlefilter mit einer regelmäßigen, automatischen Rückspülung ausgestattet sein. Moderne Anlagen nutzen auch gesinterte Aktivkohlefilter in Form einer Filterkartusche (➤ Abb. 6.24), die durch den Anwender in regelmäßigen Abständen analog dem Feinfiltern vor der Umkehrosmose getauscht werden kann.

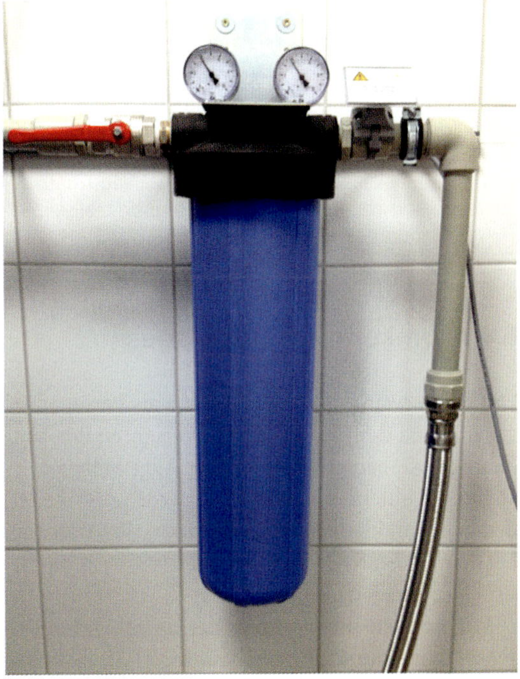

Abb. 6.24 Gesinterter Aktivkohlefilter in Kartuschenform [M226]

Chlorfilter

Eine neue Möglichkeit, die zur Wasserentkeimung von den Wasserwerken zugesetzten Chlorprodukte wieder aus dem Wasser zu entfernen, sind sog. Chlorfilter. Mit ihnen wird das Verkeimungsrisiko der Aktivkohlefilter ausgeschlossen und man spart sich den aufwendigen Austausch der Aktivkohle. Das im Chlorfilter eingesetzte Granulat ist ein chemisch reagierendes Material, das sich in Abhängigkeit von der Belastung des Wassers mit Chlor verbraucht und einfach nachzufüllen ist.

MERKE

Ein Wasseraufbereitungsverfahren für die Dialyse muss mit ausreichender Sicherheit jede beliebige Verunreinigung entfernen können, damit die Dialysepatienten vor möglichen Schäden geschützt sind. Das Verfahren der Umkehrosmose erfüllt diese Anforderungen (mit gewissen Einschränkungen hinsichtlich der Sterilität) und ist unter Berücksichtigung der Kosten die einzig realisierbare Alternative.

6.4.3 Umkehrosmoseanlage

Das Dialysewasser wird häufig auch als Permeat bezeichnet, da es heute durch das Verfahren der Umkehrosmose hergestellt wird. Im Allgemeinen versteht man unter Permeation (lat. permeare – durchdringen, durchlaufen, durchwandern) den Vorgang, bei dem ein Stoff (Permeat) einen Festkörper durchdringt (permeiert).

Was passiert nun genau in der umgekehrten Osmose (engl. Reverse Osmosis, RO)? Als Osmose (griech. Eindringen, Stoß, Schub, Antrieb) wird in den Naturwissenschaften der gerichtete Fluss von Molekülen durch eine semipermeable (halb durchlässige) Membran bezeichnet (➤ Abb. 6.25). Dieser erfolgt bei der spontan ablaufenden Osmose immer von der Seite mit niedriger zur Seite mit höherer Konzentration. Hierbei kann die Membran nur das Lösungsmittel, nicht aber die gelösten Substanzen passieren. Bei der Umkehrosmose wird der natürliche osmotische Prozess umgekehrt. Auf der Seite mit hoher Ionenkonzentration wird ein Druck angelegt, der das Medium in die entgegengesetzte Richtung zwingt. Der aufgewendete Druck muss höher sein als der Druck, der durch das natürliche osmotische Verlangen zum Konzentrationsausgleich entsteht. Trinkwasser hat einen osmotischen Druck < 2 bar, angewendete Drücke für die Umkehrosmose von Trinkwasser betragen 3–30 bar. Bei Umkehrosmosesystemen spricht man von der Rohwasserseite (aufbereitetes und enthärtetes Trinkwasser) und der Reinwasserseite (Dialysewasser, Permeat). Alle im Dialysewasser nicht erwünschten Stoffe können aufgrund ihrer molekularen Größe nicht durch die semipermeable Membran gelangen. Im Gegensatz zur Filtration verfügen Umkehrosmosemembranen nicht über durchgehende Poren, sondern die Ionen und Moleküle wandern durch die Membran, indem sie durch das Membranmaterial diffundieren. Die zurückgehaltenen Stoffe müssen von der Rohwasserseite permanent entfernt werden, da sie sonst zum Verblocken der Membranen führen würden. Dies wird durch ein Querstromverfahren, die sog. Cross-Flow-Filtration, erreicht. Hierbei strömt die zu filtrierende Flüssigkeit auf der Rohwasserseite der Membran entlang und wird durch die Druckdifferenz der Vorder- und Rückseite in Retentat (Konzentrat) und Permeat (Filtrat) zerlegt. Dieses Kon-

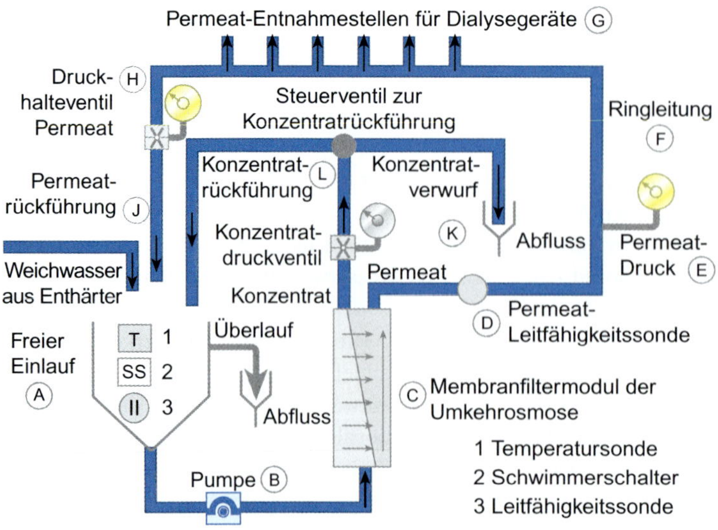

Abb. 6.25 Prinzipielles Flussschema einer Umkehrosmose [L138]

zentrat ist nicht zu verwechseln mit den Konzentraten, die sonst in der Dialyse Verwendung finden. Hier handelt es sich um das Abwasser aus dem Umkehrosmoseprozess, das aus konzentriertem Trinkwasser besteht. Die Umkehrosmose ist mit > 0,0001 µm das feinste druckbetriebene Membrantrennverfahren nach der Nano- (> 0,001 µm), Ultra- (> 0,01 µm) und Mikrofiltration (> 0,1 µm).

Eine Umkehrosmoseanlage besteht im Wesentlichen aus der Umkehrosmosemembran zur Abscheidung der ungewünschten Substanzen und einer Druckerhöhungspumpe zur Erzeugung des notwendigen Drucks.

Dazu kommt die heute meist computergestützte Steuerung für die vielfältigen Steuer- und Regelungsvorgänge.

Umkehrosmosemembran

Das Herzstück der Anlage bildet die Umkehrosmosemembran (> Abb. 6.26). In den heutigen Anlagen werden je nach gewünschter Leistung ein oder mehrere Polysulfon-Wickelmodule eingesetzt.

Eine Umkehrosmosemembran ist eine technische Membran, die etwa 98–99,8 % der Ionen, gelösten organischen Substanzen, Viren etc. im Rohwasser zurückhält. Die die Membran passierenden Substanzen erklären die Restleitfähigkeit des Dialysewassers. Bei 100-prozentiger Rückhaltung wäre diese theoretisch gleich 0 mS/m. Aus der Rohwasser- und der Permeatleitfähigkeit errechnet sich die Abscheiderate, die die Reinigungsleistung der Umkehrosmose beschreibt. Ebenso wie die Reinigungsleistung ist auch die Permeatausbeute, das prozentuale Verhältnis von eingesetztem Rohwasser zu erzeugtem Permeat, vom eingesetzten Druck und der Wassertemperatur abhängig. Mit steigender Temperatur nimmt die Beweglichkeit der Wassermoleküle zu. Es wird mehr Wasser bei gleichem Druck durch die Membran gedrückt. Die Permeatleistung steigert sich um ca. 3 % pro Grad Celsius. Die Leitfähigkeit steigt ebenfalls bei höherer Wassertemperatur leicht an, da die Membranen bei höheren Temperaturen durchlässiger werden.

	Permeatleistung	Leitfähigkeit
Temperatur Rohwasser ↑	↑ (ca. 3 %/°C)	↑
Temperatur Rohwasser ↓	↓ (ca. 3 %/°C)	↓

MERKE

Permeat (lat. permeabilis) bedeutet „durchlässig". Wenn eine Substanz durch eine semipermeable (halb durchlässige) Membran tritt, nennt man dies permeieren. Permeiertes Wasser wird als Permeat bezeichnet.

Die **Umkehrosmoseanlage** heißt so, weil sie Wasser durch eine Membran vom Ort der hohen zum Ort der niedrigeren Konzentration presst, also entgegengesetzt zum osmotischen Prinzip arbeitet.

Die meisten heute gebräuchlichen Anlagen haben eine sog. Wasserspartechnik. Hierbei wird das entstandene Konzentrat auf dem Weg zum Abfluss mittels eines automatischen Regelmechanismus aufgespalten und ein Teil wird wieder vor der Umkehrosmosemembran eingeleitet. Moderne Anlagen halten somit unabhängig vom Verbrauch an Dialysewasser (z. B. bei schwankender Auslastung des Dialysezentrums) die Ausbeute im gleichen prozentualen Verhältnis und produzieren aus 100 l Weichwasser etwa

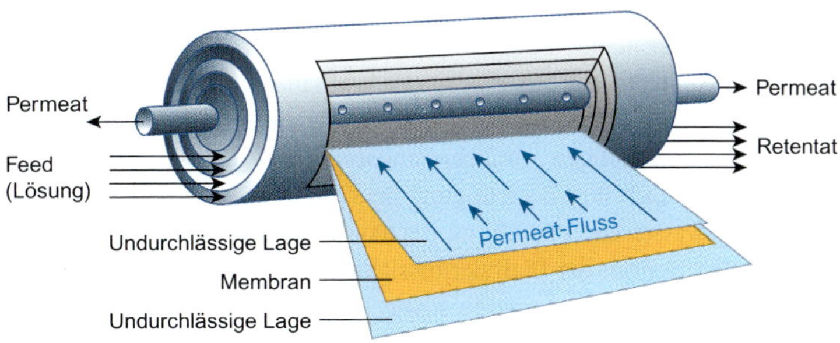

Abb. 6.26 Aufbau einer Umkehrosmosemembran [L138]

6

70–80 l Permeat. Ihre Ausnutzung liegt also bei 70–80 %. Das restliche Wasser, das nicht die Membran der Wickelmodule passiert, sondern das Modul als Konzentrat wieder verlässt, beinhaltet in hoher Konzentration alle (ca. 99 %) zuvor im Weichwasser gelösten Substanzen.

Der technische Fortschritt ist auch im Bereich der Dialysewasserherstellung und -verteilung nicht aufzuhalten. Allerdings sind die prinzipiellen, technologischen Entwicklungen bei Umkehrosmosesystemen relativ ausgereizt. Der Fokus vieler Hersteller liegt heute in der Effizienzverbesserung der Systeme, also dem möglichst geringen Verbrauch an Wasser und Energie. Hier sind durch den Einsatz neuer Technologien gerade gegenüber älteren installierten Systemen Einsparungen möglich, die den Anschaffungspreis eines neuen Systems in kurzer Zeit amortisieren. Energieeinsparungen erzielt man heute u. a. durch die Verwendung von Niedrigenergie-Umkehrosmosemembranen, die mit weniger Druck und damit weniger Energieeinsatz die gleiche Menge Permeat erzeugen. Durch eine Erwärmung des Rohwassers vor der Umkehrosmose kann man die Ausbeute dieser verbessern und kleinere Systeme aufgrund der stabil höheren Eingangstemperatur einsetzen.

6

MERKE

Vorsicht Verwechslungsgefahr: Das Konzentrat, das in der Umkehrosmoseanlage entsteht, ist nicht mit dem Konzentrat, das am Dialysegerät zum Einsatz kommt, zu verwechseln. Der Begriff ist im Dialysesprachgebrauch leider doppelt vergeben. Normalerweise müsste das Konzentrat der Umkehrosmoseanlage „Rententat" (das Zurückgehaltene) heißen.

Doppel-Umkehrosmoseanlage

Zur Steigerung der Reinheit des Dialysewassers können zwei Umkehrosmosen hintereinander geschaltet werden, um eine 2-fache Filtration zu erreichen. Diese doppel- oder zweistufigen Umkehrosmosesysteme (➤ Abb. 6.27) haben ihre Berechtigung bei schlechtem Eingangswasser zur Erreichung der vorgegebenen Qualitätsparameter der Dialysierflüssigkeit.

Hierzu gehört, dass Endotoxine sowie Pyrogene bis an die Nachweisgrenze reduziert werden können. Ein weiterer Vorteil ist, dass bei Ausfall einer RO-Stufe weiter mit der anderen RO-Stufe dialysiert werden kann und eine unsichere, hygienisch bedenkliche Weichwasser-Notversorgung nicht mehr erforderlich ist. Die zweite RO ist nahezu abwasserfrei, sodass durch die doppelte Filtration nicht mehr Trinkwasser verbraucht wird.

Ultra- oder Sterilfiltration

Auch andere Filterverfahren wie Steril- oder Ultrafiltration können der Umkehrosmose zur Verbesserung des Reinwassers nachgeschaltet werden. Der Filter ist in der Ringleitung platziert. Eingespeist wird Permeat aus der Umkehrosmose. Das Rückhaltevermögen von Ultrafiltrationsmembranen oder speziellen Keim- und Endotoxinefiltern wird mit 99,99 % oder besser angegeben, sodass die aktuellen und zu erwartenden schärferen Grenzwerte sicher eingehalten werden können.

Permeat-Verteilung

Das von der Umkehrosmose hergestellte Permeat wird direkt in ein Leitungssystem zu den Behandlungsplätzen eingespeist. Man bezeichnet diese Technik im Gegensatz zu Systemen, die mit einem Permeat-Puffertank arbeiten, als sog. Online-Systeme. Die Leitungssysteme werden deshalb als Ringleitung ausgeführt, und das durch die Dialysegeräte nicht verbrauchte Dialysewasser wird vor die Umkehrosmosemembran zum freien Einlauf der Anlage zurückgeführt.

Nachfolgend die drei unterschiedlichen Stufen der Wasserqualität:

1. **Hartwasser:** Als Hartwasser bezeichnen wir das Trinkwasser vom Wasserzulauf bis zum Enthärter.
2. **Weichwasser:** Der Enthärter (Ionenaustauscher) produziert Weichwasser, indem Kalzium und Magnesium gegen Natrium ausgetauscht werden. Weichwasser hat eine maximale Resthärte von 1° dH.
3. **Dialysewasser (Permeat):** Die Umkehrosmoseanlage produziert Permeat, indem Weichwasser mit sehr hohem Druck durch eine semipermeable Membran mit einem Rückhaltevermögen für

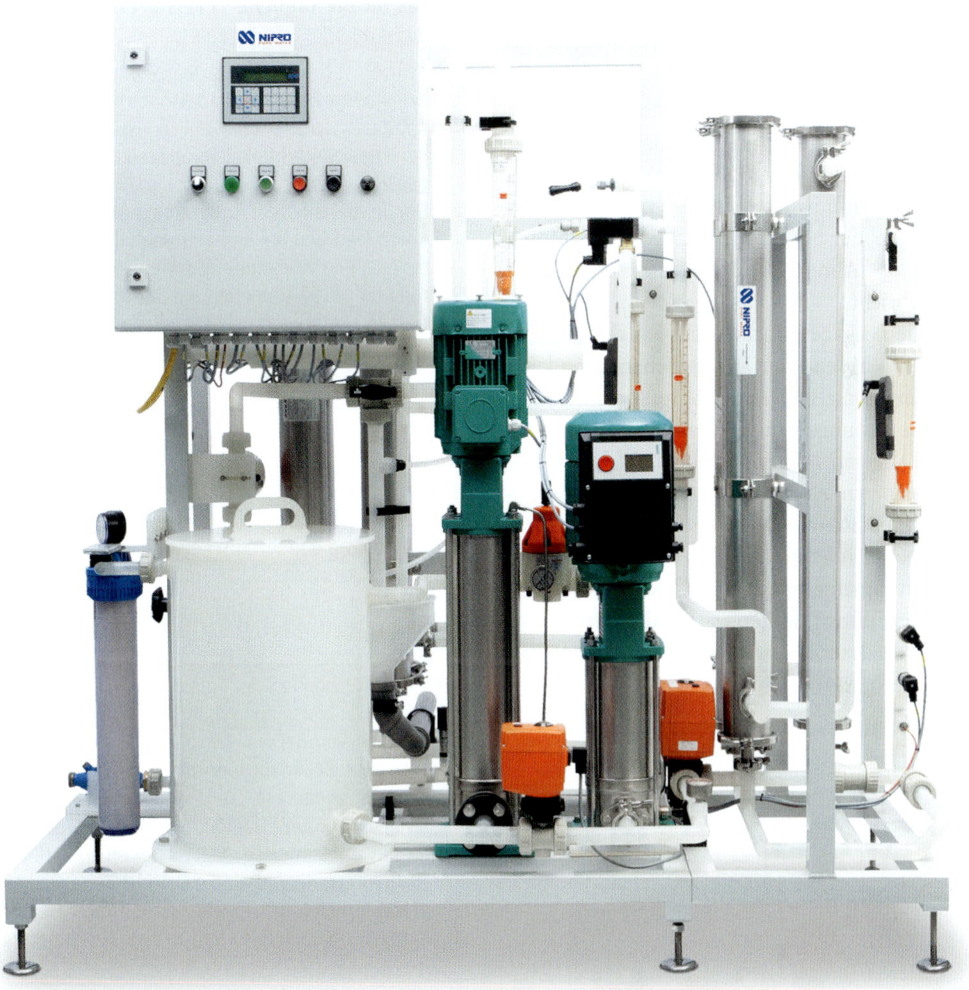

Abb. 6.27 Doppelstufige Umkehrosmoseanlage der Firma Nipro [V540]

Substanzen ≥ 0,0001 µm gepresst wird und dabei alle (ca. 99 %) gelösten Substanzen zurückgehalten werden.

Das Verteilsystem muss das Dialysewasser in gleichbleibend guter Qualität zu den Dialysegeräten transportieren. Hierfür müssen die Leitungen aus hochwertigen, inerten Materialien bestehen, die keine Reaktion mit dem Dialysewasser eingehen und leicht zu reinigen sind. In der Dialyse sind die Materialien Polyvinylidenfluorid (PVDF), Edelstahl (V4A) oder hochdruckvernetztes Polyethylen (PE-Xa) als Ringleitungsmaterialien verbreitet. Alle Materialien lassen sich sehr gut durch thermische Desinfektion (Heißreinigung) desinfizieren. Bei der jeweiligen Verbindungstechnik ist darauf zu achten, dass z. B. durch Schweißnähte keine Verschlechterung der Materialeigenschaften entsteht und die Verbindungen totzonenfrei ausgeführt sind. Um Stagnationsbereiche zu vermeiden, sollten alle Bereiche des Verteilsystems als Ring verlegt werden. Dies bezieht auch die Zuleitung zu den Dialysegeräten mit ein. Die Ausführung als Doppelringleitungssystem mit permanenter Durchströmung sollte heute als Stand der Technik bezeichnet werden (➤ Abb. 6.27).

Leckageüberwachung

Aufgrund der hohen Wasserdurchflussmengen, der Technik mit vielen Ventilen und Rohrverbindungen und nicht zuletzt aus versicherungstechnischen Aspekten sollte eine permanente Überwachung der Wasseraufbereitungsanlage auf Leckagen erfolgen. In den Technikräumen erfolgt dies mit einem Sensor am Boden, der bei einer Leckage mittels Motordrehventil (➤ Abb. 6.28) die Wasserzufuhr komplett unterbricht.

Mögliche Leckagen im Permeat-Ringleitungssystem werden während der Dialysebehandlung leicht bemerkt. In der dialysefreien Zeit spült die Umkehrosmose die Leitungen in regelmäßigen Abständen. Moderne Anlagen bemerken über Differenz- oder Druckmessungen einen Wasserverlust im System und schalten dieses ab. Bei der integrierten Heißreinigung, bei der über einen Tank heißes Permeat in die Ringleitung eingespeist und über die Dialysegeräte verbraucht wird, sollten während der Heißreinigung alle Dialyseräume in eine Leckageüberwachung einbezogen werden.

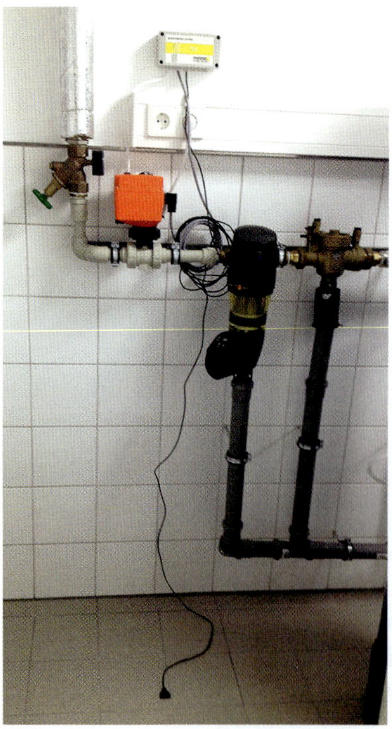

Abb. 6.28 Leckage-Sensor mit Motordrehventil [M226]

MERKE

Tipps für die tägliche „Wasser-Praxis":

1. Der Umkehrosmose- oder Technikraum sollte auch beim Einsatz einer Fernanzeige/Fernbedienung oder eines zeitgesteuerten Start-Stopps der Wasseraufbereitungssysteme einmal täglich inspiziert werden. Dabei ist auf Undichtigkeiten oder sonstige Veränderungen zu achten.
   Der Salzbehälter des Enthärters muss einmal täglich kontrolliert und bei Bedarf aufgefüllt werden. Hilfreich ist eine Minimum-/Maximum-Füllstand-Markierung für die Salztabletten am Behälter.
   Gemäß Herstellerangaben sind alle Parameter der Wasseraufbereitungssysteme (z. B. Leitfähigkeit, Drücke, Differenzdrücke, Filter usw.) täglich zu prüfen und zu dokumentieren. Computergestützte Anlagen erfassen viele Parameter in regelmäßigen Abständen voll automatisch und werten diese über Softwaresysteme permanent aus. Bei Abweichungen der eingestellten Sollwerte erfolgt eine Meldung an den Anwender oder an den technischen Service des Herstellers.
2. Bei Wassermangelalarm am Dialysegerät (dialysatseitiger Alarm) läuft zunächst die Blutpumpe weiter. Man sollte dennoch stetig nach den alarmierenden Geräten schauen. Je nach Gerätetyp ändert sich in einem solchen Fall der Transmembrandruck (TMP), was einen blutseitigen Alarm mit Blutpumpenstillstand hervorruft.
3. Wenn das Reinigungspersonal den Osmoseraum putzt, ist es sinnvoll, die LF-Sonde der Umkehrosmoseanlage vorab zu demonstrieren und darüber zu informieren, dass diese nicht nass werden darf.
4. Die Permeatanschlüsse der Dialysegeräte sind regelmäßig vor dem Ankuppeln zu desinfizieren und die Konzentratkupplungen von Salzverkrustungen zu befreien.

Bedienung und Kontrolle

Außerhalb des Dialysebetriebs wird die Umkehrosmoseanlage entweder manuell oder timergesteuert ausgeschaltet. Sie befindet sich dann im **Stand-by-Betrieb** und läuft programmgesteuert – i. d. R. alle 2 h – für etwa 10–30 min an. Dann spült sie jeweils das gesamte Ringleitungsnetz mit frischem Permeat, um einer Verkeimung vorzubeugen.

Eine moderne Wasseraufbereitungsanlage kann so programmiert werden, dass sie sich zu voreingestellten Uhrzeiten automatisch ein- und ausschaltet. Die tägliche Kontrolle über den ordnungsgemäßen und störungsfreien Zustand der Anlage übernehmen meist die Pflegenden. Sie kontrollieren diverse Betriebswerte wie Leitfähigkeiten, Druckwerte, Wassermengen und Wassertemperaturen und dokumentieren diese mit Datum, Uhrzeit und Unterschrift in einem Anlagenprotokoll.

Bei immer weniger Technikerpräsenz im Dialysezentrum wäre es von Vorteil, wenn die Pflegenden die dokumentierten Betriebswerte interpretieren könnten. Aufgrund der eher zunehmenden Arbeitsbelastung der Pflegenden kann diese Aufgabe auch der Hersteller der Wasseraufbereitungsanlage im Rahmen eines Wartungsvertrags übernehmen.

MERKE

Die tägliche Kontrolle der Betriebswerte kann heutzutage online über das Internet erfolgen. Auf diesem Wege können sogar Probleme in der Anlagensteuerung behoben werden.

Nur das Nachfüllen des Kochsalzes in den Solebehälter zum Regenerieren des Enthärters und eine Sichtkontrolle der Anlage werden auch künftig die Aufgaben der Pflegenden (in enger Abstimmung mit dem Hersteller der Anlage) bleiben.

Reinigung der Umkehrosmoseanlage und Ringleitung

Da, wie beschrieben, Umkehrosmosemembranen nie 100-prozentig dicht sind, können durch diese auch Mikroorganismen in ein Dialysewassersystem eindringen. Weitere Eintrittspforten für Mikroorganismen können das offene System der vielen Kupplungen zu den Dialysegeräten, mangelnde Zentrumshygiene oder unzureichend desinfizierte Dialysegeräte sein. Werden Keime nicht regelmäßig aus dem Dialysewasser entfernt, können sie sich sehr gut und schnell vermehren. So wurden Verdopplungszeiten von < 30 min (z. B. bei E. coli) beobachtet. Deshalb muss der prophylaktischen, möglichst vollautomatischen Reinigung der Dialysewassersysteme höchste Priorität eingeräumt werden. Heutige Systeme ermöglichen es, durch entsprechend hitzebeständige Materialien eine vollautomatische Heißwasserdesinfektion durchzuführen. Hierbei sollte das gesamte Dialysewassersystem integriert werden. Bei der Desinfektion durch Hitze sollte gemäß DIN

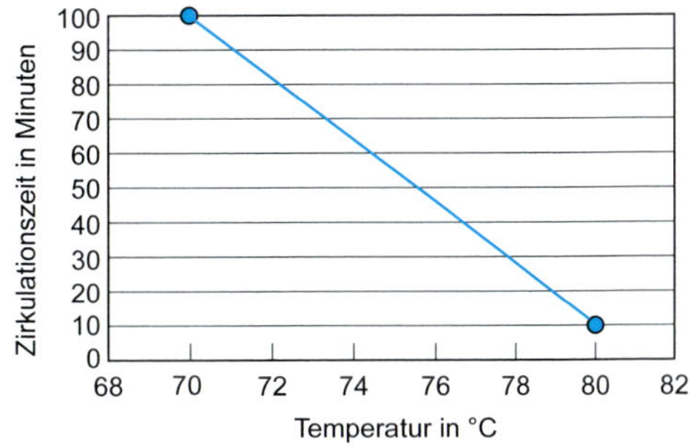

Abb. 6.29 Diagramm zur Reinigung der Umkehrosmoseanlage [L143]

EN ISO 15883 vorgegangen werden. Für eine erfolgreiche Desinfektion ist die Zeit-Temperatur-Beziehung entscheidend: Bei 80 °C und einer Dauer von 10 min kann eine erfolgreiche Desinfektion durchgeführt werden. Je nach Material und Länge der Ringleitung kann es vorkommen, dass 80 °C während der Heißreinigung nicht erreicht werden. Das bedeutet, dass die Zirkulationszeiten entsprechend erhöht werden müssen (> Abb. 6.29).

Weitere automatisierte Verfahren zur Desinfektion von Dialysewassersystemen sind ultraviolette Strahlung (UV), Ozon oder auch die halb- oder vollautomatische chemische Desinfektion. Alle diese Verfahren haben sich in der Dialyse bisher nicht wirklich durchgesetzt. Meist spricht ein hoher Kosten- und Arbeitsaufwand dagegen.

Einzelplatz(umkehr)osmosen

Schnelle Einsatzbereitschaft, leichter Transport, einfacher Anschluss und einfache Bedienung, hervorragende Permeatqualität und mikrobiologische Sicherheit sind Anforderungen an Einzelplatzosmosen für den Einsatz in der Akut- und Intensivdialyse sowie im Bereich der Heimdialyse.

Mit Einzelplatzosmosen kann man Wasser aus nahezu jeder üblichen Wasserquelle entnehmen und in qualitativ einwandfreies Dialysewasser verwandeln. Dabei beträgt die Rückhaltequote für gelöste Salze > 95 %, bei allen Partikeln, Bakterien und Pyrogenen sogar > 99 %.

Moderne Einzelplatzosmosen verfügen neben der citrothermischen Desinfektion über die Möglichkeit

6

der Heißdesinfektion. Die Kombination moderner Einzelplatzosmosen mit dafür vorbereiteten Dialysegeräten ermöglicht die integrierte Heißdesinfektion oder alternativ die citrothermische Desinfektion der Einzelplatzosmose über den Verbindungsschlauch bis hin zum Dialysegerät selbst. Diese „End-to-End“-Vorgehensweise stellt sicher, dass die Hygienekette nicht unterbrochen wird. Die Permeatleistung von Einzelplatzosmosen liegt je nach Hersteller und Gerät zwischen 50 und 90 l/h.

6.4.4 Die Dialysierlösung

Herstellung der Dialysierlösung im Dialysegerät ➢ Kap. 6.4.1.

MERKE

Störungen des Elektrolyt- und Säure-Basen-Haushalts sind typische Auswirkungen des terminalen Nierenversagens. Durch eine individuelle Zusammensetzung der Dialysierlösung können diese, wenn auch nur vorübergehend und teilweise, relativ gut ausgeglichen werden.

Das Blut des Menschen enthält eine Vielzahl gelöster Substanzen. Dagegen ist die Dialysierlösung vergleichsweise einfach zusammengesetzt. Sie wird im Dialysegerät gemischt aus aufbereitetem Wasser (Permeat), einer sauren Komponente (Säure) und einer basischen Komponente (Natriumbikarbonat; ➢ Tab. 6.6).

Die saure Komponente steht gelöst in Kanistern (bei zentralen Versorgungsanlagen in Containern) zur Verfügung. Die komplette Herstellung von Säurekonzentraten in Trockensubstanz durch das Dialysegerät ist derzeit noch nicht möglich. Eine Reduzierung von Transport- und Lagerbedarf ermöglicht jedoch das BiCart-Select®-System der Firma Gambro®. Hier wird die komplette Dialysierflüssigkeit aus drei integralen Bestandteilen hergestellt:

- BiCart: Kartusche mit trockenem Natriumbikarbonat
- SelectCart: Kartusche mit trockenem Natriumchlorid
- SelectBag 500 ml: enthält die gering konzentrierten Elektrolyte wie Kalium, Kalzium, Magnesium und Glukose in flüssiger Form und unterschiedlicher Konzentration und Zusammensetzung

Für die basische Komponente haben sich Bikarbonat-Trockenkonzentrate in Beuteln (Bibag) und Kartuschen (BiCart) durchgesetzt. Diese sind wesentlich kleiner und leichter als Kanister und reduzieren somit Transportkosten und Lagerbedarf.

Tab. 6.6 Zusammensetzung der Konzentrate für die Bikarbonat-Dialyse

Saure Komponente (Säure)	Na^+, K^+, Ca^{2+}, Mg^{2+} (Kationen)
	Essigsäure und Chlorid als Anionen
	pH ca. 3
Basische Komponente (Bikarbonat)	Bikarbonat als Natriumsalz ($NaHCO_3$)
	pH ca. 7,7–8,0

Das Säurekonzentrat

Durch die Diffusion gelöster Substanzen aus dem Blut in die Dialysierlösung und umgekehrt können deren Blutkonzentrationen erhöht, erniedrigt oder konstant gehalten werden:

- Substanzen wie Natrium und Magnesium, deren Blutkonzentration nur leicht nach oben oder unten korrigiert werden soll, bietet man in der Dialysierlösung in einer physiologischen Konzentration an.
- Durch eine individuelle Zusammensetzung der sauren Komponente können Elektrolyte, z. B. Kalium und Kalzium, an die divergierenden Bedürfnisse der Patienten angepasst werden.
- Substanzen, die immer aus dem Blut entfernt werden sollen, z. B. Phosphat, sind nicht in der Dialysierlösung enthalten.

Natrium

Natrium beeinflusst maßgeblich Volumen und Osmolarität der extrazellulären Flüssigkeit. Daher spielt es eine wichtige Rolle bei der Aufrechterhaltung eines stabilen Kreislaufs während der Hämodialyse.

Bei der Auswahl der Natriumkonzentration in der Dialysierlösung sind vor allem die Auswirkungen des Natriums im Hinblick auf Wassereinlagerungen, Blutdruck und Durstgefühl des Patienten zu beachten:

- 98 % des Körpernatriums befinden sich im Extrazellulärraum, 2 % im Intrazellulärraum. Natrium wird durch aktive Transportmechanismen am Eindringen in die Zelle gehindert. So hält es Wasser extrazellulär gebunden.

- Das Gesamtkörpernatrium beträgt ca. 95 g ~ 4100 mmol. Die Natriumentfernung während der Dialyse basiert im Wesentlichen auf dem Prinzip der Ultrafiltration. Das proteinfreie Ultrafiltrat enthält in etwa die gleiche Natriumkonzentration wie das Plasma. Hohe Ultrafiltrationsraten führen gleichzeitig zu einer hohen Natriumentfernung. Je Liter Ultrafiltrat werden ca. 6,9 g Natriumchlorid entfernt.
- **Dialyseinduzierte Hyponatriämie:** Durch die Ultrafiltration wird dem extrazellulären Raum Natrium als wichtigste osmotisch wirksame Substanz entzogen. Wird durch eine niedrige Natriumkonzentration in der Dialysierlösung ein zusätzlicher diffusiver Natriumverlust erzeugt, wandert Flüssigkeit (Osmose) aus dem extrazellulären in den intrazellulären Raum. Die Folge kann ein osmotisches Dysäquilibriumsyndrom mit Muskelkrämpfen, Kopfschmerzen, Übelkeit und Erbrechen sein.
- **Dialyseinduzierte Hypernatriämie:** Hoher Natriumgehalt in der Dialysierlösung kann das Durstgefühl im dialysefreien Intervall verstärken und den Blutdruck des Patienten steigern. Bei einer schweren Hypernatriämie (Natriumgehalt im Serum > 150 mmol/l) kommt es zu einem Übertritt von Wasser aus dem Intrazellulärraum in den Extrazellulärraum. Die Folge ist eine intrazelluläre (v. a. zerebrale) Dehydratation mit nachfolgenden Symptomen: Kopfschmerzen, Übelkeit, Erbrechen, Hitzewellen, Orientierungslosigkeit, Krampfanfälle, Spastik und Koma.
- Die Infusion von 100 ml physiologischer Kochsalzlösung (0,9 %) bedeutet die Applikation von 0,9 g Natriumchlorid. Die Injektion von 10 ml 10-prozentiger Kochsalzlösung entspricht der Gabe von 1 g Natriumchlorid. Wenn die Gabe am Ende der Dialyse erfolgt (wie so häufig), verbleibt dieses Kochsalz im Organismus.
- Limitierende Faktoren einer genauen Natriumeinstellung in der Dialysierlösung sind:
  - Toleranz der Herstellerangaben hinsichtlich der Natriumkonzentration in den Konzentraten (bis zu ± 2 mmol/l).
  - Toleranz im Proportionierungssystem der Dialysegeräte (ca. ± 3 mmol/l).
- Die Summation beider Fehlerquellen kann zu erheblichen Differenzen zwischen eingestellter und tatsächlicher Natriumkonzentration in der Dialysierlösung führen.

MERKE

Aufgrund des geringen Atomgewichts (23 u) ist Natrium gut dialysabel. Um größere Verschiebungen der Osmolalität während der Dialyse zu vermeiden, sollte die Natriumkonzentration der Dialysierflüssigkeit in etwa der des Plasmas entsprechen. Will man einen diffusiven Natriumentzug aus dem Serum sicher verhindern, sollte die Natriumkonzentration in der Dialysierlösung mindestens um 3 mmol/l höher sein als die Serumnatriumkonzentration (Gibbs-Donnan-Effekt ➤ Kap. 7.1.8).

Kalium

Eine konstante Kaliumkonzentration im Blut ist zur Aufrechterhaltung der Vitalfunktion der Körperzellen von Bedeutung. Mit der Nahrung werden täglich 50–100 mmol Kalium aufgenommen. 90–95 % davon werden über die gesunde Niere ausgeschieden, 5–10 % gehen über den Darm und 1–5 % durch Schwitzen verloren. Daher kommt es bei dialysepflichtigen Patienten im dialysefreien Intervall fast immer zu einem Anstieg des Serumkaliums. Die nachfolgenden Aspekte sind in Bezug auf die Kaliumkonzentration in der Dialysierlösung zu beachten:

- Das Gesamtkörperkalium beträgt 3800 mmol. 98 % davon befinden sich im Intrazellulärraum, nur etwa 2 % sind im Extrazellulärraum lokalisiert. Etwa 75 % des intrazellulären Kaliums befinden sich in der Muskulatur, etwa 20 % in der Leber, im Skelettsystem und in den Erythrozyten. Der Normalwert der Kalium-Plasmakonzentration liegt zwischen 3,5 und 5 mmol/l.
- Kalium wird während der Dialyse zu 85 % diffusiv und zu 15 % konvektiv entfernt.
- In der ersten Stunde der Dialyse fällt der Kaliumwert am schnellsten ab, da sich die höchste Kaliumkonzentration in den Zellen befindet. Zur Entfernung mittels Dialyse muss es aus der Zelle in den Extrazellulärraum und dann in den Intravasalraum wandern. Das rasche Absinken des extrazellulären Kaliums kann Herzrhythmusstörungen auslösen.

- Misst man während oder direkt nach der Dialyse das Kalium, entspricht dieses nicht annähernd den tatsächlichen Verhältnissen. Durch das Nachströmen **(Rebound)** von Kalium aus der Zelle in den Extrazellulärraum nach Dialyseende steigt das gemessene Serumkalium noch um bis zu 30 % an.
- Bei **insulinpflichtigen Diabetikern** ist zu bedenken, dass Insulin die Aufnahme von Glukose und Kalium in die Zelle bewirkt und somit die Kaliumentfernung während der Dialyse verschlechtert. Zur Vermeidung von Hypoglykämien wird bei Diabetikern zwar richtigerweise glukosehaltige Dialysierlösung eingesetzt, die Kaliumentfernung ließe sich jedoch mit glukosefreier Dialysierlösung um bis 25 % steigern (Ward et al.).
- Bei zu niedrigem Blut-pH **(Azidose)** treten Wasserstoffionen in die Zelle ein, als Ausgleich strömt Kalium aus der Zelle in den Extrazellulärraum. Während der Dialyse führt die Zufuhr von Bikarbonat aus der Dialysierlösung zu einer Normalisierung des Blut-pH-Werts und zu einem Rückstrom von Kalium in die Zellen. Eine regelmäßige Blutgasanalyse ist auch hinsichtlich der Vermeidung von Hyperkaliämien zwingend erforderlich. Als Faustregel gilt: Eine Änderung des Blut-pH um 0,1 führt zu einer gegensinnigen Veränderung des Kaliums um 0,4–0,5 mmol/l.
- **Hypokaliämie:** Ein Kaliumwert < 3,5 mmol/l kann für einen Patienten genauso gefährlich sein wie eine Hyperkaliämie (➤ Kap. 2.5.2). Wenn bei einem Dialysepatienten ohne signifikante Restausscheidung wiederholt niedrig normale oder erniedrigte Kaliumwerte im Blut gemessen werden, muss die Ursache eruiert werden. Eine Hypokaliämie vor Dialysebeginn tritt vor allem auf bei Erbrechen, Diarrhö, Laxanzienabusus, Diuretikatherapie bei noch vorhandener Restausscheidung sowie bei kaliumfreier parenteraler Ernährung. Eine dialysebedingte Hypokaliämie zum Behandlungsende beruht auf dem diffusiven Kaliumtransfer vom Blut ins Dialysat. Sollte der Serumkaliumwert vor der Dialyse im Normbereich sein (≅ 4,5 mmol/l), ist die Kaliumkonzentration im Dialysat von standardmäßig 2 mmol/l auf 3–4 mmol/l anzuheben. Insbesondere bei Patienten mit kardialen Erkrankungen (v. a. unter Dauereinnahme von Digitalis-Präparaten) sowie bei Vorliegen von zusätzlichen Elektrolyt- oder Säure-Basen-Störungen kann eine Hypokaliämie zu schweren Herzrhythmusstörungen in Form von Tachyarrhythmien bis hin zu Kammerflimmern führen.
- **Hyperkaliämie:** Eine Hyperkaliämie tritt bei vielen Dialysepatienten im dialysefreien Intervall als Folge von Diätfehlern auf. Eine ausgeprägte metabolische Azidose verstärkt die Hyperkaliämie noch zusätzlich, indem H^+-Ionen in die Zelle diffundieren und im Gegenzug Kalium aus der Zelle in den Intravasalraum (Blut) übertritt. Die Symptome der Hyperkaliämie sind Parästhesien, Verwirrtheitszustände und muskuläre Schwäche, die bis zu Lähmungen fortschreiten kann. Bei Serumkaliumwerten > 6,5 mmol/l können Erregungsausbreitungsstörungen und AV-Blockierungen höheren Grades mit Bradykardie auftreten. Das EKG zeigt breite und plumpe Kammerkomplexe, die T-Wellen sind hoch und spitz, die PQ-Zeit ist verlängert.

MERKE

Die Dialysequalität geht einher mit regelmäßigen Kaliumbestimmungen vor der Dialyse, einer sich immer wiederholenden Information des Patienten über Ursachen, Symptome und Auswirkungen einer Entgleisung des Kaliums und insbesondere einer individuellen Kaliumkonzentration in der Dialysierlösung. Ein Standardkalium von 2 mmol/l für alle Patienten hat nichts mit patientenindividueller und verantwortungsbewusster Dialysetherapie zu tun.

Bei hohem prädialytischem Kalium (> 6,5 mmol/l) ist es sinnvoll, die Dialyse auch mit einer hohen Kaliumkonzentration (z. B. 4 mmol/l) in der Dialysierlösung zu beginnen, um sie dann im Dialyseverlauf z. B. stündlich um 1 mmol/l abzusenken.

Kalzium

Der menschliche Organismus enthält ca. 1000–1200 g Kalzium. Davon befinden sich 99 % im Knochengewebe und in den Zähnen, der Rest im intra- und extrazellulären Raum. Kalzium ist nicht nur Hauptmineralbestandteil des Knochens, sondern auch als intrazellulärer Botenstoff für eine Vielzahl von physiologischen Prozessen von großer Bedeutung. Die normale Konzentration von Kalzium im

Serum beträgt ca. 2,5 mmol/l. Die nachfolgenden Aspekte sind in Bezug auf die Kalziumkonzentration in der Dialysierlösung zu beachten:

- Das im Serum gemessene Gesamtkalzium ist zur Hälfte albumingebunden. 10 % liegen als Komplexsalze (Zitrat, Bikarbonat, Laktat) und der Rest (40 %) in ionisierter Form vor (1,1–1,4 mmol/l). Das **ionisierte Kalzium** ist die biologisch aktive Form des Kalziums. Während der Hämodialyse steht dem Kalzium in der Dialysierlösung von 1,25–1,75 mmol/l nur der ionisierte Anteil des Serumkalziums gegenüber. Daraus ergibt sich, dass zumeist ein diffusiver Transport von Kalzium aus der Dialysierlösung ins Blut stattfindet.
- Die Konzentration des ionisierten Kalziums ist vom pH-Wert und der **Albuminkonzentration** abhängig. **Eine Azidose vergrößert, eine Alkalose verkleinert den ionisierten Anteil.** Eiweißmangel verkleinert die proteingebundene Fraktion und vergrößert relativ dazu den ionisierten Anteil (und umgekehrt). Terminal niereninsuffiziente Patienten zeigen als Zeichen der Mangelernährung häufig eine Hypalbuminämie, in deren Folge sich im Gesamtkalzium (Serum) eine Hypokalziämie zeigt, obwohl das ionisierte Kalzium im Normbereich liegt. Deshalb bietet es sich in der Nephrologie an, zur besseren Vergleichbarkeit mit dem Referenzbereich das Gesamtkalzium auf einen Albuminwert von 4 g/dl oder einen Gesamtproteinwert von 7,76 g/dl zu korrigieren. Bei einer Korrektur auf ein Albumin von 4 g/dl berechnet sich das korrigierte Kalzium wie folgt:

$$\text{Korrigiertes Kalzium} = \text{Gemessenes Kalzium (mmol/l)} - 0,025 \times \text{Albumin (g/l)} + 1,0$$

- Kalzium ist sehr gut dialysabel. Über den diffusiven Stofftransport hinaus findet bei Kalzium ein erheblicher **konvektiver Stofftransport** (Ultrafiltration) statt.

MERKE

Eine patientenindividuelle Auswahl der Kalziumkonzentration in der Dialysierlösung von 1,25–1,75 mmol/l unter Berücksichtigung der osteologischen Situation des Patienten, der verordneten Phosphatbinder und der Gabe von aktivem Vitamin D kann zu einer ausgeglichenen Kalziumbilanz führen. Bei der Verordnung von kalziumhaltigen Phosphatbindern wird – unter Berücksichtigung der Einnahmetreue der Patienten – die Kalziumkonzentration in der Dialysierlösung heute eher niedriger (1,25 mmol/l) gewählt.

Magnesium

Magnesium ist für eine normale Knochenbildung sowie für den Transport und die Verwertung von metabolischen Brennstoffen (Fett, Aminosäuren) unentbehrlich. Es beeinflusst die Kaliumpermeabilität der Zellmembran und ermöglicht den Zellen die Aufrechterhaltung der hohen intrazellulären Kaliumkonzentration. In pharmakologischen Dosen senkt Magnesium den peripheren Gefäßwiderstand und somit den Blutdruck.

Ein erhöhter Magnesiumspiegel hemmt die Sekretion vom Parathormon. Der normale Magnesiumgehalt im Serum beträgt ca. 0,7–1,1 mmol/l. Die Magnesiumwerte bei Dialysepatienten sind aufgrund der fehlenden renalen Elimination im Allgemeinen erhöht. Von der Korrektur dieser Erhöhung durch die Dialysierlösung wird ein positiver Einfluss auf die Lebensdauer der Erythrozyten und eine Verbesserung der Nervenleitgeschwindigkeit erwartet. Die übliche Magnesiumkonzentration in der Dialysierlösung liegt bei 0,5–1,0 mmol/l.

Chlorid

Natrium, Kalium, Kalzium und Magnesium sind im Blut überwiegend an Chlor gebunden. Sie bilden zusammen mit einem oder zwei Chlorionen ein Chlorid, z. B. Natriumchlorid (Kochsalz).

Bei chronischer Niereninsuffizienz sind die Serumchloride meist leicht erhöht (97–108 mmol/l). Eine Normalisierung wird nicht unbedingt angestrebt. Sie ergibt sich aber durch die Auswahl einer optimalen Pufferkonzentration (Bikarbonat) in der Dialysierlösung. Chlorid und Bikarbonat verändern sich umgekehrt zueinander, d. h., das Absinken von Bikarbonat führt zu einer Hyperchlorämie und umgekehrt.

Die Chloridkonzentration in der Dialysierlösung liegt bei 100–115 mmol/l.

Glukose

Glukose in der Dialysierlösung vermeidet Blutzuckerverluste während der Dialyse, die vor allem bei Diabetikern zu Komplikationen (Hypoglykämie) führen können.

Zusätzlich kann Glukose als Kalorienzufuhr bei Mangelernährung oder konsumierenden Erkrankungen der Patienten genutzt werden.

Die meisten kommerziell angebotenen Dialysekonzentrate erreichen eine Glukosekonzentration von 1–2 g/l in der Dialysierlösung. Die Glukosewerte im Plasma Gesunder liegt in etwa bei 1 g/l. Glukose ist mit einem Molekulargewicht von 180 Da in der Lage, sehr leicht durch die Dialysemembran zu diffundieren. Bei der Verwendung einer Dialysierlösung mit einer Glukosekonzentration von 1 g/l findet also kein nennenswerter Austausch von Glukose zwischen Blut und Dialysat statt. Beträgt hingegen die Glukosekonzentration in der Dialysierlösung 2 g/l, kommt es zu einer Glukoseaufnahme ins Blut von ca. 15–30 g pro Dialyse, was einer Energiezufuhr von etwa 300–400 kcal entspricht.

Die basische Komponente (Puffersubstanzen)

Durch die terminale Niereninsuffizienz ist das Säure-Basen-Gleichgewicht im Blut gestört (➤ Kap. 2.6.2). Die Folge ist eine zunehmende Azidose. Eine Teilkompensation ist zunächst noch über eine Erhöhung des Atemzeitvolumens (erhöhte Abatmung von Kohlendioxid-Säure) und durch die Kapazität der Knochenpuffer (Kalziumphosphat) möglich. Während der Dialyse kann das Säure-Basen-Gleichgewicht durch die Elimination von H^+-Ionen einerseits und die Substitution einer Puffersubstanz (Acetat/Bikarbonat) wieder hergestellt werden. Die Puffersubstanz diffundiert dabei aus der Dialysierlösung in das Blut des Patienten. Voraussetzung dafür ist, dass die Konzentration der Puffersubstanz in der Dialysierlösung höher ist als im Blut.

Acetat

Früher verwendete man primär aus technischen Gründen Acetat anstatt Bikarbonat als Puffersystem. Es wurde der Dialysierlösung in einer Konzentration von 35–40 mmol/l zugesetzt. Für die Acetatdialyse wird nur ein Konzentrat benötigt.

Acetat wird im Körper in der Leber in Essigsäure umgewandelt. Dabei entsteht pro Acetatmolekül ein Bikarbonatmolekül, wobei je Molekül ein Wasserstoffion verbraucht wird. Da die Verstoffwechslung von Acetat im Körper eine gewisse Zeit braucht, werden die Patienten zu Beginn einer Acetatdialyse zunächst einmal noch azidotischer, da das ohnehin verminderte Bikarbonat der Patienten dem Konzentrationsgefälle folgend, aus dem Blut in die Dialysierlösung diffundiert. Des Weiteren kommt es während einer Acetatdialyse nicht selten zu Blutdruckabfällen, Übelkeit, Erbrechen, Kopfschmerzen und einer Hypoxie. Nach Lösung der technischen Probleme (Bildung unlöslicher Salze zwischen Bikarbonat und Kalzium/Magnesium) wird heutzutage fast ausschließlich Bikarbonat als Puffersubstanz in der Dialysierlösung eingesetzt.

Bikarbonat

Bei der Bikarbonat-Dialyse werden zwei Konzentrate verwendet: die sog. Säurekomponente (s. o.) und eine Bikarbonat-Lösung (8,4 %).

Bikarbonat ist die physiologische Puffersubstanz. Der durchschnittliche Normwert bei Gesunden liegt bei ca. 24 mmol/l. Die Dialysierlösung hingegen enthält i. d. R. 30–36 mmol/l Bikarbonat.

Folgende Aspekte sind bei der Einstellung der Bikarbonat-Konzentration (mmol/l oder Leitfähigkeit in mS/m) in der Dialysierlösung zu beachten:

- Aus einem Kanister mit Bikarbonat-Lösung entweicht ständig CO_2-Gas. Die Menge des entweichenden Gases ist abhängig von der Umgebungstemperatur, der Luftdurchlässigkeit des Kanisters und der Lagerungszeit. In der Folge nimmt die Bikarbonat-Konzentration im Kanister stetig ab, der pH-Wert steigt an. Deshalb sollten Bikarbonat-Kanister immer gut verschlossen und innerhalb eines Behandlungstags aufgebraucht sein.
- Der Pufferbedarf ist nicht nur von Patient zu Patient verschieden, er unterscheidet sich auch von Dialyse zu Dialyse. Eine eiweißreiche Ernährung oder eine Infektion können den Pufferbedarf zeitweise erhöhen. Eine geringe Flüssigkeitszunahme im dialysefreien Intervall verbessert das Säure-Basen-Gleichgewicht und umgekehrt. Regelmäßige Blutgasanalysen sind unerlässlich.

- Entsprechend dem Konzentrationsgefälle diffundiert Bikarbonat von Beginn der Dialyse an zur Korrektur der Azidose aus der Dialysierlösung ins Blut des Patienten. Andererseits geht durch den konvektiven Stofftransport im Rahmen der Ultrafiltration Bikarbonat in der gleichen Konzentration verloren, wie es im Blut vorliegt. Quantitativ sind diese komplexen Vorgänge kaum zu erfassen.
- In der Praxis werden Bikarbonat-Konzentrationen von 30–36 mmol/l in der Dialysierlösung eingestellt. Bikarbonat-Konzentrationen < 30 mmol/l in der Dialysierlösung sind nicht ausreichend, um vertretbare prädialytische Serumbikarbonatwerte bis zur nächsten Dialyse zu gewährleisten.
- Die K/DOQI-Guidelines empfehlen einen prädialytischen Bikarbonat-Wert (Patient) von 22 mmol/l.
- Jede Bikarbonat-Dialyse ist auch ein wenig eine Acetatdialyse, da die Säurekomponente der Bikarbonat-Dialyse 2–7 mmol/l Acetat zur Einstellung des pH-Werts und hinsichtlich des CO_2-Verlusts enthält. Selbst diese geringen Acetat-Konzentrationen können unter Umständen bei sensiblen Patienten die oben beschriebenen Nebenwirkungen hervorrufen.
- Normale Blutgasanalyseautomaten kalkulieren die Bikarbonat-Konzentration nach der Henderson-Hasselbalch-Gleichung aus dem gemessenen Kohlendioxid-Partialdruck (pCO_2). Die in dieser Gleichung vorkommenden Konstanten gelten für Blut, nicht für Dialysierflüssigkeit.
- Abenteuerlicher, aber durchaus genauer ist die Titration mittels Methylorange und Salzsäure: 3 Tropfen Methylorange in 50 ml Dialysierlösung geben – HCl (Salzsäure) 0,1 n (0,1 mol/l) zusetzen, bis ein stabiler Farbtonumschlag ins leichte Orange entsteht – die Menge HCl 0,1 n (0,1 mol/l) in Milliliter multipliziert mit 2 ergibt die Bikarbonat-Konzentration (mmol/l).

Leitfähigkeit der Dialysierlösung ➤ Kap. 6.4.3.

Citrat in der Dialysierlösung

Mit der Einführung der sog. Bikarbonat-Dialyse konnte der Acetat-Anteil im sauren Dialysekonzentrat auf 3,0 mmol/l herabgesetzt werden, dennoch verursachen Acetat-Ionen auch in geringer Konzentration, wie vorab schon dargestellt (s. o.), eine Reihe von unerwünschten physiologischen Nebenwirkungen während der Dialysebehandlung. Aufgrund dessen macht es durchaus Sinn, den Acetat-Anteil in der Dialysierlösung weiterhin zu reduzieren und z. B. durch Zitronensäure, sukzessive Citrat, zu ersetzen.

Neue, saure Dialysekonzentrate, in denen Essigsäure weitestgehend durch Zitronensäure ersetzt wird, bereichern die therapeutischen Möglichkeiten der Dialyse. In diesen Konzentraten werden z. B. 3 mmol/l Essigsäure durch 0,8 mmol/l Zitronensäure ersetzt, sodass nur noch 0,3 mmol/l Acetat enthalten sind. Die Verwendung einer schwachen Säure ist in sauren Dialysekonzentraten erforderlich, um das Ausfällen von Kalzium- und Magnesiumkarbonat zu verhindern.

Aus der Zitronensäure im Dialysekonzentrat entsteht in der Dialysierlösung Citrat. Durch die Komplexbildung mit Magnesium und Kalzium im Blut besitzt Citrat antikoagulatorische Eigenschaften. Die Citratkonzentration in der Dialysierlösung bei Verwendung von Dialysekonzentraten mit Zitronensäure ist jedoch sehr gering, sodass es selbst bei der High-Flux-Dialyse oder Hämodiafiltration nicht nötig ist, den Wert des freien Kalziums im Blut generell zu überwachen oder dem Patienten zusätzlich über das zurückgeführte Blut Kalzium zu verabreichen.

Während der Dialysebehandlung diffundieren aufgrund des Konzentrationsgradienten im Dialysator freie Citrat-Ionen ins Blut und binden dort freie Kalzium-Ionen zu einem Ca-Citrat-Komplex. Gleichzeitig diffundieren freie Kalzium-Ionen aus dem Blut auf die Dialysatseite, da dort durch die Ca-Citrat-Komplexbildung das ionisierte Kalzium reduziert ist. Beide Transportvorgänge bewirken eine Absenkung der Konzentration der freien Kalzium-Ionen im Blut und damit einen lokalen antikoagulatorischen Effekt. Der in den Blutkreislauf eintretende Ca-Citrat-Komplex dissoziiert wieder in freie Kalzium- und Citrat-Ionen, sodass die freien Kalzium-Ionen wieder im Blut zur Verfügung stehen. Die Citrat-Ionen werden im sog. Krebs-Zyklus zu Bikarbonat verstoffwechselt.

Bei Verwendung von zitronensäurehaltigen Dialysekonzentraten kann nachgewiesenermaßen die Heparindosis während der Dialysebehandlung reduziert werden. Ferner soll sich sowohl die hämodynamische Stabilität von hypertensiven Patienten als auch die Bioverträglichkeit der Dialysehandlung verbessern.

Verkalkungen

Die Messelektroden der Leitfähigkeit sind sehr empfindlich gegen Verkalkungen. Verkalkungen sind das Ergebnis vorausgegangener chemischer Reaktionen des Dialysats. Eine falsche oder zu hohe Bikarbonat-Konzentration führt zu pH-Werten, die 7,5 im Dialysat überschreiten können. Wenn dies eintritt, werden die Bikarbonat-Ionen dissoziieren, d. h. Bikarbonat zerfällt in H^+- und Karbonat-Ionen (Natriumkarbonat). Das so frei gewordene Karbonat geht sofort eine Bindung mit den 2-wertigen Ionen Magnesium und Kalzium ein. Diese Bindung ist nicht mehr reversibel. Schon eine sehr geringe Konzentration an Karbonat-Ionen kann ausreichen, um diese Reaktion in Sekunden ablaufen zu lassen. Hat die Reaktion einmal begonnen, ist sie nicht aufzuhalten. Selbst wenn sich der pH-Wert wieder korrigiert, verlangsamt das nur die Reaktion, sie wird aber trotzdem weitergehen. Damit dies nur im geringen Ausmaß stattfindet, beinhaltet die saure Komponente der Bikarbonat-Dialyse einen kleinen Anteil an Acetat (2–3 mmol/l). Dieses Acetat neutralisiert den gleichen Anteil an Bikarbonat, dabei entsteht Kohlensäure. Kohlensäure wiederum zerfällt in Kohlendioxid (CO_2) und Wasser. So entsteht das Puffersystem H_2CO_3/CO_2 – $NaHCO_3$ (Kohlensäure/Kohlendioxid – Natriumbikarbonat). Dieses Puffersystem stabilisiert nun die bikarbonathaltige Dialysierlösung durch die CO_2-Bildung und minimiert die oben genannten Reaktionen. Es sei denn, der Bikarbonat-Anteil wird zu groß (s. o.), dann kann das Puffersystem nicht mehr regulativ ablaufen. Die Karbonatbildung beginnt und mit ihr die beschriebenen Vorgänge.

MERKE

Industrielle Bikarbonat-Lösungen werden mit CO_2 begast, um den pH der Lösung nicht zu hoch werden zu lassen, denn eine ausgegaste Bikarbonat-Lösung wird stärker zu Verkalkungen führen. Durch eine Ausgasung steigt der Natriumkarbonat-Gehalt der Bikarbonat-Komponente an. Bei Bikarbonat-Kartuschen entscheidet der Acetat-Anteil der sauren Komponente, wann eine Reaktion beginnt. Hohe Bikarbonat-Einstellungen (> 40 mmol im Dialysat) sollten konsequenterweise mit einer sauren Komponente kombiniert werden, die einen höheren Acetat-Anteil hat (mind. 3 mmol oder mehr). Eventuell muss man eine manuelle Zumischung von Acetat in die saure Komponente vornehmen.

Bei der Einstellung der Bikarbonat-Dialyse ist eine Bestimmung von pH-Wert und CO_2 hilfreich (Blutgasanalysegeräte mit Dialysatmodus):

- Ein pH < 7,2 und ein pCO_2 > 75 mmHg zeigen zu viel Säure an (hoher CO_2-Anteil entsteht durch ein Zuviel an Acetat).
- Ein pH > 7,6 und pCO_2 < 35 mmHg zeigen zu viel Bikarbonat an (niedriger CO_2-Anteil zeigt an, dass der Acetat-Anteil zu gering ist, um das stabilisierende Puffersystem H_2CO_3/CO_2 zu entwickeln).

Konzentration 0 in der Dialysierlösung

Eiweiß/Aminosäuren

Bei der glomerulären Filtration der Niere können gelöste Substanzen bis zu einem Molekulargewicht von ca. 65.000 Da die Gefäßmembran des Glomerulums passieren. Diese Grenze entspricht etwa der Größe des Albumins, des kleinsten Eiweißmoleküls im Blut. Alle Moleküle > 65.000 Da werden zurückgehalten. Ähnliche Fähigkeiten besitzen High-Flux-Dialysatoren. Sie lassen je nach Membrantyp alle Moleküle bis zu einer Grenze von 40.000–60.000 Da aus dem Blut in die Dialysierlösung und umgekehrt diffundieren. Theoretisch sollten also selbst High-Flux-Dialysatoren für Eiweiße undurchlässig sein. In der Praxis kommt es insbesondere bei großen High-Flux-Dialysatoren immer wieder zu Eiweißverlusten aus dem Blut in die Dialysierlösung.

Aminosäuren sind Bausteine des Eiweißes. Fast alle Aminosäuren sind bei terminal niereninsuffizienten Patienten erniedrigt. Da Aminosäuren gut dialysabel sind, werden sie unerwünschterweise sowohl bei der Hämodialyse als auch bei der Hämofiltration entfernt (pro HD 5–18 g). Bei der Verwendung glukosefreier Dialyselösung ist der Aminosäureverlust höher als bei der Verwendung glukosehaltiger Dialysierlösung.

Hormone

Hormone sind mittel- bis großmolekulare Substanzen. Der Verlust von Hormonen über das Dialysat bzw. Filtrat wirkt sich je nach Hormon sehr unterschiedlich aus. Urämiker leiden unter diversen Hormonstörungen, deren Ursache in den meisten Fällen nicht primär in der Nierenersatztherapie (diffusiver oder konvektiver Verlust) zu finden ist.

Vitamine

Wasserlösliche Vitamine (Vitamin C, Vitamin B_1, Vitamin B_2, Niacin [Nikotinsäure, Vitamin B_3], Pantothensäure [Vitamin B_5], Vitamin B_6, Biotin [Vitamin B_7, Vitamin H], Vitamin B_9 [Folsäure], Vitamin B_{12}) diffundieren während der Dialyse aus dem Blut in die Dialysierlösung. Selbst bei ausgewogener Ernährung, auch unter Beachtung der diätetischen Vorschriften, ist nicht davon auszugehen, dass der Verlust voll ausgeglichen werden kann. Hier ist die Indikation zur medikamentösen Substitution von wasserlöslichen Vitaminen gegeben, auch aufgrund der für Niereninsuffiziente typischen Hyperhomozysteinämie.

Eisen

Nachdem Eisen in den Blutkreislauf gelangt, wird es rasch an Transferrin gebunden. Der Transferrin-Eisen-Komplex verbindet sich mit Zellen des retikuloendothelialen Systems im Knochenmark für die Erythropoese. Durch die Hämodialyse können nur geringe, klinisch unwesentliche Mengen an Eisen eliminiert werden.

Vollautomatisches Konzentratproduktionssystem

Gegenwärtig beziehen die meisten Dialysestationen industriell produziertes Dialysekonzentrat in Kanistern oder Containern. Eine Dialyse mittlerer Größe benötigt ca. 60.000–80.000 l Säurekonzentrat jährlich. Da Säurekonzentrat zu fast 90 % aus Wasser besteht, wird somit zum größten Teil Wasser transportiert. Die Selbstherstellung von Dialysekonzentraten im Dialysezentrum ist eine Alternative, die erhebliche technologische und wirtschaftliche Vorteile bieten kann.

Vollautomatische Konzentratproduktionssysteme (➤ Abb. 6.30) sind heute in der Lage, sichere und präzise zusammengesetzte saure Dialysekonzentrate herzustellen. Das fertige Medizinprodukt ist die produzierte Konzentratlösung aus dem Per-

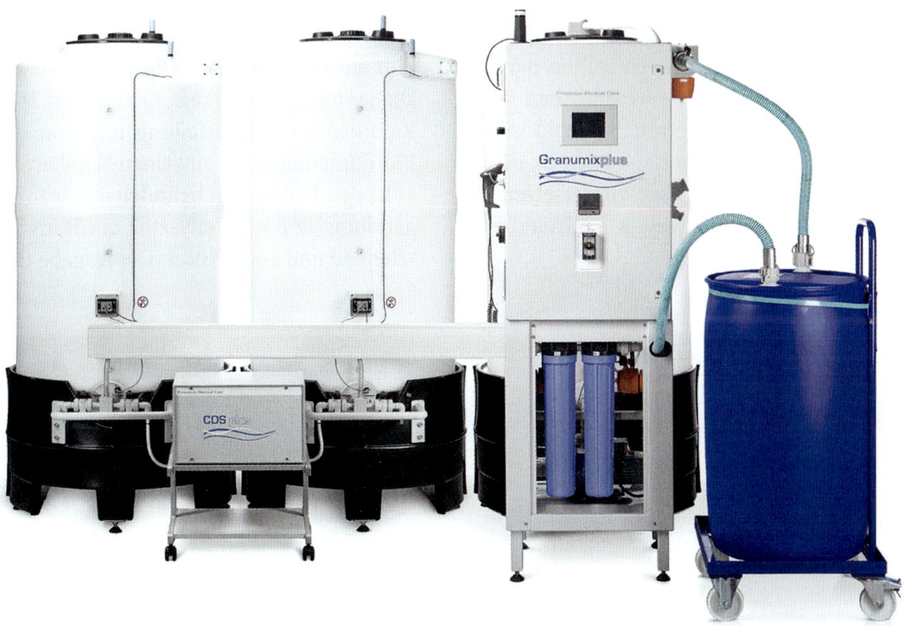

Abb. 6.30 Vollautomatisches Konzentratproduktionssystem der Firma Fresenius [U222-1]

meat der Umkehrosmose und den zumeist in Großkartuschen gelieferten Salzen und entsteht durch Eigenherstellung in der Dialyse nach dem Medizinproduktegesetz (§ 3 MPG). Die **Vorteile** solcher Systeme liegen auf der Hand:

- Geringe(s) Transportgewicht und -kosten
- Reduzierung CO_2-Ausstoß durch Lkw-Transport
- Kein Verpackungsmüll
- Freie Rezepturauswahl
- Kostenreduktion

6.5 Der Dialysator

Gerd Breuch

Der Dialysator ist der Ort, an dem sowohl die Entgiftung als auch der Wasserentzug stattfinden („künstliche Niere"). Er gehört zum täglichen Handwerkszeug der Pflegekraft. Es fällt oft schwer, sich ein klares Bild über die sich in Form und Größe sehr ähnelnden Dialysatoren zu machen und diese hinsichtlich ihrer Qualität und ihres Leistungsvermögens zu beurteilen. In der Regel entscheidet der Arzt über die Zusammenstellung des Dialysatorenportfolios im Zentrum und die spezifische Auswahl für jeden einzelnen Patienten. Dennoch sollten die Pflegenden in der Dialyse über die wesentlichen Merkmale ihres täglichen Arbeitsgeräts Bescheid wissen. Die Zielsetzung des folgenden Kapitels ist es, die Leserin und den Leser in die Lage zu versetzen, die Packungsbeilage eines Dialysators vollständig zu interpretieren.

6.5.1 Architektur von Dialysatoren

Man unterscheidet heute zwei Dialysatorentypen, den Kapillar- oder auch Hohlfaserdialysator und den Plattendialysator. Letzterer ist in Deutschland beinahe vollständig vom Markt verschwunden, sodass nahezu fast ausschließlich Kapillardialysatoren zum Einsatz kommen. Daher beschäftigen sich die nachfolgenden Ausführungen im Wesentlichen mit Kapillardialysatoren.

Kapillar- oder Hohlfaserdialysator

Kapillar- oder Hohlfaserdialysatoren bestehen aus einem starren Kunststoffgehäuse aus Polykarbonat oder Polypropylen, in dem sich dicht an dicht bis zu 20.000 Hohlfasern zu einem Bündel formen. Der Außendurchmesser einer einzelnen Kapillare beträgt ca. 300 µm, die Innendurchmesser je nach Fabrikat zwischen 185 und 220 µm. Die Wand der Kapillare ist als Membran ausgeformt und ist zwischen 5 und 40 µm dick (➤ Abb. 6.31).

An der Bluteinflussseite und am Blutausgang ist das Bündel der Hohlfasern in eine Vergussmasse aus Polyurethan eingebettet. Beide Enden eines Dialysators sind mit einer Kappe verschlossen. Wenn das Blut aus dem arteriellen Blutschlauchsystem in den Dialysator fließt, gelangt es zunächst in eine kleine Kammer zur Blutverteilung und von dort aus zur Blutreinigung in die einzelnen Kapillaren.

In den Hohlfasern befindet sich während der Behandlung je nach Dialysator ein Blutvolumen zwischen 30 und 160 ml Blut. Die Angabe des Blutvolu-

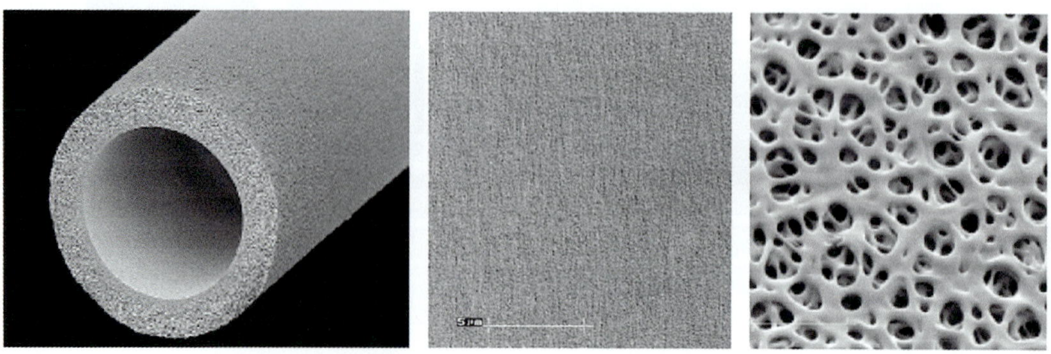

Abb. 6.31 Querschnitt einer Membrankapillare [M226]

mens ist in der Packungsbeilage des Dialysators nachzulesen. Die Hohlfasern (Blutkompartiment) werden während der Behandlung außen in dem vom Gehäuse begrenzten Raum von der Dialysierlösung nach dem Gegenstromprinzip (➤ Kap. 6.5.2) umspült.

Im Blutkompartiment des Dialysators herrscht ein Überdruck, der durch die Blutpumpe des Dialysemonitors erzeugt wird; um die Hohlfasern herum (auf der Dialysatseite) hingegen ein Unterdruck (bei der Verwendung von Low-Flux Dialysatoren). Bei der Verwendung von High-Flux-Dialysatoren treten Drücke auf, die auf der jeweiligen Flüssigkeitseingangsseite positiv sind (➤ Abb. 6.32).

Dies kann je nach TMP-Kalkulation des Dialysegeräts zu negativen Transmembrandrücken führen und macht somit eine bestehende „interne Filtration" (Rückfiltration oder Backfiltration) für den Anwender sichtbar. Bei der Verwendung von steriler Dialysierlösung ist die interne Filtration jedoch nicht negativ zu betrachten, eher das Gegenteil ist der Fall. Durch eine interne Filtration erhöht man den konvektiven Stofftransport und somit die Effektivität der Behandlung.

Zwei weitere Phänomene treten auf, die auf die verschiedenen Flüsse im Dialysator zurückzuführen sind. Zum einen fällt der Druck auf der Blutseite (innerhalb der Hohlfaser) über die Länge des Filters schneller als der Dialysatdruck (um die Hohlfaser herum), da die im Blut vorhandenen Proteine einen onkotischen Druck ausüben, der entgegengesetzt zur Ultrafiltration wirkt. Zum andern steigt bis etwa in die Mitte des Dialysators der Hämatokrit an, wenn die Ultrafiltration nicht im Einklang mit dem Blutfluss ist. Er sinkt dann wieder als Folge der internen Filtration. Dieser Anstieg des Hämatokrits kann unter Umständen in den Membrankapillaren zu einem erhöhten Gerinnungsverhalten führen.

Die Wand jeder einzelnen Hohlfaser ist eine halb durchlässige (semipermeable) Membran. Die Poren dieser Membran sind für Wasser und kleine Moleküle durchlässig, während Blutzellen und größere

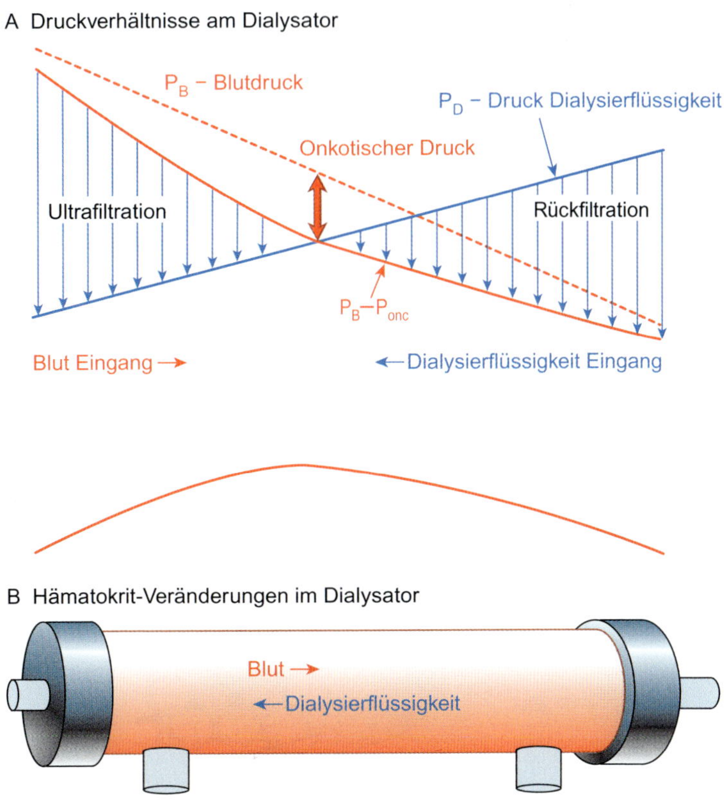

Abb. 6.32 Interne Filtration und Hämatokritverlauf in High-Flux-Dialysatoren [L138]

Moleküle wie Proteine die Membran nicht passieren können. Harnpflichtige Substanzen folgen bei ihrer Wanderung durch die Membran zwei physikalischen Grundprinzipien. Bei der Diffusion bewegen sich meist kleine Moleküle aufgrund des Konzentrationsunterschieds zwischen Blut und Dialysatseite. Bei der Konvektion (auch Filtratschleppe genannt) werden zuvorderst große Moleküle durch Ultrafiltration (➤ Kap. 6.3.5) aus dem Blut in die Dialysierflüssigkeit bewegt. In umgekehrter Richtung diffundieren aber auch all jene Substanzen, deren Konzentrationen in der Dialysierlösung höher sind als im Blut, z.B. Natriumbikarbonat zum Ausgleich der Azidose.

Die Entfernung der harnpflichtigen Substanzen aus dem Blut kann nur dann in ausreichendem Maß erfolgen, wenn die Oberfläche bzw. Diffusionsfläche zwischen Blut und Dialysierflüssigkeit möglichst groß ist. Als Oberfläche bezeichnet man die Membranfläche in Quadratmetern, die Blut und Dialysierflüssigkeit voneinander trennt. Sie wird berechnet, indem man die Oberfläche einer einzelnen Hohlfaser mit der Zahl aller im Dialysator befindlichen Hohlfasern multipliziert.

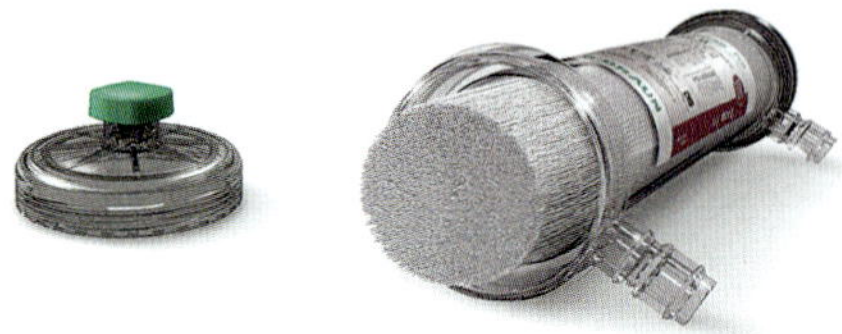

Abb. 6.33 Schnitt durch einen Kapillardialysator der Firma B. Braun Schiwa GmbH & Co. KG, Glandorf. Durch die „Borsten" (Kapillaren oder Hohlfasern) fließt das zu reinigende Blut [U238]

Die spezielle Konstruktion des Kapillardialysators (➤ Abb. 6.33, ➤ Abb. 6.34) erlaubt es, eine Diffusionsfläche (Oberfläche) von 1–2,5 m^2 innerhalb des eng begrenzten Gehäuses zu platzieren. Auch die exakte Größe der Oberfläche ist in der Packungsbeilage des Dialysators zu finden. In der Regel gilt die Formel, je größer die Oberfläche, desto höher die Entgiftungs- und Entwässerungsleistung eines Dialysators.

Bei der Produktion von Hohlfasern für Kapillardialysatoren (➤ Abb. 6.35) spritzt eine Düse mit einem Ringspalt das noch flüssige Membranmaterial in eine wässrige Fälllösung, in der die Membran aushärtet. Damit aus diesem fadenähnlichen Gebilde eine Hohlfaser entstehen kann, wird genau mittig – im Zentrum des Ringspalts der Düse – eine Trennlösung eingebracht. Das flüssige Membranmaterial härtet anschließend um die Trennlösung herum aus, sodass eine Hohlfaser entstehen kann. Typische Trennlösungen sind Glyzerin, Methyl-2-pyrrolidon (NMP) oder Wasser. Füllungen dieser Art sorgen

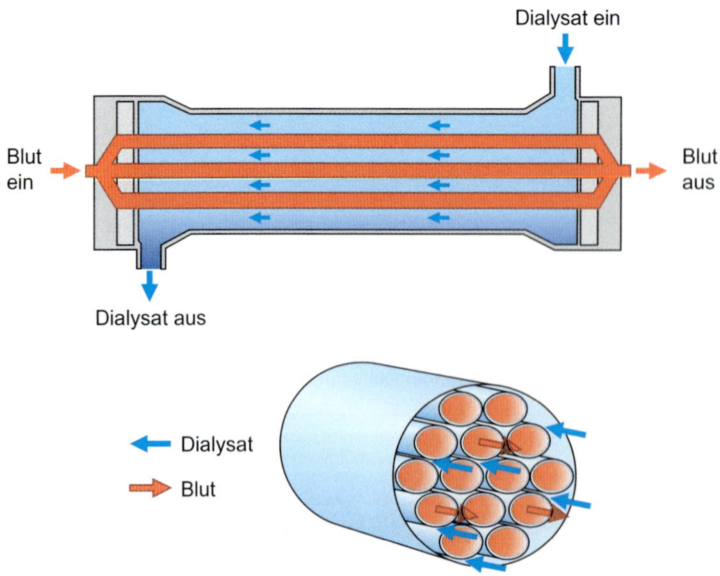

Abb. 6.34 Kapillardialysator [L138]

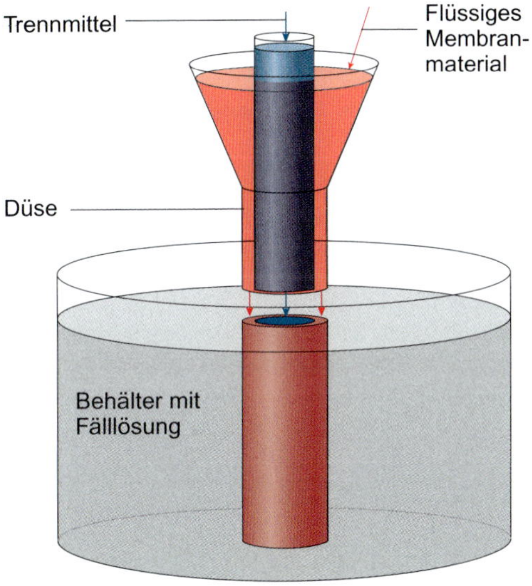

Abb. 6.35 Produktion von Hohlfasern zur Herstellung von Kapillardialysatoren [L190]

auch dafür, dass die Permeabilität der Kapillarmembran beim anschließenden Sterilisationsprozess erhalten bleibt. Glyzerin oder NMP müssen bei der Vorbereitung zur Dialyse gut ausgespült werden.

Der Plattendialysator

Plattendialysatoren (➤ Abb. 6.36) werden heute kaum noch eingesetzt, weil sie groß und unhandlich sind. Die meisten Hersteller haben deren Produktion aufgegeben, obwohl sie herausragende Eigenschaften haben. Bei Plattendialysatoren besteht das Blutkompartiment aus mehreren Schichten von Flachmembranen. Die einzelnen Membranlagen sind durch gerillte Plastikplatten voneinander getrennt, die von feinen Mikrokanälen durchzogen sind. Sie dienen als Stützelement für die Membran; durch die feinen Mikrokanäle fließt die Dialysierlösung. Aufgrund der leichten Verformbarkeit der einzelnen Membranschichten (Compliance) nimmt das Blutfüllvolumen eines Plattendialysators in Abhängigkeit vom Transmembrandruck ab oder zu. Plattendialysatoren werden in der Praxis nur noch in Ausnahmefällen bei der Behandlung von Patienten mit hohen Hb-/Hkt-Werten eingesetzt, da etwa auftretende Blutgerinnsel wegen der breitflächigen Blutkanäle den Blutfluss nicht blockieren können, wie es bei Kapillardialysatoren vorkommen kann.

6.5.2 Die Strömung

Gegenstrom

Beim Gegenstromprinzip (➤ Abb. 6.37) fließen Blut und Dialysierlösung im Dialysator in entgegengesetzter Richtung. Das hat den Vorteil, dass die Konzentration an harnpflichtigen Substanzen im Blut (in den Hohlfasern) immer höher ist als in der Dialysierlösung (um die Hohlfasern herum). Dies wiederum bedeutet, dass auf dem gesamten Weg, den das Blut in den Hohlfasern des Dialysators im Gegenstrom zur Dialysierlösung zurücklegt, harnpflichtige Substanzen aus dem Blut in die Dialysierlösung mit einem hohen Konzentrationsgradienten diffundieren können. So kann ein Kapillardialysator optimal und effizient genutzt werden. Wie kann man sich das Prinzip des Gegenstroms vorstellen?

An der Stelle, an der das Blut aus dem Dialysator austritt (und die Dialysierlösung einströmt), ist die Konzentration harnpflichtiger Substanzen im Blut nur noch sehr gering. Die meisten Giftstoffe sind be-

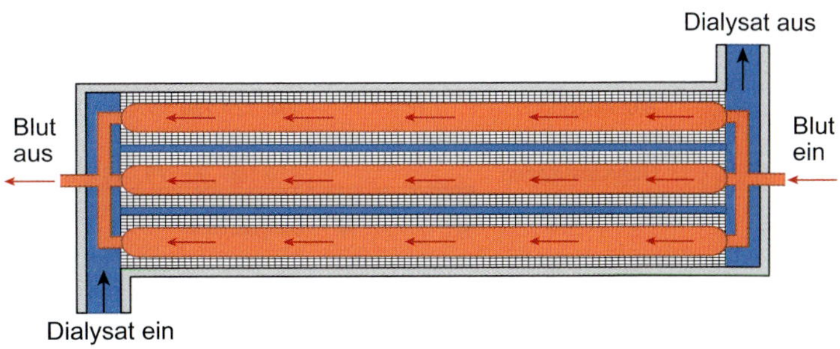

Abb. 6.36 Plattendialysator [L217, L138]

6

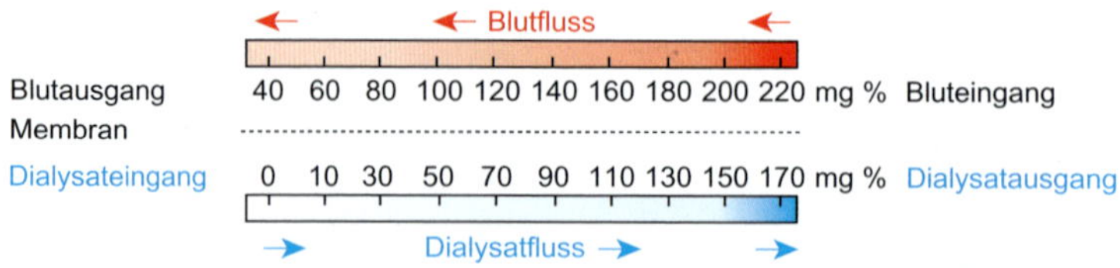

Abb. 6.37 Gegenstromprinzip: Harnstoffwerte in Blut und Dialysat, beidseits der semipermeablen Membran. Das Konzentrationsgefälle bleibt beim Gegenstromprinzip über die gesamte Dialysatorpassage etwa gleich [L143]

reits auf dem Weg durch den Dialysator aus dem Blutkompartiment in die Dialysierlösung diffundiert. Dennoch findet auch hier noch ein diffusiver Stofftransport aus dem Blut in die Dialysierlösung statt, da die Konzentration an harnpflichtigen Substanzen in der Dialysierlösung am Eingang der Dialysierlösung in den Dialysator gleich null ist. Somit ist das für die Diffusion notwendige Konzentrationsgefälle auch am Blutausgang des Dialysators zwischen Blut und Dialysierlösung gewährleistet.

Umgekehrt ist am Dialysatausgang (Bluteingang) die Konzentration harnpflichtiger Substanzen im Dialysat hoch, da die Dialysierlösung auf ihrem Weg durch den Dialysator schon viele Giftstoffe aus dem Blut aufgenommen hat. Doch auch an dieser Stelle ist die Konzentration harnpflichtiger Substanzen im Blut höher als in der Dialysierlösung. Das Blut fließt hier undialysiert, beladen mit einer hohen Konzentration an Giftstoffen, in den Dialysator. Somit ist auch hier das für die Diffusion notwendige Konzentrationsgefälle zwischen Blut und Dialysierlösung vorhanden.

An beiden Enden des Dialysators und auf der Wegstrecke dazwischen ist die Konzentration harnpflichtiger Substanzen im Blut also immer höher als in der Dialysierlösung. Dies bedingt, dass an jeder Stelle im Dialysator Giftstoffe aus dem Blut zum Konzentrationsausgleich in die Dialysierlösung diffundieren können.

MERKE

Durch das Gegenstromprinzip ist auf dem gesamten Weg des Bluts durch die Hohlfasern des Dialysators die Konzentration harnpflichtiger Substanzen im Blut immer höher als in der Dialysierflüssigkeit. Dies ermöglicht einen diffusiven Stofftransport auf der gesamten Dialysatorstrecke aus dem Blut in die Dialysierlösung.

Gleichstrom

Wenn Blut und Dialysierlösung in der gleichen Richtung an der Dialysemembran vorbeiströmen, spricht man von Gleichstrom (➤ Abb. 6.38). An der Eintrittsstelle in den Dialysator herrscht ein maximaler Konzentrationsunterschied für harnpflichtige Substanzen, da das Blut an dieser Stelle noch nicht gereinigt und somit stark mit Giftstoffen belastet ist. In der Dialysierlösung dagegen sind noch keine harnpflichtigen Substanzen vorhanden. Auf dem Weg durch den Dialysator wird dieser Konzentrationsunterschied kontinuierlich abgebaut und nach spätestens zwei Dritteln der Dialysatorpassage kommt es zu einem Konzentrationsausgleich zwischen Blut und Dialysat, d. h., die Konzentration harnpflichtiger Substanzen ist im Blut (in der Hohlfaser) genauso hoch wie in der Dialysierlösung (um die Hohlfasern herum). Im verbleibenden letzten Drittel des Dialysators findet kein diffusiver Stofftransport mehr statt und die Blutreinigung ist reduziert.

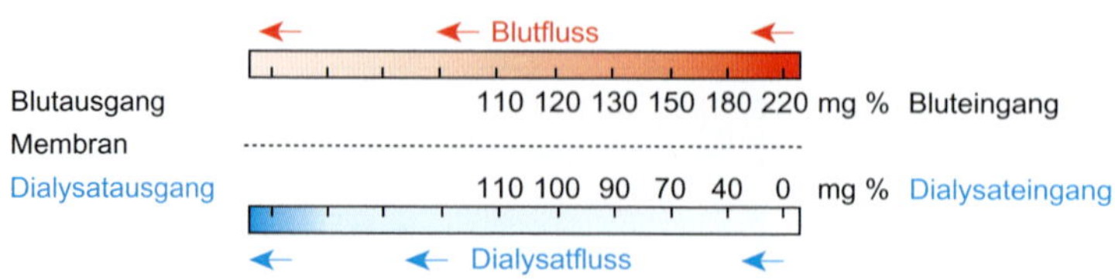

Abb. 6.38 Gleichstromprinzip: Harnstoffwerte in Blut und Dialysierlösung beidseits der semipermeablen Membran. Wenn Blut und Dialysierlösung im Dialysator in die gleiche Richtung fließen, ist nach etwa zwei Dritteln der Dialysatorpassage der Konzentrationsunterschied abgebaut. Im verbleibenden Drittel des Dialysators findet kein diffusiver Stofftransport mehr statt [L143]

Das Gleichstromprinzip wird nur angewendet, wenn man die Effektivität der Dialyse bewusst herabsetzen will, z. B. im Rahmen einer Komplikationsprophylaxe bei Erstdialysen.

MERKE

Beim Gleichstromverfahren ist spätestens nach zwei Dritteln der Wegstrecke durch den Dialysator die Konzentration harnpflichtiger Substanzen im Blut und in der Dialysierflüssigkeit identisch. Im verbleibenden Drittel findet kein diffusiver Stofftransport mehr statt.

6.5.3 Membranmaterial

Die Membranmaterialien, aus denen die Hohlfasern für den Dialysator hergestellt werden, beeinflussen maßgeblich die Biokompatibilität und das Leistungsvermögen der Dialysatoren.

Membranen lassen sich in zwei Kategorien einordnen, in zellulosebasierte und in synthetische Membranen.

Zellulosebasierte Membranen werden üblicherweise aus dem natürlichen Grundstoff Baumwollzellulose hergestellt. Die Membran Cuprophan® war das in der Vergangenheit am häufigsten verwendete Membranmaterial auf Zellulosebasis. Zur Herstellung von Cuprophan®-Membranen wurden Zellulosefasern in einer Lösung aus Kupfer und Ammoniumsulfat gelöst und anschließend in einer Säure wieder ausgefällt. Man spricht deshalb auch von regenerierter (wiederhergestellter) Zellulose. Cuprophan® war aufgrund seiner weltweit marktbeherrschenden Position bis in die 1990er-Jahre weltweit als „Goldstandard" der Dialysemembranen bekannt. Eine breite Diskussion in der nephrologischen Wissenschaft bemängelte später jedoch die mangelhafte Biokompatibilität der Cuprophan®-Membran, sodass in vielen klinischen Untersuchungen diese Membran sogar als vergleichender Negativstandard eingesetzt wurde. Um diesem Umstand abzuhelfen, wurden verbesserte Zellulosemembranen wie Cellulose-Acetat und Hemophan® entwickelt. Wegen zunehmender Vorbehalte wurde allerdings die Produktion von Cuprophan® und Hemophan® vom damaligen Hersteller Membrana (früher ENKA AG, heute 3M) im Jahr 2006 eingestellt, nachdem auch die entsprechenden Verkaufszahlen eingebrochen waren. Ob allerdings die fehlende Blutverträglichkeit zu einer höheren Mortalität bei Dialysepatienten geführt hat, ist bis heute umstritten.

Die einzigen heute noch auf dem Markt befindlichen Dialysatoren mit Membranen auf Zellulosebasis enthalten eine biokompatible High-Flux-Zellulosetriacetat-Membran (CTA – Zellulosetriacetat). Diese Verbesserung gelingt, indem man die für die mangelnde Biokompatibilität von Cuprophan® verantwortlich gemachten OH-Gruppen der Zellulose durch Estergruppen (Acetyl) ersetzt. Eine Komplement- und Zellaktivierung werden hierdurch stark reduziert. Die so erzielte gute Blutverträglichkeit führt dazu, dass Letztere insbesondere bei klinischen Unverträglichkeitsreaktionen eingesetzt werden, wie sie bei manchen synthetischen Membranmaterialien in Einzelfällen zu beobachten sind.

Synthetische Membranen bestehen aus einem Gemenge verschiedener Polymere, bei dem jeder Hersteller eigene, meist geheime Mixturen einsetzt. Daher ist es nicht möglich, eindeutig definierte Polymernamen wie Polysulfon (PSU), Polyethersulfon (PES) oder Polyacrylnitril (PAN) anzugeben. Lediglich die Produktnamen der entsprechenden Hersteller sind eindeutig. Hier eine kleine Auswahl der wichtigsten Namen für synthetische Dialysemembranen:

- Fresenius Medical Care: Polysulfon/Helixone®/ Polysulfon/Polyvinylpyrrolidone
- Gambro AB/Baxter: Polyamid/Polyvinylpyrrolidon
- Nipro Corp: Elisio-Polynephron®: Polyethersulfon/ Polyvinylpyrrolidon

Optisch unterscheiden sich synthetische von Zellulosemembranen vor allem durch die strahlend weiße Farbe der Hohlfasern. Membranen auf Zellulosebasis haben immer einen leicht gräulichen Ton.

Darüber hinaus gibt es weitere Unterschiede, die sich auf die Wasserdurchlässigkeit (hydraulische Permeabilität) und die Permeabilität (Durchlässigkeit) für gelöste Substanzen auswirken.

Man unterscheidet symmetrische und asymmetrische Membranen. Sieht man sich unter dem Mikroskop eine symmetrische Membran an, z. B. eine Zellulosemembran, erkennt man eine homogene Struktur der Kapillarwand, bei der sich Innen- und Außenseite der Wand nicht unterscheiden. Die Membranwand zeigt im Elektronenmikroskop einen fibrillären Aufbau, der einer Lage von Spaghetti-Nudeln ähnelt. Die Zwischenräume dieser Fibrillen kön-

6

nen verschieden groß sein, sodass man von eindeutigen Poren mit definierten Durchmessern in der Zellulosemembran nicht sprechen kann.

In der Wand der asymmetrischen Membranen (Polysulfon, Polyamid) sind auch die Poren asymmetrisch verteilt und bilden – von außen nach innen gesehen – die Form eines Trichters. Der Porendurchmesser auf der Membranaußenseite liegt im µm-Bereich, auf der Innenseite dagegen im nm-Bereich. Die Herstellung einer asymmetrischen Membran ist produktionstechnisch einfach zu erklären. Im Herstellungsprozess wird das in einem Lösungsmittel gelöste Polymer über eine Spinndüse, die als Ringspalt geformt ist, in ein Fällmittel gegeben. Dieses Fällmittel entzieht der dann noch flüssigen Membran im Ausfällprozess das Lösungsmittel und härtet diese so aus. Dieser Ausfällprozess ähnelt dem Aufgehen eines Hefeteigs. Dabei entstehen im Teig unterschiedlich große Blasen, die nach außen immer größer werden. Auch im Ausfällprozess von Dialysemembranen entstehen Poren, die innen kleiner sind und nach außen immer größer werden.

Die Vorteile einer asymmetrischen Membran liegen in der sehr dünnen Trennschicht zwischen Blut und Dialysierflüssigkeit (ca. 1 µm). Daraus resultiert eine bessere Permeabilität (Durchlässigkeit) für Wasser und Mittelmoleküle. Der Rest der Dicke der Membranwand (zwischen 15 und 40 µm) dient zur Stabilisierung der Hohlfaser. Membranen aus den Polysulfon-Derivaten, PSU und PES, sowie aus Polyamid (PA) adsorbieren darüber hinaus einige Proteine und Endotoxine (Lipopolysaccharide).

Ein weiterer wichtiger Aspekt bezüglich der Beurteilung von Dialysemembranen ist deren Blutverträglichkeit oder Biokompatibilität (➤ Kap. 6.5.5).

6.5.4 Leistungskriterien für einen Dialysator

Bei der Beurteilung von Leistungskriterien der Dialysatoren müssen folgende Zusammenhänge Beachtung finden:

Eine entscheidende Verbesserung der Dialyseeffektivität ist nur über eine Verlängerung der Dialysezeit möglich.

Bevor die individuelle Auswahl des geeigneten Dialysators für einen Patienten getroffen wird, sollte das Dialyseziel des jeweiligen Patienten abgeklärt sein. Die Gewichtszunahme im dialysefreien Intervall muss mit den Wassertransporteigenschaften (Ultrafiltrationsfaktor) des Dialysators und der Dialysedauer sowie mit der patientenspezifischen Vergiftungssituation und der Leistungsfähigkeit des Gefäßzugangs korrespondieren.

Für die qualitative Beurteilung eines Dialysators spielen drei Leistungskriterien eine entscheidende Rolle: der **Ultrafiltrationsfaktor,** die **Clearance/Dialysance** und der **KoA-Wert.**

Ultrafiltrationsfaktor

Ein Indikator für die Wasserdurchlässigkeit einer Membran ist der Ultrafiltrationsfaktor oder **UF-Faktor.** Dieser ist auf jeder Packungsbeilage eines Dialysators angegeben und hat die Einheit „ml/h … mmHg". Er gibt – vereinfacht dargestellt – Auskunft darüber, ob mit einem Dialysator nur kleine oder auch größere Mengen Wasser pro Stunde bei einem bestimmten Transmembrandruck aus dem Blut entzogen werden können.

MERKE

Die genaue Definition lautet: Der Ultrafiltrationsfaktor eines Dialysators gibt an, wie viele Milliliter Wasser bei einem Transmembrandruck (TMP, ➤ Kap. 6.3.5) von 1 mmHg Druckdifferenz in 1 Stunde entzogen werden können.

Das klingt kompliziert, ist aber ganz einfach und lässt sich anhand eines Beispiels erläutern:

BEISPIEL

Bei einer fünfstündigen Dialyse sollen 4000 ml Wasser entzogen werden. Um dies zu erreichen, ist eine stündliche Ultrafiltration von 800 ml notwendig. Der eingesetzte (Low-Flux-)Dialysator hat einen Ultrafiltrationsfaktor von 8. Dies bedeutet, dass er in der Lage ist, bei einem TMP von 1 mmHg Druckdifferenz 8 ml Wasser pro Stunde zu entziehen. Bei einem Ultrafiltrationsziel von 800 ml pro Stunde ist daher ein TMP von 100 mmHg notwendig, um dieses Ziel zu erreichen.

Wenn Sie die Richtigkeit dieses Beispiels anhand der angezeigten TMP-Werte an den Geräten in Ihrem Dialysezentrum überprüfen möchten, sollten Sie immer beachten, dass der angezeigte TMP-Wert im Display des Dialysegeräts lediglich ein kalkulierter und nicht ein gemessener Wert ist und somit in den seltensten Fällen die realen Druckverhältnisse im Dialysator widerspiegelt.

Synthetische Membranen zeichnen sich gegenüber Membranen auf Zellulosebasis durch eine erhöhte hydraulische Permeabilität (Wasserdurchlässigkeit) aus.

Clearance und Dialysance

Neben der Permeabilität für Wasser (Ultrafiltrationsfaktor) ist die **Permeabilität der Dialysemembran** für gelöste Stoffe aus dem Blut entscheidend für die qualitative Bewertung eines Dialysators. Das Maß der Durchlässigkeit bestimmt letztendlich die mögliche Entgiftungsleistung eines Dialysators.

Analog zur Clearance in der Nierenphysiologie (➤ Kap. 1) wird die Durchlässigkeit der Dialysemembran, d. h. der Transport von gelösten Substanzen aus dem Blut über die Dialysemembran in die Dialysierlösung, ebenfalls durch die **Clearance** bestimmt. Sie hat die Einheit „ml/min".

MERKE

Der Clearance-Wert eines Dialysators für eine bestimmte Substanz (z. B. Harnstoff) gibt das Blutvolumen an, das nach einminütigem Durchfluss durch den Dialysator komplett von der betreffenden Substanz befreit ist.

Anhand von ➤ Abb. 6.39 und des nachfolgenden Beispiels wird die Definition plausibel:

BEISPIEL

Wenn 200 ml Blut in 1 Minute durch den Dialysator fließen und anschließend 180 ml komplett von Harnstoff befreit sind, beträgt die Harnstoff-Clearance des eingesetzten Dialysators 180 ml/min.

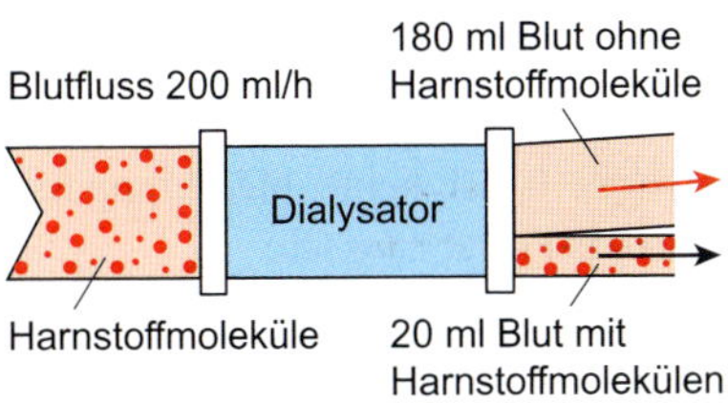

Abb. 6.39 Schematische Darstellung der Harnstoff-Clearance eines Dialysators. Es fließen 200 ml Blut in der Minute durch diesen Dialysator. Davon sind nach der Passage des Dialysators theoretisch 180 ml komplett befreit von Harnstoffmolekülen, 20 ml sind beladen wie vor der Dialysatorpassage. Die Harnstoff-Clearance dieses Dialysators beträgt 180 ml/min [L143]

Die Entfernung einer gelösten Substanz aus dem Blut wird nur dann als Clearance bezeichnet, wenn diese Substanz nur im Blut, jedoch nicht in der Dialysierlösung vorhanden ist. Dies trifft für alle Giftstoffe (Urämietoxine) zu. Elektrolyte wie Kalium (K^+) und Natrium (Na^+) sind sowohl im Blut als auch in der Dialysierlösung enthalten. Deshalb bezeichnet man den gemessenen Stofftransport für diese Ionen als **Dialysance.** Da es sich im Prinzip um den gleichen Vorgang handelt, wird in diesem Buch ausschließlich der Begriff Clearance verwendet.

Die Clearance eines Dialysators wird immer für einzelne Substanzen gemessen und nach unterschiedlichen relativen Molekülmassen (früher „Molekulargewicht" genannt) in der Packungsbeilage angegeben. Die relative Molekülmasse bezieht sich auf ein $\frac{1}{12}$ des Kohlenstoffisotops ^{12}C und ist dimensionslos. Man misst die Clearance für Harnstoff (relative Molekülmasse = 60) und Kreatinin (113), um zu überprüfen, wie durchlässig die Dialysemembran für kleine Moleküle ist. Vitamin B_{12} (1355), Inulin (5200) und in seltenen Fällen auch β_2-Mikroglobulin (11.900) werden gemessen, um die Durchlässigkeit der Dialysemembran für mittelgroße Moleküle zu bestimmen.

MERKE

Die **Phosphat-Clearance** eines Dialysators nimmt eine besondere Stellung ein. Sie ist nach der Membranoberfläche die wichtigste Kenngröße eines Dialysators. Ist die Phosphat-Clearance gut, sind i. d. R. auch alle anderen Clearance-Werte in Ordnung.

Untersuchungen haben gezeigt, dass der Membranpermationswiderstand für anorganisches Phosphat signifikant höher ist, als es bezüglich der Molekularmasse (Phosphat = 96) zu erwarten wäre. Als Erklärung dafür wird sowohl die große Hydrathülle als auch die elektrische Ladung des Phosphatmoleküls herangezogen.

Die Clearance-Werte für Dialysatoren werden nach den Normen EN 1283 bzw. ISO 8637 standardisiert angegeben. Sie werden für einen Blutfluss von 200, 300 und 400 ml/min sowie einen Dialysatfluss von 500 ml/min bei einer definierten Ultrafiltration von 0 unter Laborbedingungen **(in vitro)** gemessen (➤ Abb. 6.40). Die Ultrafiltration von 0 wird deshalb gewählt, da ansonsten der konvektive Stofftransport das Ergebnis verfälschen würde.

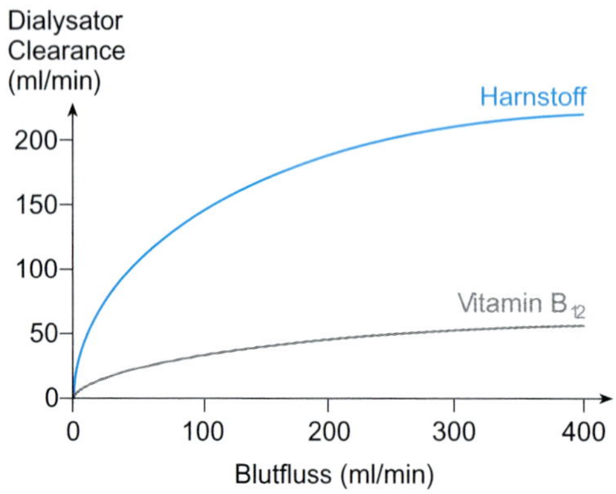

Abb. 6.40 Verhältnis Blutfluss im extrakorporalen Kreislauf zu Harnstoff- und Vitamin-B_{12}-Clearance bei einem konstanten Dialysatfluss von 500 ml/min [A400]

Die Formel für die Berechnung der diffusiven Clearance lautet:

$$C_{diff} \quad Q_B \, x \, \frac{C_{Bi} - C_{Bo}}{C_{Bi}}$$

(Q_B = Blutfluss; C_{Bi} = Konzentration vor dem Dialysator; C_{Bo} = Konzentration nach dem Dialysator)

Die komplette Dialysator-Clearance beinhaltet ebenfalls den konvektiven Anteil der Elimination. Die Formel wird üblicherweise um einen Term für das durch Konvektion gereinigte Blutvolumen erweitert.

$$C_{diff} \quad Q_B \, x \, \frac{C_{Bi} - C_{Bo}}{C_{Bi}} \quad Q_F \, x \, \frac{C_{Bo}}{C_{Bi}}$$

(Q_F = Filtratfluss)

Die Clearance einer Substanz ist im Wesentlichen abhängig von den Transporteigenschaften der Dialysemembran, der Membranoberfläche des Dialysators, dem Konzentrationsgradienten zwischen Blut und Dialysat und vom Blut- und Dialysatfluss.

Bei der Dialyse steigt die Clearance einer Substanz zunächst nahezu linear (geradlinig) mit der Erhöhung des Blutflusses und des Dialysatflusses. Ab einem Blutfluss von 300 ml/min ist nur noch eine geringfügige Clearance-Steigerung zu beobachten.

Die Höhe des Dialysatflusses hat einen nicht zu unterschätzenden Einfluss auf die Effektivität der Behandlung im niedermolekularen Bereich. In der Regel wird in Deutschland eine Dialysatflussrate von 500 ml/min verwendet. Eine Steigerung des Dialysatflusses von 500 auf 800 ml/min, bei gleichbleibendem Blutfluss von 300 ml/min, steigert die Dialysedosis, den Kt/V, um 10 %, eine Reduktion des Dialysatflusses auf 300 ml/min senkt den Kt/V um ca. 10 % (Einfluss der Dialysatflussrate auf Kt/V dp – Hauk et al., 2000 – bei stabiler Blutflussrate von 300 ml/min und einer mittleren Dialysezeit von 222 min).

High-Flux-Membranen verfügen gegenüber Low-Flux-Membranen über eine bessere Permeabilität (Durchlässigkeit) für mittelgroße Moleküle (mittelmolekulare Substanzen). Man geht heute davon aus, dass insbesondere mittelgroße Moleküle für die Entwicklung der Urämie und die daraus resultierenden Langzeitkomplikationen der chronischen Niereninsuffizienz verantwortlich sind.

Zusammenfassung: Die Clearance ist ein Maß für die Entgiftungsleistung eines Dialysators. Sie wird immer für einzelne Substanzen gemessen und gibt das Blutvolumen an, das nach einminütigem Durchfluss durch den Dialysator komplett von der betreffenden Substanz befreit ist.

Bei der Hämofiltration wird zur Messung der Entgiftungsleistung weniger die Clearance als vielmehr der Siebkoeffizient herangezogen.

MERKE

Der **Siebkoeffizient** drückt das Konzentrationsverhältnis einer Substanz im Filtrat zur mittleren Konzentration im Blut aus.

Beträgt der Siebkoeffizient 1, kann die Substanz die Membran ungehindert passieren. Ist der Siebkoeffizient hingegen 0, ist keine Membranpassage aus dem Blut in das Filtrat möglich.

Die Formel zur Berechnung des Siebkoeffizienten lautet:

$$\textit{Siebkoeffizient} = \frac{\text{2 x Stoffkonzentration im Ultrafiltrat}}{\text{Stoffkonz. Bluteingang + Stoffkonz. Blutausgang}}$$

Eng assoziiert mit dem Siebkoeffizienten ist der **Cut-off** (Ausschlussgrenze) einer Dialysatormembran. Der Cut-off definiert die Grenze, bis zu der Substanzen einer bestimmten relativen Molekülmasse die Dialysatormembran passieren können. Im optimalen Falle liegt der Cut-off nahe der Molekülgröße von Albumin (66.000). Dies ist bei großen Dialysatoren der Fall.

MERKE

Die Grenze, oberhalb derer Membranen keine Moleküle mehr passieren lassen, nennt man **Cut-off.**

Massentransfer KoA

Der Massentransfer KoA ist ein weiterer Parameter, der die Leistungsfähigkeit eines Dialysators abbildet. Eine Dialysemembran besitzt für jede Substanz individuell eine charakteristische Durchlässigkeit, die als Massentransferkoeffizient Ko dargestellt wird. Darüber hinaus hängt die im Dialysator entfernte Stoffmenge immer auch von der Membranoberfläche (A) ab. Somit lässt sich, vereinfacht dargestellt, der gesamte Massentransfer einer Substanz als Produkt „KoA (ml/min)" darstellen. Der KoA wird in der Beschreibung eines Dialysators immer für eine Substanz, zumeist für Harnstoff, angegeben. Der KoA für Harnstoff liegt zwischen 200–1600 ml/min. Innerhalb einer Dialysatorenserie gleichen Membrantyps ist der Massentransferkoeffizient Ko identisch. Mit größerer Oberfläche steigt jedoch der KoA-Wert an.

Ein weiteres entscheidendes Kriterium zur qualitativen Beurteilung des Dialysators ist die Biokompatibilität oder, einfacher ausgedrückt, die Verträglichkeit der verwendeten Materialien mit dem sie kontaktierenden Patientenblut.

6.5.5 Biokompatibilität

MERKE

Der Begriff Biokompatibilität bezieht sich auf die biologische Verträglichkeit der im extrakorporalen System verwendeten Materialien. Immer wenn Patientenblut mit den Komponenten des extrakorporalen Blutkreislaufs, dem Blutschlauchsystem, den Gehäusematerialien und insbesondere mit der Dialysemembran, in Kontakt kommt, löst dies verschiedenste Reaktionen im menschlichen Körper aus. Je nach Intensität dieser Reaktionen werden die verwendeten Materialien als mehr oder weniger biokompatibel eingestuft.

Das Blut des Patienten kommt während der Dialyse im extrakorporalen Blutkreislauf – Schlauchsystem und Dialysator – mit einer großen Anzahl von natürlichen und künstlichen Materialien in Kontakt. Diese lösen je nach verwendetem Material eine mehr oder weniger intensive Aktivierung von humoralen (flüssigen) oder zellulären Blutbestandteilen aus. Die Blutbestandteile haben während der Dialyse Kontakt mit ca. 3 m Blutschlauchsystem, dessen Oberfläche etwa 0,05 m^2 beträgt, und einer Membranoberfläche im Dialysator von 1–2 m^2.

Diese Zahlen verdeutlichen, dass in Bezug auf die Biokompatibiliät besonders die Dialysemembran – als größte Kontaktfläche – eine entscheidende Rolle spielt.

Bei geringer oder gar fehlender Aktivierung von Blutbestandteilen wird ein Dialysesystem als gut verträglich oder biokompatibel bezeichnet. Die Biokompatibilität beschreibt eine Vielzahl von biologischen Reaktionen und Mechanismen, die von der Blutgerinnung über extrahierbare allergische Substanzen bis hin zum Immunsystem reichen. Sie kann in diesem Buch aufgrund der Komplexität nicht abschließend behandelt werden. Es gibt eine Vielzahl von Parametern, die in Laborversuchen zur Überprüfung der Biokompatibilität von Dialysemembranen untersucht und mit Morbidität, Mortalität und Lebensqualität von Dialysepatienten in Zusammenhang gebracht werden. Die Zertifizierung der Biokompatibilität von medizinischen Werkstoffen und Produkten erfolgt nach den ISO-Normen ISO 10993 1–23.

Für Pflegende stehen die **nicht messbaren Symptome** des Patienten wie Kopfschmerzen, Juckreiz, Übelkeit, Kurzatmigkeit und Beklemmungsgefühle im Vordergrund. Sie können vor allem bei den ersten Dialysen eines Patienten oder bei der Verwendung neuer Materialien auftreten.

Sobald das Blut den Gefäßzugang verlässt und Kontakt zur Innenfläche der Punktionskanüle, zum Blutschlauchsystem und anschließend zum Dialysator hat, wird das **Gerinnungssystem** aktiviert

(➤ Kap. 6.8.1). Das Ausmaß dieser Aktivierung ist messbar und ein Indikator für die biologische Verträglichkeit der verwendeten Materialien. Die Aktivierung von Prothrombin zu aktivem Thrombin ist die **Schlüsselreaktion in der Gerinnungskaskade. Antithrombin III (AT III)** ist ein auf die Blutgerinnung hemmend einwirkendes Protein. Die Gerinnungshemmung erfolgt dabei unter anderem durch Inaktivierung des Gerinnungsfaktors Thrombin. Die Bestimmung der **Thrombin-Antithrombin-III-Komplexe (TAT)** stellt somit ein indirektes Maß der Thrombinproduktion und somit der Gerinnungsaktivierung dar. Die Höhe des TAT-Werts eines Dialysators dokumentiert das Ausmaß der Aktivierung der Gerinnungskaskade in erster Linie durch den Kontakt von Blut mit dessen Dialysatormembran. Sobald das Blut mit einer Dialysatormembran in Kontakt tritt, löst dies auch eine Aktivierung des plasmatischen Immunsystems (Komplementsystem) aus. Das Komplementsystem besteht aus 30 verschiedenen Eiweißen, die mit der körpereigenen Abwehr befasst sind.

Die Dialysemembran setzt, vereinfacht dargestellt, eine Immunreaktion des Körpers in Gang. Eine Möglichkeit, das Ausmaß dieser Reaktion zu messen, ist die Bestimmung der Mediatoren C3a/C5a im Blut. Die maximale Komplementaktivierung bei der Hämodialyse beginnt nach ca. 15 min und ebbt nach ca. 90 min wieder ab, da nach kurzer Zeit die Membran mit körpereigenen Proteinen bedeckt ist und das Material für die **Komplementaktivierung** keine Rolle mehr spielt.

Unmittelbar nach dem Blutkontakt mit einer Dialysemembran kommt es bei manchen Dialysatormembranen zu einer mehr oder minder großen, aber reversiblen Verminderung der Leukozytenzahlen **(Leukopenie).** Aktive Leukozyten wandern in die Lungenkapillaren, kehren aber nach einiger Zeit unbeschadet wieder in den Blutkreislauf zurück. Blutabnahmen, insbesondere Leukozytenzählungen, sollten aus diesem Grund nicht unmittelbar nach Dialysebeginn erfolgen.

Erhöhung des Plasmaspiegels von β_2-Mikroglobulin: β_2-Mikroglobulin ist ein Protein (Molekularmasse = 11.800), das auf der Oberfläche aller kernhaltigen Zellen vorhanden ist. Erhöhte Plasmaspiegel von β_2-Mikroglobulin werden für zahlreiche Langzeitkomplikationen von Dialysepatienten verantwortlich gemacht (➤ Kap. 2.6.6). Aktuelle Studien kommen zu dem Ergebnis, dass Dialysatormembranen aus regenerierter Zellulose die Freisetzungsrate von β_2-Mikroglobulin aus kernhaltigen Zellen erhöhen.

Freisetzung von Zytokinen: Zytokine (IL-1, IL-6, IL-10 und Tumornekrosefaktor [TNF]) werden von Makrophagen und Granulozyten nach extrazellulärer Stimulation produziert und freigesetzt. Sie sind für entzündliche Reaktionen verantwortlich. Für die Bildung von Zytokinen während der Dialyse sind, neben dem direkten Kontakt von Blutzellen mit der Dialysemembran, auch Endotoxine in der Dialysierlösung verantwortlich.

MERKE

Dialysemembranen sind in der Lage, die Aktivierung des plasmatischen und zellulären Immunsystems und der Blutgerinnung zu provozieren. Diese Reaktionen hängen vom Material des Dialysators und des Schlauchsystems sowie der Sterilisationsmethode ab.

6.5.6 Sterilisation

Zur Sterilisation von Dialysatoren stehen mehrere Verfahren zur Auswahl:

Eine Möglichkeit ist die **chemische Sterilisation** mit **ETO** (Ethylenoxid). ETO ist ein reaktionsfreudiges Gas, das mit Proteinen und Nukleinsäuren chemisch reagiert und dadurch Mikroorganismen abtötet. Die ETO-Sterilisation ist sehr kostengünstig und hat einige verfahrenstechnische Vorteile. Dank geringer Druck- und Temperaturbeanspruchung ist sie für viele Materialien geeignet. Die Produkte sind bei entsprechender Gaszugänglichkeit in der Endverpackung sterilisierbar. Aufgrund der hohen Toxizität und Reaktivität von ETO, verbunden mit seiner hohen Bindungsaffinität zum Protein Albumin und vielen Materialien (besonders dem Polyurethan in der Vergussmasse des Dialysators), existieren jedoch auch Nachteile für Patienten und Pflegepersonal. ETO-sterilisierte Produkte, z. B. Dialysatoren, bedürfen in der Anwendung einer unter Umständen kosten- und zeitaufwendigen Vorspülung, damit auch an Dialysatorkunststoffe gebundenes ETO vor dem Kontakt mit Patientenblut entfernt wird. Die trotz Vorspülens verbleibenden ETO-Restmengen können während der Dialysebehandlung bei sensibilisierten Patienten zu allergischen Reaktionen bis hin zum lebensbedrohlichen anaphylaktischen Schock führen. Darüber hinaus besteht die Gefahr, dass das Risiko einer Sensibilisierung bei noch asymptomatischen Patienten signifikant erhöht wird. Bei reinen Kunststoffprodukten wie Schlauchsystemen oder Adapterstücken ist dieses Risiko vernachlässigbar.

Ein weiteres Verfahren ist die Autoklavierung. Hierbei wird mit **gespanntem Dampf** gearbeitet. Darunter versteht man die Sterilisation mittels einer kombinierten Anwendung von Überdruck (2 bar), Hitze (121 °C) und Wasserdampf. Dieses Verfahren hat gegenüber der ETO-Sterilisation Vorteile, da die Veränderungen an thermostabilen Materialien reversibel sind und kein Einsatz von toxischen und radioaktiven Substanzen notwendig ist. Wie die ETO-Sterilisation ist die Autoklavierung ein seit Jahrzehnten etabliertes Verfahren zur Sterilisation von Medizinprodukten und Arzneimitteln.

Die Strahlensterilisation mit **Gammastrahlen** wird ebenfalls seit mehreren Jahrzehnten erfolgreich bei Arzneimitteln und Medizinprodukten angewendet, die Sterilisation mit **Betastrahlen** erst seit wenigen Jahren. Eine Vielzahl von internationalen Normen regelt wie bei der ETO-Sterilisation den technischen Einsatz und die routinemäßig notwendigen Kontrollen. Im Gegensatz zu ETO kann es beim Einsatz der Gammastrahlen sowohl zu einer Materialverfärbung als auch zur Bildung von extrahierbaren Substanzen durch Materialabbau kommen. Sie haben jedoch keinen Einfluss auf die Materialqualität. Durch den Einsatz geeigneter Materialien wird auch dieser Prozess stark reduziert. Aufgrund der Auswahl einer geeigneten Strahlendosierung kommt es heute nicht mehr zu den aus früheren Jahren bekannten Reduzierungen von Leistungsparametern, z. B. des Ultrafiltrationskoeffizienten bei Dialysatoren. Die Sterilisation durch Gammastrahlen erlaubt die Sterilisierung des Produkts ohne Temperaturerhöhung und in der Endverpackung, sodass eine Kontaminierung durch nachfolgende Verpackungsschritte ausgeschlossen ist. Die Bildung toxischer Reststoffe ist heute bei passender Wahl der Materialien und der Strahlendosis, wie bei der Autoklavierung, auf ein vernachlässigbares Minimum reduziert. Diese Vorteile können ebenfalls durch die Betastrahlen-Sterilisation erreicht werden.

Neben diesen drei Sterilisationsverfahren hat sich die **NTP-Sterilisation** (Niedertemperatur-Plasma-Sterilisation) bei **Blutschlauchsystemen** (nicht bei Dialysatoren) als Alternative herausgestellt. Die NTP-Sterilisation mit Wasserstoffperoxid wurde als Verfahren zur Sterilisation thermolabiler Materialien und Instrumente entwickelt. Bei diesem Verfahren wird Wasserstoffperoxid (H_2O_2) durch Hochfrequenz in den Plasmazustand versetzt. Bei einem hohen Vakuum entstehen dann aus den (H_2O_2)-Molekülen kurzlebige mikrobiozid wirksame Radikale. Bisher wurde dieses Verfahren nicht breitflächig, sondern für die Sterilisation einzelner Produktbereiche eingesetzt, da es sich um ein relativ teures Verfahren handelt. Der Vorteil ist, dass es bei ca. 40 °C eingesetzt werden kann und im Allgemeinen keine chemischen oder physikalischen Veränderungen des Materials und keine toxischen Rückstände nachgewiesen werden können. Dieses Verfahren ist sehr umweltfreundlich.

MERKE

Zu empfehlen sind mit Dampf oder Gammastrahlen sterilisierte Dialysatoren mit einer synthetischen Membran.

Bei dieser Auswahl bleibt ein Aspekt bis dato unberücksichtigt: die Unterscheidung zwischen High-Flux- oder Low-Flux-Dialysatoren.

6.5.7 High-Flux/Mid-Flux/Low-Flux

High-Flux-, Mid-Flux- und Low-Flux-Dialysatoren unterscheiden sich primär in Bezug auf die Wasserdurchlässigkeit (hydrauliche Permeabilität) und ihre Durchlässigkeit für gelöste Substanzen unterschiedlicher Molekülgröße (Molekularmasse).

Bei der glomerulären Filtration der Niere können gelöste Substanzen bis zu einer Molekularmasse von ca. 65.000 die Gefäßmembran des Glomerulus passieren. Damit liegt die Grenze etwa bei der Größe des Albuminmoleküls, des am häufigsten vertretenen Eiweißmoleküls im Blut. Alle Moleküle > 65.000 werden zurückgehalten. Ähnliche Fähigkeiten besitzen High-Flux-Dialysatoren. Sie lassen je nach Membrantyp alle Moleküle bis zu einer Grenze von 40.000 bis 60.000 aus dem Blut in die Dialysierlösung und umgekehrt diffundieren. Bei Mid-Flux-Dialysatoren liegt diese Grenze etwa bei einer relativen Molekülmasse von 20.000.

Low-Flux-Dialysatoren hingegen lassen nur gelöste Substanzen bis zu einer Molekularmasse von etwa 5000 aus dem Blut in die Dialysierlösung übertreten.

Wie schon erwähnt, liegt z. B. der Cut-off der glomerulären Gefäßmembran bei ca. 65.000.

Darüber hinaus besitzen High-Flux-Dialysatoren eine bessere hydraulische Permeabilität (Wasserdurchlässigkeit). Das Maß für die Wasserdurchlässigkeit eines Dialysators ist bekanntermaßen der Ultrafiltrationsfaktor. Die sog. Mid-Flux-Dialysatoren besitzen UF-Faktoren im Bereich von 20–35 und weisen eine Permeabilität auf, die zwischen den Low-Flux- und den High-Flux-Dialysatoren liegt. Jeweils über- bzw. unterhalb von diesem Bereich beginnen bzw. enden die UF-Faktoren von Low-Flux- (≤ 20) und High-Flux-Dialysatoren (> 35).

Zu den unterschiedlichen Merkmalen von High-Flux- und Low-Flux-Dialysatoren ➤ Tab. 6.7.

Die Mortalität von Dialysepatienten ist immer noch relativ hoch. Die Vier-Jahres-Überlebensrate beträgt im Mittel leider lediglich 65 %. Studien haben bereits Hinweise auf einen Zusammenhang zwischen der Permeabilität der Dialysemembran und der Mortalität von Dialysepatienten gezeigt. In einer prospektiven, randomisierten, klinischen Studie (MPO-Studie, 2007) mit 647 Patienten aus 59 Studienzentren in neun europäischen Ländern konnte nachgewiesen werden, dass eine Behandlung mit High-Flux-Dialysatoren im Vergleich zur Low-Flux-Dialyse mit einer niedrigeren Sterblichkeitsrate einhergeht. Zu beachten ist, dass einige High-Flux-Dialysatoren ihre maximalen Clearance-Werte erst bei hohem Blutfluss (deutlich > 250 ml/min) erreichen.

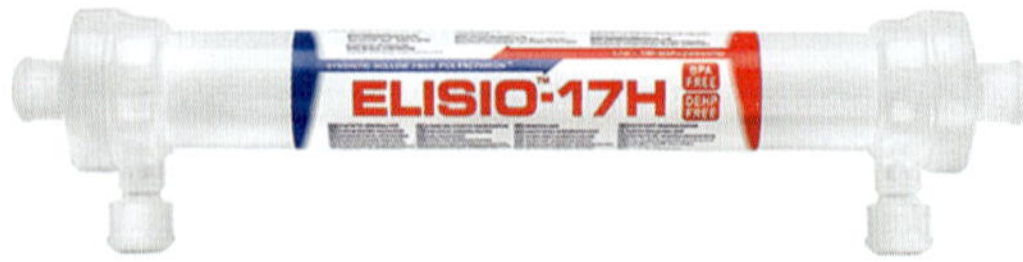

Abb. 6.41 Moderner High-Flux-Dialysator – BPA- und DEHP-frei [V540]

High-Flux-Dialysatoren (➤ Tab. 6.7, ➤ Abb. 6.41) werden im Vergleich zu Low-Flux-Dialysatoren weltweit immer häufiger verwendet. Neueste Daten zeigen weiterhin, dass eine Hämodiafiltration (Online-HDF) mit großen Austauschvolumina (> 20 l Substitutionslösung) zu einer signifikant besseren Überlebensrate führt.

6.5.8 Trends

Seit wenigen Jahren etablieren sich neue Begriffe im Dialysatorbereich, die jedoch nicht durch normativ vorgegebene Kriterien geprägt sind. Sie beruhen vielmehr auf unterschiedlichen Therapieansätzen, die wiederum auf immer neuen klinischen Erkenntnissen weltweit basieren.

Insbesondere für die Hämodiafiltration mit z. T. großem Volumenersatz (> 20 l je Therapie) werden vermehrt Dialysatoren mit individualisierten Eigenschaften angeboten. Sie besitzen einen UF-Faktor von deutlich > 50 und weisen eine hohe Permeabilität von mittel- und hochmolekularen Proteinen auf. Daher werden sie vereinzelt auch Super-High-Flux-Dialysatoren genannt. Häufig wird hierbei eine Dialysatoroberfläche von > 2 m^2 benötigt.

Bei den Super-High-Flux-Dialysatoren (UF-Faktor > 50, Siebkoeffizient im Bereich des Albumins > 0) werden sowohl der Flüssigkeitsaustausch als

Tab. 6.7 Merkmale von High-Flux- und Low-Flux-Dialysatoren

High-Flux-Dialysatoren	Low-Flux-Dialysatoren
Hohe Membranstärke (dünne Innenschicht, dicke Außenschicht)	Hohe Permeabilität für kleinmolekulare Substanzen
Gute Permeabiliät für Mittelmoleküle	Geringe Permeabilität für Mittelmoleküle
Hohe hydraulische Permeabilität (UF-Faktor zwischen 35 und 100)	Geringe hydraulische Permeabilität (UF-Faktor ≤ 20)
Einsatz zur Hämodiafiltration, zur High-Flux-Hämodialyse und in modifizierter Version als Hämofilter zur Hämofiltration	Einsatz ausschließlich in der klassischen Hämodialyse
High-Flux-Dialysatoren werden primär mit synthetischen Membranen hergestellt	Low-Flux-Dialysatoren können sowohl mit synthetischen Membranen als auch mit Membranen auf Zellulosebasis hergestellt werden

auch der Verlust an Proteinen gezielt bis an die heute therapeutisch beherrschbaren Grenzen herangeführt. Dabei ist der Proteinverlust für die High-Flux-Dialyse klinisch meist nicht von Belang. Die Hämodiafiltration mit hohen Austauschmengen und großen High-Flux-Dialysatoren kann jedoch zu einem klinisch relevanten Proteinverlust führen. Dies ist umso bedeutsamer, da niedrige Albuminwerte bei Dialysepatienten mit einer erhöhten Sterblichkeit assoziiert sind (Kalantar-Zadeh et al., 2005). Diese Beobachtungen werden allerdings zurzeit kontrovers diskutiert.

Dieser Dialysatortyp verbreitert das Spektrum therapeutischer Behandlungsansätze.

Dagegen hat die Entwicklung beschichteter Dialysemembranen mit dem Hauptziel, die Wechselwirkung an der Blut-Fremdoberfläche-Grenze zu reduzieren (Biokompatibilitätsparameter), eher einen Stillstand erreicht. Es haben sich bisher keine klinisch signifikanten Vorteile verschiedener Ansätze, z. B. gegenüber den synthetischen Membranen, herauskristallisiert.

Mehr und mehr geraten die bei der Produktion von Dialysematerialien verwendeten Weichmacher Diethylhexylphthalat (DEHP) und Bisphenol A (BPA) **wegen ihrer endokrinen Eigenschaften (endokrine Disruptoren)** in den Fokus der Betrachtung. Das Nebenwirkungsprofil dieser Substanzen scheint eine ernsthafte Diskussion zu rechtfertigen, zumal einige Hersteller inzwischen in der Lage sind, ganz auf diese Weichmacher zu verzichten. Aufgrund der großen Kontaktfläche mit Blut steht der Dialysator im Zentrum der Diskussion.

Die Hersteller von Dialysatoren sind ständig bemüht, Qualität und Leistung ihrer Produkte zu optimieren. Sie sind bestrebt, die Wandstärke der Hohlfasern zu reduzieren und die Poren der Membran möglichst einheitlich groß zu gestalten, damit harnpflichtige Substanzen diese leichter passieren können (➤ Tab. 6.8). Seit einiger Zeit werden Dialysemembranen während des Herstellungsprozesses onduliert, **um den Zugang für die Dialysierlösung auch in der Mitte des Membranbündels zu erlauben.** Das heißt, sie bekommen dazu im wahrsten Sinn des Wortes eine Dauerwelle.

6

Tab. 6.8 Produktinformation eines fiktiven Dialysators

		C1	C2	C3	C4	C5
QB = 200/300 ml/min QD = 500 ml/min UF = 0 In vitro	ml/min	200	200/300	200/300	200/300	200/300
1. Clearance	Harnstoff	170	189/250	193/261	195/276	197/284
	Kreatinin	144	170/210	182/230	189/250	195/260
	Phosphat	138	165/201	177/220	185/239	189/228
	Vitamin B_{12}	84	115/130	135/155	148/174	151/179
	Inulin	54	76/81	95/104	112/125	117/133
2. UF-Faktor	ml/h × mmHg	20	33	59	74	103
3. V (Volumen – Blut)	ml/h × mmHg	32	53	74	95	130
4. P (Druck – Blut)	mmHg	136	82	58	45	41
5. Oberfläche	m^2	0,6	1,0	1,4	1,8	2,2
6. Membran	Polynephron™					
7. Sterilisation		Gamma	Gamma	Gamma	Gamma	Gamma
8. KoA	Harnstoff	384	601	993	1350	1520
9. Siebkoeffizient	Vitamin B_{12}				0,989	
	Inulin				0,926	
	Myoglobin				0,223	
	Albumin				0,002	

Andere Hersteller erhöhen zusätzlich die Packungsdichte des Hohlfaserbündels und/oder entwickeln neuartige Dialysatorgehäuse. Diese Maßnahmen sollen zu einer besseren und gleichmäßigeren Umspülung der Hohlfasern mit Dialysierflüssigkeit führen und letztlich die Effektivität steigern.

MERKE

Eine wirklich entscheidende Verbesserung der Dialyseeffektivität ist derzeit nur über eine Verlängerung der Dialysezeit möglich. Bei der Verwendung von steril aufbereiteten Dialysierlösungen sind High-Flux-Dialysatoren aufgrund ihres nierenähnlichen Entgiftungsspektrums gegenüber Low-Flux-Dialysatoren zu bevorzugen.
Bei der Verwendung von unsteriler Dialysierflüssigkeit besteht bei High-Flux-Dialysatoren die Gefahr, dass Verunreinigungen, insbesondere Endotoxine, aus der Dialysierlösung ins Blut übertreten.

6.6 Gerätetechnik und gesetzliche Grundlagen

Frank Biermann, Julius Breuch

6.6.1 Aufbau und Funktionen von Dialysegeräten

Wer in der Dialysefachliteratur der 1970er-Jahre nachschlägt, wird dort Abbildungen von sehr großen Dialysegeräten finden. Diese Konstruktionen weisen Ähnlichkeiten zu Unterstellschränken oder Waschmaschinen der ersten Generation auf. Dass es sich damals um eine neue technische Errungenschaft handelte, die erstmals die Möglichkeit bot, terminal niereninsuffizienten Patienten das Leben zu retten, ist in der heutigen hochtechnologischen Zeit nur noch schwer vorstellbar. Die zweite Generation der Hämodialysegeräte wurde aufgrund der verfeinerten Technik deutlich kleiner.

Die Erfahrungen aus der Vergangenheit, die technischen Möglichkeiten sowie Materialien der Gegenwart und die Zielsetzungen der Zukunft zur Durchführung einer physiologischen, schonenden und komplikationsarmen Dialysebehandlung stellen heute hohe Anforderungen an ein modernes Hämodialysegerät.

Aufgrund reduzierter Erstattungssätze spielen mehr und mehr auch ökonomische Aspekte wie Energie- und Wasserverbrauch sowie Anschaffungs- und Wartungskosten auch in der Geräteentwicklung eine immer bedeutendere Rolle. Hinzu kommt die gesellschaftliche Verpflichtung, mit Ressourcen sorgsam umzugehen. Technisch werden sich die Dialysegeräte immer ähnlicher, zumal auch langjährige Patente auslaufen. Die Geräte werden sich in Zukunft immer mehr in der Bedienbarkeit, im Zeitmanagement, in der Reinigungsfreundlichkeit und in den Folgekosten unterscheiden.

Äußerer Aufbau

Die Abmessungen der Geräte sind i. d. R. heute so gestaltet, dass die Pflegenden alle notwendigen Einstellungen und Verrichtungen in aufrechter rückenschonender Haltung vornehmen können. Zum Transport sind unterseitig Laufrollen angebracht. Damit die Geräte am Behandlungsplatz leicht bewegt werden können, besitzen moderne Geräte vier flexible Laufrollen. Hochwertige Laufrollen besitzen dabei auch gute Geradeauslaufeigenschaften. Feststellbremsen an den vorderen Laufrollen oder eine von vorn zu bedienende Zentralbremse haben sich in der Praxis als sehr hilfreich erwiesen.

Neben diesen äußeren Eigenschaften sollten die Geräte weitere Anforderungen erfüllen:

Der vorstehende untere Gerätebereich der Frontpartie sollte auch künftig genügend Platz für bis zu zwei Konzentratkanister bieten, ohne dass diese schon bei leichter Bewegung des Geräts herunterfallen. Der integrierte Infusionsständer und die Dialysatorhalterung sollten in notwendigen Grenzen verstellbar und gerätenah angebracht sein. Der Dialysatorhalter des 6008 CAREsystems von Fresenius ist im Gegensatz zu den anderen Dialysatorhaltern nicht drehbar. Das Drehen des Dialysators zum Entlüften ist hier jedoch nicht notwendig, da der Vorgang software-/verfahrenstechnisch gelöst ist. Dies reduziert zum einen die Arbeitsschritte des Anwenders und führt zum anderen zu kürzeren Schlauchlängen und damit zu einem geringeren extrakorporalen Volumen.

Die Gehäuseoberfläche muss leicht zu reinigen sein. Daher sollten alle Ecken und Kanten abgerundet sein. Zwischen den Komponenten sollte ausreichend Platz sein, um auch dort gut wischen zu können. Bedieneingaben erfolgen über einen Touchscreen-Monitor. Zur Darstellung aller Behandlungsparameter setzen sich immer stärker energiesparende TFT-Monitore mit LED-Hintergrundbeleuchtung durch.

Zentrale Anschlüsse

Stromanschluss

Um einen größtmöglichen Schutz des Patienten vor elektrischem Schlag zu gewährleisten, ist die Netzanschlussleitung in Deutschland doppelt isoliert und zur Sicherheit vor Verwechslung mit einem blauen CEE-Netzstecker versehen. Jede Gerätesteckdose der Behandlungsplätze ist mit einem separaten Fehlerstromschutzschalter (FI-Schutzschalter) abgesichert. Er trennt den angeschlossenen, überwachten Stromkreis vom restlichen Stromnetz, sobald Strom auf dem falschen Weg, etwa durch den Körper eines Patienten, fließt.

Sollte also durch einen Defekt eine leitende Verbindung zwischen Anwender und unter Spannung stehendem Gehäuse entstehen („Körperschluss"), schützt der FI-Schutzschalter vor einem gefährlichen Stromschlag.

Potenzialausgleichskabel

Das Potenzialausgleichskabel ist ein gelb-grünes Erdungskabel. Es ersetzt nicht die Erdung des CEE-Stromsteckers, sondern dient dem zusätzlichen Ausgleich unterschiedlicher elektrischer Potenziale zwischen leitfähigen Gegenständen und Körpern.

Bei der Anwendung von zentralvenösen Kathetern mit Vorhofplatzierung in der Dialysebehandlung kann es zu einer Gefährdung des Patienten durch zu hohe Ableitungsströme kommen, weil bei dieser Behandlungsart annähernd die gleichen Bedingungen wie bei intrakardialen Eingriffen gemäß VDE 0753 vorliegen. Die Normen DIN EN 60601-1-1 und DIN EN 60601-2-16 schreiben für diesen Fall Maßnahmen vor, die den Ableitungsstrom reduzieren.

In der praktischen Umsetzung bedeutet dies, dass ein Dialysegerät bei Anschluss an einen zentralvenösen Katheter zusätzlich über ein sog. Potenzialausgleichskabel an den Potenzialausgleich der Versorgungsschiene im Behandlungsraum anzuschließen ist. Dies betrifft auch elektrisch betriebene Betten und Liegen sowie im Handbereich des Patienten betriebene sonstige elektrische Geräte.

Dialysewasser- und Abflussschlauch

Die Umkehrosmoseanlage (➤ Kap. 6.4.3) liefert das Dialysewasser (**Permeat** bzw. Reinwasser) über eine Ringleitung zu den einzelnen Behandlungsplätzen (➤ Abb. 6.42). Das Dialysewasserangebot in der Ringleitung ist dabei immer größer als die benötigte Menge der an der Ringleitung angeschlossenen Dialysegeräte. Das zu viel produzierte Dialysewasser wird nicht verworfen, sondern zur Umkehrosmoseanlage zurückgeleitet. Dadurch ist ein kontinuierliches Spülen der Ringleitung im Dialysezentrum gewährleistet.

Ein an der Geräterückseite angebrachter Schlauch **(Permeat- oder Dialysewasserschlauch)** verbindet das Dialysegerät mit der Ringleitung. Die Verbindung erfolgt möglichst mittels einer bedienerfreundlichen Einhandkupplung. Diese Schlauchleitung sollte ausreichend lang sein, um den Standort des Hämodialysegeräts variieren zu können, wobei das Gerät grundsätzlich auf der Seite des Gefäßzugangs stehen sollte. Moderne Ringleitungen besitzen einen doppelläufigen Dialysewasserschlauch (z. B. Multiloop der Firma Nipro Pure Water oder das Bernoulli/Venturi-System), der erst kurz vor dem Geräteeingang zusammengeführt wird.

Bei einem solchen System wird der Dialysewasserschlauch bei Stillstand des Geräts oder bei heiß reinigenden Ringleitungssystemen während der Desinfektion mit durchströmt. Ins Gerät ist in diesem Fall direkt eine Verschlusskupplung eingeschraubt. Der totraumbehaftete Dialysewasserschlauch entfällt hierbei.

Der Abflussschlauch, der sich auch an der Geräterückseite befindet, führt das verbrauchte Dialysat aus dem Gerät in den am Behandlungsplatz befindlichen **Abfluss** zurück. Dieser Schlauch sollte nicht unnötig lang sein; zudem sollte er lt. DIN EN 1717 über eine freie Fallstrecke von ≥ 20 mm zum Abwassernetz verfügen.

Der Ablauftrichter und der nachgeschaltete Siphon sollten in regelmäßigen Abständen kontrolliert und ggf. durch geeignete Maßnahmen gereinigt werden. Der Grund hierfür ist, dass je nach Patient und verwendetem Dialysegerät im Laufe der Zeit ein erhöhter Anfall von Eiweißen, Proteinen, Fetten etc.

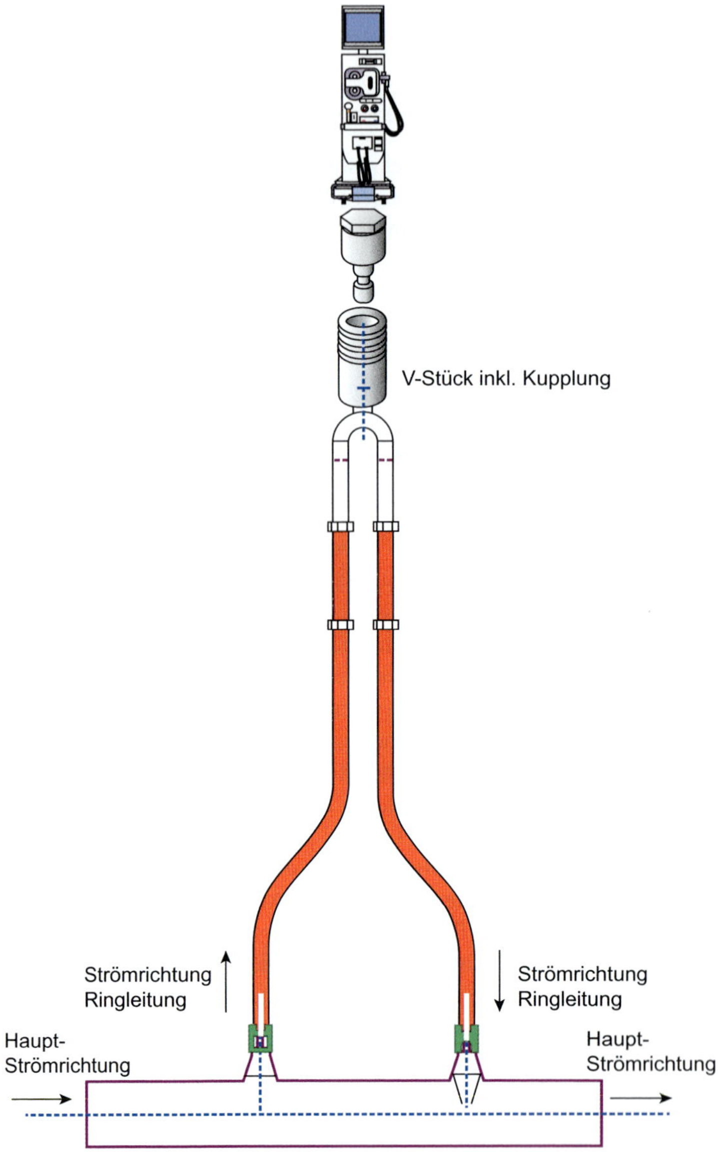

Abb. 6.42 Umkehrosmoseanlage [L138]

den Ablaufstutzen verstopfen kann. Dies kann vor allem dann der Fall sein, wenn Desinfektionsmittel verwendet werden, die bei kalten Temperaturen die genannten Substanzen schlecht lösen.

Zentrale Konzentratversorgung

Aufgrund der Verkeimungsgefahr bei Bikarbonat-Flüssigkonzentraten wird meistens nur noch Säurekonzentrat über eine zentrale Konzentratanlage zum Behandlungsplatz gefördert. Dieses Säurekonzentrat wird fertig gemischt in Containern von 300–800 l angeliefert (➤ Abb. 6.43). Dies bedeutet regelmäßige und schwergewichtige Transporte. Eine Alternative dazu ist die Selbstherstellung der Konzentrate. Für vollautomatische Konzentratmischanlagen werden Salzmischungen in der Wunschzusammensetzung als Granulat oder Aufschwemmung fertig konfektioniert geliefert. Unter Zugabe von Dialysewasser können bis zu 750 l Säurekonzentrat

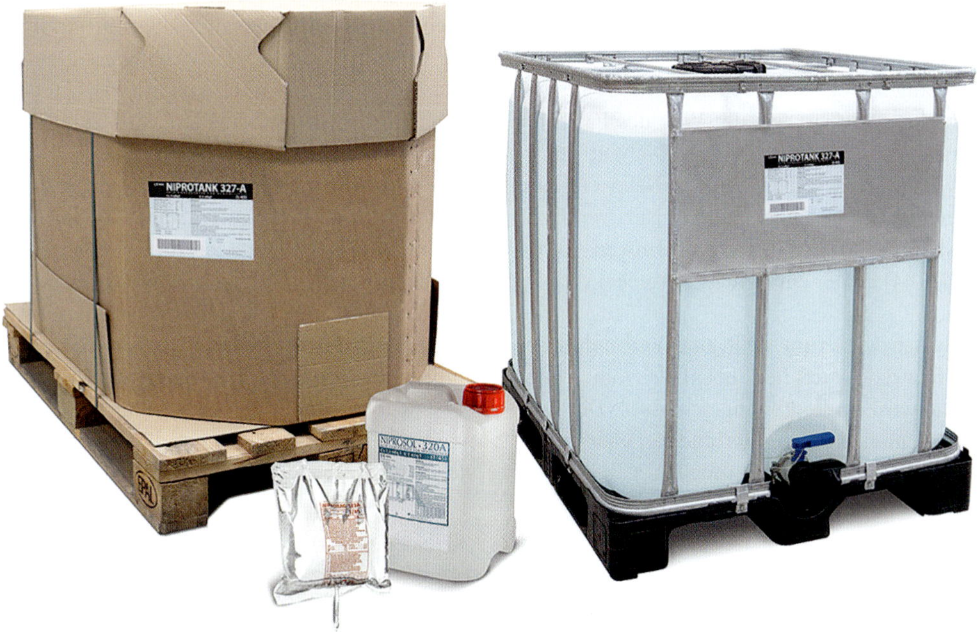

Abb. 6.43 Konzentrat-Kanister und Konzentrat-Bag [V540]

in einem Arbeitsgang vollautomatisch hergestellt werden (➤ Kap. 6.4.4). Die 750 l werden nach der Mischung in die Vorratsbehälter gepumpt und von dort in die zentrale Konzentratversorgung geleitet.

Die zentrale Konzentratversorgung befördert nun das Säurekonzentrat durch Kunststoffleitungen zum Behandlungsplatz. Der geräteseitig angebrachte Säurekonzentratschlauch, meist in der Farbe Rot oder Weiß, verbindet das Dialysegerät mit der zentralen Konzentratversorgung.

Neuere Dialysegeräte besitzen teilweise mehrere Säurekonzentratschläuche, die an unterschiedlichen zentralen Konzentratleitungen angeschlossen sind und je nach Behandlungsregime geräteseitig individuell angewählt werden. Bikarbonat-Konzentrat hingegen wird nur noch selten als Flüssigkonzentrat in Kanistern geliefert, sondern als Granulat in Beuteln (z. B. FMC BiBag) oder Kartuschen zur Durchführung der Dialyse direkt am Dialysegerät angebracht.

Auch die Versorgung der Dialysegeräte mit Säurekonzentratkanistern ist allgemein rückläufig. Das liegt sowohl an der immer populäreren zentralen Konzentratversorgung als auch am Müllvolumen, denn ein leerer Kanister benötigt den gleichen Platz wie ein voller Kanister. Diese Lücke wird zum Teil von sog. Konzentrat-Bags gefüllt. Diese bieten neben dem bedeutend geringeren Müllvolumen im leeren Zustand auch noch den Vorteil, dass während der Verwendung keine Fremdstoffe hineingelangen können, da diese durch „Spikes" oder Verschraubungen fest angekoppelt werden.

Netzwerkanschluss/Netzwerksysteme

Das zentrale Dialysemonitoring setzt die EDV-Vernetzung aller Dialysegeräte innerhalb eines Zentrums voraus. Heutige Dialysegeräte verfügen daher über eine Schnittstelle (serielle Schnittstelle/LAN), die als Ein- und Ausgang zur digitalen Datenübertragung innerhalb eines Netzwerksystems dient. Zukünftig werden einige Dialysegeräte auch über eine moderne Wireless-(WLAN-/Bluetooth-)Anbindung verfügen, die zur Kommunikation mit zentralen IT-Systemen und Servern genutzt werden kann.

Um eine sog. **computerunterstützte Dialyse** durchzuführen, bedarf es im Vorfeld einer sorgfältigen Planung: Hier werden vorab die Struktur des Netzwerks sowie die Funktionalität und der spätere Standort der Dialysegeräte, der Analysegeräte und der elektronischen Waage festgelegt. In diesem Zusammenhang werden die bestehenden Arbeitsprozesse ebenso analysiert wie der Weg des Patienten vom Eingang des Zentrums bis zum Dialyseplatz.

Heutzutage werden die einzelnen Netzwerkkomponenten (Hardware) noch mittels Netzwerkkabel (mindestens CAT 5) in einem sternförmigen Aufbau (➤ Abb. 6.44) mit einem Switch (Verteiler) verbunden.

Der Switch wiederum stellt eine Verbindung zu einem Netzwerkserver her. Ebenfalls vom Switch ausgehend wird ein Router angeschlossen. Der Router ermöglicht eine direkte Verbindung über das öffentliche Telefonnetz. So ist es möglich, z. B. in einem Labor Daten abzurufen, mit einem Kostenträger Abrechnungsdaten auszutauschen oder von den zuständigen Software-Anbietern Updates für die eingesetzten Datenbank- und Abrechnungsprogramme zu überspielen. Die Kommunikation zwischen den einzelnen Netzwerkkomponenten wird zukünftig vermehrt drahtlos erfolgen.

Gegenwärtig gewinnt das Thema Cybersicherheit immer mehr an Bedeutung. So hat die Europäische Kommission einen Leitfaden zur Cybersicherheit für Medizinprodukte (MDCG 2019–16 Guidance on cybersecurity for medical devices) veröffentlicht. Damit soll verhindert werden, dass Angriffe auf Medizinprodukte die Patientensicherheit gefährden und personenbezogene Daten abgegriffen werden. In der praktischen Umsetzung führt dies dazu, dass Hersteller zunehmend die Kommunikation zwischen

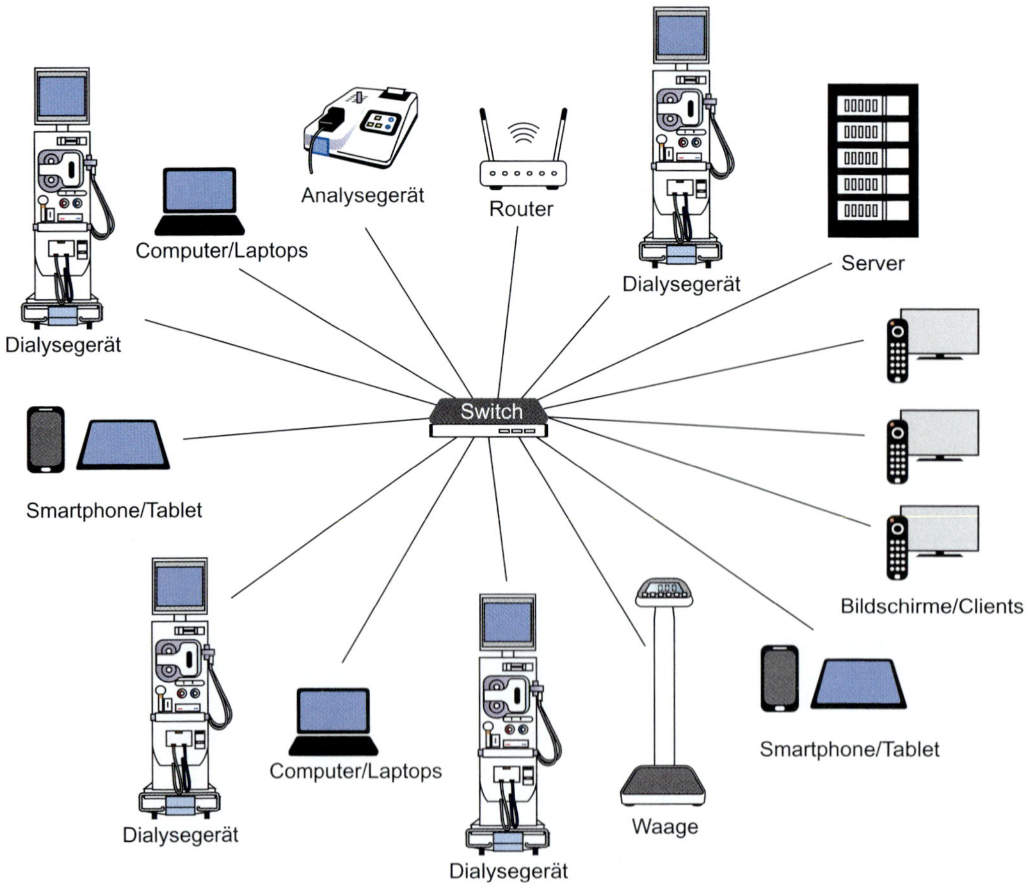

Abb. 6.44 Sternförmiger Netzwerkaufbau mit typisch angeschlossenen Peripheriegeräten [L138]

Medizinprodukten und externen Datenbanksystemen verschlüsseln.

Dialysegeräte können uni- oder bidirektional in das Netzwerk eingebunden werden. Unidirektional (in eine Richtung gehend) vernetzungsfähige Dialysegeräte (z. B. Baxter/Gambro-AK-200-Serie, Fresenius 4008) bieten die Möglichkeit, Daten vom Dialysegerät an die Datenbank zu senden. Bidirektional (in zwei Richtungen gehend) vernetzungsfähige Dialysegeräte (z. B. B. Braun Dialog IQ, Fresenius 6008 und 5008/S, Nipro Surdial X, Baxter Artis Physio plus, Nikkiso EXA, ➤ Abb. 6.45) können sowohl Daten von der Datenbank empfangen als auch an diese zurücksenden. Netzwerkfähige Waagen (z. B. Soehnle, Seca) und Analysegeräte ermitteln die jeweiligen Gewichtswerte der Patienten und senden das Ergebnis ebenfalls an die entsprechende Software.

Jedes angeschlossene Peripheriegerät (z. B. Dialysegerät, Waage, Laborgerät) benötigt ein Lesegerät zum Einlesen der auf einer Chipkarte gespeicherten individuellen Patientenidentifikationsnummer. Anhand der einzigartigen und vom System automatisch generierten Identifikationsnummer werden Daten einem bestimmten Patienten zugeordnet und in der Datenbank gespeichert.

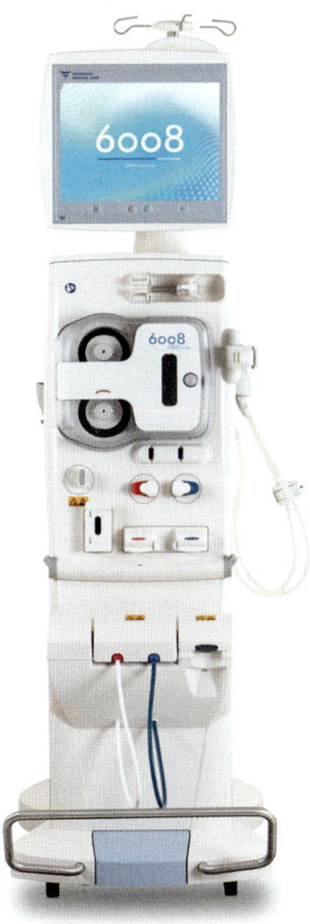

Abb. 6.45 Dialysegerät 6008 der Firma Fresenius [U222-1]

Besondere Anforderungen werden an die eingesetzte Software für die Verwaltung der Patientendaten sowie die Aufzeichnung der laufenden Dialysedaten gestellt.

MERKE

Als Verwaltungssoftware dürfen nur Programme zum Einsatz kommen, die die Anforderungen der Qualitätssicherungs-Richtlinie Dialyse erfüllen und durch die Kassenärztliche Bundesvereinigung zertifiziert wurden (z. B. Nephro7, DOCconcept).

Von den Datenbankprogrammen muss eine Schnittstelle zu den Monitoring-Programmen zur Verfügung gestellt werden.

Monitoring-Programme (z. B. Fresenius TMon, Diasoft Diamant, Sined, Medvision NephroCOM, B. Braun Nexadia, Nipro Nephroflow) sind im Gegensatz zu Datenbanken keine Verwaltungssoftware im klassischen Sinn. Über diese Softwarekomponenten werden Daten aus der Datenbank ebenso visualisiert wie die Verlaufsdaten und Vitalparameter der angeschlossenen Dialysegeräte.

Vergleicht man den Arbeitsablauf bei einer Dialysebehandlung mit und ohne bidirektionale Vernetzung, ergeben sich grundlegende Unterschiede.

Einzelne Dialysebehandlungen brauchen im Vorfeld nicht mehr separat administrativ vorbereitet zu werden. Auf handschriftlich geführte Protokolle zur Dokumentation der Behandlungen kann verzichtet werden (papierlose Dialyse). Das Computersystem erkennt anhand der in die Waage gesteckten Patientenkarte automatisch, dass der Patient jetzt zur Behandlung erschienen ist. Die Waage ermittelt das Gewicht und sendet das Ergebnis an das Monitoring-Programm. Dieses hat sich zwischenzeitlich alle dialyserelevanten Parameter (z. B. Trockengewicht, Ultrafiltrationszeit, Dialysierflüssigkeitsparameter) aus der Datenbank geladen und führt sofort eine Plausibilitätsprüfung des übermittelten Gewichtswerts durch. Hierbei werden neben den ärztlichen Anordnungen für die Ultrafiltrations-(UF-)Zeit und die maximale

UF-Rate auch die Gewichtswerte der vergangenen Therapien analysiert. Nur wenn das ermittelte Gewicht plausibel erscheint, werden die Daten des Dialyseregimes zum Upload (Senden) an das Dialysegerät zur Verfügung gestellt. Der Patient ist inzwischen an seinem Dialyseplatz angekommen und hat seine Patientenkarte in das Lesegerät des Dialysegeräts gesteckt. Das Monitoring-Programm erkennt anhand der eingesteckten Patientenkarte, an welches Dialysegerät das Dialyseregime gesendet werden soll. Wenn alle Daten erfolgreich geladen wurden, können diese vom Pflegepersonal geprüft und übernommen werden. Alle relevanten Parameter sind automatisch eingestellt und die Therapie kann gestartet werden.

Während der laufenden Behandlung werden vom Monitoring-Programm in bestimmten Zeitintervallen alle Geräteparameter (z. B. Leitfähigkeit, Drücke) vom Dialysegerät gelesen (Download) und visuell dargestellt. Falls die Dialysegeräte über eine integrierte automatische Blutdruckmessung verfügen, werden auch diese Parameter entsprechend angezeigt und beim Über- oder Unterschreiten definierter Grenzen farblich hervorgehoben.

Sollten in der Datenbank für den Patienten dialyserelevante Medikationen oder Anordnungen hinterlegt sein, werden auch diese an das Dialysegerät übermittelt und der Anwender mittels optischer Hinweise darauf hingewiesen. Wenn während der Behandlung Medikamente verabreicht werden, Anordnungen abgearbeitet wurden oder Besonderheiten aufgetreten sind, können diese Informationen über die integrierte Terminalfunktion der Dialysegeräte direkt am Gerät dokumentiert werden.

Die rechtliche Absicherung der Dokumentation (elektronische Unterschrift) erfolgt über Zuordnung von Benutzerrechten und Kennwörtern sowohl im Bereich der Datenbank als auch am Dialysegerät und im Monitoring-Programm.

Nach Therapieende wird das Endgewicht ermittelt und das Ergebnis wieder an das Monitoring-Programm übermittelt. Zum „elektronischen Abschluss" der Therapie muss der Anwender die Behandlung am Monitoring-Programm beenden. Dadurch werden die Daten entsprechend der Datenbankspezifikation aufbereitet und abrechnungsfertig an die Datenbank gesendet.

Im Rahmen der Richtlinie Qualitätssicherung Dialyse können die Daten statistisch ausgewertet und an die zuständigen Datentreuhänder übermittelt werden.

Der **Nutzen einer computerunterstützten Dialysebehandlung** liegt in einer Verbesserung der Datenqualität, aber auch in der Freisetzung personeller Ressourcen. Die durch den Wegfall administrativer Tätigkeiten gewonnene Arbeitszeit kann für eine bessere pflegerische, soziale und psychologische Betreuung der Patienten eingesetzt werden. Die verbesserte Patientenversorgung stärkt die Position des eigenen Dialysezentrums im Vergleich zu anderen Einrichtungen.

Für den Dialysebetreiber bedeutet die bessere qualitative und quantitative Dokumentation eine Erleichterung im Abrechnungsverfahren gegenüber den Kostenträgern. Sie bietet auch eine einfache Möglichkeit der kontinuierlichen Erfassung und Übermittlung von Daten im Rahmen der erforderlichen Qualitätssicherung. Eine Möglichkeit, weitere wirtschaftliche Ressourcen freizusetzen, bietet die Anbindung eines Warenwirtschaftssystems an das bestehende Datenbanksystem. Hier werden verbrauchte Materialien automatisch erfasst. Bestellungen werden elektronisch erzeugt und ausgelöst und entsprechend den Vereinbarungen mit den Lieferanten zeitnah und bedarfsgerecht ausgeliefert.

6.6.2 Gerätekomponenten

Konzentratanschlüsse

Zusätzlich zu den zentralen Konzentratversorgungen verfügen die meisten Dialysegeräte über zwei **Konzentratansaugstäbe,** über die das Säure- und Bikarbonat-Konzentrat aus Kanistern angesaugt werden kann. Alternativ dazu haben sich Bikarbonat-Trockenkonzentrate in Beuteln (Bibag) und Kartuschen (BiCart) durchgesetzt. Diese sind wesentlich kleiner und leichter als Kanister und reduzieren somit Transportkosten, Lagerbedarf und Müllvolumen. Die Herstellung von Säurekonzentraten aus reiner Trockensubstanz am Dialysegerät ist derzeit noch nicht möglich. Eine weitere Reduzierung von Transport und Lagerbedarf ermöglicht jedoch das BiCart-Select®-System der Firma Baxter (vormals: Gambro®). Hier wird die komplette Dialysierflüssigkeit aus drei integralen Bestandteilen hergestellt:

- BiCart: Kartusche mit trockenem Natriumbikarbonat
- SelectCart: Kartusche mit trockenem Natriumchlorid
- SelectBag 500 ml: enthält die gering konzentrierten Elektrolyte wie Kalium, Kalzium, Magnesium und Glukose in flüssiger Form und unterschiedlicher Konzentration und Zusammensetzung

Blutpumpe

Die Blutpumpe eines Hämodialysegeräts besteht meist aus zwei Rollklemmen, die das Blutpumpensegment im Rundlauf okklusiv gegen die starre Wand des Pumpengehäuses drücken und somit das Blut zwischen den beiden Rollen in den extrakorporalen Blutkreislauf befördern. Die Regulierung und Förderleistung der Blutpumpe ist meist in 1- bis 10-ml-Stufen und oft bis zu 600 ml/min einstellbar. Sie hat meist eine Genauigkeit von ± 10 %. Die **Berechnung des Blutflusses pro Minute** erfolgt durch das Dialysegerät nach folgender Formel:

$$\text{Blutfluss/min} = \text{Blutflussrate/Pumpenumdrehung} \times \text{Pumpenumdrehung/min}$$

Für die korrekte Berechnung der Blutflussrate ist es zwingend notwendig, den inneren **Schlauchdurchmesser** des Blutpumpensegments am Gerät einzustellen. Dieser beträgt bei den meisten Blutschlauchsystemen 8 mm. Die Flussrate wird darüber hinaus von der Qualität des Pumpensegments, der Flüssigkeit selbst, der Temperatur und den Druckverhältnissen beeinflusst. Der effektive Blutfluss ist i. d. R. niedriger als der eingestellte Blutfluss. Einige Geräte zeigen den effektiven Blutfluss an oder passen den Blutfluss entsprechend automatisch an. In die Berechnung des **effektiven Blutflusses** fließt der vom Gerät gemessene arterielle Unterdruck mit ein. Näherungsweise kann man dazu folgende Formel verwenden:

$$\text{Effektiver Blutfluss (ml/min)} = \text{Blutfluss der arteriellen Blutpumpe (ml/min)} \times (1 - [\text{arterieller Blutdruck} \times 0{,}00075]),$$

wobei 0,00075 eine Konstante ist.

Beispiel:

$$300\ \text{ml/min} \times (1 - [-150\ \text{mmHg} \times 0{,}00075]) = 266\ \text{ml/min}$$

MERKE

Je größer der arterielle Unterdruck ist, desto größer ist auch die Differenz zwischen eingestelltem und effektivem Blutfluss. Der effektive Blutfluss kann somit durchaus 10–15 % unter der eingestellten Blutflussrate liegen.

Aktuelle Dialysegeräte wie die 6008 der Firma FMC kompensieren diese Flussdifferenz durch eine Erhöhung der Blutpumpengeschwindigkeit, sodass der effektive Blutfluss in etwa dem eingestellten Blutfluss entspricht. Andere Geräte wie die Nikkiso EXA zeigen je nach Einstellung beide Werte an.

Single-Needle-Blutpumpe

Für die Single-Needle-Dialyse benötigt man nur einen einzigen Gefäßzugang. Angewandt wird das SN-Verfahren bei Patienten mit einer sehr kurzen Shuntpunktionsstrecke oder bei Patienten mit einem einlumigen zentralvenösen Katheter. Technisch kommen zwei Verfahren zum Einsatz, die als SN-Klick Klack (SN-KK) und SN-Double Pump (SN-DP) bekannt sind. SN-KK ist als Notfalltherapie bekannt, während mit SN-DP auch eine Therapie eingeleitet werden kann. Als technische Voraussetzung zur SN-DP wird bei den meisten Geräten eine **zweite Blutpumpe** (SN-BP) benötigt. Am Blutschlauchsystem leicht zu erkennen, befindet sich, je nach Gerätehersteller, das zweite Blutpumpensegment entweder direkt vor oder hinter dem Dialysator. Das 6008 CAREsystem der Firma Fresenius bietet ein weiterentwickeltes SN-Ein-Pumpen-Verfahren an, das in Bezug auf Behandlungsqualität der SN-DP-Behandlung ebenbürtig ist. *Zu detaillierten Ausführungen zum Thema Single-Needle* ➤ Kap. 6.2.3.

Heparinpumpe

Die im Dialysegerät integrierte Heparinpumpe (auch Heparinperfusor genannt) ermöglicht eine individuelle und kontinuierliche Antikoagulation während der Behandlung. Die Einstellungen zu Zeit, Rate und Bolusgabe erfolgen heute meist über den zentralen Monitor am Dialysegerät.

- **Zeit:** Es wird entweder die effektive Betriebszeit des Perfusors eingestellt oder die Zeit in Minuten vor Ablauf der Behandlungszeit, zu dem der Perfusor automatisch abgeschaltet werden soll.

- **Rate:** Die Heparinrate wird entweder in ml/h oder in IE/h am Gerät programmiert. Bei der Variante ml/h müssen dem Gerät die Spritzengröße und dem Anwender möglichst die IE Heparin pro ml Lösung bekannt sein. Wenn bei der Programmierung dem Gerät die IE/h mitgeteilt werden, muss im Geräte-Set-up hinterlegt sein, wie viele IE Heparin in 1 ml Lösung enthalten sind.
- **Bolusgabe:** Sowohl zu Beginn als auch während der Behandlung kann die Applikation eines Heparinbolus durch den Perfusor erfolgen. Je nach Gerätehersteller und Set-up-Einstellung geschieht das bei Dialysebeginn entweder automatisch oder manuell. Die kumulative Menge mehrerer Bolusgaben im Laufe einer Behandlung wird gespeichert und ist jederzeit abrufbar.

Die Heparinpumpe ist meist ein optionaler Bestandteil des Dialysegeräts. Die korrekte Funktion wird von diesem kontinuierlich überwacht, eventuell auftretende Störungen werden am Dialysegerät angezeigt. Im Weiteren schaltet die Heparinpumpe bei einem Überdruck im extrakorporalen System ab und signalisiert dem Dialysegerät eine Störmeldung. Der Abschaltdruck von Perfusoren ist von Hersteller zu Hersteller unterschiedlich, er liegt zwischen 1,2 und 2,0 bar. Der Perfusorabschaltdruck an Dialysegeräten der Firma FMC ist variabel (0,6–1,2 bar) und abhängig von der Blutpumpengeschwindigkeit. Bei allen aktuell in Dialysegeräten eingesetzten Heparinspritzenpumpen ist die Funktion auf die Gabe von Heparin bzw. gerinnungshemmenden Substanzen beschränkt. Grund hierfür ist der im Vergleich zu einer vollwertigen Spritzenpumpe einfache Aufbau der Pumpe ohne aufwendige Überwachungseinrichtungen. So liegt die Genauigkeit der Förderleistung bei max. 5 %; außerdem haben die Pumpen keinen automatischen Druckabbau bei Detektion eines zu hohen Drucks. Um Kosten zu sparen, erfüllt sie nur den Zweck, Heparin zur Gerinnungshemmung zu fördern. Um andere Mittel zu injizieren, muss eine richtige Spritzenpumpe eingesetzt werden. Die meisten Heparinpumpen lassen eine Nutzung von 10-, 20- und 30-ml-Spritzen zu.

Luft- und Blut-Kochsalz-Detektor

Große Luftmengen im Blutkreislauf des Patienten stellen eine erhebliche Gefahr dar. Jedes Dialysegerät muss deshalb einen **Luftdetektor** besitzen. Dieser überwacht meistens mittels Ultraschalltechnik den extrakorporalen Blutkreislauf in der zum Patienten zurückführenden Blutleitung auf Luftblasen. Wird Luft erkannt, gibt das Dialysegerät sofort optischen und akustischen Alarm. Die Blutpumpe stoppt und die venöse Schlauchabsperrklemme (Quetschklemme) schließt. Der Ultraschallsensor weist, vereinfacht gesagt, einen Sender und Empfänger auf. Der Blutschlauch liegt zwischen beiden. Befindet sich nur Blut im Schlauch wird das hochfrequente Ultraschallsignal durch das Medium Blut fast ungehindert zum Empfänger geleitet. Bei Lufteinschlüssen im vorbeifließenden Blut verringert sich die Empfängerspannung luftmengenabhängig. Das Dialysegerät errechnet daraus eine Luftmenge. Übersteigt diese eine bestimmte Menge pro Zeiteinheit oder als Einzelmenge, reagiert das Gerät.

Der Detektor zur Bluterkennung im extrakorporalen System ist meist dem Luftdetektor nachgeschaltet. Er arbeitet meist als optischer Farbdetektor und erkennt helle (= Kochsalz) und dunkle (= Blut) Zustände. Er trägt daher oft den Namen **Hell-Dunkel-Erkennung** oder **Blut-Kochsalz-Detektor.** Prinzipiell ist er aufgebaut wie eine Lichtschranke mit einem Lichtsender und entsprechendem Empfänger. Bei Luft oder Kochsalzlösung im dazwischenliegenden Blutschlauch kommt eine fast unverminderte Lichtintensität am Empfänger an. Bei Blut im dazwischenliegenden Schlauch wird das Licht absorbiert, sodass die Empfängerspannung deutlich niedriger ist. Er dient hauptsächlich der Umschaltung einzelner Betriebszustände des Dialysegeräts (➤ Kap. 6.6.6).

Schlauchabsperrklemmen

Die **venöse Schlauchabsperrklemme** (Quetschklemme) befindet sich im venösen Zweig des Blutschlauchsystems unmittelbar hinter der Luftkammer, auch Bubble Catcher genannt. Bei aktuellen Geräten befindet sich in der Nähe dieser Klemme auch der optische Detektor (OD) zur Farbüberwachung (Blut-Kochsalz-Detektor) sowie ein Ultraschall-Detektor (Luftblasen-Detektor) zur Erkennung von Luftblasen und Mikroschaum.

Bei blutseitigen Alarmen quetscht sie den venösen rückführenden Blutschlauch sicher ab. Die venöse Quetschklemme wird bei den meisten Herstellern durch einen Elektromagneten angesteuert (Dreh- oder Linearmagnet). Sie ist durch eine Feder vorgespannt und gewährleistet somit auch, dass die Klemme im stromlosen Zustand geschlossen ist.

Eine weitere Funktion hat die venöse Quetschklemme bei der SN-Dialyse. Um die Blutrezirkulationsrate im extrakorporalen System möglichst gering zu halten, schließt die venöse Quetschklemme in der arteriellen SN-Phase. Bei Blutrückführung in der venösen SN-Phase öffnet sie wieder.

Einige Dialysegeräte verfügen zusätzlich über eine **arterielle Quetschklemme,** die im Gegensatz zur venösen Quetschklemme normativ nicht gefordert ist und hauptsächlich für den SN-Betrieb sowie für automatische Gerätetests benötigt wird. Neben funktionellen Vorzügen dient sie auch dazu, die Blutrezirkulationsrate im extrakorporalen System möglichst gering zu halten. Sie ist der arteriellen Blutpumpe vorgeschaltet und schließt während der venösen Phase im SN-Betrieb.

Monitor

Dialysegeräte heutiger Bauart sind mit einem LCD-Flachbildschirm mit LED-Hintergrundbeleuchtung ausgestattet, der bei einigen Herstellern auch schwenkbar und teilweise neigbar ist. Auf diesem werden während der Dialyse alle behandlungsrelevanten Daten in numerischer und/oder grafischer Form dargestellt. Bei einigen älteren Geräten, die noch in Dialysezentren anzutreffen sind, erfolgt die Dateneingabe über eine Folientastatur neben dem Monitor. Bei neueren Geräten erfolgt die Eingabe über einen Touchscreen-Monitor direkt auf dem Bildschirm. Durch Berühren des gewünschten Felds öffnet sich das entsprechende Fenster mit den hinterlegten Informationen. Auf diese Weise werden Geräteeinstellungen behandlungsspezifisch verändert und gespeichert. Der Aufbau dieser Systeme ähnelt gängigen Computerprogrammen oder Apps auf Tablets und Mobiltelefonen. Allgemeine Computerkenntnisse sind nicht zwingend erforderlich, erleichtern aber den Umgang mit dem Dialysegerät erheblich.

Kartenlesegerät

Die Karten für das am Dialysegerät angebrachte oder integrierte Kartenlesegerät besitzen meist das klassische Scheckkartenformat und haben verschiedene Funktionen und Berechtigungen. So gibt es die sog. Patientenkarten. Diese werden für jeden Patient individuell angelegt. Auf Patientenkarten werden alle für die Therapie relevanten Parameter gespeichert. Vor jeder Dialysebehandlung werden diese Daten auf das Dialysegerät übertragen. Darüber hinaus werden auf den Patientenkarten z. T. die Daten zurückliegender Dialysen gespeichert.

Auf der sog. User-Karte werden die Zugriffsberechtigung, um Änderungen im Geräte-Set-up vorzunehmen, gespeichert. Techniker- und Herstellerkarten besitzen umfassendere Zugriffsberechtigungen als Anwenderkarten.

Technisch kann der Kartenleser mit magnetischer-, Chip- oder berührungsloser Abtastung (RFID) realisiert sein. Die meisten Hersteller verwenden die zuverlässigen und preisgünstigen Chipkartenleser, die man z. B. von der Krankenversicherungskarte kennt.

Substituatpumpe und -port bei HDF-Online-Geräten

Dialysegeräte, die das Behandlungsverfahren Hämodiafiltration (HDF) im Online-Betrieb anbieten, verfügen zusätzlich über eine Substituatpumpe (Sub-Pumpe) und einen Substituatport (Sub-Port). Zur Online-HDF wird ein spezielles Schlauchsystem in die Sub-Pumpe eingelegt, ein Ende des Systems am Sub-Port und das andere Ende am extrakorporalen Blutkreislauf angebracht. Zur Vorbereitung des Systems und während der Behandlung sowie in der Ablegephase wird dem Dialysegerät die aus Dialysierlösung hergestellte Substitutionslösung entnommen. Während der Therapie wird diese ultrareine Lösung je nach Behandlungsform entweder vor (pre) oder hinter (post) dem Dialysator dem extrakorporalen Blutkreislauf direkt zugeführt. Der Sub-

Port inkl. der Schlaucharretierung ist bei modernen Dialysegeräten in die Desinfektion komplett eingebunden.

6.6.3 Automatisiertes Patienten-Monitoring

Blutdruckmonitor (BPM)

Als Blutdruckmonitor bezeichnet man ein in das Gerät integriertes automatisches Blutdruckmessgerät. Es misst nach vorheriger Einstellung selbstständig in definierten Abständen den Blutdruck und den Puls, berechnet den mittleren arteriellen Druck (MAP) und löst einen optischen und akustischen Alarm aus, wenn die eingestellten Grenzwerte zu Blutdruck (Systole/Diastole) und Puls über- oder unterschritten werden. Bei einigen Geräten kann das Über- oder Unterschreiten von Grenzwerten mit Automatikfunktionen wie z. B. einer Reduktion der UF-Rate kombiniert werden.

6

Vorteile im Vergleich zur Blutdruckmessung mit einem Handgerät:

- Automatische Messungen sind bei überwachungsbedürftigen Patienten möglich, mit Alarmfunktion bei Über- oder Unterschreitung individuell vorgegebener Grenzwerte.
- RR-Messung erfolgt nach standardisiertem Verfahren. Im Rahmen der Qualitätssicherung sind diese Werte aussagekräftiger.
- Bei Dialyseeinrichtungen mit einem aktiven Netzwerksystem sind alle Daten, natürlich nur mit entsprechender Zugriffsberechtigung, von allen Workstations aus einsehbar. Alle ermittelten Werte werden automatisch im EDV-System gespeichert.

Nachteil im Vergleich zur Blutdruckmessung mit einem Handgerät: Es besteht die Gefahr der reduzierten Patientenbeobachtung.

Die meisten in Dialysegeräten verwendeten Geräte arbeiten nach der Oszillationsmethode. Dabei werden die minimalen Schwankungen (Oszillationen) im Manschettendruck gemessen. Diese Druckschwankungen resultieren aus den Herzkontraktionen während des Druckabbaus in der Manschette und werden umso stärker, je näher der Manschettendruck den systolischen Blutdruckwerten kommt. Ein plötzlicher Anstieg der Amplitude zeigt an, dass der systolische Blutdruck des Patienten nun ausreicht, um das Blut vollständig unter der Manschette durch das Blutgefäß zu pumpen. Die Oszillationsamplitude nimmt weiter zu, wenn der Druck in der Manschette weiter reduziert wird, bis der MAP erreicht ist. Die Oszillationsstärke verringert sich dann langsam und fällt letztendlich ab, wenn der diastolische Blutdruckwert erreicht ist. Die systolischen Messwerte gelten bei dieser Methode als sehr präzise. Bei Geräten mit diesem Messprinzip ist es wichtig, dass die verwendete Manschettengröße zum Messort am Patienten passt.

Bluttemperaturmonitor (BTM)

Der Bluttemperaturmonitor an Dialysegeräten der Firma FMC erlaubt die Stabilisierung der intradialytischen Körperkerntemperatur innerhalb enger Grenzen. Dabei werden die patientenzu- und -abführenden Schläuche in die zwei Messeinrichtungen eingelegt, an denen Sensoren die jeweiligen Bluttemperaturen messen. Als Maß für die Kerntemperatur wird die Temperatur des arteriellen Bluts mit einem temperaturkompensierten Messfühler ermittelt. In Abhängigkeit des vorgewählten Wärmebilanzziels regelt der BTM die Temperatur der Dialysierflüssigkeit. Somit nimmt er indirekt Einfluss auf die Temperatur des venösen Bluts. Diese Regelung steuert aktiv die Körpertemperatur des Patienten und ermöglicht eine schnelle Reaktion auf ungewollte Temperaturveränderungen während der Dialyse (➤ Kap. 7.1.10).

Der BTM bietet zusätzlich die Möglichkeit zur schnellen und automatisierten Messung der **Shuntrezirkulation.** Zu jeder Zeit und ohne Einfluss auf den Behandlungsablauf kann der Rezirkulationstest aktiviert werden. Dazu initiiert der BTM einen kurzen Temperaturabfall im Dialysierflüssigkeitskreislauf, der sich im Dialysator auf den venösen Blutrücklauf überträgt. Mit dem venösen Temperaturfühler wird die Temperaturveränderung aufgenommen, zeitlich integriert und nachfolgend mit dem im arteriellen Messfühler registrierten Temperaturverlauf verglichen. Das Verhältnis der beiden Temperaturintegrale zueinander ist das Maß für die prozentuale Shuntrezirkulation. Dabei erfasst diese Messung die Gesamtrezirkulation einschließlich der

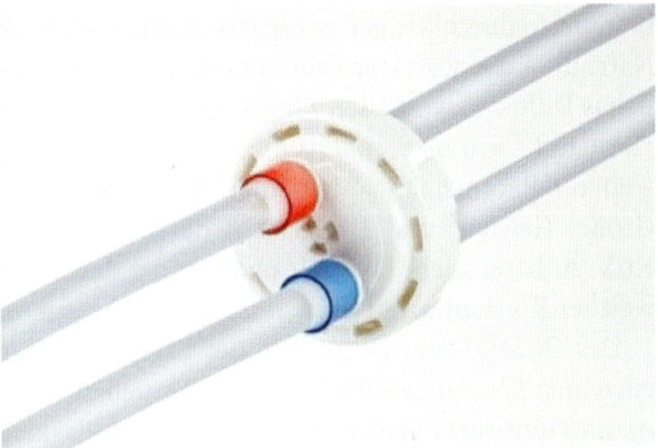

Abb. 6.46 Twister der Firma Fresenius [U222-1]

kardiopulmonalen Rezirkulation, die bei Patienten mit einem Shunt ca. 10 % beträgt. Rezirkulationsraten, die deutlich größer als 10 % sind, deuten auf eine Shuntrezirkulation hin.

Neben der Messung und Regelung der Körpertemperatur und der Messung der Shuntrezirkulation kann mit der Option BTM auch der Shuntfluss gemessen werden. Dies erfordert jedoch ein kurzzeitiges Vertauschen des arteriellen und venösen Zugangs. Dies kann entweder komplett manuell oder mithilfe des sog. Twisters der Firma Fresenius erfolgen (➤ Abb. 6.46). Damit steht dem Nephrologen eine weitere Möglichkeit der Shuntbeurteilung zur Verfügung.

Automatische Ultrafiltrationsregelung (Blutvolumen)

Biofeedbacksysteme ➤ Kap. 7.1.10

Während der Dialysebehandlung wird dem Patienten meist auch Flüssigkeit (Ultrafiltrat) entzogen. Während die überschüssige Körperflüssigkeit auf drei Kompartimente – intrazellulärer Bereich, Interstitium und intravasales Volumen – verteilt ist, erfolgt die Ultrafiltration ausschließlich aus dem intravasalen Volumen (Blut/Plasma). Dies führt zu einer Reduzierung des Blutvolumens und damit zu möglichen hypotensiven Episoden (Blutdruckabfall). Um umfassende Informationen über Flüssigkeitsverschiebungen während der Behandlung zu erlangen, sind Messungen des Blutvolumens notwendig. In den letzten Jahren wurden Methoden entwickelt, um nichtinvasiv und kontinuierlich die relative Blutvolumenveränderung (RBV) und das Verhältnis aus aktuellem und initialem Blutvolumen zu messen. Alle Verfahren beruhen auf dem Prinzip, dass bestimmte Blutkomponenten (Zellen, Hämoglobin, Plasmaproteine) den Intravasalraum nicht verlassen können und somit konstant messbar sind.

Der **Blutvolumenmonitor (BVM)** an den **Dialysegeräten der Firma FMC** misst die Geschwindigkeit von Ultraschallpulsen im extrakorporal fließenden Blut. Diese Geschwindigkeit hängt von der Gesamtproteinkonzentration ab, also der Summe aus Plasmaproteinen und Hämoglobin. Aus Änderungen der Schallgeschwindigkeit können letztendlich Veränderungen des zirkulierenden Blutvolumens berechnet werden. Sinkt das zirkulierende Blutvolumen unter einen voreingestellten kritischen Wert, wird vom Dialysegerät automatisch die Ultrafiltrationsrate reduziert oder gestoppt. Nachteil dieses Systems ist eine zusätzlich notwendige Küvette im Blutschlauchsystem und die damit verbundenen Kosten. Ferner findet in diesem System keine aktive Regelung des Blutvolumens über die osmotischen Druckverhältnisse zwischen Intravasalraum, Interstitium und intrazellulärem Bereich statt.

Der **Blutvolumenmonitor** „Haemo-Master“ an den **DBB-Dialysegeräten der Firma Nikkiso** realisiert die Blutvolumenmessung über eine Infrarotreflexionsmessung mit einem Standardblutschlauchsystem. Mit der aktiven Blutvolumenregelung an den DBB-Geräten wird das Plasmavolumen während der Behandlung kontinuierlich gemessen. Im Falle einer zu starken Reduzierung werden im Minutentakt die **Ultrafiltrationsrate sowie die Natriumkonzentration** in der Dialysierflüssigkeit so geregelt, dass durch eine verstärkte Refilling-Rate mehr Flüssigkeit aus dem interstitiellen Bereich nachfließt. Diese Steuerung wirkt einer Volumenreduzierung im Intravasalraum entgegen und kann Blutdruckabfälle während der Behandlung vermeiden.

Mit dem **Modell DBB-EXA,** bei dem der BVM-Sensor als duales Messsystem ausgeführt ist, kann auch die Rezirkulation gemessen werden. Dazu wird ein durch kurzfristig erhöhte Ultrafiltration hergestellter Marker aus konzentriertem Blut durch die venöse Zuleitung über den venösen BVM-Sensor zum Patienten geleitet. Liegt eine Rezirkulation vor, wird dieser Marker durch die Blutpumpe über das arterielle Schlauchsystem angesaugt und durch den arteriellen BVM-Sensor geleitet. Aus dem Messergebnis wird die Rezirkulation berechnet.

Das **Blutvolumenmesssystem der Firma NIPRO** basiert auf dem optoakustischen Effekt. Hierbei absorbieren die festen Blutbestandteile (Hämatokrit) Licht aus einer Lichtquelle und erzeugen eine Ultraschallwelle. Anhand der Amplitude dieser Ultraschallwelle lässt sich die relative Änderung des Blutvolumens während der Dialysebehandlung bestimmen. Auch bei diesem System lässt sich die Messung mittels Standardblutschlauchsystem durchführen sowie die **Ultrafiltrationsrate und die Natriumkonzentration** in der Dialysierflüssigkeit regeln.

Clearance-Messung (Kt/V)

Mit dem Online Clearance Monitoring (OCM®) an den Dialysegeräten der Firma FMC, der Diascan-Funktion an den Geräten der Firma Baxter (Gambro/Hospal) und dem Dose Detector der Firma NIPRO ist es automatisiert möglich, die effektive In-vivo-Clearance (K) des Dialysators und die Dialysedosis (Kt/V) während der laufenden Behandlung auf der Basis der Natrium-Dialysance zu ermitteln. Obwohl sich das Natriumion und das Harnstoffmolekül in Größe und elektrischer Ladung unterscheiden, zeigen beide Teilchen ein ähnliches Diffusionsverhalten, sodass sich die Diffusionsgeschwindigkeit von Natrium auf Harnstoff übertragen lässt. Über die Messung der Leitfähigkeit vor und nach dem Dialysator wird die Natriumkonzentration in der Dialysierflüssigkeit und die sog. Dialysance oder ionische Clearance ermittelt. Aus der Natrium-Dialysance lässt sich dann die Harnstoff-Clearance ableiten. Um eine messbare Diffusion der Natriumionen durch die Membran zu erzeugen, muss der Diffusionsgradient für Natrium zwischen Blut und Dialysierflüssigkeit erhöht werden. Dies geschieht durch eine temporäre Anhebung der Natriumkonzentration in der Dialysierflüssigkeit, der eine verstärkte Diffusion von Natriumionen in das Blut folgt. Das Verhältnis der beiden Dialysatleitfähigkeiten vor und hinter dem Dialysator spiegelt dabei die Diffusion des Natriumions durch die Dialysemembran wider. Je tiefer die Ausgangsleitfähigkeit unter der Eingangsleitfähigkeit liegt, desto mehr Natrium ist von der Dialysatseite zur Blutseite gewechselt bzw. desto durchlässiger ist die Dialysemembran für Natrium. Da jedoch Harnstoff und Natrium ein ähnliches Diffusionsverhalten zeigen, ist es möglich, die Harnstoff-Clearance und (unter Berücksichtigung weiterer Parameter wie Patientenalter, Geschlecht, Größe, Gewicht und Dialysezeit) die Dialysedosis Kt/V zu berechnen. Dies gilt unabhängig davon, in welcher Konzentration Harnstoff im Blut vorliegt.

Das OCM®-Gerät ist auch in der Lage, aus jeder einzelnen Clearance-Messung einen aktuellen **Plasmanatriumwert** abzuleiten. Der angezeigte Plasmanatriumverlauf gibt dabei in etwa wieder, ob der Patient zusätzlich mit Natrium aus der Dialysierflüssigkeit beladen wird (Plasmanatriumkonzentration steigt), ob Natrium aus dem Blut entfernt wird (Plasmanatriumkonzentration sinkt) oder ob die Natriumkonzentration der Dialysierflüssigkeit der Plasmanatriumkonzentration entspricht (Plasmanatriumkonzentration bleibt konstant).

Mit dem Adimea®-Messsystem an den Dialysegeräten der Firma B. Braun und dem Dialysedosismonitor (DDM) an den Geräten der Firma Nikkiso wird während der laufenden Behandlung in der Hydraulik des Geräts nach dem Dialysator die Veränderung der harnpflichtigen Substanzen im Dialysat gemessen. Die Messsysteme bedienen sich dabei der Technik der Absorptiometrie. Die permanent gemessenen Werte werden direkt in die Formeln der Harnstoffreduktionsrate (URR) und in die des Single-Pool-Kt/V übernommen und als Ergebnis angezeigt.

Das Gerät Surdial-X der Firma Nipro hat darüber hinaus eine präzise Vorausberechnung des Kt/V aus den vorhandenen Behandlungsparametern integriert, den sog. Dose Detector, der zu Beginn der Behandlung den zu erwartenden Kt/V-Wert der Behandlung anzeigt und es dem Nephrologen ermöglicht, die Parameter vorab so zu verändern, dass der gewünschte Wert erreicht wird.

6.6.4 Funktionen von Dialysegeräten

Behandlungsverfahren

Dialysegeräte aktueller Bauart sind häufig multifunktionell ausgestattet. Sie ermöglichen die Behandlungsverfahren der **Hämodialyse (HD)** im Ein- und Zweinadelverfahren, die **Hämodiafiltration**

(HDF), meist mit Online-Substituataufbereitung sowie die **Hämofiltration (HF).** Die Ultrafiltration geschieht immer kontinuierlich und computergesteuert. Sie wird i. d. R. vom Bediener nur noch als Gesamtultrafiltration bei Behandlungsbeginn am Gerät programmiert.

Sequenzielle Ultrafiltration

Bei der sequenziellen Ultrafiltration (Bergström-Verfahren, auch isolierte Ultrafiltration bzw. ISO UF genannt) wird dem zirkulierenden Blut nur Wasser entzogen. Der Dialysatfluss ist dabei ausgeschaltet oder er wird über einen Bypass am Dialysator vorbeigeleitet. Es findet somit keine diffusive Entgiftung statt, sondern ausschließlich der Entzug von Wasser aus dem Blut durch Druck (Unterdruck).

Nachteilig bei diesem Verfahren ist, dass aufgrund des ausgeschalteten Dialysatflusses (oder Bypasses) der Dialysator seine Funktion als Wärmetauscher verliert und das Blut mit einer deutlich erniedrigten Temperatur dem Patienten zurückgeführt wird.

So kann es dazu kommen, dass der Patient etwas friert. Dieses Phänomen gilt jedoch auch als eine mögliche Erklärung dafür, dass in der Phase der sequenziellen UF vom Patienten deutlich höhere Ultrafiltrationsraten pro Stunde toleriert werden als üblich. Die leicht erniedrigte Körpertemperatur steigert den peripheren Gefäßwiderstand und wirkt stabilisierend auf den Blutdruck.

Profile

Hämodialyseprofile ➤ Kap. 7.1.8

Zur Reduzierung von intradialytischen Kreislaufkomplikationen infolge des Flüssigkeitsentzugs verfügen heute alle Dialysegeräte über Ultrafiltrations-, Natrium- und meist auch über Bikarbonatprofile. Sie bieten die Möglichkeit, durch das Dialysegerät selbstständig gesteuert den Flüssigkeitsentzug und die Höhe der Natrium- bzw. Bikarbonat-Konzentration in der Dialysierlösung im Laufe einer Dialyse individuell zu variieren.

BEISPIEL

Die Dialyse beginnt z. B. mit einer hohen Ultrafiltrationsrate, die dann mit Fortschreiten der Behandlungszeit automatisch sukzessive abgesenkt wird. Analog dazu sinkt die Natriumkonzentration in der Dialysierflüssigkeit. Zu Beginn der Dialyse erhält der Patient über den hohen Natriumgehalt in der Dialysierflüssigkeit diffusiv einen Natriumbolus. Durch die osmotische Wirkung von Serumnatrium wird der Flüssigkeitstransfer im Körper von intrazellulär nach intravasal beschleunigt und bewirkt dadurch eine intradialytische Kreislaufstabilität. Zum Ende der Dialyse wird der anfänglich gegebene Natriumbolus aufgrund der dann niedrigen Natriumkonzentration in der Dialysierflüssigkeit wieder herausdialysiert.

Um die Handhabung der Profile zu vereinfachen, stehen bei einigen Dialysegeräten vorstrukturierte Programme für Ultrafiltrations-, Natrium- und Bikarbonatprofile zur Verfügung. Diese Profile sind allerdings während ihres Verlaufs starr und passen sich nicht der jeweiligen Situation des Patienten an.

Das Dialysegerät der Firma B. Braun bietet zusätzlich ein Temperatur- und Heparinprofil an.

Sodium Management

Das 6008 CAREsystem von Fresenius Medical Care ist das erste Dialysegerät mit Sodium-Management-Funktion. Diese Funktion ermöglicht die automatische und patientenindividuelle Einstellung der Natriumkonzentration im Dialysat, um die interdialytische Natriumzufuhr und die intradialytische Natriumausscheidung im Gleichgewicht zu halten. Dazu werden die Menge des diffusiven Natriums kontinuierlich über die in den Dialysator ein- und austretende Dialysatleitfähigkeit gemessen und die Natriumbilanz über ein kinetisches Modell berechnet.

Der Anwender hat die Möglichkeit, einen Zielwert für das Plasmanatrium am Ende der Therapie vorzugeben. Ein Regelsystem passt dann die Natriumkonzentration im Dialysat patientenindividuell an, um den vorgegebenen Zielwert zu erreichen.

Automatisierte Gerätevorbereitung

An den meisten Dialysegeräten ist das automatische und vom Dialysegerät selbstständig gesteuerte Befüllen des extrakorporalen Systems mit online hergestellter Substitutionslösung möglich. Die vom Gerät online aufbereitete Substitutionslösung ist ein Ersatz für die NaCl-Spüllösung in Beuteln. Sie dient der Online-Vorbereitung, eventuellen Online-Bolusgaben und der Reinfusion bei Dialyseende.

In der Vorbereitung bringt der Anwender das Blutschlauchsystem einschließlich Dialysator am Gerät an. Nach Beendigung der automatisch ablaufenden Tests in der Vorbereitungsphase werden die Dialysatorkupplungen angebracht und die Verbindung zur geräteseitigen Substituatentnahmestelle (Sub-Port) hergestellt. Nach Aktivierung beginnt das selbstständige Befüllen des kompletten extrakorporalen Systems. Die Spülflüssigkeit wird dem Geräteabfluss dabei häufig über einen sog. Drainport zugeführt. Aktuelle Dialysegeräte wie die 6008 der Firma Fresenius, die EXA der Firma Nikkiso oder die Surdial-X der Firma Nipro automatisieren immer mehr Routineabläufe und setzen dabei z. B. die Pegel in den Bubble-Catchern (Luftfallen) eigenständig. Diese vollautomatischen Funktionen reduzieren den Arbeitsaufwand und minimieren Kontaminationsrisiken.

Inzwischen bieten auch reine HD-Geräte die Möglichkeit, die NaCl-Spüllösung im Beutel durch eine vom Gerät online zubereitete Substitutionslösung zu ersetzen. Diese Lösung wird über die Dialysatormembran oder über einen Füllport in das extrakorporale System eingebracht. Die Einsparung der NaCl-Spüllösung reduziert die Betriebskosten und vermeidet Abfall. Diese Möglichkeit besteht für die Vorbereitung, die Bolusgabe während der Behandlung und die Reinfusion. Bei der Vorbereitung muss der Arbeitsablauf ggf. leicht modifiziert werden, da für die Anwendung das Mischungsverhältnis und die Temperatur der Dialysierflüssigkeit stimmen müssen und das Blutschlauchsystem nicht bereits während der Systemtests befüllt werden kann. Während der Reinfusion muss für die Anwendung sichergestellt sein, dass noch genügend Konzentrat zur Herstellung der Dialysierflüssigkeit zur Verfügung steht.

Notbetrieb

Moderne Dialysegeräte besitzen einen Akku, der bei Stromausfall die wichtigsten Funktionen am Dialysegerät für einen Zeitraum von bis zu 30 Minuten aufrechterhält. Dazu zählen die Blutpumpe, der Heparinperfusor, die blutseitigen Überwachungseinheiten und der Gerätemonitor mit allen dialysespezifischen Daten. Aufgrund der erheblichen Leistungsaufnahme der Heizung ist diese, wie auch andere Hydraulikfunktionen (Wasserteil), von der Notstromversorgung ausgenommen. Leider sind derzeit immer noch Hämodialysegeräte im Einsatz, die über keinen Akku verfügen oder bei denen dieser nur optional angeboten wird. Bei Stromausfall gehen die patientenspezifischen Behandlungsdaten teilweise oder ganz verloren. Dann ist ein Zurückgeben des im extrakorporalen System befindlichen Bluts nur noch durch Handkurbelbetrieb der Blutpumpe möglich. Zumindest die zuletzt beschriebene Situation erfordert vom Personal große Umsicht und Erfahrung, damit alle Patienten in Ruhe mit der notwendigen Sicherheit vom Dialysegerät abgelegt werden.

6.6.5 Gerätehydraulik – Aufbereitung der Dialysierflüssigkeit

Druckreduzierung und Erwärmung

Das Dialysewasser, das von der Umkehrosmose kommt, hat i. d. R. einen Druck von bis zu 7 bar und eine Temperatur von ca. 10–25 °C, je nach Jahreszeit und Standort des Dialysezentrums. Eine der ersten Aufgaben des Dialysegeräts besteht darin, diesen hohen Druck zu reduzieren. Dies geschieht über einen Druckregler, der den Druck auf < 0,5 bar stabilisiert. Nachfolgende Aufgaben des Dialysegeräts sind, die Dialysierflüssigkeit auf Körpertemperatur zu erwärmen und die Temperatur konstant zu halten. Die Temperatur lässt sich vom Anwender meist zwischen ca. 35 °C und 38,5 °C einstellen, je nach dem Wohlbefinden des Patienten. Die Erwärmung erfolgt primär durch einen Heizstab, dem ein Wärmetauscher vorgeschaltet ist. Der Heizstab, einem handelsüblichen Tauchsieder ähnelnd, sitzt im Eingangsbereich der Hydraulik. Er erwärmt das Wasser mit einer Spule, die eine Leistung von 1500–2200 W hat. Aktuelle Geräte müssen der sog. Flickernorm für gleichmäßige Lastverteilung entsprechen und sind aus diesem Grund oft mit zwei Heizzonen (zwei Spulen) bei gleicher Gesamtheizleistung ausgestattet.

Wärmetauscher

Da Energieeffizienz immer wichtiger wird, sind die meisten Dialysegeräte standardmäßig mit einem Wärmetauscher ausgestattet. Der Wärmetauscher ist dem Heizstab vorgeschaltet. In ihm fließen das kalte Dialysewasser, das von der Umkehrosmose kommt, und das mit ca. 35 °C abfließende Dialysat gegenläufig aneinander vorbei. Der Wärmetauscher ist als Röhrensystem oder Plattensystem konstruiert, indem das zu- und abfließende Medium durch ein Edelstahlblech oder Rohr getrennt sind. Durch dessen möglichst große Oberfläche zum Temperaturaustausch wird eine Stromersparnis von ca. 20–30 % erreicht. Dies entspricht derzeit einer Einsparung von ca. 150 EUR/J. und Gerät.

Entgasung

Unter Ausgasung oder Entgasung versteht man in der Dialyse das physikalische Freisetzen von Gasen aus der Flüssigkeit (➤ Abb. 6.47). Dies kann durch Druckminderung und Temperaturerhöhung der wässrigen Lösung erfolgen.

Bei einem Dialysatfluss von 500 ml/min und einer Temperatur von 35 °C entstehen etwa 5 ml Gas pro Minute. Würde man diese noch physikalisch gelöste Luft dem Dialysewasser nicht entnehmen, käme es in der Dialysierflüssigkeit zur Ausgasung. Die Folgen wären eine Beeinträchtigung von Messeinrichtungen und der Bilanzierung, Fehlalarme und das Absetzen von Gasblasen an der Membranoberfläche im Dialysator. Letzteres führt zur Verminderung des Stoffaustauschs.

Die Entgasung erfolgt bei fast allen Dialysegeräten mittels Druckreduzierung auf ca. – 600 mmHg und nachfolgender Verwirbelung/Verquirlung der Flüssigkeit. Dabei wird das meist bereits erwärmte Dialysewasser mithilfe einer Luftabscheidepumpe durch eine Engstelle (Drossel) gezwungen. Die dabei separierten Gase werden im Anschluss über eine Luftabscheidekammer gesammelt und dem System entnommen.

Proportionierung

Unter Proportionierung versteht man die definierte Anreicherung der Dialysierflüssigkeit mit Elektrolyten. Diese Elektrolyte stehen heutzutage als Flüssigkonzentrate in Containern, Kanistern, Beuteln oder – im Fall von Bikarbonat – als Bicarts oder Bibag zur Verfügung.

Volumetrisch gesteuerte Proportionierung

Eine volumetrisch gesteuerte Proportionierung findet man an Dialysegeräten der Firmen Fresenius und Nipro. Dabei besitzen diese Dialysegeräte zwei Konzentratpumpen, die das Bikarbonat- und Säurekonzentrat kontinuierlich dem Dialysewasser (Permeat) in ganz bestimmter Menge beimischen. Diese Konzentratpumpen weisen ein starres Hubvolumen auf, das pro Hub eine ganz bestimmte Menge Konzentrat fördert. Im Falle von Bikarbonat-Pulverkonzentraten ist jedoch eine geringe Nachregelung der Bikarbonat-Konzentratpumpe notwendig, um temperaturbedingte Sättigungsschwankungen auszugleichen.

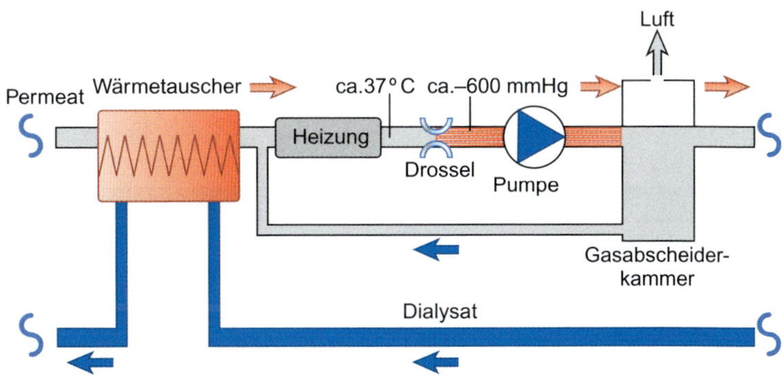

Abb. 6.47 Entgasung des Permeats/Dialysewasser in Dialysegeräten [L138]

Das Mischungsverhältnis in der Grundeinstellung zwischen Dialysewasser (Permeat) und Konzentraten kann sich dabei z. B. wie folgt zusammensetzen (➤ Tab. 6.9):

1 + 34 (1 : 35):

- 32,775 Teile Dialysewasser
- 1,225 Teile Natriumbikarbonat
- 1 Teil Säurekonzentrat

Ändert der Anwender die Grundeinstellung zum Bikarbonat- und Natriumgehalt in der Dialysierflüssigkeit, ändert sich nicht das Hubvolumen der jeweiligen Konzentratpumpe, sondern die Geschwindigkeit, mit der die Konzentratpumpen arbeiten (mehr oder weniger Hübe pro Zeiteinheit).

Andere gebräuchliche Mischungsverhältnisse in der Grundeinstellung zwischen Dialysewasser und Konzentrat setzen sich wie folgt zusammen: 1 + 44 (1 : 45; ➤ Tab. 6.9):

- 42,225 Teile Dialysewasser
- 1,775 Teile Natriumbikarbonat
- 1 Teil Säurekonzentrat

sowie:

- 42,425 Teile Dialysewasser
- 1,575 Teile Natriumbikarbonat
- 1 Teil Säurekonzentrat

Bei diesen beiden Mischungsverhältnissen sind höher konzentrierte Säurekonzentrate notwendig. Deshalb kann das Flüssigkeitsvolumen des Säurekonzentrats verringert werden, was zu einer geringfügigen Kosteneinsparung sowie einer Volumen- und Gewichtseinsparung führt.

Damit haben sie auch bei Kanistern geringe Vorteile hinsichtlich Transport, Lagerung, Abfallvolumen und Abfallgewicht.

Leitfähigkeitsgesteuerte Proportionierung

Die Dialysegeräte der Firmen Baxter (Gambro), B. Braun und Nikkiso werden über die Leitfähigkeit gesteuert. Die Pumpen fördern zwar ebenfalls volumetrisch, sind aber leitfähigkeitsgesteuert. Dies bedeutet, dass der Anwender bei der Eingabe der Behandlungsparameter i. d. R. zwei Zielleitfähigkeiten programmiert (Bikarbonat und Säure). Darüber hinaus gibt es auch leitfähigkeitsgesteuerte Dialysegeräte, an denen die Elektrolytkonzentrationen alternativ in mmol/l oder mS/cm eingegeben werden können (z. B. B. Braun Dialog+). Vom Gerät werden diese Werte dann in Zielleitfähigkeiten umgerechnet.

Bei der leitfähigkeitsgesteuerten Proportionierung wird dem Dialysewasser (Permeat) dabei zuerst das Bikarbonat-Konzentrat zugeführt, bis die eingestellte Bikarbonat-Leitfähigkeit erreicht ist (➤ Tab. 6.9). Eine Messzelle kontrolliert dabei die Leitfähigkeit und

Tab. 6.9 Proportionierungssysteme

Volumengesteuertes Proportionierungssystem	
Acetat-Hämodialyse	34 Teile Permeat + 1 Teil Acetat-Konzentrat werden gemischt
Bikarbonat-Hämodialyse	32,775 Teile Permeat + 1 Teil Säure-Konzentrat + 1,225 Teile Natriumbikarbonat-Konzentrat werden gemischt
Beide Verfahren ergeben 35 Teile Dialysierlösung	
Alternatives Mischverhältnis der Bikarbonat-Hämodialyse	42,225 Teile Permeat + 1 Teil Säure-Konzentrat + 1,775 Teile Natriumbikarbonat-Konzentrat werden gemischt
	42,425 Teile Permeat + 1 Teil Säure-Konzentrat + 1,575 Teile Natriumbikarbonat-Konzentrat werden gemischt
Bei diesem Verfahren ergeben sich 45 Teile Dialysierlösung	
Dieses Mischungsverhältnis kann bei allen vorgenannten variiert werden, um den medizinischen Anforderungen des Patienten zu entsprechen	
Leitfähigkeitsgesteuertes Proportionierungssystem	
Acetat-Hämodialyse	Einer bestimmten Menge Dialysewasser (Permeat) wird eine variable Menge Acetat-Konzentrat zugemischt, die über einen Sollleitwert gesteuert wird
Bikarbonat-Hämodialyse	Die beiden Komponenten Bikarbonat-Konzentrat und Säure-Konzentrat werden unabhängig voneinander über zwei vorgegebene Sollleitwerte einzeln dem Dialysewasser (Permeat) zugemischt

steuert die Konzentratpumpe. Danach wird das Säurekonzentrat in gleicher Vorgehensweise beigemischt, bis die eingestellte Gesamtleitfähigkeit erreicht ist. Bei den AK-Dialysegeräten der Firma Gambro wird zuerst Säurekonzentrat und dann Bikarbonat zuproportioniert.

Leitfähigkeit (LF)

Eine fehlerhafte Elektrolytkonzentration in der Dialysierflüssigkeit kann für den Patienten zu einer lebensbedrohlichen Situation führen. Als Schutzsystem dient hierzu die Messung der LF der Dialysierflüssigkeit. Die elektrische Leitfähigkeit ist eine physikalische Größe, die die Fähigkeit einer Substanz angibt, elektrischen Strom zu leiten. Da Salze in wässriger Lösung den Strom sehr gut leiten können, bedeutet dies für die Dialysierflüssigkeit: Je höher die Leitfähigkeit, desto größer ist die Elektrolytkonzentration in der Dialysierlösung.

Beim Zumischen von Elektrolyten in das Permeat (Dialysewasser) kommt es zum Zerfall der Moleküle in seine einzelnen Ionen und Elektronen. Messelektroden erfassen dabei die Gesamtzahl der Ionen/Elektronen und zeigen die Leitfähigkeit in Millisiemens pro Zentimeter (mS/cm) an. Moderne Dialysegeräte besitzen eine Vielzahl von LF-Messzellen, die als Messaufnehmer, Schutzsystem oder auch als Steuerungssystem agieren.

Da die Dialysierflüssigkeit verschiedene Elektrolyte in unterschiedlichen Konzentrationen enthält, kann anhand der Gesamtleitfähigkeit keine Aussage über die Konzentration der einzelnen Salze getroffen werden. Die Gesamtleitfähigkeit steht somit direkt proportional zur Gesamtmenge der in der Flüssigkeit gelösten Salze (Gesamtionenkonzentration).

Die Leitfähigkeit ist temperaturabhängig und steigt (in einem gewissen Bereich) nahezu linear, je nach gemessener wässriger Lösung, pro Grad Celsius um ca. 2 %. Aus diesem Grund sind die Messsysteme der Hämodialysegeräte temperaturkompensiert. Wäre das nicht der Fall, würde sich bei Änderung der Dialysattemperatur auch die LF verändern. Die Temperaturkompensation wirkt diesem Effekt entgegen und hält die Leitfähigkeit unabhängig von der vorliegenden Temperatur konstant. Um Messergebnisse vergleichen zu können, müssen diese auf eine einheitliche Referenztemperatur (25 °C) bezogen werden. Die Temperaturkompensationswerte der verschiedenen Hersteller unterscheiden sich geringfügig, da jeder zur Ermittlung des Kompensationswerts eine andere Lösung mit unterschiedlichen Ionen und Kationen verwendet hat.

BEISPIEL

Der Hersteller A verwendet eine Lösung, die bei 25 °C eine Leitfähigkeit von 14,00 mS/cm hat.

Diese hat nach der Erwärmung auf 37 °C bei einer unkompensierten Messung eine Leitfähigkeit von 17,36 mS/cm. Dies entspricht einer Temperaturänderung von 12 °C. Die Leitfähigkeit ändert sich somit 0,28 mS/°C, das entspricht einer prozentualen Temperaturänderung von 2 %/°C.

Daraus resultiert leider, dass die Geräte verschiedener Hersteller bei gleicher Grundeinstellung geringfügig andere LF-Anzeigen aufweisen können.

Bilanzierung und Ultrafiltration

Von einem modernen Dialysegerät wird heutzutage verlangt, dass es über eine kontinuierliche, genau bilanzierte Ultrafiltration (UF) verfügt. Der Anwender muss neben den üblichen Behandlungsparametern nur noch die Gesamtgewichtsabnahme und die Behandlungszeit eingeben. Die UF-Rate/h oder der Ultrafiltrationsverlauf bei eingestelltem UF-Profil wird dann geräteseitig berechnet und vorgenommen.

Aus technischer Sicht sind hier ein hoher Aufwand an Elektronik, Mikroprozessortechnik und vor allem eine hochpräzise Mechanik notwendig. Die Herausforderung besteht darin, dass auch bei geringen UF-Raten, langen Behandlungszeiten und hohem Dialysatfluss das UF-Volumen präzise sein muss.

Das am Weitesten verbreitete System ist der geschlossene, volumenstarre Dialysatkreislauf, historisch basierend auf dem HD-Gerät Rohdial-75 (Granger und Sausse 1972). Ähnlich wie beim heutigen Genius-System hatte auch die Rohdial-75 einen Dialysierflüssigkeitstank. Dieser geschlossene Tank stellte sicher, dass jenes Flüssigkeitsvolumen, das man aus dem geschlossenen System entließ, durch volumengleiches Ultrafiltrat vom Patienten ersetzt wurde.

6

Auf der Grundlage dieses Systems entwickelte die Firma Fresenius Ende der 1970er-Jahre die volumenstarre Bilanzkammer, die erstmals im Dialysegerät MTS 2008 eingebaut wurde. Diese Art von Bilanzkammersystemen ist bis heute noch aktuell. Diese Systeme übernehmen auch im aktuellen Fresenius-Dialysegerät 6008 die Aufgabe der Eins-zu-Eins-Bilanzierung, indem eine bestimmte Menge an frischer Dialysierflüssigkeit eine exakt gleiche Menge an gebrauchtem Dialysat verdrängt. Um das Vermischen der beiden Flüssigkeiten zu verhindern, sind die einzelnen Kammern durch eine Gummimembran getrennt. Zum Erreichen eines kontinuierlichen Dialysatflusses ist die Bilanzkammer doppelt angelegt.

Auch die Firmen B. Braun und Nipro haben sich diesem bewährten System angeschlossen. Sie verwenden jedoch ein höheres Kammervolumen (ca. 100 ml; FMC ca. 30 ml).

Der Hersteller Nikkiso realisiert die Bilanzierung durch eine Kolbenhubpumpe (Duplexpumpe) mit zwei angeflanschten Kammern, in denen der gemeinsame Keramikkolben jeweils 16,6 ml Volumen verdrängt oder einsaugt. Während eine der beiden Kolbenhubpumpen dem geschlossenen Dialysatkreislauf 16,6 ml Flüssigkeit entzieht, pumpt die andere Kolbenhubpumpe dieselbe Flüssigkeitsmenge in das System hinein.

Alle heutigen kammerbasierten Bilanzierungssysteme weisen ein sog. Doppelkammersystem auf, woraus ein nahezu konstanter Fluss der Dialysierflüssigkeit resultiert. Während eine Kammer mit frischer Dialysierflüssigkeit befüllt wird, findet gleichzeitig eine Entleerung der anderen Kammerseite in Richtung Abfluss statt. Gleichzeitig wird die zweite Kammer, die im vorherigen Zyklus mit frischer Dialysierflüssigkeit gefüllt wurde, in Richtung Patient entleert und die andere Kammerhälfte mit Dialysat gefüllt. Im nächsten Zyklus werden die Kammern getauscht. Die Flüssigkeitsmengen entsprechen sich, sodass eine exakte Bilanzierung des Behandlungsverlaufs möglich ist. Ohne diese hohe Präzision würde der Patient unkontrolliert zu- oder abnehmen. Der dialysatorseitige Teil der Bilanzkammer wird auch als „geschlossenes System" bezeichnet. Mit dem über den Dialysator angeschlossenen Patienten ist auch der Patient Teil dieses geschlossenen Systems, was auch eine sichere Online-Therapie ermöglicht.

Die Ultrafiltration bei den Geräten der genannten Hersteller funktioniert entweder durch volumengesteuerte UF-Pumpen (pro Hub eine exakte Menge UF) oder durch Messung der Exzenterumdrehungen (pro Umdrehung eine exakte Menge UF) der Pumpe, beides bezogen auf die Zeiteinheit.

MERKE

Dieselbe Flüssigkeitsmenge, die in dem geschlossenen volumenstarren Dialysatkreislauf mit einer UF-Pumpe kontrolliert und kontinuierlich entnommen wird, wird dem Blut im Dialysator mittels Unterdrucks entzogen.

Das Konzept der Dialysegeräte aus der AK-Serie der Firma Baxter (Gambro) beruht auf einem ganz anderen Prinzip: der Differenzialflussmessung. Die Flussrate der Dialysierflüssigkeit wird durch eine Zulaufpumpe geregelt (im Beispiel 500 ml/min). Eine Rücklaufpumpe wird so gesteuert, dass das zurückgeführte Dialysat (hier 500 ml/min) plus der eingestellten UF-Menge (hier 10 ml/min) abgeführt wird, im Beispiel insgesamt also 510 ml/min. Ein solches System wird auch als „offenes System" bezeichnet.

BEISPIEL

- Zulauf von Dialysierflüssigkeit zum Dialysator = 500 ml/min
- Rücklauf von Dialysat aus dem Dialysator = 510 ml/min
- Ergibt eine Ultrafiltration = 10 ml/min = 600 ml/h

Kontrolliert wird das ganze Verfahren durch zwei Messzellen, die von einem Dauermagneten umgeben sind. Sobald eine Flüssigkeit mit einer Mindestleitfähigkeit von 5 mS/cm durch die Messzellen fließt, wird eine elektrische Spannung erzeugt und angezeigt. Erhöht sich die durchfließende Dialysatmenge, erhöht sich auch die abgeleitete elektrische Spannung. Über diese Messeinheiten wird die Förderrate der Pumpen gesteuert.

Ebenfalls ohne ein geschlossenes System funktioniert das Prinzip in den Dialysegeräten der Firma Mozarc Medical (Medtronic/Bellco) mit ihrer Formula^{TM} 2000 und Flexia sowie im Dialysegerät Artis der Firma Baxter (Gambro). Der Differenzialflussmesser ist das Herzstück der Ultrafiltrationsmessung im Dialysegerät. Er misst präzise und zuverlässig die ultrafiltrierte Masse (nicht das Volumen) mit einer Genauigkeit von ≤ 1 g/min bzw. ≤ 1 %. Das

Funktionsprinzip des Differenzialflussmessers basiert auf dem aus der Physik bekannten **Coriolis-Effekt.** Der Differenzialflussmesser besteht in der Hauptsache aus zwei miteinander verbundenen Metallröhrchen, durch die im Gegenstrom auf der einen Seite die frische Dialysierflüssigkeit und auf der anderen Seite das verbrauchte Dialysat inkl. der ultrafiltrierten Menge an Wasser geleitet werden.

Das System der zwei verbundenen Röhrchen wird mit einer vorgegebenen Frequenz in Schwingungen versetzt. Über einen speziellen Sensor kann ein elektrisches Signal abgeleitet werden, das sich in proportionaler Abhängigkeit zu den unterschiedlichen Strömungen in den beiden Röhrchen ändert und damit einen exakten Rückschluss auf die ultrafiltrierte Masse zulässt.

Dialysierflüssigkeitsfilter

Die meisten Dialysegeräte sind heute mit einem Dialysierflüssigkeitsfilter (auch Ultrafilter, Cut-Filter, C-Filter oder Sterilfilter genannt) ausgestattet. Dabei durchströmt die fertig aufbereitete Dialysierflüssigkeit, bevor sie durch den Dialysator fließt, den Dialysierflüssigkeitsfilter. Dieser verhindert aufgrund seiner Porengröße und seines hohen Rückhaltevermögens für mikrobiologische Verunreinigungen die Passage mikrobieller Substanzen und gewährleistet somit eine hochreine Dialysierflüssigkeit. Die Filter sind in die Gerätehydraulik mit eingebunden und werden somit der Reinigungs- und Desinfektionsprozedur unterworfen. Je nach Hersteller liegen die Betriebszeiten in einer Größenordnung von ca. 3–6 Mon. bzw. erlauben sie eine begrenzte Anzahl von Einzelbehandlungen (ca. 100–300 Behandlungen) oder Betriebsstunden (ca. 600–1800 h). Durch die Verwendung einer weiteren Filterstufe kann somit auch ultrareine Substituatlösung für die Online-Therapie hergestellt werden, wobei der zweite Filter nur als redundante Filterstufe dient. Hierbei gibt es bei den Geräten der unterschiedlichen Hersteller verschiedene Konzepte. Die meisten Hersteller setzen dabei zwei redundante wiederverwendbare Dialyserflüssigkeitsfilter ein. Hier gibt es dann noch Unterschiede, ob die Betriebsstunden der zweiten Filterstufe in der HD-Therapie mit aufgezählt werden (> Abb. 6.48, > Abb. 6.49).

Vor jeder Behandlung werden bei den meisten Gerätesystemen die wiederverwendbaren Dialysierflüssigkeitsfilter auf eine mögliche Membranruptur überprüft. Dies geschieht, indem der oder die Filter nacheinander mit filtrierter Luft gefüllt werden und dadurch die Flüssigkeit in dem Filter bzw. den Filtern auf eine Membranseite verdrängt wird.

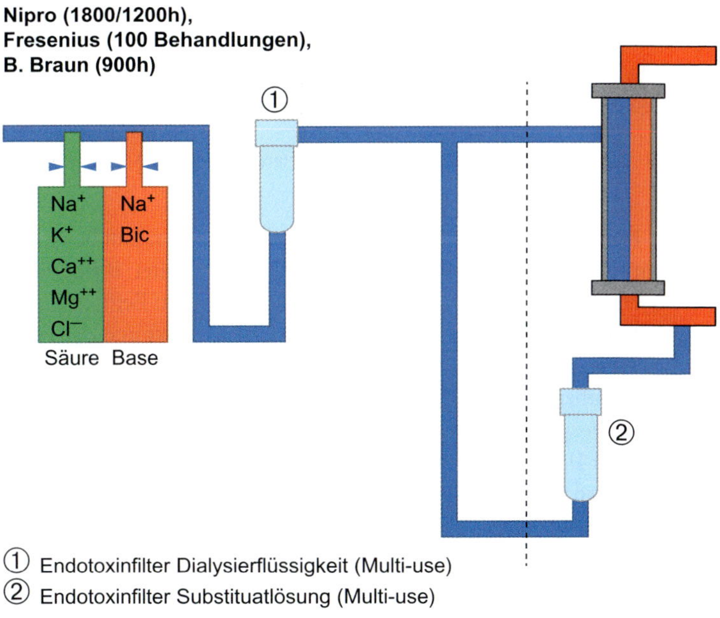

Abb. 6.48 Unterschiedliche Anordnungen der Sterilfilter: Nipro, Fresenius, B. Braun [L138]

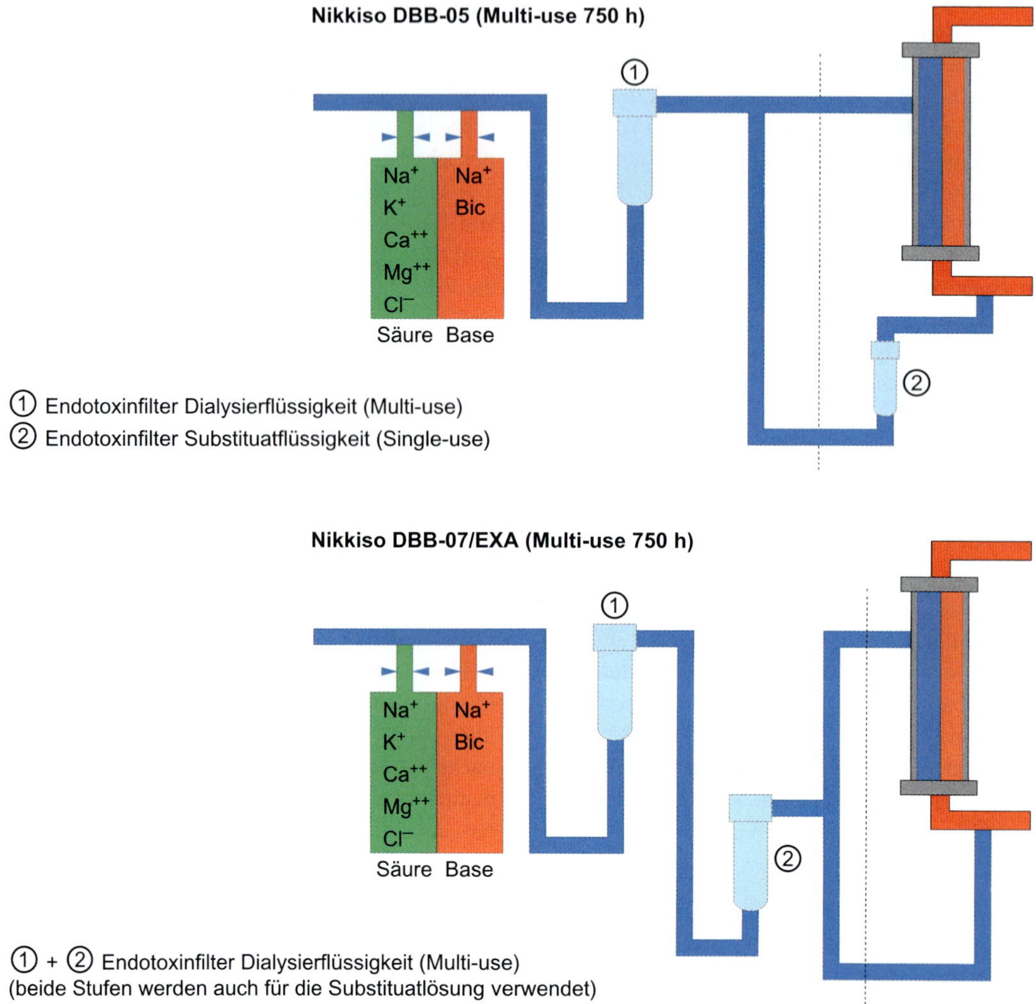

Abb. 6.49 Unterschiedliche Anordnungen der Sterilfilter: Nikkiso [L138]

In der Praxis sieht ein üblicher Test so aus, dass zuerst mit einer Pumpe ein hoher negativer Druck im Filter erzeugt wird, der zugleich eine Gehäuseleckageprüfung ermöglicht. Dann wird auf der der Pumpe entgegenliegenden Membranseite ein Ventil mit hydrophobem (luftdurchlässigem) Filter in Richtung Atmosphäre geöffnet. Bei einer Testung mit negativem Druck dringt nun Luft in den Filter, das Wasser wird über die Membran (hydrophil) auf die Pumpenseite gezogen. Der negative Druck bricht dabei kurzzeitig zusammen, bis alles Wasser die Membran passiert hat. Die Luft kann die Membran jedoch nicht durchdringen. Ein weiteres Einströmen von Luft bewirkt einen Druckaufbau im Inneren der Filter. Bleibt dieser Druck innerhalb eines bestimmten Zeitfensters konstant, ist die Filtermembran intakt und der Filtertest gilt als bestanden. Kommt es bei diesem Test zu einem Druckverlust, deutet dies auf einen Faserbruch und ein Mikroleck hin. In diesem Fall muss der entsprechende Filter ausgetauscht werden.

Der Vollständigkeit halber sei gesagt, dass dieses Testverfahren bei einigen Geräten auch mit positivem Druck durchgeführt wird.

Online-Substituataufbereitung

Online-Substituataufbereitung bedeutet, dass das HDF-Gerät bei den Behandlungsverfahren HF-Online oder HDF-Online die benötigte Substitutionslösung aus eigener Dialysierflüssigkeit aufbereitet. Dazu sind mindesten zwei Filterstufen notwendig, die in den meisten Dialysegeräten wie folgt angeordnet sind: In der ersten Filterstufe passiert, wie oben beschrieben, die fertig aufbereitete Dialysierflüssigkeit den Dialysierflüssigkeitsfilter. Danach besitzt die Lösung eigentlich schon die erforderliche hygienische Qualität, um sie als Substitutionslösung direkt ins Blut des Patienten fließen zu lassen. Jene Flüssigkeitsmenge, die jetzt dem System zur Substitution entnommen wird, durchströmt dann sicherheitshalber nochmals einen zweiten, meist baugleichen Filter. Die Substitution der Lösung erfolgt über eine Rollenpumpe, die wie eine Blutpumpe aufgebaut ist und ein eigenes Schlauchsegment im Verbrauchsmaterial erfordert. Bei Fresenius heißt dieses z. B. Safeline. Bei geschlossenen Systemen wird dem Patienten die substituierte Flüssigkeitsmenge systembedingt automatisch wieder entzogen. Bei offenen Systemen ist es sehr wichtig, dass die Substitutions- und Filtratpumpen elektronisch überwacht werden und das UF-Ziel ständig angepasst wird, sodass die Bilanzierung sichergestellt ist.

DIF (Dialysate Infusion Function)

Mit der Dialysate Infusion Function (DIF) ist es möglich, Hämodialysegeräte mit nur einem Sterilfilter, ohne isotonische Kochsalzlösung und ohne spezielles Substituatsystem, mit Dialysierlösung vorzubereiten (spülen des extrakorporalen Kreislaufs), einen Flüssigkeitsbolus während der Therapie zu injizieren und die Behandlung (Reinfusion) zu beenden. Erstmals realisiert ist diese Funktion im Dialysegerät Surdial-X der Firma Nipro.

Bei Dialysegeräten, die über ein sog. geschlossenes System verfügen, um eine genaue Bilanzierung des Patienten zu gewährleisten, ist die einlaufende Menge ins System exakt gleich der daraus ausfließenden Menge. Systembedingt bleibt dieses starre System auch bestehen, wenn im geschlossenen Kreislauf eine Öffnung integriert ist. Diese Öffnung ist der Dialysator bei der Hämodialyse. Wenn die Ultrafiltration auf 0 eingestellt ist, wird der angeschlossene Patient weder einen Gewichtsverlust noch eine Gewichtszunahme aufweisen. In einer Behandlung mit Gewichtsentzug entfernt hingegen die sog. Ultrafiltrationspumpe (UF-Pumpe) Volumen aus dem geschlossenen System. Somit stünde theoretisch am Auslauf des geschlossenen Systems weniger Flüssigkeit als am Einlauf zur Verfügung. Durch die Starrheit des geschlossenen Systems wird dieses versuchen, sich die von der UF-Pumpe aus dem System entfernte Menge an der einzig offenen Stelle, dem Dialysator, aus dem Patientenblut zurückzuholen. Dieser Vorgang beschreibt die Ultrafiltration des Patientenbluts im Dialysator.

Diese generelle Systematik ist die Basis der sog. Dialysate Infusion Function (DIF). Durch eine Umkehrung der Förderrichtung der UF-Pumpe bei Aktivierung der Priming-, Bolus- und Reinfusionsfunktion wird kurz vor dem Ausfluss aus dem geschlossenen System Dialysierlösung mithilfe der invers laufenden UF-Pumpe aus dem Dialysatkompartiment über die Hohlfasermembran in den extrakorporalen Kreislauf injiziert. Diese Dialysierlösung wird zum Spülen des extrakorporalen Kreislaufs, zur Verabreichung eines Flüssigkeitsbolus während der Behandlung oder zur Blutrückgabe nach Behandlung verwendet.

Das in den extrakorporalen Kreislauf injizierte Dialysierlösungsvolumen ist dabei immer geringer als das ins geschlossene System ein- und wieder ausfließende Volumen. Dieser Umstand stellt sicher, dass immer nur frische Dialysierlösung in den extrakorporalen Kreislauf injiziert wird.

Ein weiteres HD-Gerät, das die Befüllung des Schlauchsystems mit Dialysierlösung ermöglicht, ist die DBB-EXA-ES von Nikkiso. Im Gegensatz zur DIF von Nipro wird hier die Dialysierlösung über zwei in Reihe geschaltete Sterilfilter gereinigt und über die Blutpumpe vom Online-Port in das Schlauchsystem gefördert. Dieser Prozess läuft bei der DBB-EXA-ES vollautomatisch ab.

BEISPIEL

Wenn die UF-Pumpe eine inverse Fördermenge von 100 ml/min realisiert, bedeutet dies, dass in den Dialysator zwar 500 ml/min hinein-, jedoch nur 400 ml/min wieder hinausfließen. Die Differenz von 100 ml/min wird, filtriert durch die Dialysatormembran, in den extrakorpora-

6

len Kreislauf injiziert. Der Dialysator muss für diese Funktion als zweite Dialysierflüssigkeitsfilterstufe validiert sein, da er als redundante Filterstufe für ultrareine Dialysierlösung fungiert.
Im Rahmen der Reinfusion des Patientenbluts und dem Vorspülen des extrakorporalen Kreislaufs mit DIF läuft die arterielle Blutpumpe in umgekehrter Flussrichtung.

CTS (Clean Treatment Start)

Diese Funktion ermöglicht es, die arterielle und venöse Nadel des Patienten beim Anlegen an das Dialysegerät simultan mit dem extrakorporalen Kreislauf zu verbinden, ohne ihm anschließend die Flüssigkeitsmenge im extrakorporalen Kreislauf (NaCl 0,9 %, Dialysierlösung) zu infundieren. Dieses Verfahren entspricht im Prinzip dem offenen Anschluss, der oft auch als Aderlass oder rotes Anlegen bezeichnet wird. Dabei saugt die UF-Pumpe über die Dialysatormembran Flüssigkeit aus dem extrakorporalen Kreislauf ab. Beim geschlossenen Anschluss (ohne Aderlass) wird dem Patienten die Fülllösung des Blutschlauchsystems infundiert, was bei hypotonen und kreislaufinstabilen Patienten sinnvoll ist und auch als weißes Anlegen bezeichnet wird.

6

BEISPIEL

Arterielle und venöse Nadel sind im Rahmen des Anlegeprozesses mit dem flüssigkeitsgefüllten extrakorporalen Kreislauf verbunden. Durch Aktivierung der Funktion startet die UF-Pumpe mit einer Geschwindigkeit von 100 ml/min und die arterielle Blutpumpe mit einer Geschwindigkeit von 50 ml/min. Das Blut fließt sowohl aus der arteriellen als auch aus der venösen Nadel in Richtung Dialysator, jeweils mit einer Geschwindigkeit von 50 ml/min. Die im extrakorporalen System vorhandene Flüssigkeit wird über die Dialysatormembran ultrafiltriert. Wenn beide Schlauchsysteme (Arterie und Vene) sowie der Dialysator blutgefüllt sind, stoppt die Funktion automatisch und die Behandlung kann gestartet werden. Der gesamte Prozess ist volumen- und druckkontrolliert.
Erstmalig realisiert ist diese Funktion im Dialysegerät Surdial-X der Firma Nipro.

Das Dialysegerät Nikkiso DBB-EXA war das erste Gerät auf dem Markt, das wesentliche Routineabläufe beim Anlegen und Ablegen des Patienten automatisierte. Die Automatisierungen sind Bestandteil des Dialysis Full Assist Systems (D-FAS), das auch automatisches Vorfüllen, Spülen und Bolusgabe umfasst. Ähnlich wie beim CTS-System der Nipro Surdial-X werden bei der Nikkiso DBB-EXA beim Anlegen beide Patientenzugänge gleichzeitig angeschlossen. Bei der DBB-EXA besteht die Wahlmöglichkeit zum automatischen Anlegen mit oder ohne Aderlass. Die Spülflüssigkeit wird entweder wie beim CTS-System ultrafiltriert oder dem Patienten infundiert. Auf Wunsch startet das D-FAS nach dem Patientenanschluss die Behandlung ohne weitere Anwendereingabe.

Die Reinfusion nach der Behandlung wird ebenfalls automatisiert durchgeführt. Nachdem die Behandlung abgeschlossen ist und die eingestellte UF-Menge erreicht wurde, wird das Blut automatisch über den arteriellen und venösen Patientenzugang aus dem extrakorporalen Kreislauf zurückgeführt. Anschließend kann der Patient in nur einem Schritt vom extrakorporalen Kreislauf getrennt werden.

Mit dem 6008 CAREsystem stellt die Firma Fresenius dem Anwender einen ähnlich automatisierten Ablauf zur Verfügung.

Durch die Automatisierung können sowohl die Arbeitsbelastung als auch das Risiko von Bedienfehlern deutlich reduziert werden.

Reinigung, Entkalkung und Desinfektion

Hygiene ➤ Kap. 6.12.

Die Hydraulik der Dialysegeräte ist ein wiederverwendetes flüssigkeitsführendes System (➤ Abb. 6.50) und muss daher nach jeder Behandlung gemäß Herstellerangaben desinfiziert werden mit dem Ziel, Infektionen wie auch eine sog. Kreuzkontamination zu vermeiden. Die als Desinfektion deklarierten Programme wurden im Zulassungsprozess des Geräts als wirksame Desinfektionsverfahren validiert. Ein typischer Desinfektionsablauf gliedert sich in 5 Abschnitte:

1. Vorspülen oder Pre-Rinse, bei dem das restliche Dialysekonzentrat und das Dialysat mit Dialysewasser ausgespült wird
2. Ansaugen des Desinfektionsmittels
3. Verteilung des angesaugten Desinfektionsmittels in alle flüssigkeitsführenden Bereiche bis zu einer homogenen Verteilung

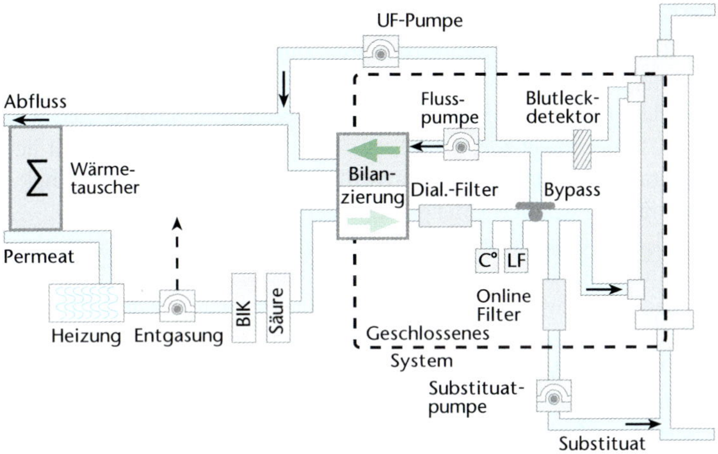

Abb. 6.50 Dialysierflüssigkeitskreislauf eines fiktiven Dialysegeräts [L138]

4. Zirkulation des Desinfektionsmittels, ggf. mit Erwärmung der Lösung
5. Ausspülen oder Post-Rinse, bei dem das zuvor angesaugte Desinfektionsmittel mit Dialysewasser vollständig aus dem Dialysegerät gespült wird und ggf. vorhandene Temperaturen reduziert werden

Es gibt verschiedene Verfahren – zu deren Wirksamkeit ➤ Tab. 6.10. Die heute etablierten Desinfektionsprogramme sollten neben der mikrobiologischen Wirksamkeit auch Aspekte wie Zeitmanagement, ökologische Aspekte (z. B. Umweltverträglichkeit, Energieverbrauch, Abfall, Verbrauch von Desinfektionsmittel, Strom, Wasser etc.) berücksichtigen. Auch die Materialverträglichkeit über die Lebensdauer des Geräts bei den zugelassenen Verfahren muss vom Hersteller berücksichtigt werden. Die Reinigbarkeit eines Dialysegeräts ist als Gesamtkonzept zu betrachten. Hygiene beginnt bei der Wasseraufbereitungsanlage und endet beim Abfluss des Zentrums. Grundsätzlich können die Desinfektionsverfahren in drei Verfahren unterteilt werden:

- Chemothermische Verfahren mit Erhitzen des Dialysewassers (Permeats) auf ca. 85 °C unter Zufuhr von z. B. apfel-, zitronen- oder glykolsäurehaltigen Produkten über eine definierte Zeitspanne
- Thermische Verfahren mit Erhitzen des Dialysewassers (Permeats) auf mindestens 121 °C über eine definierte Zeitspanne bei einem bestimmten Druck
- Chemische Verfahren unter Einsatz von Peressigsäure oder Natriumhypochlorit mit definierter Kontaktzeit

Chemothermische Verfahren

Diese Verfahren finden heutzutage wohl die häufigste Anwendung, da sie die meisten Anforderungen, z. B. Material- und Umweltverträglichkeit, berücksichtigen und zusätzlich die Geräteentkalkung und Reinigung in nur einem einzigen Arbeitsgang durchführen. Bei den meisten Herstellern ist keine Rückstandskontrolle nach diesem Desinfektionverfahren erforderlich. Im Sinne von verbesserten Arbeitsab-

Tab. 6.10 Wirksamkeit von Desinfektionsmitteln für die Hydraulik von Dialysegeräten 0 = nicht wirksam; 1 = wirksam; 2 = sehr wirksam

Wirkstoff	Produktbeispiel	Reinigung gesamt	Desinfektion	Entkalkung
Peressigsäure	Puristeril®, Doxan®	0–1	2	2
Natriumhypochlorit	Sporotal 100® oder Tiutol KF®	2	2	0
Natriumkarbonat	CleanCart A®	1	0	0
Zitronensäure heiß 80–90 °C	Citrosteril®	0	2	2

6

läufen leiten moderne Dialysegeräte ein automatisches Reinigungs- und Desinfektionsprogramm ein, das vom Anwender nur noch bestätigt werden muss.

Alle derartigen Programme laufen i. d. R. automatisch ab. Dabei erfolgt zuerst das Freispülen der Gerätehydraulik mit Dialysewasser. Anschließend wird vom Gerät eine definierte Menge Desinfektionsmittel aus dem meist geräteseitig angebrachten Kanister entnommen und dem in der Gerätehydraulik zirkulierenden Dialysewasser beigemischt. Parallel dazu erfolgt das Aufheizen der zirkulierenden Lösung auf ca. 85 °C. Es gibt mittlerweile Dialysegeräte, die die Verwendung von Zitronensäurepulver-Kartuschen zulassen. Vorreiter war hierbei in den 1990er-Jahren die Firma Gambro (heute Baxter). Die Zitronensäure-Kartusche (z. B. Clean Cart®) wird vor dem Start der Desinfektion in den Bikarbonat-Kartuschenhalter eingelegt und muss je nach Programmierung nach Auflösen des Pulvers wieder entnommen werden. Der weitere Vorgang unterscheidet sich nicht von der flüssigen Zitronensäurevariante.

Dieser gesamte Vorgang wird durch eine Echtzeitsteuerung überwacht. Der Ablauf bleibt auch bei einem auftretenden Stromausfall oder bei Abbruch des Programms gespeichert, bis der Zwangsspülablauf abgearbeitet ist.

Es dürfen nur Desinfektionsmittel genutzt werden, die vom Gerätehersteller dafür freigegeben sind. Gründe hierfür sind neben der Wirksamkeit der Desinfektion und dem rückstandsfreien Ausspülen des Mittels auch die Materialbeständigkeit der eingesetzten Komponenten über die Lebensdauer des Geräts. Das Testen auf Desinfektionsmittelrückstände nach dem Zwangsspülen erfolgt ebenfalls nach Herstellerangaben mit den dazu geeigneten Teststreifen. Bei einigen Herstellern sind die Gefahren von verbleibender Zitronensäure in der Risikoanalyse als unbedenklich eingestuft worden. Deshalb sucht man den Rückstandstest in der Bedienungsanleitung vergeblich.

Thermische Verfahren

Nur das nicht mehr verfügbare Dialysegerät MiroClav der Firma Baxter autoklavierte nach jeder Behandlung sein flüssigkeitsführendes System, indem es das zirkulierende Permeat auf 121 °C aufheizte. Da jedoch die Produktion und der Vertrieb dieses Gerätetyps eingestellt wurden, wird auf die dezidierte Beschreibung der Autoklavierung verzichtet.

Thermische Verfahren erleben jedoch gerade in jüngster Zeit wieder einer Renaissance im Zusammenhang mit heiß zu reinigenden Permeat-(Dialysewasser-)Ringleitungssystemen (s. u.).

Chemische Verfahren

Bei den chemischen Verfahren wird zwischen **chemischer Desinfektion** und **chemischer Reinigung** des flüssigkeitsführenden Systems unterschieden.

Chemische Desinfektion

Dieses Verfahren dient hauptsächlich zur Desinfektion des flüssigkeitsführenden Systems des Dialysegeräts. Zum Einsatz kommen z. B. peressigsäurehaltige Desinfektionsmittel. Die chemothermischen Verfahren haben jedoch die chemische Desinfektion aufgrund der besseren Material-, Haut- und Umweltverträglichkeit fast komplett abgelöst.

Sie findet fast nur noch in Regionen Verwendung, in denen das Stromnetz für den höheren Energiebedarf eines chemothermischen Verfahrens nicht ausgelegt ist.

Chemische Reinigung

Die chemische Reinigung wird zur „Entfettung" des flüssigkeitsführenden Systems bei Hämodialysegeräten eingesetzt (➤ Tab. 6.10). Anwendung finden z. B. Natriumhypochlorit-haltige Lösungen (z. B. Maranon H®, Sporotal 100® oder Tiutol® KF). Mit diesem Verfahren werden Blutfette und Eiweißablagerungen (Biofilmbildung) im Hydraulikteil des Geräts entfernt. Die Gerätehersteller geben hierfür unterschiedliche Empfehlungen.

Während z. B. die Firma FMC für ihre Geräte die chemische Reinigung von der Anzahl der durchgeführten Behandlungen abhängig macht, empfehlen andere Hersteller, dieses Verfahren in einem regelmäßigen Zyklus (z. B. einmal im Monat) durchzuführen.

Oft dient diese Empfehlung jedoch mehr dem Abflussmanagement und weniger der Notwendigkeit für die Geräte selbst. Hintergrund hierzu ist, dass Fette usw. den hauseigenen Abfluss langsam zuwuchern lassen und die chemische Reinigung dies reduziert.

Der Programmablauf ist ähnlich wie bei einem chemothermischen Verfahren. Das Dialysegerät durchläuft anfangs eine Freispülphase, danach wird das Reinigungsmittel angesaugt, das ca. 20–30 Minuten im flüssigkeitsführenden System zirkuliert. Im Anschluss folgt wieder eine Freispülphase. Die chemische Reinigung wird mit einer Wassertemperatur von ca. 35–60 °C durchgeführt.

Die Menge des benötigten Reinigungsmittels richtet sich nach Gerätetyp, Online-System, Sterilfilter, Wasservolumen des Hydraulikteils, nach der Konzentration des Reinigungsmittels sowie der empfohlenen Konzentration der Lösung im Gerät. Letztere wird von einigen Gerätetypen anhand der Leitfähigkeit überwacht.

Nach einer chemischen Reinigung muss das Gerät mit geeigneten Teststreifen auf Reinigungsmittelfreiheit geprüft werden. Eine klare Aussage darüber treffen die Gerätehersteller.

Auch für die chemische Reinigung gibt es eine Trockenpulvervariante. Die für den Bikarbonat-Kartuschenhalter vorgesehenen Kartuschen enthalten Natriumkarbonat (Soda). Unter dem Produktnamen CleanCart A® werden sie z. B. von Baxter vertrieben. Die Anwendung einer solchen Kartusche wurde bereits unter den chemothermischen Verfahren beschrieben (s. o.).

Chemische Desinfektions- und Reinigungsmittel zeigen häufig eine reizende und ätzende Wirkung bei Kontakt mit der Haut oder Schleimhaut. Ein Augenkontakt ist als gefährlich einzustufen. Daher sind beim Umgang mit den Desinfektions- und Reinigungsmitteln Schutzbrille und Handschuhe mit einer ausreichend langen Durchbruchzeit zu tragen.

MERKE

Besondere Vorsicht ist auch geboten bei der Wechselwirkung der Desinfektionsmittel untereinander. Alle Desinfektionsmittelkanister sollten fest verschlossen aufbewahrt werden. Die Sicherheitsdatenblätter der verwendeten und gelagerten Desinfektionsmittel sollten bekannt sein. Sind mehrere Dialysegeräte in einem Ablaufsiphon zusammengeführt, kann das gleichzeitige Ausspülen von unterschiedlichen Desinfektionsmitteln gefährliche Dämpfe entstehen lassen. Besonders zu beachten ist auch, dass die Kanister für Desinfektionsmittel, die Peressigsäure enthalten, mit einem speziellen Entlüftungsdeckel versehen sind. Es darf kein anderer Deckel auf den Kanistern verwendet werden. Außerdem darf verschüttete Peressigsäure nicht mit einem zusammengelegten Stoff oder Papiertuch aufgenommen werden, da sich dieses entzünden kann.

Inline-Heißreinigung/-desinfektion

Bei der Inline-Heißdesinfektion ist es bei vielen Dialysegeräten möglich, diese während der Heißreinigung der Dialysewasser-Ringleitung in die Heißreinigungsprozedur miteinzubeziehen (kurz: IHR).

Die Osmoseanlage, die Ringleitung und die Dialysegeräte müssen dazu geeignete Komponenten aufweisen sowie aufeinander abgestimmt sein. Bei den Ringleitungen muss z. B. eine thermische Ausdehnung ebenso berücksichtigt werden wie eine entsprechende Isolierung der Rohre, damit die Aufheizung des Gesamtsystems nicht zu lange dauert und nicht unnötig Energie vergeudet wird. Bei den Dialysegeräten ist auf hitzebeständige Einlaufschläuche mit entsprechender Verklemmungstechnik oder vorzugsweise integrierte Anschlusskupplung zu achten (➤ Abb. 6.51).

Zudem sind Flussmengen, Zeiten und Uhrzeiten aufeinander abzustimmen. Die Sommerzeit-Winterzeit-Umstellung bringt dabei immer wieder Probleme mit sich. Neuere Systeme machen dies automatisch. Bei der IHR werden die Geräte entweder manuell oder automatisch gesteuert eingeschaltet. Automatische Systeme schalten sich häufig in der Nacht ein, um günstigere Stromtarife zu nutzen, da die Aufheizung des kompletten Systems einige Zeit in Anspruch nimmt und trotz neuester Technik energieaufwendig ist. Das aufgeheizte Dialysewasser durchströmt während der Heißreinigung der Dialysewasser-Ringleitung auch einen Teil des flüssigkeitsführenden Systems des Dialysegeräts. Ein Hauptvorteil liegt darin, dass bei diesem Verfahren auch der Dialysewasser- und der Abflussschlauch des Dialysegeräts der Heißreinigung unterzogen werden. Bei herkömmlichen Systemen wird der Zuleitungsschlauch des Dialysege-

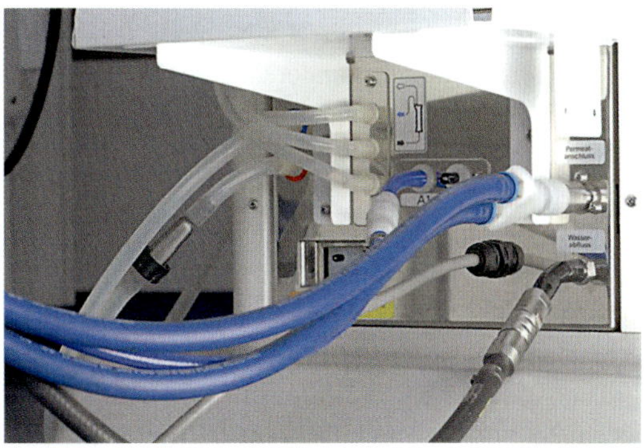

Abb. 6.51 Nipro Pure Water [V540]

räts nicht gereinigt oder desinfiziert und sollte in regelmäßigen Abständen vom Techniker ausgetauscht werden.

Sollten die Ergebnisse der mikrobiologischen und chemischen Untersuchungen sowie die gesammelten Betriebsdaten des vergangenen Jahres auf eine Verschlechterung der Dialysewasser-Qualität schließen, macht es Sinn, Gegenmaßnahmen (z. B. Austausch des Dialysewasser-Schlauchs zum Gerät) zu ergreifen, um eine konstant gute Qualität des Dialysewassers nach ISO 23500 wiederherzustellen.

Der Abflussschlauch wird meist nur kurz beim Ausspülen des kalten Desinfektionsmittels oder des heißen Dialysewassers gereinigt. Dieses Verfahren ersetzt bei keinem Gerätesystem eine zusätzliche Gerätedesinfektion, sondern hat nur die Zu- und Abflüsse im Fokus. Zur Häufigkeit der Anwendung der IHR geht die Meinung der Experten ein wenig auseinander. Die Empfehlungen liegen zwischen einmal pro Tag bis zu einmal pro Woche.

6.6.6 Schutz- und Überwachungssysteme

Sicherheitsstandards für Dialysegeräte

Bei der Entwicklung von Dialysegeräten müssen die Hersteller diverse sicherheitstechnische Standards und Vorschriften berücksichtigen. Für die Hämodialysegeräte gelten zum einen die internationalen Vorschriften der IEC (International Electrotechnical Commission) wie die IEC 60601-1 oder die IEC 60601-1-16 (besondere Festlegungen für die Sicherheit einschließlich der wesentlichen Leistungsmerkmale von Hämodialyse, Hämodiafiltrations- und Hämofiltrationsgeräten), die europäischen Normen der EN wie die EN 62353 und zum anderen die DIN (Deutsche Industrie Norm) mit den VDE-Verordnungen (Verband der Elektrotechnik) wie die DIN VDE 0750/1–1/2/3–4.

In der IEC finden sich die allgemeinen Festlegungen für die elektrische Sicherheit von elektromedizinischen Geräten. Die VDE-Verordnungen hingegen schreiben den „sicheren Zustand" vor, der bei mechanischen/elektronischen Störungen des Geräts und zu jedem Zeitpunkt während bzw. nach der Behandlung gewährleistet sein muss. In der praktischen Realisierung bedeutet dies, dass für behandlungsrelevante Parameter je ein separates System für die Regelung (Operating System) sowie für die Überwachung (Controlling System) vorhanden sein muss (redundante Systeme). Bei diesem redundanten System spricht man von einem Fail-safe-System, das doppelte Sicherheit gewährleistet. Die Einhaltung der Regeln wird im Rahmen einer Zulassungsprozedur geprüft, die eine benannte Stelle, z. B. der TÜV, übernimmt. Beispielhaft wird hierbei die Bedienungsanleitung auf notwendige Hinweise überprüft oder aber die Einhaltung der Grenzwerte der elektromechanischen Verträglichkeit (kurz: EMV) getestet. Am Ende steht die CE-Zulassung des Medizinprodukts.

Sicherer Zustand

Die Aufgabe der sicherheitstechnischen Einrichtung eines Hämodialysegeräts besteht primär im Erkennen gefährlicher Zustände und die daraufhin erfolgende schaltungstechnische Steuerung des Geräts in einen Betriebszustand, in dem keine Gefahr mehr für den Patienten besteht. Dieser Betriebszustand wird als **„sicherer Zustand"** bezeichnet. Bei allen Alarmen schaltet das Dialysegerät in den **„sicheren Zustand"** und löst dabei die nachfolgend beschriebenen Alarmreaktionen aus.

Bei blutseitigen Alarmen:

- Optischer und akustischer Alarm.
- Blutpumpen stoppen.
- Venöse Quetschklemme schließt.
- Ultrafiltration stoppt.
- Bypassfunktion aktiv (je nach Gerätetyp unterschiedlich).

Bei dialysatseitigen Alarmen:

- Optischer und akustischer Alarm.
- Ultrafiltration stoppt (je nach Gerätetyp unterschiedlich).
- Bypassfunktion aktiv.

Die Bypassfunktion, je nach Gerätehersteller mit zwei bis vier Magnetventilen realisiert, „koppelt" den Patienten sozusagen von Gerät und Dialysator ab. Die Dialysierflüssigkeit wird im Bypassbetrieb parallel am Dialysator vorbeigeleitet und fließt direkt in den Abfluss. Blutseitige Alarme müssen vom Anwender quittiert werden, einige der dialysatbezogenen Alarme können hingegen selbstlöschend sein.

Gerätefunktionstest

Vor jeder Behandlung durchläuft das Dialysegerät einen Gerätefunktionstest, auch Selbsttest genannt, da das Gerät diesen Test selbstständig durchläuft. Bei einigen Geräten startet dieser Test nach dem Einschalten automatisch, bei anderen ist vorher ein Bedienschritt des Anwenders notwendig. Mit diesem Test stellt das Gerät die einwandfreie Funktion von sicherheitsrelevanten Komponenten sicher. Um diesen Test ablaufen zu lassen, sind i. d. R. einige Startbedingungen zu erfüllen, z. B.:

- Dialysatkupplungen müssen sich am Kurzschlussteil befinden.
- Optischer Detektor muss hell erkennen.
- Säure- und Bikarbonat-Konzentrat müssen angeschlossen sein.

Während des Selbsttests beginnen die meisten Geräte mit dem Test des eigenen Computersystems, gefolgt von der Testung der akustischen und optischen Komponenten wie LED-Anzeigen, Alarmsystem, Tasten oder Monitor. Danach folgt der Test der sicherheitsrelevanten Komponenten des hydraulischen Teils, nachgefolgt von der Aufbereitung der Dialysierflüssigkeit. Danach findet meist der Test des Blutmonitors statt. Aus Zeitgründen werden einige Prüfungen mittlerweile parallel durchgeführt.

Dabei wird z. B. überprüft, ob die Luftfalle und die venöse Klemme korrekt arbeiten. Erst nach dem Bestehen all dieser Tests ermöglicht das Gerät den Anschluss des Patienten.

MERKE

Bei nicht bestandenem Gerätefunktionstest ist die Durchführung einer Behandlung mit dem Gerät nicht möglich.

Dialysatseitige Überwachungseinheiten

Heutige moderne Hämodialysegeräte verfügen über diverse Überwachungseinheiten wie z. B. Druckaufnehmer, Druckschalter, Messsonden und zahlreiche Detektoren, deren Informationen kontinuierlich in einem Mikroprozessor zusammenlaufen. Dieser wertet die Daten aus und löst bei Bedarf einen Alarm am Dialysegerät aus.

Temperatur und Leitfähigkeit

Bei der Überwachung von Leitfähigkeit und Temperatur sind Grenzwertfenster vorhanden, in denen sich die Ist-Werte bewegen dürfen. Die vom Anwender einstellbaren Behandlungsparameter dürfen diese Grenzwerte nicht über- oder unterschreiten.

Während der Dialyse werden permanent Temperatur und Leitfähigkeit gemessen und mit den entsprechenden Soll- und Grenzwerten verglichen. Stellt das Gerät eine Über- oder Unterschreitung dieser Grenzwerte fest, schaltet es in die Bypassfunktion und löst dabei einen akustischen und optischen Alarm aus. In der Bypassstellung fließt keine Dialysierflüssigkeit mehr durch den Dialysator, sie wird stattdessen kurz vor dem geräteseitigen Ausgang über das Bypassventil in Richtung Abfluss umgeleitet. Im Gegensatz zu blutseitigen Alarmen laufen dabei die Blutpumpen i. d. R. weiter, um ein Clotting des Bluts zu vermeiden.

Blutleckdetektor

Die Ruptur einer Dialysemembran und der dadurch eintretende Blutverlust können auch bei den heutigen, qualitativ hochwertigen Hämodialysatoren nicht ausgeschlossen werden. Daher ist eine eigene Schutzeinrichtung erforderlich, der Blutleckdetektor (BLD). Das vom Dialysator abfließende Dialysat wird durch eine optisch-elektronische Messeinrichtung, die i. d. R. aus farbempfindlichen Kanälen besteht, auf Rotfärbung überprüft.

Um Fehlalarme durch Verunreinigungen oder Luftblasen zu vermeiden, verwenden moderne BLD eine LED, die intermittierend ein rotes und grünes Lichtspektrum aussendet. Bevor das Licht auf den Empfänger trifft, durchleuchtet es das Dialysat. Sind darin Blutbestandteile, wird das grüne Licht entsprechend der Blutmenge absorbiert. Das rote Licht hingegen kann das Dialysat nahezu ungehindert durchleuchten. Bei Verunreinigungen oder Luft werden beide Lichtspektren in der Intensität am Empfänger reduziert. Dies kann vom Gerät entsprechend ausgewertet und bei Durchschreiten von gesetzten Alarmgrenzen als jeweiliger Alarm ausgegeben werden.

Die Mindestempfindlichkeit dieses Systems ist gesetzlich vorgeschrieben. Sie liegt bei 0,5 ml Blutver-

6

lust (Hkt 32 %) und muss bei maximal möglichem Dialysatfluss erreicht werden, um Verdünnungseffekte auszuschließen.

Bei einem auftretenden Alarm hat der Anwender meist die Möglichkeit, diesen für ein gewisses Zeitfenster zu überbrücken, um eine mögliche Ursache zuzuordnen und die Ursachenbehebung vorzunehmen, z. B. den Austausch des Dialysators.

Extrakorporale Überwachungseinheiten

Die Funktionsweise der Druckaufnehmer zur extrakorporalen Drucküberwachung beruht auf unterschiedlichen technischen Prinzipien. Das System an den Geräten der Firmen Nipro und Nikkiso funktioniert z. B. nach dem **„Piezoeffekt"**: Der im Blutschlauchsystem aufgebaute und vorherrschende Druck (z. B. arterieller oder venöser Druck) wird auf das Luftpolster eines Schlauchs übertragen. Dieser sog. Druckableiter am Blutschlauchsystem überträgt nun den Luftdruck auf einen im Geräteinneren liegenden Druckaufnehmer. Dieser Druck ändert im Druckaufnehmer den Abstand zwischen zwei Elektroden (Piezoelektroden) und variiert so den damit verbundenen elektrischen Widerstand. Diese Ladungsänderung wird von einem Mikroprozessor in ein digitales Signal umgewandelt und für den Anwender am Dialysemonitor als Druck in mmHg angezeigt.

Arterieller Druck

Die arterielle Drucküberwachung erfolgt über einen flüssigkeitsundurchlässigen Druckableiter, der im Blutschlauchsystem unmittelbar vor dem Blutpumpensegment angebracht ist.

Am Dialysegerät 5008S von FMC wurde die klassische arterielle Druckmessung durch eine luftfreie arterielle Druckmesseinrichtung ersetzt. Sie funktioniert auf der Basis eines hochempfindlichen Druckkissens und registriert schon kleinste Druckschwankungen im arteriellen Unterdruckbereich des extrakorporalen Systems. Die arterielle Druckmessung monitorisiert den Bereich im extrakorporalen System zwischen arterieller Punktionskanüle und Blutpumpe.

Mit der DBB-EXA-ES hat Nikkiso erstmals ein Gerät auf den Markt gebracht, das optional sowohl arteriell als auch venös über einen Druckmonitor-Pod zur extrakorporalen Druckmessung (Archloop POD) verfügt. Ein Diaphragma dient hierbei als Trennschicht zwischen Blut und Luft und gewährleistet eine Druckmessung ohne Luft-Blut-Kontakt.

Venöser Druck

Auch die venöse Drucküberwachung erfolgt über einen flüssigkeitsundurchlässigen Druckableiter (hydrophober Filter). Dieser ist an der venösen Luftfalle angebracht und überträgt den Druck des Luftpolsters aus der venösen Luftfalle ans Dialysegerät. Er überwacht im extrakorporalen System hauptsächlich den Bereich zwischen venöser Luftfalle und venöser Punktionskanüle. Der Bereich zwischen Blutpumpe und venöser Luftfalle wird dabei nur indirekt monitorisiert.

Dialysatoreingangsdruck

Da der Bereich zwischen Blutpumpe und venöser Luftfalle nur einer indirekten Drucküberwachung unterliegt, gehen einige Dialysegerätehersteller dazu über, einen dritten Druckableiter (Dialysatoreingangsdruck) innerhalb des extrakorporalen Systems zu integrieren. Dieser Druckableiter befindet sich unmittelbar vor dem Dialysator und misst jenen Druck, mit dem das Blut dem Dialysator zugeführt wird. Ein Druckanstieg könnte auf ein Clotting im Dialysator hinweisen.

Transmembrandruck (TMP)

Der Transmembrandruck **(TMP)** wird geräteseitig berechnet und auch in mmHg angegeben. Er setzt sich aus der Druckdifferenz zwischen der Blutseite und der Dialysatseite im Dialysator zusammen. Stehen 4 Messsignale rund um den Dialysator zur Verfügung, kommt meist folgende Berechnung zur Anwendung:

$$\text{TMP} = ([\text{PB in} + \text{PB out}]/2) - ([\text{PD in} + \text{PD out}]/2) - \text{ggf. Offset}$$

PB in + PB out = Ein- und Ausgangsdruck des Dialysators auf der Blutseite.

PD in + PD out = Ein- und Ausgangsdruck des Dialysators auf der Dialysatseite.

MERKE

Es gibt unter den Geräteherstellern keine verbindliche Norm zur Errechnung des TMP. Daher können die TMP der unterschiedlichen Geräte bei gleicher Einstellung von Ultrafiltration und Blutpumpe und gleichem Filter völlig unterschiedliche Werte aufweisen. Eine Erklärung liegt in der Tatsache, dass man unterschiedliche „TMP-Zonen" innerhalb eines Dialysators kennt. Daher neigt man dazu, einen gemittelten TMP zur Anzeige zu bringen. Ferner gibt es keine fest definierten Punkte, weder für die Druckmessung im hydraulischen noch für die Messung im extrakorporalen Bereich.

Einige der gängigen Geräte verwenden folgende vereinfachte Berechnung dazu:

TMP = PV – PD, wobei PV für den venösen Druck und PD für den Dialysatdruck steht. Unter realistischen Bedingungen könnte sich somit folgender TMP ergeben:

TMP = PV (150 mmHg) – DP (–120 mmHg) = 270 mmHg

Luftdetektor

Die Infusion von Luft zählt in der Dialyse zu den schlimmsten Komplikationen, sie würde den Patienten in eine akut lebensbedrohliche Situation führen (➤ Kap. 6.9). Daher bedarf es am Dialysegerät einer besonderen Schutzeinrichtung.

Der Luftdetektor (➤ Kap. 6.6.2) überwacht den extrakorporalen Kreislauf im Bereich der zum Patienten zurückführenden Blutleitung. Der Luftdetektor ist entweder an der venösen Tropfkammer (bei der Fresenius-4008-Serie) oder direkt dahinter am venösen Schlauch (bei Baxter/Gambro AK100/200 und Artis Physio/Plus, Nikkiso DBB/EXA, Nipro Surdial-X, B. Braun Dialog, Fresenius 5008/6008) angebracht. Für die Luftdetektion kommen heutzutage meist Ultraschallsensoren zum Einsatz, die das Ultraschallsignal bei Gegenwart von Luft abschwächen und dadurch einen Luftalarm auslösen.

Darüber hinaus wird der Luftdetektor kontinuierlich einem Selbsttest unterzogen. Zu jedem Zeitpunkt, sowohl in der Vorbereitungsphase als auch während der Behandlung, wird dieser vom Dialysegerät auf seine korrekte Funktion überprüft.

Einige Geräte unterscheiden zudem noch zwischen Mikro- und Makroblasen. Bei den Makroblasen reicht eine einzige große Blase, um Luftblasenalarm auszulösen. Bei der Mikroblasenerkennung werden kleinste Luftbläschen volumenmäßig für einen kurzen Zeitraum aufaddiert. Übersteigt die aufaddierte Luftmenge einen eingestellten Wert wird Mikroblasen- oder Mikroschaum-Alarm gemeldet.

MERKE

Der Einsatz von Gels oder Sprays an Luftfallen ist verboten! Sie führen zwar zu einer Verbesserung der Ankopplung der Luftfalle in die Fallenaufnahme, jedoch wird die Funktion des Luftdetektors durch schallleitende Brücken eingeschränkt bzw. komplett außer Kraft gesetzt. Dies gilt jedoch nur bei Geräten, an denen der Luftdetektor an der venösen Tropfkammer angebracht ist (z. B. FMC-4008-Serie).

Eine **Thrombenbildung in der venösen Luftfalle** kann die maschinenseitige Lufterkennung behindern, und zwar dann, wenn die Luftüberwachung des Dialysegeräts an der venösen Luftfalle platziert ist (FMC 4008). In diesem Fall empfiehlt es sich, das venöse Schlauchsystem zu wechseln.

Blut-Kochsalz-Detektor

Der Blut-Kochsalz-Detektor (➤ Kap. 6.6.2), oft auch „Hell-Dunkel-Erkennung bzw. OD" genannt, sitzt i. d. R. hinter dem Luftdetektor. Er hat die Aufgabe, das rücklaufende Medium im Blutschlauchsystem auf seine Farbe hin zu überprüfen. Primär überwacht er anhand eines Infrarot- oder Grün-Lichtsignals, ob sich Blut (dunkles Medium) oder Kochsalzlösung (helles Medium) im Blutschlauchsystem befindet.

Der Blut-Kochsalz-Detektor wertet das ankommende Infrarotsignal je nach Intensitätsstärke aus. Viele Hersteller nutzen diese Einheit zur Umschaltung in die einzelnen Betriebszustände (Vorbereiten, Spülen, Behandlung, Ablegen) des Dialysegeräts.

Extrakorporale Blutlecküberwachung

Das Dialysegerät 5008 der Firma FMC verfügte als erstes Gerät über ein neuartiges Sicherheitssystem. Im unteren Bereich des mit durchsichtigen Türen gesicherten extrakorporalen Blutmoduls befindet sich ein Leckage-Sensor. Falls es zu einem Leck im extrakorporalen System mit Blutverlust kommt, wird das austretende Blut über die verschlossenen Türen zu einer Rinne geführt, die am Leckage-Sensor mündet. Auf diese Weise werden auch geringe Blutverluste pro Zeiteinheit vom Gerät sicher und zeitnah registriert. Mittlerweile haben auch andere Geräte derartige Überwachungssysteme integriert. Dieser Leckage-Sensor übernimmt auch eine wichtige Überwachungsfunktion bei der Online-Therapie (O-HF/O-HDF). Bei einer fehlerhaften Verbindung des Online-Ports mit der Online-Leitung, die über die Substitutionspumpe mit dem Blutschlauchsystem verbunden ist, würde Substituat in unkontrollierter Menge aus dem sog. geschlossenen System austreten. Das Bilanzierungssystem würde diesen Flüssigkeitsverlust über den Dialysator ausgleichen. Der Patient würde unkontrolliert an Gewicht verlieren. Ein vorhandener Leckage-Sensor erkennt diese Leckage frühzeitig.

6.6.7 GENIUS®-Therapie-System

Die ersten Hämodialysegeräte arbeiteten nach dem Prinzip eines Tanksystems. Im Vergleich zu den heutigen Hämodialysegeräten, bei denen die Dialysierflüssigkeit mit einem hohen technischen Aufwand aus Konzentrat und Dialysewasser proportioniert wird, wurde in einem Tanksystem die gesamte Menge Dialysierflüssigkeit vor der Dialysebehandlung angesetzt. Die Temperierung erfolgte durch einen im Tank integrierten Heizer. Das alte Tanksystem (Rhodial 75) war auch das erste Hämodialysegerät, das die Ultrafiltration nach einem einfachen Prinzip volumetrisch kontrollieren konnte. Einer der Ausgangspunkte bei der Entwicklung des GENIUS®-Therapie-Systems war die Erkenntnis, dass die klassischen Tanksysteme trotz ihrer erheblichen Nachteile auch über eine Reihe von Vorteilen verfügen, z. B. ihre technische Unkompliziertheit. Diesem Grundgedanken folgend, hat Dr. Bernd Teersteegen († 1995) das GENIUS®-Therapie-System entwickelt.

Dieses Gerät wird seit Kurzem nicht mehr auf der Homepage von Fresenius beworben.

GENIUS®-Dialysegerät

Kernstück des GENIUS®-Dialysegeräts ist ein thermisch isolierter Glasbehälter mit 90 l Fassungsvermögen (bei älteren Geräten 75 l). Er wird vor der Behandlung mit individuell zusammengesetzter und hochreiner Dialysierflüssigkeit vollständig und luftfrei gefüllt. Die Dialysierflüssigkeit ist vortemperiert, sodass ein Dialysierflüssigkeitsheizer nicht notwendig ist. Die transparente thermische Isolierung des Dialysierflüssigkeitstanks verhindert eine Abkühlung der Dialysierflüssigkeit von mehr als 0,5 °C/h (➤ Abb. 6.52, ➤ Abb. 6.53).

Zentrale Anschlüsse

Stromanschluss

Das GENIUS®-Dialysegerät wird extern über einen Sicherheitstrafo (Trenntrafo) mit 230 V versorgt. Die interne Versorgungsspannung beträgt 24 V. Über zwei im Grundgerät integrierte und vielfach aufladbare Bleiakkumulatoren kann das Dialysegerät bis zu 8 h ohne externen Stromanschluss betrieben werden. Im Bereich der wasserführenden Teile befinden sich keine stromleitenden Bauteile wie Ventile, Heizung oder Sensoren.

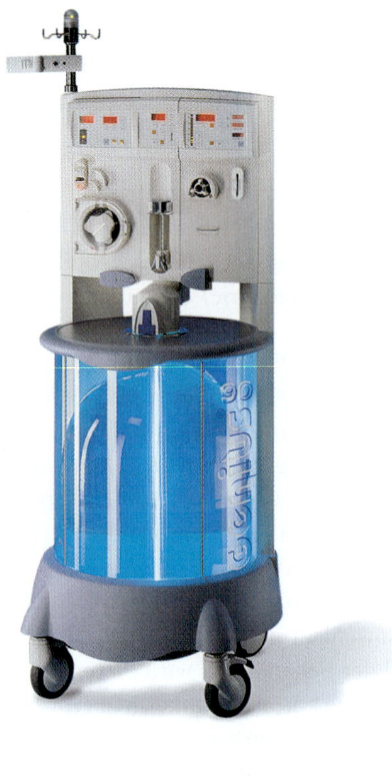

Abb. 6.52 GENIUS®-Therapie-System; Dialysegerät [U222-1]

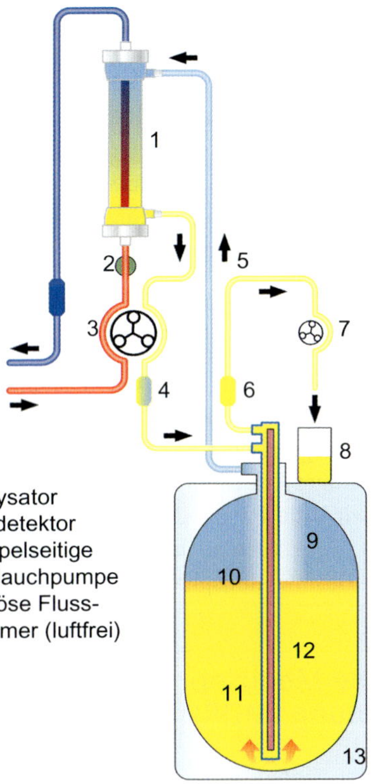

Abb. 6.53 GENIUS®-Therapie-System; Flussschema [U222-1]

Anschlüsse für Konzentrat, Permeat und Abfluss

Da das Dialysegerät über eine zentrale Auf- und Nachbereitungsstation (Preparator) versorgt wird, sind am GENIUS®-Dialysegerät im Dialysebetrieb keine Dialysewasser- bzw. Konzentratanschlüsse und auch kein Abfluss notwendig.

Gerätekomponenten

Blut- und Dialysatpumpe (Circulator)

Mit nur einer doppelläufigen Schlauchrollenpumpe (Circulator) werden während der Behandlung Blut und Dialysat gegenläufig zueinander durch den Dialysator gepumpt. Das Flussverhältnis zwischen Blut und Dialysat ist üblicherweise immer gleich. Bei z. B. 250 ml Blutfluss besteht auch ein Dialysatfluss von 250 ml/min. Die Blut- bzw. Dialysatflussrate kann von 50–350 ml/min eingestellt werden. Die verbrauchte Dialysierflüssigkeit wird durch ein gläsernes Verteilerrohr in den Glasbehälter zurückgeführt und unterschichtet dabei die frische Dialysierflüssigkeit. Diese bleibt während der gesamten Behandlung aufgrund von physikalischen Effekten wie Dichte- und Temperaturunterschieden stets von der verbrauchten Dialysierflüssigkeit getrennt.

Heparinpumpe

Die Antikoagulation des extrakorporalen Blutkreislaufs erfolgt über eine Heparinpumpe. Die Funktionalität ist entsprechend der der Standard-Dialysegeräte.

Luftdetektor (Ultraschall)

Der gesamte extrakorporale Kreislauf ist luftfrei, d. h. ohne jeglichen Blut-Luft-Kontakt. Der Luftdetektor am Circulator überwacht den arteriellen Blutschlauch zwischen dem Blutpumpenausgang und dem Dialysatoreingang. Diese Anordnung des Luftdetektors schützt den Dialysator vor Lufteinlagerungen und garantiert die Luftfreiheit im gesamten Blutkreislauf. Somit kann auf die sonst übliche venöse Luftüberwachung mit nachgeschalteter Absperrklemme verzichtet werden. Sobald Luft vom Luftdetektor erkannt wird, löst er einen optischen und akustischen Alarm mit Sicherheitsabschaltung der okklusiv arbeitenden Blutpumpe aus, die den Pumpenschlauch in jeder Position des Rotors abklemmt.

Monitor/Display

Das GENIUS®-Dialysegerät besteht aus vier Komponenten: Grundgerät mit Glastank, Circulator, Heparinpumpe und Ultrafiltrationsmonitor, die jeweils über die notwendigen Bedienelemente mit integriertem Display verfügen.

Überwachung

Systemdruck

Da der gesamte extrakorporale Blut- und Dialysatkreislauf komplett geschlossen, luftfrei und flüssigkeitsgefüllt ist, kann das Gerät nur über ein Druckkissen in der Ultrafiltrationsleitung den Systemdruck ermitteln. Über diese Systemdruckmessung werden alle Druckänderungen im arteriellen und venösen System sicher erkannt. Wenn z. B. der venöse Blutabfluss zum Patienten gestört ist, steigt der Druck im Dialysator an. Dieser blutseitige Druckanstieg wird zur Dialysatseite 1:1 übertragen und über das Druckkissen vom Drucksensor erkannt.

Leitfähigkeit

Mithilfe des **Präparators** wird warmes Dialysewasser in Kombination mit Trocken- und Flüssigkonzentraten in den GENIUS®-Glastank eingespült und gemischt. Nach dem Befüllen werden Leitfähigkeit und Temperatur der gebrauchsfertigen Dialysierflüssigkeit über Sensoren nur einmal vor der Behandlung automatisch gemessen.

Temperatur

Das Permeat wird im Präparator vor der Beimischung der Konzentrate erwärmt. Nach dem Befüllen des thermoisolierten Glastanks hat die gebrauchsfertige Dialysierflüssigkeit z. B. eine Temperatur von 38 °C. Im Kreislauf der Dialysierflüssigkeit befindet sich keine weitere Heizung. Die Dialysattemperatur sinkt während der Behandlung um 0,1–0,5 °C/h ab.

Blutleckerkennung

Das vom Dialysator abfließende Dialysat wird mit einem Blutleckdetektor nach einem optisch-elektronischen Messverfahren auf Blutspuren kontrolliert. Die Empfindlichkeit beträgt ≥ 0,5 ml Blut (Hkt 32 %) bei einem maximalem Dialysatfluss von 350 ml/min.

Behandlungsverfahren

Gesteuerte Ultrafiltration

Die Gesamtultrafiltrationsmenge wird am UF-Monitor eingestellt. Dieser reguliert nach dem volumetrischen Bilanzierungsprinzip über eine Schlauchpumpe den kontinuierlichen Flüssigkeitsentzug aus dem geschlossenen extrakorporalen Kreislauf. Das Ultrafiltrat wird in einem geschlossenen separaten Auffanggefäß gesammelt und ist somit für den Anwender und den Patienten sichtbar.

Sequenzielle Ultrafiltration (Bergström-Verfahren)

Das Schlauchsystem des Dialysatkreislaufs wird dabei ohne Verbindung zum Glastank konnektiert, sodass keine Dialysierflüssigkeit zirkuliert und nur Ultrafiltrat über den UF-Monitor entzogen wird.

Kontinuierliche venovenöse Hämodialyse (CVVHD)

Neben der klassischen Hämodialyse kann das GENIUS®-Dialysegerät im Intensivbereich zur CVVHD genutzt werden. Bei einer Blutflussrate von 150 ml/min und einem reduzierten Blut-Dialysat-Fluss-Verhältnis von 1 : 2 (75 ml/min Dialysatfluss) ist der Tankinhalt von neuerdings 90 l ausreichend für eine Behandlungszeit von bis zu 20 h.

Reinigung, Entkalkung und Desinfektion

Nach jeder Behandlung wird der Glastank desinfiziert und gespült. Zunächst wird die verbrauchte Dialysierflüssigkeit über den Präparator mit peressigsäurehaltiger Druckluft in den Abfluss geleitet. Danach wird die innere Oberfläche des Glastanks abgespült. Unterstützend dazu leuchtet während der gesamten Desinfektionsphase ein UV-Strahler.

6.6.8 Die Medizinprodukteverordnung (MDR)

Auf dem europäischen Binnenmarkt gibt es zahlreiche Unternehmen, die Produkte im Anwendungsbereich des Gesundheitswesens herstellen oder in entsprechenden Forschungsprojekten aktiv tätig sind. Deshalb bedarf es hier einer europäischen Regelung mit speziellen Richtlinien.

Das Primat aller europäischen Richtlinien ist es, den freien Warenverkehr zwischen den Mitgliedstaaten zu ermöglichen. In besonders sensiblen Bereichen übernehmen diese Richtlinien die Funktion eines allgemeingültigen Regulativs.

Die Medizinprodukte nehmen hier eine Sonderstellung ein, da sie für den direkten oder indirekten Einsatz am Menschen eingesetzt werden. Gerade bei diesen sensiblen Produkten müssen besondere rechtliche und faktische Aspekte festgelegt werden.

Diese Anforderungen sind in der europäischen Verordnung mit der Nummer 2017/745 über Medizinprodukte (kurz MDR – Medical Device Regulation) definiert, die am 25. Mai 2017 in Kraft getreten ist (➤ Tab. 6.11).

Das Europäische Parlament hat am 16. Februar 2023 beschlossen, die Fristen für die Zertifizierung von bestehenden Medizinprodukten ohne signifikante Änderungen nach der europäischen Medizin-

Tab. 6.11 Struktureller Aufbau des Medizinproduktverordnung (MDR; https://eur-lex.europa.eu/legal-content/DE/TXT/PDF/?uri=CELEX:32017R0745&from=DE)

Kapitel	Inhalt	Artikel
I	Geltungsbereich und Begriffsbestimmungen	1–4
II	Bereitstellung auf dem Markt und Inbetriebnahme von Produkten, Pflichten der Wirtschaftsakteure, Aufbereitung, CE-Kennzeichnung, freier Verkehr	5–24
III	Identifizierung und Rückverfolgbarkeit von Produkten, Registrierung von Produkten und Wirtschaftsakteuren, Kurzbericht über Sicherheit und klinische Leistung, Europäische Datenbank für Medizinprodukte	25–34
IV	Benannte Stellen	35–50
V	Klassifizierung und Konformitätsbewertung	51–60
VI	Klinische Bewertung und klinische Prüfung	61–82
VII	Überwachung nach dem Inverkehrbringen, Vigilanz und Marktüberwachung	83–100
VIII	Kooperation zwischen den Mitgliedstaaten, der Koordinierungsgruppe Medizinprodukte, Fachlaboratorien, Expertengremien und Produktregister	101–108
IX	Vertraulichkeit, Datenschutz, Finanzierung und Sanktionen	109–113
X	Schlussbestimmungen	114–123

produkteverordnung zu verlängern, um absehbare Lieferengpässe zu vermeiden.

Die Änderungsverordnung ist mit der Veröffentlichung im Amtsblatt der Europäischen Union am 20. März 2023 in Kraft getreten. Die Übergangsfristen für die seit dem 26. Mai 2021 verbindliche MDR-Verordnung sind damit nicht wie vorgesehen am 26. Mai 2024 abgelaufen, sondern wurden je nach Produktklasse unter bestimmten Randbedingungen um bis zu 4 Jahre verlängert.

Mit der MDR ist der regulatorische Aufwand im Vergleich zu den bisherigen Richtlinien deutlich gesteigert. Dies bringt hauptsächlich für Medizingerätehersteller, weitere Wirtschaftsakteure und Softwareunternehmen der Gesundheitsbranche eine große Veränderung mit sich, aber auch für Anwender und Betreiber von Medizinprodukten.

Europaweit galten bis zum 24. Mai 2017 für Medizinprodukte die Medizinprodukterichtlinie 93/42/EWG (MDD), die Richtlinie für aktive implantierbare Medizinprodukte 90/385/EWG (AIMDD) und die Richtlinie 98/79/EG über In-vitro-Diagnostika.

Die MDR löste ab dem 25. Mai 2017 die Richtline 93/42/EWG über Medizinprodukte (MDD) sowie die Richtline 90/385/EWG über aktive implantierbare Medizinprodukte (AIMDD – Active Implantable Medival Device Directive) ab und führte beide Richtlinien in einer zusammen. Die Richtline 98/79/EG über In-vitro-Diagnostika wurde hingegen durch eine eigene EU-Verordnung, die In-vitro-Diagnostika Medical Devices Regulation (IVDR) ersetzt (➤ Abb. 6.54).

Die MDR hat im Vergleich zur MDD einen größeren Geltungsbereich. Er umfasst für den menschlichen Gebrauch bestimmte Medizinprodukte und deren Zubehör sowie kosmetische Produkte, die hinsichtlich Funktionsweise und Risikoprofil Medizinprodukten ähneln.

Richtlinien wie die MDD müssen in den Mitgliedsstaaten in nationales Recht umgesetzt werden, bevor sie dort Gültigkeit erlangen. In Deutschland

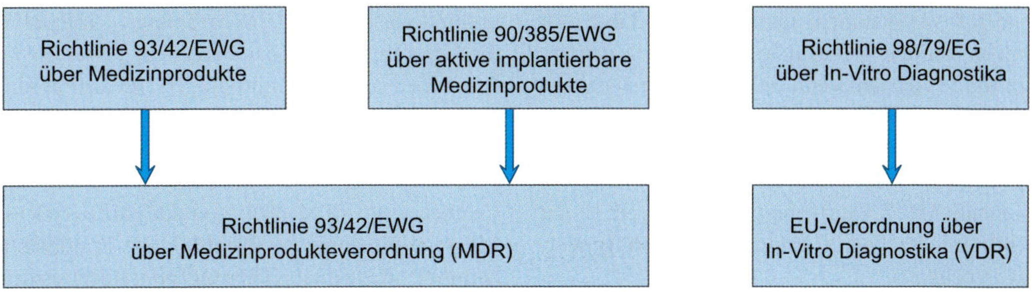

Abb. 6.54 Die Medizinprodukteverordnung (MDR) – EU-Verordnung Nummer 2017/745 [L138]

wurde die MDD durch das Medizinproduktegesetz (MPG) umgesetzt. Die nationalen Verordnungen wie in Deutschland die MPBetreibV basieren wiederum auf dem MPG.

EU-Verordnungen wie die MDR bedürfen hingegen keiner Umsetzung in nationales Recht. Dennoch wurde das MPG in Deutschland am 28.4.2022 durch das Medizinprodukte-Durchführungsgesetz (MPDG) abgelöst. Das MPDG ist jedoch im Gegensatz zum MPG kein eigenständiges Gesetz, sondern ergänzt lediglich die EU-Medizinprodukteverordnungen um nationale Vorgaben. So werden z. B. länderspezifische Behörden und Sanktionen festgelegt.

Für Medizinprodukte ist das MPDG für Hersteller, Betreiber und weitere Akteure ab dem 26.5.2021 verbindlich, für IVDs erst ab dem 26.5.2022.

Da die MDR das Anwenden und Betreiben von Medizinprodukten nur in begrenztem Umfang regelt, wird diese Aufgabe weiterhin von der MPBetreibV übernommen.

MERKE

Die MPBetreibV baut auf dem MPDG auf und präzisiert die gesetzlichen Anforderungen des MPDG. Die Anforderungen richten sich speziell an das Herstellen, Betreiben und Anwenden von Medizinprodukten. Die aktuelle Fassung der MPBetreibV ist am 26.5.2021 in Kraft getreten. EU-Verordnungen müssen im Gegensatz zu europäischen Richtlinien nicht in nationales Recht umgesetzt werden, um Gültigkeit zu erlangen.

Definition Medizinprodukt

Für den relevanten Rechtsraum „Europa“ sind für die Konstruktion, Fabrikation, Instruktion und Vermarktung von Medizinprodukten klare Vorgaben in Form der EU-Verordnungen erlassen worden. Die Mitgliedstaaten treffen alle erforderlichen und notwendigen Maßnahmen, damit die Produkte nur dann in Verkehr gebracht bzw. in Betrieb genommen werden dürfen, wenn sie bei sachgemäßer bzw. ordnungsgemäßer Lieferung, Installation, Instandhaltung und zweckmäßiger Bestimmung die Anforderung dieser Verordnung erfüllen.

Gemäß Art. 2 Begriffsbestimmungen Nr. 1 der MDR wird der Begriff Medizinprodukt folgendermaßen definiert:

„Medizinprodukt“ bezeichnet ein Instrument, einen Apparat, ein Gerät, eine Software, ein Implantat, ein Reagenz, ein Material oder einen anderen Gegenstand, das dem Hersteller zufolge für Menschen bestimmt ist und allein oder in Kombination einen oder mehrere der folgenden spezifischen medizinischen Zwecke erfüllen soll:

- *Diagnose, Verhütung, Überwachung, Vorhersage, Prognose, Behandlung oder Linderung von Krankheiten,*
- *Diagnose, Überwachung, Behandlung, Linderung von oder Kompensierung von Verletzungen oder Behinderungen,*
- *Untersuchung, Ersatz oder Veränderung der Anatomie oder eines physiologischen oder pathologischen Vorgangs oder Zustands,*
- *Gewinnung von Informationen durch die In-vitro-Untersuchung von aus dem menschlichen Körper – auch aus Organ-, Blut- und Gewebespenden – stammenden Proben*

und dessen bestimmungsgemäße Hauptwirkung im oder am menschlichen Körper weder durch pharmakologische oder immunologische Mittel noch metabolisch erreicht wird, dessen Wirkungsweise aber durch solche Mittel unterstützt werden kann.

Die folgenden Produkte gelten ebenfalls als Medizinprodukte:

- *Produkte zur Empfängnisverhütung oder -förderung*
- *Produkte, die speziell für die Reinigung, Desinfektion oder Sterilisation der in Artikel 1 Absatz 4 genannten Produkte und der in Unterabsatz 1 dieses Absatzes genannten Produkte bestimmt sind.*

Die für Deutschland neben der MDR relevanten Verordnungen sind die Verordnung über Medizinprodukte (Medizinprodukte-Verordnung, MPV), die Verordnung über die Erfassung, Bewertung und Abwehr von Risiken bei Medizinprodukten (Medizinprodukte-Sicherheitsplanverordnung, MPAMIV), die Verordnung über das Errichten, Betreiben und Anwenden von Medizinprodukten (Medizinprodukte-Betreiberverordnung, MPBetreibV), die Verordnung über die Verschreibungspflicht von Medizinprodukten (MPVerschrV), die Verordnung über Vertriebswege für Medizinprodukte (MPVertrV) sowie der Umsetzung der Richtlinie der Bundesärztekammer zur Qualitätssicherung laboratoriumsmedizinischer Untersuchungen (RiLi-BÄK).

Wann wird ein Produkt zum Medizinprodukt?

Die Gretchenfrage, ob ein Produkt im Einzelfall ein „Medizinprodukt" ist oder nicht, richtet sich maßgeblich nach der Zweckbestimmung (Intended Use) des Herstellers, sofern diese in objektiv schlüssiger Weise dargelegt und unter Art. 2 Begriffsbestimmungen Nr. 1 der MDR zugeordnet werden kann.

Gemäß Art. 2 Begriffsbestimmungen Nr. 12 der MDR wird der Begriff Medizinprodukt folgendermaßen definiert:

„Zweckbestimmung" bezeichnet die Verwendung, für die ein Produkt entsprechend den Angaben des Herstellers auf der Kennzeichnung, in der Gebrauchsanweisung oder dem Werbe- oder Verkaufsmaterial bzw. den Werbe- oder Verkaufsangaben und seinen Angaben bei der klinischen Bewertung bestimmt ist.

MERKE

Die Zweckbestimmung obliegt allein dem Hersteller und somit dessen Angaben in der Kennzeichnung, der Gebrauchsanweisung oder den Werbematerialien.

Keine Medizinprodukte sind demnach z. B. sämtliche Produkte zur Haushaltsführung, da sie keinen medizinischen Zweck haben, sondern lediglich der Erleichterung des täglichen Lebens dienen. Die Bedarfsgegenstände werden im sog. Lebensmittel- und Bedarfsgegenständegesetz (§ 5 LMBG) aufgeführt. Hierzu zählen weiter sämtliche Geräte zur sozialen Interaktion und Kommunikation.

Medizinprodukte sind z. B. Blutdruckmanschetten, medizinische Waagen, Thermometer etc.

Bei Produkten bzw. Vorrichtungen, die sowohl Bedarfsgegenstand sind als auch einem medizinischen Zweck dienen, ist für deren Haupteinsatzgebiet die durch den Hersteller bestimmte Zweckbestimmung maßgeblich.

Klassifizierung von Medizinprodukten

Medizinprodukte werden anhand ihres Gefährdungspotenzials und unter Berücksichtigung ihrer Zweckbestimmung in verschiedene Klassen unterteilt (➤ Tab. 6.12). Die Einstufung erfolgt nach der MDR Anhang VIII in die 4 Klassen I, IIa, IIb und III. Die genaue Zuordnung orientiert sich an der daraus resultierenden Verletzbarkeit des menschlichen Körpers unter besonderer Berücksichtigung der potenziellen Risiken, die im Zusammenhang mit der Herstellung, dem Anwendungsort und der technischen Auslegung der jeweiligen Produkte assoziiert sind.

Die Klassifizierung hat wesentlichen Einfluss auf die Art der Konformitätserklärung bzw. das Zertifizierungsverfahren.

Die Gewichtung des Gefährdungspotenzials ist bei den Produkten der Klasse I am geringsten, während sie in der Klasse III am höchsten ist.

Tab. 6.12 Klassifizierung von Medizinprodukten und Beispiele aus der Dialyse nach der MDR

Klasse	Was gehört dazu[1]
Klasse I	• Gehhilfen • Rollstühle • Rollatoren • Einmalartikel, z. B. mechanische Klemmen • Teststreifen und/oder Testreagenzien zur Überprüfung von Desinfektionsmittelrückständen • Gleitgel für Ultraschallgeräte
Klasse I m Produkte mit Messfunktion	• Fieberthermometer („klassisch") • Stethoskop
Klasse I s Produkte, die steril sind	• Sterile Wundkompressen zur Aufnahme von Exsudat • Sterile Wundauflagen zur Wundabdeckung ohne Arzneimittelkomponente
Klasse II a	• Fieberthermometer („elektronisch") • Nadeln • Punktionsnadeln • Blutschlauchsysteme • Heparinspritzen für Spritzenpumpen
Klasse II b	• Dialysegeräte (z. B. HD, HF, HDF, CVVH, CVH Online HDF, APD) • Dialysatoren zur Hämodialyse • HDF-Filter zur Hämofiltration • Umkehrosmoseanlagen
Klasse III	• Katheter, Shunt, Port bei Anwendung am zentralen Kreislaufsystem • Resorbierbares Nahtmaterial • Herzklappen • Koronarstents

[1] Darstellung erhebt nicht den Anspruch auf Vollständigkeit

6

Die sieben Anwendungsregeln sowie die 22 Regeln zur Klassifizierung sind detailliert im Anhang VIII der MDR beschrieben.

Nicht immer ist gleich erkennbar, welcher Klasse ein konkretes Produkt angehört, deshalb sind grundsätzlich folgende Merkmalskriterien ausschlaggebend für die richtige Zuordnung:

- Dauer der Anwendung (bis 60 min, bis zu 30 d, länger als 30 d)
- Grad der Invasivität (invasiv, chirurgisch invasiv, implantierbar)
- Wiederverwendbares chirurgisches Instrument (Reuse)
- Aktives Medizinprodukt
- Aktives diagnostisches Medizinprodukt
- Aktives therapeutisches Medizinprodukt
- Anwendung am zentralen Kreislaufsystem
- Anwendung am zentralen Nervensystem

MERKE

Für die richtige Klassifizierung ist **allein der Hersteller** verantwortlich. Die durch ihn festgelegte Zweckbestimmung entscheidet darüber, ob es sich bei dem vorliegenden Produkt um ein Medizinprodukt handelt oder nicht. Die **Zweckbestimmung** ist somit die Voraussetzung für die Klassifizierung von Medizinprodukten.

Ist die Zweckbestimmung (➤ Tab. 6.13) eines Produkts dazu bestimmt, in Verbindung mit einem anderen Produkt verwendet zu werden, werden die aufgeführten Klassifizierungsregeln auf jedes einzelne Produkt gesondert angewandt.

Tab. 6.13 Inhalt einer Produkt-Zweckbestimmung

Bezeichnung	Nennung des Produktnamens bzw. Variantenbezeichnung[1]
Hauptfunktion	Beschreibung des funktionalen Einsatzbereichs des Produkts
Anwendung	Zur Anwendung am Menschen mit dem Hinweis für einzelne spezielle Gruppen
Spezifikation der Hauptfunktion	Die wesentliche Eigenschaft, ob es sich um ein invasives oder implantierbares Produkt handelt, sollte klar erkennbar sein
Anwendungsorgan	Beschreibung, an welchen Organen das Medizinprodukt zur Anwendung kommt
Anwendungsdauer	Vorübergehend, kurzzeitig oder langzeitig
Anwendungsumgebung	Es ist explizit zu beschreiben, unter welchen Umgebungsbedingungen das Produkt angewendet werden darf
Anwendungseinschränkungen	Es ist anzugeben, ob es für das genannte Produkt grundsätzliche Anwendungseinschränkungen gibt, die bei sachgemäßer Anwendung sofortige ärztliche Interventionen notwendig machen können

[1] Diese Aufstellung erhebt nicht den Anspruch auf Vollständigkeit

Rechtliche Auswirkungen in Bezug auf die MPBetreibV

Die Verwendung von Medizinprodukten am Menschen stellt besondere Haftungsrisiken dar. Dies betrifft v. a. den Hersteller von Medizinprodukten, aber auch im besonderen Maße die jeweils nachgeordneten Stellen.

Die Produkte müssen so ausgelegt und hergestellt sein, dass ihre Anwendung weder den klinischen Zustand und die Sicherheit der Patienten noch die Sicherheit und die Gesundheit der Anwender oder ggf. Dritter gefährdet, wenn sie unter den vorgesehenen Bedingungen und zu den vorgesehenen Zwecken eingesetzt werden (➤ Tab. 6.14). Etwaige Risiken müssen, verglichen mit der nützlichen Wirkung für den Patienten, vertretbar und mit einem hohen Maß des Schutzes von Gesundheit und Sicherheit vereinbar sein.

Betreiber von Medizinprodukten unterliegen den Pflichten der Medizinprodukte-Betreiberverordnung (MPBetreibV).

Hierbei handelt es sich um Meldepflichten, die Beauftragung zur Durchführung von Instandsetzungsmaßnahmen und ggf. um haftungsrechtliche Pflichten. Versagen die gemäß dem bestimmungsgemäßen Gebrauch beschriebenen Funktionen, haftet der Hersteller für den ihm zurechenbaren Schaden des Nutzers, wenn sein Produkt mit einem Fabrikations-, Konstruktions- oder Instruktionsfehler behaftet ist. Es gelten die Regelungen der deliktischen Produzentenhaftung (§§ 823 ff. BGB) sowie

Tab. 6.14 Grafische Symbole für Medizinprodukte [L190]

Grafische Symbole zur Kennzeichnung von Medizinprodukten gemäß EN ISO 15223-1	
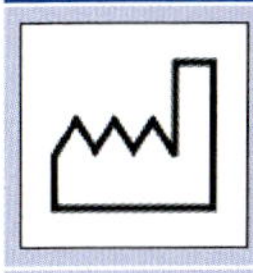	**Herstellungsdatum** • Für aktive MP → Symbol zusammen mit der Jahreszahl • Für aktive implantierbare MP → Symbol neben der Datumsangabe (JJJJ/MM)
LOT	**Fertigungslosnummer, Charge** Neben dem Symbol muss die Chargenbezeichnung des Herstellers stehen
REF	**Artikelnummer** Neben dem Symbol muss die Bestellnummer des Herstellers stehen
STERILE R	**Strahlensterilisiert** Symbol gilt nur für MP, die in der Endverpackung durch Bestrahlung sterilisiert wurden
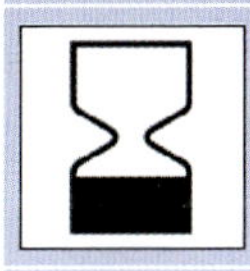	**Verwendbar bis** Symbol zusammen mit Datumsangabe (JJJJ/MM bzw. JJJJ/MM/TT)
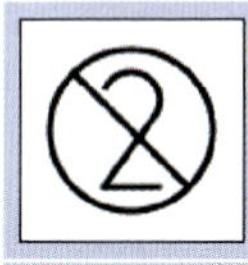	**Nicht zur Wiederverwendung** (syn. „Nur zum Einmalgebrauch" und „Nur einmal verwenden")
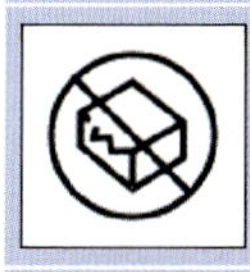	**Nicht verwenden** Wenn die Verpackung beschädigt ist
CE 0123	**CE-Kennzeichnung – Normenkonformität** 0123 Benannte Stelle (Notified Body)
 	**Gebrauchsanweisung beachten** Verweist auf die Notwendigkeit für den Anwender, die Gebrauchsanweisung zu Rate zu ziehen (gem. 60601–1 **Medizinische elektrische Geräte; Teil 1: Allgemeine Festlegungen für die Sicherheit einschließlich der wesentlichen Leistungsmerkmale**)
	**Achtung** Verweist auf die Notwendigkeit für den Anwender, die Gebrauchsanweisung auf wichtige sicherheitsbezogene Angaben wie Warnhinweise und Vorsichtsmaßnahmen durchzusehen, die aus einer Vielzahl von Gründen nicht auf dem Medizinprodukt selbst angebracht werden können

die verschuldensunabhängige Gefährdungshaftung des Produkthaftungsgesetzes (vgl. § 1 Abs. 1 Satz 1 ProdHaftG).

Der Betreiber eines Medizinprodukts ist zu den folgenden Aufgaben verpflichtet.

Einweisungen des Anwenders

Nach § 4 Abs. 6 der MPBetreibV ist der Betreiber von Medizinprodukten verpflichtet, dafür Sorge zu tragen, dass Geräte erst nach einer Funktionsprüfung in Betrieb genommen werden, wenn das bedienende Personal anhand der Gebrauchsanweisung umfassend in die sicherheitstechnischen Details des Geräts und des notwendigen Zubehörs eingewiesen worden ist.

Diese Unterweisung muss vom Hersteller des Produkts oder einer im Einvernehmen mit dem Hersteller handelnden (beauftragten) Person durchgeführt werden. Die beauftragten Personen geben dann ihrerseits diese Einweisung an die Anwender, z. B. das medizinische Personal, weiter, bevor diese die Produkte oder Geräte verwenden dürfen.

Die Einweisungen in die ordnungsgemäße Handhabung aktiver nicht implantierbarer Medizinprodukte ist lt. MPBetreibV § 4 Abs. 3 in geeigneter Form zu dokumentieren. Dies kann entweder im Medizinproduktebuch erfolgen oder an anderer Stelle.

MERKE

Einen solchen Beleg stellt nach § 12 MPBetreibV das Medizinproduktebuch dar, das von Betreibern medizinischer Geräte geführt werden muss und Angaben zu den im Einsatz befindlichen medizinischen Geräten enthält.

Führen eines Medizinproduktebuchs

Hersteller und befugte Personen dürfen sowohl beauftragte Personen als auch Anwender einweisen, während beauftragte Personen ausschließlich Anwender einweisen dürfen und nicht etwa andere beauftragte Personen. Der Nachweis wird i. d. R. durch Unterschrift aller Beteiligten bestätigt. Diese Aufzeichnung ist die eigentliche „Dokumentation der Einweisung" (➤ Tab. 6.15).

Die schriftliche Dokumentation ist vom Gesetzgeber vorgeschrieben, die Art des verwendeten Mediums ist dem Betreiber jedoch freigestellt.

Tab. 6.15 Inhalte eines Medizinproduktebuchs

Angaben zum Medizinprodukt/Gerät	Gerätetyp, Hersteller, genaue Bezeichnung des Geräts, Standort
Funktionsprüfung	Nachweis über die Funktionsprüfung vor Erstinbetriebnahme des Geräts
Name der Person, die die Einweisung durchführt	Vorname und Nachname
Befugnisse des Einweisers	Hersteller, befugte Person oder beauftragte Person
Namen der unterwiesenen Personen des Betreibers	Vorname und Nachname
Zeitpunkt der Einweisung	Datum

In der alltäglichen Praxis haben sich aufgrund der teilweise hohen Fluktuation des Personals und des damit verbundenen Dokumentationsaufwands verschiedene Lösungsansätze etabliert:

- Alleinige Nutzung des Gerätebuchs
- EDV-gestützte Systeme (z. B. das Modul des QM-Systems von QUMIMED-Qualität und Management in medizinischen Einrichtungen/Dialysen)
- Verwendung eines personenbezogenen Gerätepasses oder Geräteführerscheins, der bei dem Mitarbeiter verbleibt

MERKE

Bisher liegt noch keine gesetzliche Regelung bezüglich eines bestimmten Dokumentationsmediums vor. Durch den sukzessiven Einsatz von EDV-gestützten Systemen und der damit verbundenen schnellen Bereitstellung von Daten sowie der möglichen Bereitstellung von digitalen Signaturen ist es nur eine Frage der Zeit, wann sich eines der bislang verwendeten Systeme durchsetzen wird. Die Umsetzung von Insellösungen in kleineren Institutionen wird von dieser Entwicklung jedoch unberührt bleiben.

Führen eines Bestandsverzeichnisses

Nach § 13 der MPBetreibV ist der Betreiber zur Führung eines Bestandsverzeichnisses (➤ Tab. 6.16) aller aktiven Geräte der Einrichtung verpflichtet. Dieses geführte Verzeichnis ermöglicht den schnellen Überblick bei Kontrollen durch Behörden wie

Tab. 6.16 Dokumentationspflichten im Bestandverzeichnis

1.	Bezeichnung, Art und Typ, Loscode oder Seriennummer und Anschaffungsjahr des MP
2.	Name oder Firma und Anschrift des für das jeweilige Medizinprodukt Verantwortlichen
3.	Die der CE-Kennzeichnung zugefügte Kennnummer der „benannten Stelle", soweit dies nach den Vorschriften der MDR angegeben ist
4	Soweit vorhanden, die betriebliche Identifizierungs- bzw. Inventarnummer
5.	Standort und betriebliche Zuordnung
6.	Die nach § 11 Abs. 1 Satz 2 und 3 festgelegte Frist für sicherheitstechnische Kontrollen

z. B. dem Gewerbeaufsichtsamt. Ebenso wie beim Gerätebuch ist auch hier dem Betreiber die Form der Dokumentation freigestellt.

MERKE

Sowohl die sicherheitstechnische Kontrolle (STK) als auch die messtechnische Kontrolle (MTK) müssen in vom Hersteller festgelegten Intervallen von einem autorisierten Techniker durchgeführt und dokumentiert werden. Besteht darüber hinaus ein Wartungsvertrag mit einer Firma, sind auch diese Daten zu dokumentieren.

Meldungen von Vorkommnissen

Im Zusammenhang mit dem Medizinproduktebeobachtungs- und Meldesystem sowie der Medizinprodukte-Anwendermelde- und Informationsverordnung (MPAMIV) ergeben sich nach § 6 der MPBetreibV die nachfolgenden Verpflichtungen und Meldepflichten für den Betreiber und Anwender. Die MPAMIV hat im Juni 2020 die Medizinprodukte-Sicherheitsplanverordnung (MPSV) abgelöst.

Die MPAMIV basiert auf einem prozessorientierten Ansatz und dient als umfassendes und nachhaltiges System zur Erfassung, Bewertung und Abwehr von Risiken bei Medizinprodukten. Hierdurch soll ein wirksames und umfassendes Risikomanagementsystem zum Schutz von Patienten, Anwendern und Dritten bei der Anwendung von Medizinprodukten etabliert werden.

MERKE

Ein **„Vorkommnis"** wird gemäß MDR Art. 2 Ziff. 64 u. 65 Begriffsbestimmungen wie folgt definiert:
„Vorkommnis" bezeichnet eine Fehlfunktion oder Verschlechterung der Eigenschaften oder Leistung eines bereits auf dem Markt bereitgestellten Produkts, einschließlich Anwendungsfehlern aufgrund ergonomischer Merkmale, sowie eine Unzulänglichkeit der vom Hersteller bereitgestellten Informationen oder eine unerwünschte Nebenwirkung;
„schwerwiegendes Vorkommnis" bezeichnet ein Vorkommnis, das direkt oder indirekt eine der nachstehenden Folgen hatte, hätte haben können oder haben könnte:

a. *den Tod eines Patienten, Anwenders oder einer anderen Person,*
b. *die vorübergehende oder dauerhafte schwerwiegende Verschlechterung des Gesundheitszustands eines Patienten, Anwenders oder anderer Personen,*
c. *eine schwerwiegende Gefahr für die öffentliche Gesundheit.*

Vorkommnisse sind in Deutschland der zuständigen Bundesoberbehörde, d. h. dem Bundesinstitut für Arzneimittel und Medizinprodukte (BfArM) oder dem Paul-Ehrlich-Institut (PEI), zu melden. Zur Meldung verpflichtet sind Hersteller, Anwender wie z. B. Ärzte, Zahnärzte oder Heilpraktiker und Apotheker. Die zuständige Bundesoberbehörde leitet die Meldung an den Hersteller weiter, der das Vorkommnis eigenverantwortlich zu untersuchen hat. Die Stellungnahme des Herstellers an die zuständige Bundesoberbehörde beinhaltet eine Bewertung, welche Korrekturmaßnahmen ggf. geboten sind.

MERKE

Nach Art. 2 der MDR ist eine **„Korrekturmaßnahme"** eine Maßnahme zur Beseitigung der Ursache eines potenziellen oder vorhandenen Mangels an Konformität oder einer sonstigen unerwünschten Situation.
Eine **„Sicherheitskorrekturmaßnahme im Feld"** ist eine von einem Hersteller aus technischen oder medizinischen Gründen ergriffene Korrekturmaßnahme zur Verhinderung oder Verringerung des Risikos eines schwerwiegenden Vorkommnisses im Zusammenhang mit einem auf dem Markt bereitgestellten Produkt.

Die zuständige Bundesoberbehörde prüft und bewertet die Untersuchungsergebnisse des Herstellers, u. a. auch, ob die vom Hersteller angekündigten Maßnahmen angemessen sind.

Die Bewertung der zuständigen Bundesoberbehörde bezieht sich dabei auf die Sicherheit zukünftiger Anwendungen des untersuchten Medizinprodukts und berücksichtigt keine Fragen der Produkt- und Arzthaftung zurückliegender Vorkommnisse. Die Meldungen eines Vorkommnisses sind unverzüglich dem BfArM zu übermitteln. Hierbei ist der Hersteller an die vorgeschriebenen Zeitvorgaben gebunden.

Die Meldepflichten aufseiten des Herstellers obliegen dem Sicherheitsbeauftragten für Medizinprodukte.

Für die Betreiber gilt nach Art. 87 zwar ebenfalls eine Meldepflicht, hier ist jedoch nicht explizit festgelegt, durch welche Person die Meldepflicht ausgeübt werden soll. In den Dialyseeinrichtungen hat sich die Berufung eines **Medizinproduktebeauftragten** bewährt, der als Schnittstellenpartner mit dem Betreiber zusammen die Überwachung der Umsetzung der MDR in der jeweiligen Einrichtung umsetzt.

MERKE

Formblatt zur Meldung

Vorkommnisse werden mithilfe eines Formblatts gemeldet. Dies kann beim Bundesinstitut für Arzneimittel und Medizinprodukte (BfArM) heruntergeladen werden: https://www.bfarm.de/DE/Home/_node.html, Medizinprodukte, Meldungen und Maßnahmen.

6.7 Vorbereitung des Patienten

Gerd Breuch, Eckhard Müller

Viele Patienten mit chronischem Nierenversagen werden auch heute noch zu spät zu einem Nephrologen überwiesen. Bei fast der Hälfte aller Patienten muss schon ca. 6 Wochen nach Überweisung eine Nierenersatztherapie eingeleitet werden. Diese Patienten sind i. d. R. weder seelisch, sozial noch medizinisch auf den Behandlungsbeginn vorbereitet. Es ist für niereninsuffiziente Patienten von entscheidendem Vorteil, zu einem weit früheren Zeitpunkt fachärztlich nephrologisch vorgestellt zu werden (➤ Kap. 2.6, ➤ Kap. 2.8). Darüber hinaus gehört bereits Wochen vor Einleitung einer Dialysebehandlung eine Beratung über die möglichen Formen der Nierenersatztherapie zu den „Rechten" der Patienten. Außerdem schafft eine rechtzeitige Vorstellung Zeit für eine Ernährungsberatung (➤ Kap. 6.11), für eine optimierte Therapie von Begleitproblemen wie Azidose, Anämie und Hyperparathyreoidismus, durch die möglicherweise ein Dialysebeginn noch verzögert werden kann. Die Planung des Dialysezugangs (➤ Kap. 6.2, ➤ Kap. 8) und auch die Vorstellung der Behandlungseinrichtung sowie des Behandlungsteams sind Teil einer angemessenen Vorbereitung eines Patienten (➤ Abb. 6.55).

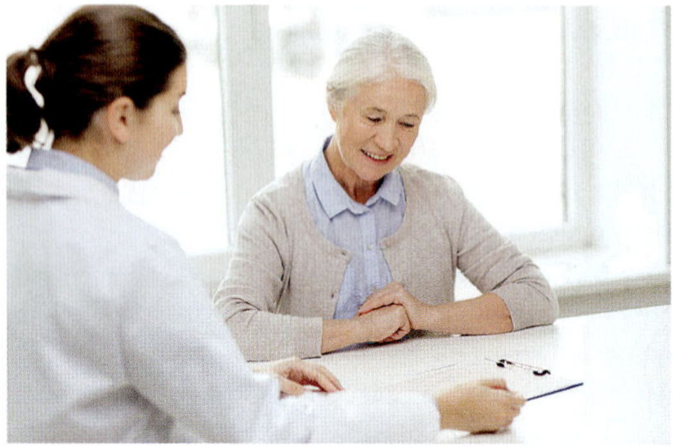

Abb. 6.55 Patientin im Beratungsgespräch [J787]

6.7.1 Diagnostik vor der Festlegung des Dialyseregimes bei der Hämodialyse

MERKE

Wenn die erste Behandlung unmittelbar bevorsteht, ist eine Reihe von Überlegungen und Untersuchungen notwendig, um ein individuell angepasstes Dialyseregime für den neuen Patienten zu entwickeln.

Das individuelle **Dialyseregime** wird ärztlicherseits verordnet und von der Pflege geplant. Es enthält alle medizinischen, technischen und pflegerischen Daten, die für die Vorbereitung und Durchführung der Dialysebehandlung erforderlich sind.

Um das Dialyseregime für die ersten Dialysen festlegen zu können, sind einige Aspekte zu berücksichtigen.

Erkrankungen

Bei der Festlegung eines Dialyseregimes ist die **Berücksichtigung aller Erkrankungen** des Patienten von großer Bedeutung. Beispielsweise muss die Grunderkrankung bekannt sein, die letztendlich zur Niereninsuffizienz geführt hat. Sie spielt womöglich eine wichtige Rolle auch für die Prognose, ob ein Patient z. B. ein Plasmozytom als Grunderkrankung hat (➤ Kap. 2.2.9). Bei Menschen mit Diabetes kann dem Auftreten einer Hypoglykämie während der Hämodialyse durch entsprechende Stoffwechselkontrollen vorgebeugt werden (➤ Kap. 2.3). Auch andere mögliche Dialysekomplikationen, z. B. RR-Abfall oder Herzrhythmusstörungen, sind schneller der jeweiligen Ursache zuzuordnen und entsprechend zu therapieren, wenn die Grund- und Nebenerkrankungen im Dialyseregime berücksichtigt und dokumentiert sind.

Gefäßzugang

Ein adäquater Gefäßzugang ist eine unabdingbare Voraussetzung für eine ausreichende Dialysebehandlung (➤ Kap. 6.2), auch hierfür ist die Berücksichtigung von Vorerkrankungen unabdingbar: So verbietet z. B. eine fortgeschrittene Herzinsuffizienz aus hämodynamischen Gründen die Anlage eines Dialyseshunts. Bereits lange Zeit vor Einleitung der Nierenersatztherapie sollten die natürlichen Gefäße an den Unterarmen geschont werden, an denen dann ebenfalls ausreichend lange vor Dialysebeginn chirurgisch ein Gefäßzugang geschaffen wird.

Bevor mit der ersten Dialysebehandlung begonnen wird, muss der **Gefäßzugang** (➤ Kap. 6.2) von einem erfahrenen Pflegenden und ärztlich **beurteilt** werden. Erst dann wird entschieden, ob die Dialyse im Zwei-Nadel- oder im Single-Needle-Verfahren begonnen wird. Der „Klassiker" unter den Gefäßzugängen ist sicherlich die Cimino-Fistel. Die Punktionsstrecke, der Querschnitt und die Lage des Shuntgefäßes bestimmen die **Wahl der Dialysekanülen.**

Sollgewicht

Niereninsuffiziente Patienten im Terminalstadium sind i. d. R. nicht nur urämisch, sondern oft auch überwässert. Als Ziel der Dialysebehandlung wird daher ein Sollgewicht im Dialyseregime festgelegt, das während der folgenden Dialysen angestrebt wird. Dabei sind Blutdruckabfälle durch zu rasche Sollgewichtserreichung durch eine engmaschige Blutdruckkontrolle und Kreislaufüberwachung unbedingt zu vermeiden. Auch hierbei spielen die oben erwähnten Vor- und Begleiterkrankungen eine große Rolle. Der Erhalt der Restnierenfunktion ist auch in der Hämodialyse von großer Bedeutung (**cave:** zu niedriges Sollgewicht).

MERKE

Das **Sollgewicht** eines Patienten definiert in Abhängigkeit von seinem Ernährungszustand und seiner Flüssigkeitsbeladung das optimale Gewicht jeweils nach einer Dialysebehandlung.

Da das Sollgewicht im Kontext der Dialysebehandlung einer der wenigen Parameter ist, der sich nicht durch Messgrößen restlos objektivieren lässt, sind v. a. klinische Merkmale für seine Festlegung relevant. Klinische Anzeichen der Überwässerung, die eine Anpassung des Sollgewichts nach unten erforderlich machen, sind z. B.:

- **Gestaute Halsvenen,** die auch beim flach liegenden Patienten bei der Einatmung nicht kollabieren.
- **Beinödeme,** die sehr leicht zu erkennen sind. Drückt man fest auf das Gewebe, bleiben für einige Zeit tiefe Druckstellen zurück. Periphere Ödeme bei Dialysepatienten sind jedoch nicht zwangsläufig ein Zeichen der Überwässerung (venöse Insuffizienz, Lymphödem etc.)!
- **Lidödeme** (recht sicherer Hinweis!), bei denen auch das Gesicht des Patienten aufgequollen erscheinen kann.
- Eine **Lungenstauung,** die sowohl im Röntgenbild als auch beim Abhören der Lunge leicht zu diagnostizieren ist (Rasselgeräusche) und sich durch Luftnot äußern kann.
- **Hypertone Blutdruckwerte:** Auch sie können ein Hinweis auf eine Überwässerung sein.
- Sonografisch sind die **Hohlvenen gestaut** und kollabieren auch nicht bei maximaler Einatmung (Sonografie).
- Eine **Bioimpedanzmessung** und die kontinuierliche Messung der Abweichung des relativen **Blutvolumens** während der Behandlung sind

technische Verfahren, die einen Beitrag zur Objektivierung des Sollgewichts leisten können.

MERKE

Das **subjektive Befinden** des Patienten ist ein wesentliches Kriterium für die Festlegung des Sollgewichts. Es hat wenig Sinn, das Gewicht eines Patienten bei einer Dialyse so zu reduzieren, dass er zwar zur Freude aller Beteiligten das vermeintliche Sollgewicht erreicht hat, aber von Muskelkrämpfen geplagt bis zur nächsten Dialyse braucht, um sich einigermaßen zu regenerieren.

Blutdruck

Nierenkranke Patienten leiden häufig unter einer **arteriellen Hypertonie,** die sowohl Ursache als auch Folge der Niereninsuffizienz bzw. der zu ihr führenden Erkrankung sein kann. Auch wenn der Beginn der Hämodialysebehandlung und die Entwässerung selbst eine Therapie für den Bluthochdruck darstellen, bleibt bei vielen Patienten eine zusätzliche medikamentöse Therapie erforderlich (➤ Kap. 2.4), um dem Auftreten von Blutdruckentgleisungen unter der Dialyse und Langzeitschäden vorzubeugen.

6

MERKE

Nach Ausschluss aller medizinischen Kriterien können auch **psychische Faktoren** als Ursache für einen hohen Blutdruck eine große Rolle spielen. Für Patienten, die erstmalig zur Hämodialysebehandlung kommen, bedeutet dies eine große seelische Belastung. Sie plagen Sorgen und Ängste vor einer für sie ungewissen Zukunft. Aufgabe der Pflegenden ist es, ihnen durch Beratung und Zuwendung bei der Bewältigung der Situation zu helfen. Dies kann letztlich auch den Blutdruck positiv beeinflussen.

Körpertemperatur

Die Körpertemperatur des Dialysepatienten liegt i. d. R. im unteren Normbereich. Während der Behandlung kommt es meist zu einem **dialysebedingten Anstieg.** Die Gründe dafür sind eine für den Betroffenen unphysiologisch hohe Dialysattemperatur und die Reduktion des Körpervolumens durch Ultrafiltration. Beide Faktoren lassen die Körperkerntemperatur während der Dialyse ansteigen. Dadurch sinkt der periphere Gefäßwiderstand, und das Risiko einer hypotonen Blutdruckreaktion steigt.

Deshalb sollte im Hinblick auf die bevorstehende erste Dialysebehandlung von jedem Patienten ein Ausgangswert der **Körperkerntemperatur** (Messung mit Ohrthermometer) gewonnen werden. Gerade bei kreislaufinstabilen Patienten ist es sinnvoll, die Körperkerntemperatur in regelmäßigen Abständen, z. B. einmal wöchentlich, zu messen, um die Dialysattemperatur diesem Wert angleichen zu können.

Einen Beitrag zur physiologischen Dialyse ist der **Bluttemperaturmonitor** der Firma Fresenius. Er bietet die Möglichkeit, die prädialytische Körperkerntemperatur zu messen und diese mithilfe der automatischen Dialysattemperaturregulierung über die gesamte Dialysezeit konstant zu halten. Die Festlegung der Dialysattemperatur im Dialyseregime erfordert also auch die Information über die Körperkerntemperatur des Patienten.

Blutuntersuchungen

Eine Reihe von Blutuntersuchungen vor Dialysebeginn wird für die Festlegung des Dialyseregimes benötigt. Diese Parameter ermöglichen z. B. die Zusammenstellung der Dialysierlösung (Natrium, Kalium, Kalzium), die Festlegung des Behandlungsplatzes und die Bestimmung der Dialyseeffektivität während der ersten Behandlungen. Darüber hinaus können aus den Blutuntersuchungen Konsequenzen für die begleitende medikamentöse Therapie abgeleitet werden.

Blutuntersuchungen zur Festlegung des Behandlungsplatzes

Da in einer Dialyseabteilung potenziell die Gefahr besteht, dass Patienten in Kontakt mit dem Blut anderer Patienten kommen, ist es zum gegenseitigen Schutz wichtig, dass Patienten innerhalb einer „regulären" Dialyseabteilung frei von Infektionskrankheiten sind. Hierbei ist insbesondere das Vorliegen einer Infektion mit Hepatitis B, Hepatitis C und HIV von Interesse. Die entsprechenden Blutuntersuchungen sind vor der ersten Dialysebehandlung zu bestimmen (➤ Tab. 6.17).

Tab. 6.17 Hepatitis-B-Marker und ihre Bedeutung

Test	Was wird mit dem Test nachgewiesen	Bedeutung
Anti-HBc	Antikörper, die der Patient gegen das Core-Antigen des Virus gebildet hat	Aktive Infektion (IgM) **oder** ausgeheilte Infektion (IgG)
HGs-Ag	Surface-Antigen (Oberflächenbestandteil) des Virus	Aktive Infektion
Anti-HBs	Antikörper, die der Patient gegen das Surface-Antigen gebildet hat	Ausgeheilte Infektion **oder** erfolgreiche Impfung
HBV-DNA	DNA (Erbsubstanz) des Virus	Aktive Infektion
Kein Nachweis von Anti-HBs bei **positivem** Nachweis von HBsAg und/oder HBV-DNA		> 6 Mon.: chronische Infektion; Patient hat Infektion (noch) nicht überwunden und ist infektiös

Hepatitis B: Diese Erkrankung wird nahezu ausschließlich über Blut oder bluthaltige Körperflüssigkeiten übertragen. Dabei reichen schon sehr geringe Mengen aus, um die Krankheit beim Empfänger auszulösen. Seit vielen Jahren stehen wirkungsvolle Impfstoffe gegen Hepatitis B zur Verfügung. Die Impfung gegen Hepatitis B wird von staatlicher Seite sowohl für Dialysepatienten als auch für das medizinische Personal explizit empfohlen (➤ Kap. 2.6.8).

Zur Diagnostik eines ungeimpften Patienten werden zunächst zwei Serumanalysen durchgeführt: **Anti-HBc** und **HBs-Ag.** Ist der Test auf Anti-HBc positiv, wird zur Differenzierung zwischen persistierender und durchgemachter Hepatitis-B-Infektion zusätzlich der Antikörper-Titer gegen das Oberflächenantigen **(Anti-HBs)** bestimmt. Ist dieser Wert negativ, muss zur Abklärung einer persistierenden Hepatitis-B-Infektion die **HBV-DNA** bestimmt werden (Virusnachweis mittels PCR). Eine Hepatitis B gilt erst bei positivem Nachweis von Anti-HBs als ausgeheilt. Ein Patient mit positivem Nachweis von HBs-Antigen oder HBV-DNA gilt als infektiös. Ist der Patient gegen Hepatitis B geimpft, wird der **Anti-HBs**-Titer als Maß für den Erfolg der Impfung herangezogen.

Hepatitis C: Auch die Hepatitis C wird durch Blut übertragen. Eine Impfung ist derzeit aber noch nicht möglich. Zur Infektionsserologie der Hepatitis C gehört der Nachweis von **Anti-HCV** (Antikörper gegen Hepatitis-C-Virus). Fällt dieser Test positiv aus oder ergeben sich weitere Verdachtsmomente (nicht alle Hepatitis-C-Infizierten bilden zu jedem Zeitpunkt Anti-HCV), wird zur Kontrolle die **HCV-RNA** bestimmt (Erbsubstanz). Ein Patient mit positivem Nachweis der HCV-RNA gilt als infektiös. Auch eine Hepatitis-C-Infektion kann chronifizieren. Ein einmalig negativer HCV-RNA-Befund spricht bei positiven Anti-HCV nicht zwingend gegen eine Hepatitis-C-Infektion und bedarf weiterer Kontrollen. Bis zum Vorliegen weiterer Kontrolluntersuchungen sollten diese Patienten als infektiös betrachtet werden.

Zum Nachweis einer **HIV**-Infektion dienen die derzeit vorliegenden Tests auf die derzeit identifizierbaren Virusstämme HIV 1 und HIV 2.

Patienten mit einer Hepatitis-B- oder einer HIV-Infektion werden heute noch in speziellen Abteilungen dialysiert. Hepatitis-C-positive Patienten müssen als absoluter Mindeststandard stets an separaten Geräten dialysiert werden. Ein Problem der letzten Jahre sind die immer häufiger auftretenden Infektionen mit multiresistenten Keimen (MRSA = Methicillin-resistenter Staphylococcus aureus, MRGN = multiresistente gramnegative Keime und andere). Infektionen mit diesen Keimen zeigen insbesondere bei Dialysepatienten im Rahmen der Abwehrschwäche langwierige und komplizierte Verläufe. Patienten mit diesen Erregern müssen je nach Lokalisation des Befalls räumlich separiert unter Beachtung besonderer hygienischer Gesichtspunkte dialysiert werden (➤ Kap. 6.12).

Blutuntersuchungen zur Festlegung der Dialysateinstellungen

- Der **Natrium**-Normwert im Blut liegt etwa bei 130–145 mmol/l. Auch der Serumnatriumwert von Dialysepatienten liegt i. d. R. in diesem Normbereich. Eine schonende und physiologische Dialyse zeichnet sich durch eine natriumneutrale Bilanzierung aus. Dies bedeutet, dass das Dialysatnatrium dem prädialytischen Serumnatriumwert angepasst wird (Natriumwert in der

Dialysierlösung um 3 mmol/l höher einstellen als Natriumwert im Blut). Bei Problemen mit vermehrtem Durst, Hypertonie u. Ä. kann aber auch eine aktive Absenkung des Serumnatriums durch Dialyseflüssigkeit mit entsprechend niedrigerem Natrium oder durch Na-Profile sinnvoll sein.

- Bedingt durch die reduzierte Kaliumausscheidung über die Niere steigt bei dialysepflichtigen Patienten i. d. R. der Serumkaliumwert an. Zusätzlich kommt es durch die Übersäuerung des Bluts zu einer Kaliumverschiebung von intrazellulär nach extrazellulär. Das Dialysatkalium beträgt daher meist 2–3 mmol/l. Ist das prädialytische Serumkalium jedoch annähernd in der Norm, wird das Dialysatkalium entsprechend angepasst.
- **Blutzucker:** Gerade in der Phase der ersten Dialysen unterliegt der Blutzuckerspiegel und somit auch der Insulinbedarf des Dialysepatienten starken Schwankungen (➤ Kap. 2.3). Um einer Hypoglykämie während der Dialyse vorzubeugen, ist beim Erstellen des Regimes ein Säurekonzentrat auszuwählen, das in der aufbereiteten Dialysierlösung 1–2 g Glukose/l enthält. Dies entspricht 100–200 mg/dl Glukose im Dialysat.
- **Blutgasanalyse (BGA):** Vor der Dialyse liegt der Basenüberschuss vieler niereninsuffizienter Patienten im negativen Bereich. Deshalb wird der Säure-Basen-Status mit der Blutgasanalyse vor der Dialyse bestimmt (➤ Kap. 2.6.2). Aufgrund der Arterialisierung des zirkulierenden Bluts im Shuntgefäß ist die BGA **aus dem Shuntblut** recht aussagekräftig. Mit ihr lassen sich pH, pCO_2, Standardbikarbonat und der Basenüberschuss (Base Excess) bestimmen bzw. errechnen. Ein pH-Wert < 7,36 und ein negativer Basenüberschuss vor der Dialyse signalisieren, dass das Blut des Patienten einer Pufferung mit Bikarbonat während der Behandlung bedarf. Ein individuelles Bikarbonatangebot in der Dialysierlösung ist über die Einstellung der Bikarbonatpumpe möglich. Der Bikarbonatgehalt in der Dialysierlösung wird je nach Stoffwechsellage des Patienten i. d. R. zwischen 28 und 34 mmol/l eingestellt. Dabei sind pulmonale Erkrankungen zu berücksichtigen. Durch einen individuellen Bikarbonatgehalt in der Dialysierlösung ist es damit gut möglich, die saure Stoffwechsellage des Patienten auszugleichen.

Blutuntersuchungen zur Festlegung der Dialyseeffektivität

Es ist wichtig, den **Harnstoffwert** eines Patienten kurz vor der ersten Dialyse zu bestimmen, da dieser richtungweisend für die angestrebte Effektivität der ersten Behandlungen ist. Bei den ersten Dialysen wird allerdings keine rasche Entgiftung angestrebt, um die Gefahr des Dysäquilibriums zu vermeiden. Liegt ein hoher Ausgangsharnstoff vor, ist es ratsam, die Entgiftung während der ersten Dialysen sehr schonend zu gestalten, was in erster Linie aber nur für chronisch niereninsuffiziente Patienten gilt und weniger bei akutem Nierenversagen. Dies ist steuerbar durch die Wahl des Dialysators, das Gleichstromverfahren, die Blutfluss- und Dialysatflussrate sowie durch die Dialysezeit.

BEISPIEL

Falsch gewählte Dialyseeffektivität

Ein Patient mit einem hohen prädialytischen Serumharnstoff von ca. 250 mg/dl (42 mmol/l) könnte theoretisch gleich bei der ersten Behandlung bei hohem Blutfluss und mit einem großen Dialysator über 4 Stunden sehr effektiv entgiftet werden. Die Folge des schnellen Harnstoffentzugs aus dem Blut wäre aber ein zu hoher osmotischer Gradient zwischen Blut und Liquor, durch den Flüssigkeit in den Liquorraum einströmen würde. Daraus könnte ein schweres Krankheitsbild mit Hirnödem resultieren, das Dysäquilibriumsyndrom, das eine schwere Dialysekomplikation darstellt.

Effektivitätskriterien für die ersten Dialysen:

- Gleichstrom- bzw. Gegenstromverfahren
- Blutfluss (effektiv)
- Dialysezeit (effektiv)
- Dialysatfluss

Unter Berücksichtigung dieser Leistungskriterien ist man in der Lage, die Clearance einer Dialysebehandlung zu gestalten und zu variieren. So könnte eine Planung für den Ablauf der ersten Dialysen aussehen:

BEISPIEL

Ablauf der ersten acht Dialysen bei richtig gewählter Dialyseeffektivität

Derselbe Patient wie im vorangegangenen Beispiel mit einem Serumharnstoff von ca. 250 mg/dl (42 mmol/l) betritt zu seiner ersten Dialyse das Dialysezentrum. Dieses Regime wird durchgeführt: ➤ Tab. 6.18.

Tab. 6.18 Beispiel für die ersten acht Hämodialysen

	1. HD 10.10.24	2. HD 11.10.24	3. HD 12.10.24	4. HD 13.10.24	5. HD 15.10.24	6. HD 17.10.24	7. HD 19.10.24	8. HD 22.10.24
Dialysezeit	2 h	2 h	2,5 h	3 h	3,5 h	4 h	4,5 h	5 h
Blutfluss eff. in ml/h	120	150	150	180	220	260	280	300
Gleichstrom	x	x	x	–	–	–	–	–
Gegenstrom	–	–	–	x	x	x	x	x
Dialysatfluss in ml/min	300	300	500	500	500	500	500	500

Blutuntersuchungen zur Festlegung der Erythropoetin- und Eisentherapie

Aufgrund mehrerer Faktoren, die die Blutbildung beeinträchtigen und die Lebenszeit der Erythrozyten verkürzen, liegt der Hämoglobinwert bzw. der Hämatokrit vieler niereninsuffizienter Patienten deutlich unter dem Normwert (geschlechtsabhängig 12–17 g/dl). Die allgemeinen Symptome sind Blässe, Müdigkeit und ein geringes Leistungsvermögen. Das Ziel einer adäquaten Dialysebehandlung beinhaltet auch ein Anheben des Hb-Werts auf ca. 10–12 g/dl (Hkt 30–35 %, ➤ Kap. 2.7.5). Mit der Verabreichung von Erythropoetin wird die Erythropoese (Erythrozytenproduktion) stimuliert. Eisen als wichtigster Baustein des Hämoglobins wird bei der Applikation von Erythropoetin vom Körper in größeren Mengen benötigt. Ohne parenterale Eisengabe wären die Eisenspeicher des Körpers schnell erschöpft, es käme zu einem Eisenmangel. Zu bestimmen sind:

- **Eisen:** funktionelle Eisenbestandteile des Bluts **(Serumeisen).**
- **Ferritin: Speichereisen** im Gewebe. Es befindet sich hauptsächlich im retikuloendothelialen System (RES) von Milz, Leber und Knochenmark (gesamte Menge des gespeicherten Eisens).
- **Transferrin:** Transportprotein für den Eisentransfer von Speicher zu Speicher oder zur Zelle hin.
- **Transferrinsättigung:** Diese sagt aus, wie viel Transferrin in Prozent mit Eisen beladen ist. Beim Dialysepatienten sollte die Sättigung nicht < 20 % sein. Bei Werten < 20 % ist eine i. v. Eisengabe indiziert. Zur Bestimmung der Transferrinsättigung wird folgende Formel angewandt:

MERKE

$$\text{Transferrinsättigung (\%)} = \frac{\text{Serumeisen (µg/dl)}}{\text{Transferrin (mg/dl)}} \quad 70{,}9$$

Die Zusammenhänge zwischen Hämoglobin und den Eisenparametern sind komplex. Alle oben genannten Werte sind bei Dialysebeginn zu bestimmen, sie sind zur Festlegung der Erythropoetin- und Eisentherapie (➤ Kap. 2.7.5) erforderlich. Mit der Normalisierung des Hämoglobingehalts steigt die Leistungsfähigkeit und somit auch die Lebensqualität des Patienten.

6.7.2 Das erste Dialyseregime

Das Dialyseregime neuer Patienten, die zur ersten Dialysebehandlung kommen, beinhaltet neben den wichtigen Merkmalen, die zur medizinisch-technischen Durchführung einer Hämodialyse benötigt werden, eine Reihe organisatorischer und pflegerischer Details.

Behandlungsorganisation

Bei der **Wahl des Behandlungsplatzes** sollten persönliche Charaktereigenschaften des Patienten berücksichtigt werden. So fördern z. B. gemeinsame Interessen der Patienten in einem Behandlungsraum die Kommunikation und somit auch das Wohlbefinden während der Behandlung. Bei der Terminplanung der Dialysezeiten ist es sinnvoll, die bisherigen Lebensgewohnheiten des Patienten zu berücksichtigen.

Behandlungsverfahren

Das **Behandlungsverfahren** wird schon beim Vorgespräch zwischen Ärzten und Patienten festgelegt. Neben der Aufklärung über alle Möglichkeiten der für einzelne Patienten infrage kommender Nierenersatzverfahren einschließlich Transplantation und der Möglichkeit, auf eine Dialysebehandlung zu verzichten, schließt dies auch die Dokumentation des Aufklärungsgesprächs ein. Bei der Entscheidung für eine Hämodialyse mit den Verfahren HF und HDF müssen die Filtrat- und Substituatrate bestimmt werden. Mit der Beurteilung des Gefäßzugangs wird entschieden, ob die Dialyse im Zwei-Nadel- oder im Single-Needle-Verfahren begonnen wird. Diese Informationen zum Behandlungsverfahren werden im Dialyseregime dokumentiert.

Medizinische Regimedaten

- **Dialysator:** Die Auswahl des Dialysators ist von der Vergiftungssituation und den Gewichtszunahmen im dialysefreien Intervall des Patienten abhängig. Der geeignetste Dialysator wird ausgewählt und im Regime dokumentiert. Bei den ersten Dialysen ist besonders auf möglicherweise auftretende Unverträglichkeitsreaktionen auf die Dialysemembran zu achten.
- **Punktionskanülen:** Bei der Beurteilung der Gefäßzugänge werden die zur Shuntpunktion benötigten Kanülen ausgewählt.
- **Heparinisierung:** Alle Daten zur Antikoagulation werden im Dialyseregime dokumentiert. Dies betrifft die Bolusgabe und ggf. auch alle Einstellungen des Perfusors einschließlich der Abstellzeit in Minuten vor Dialyseende.
- **Dialysatdaten:** Sowohl die Auswahl der Konzentrate, die zur Dialysataufbereitung benötigt werden, als auch alle dialysatseitigen Einstellungen am Hämodialysegerät sollten dem Dialyseregime zu entnehmen sein. Im Einzelnen sind das:
  - Firmenbezeichnung/Säurekonzentrat.
  - Firmenbezeichnung/Bikarbonat-Konzentrat.
  - Natrium in der Dialysierlösung.
  - Kalium in der Dialysierlösung.
  - Kalzium in der Dialysierlösung.
  - Glukose in der Dialysierlösung.
  - Bikarbonat in der Dialysierlösung.
  - Gesamtleitfähigkeit (je nach Gerätetyp).
  - Bic-Leitfähigkeit (je nach Gerätetyp).

Die Angaben der einzelnen Ionenkonzentrationen in der Dialysierlösung sollten auch in mmol/l (bei Glukose g/dl) aufgeführt sein. Von diesen sog. Sollwerten erfolgt dann die Umstellung auf die gerätespezifischen Eingaben. Hierdurch ist eine schnellere Umrechnung der Einstellungen von einem Gerätetyp zum anderen möglich.

- **Dialysattemperatur:** Die Einstellung der Dialysattemperatur (➤ Kap. 6.7.1) ist im Hinblick auf die Kreislaufsituation des Patienten von großer Bedeutung und sollte ganz individuell erfolgen.
- **Sollgewicht:** Die Bestimmung des Sollgewichts eines Patienten unterliegt ärztlicher Anordnung. Sie wird in der Anfangsphase täglich neu besprochen und als ein mögliches Ziel der Dialysebehandlung festgelegt.

Medikamente

Bei den Medikamenten wird zwischen denen unterschieden, die im Regime festgelegt sind und meist zum Ende der Dialyse verabreicht werden, und solchen, die aufgrund akuter Ereignisse während der Dialyse vom Arzt angeordnet und verabreicht werden.

Dauermedikation

Hierzu zählen z. B.
- Erythropoetin
- Eisen
- Vitamin D

Akutmedikation

Hierzu zählen z. B.
- Schmerzmittel
- Blutdrucksenkende Mittel
- Krampflösende Mittel

Pflegerisches Regime

MERKE
Vor der Aufnahme eines Patienten in das Behandlungsprogramm sollte eine **Pflegeanamnese** erhoben werden. Damit kann neben den medizinisch-technischen Daten auch der **Pflegebedarf** des neuen Patienten im Regime dokumentiert werden.

Folgende Aspekte sind von Bedeutung:
- Hilfestellung beim Betreten und Verlassen des Zentrums
- Unterstützung beim Ankleiden
- Hilfe beim Wiegen
- Besonderer Überwachungsbedarf beim Abdrücken der Punktionsstellen
- Atmung
- Psychischer Zustand, Angst, Sicherheitsbedürfnis
- Körperpflege, Hautzustand
- Chronische Wunden
- Seh- und Hörvermögen
- Schlaf- und Erholungsfähigkeit
- Kommunikationsfähigkeit und Sprachverständnis
- Kreislaufzustand
- Ernährungszustand und Ernährungsgewohnheiten
- Berufliche, familiäre und soziale Situation
- Ressourcen des Patienten
- Aussagen über Körperausscheidungen während der Dialyse
- Medikamente, die der Patient derzeit einnimmt und die einem Einfluss durch die Dialyse unterliegen, z. B. Antihypertensiva oder Insuline
- Einschätzung der Laborparameter auf die Behandlungsplanung

Der im Rahmen der Pflegeanamnese eruierte Pflegebedarf des Patienten wird im Dialyseregime dokumentiert. Es empfiehlt sich, den Pflegebedarf in regelmäßigen Abständen zu aktualisieren.

6.8 Antikoagulation

Gerd Breuch, Eckhard Müller

6.8.1 Das Gerinnungssystem

Das Gerinnungssystem mit **gerinnungsfördernden Faktoren** muss stets aktiv sein, um Blutverluste sowohl aus kleinen Gefäßlecks als auch in Folge größerer Verletzungen verhindern zu können. Um andererseits unkontrollierte Gerinnungsvorgänge im Gefäßsystem zu verhindern, z. B. die Bildung von Thromben, sind die **gerinnungshemmenden Faktoren** in der Überzahl.

Wenn Blut mit einer Fremdoberfläche (Punktionskanüle, Blutschlauchsystem, Dialysator etc.) in Berührung kommt, führt dies zu einer **Thrombozytenaggregation** (Aneinanderlagern der Blutplättchen) und zur Aktivierung **gerinnungsfördernder Faktoren** (intrinsisches oder endogenes System). Gleichzeitig wird durch eine Verletzung (Punktion) ein Gewebefaktor (TF) freigesetzt (exogenes oder extrinsisches System). Dies löst dann eine Kettenreaktion aus **(Gerinnungskaskade),** an deren Ende die Umwandlung von löslichem **Fibrinogen** (Blutgerinnungsfaktor) in unlösliches **Fibrin** steht (➤ Abb. 6.56). Letzteres bildet ein Netz und würde im extrakorporalen Dialysesystem (Fremdoberfläche!) zur **Koagelbildung** (Blutpfropf) führen und das System verschließen.

Die Aktivierung des Gerinnungssystems ist auf zwei Wegen möglich. Der beiden Wegen gemeinsame zentrale Gerinnungsfaktor ist dabei der **Faktor X** (die Gerinnungsfaktoren sind in römischen Ziffern durchnummeriert). Gewebsthromboplastin (Tissue Factor/TF), Thrombozyten, die Faktoren IX, VIII, VII und Kalzium (Faktor IV) aktivieren den Faktor X, er wandelt sich zum Faktor Xa (aktivierter Faktor X). Faktor Xa katalysiert mithilfe von Kalzium, Phospholipoproteinen und Faktor V die Umwandlung von Prothrombin zu Thrombin, Thrombin letztendlich die Umwandlung von Fibrinogen zu Fibrin. Unter Einsatz von Faktor XIIIa bildet sich schließlich das erwähnte Fibrinnetz.

Einer der wichtigsten **gerinnungshemmenden Faktoren** ist das **Antithrombin III** (AT III, ➤ Abb. 6.56). Seine Wirkungsweise besteht sowohl in der Inaktivierung von Faktor Xa als auch in der Hem-

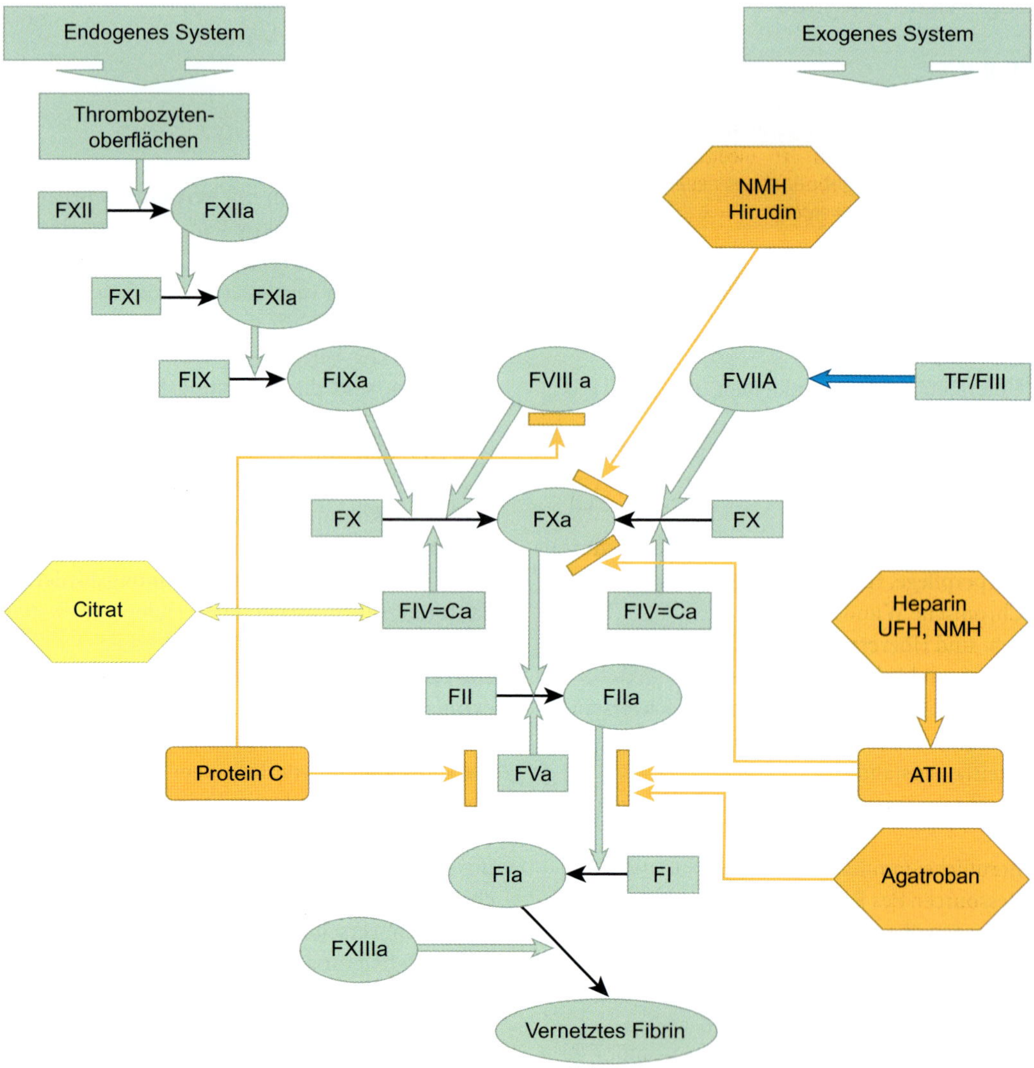

Abb. 6.56 Gerinnungskaskade
(F = Gerinnungsfaktor; TF = Tissue Factor/Gewebsthromboplastin; II+V+Xa+Ca+Phospholipide = Prothrombinkomplex, FIIa = Thrombin; FI = Fibrinogen; FIa = Fibrin; ATIII = Antithrombin; NMH = niedermolekulares Heparin; UFH = unfraktioniertes Heparin; grauer Pfeil = Aktivierung; blauer Pfeil = Hemmung) [L138]

mung der Bildung und Wirkung von Thrombin, sodass kein Fibrinnetz gebildet werden kann.

Voraussetzung für die Dialysebehandlung ist also die Gerinnungshemmung, die **Antikoagulation** des Bluts für den Zeitraum der Hämodialyse. Die dazu verwendeten Medikamente sollten folgende Kriterien erfüllen:

- Gerinnungsaufhebende oder -verzögernde Wirkung
- Gut dosierbar
- Nicht toxisch
- Inaktivierbar durch gut dosierbaren, nichttoxischen und abbaubaren Antagonisten

6.8.2 Gerinnungshemmende Medikamente und Antidote

Unfraktionierte Heparine (UFH)

MERKE

Die gerinnungshemmende Wirkung von unfraktionierten Heparinen (UFH) besteht in einer Steigerung der Reaktionsfähigkeit und Reaktionsgeschwindigkeit von AT III. Es beschleunigt die Inaktivierung von Gerinnungsfaktoren um das 1000-Fache. UFH inaktiviert neben dem Prothrombinkomplex auch den aktivierten Faktor II = Thrombin.

Das „normale" **Standardheparin ist unfraktioniert** und besteht aus einem heterogenen Gemisch von Molekülen höchst unterschiedlicher Kettenlänge. Heparine mit Kettenlängen von 5–17 kDa werden als **niedermolekulare (fraktionierte) Heparine,** mit Kettenlängen ab 18 kDa als **unfraktionierte Heparine** bezeichnet. Chemisch gesehen handelt es sich um Polysaccharide (Mehrfachzucker) bestehend aus einer variablen Anzahl von Aminozuckern mit einem Molekulargewicht zwischen 6 und 30 kDa. Gewonnen wird Heparin aus der Schweinelunge oder dem Schweinedarm. Heparin wird nicht im Magen-Darm-Trakt resorbiert und muss deshalb parenteral appliziert werden. Bei einer subkutanen Gabe von UFH beträgt die Halbwertszeit ca. 2 h. Bei i. v. Applikation kommt es initial zu einer schnellen Elimination von ca. 40 % des injizierten UFH durch schnell ablaufende Sättigungsprozesse. Aufgrund der vielen negativen Ladungen bindet UFH am Endothel, an Makrophagen sowie an Plasmaproteinen. In der Sättigungsphase beträgt die Halbwertszeit 5–15 min. In der anschließenden Phase erfolgt eine langsamere Elimination mit einer Halbwertszeit von 60–90 min. Die Halbwertszeit verlängert sich bei eingeschränkter Leber- und Nierenfunktion. Erst wenn alle Bindungsstellen gesättigt sind, wird die Dosis-Wirkung-Beziehung linear, und der therapeutisch wirksame Spiegel ist erreicht.

Mischungsverhältnis

Üblicherweise werden in Dialysezentren Heparine verwendet, bei denen in 1 ml Standardheparin 5000 IE enthalten sind. Eine Ampulle mit einem Inhalt von 5 ml entspricht also 25.000 IE Heparin.

MERKE

Werden in einer Perfusorspritze 2 ml Heparin (10.000 IE) mit 18 ml physiologischer Kochsalzlösung verdünnt, erhält man 10.000 IE Heparin in 20 ml Gesamtvolumen.
1 ml Lösung entspricht somit 500 IE Heparin.
Dem entsprechen:
1,5 ml = 750 IE
2,0 ml = 1000 IE
2,5 ml = 1250 IE
3,0 ml = 1500 IE

MERKE

Um Fehlern bei der Verabreichung vorzubeugen, ist es ratsam, die **Heparinverdünnung** für alle Patienten im Dialysezentrum gleich zu gestalten. Für jeden Patienten erfolgt natürlich weiterhin eine individuelle Festlegung der Heparindosis.

Niedermolekulare Heparine (NMH)

Niedermolekulare Heparine mit Molekulargewichten um 4–6 kDa werden aus unfraktioniertem Heparin durch verschiedene chemische Verfahren hergestellt. In ihrer Wirkungsweise hemmen NMH unter Mitwirkung von AT III hauptsächlich den Faktor Xa und weniger die Thrombinwirkung bei der Umwandlung von Fibrinogen zu Fibrin. Damit reduziert sich das Blutungsrisiko, der thrombosehemmende Effekt bleibt jedoch erhalten. Die Halbwertszeit von NMH beträgt nach i. v. Verabreichung ca. 2 h, nach s. c. Verabreichung ca. 4 h. Bei einer Einschränkung der Leber- und/oder Nierenfunktion ist die Halbwertszeit verlängert.

Dosierung

Die Dosierung erfolgt in IE/kg KG. Auch mit NMH kann eine individuelle Antikoagulation erfolgen. Bei Patienten mit niedrigem Blutungsrisiko beläuft sich der Gesamtbedarf für eine 5-stündige Dialyse auf ca. 85 IE/kg KG. Es ist sowohl die Applikation eines oder mehrerer Boli als auch eine Bolusgabe in Kombination mit kontinuierlicher Verabreichung über einen Perfusor möglich.

Folgende niedermolekulare Heparinpräparate (Wirkstoffe) werden bei der Dialyse eingesetzt (zur genauen Dosierung verweisen wir auf die jeweils gültigen Fachinformationen):

6

- Nadroparin (Fraxiparin®)
- Enoxaparin (Clexane®)
- Tinzaparin (Innohep®)
- Certoparin (Mono-Embolex®)

Antidote

MERKE
Bei schweren Nebenwirkungen mit lebensbedrohlichen Blutungen ist eine Neutralisation von Heparin (UFH + NMH) mit Protaminsulfat oder Protaminchlorid erforderlich. Die Dosis beträgt 1:1 (Heparin:Protamin) auf der Basis von mg oder angegebenen Einheiten. Protamin antagonisiert aber nur 50 % der NMH-Wirkung, sollte aber in der Dosis dennoch nicht angepasst werden, da sich sonst das Blutungsrisiko wieder erhöht.

Eine Überdosierung ist unbedingt zu vermeiden, da Protamin bei Überdosierung die Blutungsneigung wieder verstärkt. Ein weiteres Risiko besteht darin, dass die Heparin-Protamin-Komplexe später im Körper zerfallen können und postdialytische **Nachblutungen** verursachen. Sehr selten treten Unverträglichkeiten (anaphylaktische Reaktionen) auf, die dann jedoch schockartig verlaufen können.

6.8.3 Heparinreduzierende Faktoren

Es gibt eine Reihe von Faktoren, die den Heparinbedarf während der Dialyse herabsetzen. Interessant sind diese vor allem bei stark blutungsgefährdeten Patienten, bei denen man eine Minimalheparinisierung oder gar eine heparinfreie Dialyse durchführen muss.

Heparinreduzierende Faktoren im Einzelnen:

- Silikonisierung der Kanülen.
- Biokompatible Dialysemembranen, z. B. α-Polynephron.
- Strömungsgünstige Bauart von System und Dialysator.
- Hoher Blutfluss (> 300 ml/min).
- Geringe Kontaktflächen zwischen Blut und Luft in den Luftfallen des extrakorporalen Kreislaufs. Gerinnungsphänomene im extrakorporalen System nehmen oft an Orten des Blut-Luft-Kontakts (Luftfallen, Druckaufnehmer) ihren Beginn.
- Niedrige Ultrafiltrationsraten.
- Weitere gerinnungshemmende Medikamente, z. B. Cumarine, NOAK, ASS oder andere Plättchenhemmer (➤ Kap. 2.7.12).

6.8.4 Gerinnungsanalysen

Die Uhrglasmethode

Die **Uhrglasmethode,** publiziert im Jahr 1913 von Lee und White, beschreibt die Vollblutgerinnungszeit des Bluts. Dabei gibt man Blut in ein kleines Uhrglasschälchen und zieht („häkelt") ein kleines Häkchen so lange durch das Blut, bis die ersten Fibrinfäden auftreten. Der Normalwert ohne Antikoagulation beträgt 6–12 min. Bei einer normalen Heparinisierung würde die Zeitspanne bis zur Bildung erster Fibrinfäden (Vollblutgerinnungszeit) ca. 20–30 min betragen.

ACT (Activated Coagulation Time)

Zur Bestimmung der ACT (aktivierte Gerinnungszeit) ist ein **ACT-Tester** erforderlich, der heutzutage in fast jeder Dialyseabteilung vorhanden ist. Der ACT-Test ist ein Gerinnungszeittest, er wird beim Einsatz von UFH zur Antikoagulation als Kontrolle durchgeführt.

MERKE
Zur Kontrolle der Heparinisierung mit NMH ist die ACT nicht geeignet.

Die Anwendung des ACT-Testers ist eine Modifizierung der Uhrglasmethode. Sie stellt letztlich die apparative Umsetzung der Bestimmung der Vollblutgerinnungszeit nach Lee und White dar.

Er unterscheidet sich in folgenden Punkten von der Uhrglasmethode:

- Die Gerinnung der Blutprobe wird durch den Zusatz von gereinigter Silikonerde um das etwa 10-Fache beschleunigt. Bis zur Bildung einzelner Fibrinfäden dauert es statt ca. 20 min nur noch ca. 2 min.
- Der ACT-Tester führt die Gerinnungskontrolle selbstständig durch. Er erkennt den Beginn einzelner Fibrinfäden fotometrisch und gibt als Ergebnis die Zeit in Sekunden an.

- Im Betriebszustand beträgt die Innentemperatur des Heizrades 37 °C. Dies dient zur Aufrechterhaltung der Bluttemperatur während der Messung.

Durchführung

Dem Patienten werden 0,7 ml Vollblut aus dem arteriellen Blutschlauchsystem entnommen und in ein Teströhrchen gegeben, das bereits gereinigte Silikonerde enthält. Ein kurzes kräftiges Schütteln vermischt das Blut mit dem Pulver. Nach Start des Geräts wird das Röhrchen in die Öffnung des Heizrads eingesetzt. Während der Messung dreht sich das Heizrad, und das Gerät erkennt den Beginn der Gerinnung.

Diese schnelle und aussagekräftige Messmethode bietet die Möglichkeit zur stets adäquaten und individuellen Heparinisierung.

Interpretation

Der Ausgangswert (ohne Antikoagulation) der aktivierten Gerinnungszeit (ACT) liegt meist zwischen 60 und 80 s. Bei normaler Heparinisierung ist der 1,5- bis 2-fache Wert der Basis-ACT anzustreben. Die Basis-ACT wird vor Dialysebeginn bzw. vor der Antikoagulation mit Heparin bestimmt. **Normale ACT während der Dialyse liegen bei 120–140 s.** Zeiten < 120 s entsprechen einer minimalen Heparinisierung. Bei Patienten, deren ACT > 160 s beträgt, sollte im Hinblick auf ein erhöhtes Blutungsrisiko die Heparinisierung überdacht und eventuell gesenkt werden.

Quick, PTT (partielle Thromboplastinzeit) und TZ (Thrombinzeit)

Einige Gerinnungskontrollen können im Labor oder mit Kleingeräten auch in der Dialyseeinheit bestimmt werden. Zu ihnen zählen:

- INR-Wert (standardisierte Bestimmung des früheren Quick-Werts)
- Partielle Thromboplastinzeit (PTT)
- Thrombinzeit (TZ)

Diese Werte geben zwar Hinweise auf den aktuellen Gerinnungsstatus des Patienten, werden jedoch bei der Antikoagulation während der Dialyse mit Ausnahme der PTT nur selten zur Kontrolle herangezogen.

Die Bestimmung des **INR-Werts** erfolgt z. B. bei marcumarisierten Patienten mit Vorhofflimmern oder nach Herzklappenersatz. Der therapeutische INR-Wert liegt je nach Grunderkrankung dann bei ca. 2–3,5.

Die **Thrombinzeit (TZ)** und die **partielle Thromboplastinzeit (PTT)** sind unter Heparingabe verlängert. Die Ursache dafür ist die gesteigerte Wirkung von AT III. Prinzipiell ist durch die PTT-Bestimmung die Heparinkonzentration im Serum gut zu beurteilen, da die Steigerung der PTT relativ linear zur Heparinkonzentration im Serum verläuft. Die normale PTT beträgt ca. 30–40 s. Diese verlängert sich unter einer Normalheparinisierung um etwa 30–60 s.

MERKE

Zur Bestimmung des Einflusses von **niedermolekularem Heparin** auf die Gerinnung ist die PTT nicht geeignet, da es nur eine geringe AT-III-Wirkungssteigerung verursacht und somit die PTT nur unwesentlich verlängert.

Anti-Faktor-Xa-Bestimmung im Plasma

Niedermolekulares Heparin hemmt hauptsächlich den Faktor Xa. Eine Ampulle Fragmin® zu 10.000 IE entspricht z. B. 10.000 IE Anti-Faktor Xa (Anti-F Xa). Eine aussagekräftige Kontrolle über die Dosierung von NMH ist nur über die **Bestimmung der Anti-F-Xa-Spiegel** im Plasma möglich. Der Anti-F-Xa-Spiegel sollte bei einer Antikoagulation mit NMH bei Patienten mit normalem Blutungsrisiko ≥ 0,5 IE/ml, bei Patienten mit hohem Blutungsrisiko 0,2–0,3 (max. 0,4) IE/ml betragen (➤ Tab. 6.19). Die Bestimmung ist recht aufwendig, sodass sich in der Praxis die **körpergewichtsabhängige Dosierung** bewährt hat. Anti-F-Xa-Bestimmungen sind nur noch in Ausnahmefällen erforderlich.

Kontrollregime vor, während und nach der Behandlung

Die Zielsetzung der Antikoagulation ist eine adäquate Heparinisierung. Jedem Patienten sollte individuell nur die Mindestmenge appliziert werden, die er zur Antikoagulation des extrakorporalen Kreislaufs benötigt. Unnötig lange Gerinnungszeiten können Blutungskomplikationen während oder nach der Behandlung verursachen.

6

Tab. 6.19 Antikoagulation mit Standardheparin und Dalteparin

	Patienten mit geringem Blutungsrisiko	Patienten mit hohem Blutungsrisiko
Heparin		
Bolusgabe (in IE/kg KG)	30–50	10–15
Kontinuierliche Gabe (in IE/kg KG/h)	15–20	10–12
Perfusorabstellzeit (min vor HD-Ende)	30	15
ACT ohne Heparinisierung (in s)	ca. 80	ca. 80
ACT während HD (in s)	120–140	100–120
PTT ohne Heparinisierung (in s)	30–40	30–40
PTT nach Heparinisierung (in s)	70–100	50–80
Beispiel: 80 kg schwerer Patient mit einer Dialysedauer von 5 h		
Bolusgabe (in IE)	2400–4000	800–1200
Kontinuierliche Gabe (in IE/h)	1200–1600	800–1000
Gesamtheparin (in IE)	ca. 8000–11.000	ca. 4500–6000
Dalteparin		
Bolusinjektion (in IE/kg KG)	30–35	5–10
Kontinuierliche Gabe (in IE/kg KG/h)	10–15	4–5
Perfusorabstellzeit (min vor HD-Ende)	30	15
Einmalige Bolusgabe ausreichend für 5 h Dialyse	85	Nicht empfehlenswert
ACT und PTT	Nicht aussagekräftig	
Beispiel: 80 kg schwerer Patient mit einer Dialysedauer von 5 h		
Bolusinjektion (in IE/kg KG)	2400–2800	400–800
Kontinuierliche Gabe (in IE/kg KG/h)	800–1200	320–400
Gesamtfragmin (in IE)	6000–8000	2000–2800
Bei einmaliger Bolusgabe (in IE)	ca. 7000	Nicht empfehlenswert

- Zum Erreichen einer stets angepassten Heparinisierung muss in regelmäßigen Abständen (z. B. 1 ×/Wo.) eine Gerinnungskontrolle durchgeführt werden.
- Auf Hinweise einer Gerinnungsaktivierung, z. B. das Ansteigen des Venendrucks und des TMP während der Behandlung, ist zu achten, um ggf. Heparin nachzudosieren oder den Patienten noch rechtzeitig vom Dialysegerät ablegen zu können.
- Das Dialysegerät Dialog⁺ der Firma B. Braun misst den Dialysatoreingangsdruck (PBE). Ein Anstieg des PBE signalisiert sehr frühzeitig eine beginnende Thrombosierung im Dialysator.
- Nach der Behandlung ist das gesamte extrakorporale System auf Blutrückstände zu prüfen.
- Gerinnungsphänomene im extrakorporalen System beginnen oft an Orten des Blut-Luft-Kontakts, z. B. Luftfallen, Druckaufnehmer. Insbesondere bei heparinfreien Dialysen macht es Sinn, Systeme zu verwenden, deren Luftfallen komplett zu befüllen sind. Ein leicht übersehener Aspekt ist die häufig obligat vorhandene Luftblase im Sieb der venösen Luftfalle. Diese sollte in der Vorbereitung unbedingt entfernt werden.
- Ggf. kann auch die erforderliche Abdrückzeit bei Dialyseshunts oder das Auftreten von Nachblutungen zur Beurteilung der Antikoagulation mit herangezogen werden (nur ein Teilaspekt!).

MERKE

Obwohl die Heparinisierung auf ärztliche Anordnung erfolgen sollte, sind auch die Pflegenden aufgefordert, diese immer wieder kritisch zu beurteilen. Ein pauschaler und unkontrollierter Umgang mit Heparin ist kein Maß für Qualität in der Dialyse.

6.8.5 Heparinisierungsverfahren

Die Antikoagulation des Patienten bei der Hämodialysebehandlung kann in unterschiedlicher Form durchgeführt werden.

Bolusantikoagulation

Bei der **Bolusantikoagulation** wird dem Patienten die gesamte Heparinmenge, die er für die komplette Dialysezeit benötigt, vor Dialysebeginn injiziert. Der Vorteil besteht lediglich in der Einsparung der Heparinperfusorspritze. Nachteilig ist jedoch, dass der Patient zu Dialysebeginn überproportional hoch antikoaguliert wird, wodurch ein verstärktes Blutungsrisiko entsteht. Das einmal gespritzte Heparin hemmt die Blutgerinnung über mehrere Stunden. Ein vorzeitiges Beenden der Heparinisierung ist nur durch eine Inaktivierung mit Protaminsulfat möglich.

Bei der Verwendung von NMH ist die Bolusantikoagulation jedoch durchaus ein gängiges Verfahren. In der Praxis hat sich die körpergewichtsabhängige Dosierung bewährt. Natürlich sind die Patienten auch hier in der Anfangsphase der Dialyse relativ hoch antikoaguliert. Durch die Wirkungsweise der NMH besteht jedoch keine gefährliche Steigerung des Blutungsrisikos.

Kontinuierliche Heparinisierung

Die **kontinuierliche Antikoagulation** mit Heparin ist das derzeit am häufigsten angewendete Verfahren bei UFH. Es besteht aus einer Bolusgabe zu Dialysebeginn und einer kontinuierlichen Gabe während der laufenden Dialysebehandlung. Etwa ⅓ des Gesamtheparinbedarfs wird am Anfang i. v. verabreicht. Zur Aufrechterhaltung der Antikoagulation werden die übrigen ⅔ Heparin mit einem Perfusor kontinuierlich über die gesamte Dialysezeit verabreicht. Unter Berücksichtigung der Heparinhalbwertszeit von ca. 1 h kann der Perfusor ca. 20–60 min vor Dialyseende abgestellt werden.

Durch die kontinuierliche Heparinisierung wird über die gesamte Dialysezeit eine relativ konstante Heparinkonzentration im Blut erreicht. Durch das frühzeitige Ausschalten des Perfusors sinkt dann diese Konzentration zum Dialyseende hin ab.

Bezüglich Beispiele für eine kontinuierliche Heparinisierung mit Heparin und niedermolekularem Heparin ➤ Tab. 6.19.

Intermittierende Heparinisierung

Diese Form der Heparinisierung ist eine Alternative der **kontinuierlichen Antikoagulation.** Früher verfügten Hämodialysegeräte nicht über einen integrierten Perfusor. Eine halbwegs kontinuierliche Verabreichung von Heparin war nur durch einen externen Perfusor oder durch eine intermittierende Gabe möglich.

Bei der intermittierenden Heparinisierung erhält der Patient zu Beginn der Dialyse eine Bolusgabe. Weitere Bolusgaben folgen dann in regelmäßigen Abständen. Der Gesamtheparinbedarf des Patienten ändert sich nicht, er ist unabhängig vom angewendeten Verfahren. Während der Dialyse entstehen jedoch Schwankungen der Heparinkonzentration im Blut. In der Phase der niedrigen Konzentration (kurz vor der nächsten Bolusgabe) kann es zu Koagelbildung im extrakorporalen System kommen.

Regionale Heparinisierung

Bei diesem Verfahren wird das Blut vor dem Dialysator normal **heparinisiert** und anschließend hinter dem Dialysator **mittels Protamin antagonisiert.** Patienten erhalten somit nur inaktive Heparin-Protamin-Komplexe. In der Theorie ist dies ein sehr gutes Verfahren, das in der Praxis jedoch einige Schwierigkeiten bereitet. Die Heparinkonzentration im Blut ist vor und hinter dem Dialysator ungleich. Einerseits geht Heparin auf dem diffusiven Weg im Dialysator verloren, andererseits adsorbiert die Dialysemembran das Heparin teilweise selbst. Die Berechnung der Heparinmenge hinter dem Dialysator zur Bestimmung der zu verabreichenden Protaminmenge ist recht schwierig und ungenau. Eine Protaminüberdosierung ist unbedingt zu vermeiden, da dies sonst die Gerinnungsneigung wieder verstärken würde. Eine intensive Überwachung der Gerinnung ist also erforderlich. Ein weiteres Risiko besteht darin, dass die Heparin-Protamin-Komplexe später im Körper zerfallen können und postdialytische **Nachblutungen** verursachen. Aus diesen Gründen wird das Verfahren kaum noch angewendet.

Minimale Heparinisierung

Vor allem bei blutungsgefährdeten Patienten, z. B. nach Operationen oder bei Gerinnungsstörungen, kann nur eine minimale Heparinisierung erfolgen. Engmaschige Gerinnungs- und regelmäßige Sichtkontrollen des extrakorporalen Kreislaufs sind unabdingbar, um eine Koagelbildung frühzeitig zu erkennen. Die ACT sollte zwischen 100 und 120 s liegen. Darüber hinaus ist es sinnvoll, auch alle anderen heparinreduzierenden Faktoren zu nutzen. Im Hinblick auf die blutungsgefährdete Situation des Patienten sollte man über die Verwendung von NMH anstelle eines Standardheparins nachdenken.

Heparinfreie Dialyse

Die Dialysebehandlung ohne Antikoagulation stellt eine Ausnahmesituation dar. Hauptsächlich wird sie in der Akutdialyse bei postoperativen oder akut blutenden Patienten angewendet. Ein sehr hoher Blutfluss ist erforderlich, da die Verweildauer des Bluts im extrakorporalen System nur sehr kurz sein darf. Alle Möglichkeiten, den Heparinbedarf während der Dialyse zu senken, sollten genutzt werden. Weiterhin muss das System mindestens alle 30 min mit ca. 200 ml NaCl (0,9 %) gespült werden. Sollten dann Blutgerinnsel in den Luftfallen sichtbar sein, müssen die entsprechenden Teile des extrakorporalen Systems ausgetauscht werden. Bei starker Koagulation wird das komplette System einschließlich Dialysator getauscht. Die Menge an NaCl-Lösung, die dem Patienten im Rahmen der Spülvorgänge infundiert wird, muss in die Flüssigkeitsbilanz einberechnet werden.

Während der gesamten Behandlung ist die Gefahr groß, dass das Blut im System gerinnt. Auf Hinweise, z. B. ein Ansteigen des Venendrucks und des TMP, ist zu achten, um ggf. den Patienten noch rechtzeitig vom Dialysegerät ablegen zu können. Die maximal mögliche Dialysezeit ohne Heparin beträgt ca. 3 h.

MERKE

Dieses Behandlungsverfahren ist langfristig inadäquat. Es dient nur zur Überbrückung einer akut blutungsgefährdeten Phase.

Nebenwirkungen von Heparinen

Haarausfall: eine häufige Nebenwirkung, der man i. d. R. durch einen Wechsel des Heparinpräparats (von UFH auf NMH) begegnen kann.

Anaphylaktische Reaktionen: Übelkeit, Kopfschmerzen, Juckreiz, Urtikaria, sehr selten auch Asthma bronchiale, Quincke-Ödem und abdominale Koliken. Diese Nebenwirkungen treten zumeist in der ersten halben Stunde nach Applikation des Heparins auf. In der Regel ist nach Absetzen des Heparins nur noch eine symptomatische Behandlung nötig. Bei einer erneuten Anwendung muss das Heparinpräparat gewechselt werden.

Osteoporose: Heparin kann zu einer Verschlechterung der renalen Osteopathie führen. Bei gefährdeten Patienten sollte ein Wechsel des Heparinpräparats oder eine Minimalheparinisierung in Betracht gezogen werden.

Transaminasenanstieg: Ein geringfügiger Transaminasenanstieg ist unter Heparintherapie nicht selten. Dieser normalisiert sich normalerweise trotz Fortsetzung der Therapie.

Blutungskomplikationen: Diese können alle parenchymatösen Organe, das Gehirn, den Retroperitonealraum sowie die ableitenden Harnwege betreffen. Im Fokus der Beobachtung während der Dialyse sollten gastrointestinale Blutungen stehen (urämisch bedingte Ulzerationen).

Heparininduzierte Thrombozytopenie (HIT): Man unterscheidet zwei unterschiedliche Typen:

- **HIT Typ I:** Im Rahmen einer Heparintherapie kann es innerhalb der ersten 2 Tage zu einer gering ausgeprägten, dosisabhängigen Thrombozytopenie (Thromozytenabfall > 100.000) kommen. Diese gilt als harmlos, die Thrombozytenzahlen steigen i. d. R. trotz Fortführung der Therapie wieder an.
- **HIT Typ II:** Die HIT Typ II ist eine sehr seltene, aber äußerst bedeutende Nebenwirkung. 4–10 Tage nach Beginn einer Heparintherapie kann sich bei nicht sensibilisierten Patienten eine HIT

Typ II einstellen. Wenn ein Patient in der Vergangenheit Heparin erhalten hat, ist die Entwicklung dieser Komplikation auch gleich zu Beginn einer neuerlichen Therapie möglich. Eine HIT Typ II kann noch bis zu 3 Wochen nach Absetzen der Heparintherapie auftreten. Dosisunabhängig kommt es zu schweren Thrombopenien (Thrombozytenabfall < 100.000). Die Hauptgefährdung liegt in der Entwicklung von Thromben. Das klinische Bild geht einher mit Gliedmaßenischämien und einer hohen Mortalitätsrate durch zerebrale und myokardiale Ischämien. Die Mehrzahl der Thromben bildet sich jedoch im venösen System und in der Lunge. Die Heparintherapie muss sofort beendet werden → keine Anwendung von Medikamenten (auch Salben), die Heparin enthalten.

MERKE

In den ersten 3 Wochen nach Therapiebeginn mit Heparin sollte regelmäßig eine Kontrolle der Thrombozyten erfolgen, um die Entwicklung einer heparininduzierten Thrombozytopenie des Typs II rechtzeitig zu bemerken.

6.8.6 Alternative Möglichkeiten der Antikoagulation

Neben der Möglichkeit, die Blutgerinnung mit fraktioniertem bzw. unfraktioniertem Heparin zu beeinflussen, gibt es einige Alternativen, die jedoch primär in der Akutdialyse zum Einsatz kommen. In der chronischen Hämodialyse spielt lediglich die Citrat-Antikoagulation eine Rolle.

Citrat-Antikoagulation

Mit regionaler Citrat-Antikoagulation (rCA) können Blutungskomplikationen bei Nierenersatzverfahren zuverlässig vermindert werden, indem nur die extrakorporalen Anteile des blutführenden Schlauchsystems durch Citratzusatz ungerinnbar gemacht werden.

Kalzium ist ein zentraler Bestandteil einer funktionierenden Gerinnung (Faktor IV). Entzieht man dem Gerinnungssystem Kalzium, wird das Blut ungerinnbar. Citrat bindet Kalzium und hemmt somit die Gerinnung. Patienten mit Blutungsneigung sind durch eine systemische Antikoagulation, z. B. mit Heparin, gefährdet. Citrat wird in das arterielle Blutschlauchsystem (vor dem Dialysator) appliziert und fängt dort das Kalzium aus dem Blut ab, sodass die Gerinnung im extrakorporalen System stoppt. Die Dialysierflüssigkeit sollte kalziumfrei sein. Eine entsprechende Kalziumgabe in das venöse Blutschlauchsystem hinter dem Dialysator unmittelbar vor dem Rückfluss in die venöse Nadel hebt die Citratwirkung wieder auf: Das Blut wird dem Patienten mit nahezu normaler Gerinnungsaktivität zurückgegeben. Der Wert des ionisierten Kalziums im zugeführten Blut aus der „arteriellen" Punktionsnadel sollte > 1,0 mmol/l sein. Hinter dem Dialysator (zwischen Dialysator und Luftfalle) sollte der Wert des ionisierten Kalziums < 0,4 mmol/l betragen, um eine ausreichende Antikoagulation zu erreichen.

Wenn zu wenig Kalzium oder zu viel Citrat gegeben wird, droht dem Patienten eine Hypokalzämie mit den Nebenwirkungen Tetanie und Herzrhythmusstörungen. Zu beachten ist, dass die gebildeten Kalzium-Citrat-Komplexe im Blut des Patienten wieder relativ schnell zerfallen und somit wieder den Kalziumspiegel im Serum beeinflussen. Sedierte Patienten sind nicht in der Lage, die Frühsymptome der Hypokalzämie zu reklamieren. Die Möglichkeit engmaschiger Ca^{2+}-Kontrollen sollte bei einem Citrateinsatz gegeben sein. Da Citrat neben Kalzium auch Magnesium bindet, sollte eine eventuell notwendige Substitution von Magnesium geprüft werden.

Darüber hinaus wird Citrat in der Leber zu Bikarbonat metabolisiert. Die Bikarbonateinstellung der Dialysierlösung muss also entsprechend angepasst (gesenkt) werden, sonst besteht die Gefahr einer Überalkalisierung.

Da Citrat in Form von Trinatrium-Citrat verwendet wird und dieses pro 1 mol Citrat 3 mol Natrium enthält, muss die Natriumbelastung ebenfalls bei der Zusammensetzung der Dialysierlösung berücksichtigt werden (Reduktion der Leitfähigkeit).

Mit einer Citratakkumulation und einer daraus resultierenden metabolischen Azidose ist bei einer chronischen Niereninsuffizienz nicht zu rechnen, solange keine schwere Leberfunktionsstörung vorliegt.

Der Volumenbelastung durch die Citratinfusion muss in der Gesamtbilanz des Patienten Rechnung getragen werden. Der Citratbedarf steigt mit dem Blutfluss. Ferner scheint Citrat einen positiven Beitrag zu einer biokompatiblen Dialyse zu leisten, indem es die Aktivierung der Komplementkaskade hemmt.

Im Gegensatz zu kontinuierlichen Systemen (CRRT), die mit integrierten Pumpen-Lösungen mittlerweile den überwiegenden Behandlungsanteil mit rCA erbringen, stehen für die rCA-Durchführung bei intermittierenden Nierenersatzverfahren (iHD) keine automatisierten Systeme zur Verfügung. Die rCA-Ci-iHD ist damit derzeit nur in der Anwendung einer Kombination der gängigen Dialysesysteme mit handelsüblichen Infusions- und Infusionsspritzenpumpen möglich, die für diesen Zweck herstellerseitig keinem Konformitätsbewertungsverfahren unterzogen wurden und für die damit kein formalisierter Nachweis der technischen Sicherheit vorliegt.

Zur Gewährleistung der Patientensicherheit und zur Haftungsvermeidung sollten die Unvermeidbarkeit einer solchen Anwendung deshalb in jedem Einzelfall dokumentiert und spezifizierte Bedingungen eingehalten werden, für die z. B. das KfH Dokumente und Schulungsmaterial bereithält.

Argatroban (Argatra®)

Argatroban ist ein Thrombinhemmer mit einer Halbwertszeit von ca. 1 h. Eine reduzierte Leberfunktion verlängert die Halbwertszeit auf etwa 3 h, eine Niereninsuffizienz beeinflusst sie jedoch nicht. Argatroban stellt eine Alternative zur Citratdialyse bei Patienten mit Nierenversagen und HIT Typ II dar. Die Gerinnungsüberwachung kann über die ACT oder die PTT erfolgen. Bisher existiert kein spezifisches Antidot für Argatroban.

Die Datenlage für die Verwendung von Argatra® Multidose bei Hämodialysepatienten ist beschränkt. Auf der Grundlage der Daten könnte die Behandlung mit einer initialen Bolusgabe (250 µg/kg), gefolgt von einer Dauerinfusion von 2 µg/kg/min vorgenommen werden. Bei Leberfunktionsstörungen ist die Dosis entsprechend den Fachinformationen zu reduzieren. Die Infusion wird 1 h vor dem Ende des Verfahrens gestoppt. Der ACT-Zielbereich liegt bei 170–230 s.

Danaparoid (Orgaran®)

Bei einem Verdacht auf eine HIT Typ II wird gelegentlich noch Danaparoid (Heparinoid) als Ausweichantikoagulans eingesetzt. Da Kreuzreaktionen gegenüber Heparin nicht ausgeschlossen sind (5–10 %), kann sich im klinischen Verlauf eine persistierende Thrombozytopenie zeigen, die eine rasche Umstellung erforderlich macht. 1 ml Orgaran® enthält 1250 IE Anti-Xa. Die Bestimmung der Anti-Xa-Aktivität erfolgt aus Citratplasma. Danaparoid hat bei gesunden Menschen eine Halbwertszeit (HWZ) von etwa 25 h, bei Dialysepatienten ist die HWZ noch länger. Ein Antidot ist nicht bekannt.

Prostazyklin (PGI, Epoprostenol)

Die antikoagulatorische Wirkung von Prostazyklinen beruht im Wesentlichen auf der Hemmung der Thrombozytenaggregation und -adhäsion. Bei einer Verwendung als alleiniges Antikoagulans ist eine Dosierung von 4–8 ng/min/kg KG angegeben. Die Halbwertszeit von Prostazyklinen beträgt 2 min. Dies erscheint für die Steuerung der Antikoagulationswirkung sehr günstig, der biologische Effekt ist jedoch auch noch 2 h nach der letzten Applikation nachweisbar.

Die dosisabhängigen Nebenwirkungen wie Hypotonie, Flush, Erbrechen, Kopfschmerzen sowie die im Vergleich sehr hohen Kosten sind für die Dialyse wesentliche Faktoren, die einen vermehrten Einsatz limitieren.

6.9 Komplikationen und Notfallmanagement in der Dialyse

Jürgen Tönges, Eckhard Müller

Infolge der Komplexität der Nierenersatzbehandlung und der multiplen Begleiterkrankungen der Dialysepatienten kann es im Rahmen der Behandlung zu einer Vielzahl von Komplikationen bis hin zu reanimationspflichtigen Notfallsituationen kommen.

Aus diesem Grund bedürfen Notsituationen einer besonderen Aufmerksamkeit und müssen intensiv und in regelmäßigen Abständen trainiert werden.

Die Technik der Dialysegeräte hilft bei der Erkennung und Behandlung von zahlreichen dialyseassoziierten Komplikationen und ermöglicht es, frühzeitig zu reagieren. Die Alarmüberwachung der Dialysegeräte sichert jedoch nicht gegen die Vielzahl von Komplikationsmöglichkeiten während der Behandlung, sodass dem Dialysepersonal die zentrale Aufgabe der klinischen Patientenbeobachtung obliegt. Ferner hat es zur Aufgabe, die Alarme auf Plausibilität zu prüfen und adäquat zu reagieren.

Betrachtet man Behandlungskomplikationen unter dem Aspekt der Überwachung und der Patientensicherheit, können die folgenden Komplikationen unter Umständen auch ohne Alarmierung des Dialysegeräts auftreten.

6.9.1 Arterielle Hypotonie

Eine arterielle Hypotonie, auf der Basis eines **relativen** oder **absoluten Volumenmangels,** stellt mit 15–50 % die häufigste Komplikation während und/oder unmittelbar nach der Dialysebehandlung dar. Man unterscheidet grundsätzlich eine episodische Hypotonie, meist gegen Ende der Dialyse, von einer chronisch persistenten Form, bei der der prädialytische Blutdruck schon hypoton ist. Bei der **episodischen Hypotonie** kommt es zu typischen Symptomen. Die **persistente Hypotonie** ist oft symptomlos.

Ursachen

➤ Abb. 6.57.

Relativer Volumenmangel ist gekennzeichnet durch eine Verminderung des Gefäßtonus und daraus resultierender Fehlverteilung des zirkulierenden Bluts. Dies kann verursacht werden durch allergische Reaktionen oder vegetative Dysregulation, z. B. als Begleiterscheinung einer autonomen Neuropathie. Häufig beobachtet man bei der Kreislaufkontrolle nach der Nahrungsaufnahme während der Dialysetherapie einen Einbruch der Blutdruckwerte. Hier kommt es ebenfalls zu einer Umverteilung des zirkulierenden Blutvolumens durch vermehrte Durchblutung des Gastrointestinaltrakts.

Absoluter Volumenmangel hingegen ist gekennzeichnet durch eine Verminderung des zirkulierenden Blutvolumens. Dies wird bei der Hämodialyse häufig durch eine zu hohe Ultrafiltrationsrate oder ein zu niedrig kalkuliertes Sollgewicht verursacht. Auch Elektrolyt- (niedriges Dialysatnatrium) und Harnstoffverschiebungen können für einen absoluten Volumenmangel verantwortlich sein. Besonders zu beachten sind gastrointestinale Blutungen oder seltener Blutungen bei Nierenzysten, die in Verbin-

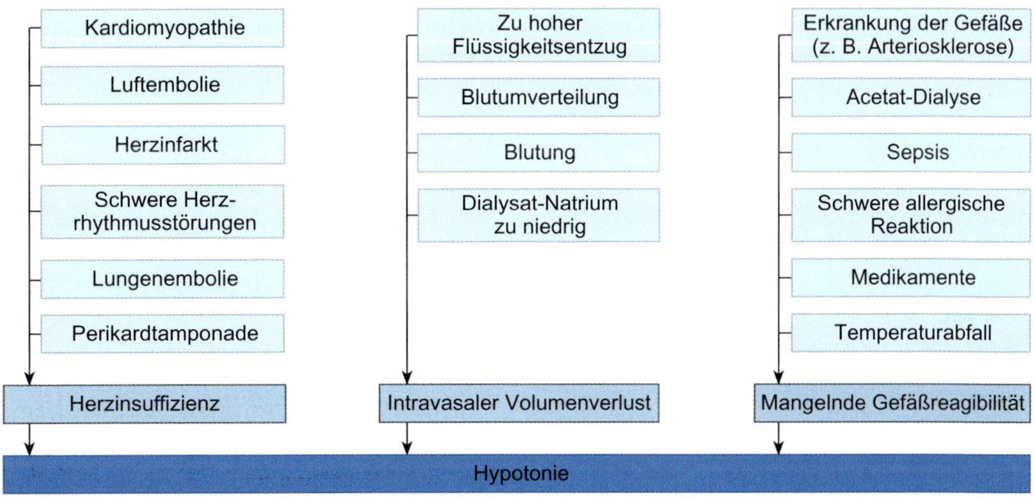

Abb. 6.57 Die Ursachen einer Hypotonie während einer Hämodialysebehandlung sind vielfältig [A400]

dung mit der Heparinisierung auftreten können. Besonders kritische, häufig akut lebensbedrohliche Blutungen treten bei venöser Diskonnektion an der Hämodialyse auf. Diese werden unter Umständen nicht durch das Alarmsystem des Dialysegeräts erfasst und sind daher eine der schwersten dialyseassoziierten Komplikationen. In der Patientenbetreuung ist daher immer auf einen freien Blick auf die Schlauchanschlüsse zum Katheter und insbesondere zum Shuntarm (keine Abdeckung der Punktionsstellen mit Patientendecke o. Ä.) zu achten.

Unabhängig von der Ursache im Einzelfall sind dialyseassoziierte Hypotonien prognostisch mit einer erhöhten Sterblichkeit vergesellschaftet.

MERKE

Bei unklaren Blutdruckeinbrüchen immer auch an Diskonnektion und Blutungen denken!

Weitere Ursachen für hypotone Ereignisse können kardiale Erkrankungen oder rhythmogene Ereignisse sein. Auch eine antihypertensive Therapie oder Medikamentennebenwirkungen können zu hypotensiven Episoden führen, sodass ggf. am Dialysetag die Medikamenteneinnahme angepasst werden muss.

Symptome

Frühe, unspezifische Symptome der Hypotonie sind Unruhe und Unwohlsein, eventuell auch Muskelkrämpfe (➤ Kap. 6.9.2). Bedingt durch Zentralisation mit verbundener Minderdurchblutung des Gastrointestinaltrakts kann es auch zu Übelkeit oder Stuhldrang kommen. Krämpfe sind ein Zeichen der Minderdurchblutung. Eine Tachykardie ist Ausdruck der kardialen Kompensation der Hypovolämie (**cave:** fehlende Tachykardie unter Betablocker-Therapie!).

MERKE

Bevor Patienten wegen Stuhldrang zur Toilette begleitet werden, ist zwingend sicherzustellen, dass keine Hypotonie vorliegt.

Im weiteren Verlauf kann es zu massiver Übelkeit und Erbrechen kommen, bis hin zu Bewusstlosigkeit und zentralen Krampfanfällen.

Häufig kommt es erst im späteren Verlauf der Hypotonie, bedingt durch mangelndes Blutangebot, zu Alarmierungen im arteriellen unteren Druckbereich durch das Dialysegerät.

Maßnahmen und Therapie

Zur Therapie frühzeitiger Symptome zählen sofortige Maßnahmen wie:

- Verifizierung der Hypotonie durch Blutdruckmessung
- Autotransfusion durch Hochlagerung der Beine
- Stopp der UF (oder Reduktion)
- Ggf. hochprozentige Glukose- oder Natriumchloridlösung
- Ggf. differenzialdiagnostische Orientierung (Pulsfühlen, neurologischer Status, Anamnese etc.).

Zur Therapie späterer Symptome dienen Maßnahmen wie:

- Stopp der UF
- Volumensubstitution als Kurzinfusion oder Bolusgabe durch das Dialysegerät (200–300 ml bis zur Symptombesserung)
- Ggf. Retransfusion des Bluts
- Ggf. Sauerstoffgabe
- Erweiterte Überwachungsmaßnahmen (EKG- und RR-Monitoring).

Zur Prävention dient eine optimale Festlegung des Trockengewichts. Die Festlegung des Zielgewichts am Dialyseende kann schwierig sein und bedarf klinischer und ggf. technischer Beurteilungshilfen (Ultraschall, BIA-Messung). Die Nutzung technischer Einrichtungen am Dialysegerät wie Blutvolumen- und Temperatur-Monitoring (Fresenius), Hemocontrol (Gambro), Haemomaster (Nikkiso) oder bioLogicRR (Braun) ist hilfreich zur Vermeidung dialyseassoziierter Hypotonien.

Zu beachten ist die natürliche Variabilität des Trockengewichts, denkt man allein schon an unterschiedliche Defäkationsfrequenz der Menschen.

Ein weiterer Parameter mit Einfluss auf die hämodynamische Stabilität ist die Dialysattemperatur, wobei niedrigere Temperaturen (36,5 °C bis 35 °C) die Stabilität durch einen erhöhten venösen Tonus und eine bessere kardiale Kontraktilität erhöhen können. Auf eine eventuelle Unterkühlung oder die Angabe von Frösteln ist zur Sicherung des Patientenkomforts natürlich zu achten. Höhere Dialysat-

Natriumspiegel verbessern ebenfalls die hämodynamische Stabilität, führen in der chronischen Behandlung aber durch positive Natriumbilanz zu vermehrtem Durst und dem Risiko steigender interdialytischer Gewichtsschwankungen, die bei der folgenden Dialyse die Probleme aggravieren. Ferner können Ultrafiltrations-, Temperatur- und Natriumprofile zur Stabilisierung des Dialyseverlaufs eingesetzt werden. Bei Hypotonien im Rahmen einer autonomen Neuropathie kann das α-Mimetikum Midodrin versucht werden. Bei Patienten mit hypotonen Episoden sollte auf eine Nahrungsaufnahme während der Dialyse verzichtet werden. Ggf. muss die Dosierung von Antihypertensiva absolut oder in Bezug zur Dialyseterminierung modifiziert werden. Gelegentlich ist, wenn möglich, die Umstellung auf ein Peritonealdialyseverfahren notwendig.

6.9.2 Muskelkrämpfe

Muskelkrämpfe gehören zu den häufigsten Komplikationen während der Hämodialysebehandlung. Nicht selten sind sie Ausdruck einer übermäßigen Ultrafiltration und/oder eines beginnenden Blutdruckabfalls.

Ursachen

Muskelkrämpfe werden meist durch eine Hypoxie (Sauerstoffmangel im Gewebe) verursacht. Diese wiederum entsteht durch eine Hypovolämie mit mangelnder peripherer Durchblutung aufgrund zu hoher Ultrafiltrationsrate oder/und einer Hyponatriämie (erniedrigter Serumnatriumgehalt). Eine eventuelle Hyponatriämie wird durch eine für den Patienten zu niedrig dosierte Natriumkonzentration in der Dialysierflüssigkeit hervorgerufen. Fehlt Natrium als osmotisch wirksame Substanz in ausreichender Menge im Gefäßsystem, ist nach dem Prinzip der Osmose der Flüssigkeitsnachstrom aus dem Gewebe zum Blut hin gestört. Die Folgen sind wiederum Hypovolämie mit Mangeldurchblutung, Muskelhypoxie und Krämpfe.

Muskelkrämpfe können auch Anzeichen einer arteriellen Verschlusskrankheit sein oder bei Neuropathie jedweder Ursache, z. B. bei Blutzuckerabfall, auftreten.

MERKE

Muskelkrämpfe sind häufig die ersten Anzeichen eines beginnenden Blutdruckabfalls.

Erstmaßnahmen und Therapie

- Unterbrechung der Ultrafiltration
- Flüssigkeitszufuhr (Glukoselösung, physiologische NaCl-Lösung) je nach Kreislaufsituation als Kurzinfusion
- 10 ml NaCl 10 % oder 10 ml Glukose 40 % (formal nur zentralvenös zu applizieren – aufgrund des hohen Blutflusses im Shunt aber keine Reizung der Venenwand zu erwarten)
- Dehnung der betroffenen Muskelpartie, z. B. Fuß am Zehenballen Richtung Schienbein drücken zum Dehnen der Wadenmuskulatur

Prävention

- Trinkmengenberatung zur Reduktion der interdialytischen Gewichtsschwankungen
- Maximale patientenspezifische UF-Rate/h festlegen
- Engmaschige Blutdruckkontrolle
- Evtl. Ultrafiltrations- und Natriumprofile
- Evtl. Verlängerung der Dialysezeit zur Verminderung der stündlichen UF-Rate
- Evtl. Anpassung/Erhöhung der Natriumkonzentration in der Dialysierflüssigkeit

VORSICHT

Zu hohe Natriumkonzentrationen in der Dialysierflüssigkeit bewirken zwar vordergründig weniger Komplikationen während der Therapie, können aber in den dialysefreien Intervallen das Durstgefühl erheblich steigern. Der Patient kommt dann unter Umständen zur nächsten Therapie erneut mit zu großer Flüssigkeitsbelastung.

6.9.3 Hypertensive Notsituation

Die hypertensive Notsituation ist gekennzeichnet durch einen plötzlich einsetzenden, bedrohlichen Anstieg des Blutdrucks, der zu einer Beeinträchtigung der Organfunktionen von ZNS, Herz und Niere führt.

Arterielle Hypertonie zu Beginn der Hämodialyse

- **Große Volumenzunahme zwischen Dialysen:** Hier ist eine spezifische Therapie meist nicht erforderlich, da der Blutdruck durch die Volumenreduktion während der Dialyse meistens wieder in den Normbereich absinkt.
- **Hypernatriämie:** Der langsamen Absenkung des Serumnatriumspiegels folgt auch eine Normalisierung des Blutdrucks. Das Durstgefühl des Patienten sinkt, und er wird weniger Flüssigkeit im dialysefreien Intervall zu sich nehmen, was sich wiederum positiv auf die Hypertonie auswirkt. Diese langsame Absenkung erzielt man durch eine sukzessive Reduktion der Natriumkonzentration in der Dialysierflüssigkeit von einer Dialyse zur nächsten. Gleichzeitig sollte die Dialysezeit auf mind. 5 h verlängert werden, um bei niedriger Natriumkonzentration in der Dialysierflüssigkeit eine schonende Ultrafiltration mit geringerer UF-Rate durchzuführen.

6

Hypertensive Entgleisung während oder nach der Hämodialyse

Ursachen

Hypervolämie durch:

- Fehlerhafte Sollgewichtsfestlegung und/oder zu große Flüssigkeitsaufnahme im dialysefreien Intervall:
  - Diuretika, Hypoglykämien mit Kompensation durch glukosehaltige Getränke, glykämischer Durst durch dauerhaft hohe Blutzuckerwerte.
  - Zu salzreiche Ernährung, zu hohe Natriumzufuhr über die Dialysierflüssigkeit.
- Bedingt durch die Ultrafiltration mit Reduktion des zirkulierenden Blutvolumens wird das Renin-Angiotensin-Aldosteron System (RAAS) aktiviert. Der Blutdruckanstieg ist die Folge einer Vasokonstriktion (reaktive Hypertonie durch Volumenmangel).
- Die Wirkung der Antihypertensiva lässt aufgrund der begrenzten Wirkungsdauer nach, Medikamente werden teilweise durch die Dialyse eliminiert.
- Unzuverlässigkeit bei der Medikamenteneinnahme.
- Nach Ausschluss aller medizinischen Kriterien sind die psychischen Belastungen, Ängste und Sorgen des Patienten im Hinblick auf die weitere Behandlung und seine persönliche Zukunft häufige Ursache hypertoner Blutdruckkrisen.
- Hyperkalzämie.
- Fehler bei der Berechnung oder Einstellung der angestrebten Ultrafiltratmenge oder Maschinenfehler.
- (Neu begonnene) Erythropoetintherapie.

Symptome

- Kopfschmerz, Übelkeit, Erbrechen, Schwindel, Sehstörungen, Atemnot, Brustschmerzen, Netzhautblutung.
- Bei schwerer hypertensiver Notsituation bestehen folgende Gefahren und Risiken:
  - Aphasie, Somnolenz, Koma.
  - Zentrale Krämpfe, Paresen.
  - Intrazerebrale Blutung, Hirninfarkt.
  - Myokardinfarkt.

Das Auftreten von Warnsymptomen wie Kopfschmerzen, Schwindel, Übelkeit, Herzklopfen und Nasenbluten ist häufig mit dem hypertensiven Notfall ohne Organschäden („**urgency**") verbunden. Der hypertensive Notfall mit Endorganschäden („**emergency**") umfasst die oben genannten Organmanifestationen.

Erstmaßnahmen und Therapie

Je nach Schwere und Zeitpunkt des Auftretens einer Hypertonie bei der Dialyse ist ein unterschiedliches Vorgehen erforderlich. Nicht nur die Höhe des Blutdrucks ist entscheidend, sondern die im Vordergrund stehende klinische Symptomatik.

Es gilt daher das Ziel einer vorsichtigen Blutdrucksenkung, bei „Emergencies" zunächst auf 160–170/100 mmHg für ca. 24 h, danach 130–150/95 mmHg jeweils unter intensivmedizinischer Überwachung.

- Lagerung: sitzende Position.
- RR-Messung, Pulsoxymetrie.
- EKG-Aufzeichnung.
- Bei Bedarf Sauerstoffgabe über Maske oder Sonde.

- Bei Hypervolämie kann die Drucksenkung primär durch Optimierung des Volumenstatus erreicht werden. Hilfreich kann eine initiale Phase mit sequenzieller Ultrafiltration (Bergström-Behandlung) zur raschen Flüssigkeitselimination (z. B. 1 l in 30 min zu Therapiebeginn) sein.
- Als Substanz erster Wahl, insbesondere bei Hirninfarkten im Rahmen einer hypertensiven Krise, hat sich **Urapidil** erwiesen, das die zerebrale Autoregulation nicht beeinflusst.
- Alternativen zu Urapidil sind **Clonidin** und **Dihydralazin** (Clonidin nicht in Monotherapie wegen initialer RR-Erhöhung).
- Intrazerebrale Druckanstiege werden durch Vasodilatanzien wie Nitroglyzerin und Nifedipin ausgelöst. Diese sind daher bei neurologischen Symptomen eher zu vermeiden. Unretardiertes Nifedipin wird allgemein nicht mehr empfohlen.
- Bei Hypertonie mit Lungenödem/Brustschmerz: Nitroglyzerin 1,2 mg s. l. oder 2–3 Hübe als Spray
- Bei Hypertonie ohne Lungenödem/Brustschmerz/zerebrale Symptome: Nitrendipin als sublinguale Phiole, 5 mg Amlodipin oder 50 mg Captopril oral.

MERKE
Pathologisch erhöhte Blutdruckwerte gegen Ende der Hämodialyse sollten nur unter Berücksichtigung der angeordneten Tagesmedikation behandelt werden. Oft hilft auch schon eine vorgezogene Einnahme der Mittags- oder Abendmedikation.

Prävention

- Ausreichende Dialysezeit (mind. 4,5 bis 5 h) mit einem Natriumgehalt in der Dialysierflüssigkeit von möglichst nicht > 140 mmol/l.
- Ernährungsberatung bezüglich Trinkverhalten und Kochsalzzufuhr, ggf. Analyse eines Ernährungstagebuchs in Papierform oder als Fotodokumentation per Handy.
- Genaue Beurteilung und Einhaltung des Sollgewichts.
- Stetig angepasste medikamentöse Therapie.
- Initiale wöchentliche Erythropoetin-Dosis nicht über 150 U/kg. Ein unkontrollierter Bluthochdruck ist eine Kontraindikation für eine EPO-Therapie.
- Die Pflegenden müssen nach der ordnungsgemäßen Einnahme der Medikamente fragen. Bei Bedarf sind Hilfen zu organisieren, z. B. die Hilfe durch Angehörige, eine Verordnung zur häuslichen Krankenpflege oder/und das Richten der Medikamente jeweils im Voraus für eine Woche.
- Gute Patientenbeobachtung mit regelmäßiger RR-Kontrolle.

MERKE
Eine hypertensive Notsituation während der Dialyse ist ein lebensbedrohliches Ereignis.

6.9.4 Dysäquilibrium/Dysäquilibriumsyndrom

Hierbei kommt es durch ein Ungleichgewicht der osmotischen Druckverhältnisse zur „Wanderung des Wassers“ aus dem Blutgefäßsystem (intravasal) in den Zellzwischenraum (Interstitium) und ggf. in den Zellinnenraum (intrazellulär). Dies geschieht, wenn die Konzentration der harnpflichtigen Substanzen und Elektrolyte extravasal höher ist als intravasal, und betrifft klinisch in der Hauptsache das zentrale Nervensystem, da die Blut-Hirn-Schranke hier nur langsamere Angleichungen zulässt. Diese Umverteilung der Flüssigkeit nennt man Dysäquilibrium. Das Phänomen des Dysäquilibriums kann man nach übermäßigem Alkoholkonsum an den resultierenden Kopfschmerzen beobachten.

Von einem Dysäquilibriumsyndrom spricht man, wenn bei Erstdialysen die Harnstoffkonzentration intravasal zu rapide gesenkt wird und so extrem große Konzentrationsunterschiede zwischen der Harnstoffkonzentration im Blut und der Harnstoffkonzentration der Hirnzellen bestehen. Als Folge kann ein Hirnödem durch vermehrten Flüssigkeitseinstrom ins Hirngewebe entstehen. Dieses Krankheitsbild ist extrem selten und betrifft i. d. R. den Bereich der Akutdialysen.

Symptome

Die Symptome entwickeln sich meist während oder zum Ende der Dialyse:

- Unruhe, Kopfschmerzen, Übelkeit und Erbrechen
- Verwirrtheitszustände, zerebrale Krämpfe und Bewusstseinstrübung (bei schweren Verläufen)

Erstmaßnahmen und Therapie

- Hämodialyse beenden
- Oberkörper des Patienten hoch lagern
- RR-Messung

Medikamentöse Therapie:

- Bei schwerer Symptomatik können zur Anhebung der Serumosmolarität 40 ml NaCl (5,85 %), 20 ml NaCl (10 %) oder 20–40 ml Glukose (40 %) langsam i. v. injiziert werden.
- Sedativa bei motorischer Unruhe oder Krampfäquivalenten, z. B. fraktioniert 2–5 mg Midazolam i. v. oder 1 mg Lorazepam (Tavor expidet®) buccal oder s. l.

Prävention

Eine schonende Einleitung der Dialysebehandlung ist die wichtigste Maßnahme zur Prävention des Dysäquilibriumsyndroms. Eine erhöhte Harnstoffkonzentration sollte langsam gesenkt werden.

- Frühzeitiges Einleiten der Dialysetherapie bei terminaler Niereninsuffizienz.
- Bei Vorliegen einer hohen Harnstoffkonzentration (> 200 mg/dl) sind die ersten Behandlungen mit reduzierter Effektivität durchzuführen: kurze Dialysezeit, geringer Blutfluss und ggf. Gleichstromverfahren.
- Sollte auch eine Hypernatriämie vorliegen, ist diese in sehr kleinen Schritten auszugleichen.

MERKE

Der Harnstoffspiegel ist richtungweisend für die angestrebte Effektivität der ersten Dialysen. Zu den Effektivitätskriterien zählen die Clearanceleistung des Dialysators, das Gleich- und Gegenstromprinzip von Blut und Dialysierflüssigkeit im Dialysator, die Dialysatflussrate, die effektive Blutflussrate und insbesondere die Behandlungszeit.

6.9.5 Diskonnektionen und Knickbildungen

Diskonnektionen können generell an allen Konnektionsstellen des Dialysesystems vorkommen. Bei Undichtigkeit im „arteriellen" Bereich des Blutschlauchsystems kommt es durch die dort herrschenden Unterdruckverhältnisse zum Lufteintritt. Blutverluste zwischen der arteriellen Pumpe und dem venösen Druckabnehmer werden nicht von allen Überwachungssystemen erfasst. Hier ist besonders der Blutverlust über den Anschluss der Antikoagulation zu beachten.

Diskonnektionen im venösen Teil des Blutschlauchsystems, inkl. der venösen Punktionskanüle, können unter Umständen keine Alarmierung auslösen. Eine nicht erkannte venöse Diskonnektion kann in wenigen Minuten lebensbedrohliche Folgen haben. Aus diesem Grund sollte besonderer Wert auf eine sachgerechte Fixierung der Dialysekanülen und engmaschige Anpassung der Alarmgrenzen, insbesondere der unteren venösen Alarmgrenze, gelegt werden.

MERKE

Um den Patienten und den Gefäßzugang „auf einen Blick" erfassen zu können, ist es trotz häufiger Widerstände der Patienten notwendig, den Shuntarm oder Katheter zur Beurteilung nicht zu- bzw. abzudecken.

Knickbildungen im Blutschlauchsystem und fehlerhafte Engstellen im Blutschlauchsystem stellen ebenfalls ein großes Problem dar, denn auch hier kann unter Umständen eine Alarmierung des Dialysegeräts ausbleiben. Durch mechanische „Zerstörung" der Erythrozyten kann es zu einer vermehrten Kaliumfreisetzung kommen. Diesen Vorgang nennt man Hämolyse.

6.9.6 Hämolyse

Symptome

Klinische Symptome einer ausgeprägten Hämolyse sind:

- Bauchschmerzen, Übelkeit und Erbrechen.
- Fieber, Schüttelfrost, evtl. Somnolenz.
- Kopf-, Abdominal- und Rückenschmerzen, häufig einhergehend mit Luftnot und dem Gefühl der thorakalen Enge.
- Durch die Zerstörung der Erythrozyten kommt es zur Freisetzung von Kalium. Dies kann auch bei laufender Dialyse zu einer Hyperkaliämie mit entsprechender Symptomatik führen.

- Im Labor sind freies Hämoglobin, indirektes Bilirubin und LDH erhöht, Haptoglobin ist erniedrigt.
- Bei ausgeprägter Hämolyse erscheint das Blut burgunderrot.

Erstmaßnahmen und Therapie

- Sofortige Unterbrechung der Dialyse. Keine Blutrückgabe!
- Blut für Laborbestimmungen aus dem System entnehmen.
- Sauerstoffgabe über Maske oder Sonde.
- RR-Messung, Pulsoxymetrie.
- EKG anlegen.
- Ursachenforschung und erneute Dialyse mit **anderem Dialysegerät, neuen Materialien** und **neuen Konzentraten.**
- Stationäre Aufnahme zur intensivmedizinischen Beobachtung.
- Die weitere Therapie ist abhängig von den auftretenden Komplikationen. Die Hämolyse kann je nach Ursache für Stunden bzw. Tage weiter bestehen.

Prävention

- Knickstellen im Blutschlauchsystem sind unbedingt zu vermeiden.
- Beim Anbringen der Blutschläuche ans Dialysegerät sind diese zu entdrillen.
- Regelmäßige Sichtkontrolle des gesamten extrakorporalen Systems.
- Auf Hinweise des Dialysegeräts achten wie:
  - „Schmatzen" der Blutpumpe.
  - Venendruck deutlich niedriger als üblich.

6.9.7 Elektrolytstörungen

Hypokaliämie

Ursachen

Wir unterscheiden eine Hypokaliämie, die schon vor Dialysebeginn besteht, von einer Hypokaliämie, die durch die Hämodialysebehandlung induziert wird.

Eine Hypokaliämie vor Dialysebeginn tritt v. a. auf bei Erbrechen, Diarrhö, Laxanzienabusus, Diuretikatherapie bei noch vorhandener Restausscheidung und bei kaliumfreier parenteraler Ernährung.

Eine dialysebedingte Hypokaliämie am Behandlungsende beruht auf dem diffusiven Kaliumtransfer vom Blut in die Dialysierflüssigkeit. Sollte der Serumkaliumwert vor der Dialyse im Normbereich sein (≅ 4,5 mmol/l), ist die Kaliumkonzentration in der Dialysierflüssigkeit von z. B. von 2 auf 3–4 mmol/l anzuheben.

Symptome

Während der Dialyse treten **Tachykardien** durch paroxysmales Vorhofflimmern bis hin zu Kammerflimmern auf. Besonders Patienten mit Digitalis-Medikation sind für Rhythmusstörungen bei Hypokaliämie anfällig.

Erstmaßnahmen und Therapie

Ursachenorientierte Behandlung. Evtl. erfolgt eine Anhebung der Kaliumkonzentration in der Dialysierflüssigkeit.

Prävention

- Regelmäßige Bestimmung des Serumkaliums vor der Dialyse
- Variable Kaliumkonzentration in der Dialysierflüssigkeit anbieten, ggf. auch Wechsel der Dialysatkonzentrate während der Behandlung
- Auf Hinweise von Laxanzienabusus achten, z. B. häufig auftretende Diarrhö oder Serumkaliumwerte vor HD ≤ 4,0 mmol/l
- Beratung und Hilfestellung zum Thema „Flüssigkeit und Trinkverhalten" anbieten

Hyperkaliämie

Ursachen

Eine Hyperkaliämie tritt meist im dialysefreien Intervall als Folge von Diätfehlern auf. Eine ausgeprägte metabolische Azidose verstärkt die Hyperkaliämie zusätzlich, indem H^+-Ionen in die Zelle diffundieren und im Gegenzug Kalium aus der Zelle in den Intravasalraum (Blut) übertritt.

Symptome

Parästhesien, Verwirrtheitszustände und muskuläre Schwäche bis hin zu Lähmungen. Bei Serumkaliumwerten >6,5 mmol/l können am Herzen Erregungsausbreitungsstörungen und AV-Blockierungen höheren Grades mit Bradykardie auftreten. Das EKG zeigt breite und plumpe Kammerkomplexe, die T-Wellen sind hoch und spitz, die PQ-Zeit ist verlängert.

Erstmaßnahmen und Therapie

- Aus pflegerischer Sicht wichtig, da auch durch Pflegekräfte anwendbar, ist die inhalative Gabe von β-Mimetika (z. B. Berotec® oder Bricanyl® – 2 Hübe). Die β-Mimetika induzieren einen Kaliumtransport von extrazellulär nach intrazellulär. Die Wirkung tritt bereits nach wenigen Minuten ein, ist nicht besonders ausgeprägt, aber doch ein erster wichtiger Schritt als Sofortmaßnahme (➤ Abb. 6.58).
- Sofortige Hämodialyse mit einer niedrigen Kaliumkonzentration in der Dialysierflüssigkeit unter Monitorüberwachung und Reanimationsbereitschaft.
- Bei Herzrhythmusstörungen: 10 ml Kalziumglukonat (10 %) langsam über 3–4 min injizieren. Kalzium antagonisiert die Wirkung von Kalium an der Zellmembran erregbarer Zellen, z. B. am Herzen. Der Kaliumspiegel ändert sich dabei nicht, jedoch werden die negativen Kaliumwirkungen vorübergehend aufgehoben. Die Wirkung tritt bereits 1–2 min nach Applikation ein und hält etwa 20–30 min an. Innerhalb dieser Zeit sollte durch die Hämodialyse ausreichend Kalium entzogen sein.

VORSICHT

Monitorüberwachung ist zwingend erforderlich! Die Gabe von Kalziumglukonat (10 %) darf max. 2-mal wiederholt werden.
Kalziumglukonat niemals in Kombination mit Bikarbonat 8,4 % i. v. verabreichen (Gefahr der Bildung von Hautnekrosen).

- Liegt gleichzeitig eine starke Übersäuerung des Bluts vor, ist die Bikarbonat-Konzentration in der Dialysierflüssigkeit im Vergleich zu den vorherigen Dialysen anzuheben.
- Nach Stabilisierung des Allgemeinzustands erfolgt eine Ursachenbestimmung und ggf. die Beratung des Patienten über diätetische Maßnahmen.
- Bei häufig auftretender latenter Hyperkaliämie sollte primär die Dialysezeit verlängert werden. Dies bedeutet eine höhere Kaliumeliminierung während der Behandlung.

Prävention

- Regelmäßige Beratung zu Ernährungsfragen im Hinblick auf den Kaliumgehalt einzelner Nahrungsmittel.
- Besondere Hinweise zu den Saison-Nahrungsmitteln, z. B. frischem Spargel im Frühjahr, Pflaumen im Herbst oder Nüssen zur Weihnachtszeit.
- Regelmäßige Blutgasanalyse mit pH-Wert-Bestimmung.
- Ausreichend lange Dialysezeit von ≥ 5 h pro HD.
- Überprüfung von Shuntrezirkulation und Kt/V, bei Auffälligkeiten Farbduplexsonografie des Shunts vor der nächsten Dialyse planen.
- Gabe von Kalium bindenden Substanzen z. B. im langen Dialyseintervall. Dabei ist auf einen ausreichenden Zeitabstand zwischen der Gabe des Kaliumbinders und den übrigen Medikamenten zu achten, da die Kaliumbinder die Resorption anderer Substanzen hemmen. Ferner sollte bei der Substanzauswahl auf den Natriumgehalt geachtet werden, insbesondere bei Patienten, die zu großen Volumenschwankungen neigen.
- Übersicht zu den meist verwendeten Kaliumbindern ➤ Tab. 6.20.

Hyperkalzämie (krankheitsbedingt)

Unter einer Hyperkalzämie ist der Anstieg der Kalziumkonzentration im Serum auf >2,7 mmol/l zu verstehen. Dabei wird der krankhafte Anstieg der Kalziumkonzentration im Blut vom Hartwassersyndrom (s. u.) bei Dialysepatienten unterschieden.

Ursachen

- Sekundärer/tertiärer Hyperparathyreoidismus
- Therapie mit Kalzium- und Vitamin-D-Präparaten

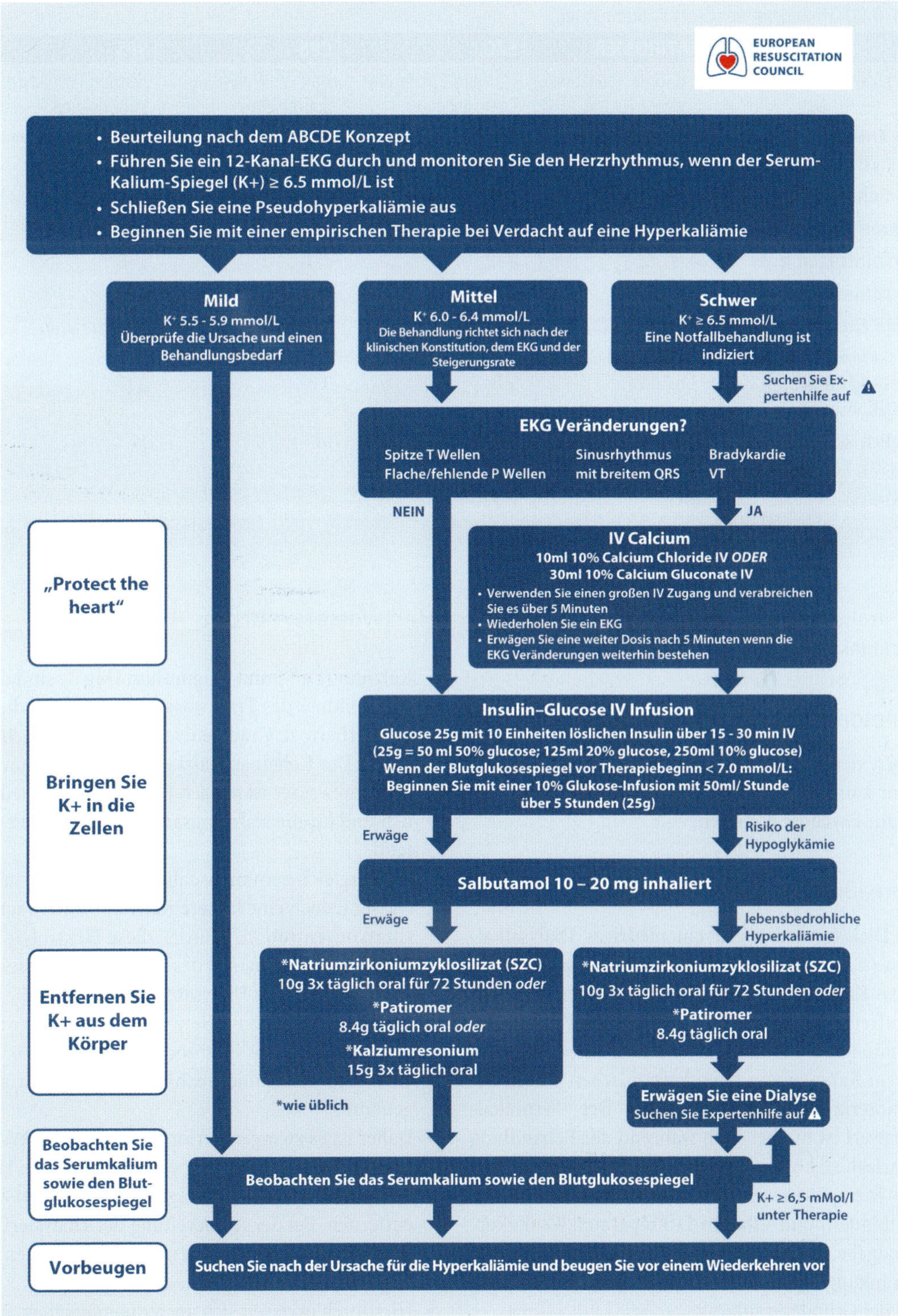

Abb. 6.58 Behandlungsalgorithmus Hyperkaliämie vor Dialysebeginn. © German Resuscitation Council (GRC) und Austrian Resuscitation Council (ARC) 2021 [F781-036]

6

Tab. 6.20 Häufig verwendetet Kaliumbinder

	PATIROMER	SZC	CPS	SPS
Wirkstoff	Patiromer-Calcium-Sorbitol-Hydrat	Natrium-Zirconium-Cyclosilicat	Calcium-Polystyro-Sulfonsäure	Natrium-Polystyrol-Sulfonsäure
Empfehlung ESC-Leitlinie 2021	Langzeiteinsatz möglich	Langzeiteinsatz möglich	Keine Empfehlung	Nicht im mittel-langfristigen Einsatz
Na-Gehalt	–	400 mg/5 g	< 23 mg/15 g	1500 mg/15 g
Ödeme	–	Häufig	–	Möglich
Wirkeintritt in h	4–7	1	2–6	2–6
Wirkdauer in h	12–48	2,2–12	4–24	4–24
Orale Einnahme mit	Wasser, Milch, Säften …	Wasser	Wasser	Wasser, Sirup
Abstand zu oralen Medikamenten	3 h	2 h	3 h	3 h
Täglich Kaliumkontrolle gem. Fachinfo	Nein	Nein	Ja	Ja
Kosten[1]	+++	+++	+	+

[1] + = preiswert (ca. 0,30 Euro/d); +++ = teuer (ca. 8 Euro/d)

- Osteolysen oder paraneoplastisch bei Tumorerkrankungen

Symptome

Neben den Symptomen wie beim Hartwassersyndrom kann es zu psychischen Veränderungen bis hin zur Psychose kommen.

Erstmaßnahmen und Therapie

Die Dialyse wird gegen ein niedriges Dialysatkalzium (1,25–1,5 mmol/l) durchgeführt, um eine negative Kalziumbilanz im Blut zu erzielen. Ein kalziumfreies Konzentrat zur Aufbereitung der Dialysierflüssigkeit wird in Ausnahmefällen bei Osteolysen im Rahmen von hyperkalzämischen Krisen bei Tumorerkrankungen eingesetzt. Der Serumkalziumwert ist hierbei auch während der Behandlung mehrfach zu kontrollieren. Die weitere medikamentöse Therapie (Absetzen von kalziumhaltigen Phosphatbindern und Vitamin-D-Präparaten, Glukokortikoidgabe, Bisphosphonate – **cave** Zulassungsbeschränkung, spezielle Tumortherapie) ist abhängig von der Grunderkrankung.

Hartwassersyndrom

- Kalzium (Ca^{2+}) und Magnesium (Mg^{2+}) sind die Härtebildner des Trinkwassers. Dabei wird die Wasserhärte in Grad deutscher Härte angegeben (°dH). Der Gehalt an Kalzium und Magnesium im Trinkwasser ist je nach Region unterschiedlich und für die Nahrungsaufnahme unbedeutend.
- Im Vergleich zum menschlichen Blut hat Trinkwasser jedoch eine höhere Kalzium- und Magnesiumkonzentration. Würden diese Elektrolyte in der Konzentration, mit der sie im Trinkwasser vorkommen, dem Dialysator zugeführt, käme es nach dem Diffusionsgesetz zum Übertritt der beiden Elektrolyte ins Blut und infolgedessen zu einer Hyperkalzämie, auch Hartwassersyndrom genannt.
- Daher ist es zwingend erforderlich, bei der Wasseraufbereitung zur Hämodialyse die beiden Härtebildner Kalzium und Magnesium komplett zu entfernen. Bei der Aufbereitung der Dialysierflüssigkeit im Dialysegerät, dem Permeat, werden sie in gewünschter Menge wieder beigemischt.
- Hierdurch erklären sich auch die möglichen Ursachen eines Hartwassersyndroms bzw. einer Hyperkalzämie. In der Wasseraufbereitung

müsste sowohl ein Ausfall des Enthärters als auch ein Defekt der Umkehrosmoseanlage vorliegen. Das Zusammentreffen dieser beiden Faktoren ist heutzutage relativ unwahrscheinlich.

Symptome

- Wärmegefühl, Übelkeit, Erbrechen
- Hypertonie und Herzrhythmusstörungen
- Muskelschwäche, Paresen
- Kopfschmerzen bis zum zerebralen Krampfanfall

Erstmaßnahmen und Therapie

- Dialysegerät in den Bypass schalten
- RR-Messung
- Oberkörperhochlagerung
- Sauerstoffgabe über Maske oder Sonde
- EKG anlegen
- Leitfähigkeit und Konzentrat überprüfen
- Elektrolytkonzentration in Dialysierlösung und Serum bestimmen
- Nach Ursachenbehebung die Dialyse gegen ein niedriges Dialysatkalzium (1 mmol/l) fortsetzen

Prävention

- Die Wasseraufbereitung zur Dialysebehandlung sollte immer mittels Umkehrosmose und vorgeschaltetem Enthärter erfolgen.
- Tägliche Kontrolle der Wasseraufbereitungsanlage.
- Kontinuierlich-automatische optische oder elektronische Überprüfung der Enthärterfunktion.
- Regelmäßige Kontrolle des Salzvorrats, der zur Regenerierung des Enthärters benötigt wird.
- Kein manuelles Beimischen von Kalzium in Konzentratkanister. Möglichst nur fertig konfektionierte Konzentrate verwenden.

6.9.8 Embolien

MERKE
Eine Embolie ist eine mechanische Verlegung eines arteriellen Gefäßlumens durch ein Blutgerinnsel, durch Luft oder Fett.

Die klassische Lungenembolie entsteht durch Verschluss von **Pulmonalarterien** mit einem Blutgerinnsel, das i. d. R. aus einer thrombosierten Bein- oder Beckenvene stammt.

Arterielle Embolien führen zum akuten Verschluss von Extremitäten-, Darm- oder auch Hirnarterien. Die Quelle der Embolie ist hier meist der linke Herzvorhof oder die Hauptschlagader.

Luftembolie

Kleinere Luftembolien durch Luftblasen im Gefäßsystem bleiben häufig unerkannt, da sie keinerlei klinische Symptome verursachen. Eine Angabe der Menge, die Symptome oder eine lebensbedrohliche Komplikation hervorzuruft, ist kaum möglich. Es scheinen aber bei 70 kg schweren Patienten gut 20 ml Luft auszureichen, um ein schwerwiegendes Krankheitsbild hervorzurufen. Eine Luftinfusion über 1,8 ml/kg KG ist als absolut tödliche Dosis anzusehen.

Ursachen

Die Hauptursachen einer Luftembolie sind an zentralvenösen Kathetern (ZVK) zu suchen. Im Einzelnen können das sein:

- Risse im Kathetermaterial
- Versehentliches Öffnen der Klemme am ZVK beim An- und Abschließen des Patienten
- Fehlerhafter Schlauchanschluss während der Hämodialyse

Eine Luftembolie über ein Dialysegerät setzt ein gleichzeitiges Auftreten von mehreren Defekten an Gerät und Blutschlauchsystem (BSS) voraus. Ursachen für einen Lufteintritt in das extrakorporale System sind:

- Arterielle Punktionskanüle saugt Luft.
- Konnektion zwischen BSS und arterieller Kanüle ist undicht und saugt Luft.
- Arterieller Druckableiter falsch oder gar nicht am Gerät angeschlossen.
- Infusionsflaschen am BSS vor der Blutpumpe angeschlossen. Aus dieser wird nach vollständiger Entleerung Luft angesaugt.
- Klebestelle im BSS vor der Blutpumpe undicht.
- Ablegen des Patienten mit Luft anstelle NaCl. Diese obsolete Methode wird teilweise immer noch praktiziert!

6

Die Ursachen der fehlenden Lufterkennung am Dialysegerät beruhen entweder auf einem defekten Luftdetektor oder auf Handkurbelbetrieb bei Blutrückgabe im Falle eines Stromausfalls.

Symptome

Beim Lufteintritt in die venöse Blutbahn kann die Luft über die großen Venen bis ins Gehirn und/oder über das rechte Herz und die Lungenarterie in die Lunge gelangen.

Erste Symptome können sein: Atemnot, Husten, Dyspnoe, thorakales Engegefühl, Kopfschmerzen, Ohrgeräusche, Schwindel, Sehstörungen.

Spätsymptome können sein: Blutdruckabfall, Tachykardie, Herzrhythmusstörungen, gestaute Halsvenen, Zyanose bis hin zum kardiogenen Schock beim Cor pulmonale.

Erstmaßnahmen und Therapie

- Blutpumpe sofort stoppen, um die weitere Blutzufuhr zu unterbrechen (falls Lufteintritt über das BSS).
- Patient sofort in Kopftief-Linksseitenlage bringen. Hierdurch soll die nach oben steigende Luft in der Spitze der rechten Herzkammer festgehalten werden. Diese Lagerung muss auch beim Transport des Patienten beibehalten werden.
- Sauerstoffgabe (Maske/Sonde).
- RR-Messung, Pulsoxymetrie.
- EKG-Monitoring.
- Stabilisierung der Herz-Kreislauf-Situation durch Volumengabe und Katecholamine. Bei Herz-Kreislauf-Stillstand werden Reanimationsmaßnahmen eingeleitet.
- Über einen ZVK kann versucht werden, die Luft bzw. den Blutschaum mit einer Spritze abzusaugen.

Prävention

- Sachgemäßes Vorgehen und höchste Aufmerksamkeit beim Umgang mit zentralvenösen Kathetern
- Sorgfältige Vorbereitung des Dialysegeräts zur Behandlung, insbesondere bei der Füllung des Dialysefilters
- Alle Schlauchverbindungen fest adaptieren
- Alle Systemzuführungen doppelt verschließen (Verschlusskappe plus Klemme)
- Venösen Schlauch immer in die Quetschklemme einlegen
- Alle Blasenfänger am BSS korrekt füllen
- **Keine** Infusionslösungen in Glasflaschen benutzen oder **nur** in Verbindung mit einem Infusomaten
- Regelmäßige Sichtkontrolle des gesamten extrakorporalen Systems
- Blutrückgabe zum Patienten beim Ablegen nur mit einem NaCl- oder Glukose-Beutel im geschlossenen System

Lungenembolie

Kleinere Lungenembolien sind bei Dialysepatienten keine Seltenheit. Neben den Becken-/Beinvenen kann der Shunt eine Emboliequelle sein (Aneurysmen oder Shuntinfektion). Meistens bleiben kleinere Lungenembolien unerkannt. Erst bei rezidivierendem Auftreten und einer nachfolgenden progredienten Ateminsuffizienz werden sie ggf. bemerkt. Zur Diagnostik und Differenzialdiagnostik sind Blutgasanalyse, EKG, Röntgen-Thorax, Echokardiografie und Doppler-Sonografie sowie ggf. ein Thorax-Spiral-CT erforderlich. Eine akut auftretende gravierende Lungenembolie während der Dialyse ist aufgrund der Antikoagulation eher selten.

Symptome

- Husten, Tachypnoe, Dyspnoe, atemabhängiger Brustschmerz, Zyanose, Tachykardie, Angstgefühl.
- Spätzeichen ähneln denen, die bei einer Luftembolie auftreten (➤ Kap. 6.9.8, Luftembolie).

Erstmaßnahmen und Therapie

- Oberkörper 30° erhöht lagern.
- Sauerstoffgabe über Maske oder Sonde.
- RR-Messung, Pulsoxymetrie.
- EKG-Monitoring.
- Antikoagulation mit Heparin.
- Thrombolysetherapie unter intensivmedizinischer Überwachung.

- Kommt es dabei zu akutem Rechtsherzversagen, Schock und Reanimationspflichtigkeit im Sinne der fulminanten Lungenembolie und sind die Reanimationsbemühungen zunächst erfolglos, stellt die akute Thrombolyse am Notfallort einen Lebensrettungsversuch dar.

Prävention

Die klassischen Emboliequellen, z. B. Shuntaneurysmen, sind durch geeignete Punktionstechniken zu verhindern. Des Weiteren sollten Pflegende bemüht sein, eventuell auftretende Symptome rechtzeitig wahrzunehmen und rechtzeitig den Arzt zur Beurteilung heranzuziehen.

6.9.9 Kardiale Komplikationen

Ein großer Teil der Dialysepatienten leidet zusätzlich zur Niereninsuffizienz an kardialen Erkrankungen, auch wenn Symptome häufig gering ausgeprägt sind oder fehlen. Mögliche Ursachen sind zahlreich (hypertensive Herzerkrankung, KHK, Klappenfehler, Herzrhythmusstörungen, Amyloidose, entzündliche Myokarderkrankungen etc.). Darüber hinaus können auch Komplikationen der Niereninsuffizienz und der Dialysetherapie bei ursprünglich herzgesunden Dialysepatienten kardiale Komplikationen verursachen.

Perikarditis/Perikardtamponade

Patienten, die eine ausgeprägte Urämie aufweisen, können als Folge eine urämische Perikarditis entwickeln. Eine Komplikation der Perikarditis unter Hämodialysebehandlung ist der blutige Perikarderguss. Die Pathogenese ist dabei nicht eindeutig geklärt. Vermutlich besteht ein Zusammenhang mit der Heparinapplikation, wobei die Blutung durch eine urämiebedingte Gerinnungsstörung (Thrombozytenfunktionshemmung) verstärkt wird.

Symptome

Blutdruckabfall, obere Einflussstauung und Dyspnoe. Die Diagnosestellung gelingt rasch mittels Echokardiografie.

Erstmaßnahmen und Therapie

- Im Akutstadium: heparinfreie Dialyse
- Bei späteren Behandlungen bis zur vollständigen Ausheilung: minimale Heparinisierung mit einer ACT von 100–110 s
- Sollgewicht absenken
- Möglichst tägliche Dialysebehandlung über einen Zeitraum von mindestens 14 Tagen
- Ggf. Entlastung des Herzens durch Perikardpunktion und Einlage einer Drainage

Prävention

- Frühzeitiger Beginn der Dialysetherapie
- Ausreichende Dialysequalität; Dialysedauer möglichst 3 × 5 h pro Woche oder/und ein Kt/V-Wert von ≥ 1,2 pro Behandlung

MERKE

Mit rechtzeitigem Beginn einer effektiven Dialysetherapie kann die urämische Perikarditis i. d. R. verhindert werden.

Kardiomyopathie

Die Genese der urämischen oder anderweitigen Kardiomyopathie ist multifaktoriell. Neben der arteriellen Hypertonie und der renalen Anämie sind interdialytische Volumenschwankungen ein zusätzlicher Faktor. Die Kardiomyopathie geht mit einer Wandverdickung und einer diastolischen Dehnbarkeitsstörung des linken Ventrikels (diastolische Dysfunktion) einher. Sie spielt als Ursache des Blutdruckabfalls während der Dialyse eine wichtige Rolle. Hohe Volumenschwankungen während der Dialyse werden schlecht toleriert. Betroffene Patienten müssen mit geringeren Ultrafiltrationsraten behandelt werden. Vorteilhaft wirken sich daher hier eine Verlängerung der Dialysezeit und eine Erhöhung der Dialysefrequenz aus.

Koronare Herzkrankheit (KHK) und akutes Koronarsyndrom/Myokardinfarkt

Relevant ist vor allem die Unterscheidung der eventuell selbstlimitierten **Angina-pectoris** – als Symptom einer KHK – vom akuten Koronarsyndrom (ACS) mit der schwersten Manifestation als **akuter Infarktschmerz bei Myokardinfarkt.** Der Infarktschmerz ist durch Nitropräparate nicht zu beenden.

Unter dem Begriff **akutes Koronarsyndrom (ACS)** werden die Phasen der KHK zusammengefasst, die unmittelbar lebensbedrohlich sind. In der klinischen Praxis sind dies die instabile Angina, der akute Myokardinfarkt und der plötzliche Herztod. Da die Übergänge dieser klinischen Formen fließend sind, hat es sich in den letzten Jahren durchgesetzt, Patienten anhand des EKG in die Gruppen mit (STEMI) und ohne ST-Streckenhebung (NSTEMI/instabile Angina) zu unterscheiden.

Symptome

Thoraxschmerzen (65 %), Dyspnoe (26 %), vegetative Symptome, Linksherzinsuffizienzzeichen (45 %) und thorakales Engegefühl (Angina pectoris).

Die Schmerzausstrahlung ist wechselhaft, meist nach retrosternal (50 %), abdominal (30 %) oder in den linken Arm (25 %).

Cave: symptomarme KHK bei Neuropathie (z. B. Diabetes mellitus etc.).

Erstmaßnahmen und Therapie bei Angina

- Sauerstoffgabe über Maske oder Sonde bei Zeichen der Hypoxie
- Lagerung: sitzende Position
- Immobilisation
- RR-Messung, Pulsoxymetrie
- EKG-Monitoring
- Nitroglyzeringabe (1–2 Hübe s. l.) nach RR-Kontrolle

Bei einem ACS/akuten Myokardinfarkt

- Beendigung der Dialyse, Diagnosestellung mittels des klinischen Status, 12-Kanal-EKG (Differenzierung NSTEMI/STEMI) und Bestimmung der Herzenzyme (Troponin und Kreatinkinase).
- Acetylsalicylsäure/ASS 500 mg i. v.
- Eine duale Plättchenhemmung mit Prasugrel (Efient®), Ticagrelor (Brilique®) oder Clopidogrel erfolgt im Herzkatheterlabor und soll vorher nicht mehr „blind“ erfolgen (bei Notwendigkeit einer unmittelbaren Bypass-OP erhöhte perioperative Blutungsrate).
- Heparingabe 5000 IE als Bolus – alternativ 30 mg Enoxaparin i. v.
- 5 mg Metoprolol i. v. bei Tachykardie und ausreichendem Blutdruck, ggf. wiederholen bis 15 mg maximal.
- Morphingabe nach Bedarf (neben Schmerzreduktion zusätzliche Senkung des pulmonalarteriellen Drucks). Kumulation bei Dialyse in der Akuttherapie vernachlässigbar.
- Intensivmedizinische Überwachung und Therapie des Patienten einleiten, ggf. Notarzttransport über Rettungsleitstelle organisieren.

Herzrhythmusstörungen

Herzrhythmusstörungen, die während der Hämodialyse auftreten, können verschiedene Ursachen haben. Vor allem die komplexen ventrikulären Rhythmusstörungen treten überwiegend bei herzkranken Patienten auf und bedürfen einer differenzierten Abklärung und Therapie durch den Kardiologen. Es kann aber auch akut durch Elektrolytverschiebungen und Akkumulation von Medikamenten im Blut zu Rhythmusstörungen kommen. Hier gilt es, über die wichtigsten Zusammenhänge Bescheid zu wissen, um nicht unwissentlich zum Auftreten dieser Symptome beizutragen.

Allgemeine Symptome, die auf eventuelle Rhythmusstörungen hinweisen, sind Bewusstseinsstörungen, Hypotonie, Angina pectoris, Zeichen der Herzinsuffizienz wie z. B. Lungenödem und Veränderungen der Herzfrequenz.

6.9.10 Allergische Reaktionen

Allergische Reaktionen auf Dialysematerialien wie Dialysemembranen und Blutschlauchsysteme, Sterilisationsrückstände und auch auf Medikamente treten dank der stetig verbesserten biologischen Verträglichkeit immer seltener auf.

Dennoch besteht weiterhin ein generelles Risiko, dass ein Patient beim ersten Kontakt von Blut mit Fremdmaterialien allergisch reagiert.

Potenzielle Allergieauslöser können sein:
- Dialysatormembranen auf Zellulosebasis, z. B. aus Cuprophan oder Hämophan
- Schlauchsysteme (äußerst selten), jedoch extreme Reaktion bei Blutkontakt mit trockenem, noch nicht mit NaCl vorgefülltem Blutschlauchsystem möglich
- Weichmacher, die bei der Herstellung von Kunststoffen verwendet werden
- Sterilisationsrückstände, z. B. Ethylenoxid (ETO)
- Medikamente, die im Zusammenhang mit der Dialyse gegeben werden, z. B. Eisenpräparate

Symptome

Im Fall einer allergischen Reaktion treten die ersten Symptome meist schon wenige Minuten nach Blutkontakt mit der allergieauslösenden Substanz auf. Häufige Symptome sind:
- Juckreiz an Fußsohlen und Handflächen sowie ein Prickeln von Lippen und Zunge.
- An Haut und Schleimhäuten zeigen sich stark juckende Quaddeln, Rötungen und Angioödeme (Quincke-Ödem).
- Hitzegefühl und Flush.
- Erschwerte Atmung.
- Schocksymptome wie Hypotonie und Tachykardie.

Stadien der allergischen Reaktion

- **Stadium 0:** lokal begrenzte Reaktion, ggf. auch sehr ausgedehnt
- **Stadium 1:** Ausbreitung der Hautreaktionen, Ödem am Gaumenzäpfchen, Schleimhautödem, Übelkeit, Bauchkrämpfe
- **Stadium 2:** Kreislaufdysregulation, Dyspnoe, Stuhl- und Harndrang
- **Stadium 3:** hypovolämischer Schock, massive Dyspnoe, Bronchospasmus, Zyanose, Bewusstseinseintrübung
- **Stadium 4:** Atem- und Kreislaufstillstand

Erstmaßnahmen und Therapie

Das klinische Erscheinungsbild und die Ausprägung der Symptome bestimmen die Therapie. Die erste Therapiemaßnahme muss die Unterbrechung der Zufuhr des mutmaßlichen Auslösers sein. Dies bedeutet i. d. R.: Blutpumpe stoppen und keine weitere Blutrückgabe mehr. Je nach Ausmaß der Reaktion muss das mit Blut gefüllte Blutschlauchsystem verworfen werden, um den Patienten nicht noch durch weitere allergene Substanzen über das Blut zu belasten.

Basistherapie
- Sauerstoffgabe über Maske oder Sonde
- RR- und Pulsmessung, Pulsoxymetrie und EKG anlegen

Medikamentöse Therapie
- H_1-Antagonist
- H_2-Antagonist
- Kortikosteroid, z. B. Prednisolon 125 (Stadium 0) –1000 (Stadium 4) mg i. v.
- Adrenalin inhalativ bei pulmonaler Manifestation

Zusätzlich bei Schocksymptomatik (Stadien 3 und 4)
- Schocklagerung.
- Flüssigkeitssubstitution (500–2000 ml initial) oder ggf. kolloidale Lösung.
- Adrenalin i. v. (1 mg mit 9 ml NaCl 0,9 %) in einer 10 ml Spritze aufziehen, sehr langsam und streng nach Wirkung verabreichen. Alternativ Noradrenalin i. v. injizieren. Besondere Vorsicht ist bei kardiovaskulär gefährdeten Patienten geboten.
- Kardiopulmonale Reanimation (CRP) im Stadium 4 unter Volumengabe und Adrenalin.

Eine Anaphylaxie kann nach dem Verschwinden der klinischen Symptome in einem Zeitraum von 4–8 h erneut auftreten. Nach dem Abklingen der Symptome ist eine Überwachung für 8–24 h erforderlich, insbesondere wegen der Möglichkeit verzögerter und biphasischer Verläufe.

Prävention

Das auslösende Allergen muss bei den nächsten Dialysebehandlungen gemieden werden. Bei Verdacht auf Ethylenoxid-Allergie sind bevorzugt ETO-freie Schlauchsysteme, Nadeln und Dialysatoren, die mit Gammastrahlen oder Dampf sterilisiert wurden, einzusetzen. Als Alternative zu Dialysatoren mit biologischen Membranen steht eine Vielzahl von Dialysatoren mit synthetischen Membranen zur Verfügung.

Besondere Aufmerksamkeit ist geboten bei den ersten Dialysen und bei Dialysen unter Einsatz von Materialien, die für den Patienten noch unbekannt sind. Bei ersten Anzeichen einer allergischen Reaktion ist die Behandlung sofort zu unterbrechen und der Arzt zu rufen, um das Ausmaß der Reaktion möglichst gering zu halten. Die Situation erfordert eine sorgfältige Patientenbeobachtung. Der Patient ist darüber aufzuklären, dass er sich bei allen Änderungen des Allgemeinbefindens sofort melden muss.

6.9.11 Infektionen

Beim Umgang mit Materialien, die mit Blut des Patienten in Kontakt kommen, achten alle unter Wahrung aseptischer Bedingungen streng darauf, dass keine Keime von ihren Händen auf das Blut des Patienten übertragen werden. Bei implantierten künstlichen Materialien, z. B. permanenten zentralvenösen Kathetern (Silikon) oder Shuntgefäßen aus künstlichem Material (e-PTFE oder GoreTex™), fehlt zudem noch die natürliche körpereigene Immunabwehr. Schon eine Einschwemmung kleinster Bakterienmengen kann deshalb unter Umständen eine Besiedlung (Biofilm) und starke Bakterienvermehrung im künstlichen Material zur Folge haben. Über den ZVK oder den punktierten Shunt können während der Dialyse Bakterien in großen Mengen in die Blutbahn gelangen oder über den Bauchfelldialysekatheter in den Bauchraum.

Ursachen

- Generelle Missachtung der Hygienerichtlinien
- Bakterielle Kontamination der Konnektionsstellen an Blutschlauchsystem, Dialysator, zentralvenösem oder PD-Katheter durch Berührung mit den Händen
- Kontamination der Heparinlösung mit Keimen aufgrund zu früher Vorbereitung
- Mit Bakterien kontaminierte Substitutionslösung bei der Hämodiafiltration im Online-Verfahren
- Übertritt von Endotoxinen in die Blutbahn bei der Verwendung von High-Flux-Dialysatoren an Dialysegeräten ohne den Einsatz eines Dialysierflüssigkeitsfilters
- Blutrückgabe bei HD-Ende mit einem angebrochenen NaCl-Beutel, der durch unsachgemäßen Umgang mit Keimen kontaminiert wurde
- Missachtung von Hygienestandards bei der Shuntpunktion
- Punktion bei Shuntinfektion
- Unsachgemäßer Umgang mit zentralvenösen Kathetern

Symptome

- Frieren, Schüttelfrost und Fieber als allgemeine Infektionszeichen
- Hautrötung, Schwellung und Wärmegefühl als lokale Infektionszeichen, z. B. bei Shuntinfektion
- Tachykardie, Hypotonie und Hyperventilation bei septisch-toxischem Schock (Bakteriämie); zusätzlich Zeichen einer Allgemeininfektion

Erstmaßnahmen und Therapie

Das klinische Erscheinungsbild und die Ausprägung der Symptome bestimmen auch hier – wie schon bei den allergischen Reaktionen – die Therapie:
- Ursachenforschung und -behebung.
- Symptomatische medikamentöse Therapie.
- Antibiotikagabe nach Blutkultur (möglichst getrennt aus Shunt/Katheter und peripher aus anderer Extremität). Sofern das Fieber vor dem Anschluss bestand, Aspirat des Katheterblocks und Blut für Kultur asservieren.
- Zusätzlich bei Schocksymptomatik: Therapie wie bei allergischen Reaktionen.

Prävention

- Strikte Einhaltung aller hygienischen Vorschriften.
- Shuntinspektion vor der Punktion. Dabei ist auch auf mögliche Entzündungszeichen wie Schwellung, Rötung oder/und Wärme zu achten. KAST-Inspektion bei der PD und HD via getunneltem Dialysekatheter (➤ Kap. 8).
- Gerätedesinfektion nach bzw. vor jeder Behandlung.

MERKE

Bei unklarem Fieber immer auch an eine Infektion des Dialysezugangswegs denken und im Zweifel eine Blutkultur entnehmen.
Reservegeräte müssen auch in die Desinfektionsroutine mit einbezogen werden.

- High-Flux-Dialysatoren sollten möglichst nur in Ausnahmefällen an Dialysegeräten ohne Dialysierflüssigkeitsfilter angewendet werden. In diesen Fällen sind vorab alle Vor- und Nachteile gründlich abzuwägen.

- Dialysierflüssigkeitsfilter sind nach zeitlichen Angaben des Herstellers zu wechseln.
- Beim Anbringen des Substituatsystems an Gerät und Blutschlauchsystem ist besonders auf die aseptische Arbeitsweise zu achten.

6.9.12 Herz-Kreislauf-Stillstand

Wird während der Dialyse ein Patient bewusstlos, werden sofort der Arzt und weitere Hilfspersonen alarmiert. Erster diagnostischer Schritt ist nach Ansprechen des Patienten stets die Erfassung der wesentlichen Vitalparameter Atmung und Puls. Da in den meisten Fällen eine Hypotonie vorliegt, sollte dann zunächst die Therapie (Oberkörper flach lagern, Beine hoch lagern → Autotransfusion, zügige Volumensubstitution) eingeleitet werden, um dann erneut sofort die Lebenszeichen des Patienten unter Einschluss einer Blutdruckmessung zu überprüfen. Der Grund für dieses Vorgehen ist, dass bei schweren Schockzuständen die Kontrolle von Atmung und Puls selbst Fachpersonal Schwierigkeiten bereiten kann.

Da für Dialysesituationen keine entsprechenden Studien vorliegen, müssen wir uns bei den Empfehlungen auf einen reinen Expertenkonsens stützen. Im Zweifelsfall sind stets Maßnahmen der kardiopulmonalen Reanimation einzuleiten (➤ Abb. 6.59).

Die Reanimation wird fortgesetzt, bis der Patient wieder stabilisiert ist oder anderweitig qualifizierteres Personal die Reanimation übernimmt.

Zum Vorgehen bei Patienten mit Kreislaufstillstand gemäß den Empfehlungen des German Resuscitation Council/Deutschen Rats zur Wiederbelebung 2021 ➤ Abb. 6.60.

Für inhaltliche Details wie die ABCDE-Regel verweisen wir z. B. auf die jeweils aktuelle Fassung des Deutschen Rats für Wiederbelebung (GRC; www.grc-org.de) und European Resuscitation Councils (www. erc.edu, zuletzt jeweils aktualisiert 2021).

- Atemwege frei machen:
  - Fremdkörper (Zahnprothese) und eventuell Erbrochenes entfernen
  - Überstrecken des Kopfs, Anheben des Kinns
- Atmung überprüfen:
  - Sehen (Thoraxexkursion)
  - Hören (Atemgeräusche am Mund des Patienten)
  - Fühlen (ausgeatmete Luft des Patienten an der Wange des Helfers, Zwerchfellbewegungen durch Auflegen der flachen Hand auf die Bauchdecke des Patienten)
- Bewusstseinslage überprüfen:
  - Ansprechen
  - Berühren
- Zirkulation überprüfen:
  - Überprüfen der Kreislaufzeichen (normale Atmung, Husten, Bewegungen des Patienten)
  - Kontrolle des Karotispulses (max. 10 s) nur durch qualifiziertes in den CPR-Maßnahmen geschultes Personal
- Wiederbelebungsmaßnahmen nach Alarmierung der Rettungskette einleiten:
  - Thoraxkompression mit einer Frequenz von 100–120/min und einer Kompressionstiefe von 5 cm in Sternummitte durchführen
  - Atemspende per Maske im Verhältnis 30 : 2 zur Thoraxkompression
  - Keine Unterbrechung der Wiederbelebungsmaßnahmen für mehr als 10 s

Das klinische Bild des Herz-Kreislauf-Stillstands ist nicht immer eindeutig. Zentrale Pulse sind nicht tastbar. 15 Sekunden nach Sistieren (Aufhören) der Zirkulation tritt die Bewusstlosigkeit ein. Das Hautkolorit zeigt eine typische Veränderung. Die Pupillen werden weit und reagieren nicht mehr auf Licht. **Achtung:** Häufig ist noch Schnappatmung vorhanden. Daher erst nach der Schocktherapie die Lebenszeichen überprüfen.

Die frühzeitige Defibrillation mithilfe automatischer externer Defibrillatoren (AED) bei pulslosen tachykarden Rhythmusstörungen, durchgeführt von qualifiziertem Pflegepersonal vor Eintreffen des Arztes, verbessert die Wiederbelebungschance bei Herz-Kreislauf-Stillstand erheblich. AED verfügen über ein Arrhythmie-Analysesystem, das das EKG des Patienten analysiert und nur bei Kammerflimmern oder pulsloser ventrikulärer Tachykardie eine Defibrillation automatisch auslöst. Die handelsüblichen Geräte sind akkubetriebene, transportable Defibrillatoren, die über einen Monitor zur Darstellung von EKG-Kurven, Gerätedaten, Bedienungs- und Servicehinweisen verfügen.

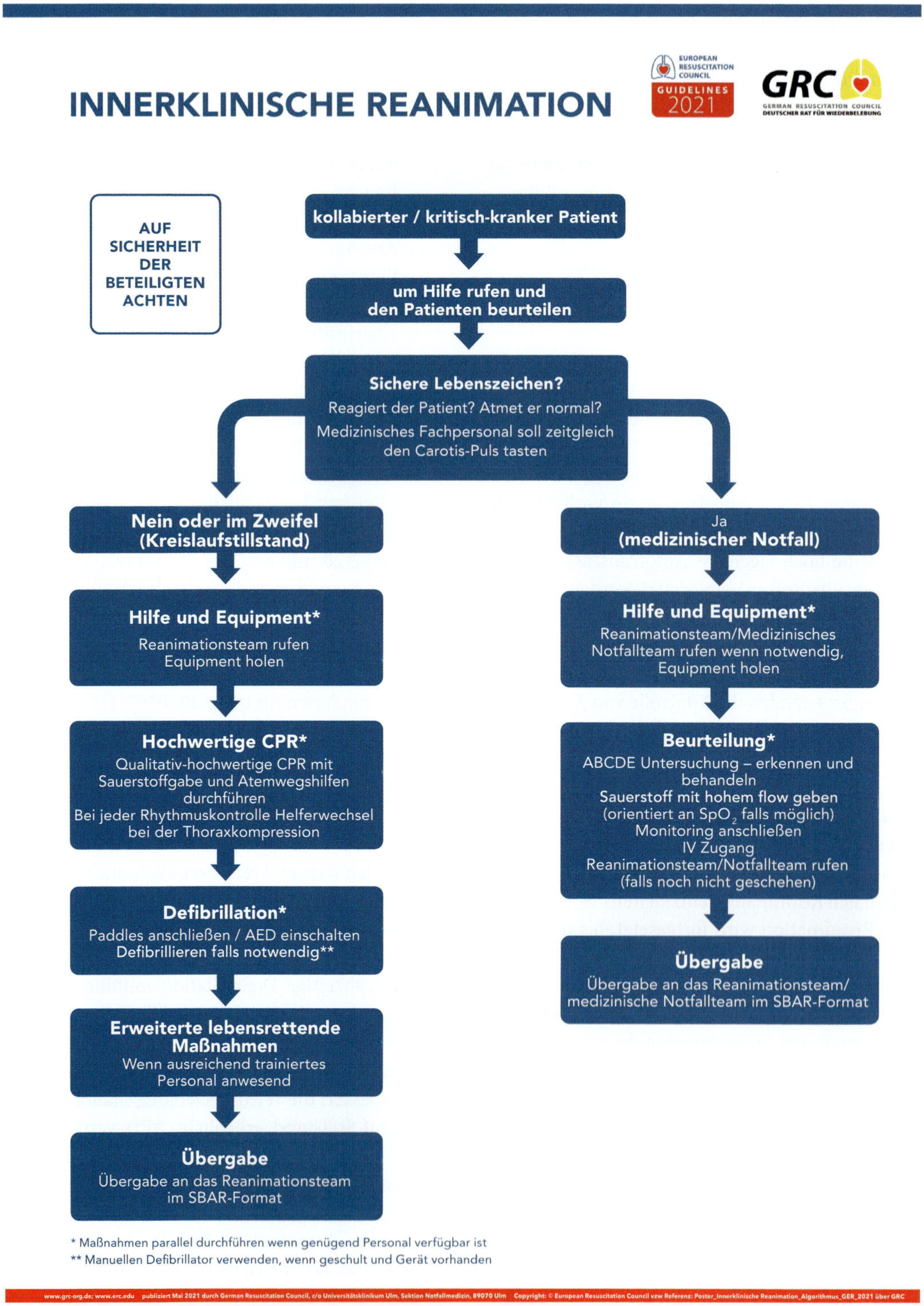

Abb. 6.59 Maßnahmen der kardiopulmonalen Reanimation. © German Resuscitation Council (GRC) und Austrian Resuscitation Council (ARC) 2021 [F781-035]

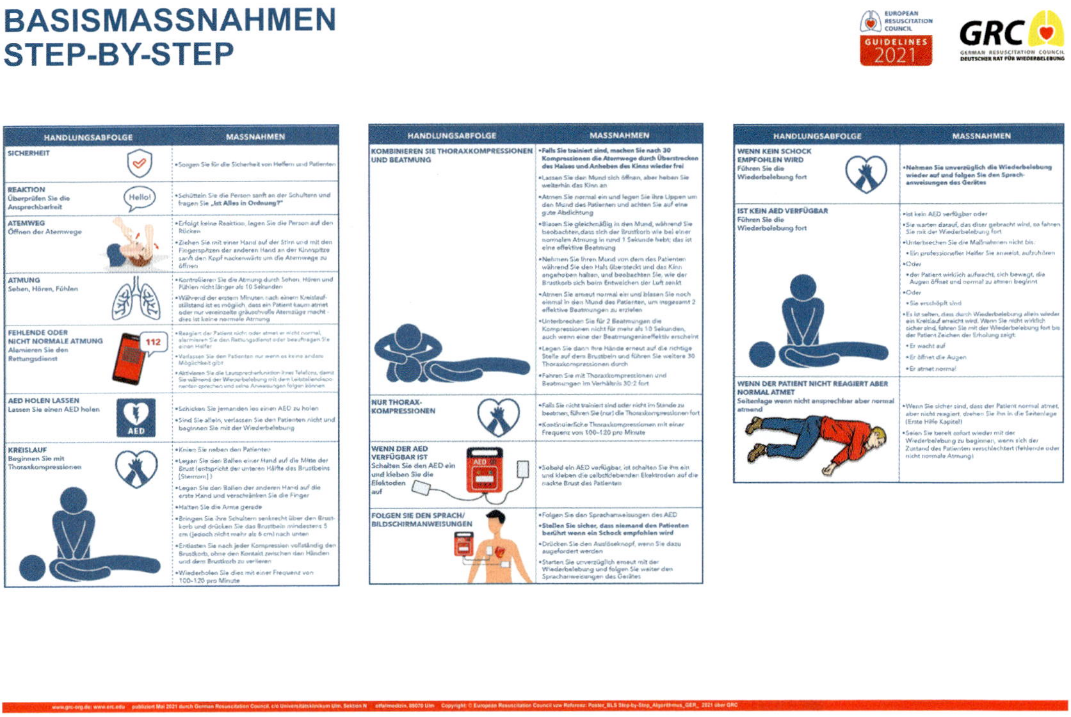

Abb. 6.60 Wiederbelebung: Basismaßnahmen und AED nach GRC/ERC vom 25.3.2021. © German Resuscitation Council (GRC) und Austrian Resuscitation Council (ARC) 2021 [F781-034]

Notfallmanagement

- In jedem Dialysezentrum muss ein stets **funktionsbereiter Notfallwagen oder Notfallkoffer** und **Defibrillator oder AED** vorhanden sein. Die Notfallausstattung sollte nach einem standardisierten, allen Mitarbeitern bekannten Modulsystem bestückt sein, um das Auffinden der Notfallausrüstung zu erleichtern und zu beschleunigen.
- Pflegende und Ärzte in der Nephrologie und Dialyse sollten im Team regelmäßig durch professionelle Trainer geschult werden. Die Schulung sollte mindestens folgende Punkte umfassen: Erkennen des Notfalls, Alarmierung, Beginn der Sofortmaßnahmen einschließlich der AED-Nutzung, Kenntnis über die Notfallausrüstung und deren Standort. Neben der theoretischen Unterweisung sollte die Schulung vor allem ein praktisches Training unter simulierten realen Bedingungen beinhalten. Am besten findet das Training in der eigenen Behandlungseinrichtung statt. Ein geregelter und klar strukturierter Prozessablauf der CPR führt zu mehr Sicherheit im eigenen Handeln bei Notfällen und steigert zudem die Qualität der geleisteten Arbeit. Checklisten, die von Experten erstellt wurden, helfen bei der Umsetzung hochkomplexer Behandlungskonzepte wie der Reanimation von Dialysepatienten.
- Bezüglich spezieller Algorithmen gemäß des German Resuscitation Councils/Deutschen Rats zur Wiederbelebung 2021 ➤ Abb. 6.61, ➤ Abb. 6.62.

6

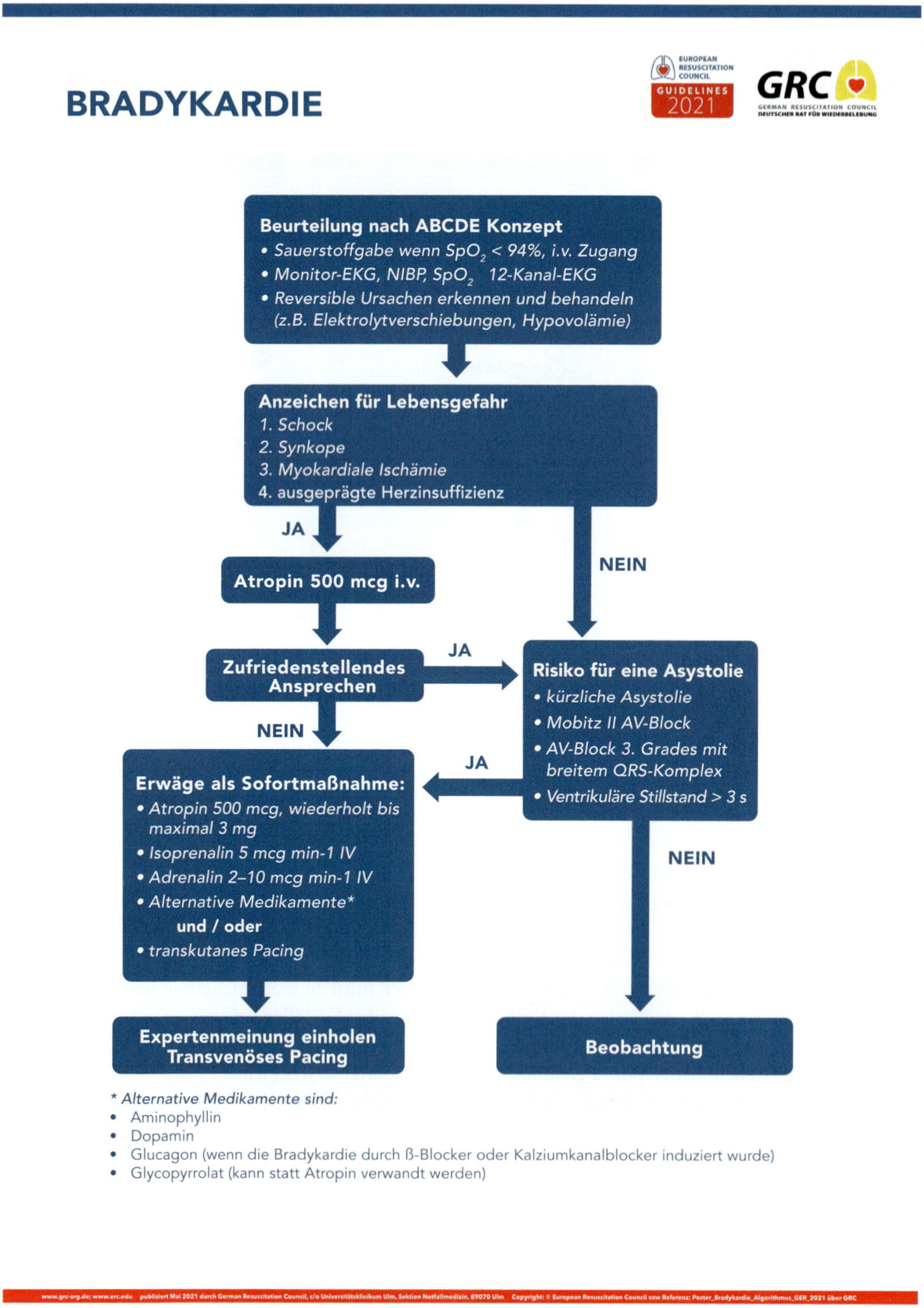

Abb. 6.61 Akuttherapie bei Bradykardie. © German Resuscitation Council (GRC) und Austrian Resuscitation Council (ARC) 2021 [F781-035]

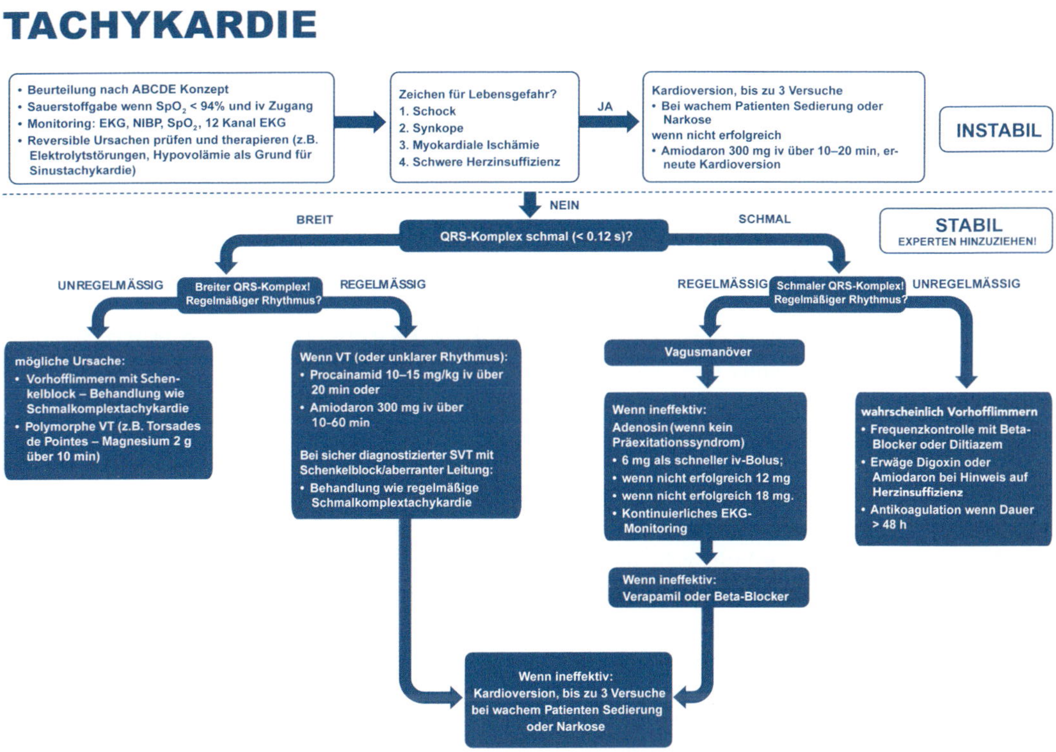

Abb. 6.62 Akuttherapie bei Tachykardie. © German Resuscitation Council (GRC) und Austrian Resuscitation Council (ARC) 2021 [F781-035]

6.10 Effektivität der Behandlung

Gerd Breuch, Jürgen Wagner

Schätzungen gehen davon aus, dass die Zahl der Patienten mit Nierenersatztherapie 2018 weltweit bei ca. 3,4 Millionen lag und bis 2025 auf rund 4,9 Millionen ansteigen wird. Dies entspricht einer jährlichen Steigerungsrate von 6 %. Die Zunahme ist dem steigenden Zugang zu Dialyseleistungen weltweit geschuldet. Aktuelle Erhebungen des Weltnierengesundheitsatlas der Internationalen Gesellschaft für Nephrologie von 2023 schätzen den Median der globalen Häufigkeit der chronischen Dialysebehandlung auf 397 Personen pro Bevölkerungsmillion. Analog zu dieser Entwicklung steigt auch der weltweite Anspruch an den Qualitätsstandard der Dialyse – nicht zuletzt durch immer neue Auflagen der Gesundheitspolitik. Die Sicherstellung einer entsprechend hohen Behandlungsqualität erlangt somit eine immer wichtigere Bedeutung.

Der Versuch, die Dialysedosis und damit die Dialysequalität quantitativ zu ermitteln, geht auf Studien in den USA zu Beginn der 1980er-Jahre zurück. Da man Moleküle mit geringer Molekularmasse (Dalton) zunächst als Urämietoxine vermutete, schälte sich schnell Harnstoff als Modellsubstanz zur Ermittlung der Dialysedosis heraus, obgleich Harnstoff selbst keine toxischen Wirkungen entfaltet.

Harnstoff wird durch glomeruläre Filtration über die Nieren eliminiert und hat den Vorteil, sich gleichmäßig im gesamten Körperwasser zu verteilen. Darüber hinaus ist Harnstoff wenig eiweißgebunden und damit gut dialysabel.

Die alleinige **Bestimmung des Harnstoffwerts vor der Dialyse** ist jedoch zur Beurteilung der Dialysequalität ungeeignet. Harnstoff wird als Endprodukt des Eiweißstoffwechsels in der Leber gebildet; daher ist die Höhe des Harnstoffspiegels zum einen von der

Ernährung, zum anderen von der Leberfunktion abhängig. Insbesondere bei zunehmender Inappetenz im Rahmen einer Urämie kann es bei verminderter Eiweißaufnahme zu fallenden Harnstoffwerten kommen. Ein niedriger prädialytischer Harnstoffspiegel gilt deshalb als Marker einer Mangelernährung.

Zahlreiche Studien zeigen, dass ein niedriger Harnstoffwert vor der Dialyse mit einer erhöhten Sterblichkeit der betroffenen Patienten verbunden ist.

Umgekehrt muss ein erhöhter Harnstoffwert vor der Dialyse nicht Ausdruck einer schlechten Dialysetherapie sein. Vielmehr kann sich der Patient in gutem Allgemein- und Ernährungszustand befinden. Jedoch kann eine katabole Stoffwechsellage, z. B. bei Infekten, zu einem erhöhten Anfall von Harnstoff aus dem Proteinabbau führen.

Dialysequalität lässt sich jedoch nicht nur über blutchemische und kalkulierte Parameter definieren. Einer der wichtigsten Indikatoren bleibt der rein klinische Standpunkt, bei dessen Erfassung auch Pflegende als Experten gefragt sind. Wenn der Patient sich wohl und ausreichend belastbar fühlt, die renale Anämie ausgeglichen erscheint und Blutdruck und sekundärer Hyperparathyreoidismus gut eingestellt sind, sind dies sichere Anzeichen für eine adäquate Dialyse. Ein guter Ernährungszustand ohne Hinweise auf eine Mangelernährung rundet das Bild eines qualitativ gut behandelten Dialysepatienten ab.

6.10.1 Die Harnstoffreduktionsrate

In zahlreichen größeren Studien wird bis heute die **prozentuale Harnstoffreduktion während einer Dialysesitzung (URR = Urea Reduction Rate),** berechnet aus dem Harnstoffwert vor und nach Dialyse, zur Abschätzung der Dialysequalität herangezogen. Der Hauptvorteil liegt bei diesem Parameter – gerade für Studienzwecke und zur groben Abschätzung der Dialyseleistung – in der Einfachheit der Berechnung.

MERKE

$URR = 100 \times (1 - C_t/C_0)$

C_t = Harnstoffkonzentration 5 min nach Beendigung der Dialysebehandlung

C_0 = Harnstoffkonzentration vor Beginn der Dialysebehandlung

Bei einer Behandlungszeit < 5 h sollte die URR mindestens 65 %, besser jedoch 70 % betragen.

Für die Ermittlung der Dialysedosis im Einzelfall hat sich die URR jedoch als ungenau erwiesen. Die Entfernung von Harnstoff durch Ultrafiltration sowie die Neugeneration von Harnstoff während der Dialyse bleiben z. B. unberücksichtigt, die verabreichte Dialysedosis wird i. d. R. überschätzt.

6.10.2 Durchschnittliche Harnstoffkonzentration (TAC – Time Averaged Urea Concentration)

Bei dieser Methode wird der intradialytische Harnstoffanstieg berücksichtigt. Um falsch positive Ergebnisse, bedingt durch eine Mangelernährung, zu erkennen, muss man bei diesem Parameter immer auch die Eiweißbilanz des Patienten betrachten.

$$TAC = \frac{[T_{Dial} \times (K1+K2)] \quad [T_{Int} \times (K2+K3)]}{2 \times (T_{Dial} + T_{Int})}$$

- T_{Dial} = Dialysedauer in Stunden (h)
- T_{Int} = Dauer zwischen 2 Dialysen 1 und 2 in Stunden (h)
- K1 = Harnstoff vor Dialyse 1
- K2 = Harnstoff vor Dialyse 2
- K3 = Harnstoff vor Dialyse 3

6.10.3 Absolute Harnstoffkonzentration

Die absolute Harnstoffkonzentration wird mit der nachfolgenden Formel berechnet:

$$\text{Eliminierter Harnstoff} = \text{Harnstoffkonzentration im Dialysat} \times \text{Dialysatvolumen}$$

Das Dialysatvolumen ergibt sich aus der Formel:

$$\text{Dialysatvolumen} = \text{Dialysatfluss} \times \text{Dialysezeit}$$

6.10.4 (Roh-)Kt/V

Durch den Amerikaner Frank Gotch wurde Mitte der 1980er-Jahre der Wert **Kt/V** zur Berechnung der Dialyseleistung eingeführt. Mit diesem Parameter wird die Harnstoffelimination unter Berücksichtigung des patientenindividuellen Verteilungsvolumens bestimmt. Dieser Index kann für jede beliebige Substanz berechnet werden. In der Regel wird der **Kt/V** jedoch für den leicht zu bestimmenden Harnstoffwert bestimmt. In dieser vereinfachten Formel sind die Volumenänderung durch Ultrafiltration und die Harnstoffgeneration, aber auch eine mögliche Restfunktion der Nieren des Patienten unberücksichtigt.

Dabei steht

- K (in ml/min) für die Harnstoff-Clearance des Dialysators,
- t (in min) für die effektive Dialysezeit und
- V (in ml) für das Harnstoffverteilungsvolumen im Körper.

K – Die **Harnstoff-Clearance des Dialysators** wird dabei maßgeblich beeinflusst durch Art und Oberflächengröße des Dialysators, einer möglichen Rezirkulation sowie durch den Blutfluss während der Dialyse. Hinzu kommen Messfehler bei der Bestimmung des Harnstoffs. Meist besteht eine Diskrepanz zwischen der apparativ eingestellten, vom Arzt verordneten Clearance (Soll-Clearance) und der tatsächlich durch die Behandlung erbrachten Clearance (Ist-Clearance).

Die Clearance eines Dialysators für eine bestimmte Substanz ist definiert durch das Blutvolumen, das bei einer definierten Blutpumpengeschwindigkeit in 1 Minute komplett (nach Dialysatorpassage) von der betreffenden Substanz befreit wird. Die In-vitro-Clearance-Werte sind in der Produktbeilage in der Verpackung der Dialysatoren angegeben.

t – Die **effektive Dialysezeit** wird durch den Arzt festgelegt. Unter der Behandlung auftretende Alarme des Dialysegeräts, Bypassschaltungen der Dialysemaschine sowie vorzeitige Beendigung der Dialysebehandlung verkürzen die effektive Dialysezeit. Dennoch ist die Dialysedauer diejenige Größe, die am einfachsten mit hoher Genauigkeit bestimmt werden kann. Einige Dialysegeräte berücksichtigen Bypasszeiten und verlängern entsprechend die Behandlungszeit.

V – Das **Harnstoffverteilungsvolumen** entspricht in etwa dem gesamten Körperwasseranteil. Es ergeben sich jedoch geschlechtsspezifische Unterschiede sowie Unterschiede in Abhängigkeit von Gewicht und Fettgehalt des Körpers. Die Berechnung erfolgt nach bekannten biometrischen Berechnungsformeln (z. B. nach Hume oder **Watson**), bei denen nach Eingabe bzw. unter Berücksichtigung definierter Parameter wie Größe, Gewicht, Geschlecht in einer komplexen Formel der Wasserbestand des Körpers errechnet wird. In Deutschland ist es üblich, die Berechnungsformel von Watson zu verwenden. Diese Methode stützt sich auf eine Messreihe, die Watson an über 700 gesunden Frauen und Männern in den Jahren 1979 und 1980 vorgenommen hat. Anhand von Verdünnungsmessung mit markiertem Wasser oder Harnstoff (Deuterium bzw. Tritium) wurde der Anteil des Körperwassers am Gesamtgewicht dieser Probanden bestimmt. Auf Basis dieser Messwerte hat Watson Gleichungen bzw. Nomogramme entwickelt, mit deren Hilfe abhängig vom jeweiligen Geschlecht unter Einbeziehung von Körpergröße und Körpergewicht und bei Männern des Alters die jeweilige Menge Körperwasser ermittelt werden kann.

- Für Männer: TBW = 2,45 – (0,09 × Alter [J.] + 0,11 × Größe [cm] + 0,34 × Gewicht [kg])
- Für Frauen: TBW = –2,1 + (0,11 × Größe [cm] + 0,25 × Gewicht [kg])

Die Watson-Formal erlaubt nur eine Abschätzung des Wassergehalts des Körpers. Sie berücksichtigt nicht die Körperzusammensetzung, sondern nur das Körpergewicht. Jedoch haben sowohl der Körperfett- wie auch der Muskelanteil einen erheblichen Einfluss auf den Gesamtwassergehalt.

Die Berechnung des Harnstoffverteilungsvolumens nach Watson kann zu einer signifikanten Unter- bzw. Überschätzung der tatsächlichen Dialysedosis führen. Eine Überschätzung des Kt/V-Werts kommt vor allem bei kleinen oder mangelernährten Patienten vor. Wenn diese Patienten kürzer dialysiert werden, sind sie i. d. R. unterdialysiert, da das Kt/V-Ziel vorzeitig erreicht wird. Die Dialysezeit dieser Patienten soll daher nicht auf unter 4 h gekürzt werden, auch wenn der Ziel-Kt/V-Wert erreicht wird. Umgekehrt werden Übergewichtige zu lange bzw. überdialysiert, da ein scheinbar hohes V zu einer Unterschätzung der Dosis führt.

Ein Ansatz zur Verbesserung der Genauigkeit bei der Bestimmung des Harnstoffverteilungsvolumen ist die Verwendung von Bioimpedanzmessgeräten (z. B. BCM von FMC) zur Bestimmung des V. Jedoch auch unter Verwendung der Bioimpedanzmessung ist lediglich eine Genauigkeit von ± 10 % zu erwarten.

Worauf muss in der täglichen Praxis geachtet werden:

- Zur Optimierung des Kt/V und damit der Dialyseeffizienz ist zunächst auf eine entsprechend große Dialysatoroberfläche und eine ausreichend lange Dialysezeit zu achten.
- Aus pflegerischer Sicht bedeutsam ist es, einen ausreichend großen Abstand zwischen den Punktionsstellen zur Vermeidung einer Rezirkulation zu wählen.
- Die Einstellung eines möglichst hohen Blutflusses ist anzustreben.

Wie schleichen sich Fehler bei der Berechnung des (Roh-)Kt/V ein:

- Nachlassen der Dialysator-Clearanceleistung durch Sekundärmembranbildung.
- Shuntrezirkulation.
- Kardiopulmonale Rezirkulation.
- Mangelnde Harnstoffmobilisierung aus schlecht durchblutetem Gewebe durch Zentralisierung der arteriellen Strombahn bei niedrigem Blutdruck. Besonders wichtig bei intradialytischem Blutdruckabfall und Kompartimentalisation des Muskelgewebes.
- Reduzierung der Blutflussrate.
- Störzeiten mit Blutpumpenstillstand und vorzeitiges Beenden der Dialyse.

Falsche Bestimmung des V durch Fehler in der Watson-Formel:

- Harnstoffproduktion während der Dialyse
- Harnstoffrebound

6.10.5 Single-Pool-Kt/V nach Daugirdas

Den Unsicherheiten des Modells von Gotch sollte eine Berechnungsformel des Amerikaners Daugirdas für das Single-Pool-Kt/V (SP-Kt/V) abhelfen:

$$Kxt/Vsp = -\ln (R - 0{,}008 \times t) + (4 - 3{,}5 \times R) \times Uf/W$$

- ln = natürlicher Logarithmus
- R = Quotient aus Harnstoffstickstoff vor und nach Dialyse
- T = effektive Dialysezeit in h
- Uf = Ultrafiltrationsvolumen in l
- W = Gewicht des Patienten nach Dialyse in kg

Obgleich weiterhin als Kt/V bezeichnet, orientierte sich der Sp-Kt/V nach Daugirdas nur am Harnstoff vor und nach Dialyse, der Ultrafiltration und dem Körpergewicht des Patienten.

Sowohl das von Gotch als auch das von Daugirdas eingeführte Modell zur Berechnung der Dialysedosis anhand des Harnstoffwerts wies jedoch einen wesentlichen Nachteil auf. Beide Formeln gehen richtigerweise davon aus, dass sich Harnstoffmoleküle in allen drei Verteilungsräumen des Körperwassers, dem intrazellulären Raum, dem Zwischenzellraum oder Interstitium sowie dem intravasalen Raum, gleichmäßig verteilen.

Beide Formeln basieren allerdings auf der Annahme, dass sich Harnstoff durch Diffusion völlig ungehindert zwischen den verschiedenen Verteilungsräumen bewegen kann **(Single-Pool-Modelle).** Tatsächlich verzögern jedoch die natürlichen Schranken zwischen unseren Körperwasserkompartimenten, nämlich die Zellmembran sowie die Gefäß- bzw. Kapillarwände, eine ungehinderte Harnstoffdiffusion.

Hierdurch kommt es zum Nachströmen von Harnstoff aus dem intrazellulären Raum und Interstitium ins intravasale Kompartiment bis zu 60 min nach Beendigung der Dialyse. Diese Rückverteilungsvorgänge werden als **Rebound** (➤ Abb. 6.63) bezeichnet und wurden bei Gotch und Daugirdas zunächst nicht berücksichtigt.

Die beschriebenen Zusammenhänge verdeutlichen, warum der Blutabnahmetechnik zur Ermittlung der Harnstoffwerte vor und nach Dialyse besondere Bedeutung zukommt.

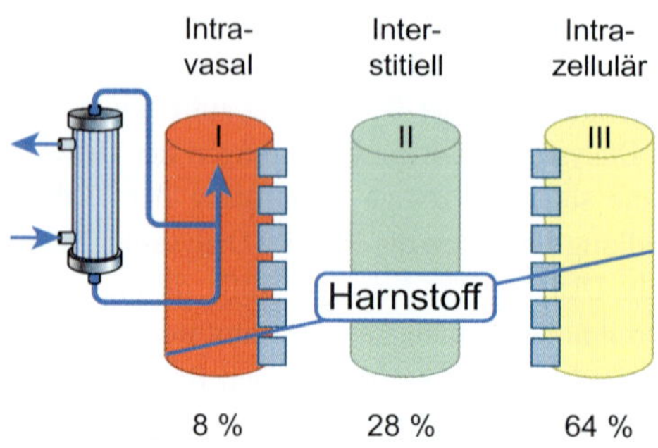

Abb. 6.63 Rebound nach Hämodialyse [L138, M226]

Tab. 6.21 Korrekte Abnahmetechnik bei normaler Zwei-Nadel-Dialyse (gemäß European Best Practice Guidelines for Hemodialysis Part 1, Section II, Hemodialysis adequacy)

1.	Dialysatfluss ausstellen
2.	Ultrafiltration auf niedrigsten Wert reduzieren bzw. ganz ausstellen
3.	Blutfluss auf 50–100 ml/min reduzieren
4.	15(–30) s warten
5.	Blutabnahme möglichst nah an der arteriellen Angebotsnadel, auf jeden Fall vor dem Dialysator
6.	Danach darf erst die Blutrückgabe erfolgen

Tab. 6.22 Postdialytische Blutabnahme bei einem Vorhofkatheter

1.	Dialysatfluss ausstellen
2.	Ultrafiltration auf niedrigsten Wert reduzieren bzw. ganz ausstellen
3.	Blutfluss auf 50–100 ml/min reduzieren
4.	Anschließend wird der Patient vom Dialysegerät getrennt
5.	Direkt im Anschluss werden 10–30 ml Blut mithilfe einer Spritze steril abgenommen
6.	Danach wird das Blut für die Messung des postdialytischen Harnstoffwerts entnommen
7.	Das vorab abgenommene Blut wird dem Patienten wieder zurückgegeben und der Patient wird wie gewohnt abgelegt

MERKE

Eine verzögerte Blutabnahme, abweichend vom regulären Zeitpunkt, führt aufgrund des unmittelbar einsetzenden Rebounds zu falsch hohen Harnstoffwerten (im Single-Pool-Modell) und somit zu einem zu niedrigen Kt/V-Wert. Eine zu frühe Blutabnahme bewirkt das Gegenteil (➤ Tab. 6.21, ➤ Tab. 6.22).

Schon geringfügige Änderungen des Harnstoffwerts beeinflussen das Ergebnis der Kt/V-Berechnung signifikant (➤ Abb. 6.64).

MERKE

In mehreren Studien konnte gezeigt werden, dass eine nicht korrekte Blutentnahmetechnik – insbesondere am Dialyseende – eine hauptsächliche Ursache für falsch bestimmte Kt/V-Werte darstellt.

6.10.6 Double-Pool-Kt/V nach Daugirdas

Um auch den Harnstoffrebound zu erfassen, wäre eine Harnstoffbestimmung 30–60 min nach Dialyseende – also nach Abschluss aller Rückverteilungsvorgänge – zwar theoretisch sinnvoll, scheidet aber aus praktischen Gründen und aufgrund der fehlenden Patientenakzeptanz aus.

Daher wurden die beschriebenen Reboundphänomene in Weiterentwicklungen der Daugirdas-For-

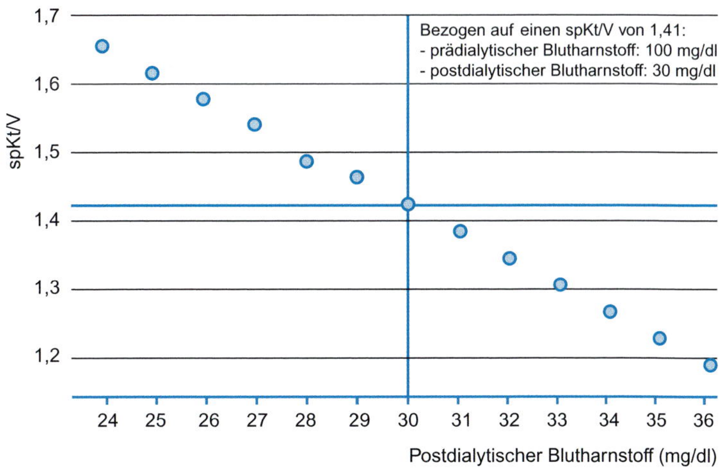

Abb. 6.64 Einfluss des postdialytischen Blutharnstoffs auf den Sp-Kt/V [M226]

6

mel einbezogen → Zwei-Kompartment-Modelle oder sog. **Double-Pool-Modelle.**

Das nach Double-Pool-Modell berechnete Kt/V wird auch als **äquilibriertes Kt/V,** abgekürzt **eKt/V,** bezeichnet. Die Daugirdas Formel für das äquilibrierte Kt/V lautet:

1. eKt/V = artKt/Vsp – (0,6 × artKt/Vsp/T) + 0,03 (bei arteriovenösem Zugang)
2. eKt/V = venKt/Vsp – (0,47 × venKt/Vsp/T) + 0,02 (bei venovenösem Zugang)

t = Dialysezeit in min

T = Dialysezeit in h

artKT/Vsp = Nutzung des arteriellen postdialytischen Harnstoffs aus arteriovenösem Zugang

venKT/Vsp = Nutzung des venösen postdialytischen Harnstoffs aus venovenösem Zugang

Der äquilibrierte Kt/V enthält (rechnerisch) den Harnstoffrebound nach Dialyse und fällt entsprechend schlechter, also niedriger aus als der Sp-Kt/V-Wert. Der äquilibrierte Kt/V-Wert hat sich jedoch nicht im ambulanten Dialysebereich durchgesetzt, da hierfür eine Harnstoffbestimmung 30 min nach Dialyseende durchgeführt werden muss.

6

Wochen-Kt/V

Da die Steigerung der Dialysedosis aus vielfachen Gründen limitiert ist, sind alternative Behandlungsformen der chronischen Hämodialyse wieder mehr in den Fokus der Betrachtung getreten. Einige Dialysezentren bieten z. B. die Nachtdialyse als intensivierte Behandlungsform an. Sie wird 3 ×/Wo. für 7–8 h durchgeführt. Das Konzept der täglichen Heimhämodialyse ist leider durch den hohen Kostenfaktor begrenzt. Für diese intensivierten Behandlungsformen sollte zur Berechnung der Dialysedosis der Wochen-Kt/V herangezogen werden.

Der Wochen-Kt/V sollte bei intermittierenden Verfahren wie der Hämodialyse etwa doppelt so hoch sein wie bei kontinuierlichen Verfahren (Peritonealdialyse). Der Zielwert für den Wochen-Kt/V an der Hämodialyse (Single-Pool-Methode) bei fehlender residualer Nierenfunktion beträgt 4,0 im Vergleich zu 2,0 bei der Peritonealdialyse. Für die Double-Pool-Methode sollte der Wochen-Kt/V bei Hämodialyse etwa um den Faktor 1,7 höher sein als bei der PD.

6.10.7 Zielwerte für Kt/V

Die aktuellen Empfehlungen der KDOQI Guidelines von 2015 empfehlen für die anzustrebende Dialysedosis bei Hämodialyse ein **Mindest-Sp-Kt/V** von 1,2 (Daugirdas – Single Pool) pro Dialysesitzung bei dreimal wöchentlicher Behandlung als Untergrenze, jedoch als empfohlenen Zielwert von **Sp-Kt/V von 1,4.** Hierdurch wird sichergestellt, dass der minimale Wert von 1,2 erreicht wird. Ein Wert von Sp-Kt/V ≥ 1,2 ist mit einem besseren Überleben der Dialysepatienten verbunden. Nicht zu vernachlässigen ist der Umstand, dass Kt/V-Werte bedingt durch den großen Einfluss des Faktors V und damit des Körpergewichts im Nenner der Formel nur in einem bestimmten Körpergewichtsbereich zu einer verlässlichen Einschätzung führen. So kann ein möglicherweise bei oder sogar durch schlechte Dialyse mangelernährter Patient einen besseren Kt/V-Wert bieten als ein gut dialysierter und deshalb wohlgenährter Patient.

Dies führte zu der Empfehlung, bei Frauen und kleinen Männern die Zielwerte um 25 % zu erhöhen. Bei Patienten, deren Gewicht das Idealgewicht um 20 % unterschreitet, sollte ebenfalls die Dialysedosis um 20 % gesteigert werden (KDOQI, 10/2005).

Ein niedriger Kt/V-Wert sollte auch bei klinisch zunächst unauffälligen Shuntverhältnissen stets Anlass zur Shuntdiagnostik sein. Diese sollte eine Messung des Shuntflusses und eine Prüfung auf Rezirkulation beinhalten.

6.10.8 Die Bedeutung der residualen Nierenfunktion

MERKE

Neben der dialyseseitigen Entgiftungsleistung wurde in den vergangenen Jahren die erhebliche prognostische Bedeutung des Erhalts der Nierenrestfunktion für den Dialysepatienten deutlich.

Durch Vermeidung von Blutdruckabfällen während der Dialyse, einer konsequenten Blutdrucktherapie und dem Verzicht auf nierentoxische Medikamente und Kontrastmittel sollte die residuale Nierenfunktion auch nach Beginn der Dialysetherapie möglichst lange aufrechterhalten werden. Eine solche Nierenrestleistung ist auch bei der Berechnung des Kt/V zu berücksichtigen. Grundvoraussetzung für die Verrechnung beider Entgiftungswege ist die Darstellung der Nierenfunktion als renale Kt/V. Die Formel gilt bei einer Behandlungsfrequenz von dreimal wöchentlich:

$$Kt/V_{komb.} = Kt/V + (5{,}5 \times rk/V_{Hst})$$

$$rk = GFR = (rk_{Hst} + rk_{Krea}) \div 2$$

Ein Problem in der Zielerreichung des Kt/V besteht bei Patienten, die wegen der gut erhaltenen Restfunktion der Niere mit einem niedrigen Anfangsharnstoff nie den angestrebten Kt/V-Wert von 1,4 erreichen. Hier besteht noch Klärungsbedarf. Interkurrente Erkrankungen, die zu einem Rückgang der residualen Nierenfunktion führen, können zu einer Unterdialyse führen.

6.10.9 Apparative Möglichkeiten der Kt/V-Bestimmung

Man unterscheidet zwei Verfahren zur zeitnahen Erfassung und Bestimmung des Kt/V-Werts. Das erste Verfahren berechnet auf Basis der Natrium-Dialysance einen dem Sp-Kt/V angenäherten Wert (OCM, Diascan).

Dieses Verfahren geht von der Annahme aus, dass die Diffusionseigenschaften von Natrium und Harnstoff aufgrund ihres ähnlichen Molekulargewichts äquivalent sind.

Während der Therapie wird mehrmals für einen kurzen Zeitraum die Natriumkonzentration in der Dialysierlösung erhöht. Eine zweite, zusätzliche Leitfähigkeitssonde erfasst die Konzentrationsänderung nach dem Filter im verbrauchten Dialysat und zieht somit Rückschlüsse auf die Natrium-Dialysance. Die Natrium-Dialysance wird als Parameter für die Harnstoff-Clearance in entgegengesetzter Richtung verwendet: Je größer die Differenz der Leitfähigkeit vor und nach dem Dialysator ist, desto durchlässiger ist die Membran für Natrium und entsprechend auch für Harnstoff, was der Clearance (K) entspricht.

Zur konkreten Berechnung des Kt/V wird vom jeweiligen System die gemessene Clearance mit der Dialysedauer multipliziert und durch das individuelle, nach der Watson-Formel berechnete Harnstoffverteilungsvolumen des Patienten dividiert.

Das zweite apparativ verfügbare Verfahren basiert auf einem spektroskopischen Messprinzip. Eine Lichtquelle sendet dabei ultraviolettes (UV) Licht durch das Dialysat. Die im Dialysat enthaltenen, während der Dialyse aus dem Plasma entfernten Stoffteilchen absorbieren das Licht. Die Absorption wird von einem Sensor gemessen. Diese Technologie ermöglicht erstmals eine Messung im verbrauchten Dialysat. Eine gesonderte Ermittlung des V ist nicht erforderlich. Zu beachten ist hier, dass ein Rückgang der Harnstoff-Clearance aufgrund von Problemen während der Dialyse die Einschätzung der Dialysedosis verfälschen kann.

Beide Methoden ergänzen die blutgebundene Kt/V-Bestimmung, haben diese aber nicht ersetzt.

Apparative Messmethoden ➤ Kap. 6.6.

6.10.10 Einschränkungen des Kt/V-Werts für die Beurteilung der adäquaten Dialysequalität

Der Kt/V ist sehr hilfreich, um die Dialyseeffizienz zu bestimmen, jedoch gibt es auch Einschränkungen, die zu beachten sind:

Der Kt/V bezieht sich auf die Entfernung kleiner Moleküle wie Harnstoff, der selbst als nicht toxisch gilt. Die Entfernung anderer, größerer Moleküle (Middle Molecules, p-Cresol, Guanidine, Indoxylsulfat und andere), die für das Überleben wichtig sein können, wird nicht erfasst.

Der Kt/V kann nicht mehr zum Vergleich von Dialyseverfahren genutzt werden, wenn die Dialysehäufigkeit verändert wird, bzw. setzt Kt/V voraus, dass jede Dialyse vergleichbar verläuft, was nicht der Fall ist.

Der Einfluss der residualen Nierenfunktion wird nicht berücksichtigt.

Die Anfälligkeit von Kt/V bei fehlerhafter Abnahme der Postdialyse-Blutprobe führt zu empfindlichen Abweichungen.

6.10.11 Dialysequalität und Ernährungsstatus

Patienten mit dialysepflichtiger Niereninsuffizienz können heute 20–30 Jahre mithilfe der Nierenersatztherapie überleben. Die Mortalität der Patienten ist weniger durch die Niereninsuffizienz selbst als vielmehr durch Komorbidität bestimmt. Viele Patienten versterben im Zustand der Kachexie, die durch eine unzureichende Nahrungsaufnahme bedingt ist, oder gelangen infolge interkurrenter Erkrankungen in einen Zustand der Malnutrition, aus dem sie sich nicht wieder erholen. Mangelernährung, angezeigt durch niedrige Serumalbumin-, Kreatinin- und Cholesterinwerte, einer niedrigen **Protein Catabolic Rate (PCR)** und einem chronischen Entzündungsstatus, ist mit einer schlechten Langzeitprognose für Dialysepatienten verbunden. Niedrige prädialytische Harnstoffwerte verleiten dazu, die Dialysezeit zu verkürzen. Hierdurch entsteht ein Teufelskreis zwischen inadäquater Dialyse und Malnutrition. Inzwischen ist die Malnutrition als eine der wichtigsten Ursachen der Mortalität der Dialysepatienten bekannt, und es wird eine Proteinaufnahme von 1,0–1,2 g/kg KG/d Eiweiß gefordert. Die PCR ist der wichtigste Parameter zur Ermittlung des Ernährungszustands eines Patienten, da er am besten die Eiweißzufuhr reflektiert. Mithilfe der PCR kann man differenzieren, ob ein niedriger prädialytischer Harnstoffwert malnutritionsbedingt ist oder Zeichen einer adäquaten Dialysetherapie. Bezieht man die PCR auf das Körpergewicht, spricht man von der normalisierten PCR. Empfohlen ist eine PCR von 1,0–1,2 g/kg KG/d. Der Mindestwert beträgt 0,8 g/kg KG/d.
Berechnung des PCR bei Hämodialyse:

$$\text{PCR Hämo g/kg/Tag} = 0{,}22 + ([0{,}036 \times B \times 24] \div A)$$

- B = (BUN – Harnstoff-Stickstoff) = Anstieg in mg/dl seit der letzten Hämodialyse
- A = Stunden seit der letzten Hämodialyse

Da sich ein Zustand chronischer Malnutrition i. d. R. im Verlauf mehrerer Jahre allmählich entwickelt, wird er oft übersehen. Pflegende und Patienten gewöhnen sich aneinander und kleine Veränderungen des Ernährungszustands werden nicht mehr bemerkt. Die einfachste Methode zur Überwachung des Ernährungszustands (➤ Kap. 6.11) besteht in einer aufmerksamen Beobachtung des Körpergewichts.

6.11 Ernährung für Menschen mit Niereninsuffizienz

Ruth Kauer

6.11.1 Individuelle Ernährung bei Dialysepatienten

Das Wissen um eine „gesunde" Ernährung bei Nierenerkrankungen bedeutet nicht, dass betroffene Patienten dauerhaft ein „geeignetes" Ernährungs- und Gesundheitsverhalten umsetzen. Die Lust auf Essen und Trinken ist häufig verbunden mit positiven Gefühlen, aber auch mit Frust, und ein striktes „Diätregime" führt nicht selten gerade zum Nicht-Einhalten von Empfehlungen. Patienten mit Nierenerkrankungen sollte eine ausgewogene, nierengesunde Ernährung empfohlen werden, die sich am Alltag der Betroffenen orientiert.

Die nationalen und internationalen Guidelines zur Ernährung von chronisch nierenerkrankten Patienten (z. B. KDOQI-Guidelines, Ernährungsstandards der EDTNA/ERCA) geben wichtige Empfehlungen. Die Leitlinien basieren auf Expertenmeinungen und wissenschaftlichen Forschungsergebnissen und stellen wichtige Informationsgrundlagen für die Beratung dar. Die konkreten Ernährungsempfehlungen müssen jedoch auf jeden einzelnen Betroffenen individuell vom Dialyseteam abgestimmt werden.

Je nach Grunderkrankung und Verlauf der Erkrankung stellen sich unterschiedliche krankheitsbedingte Funktionsverluste ein. Daraus ergibt sich, dass es keine einheitliche „Nierendiät" für betroffene Menschen gibt.

Voraussetzungen für eine individuelle Ernährungsberatung

Zur Durchführung einer individuellen Ernährungsberatung sollte zunächst eine Patientenanamnese durchgeführt werden. Hierzu gehört die Erfassung von:

- Stadium der Nierenerkrankung und Therapieform:
  - Prädialytisches Stadium
  - Hämodialyse
  - Peritonealdialyse
  - Transplantation
- Grund- und Begleiterkrankungen, z. B. Diabetes mellitus, Allergien, Fettstoffwechselstörungen, gastroenterologische Erkrankungen, psychische Erkrankungen, Suchterkrankungen (aktuelle Laboranalyse)
- Ernährungsstatus des Patienten mit Gewichtsverlauf der letzten 12 Monate
- Laborparameter, z. B. Natrium, Kalium, Phosphat, Kalzium, PTH, Albumin
- Aktueller Medikamentenplan
- Alter des Patienten
- Psychosoziale Situation (Familienstand, Unterstützung innerhalb und außerhalb der Familie, berufliche und finanzielle Situation u. a.)
- Krankheitsakzeptanz

Anhand der Anamnese werden zusammen mit dem Patienten Ziele der Ernährungstherapie festgelegt und besprochen.

Bestimmung des Ernährungsstatus

Ein Teil der Anamneseerhebung bei nierenkranken Menschen ist die Bestimmung des Ernährungsstatus. Die Beurteilung des Ernährungszustands orientiert sich an mehreren Punkten. Folgende Methoden stehen dafür u. a. zur Verfügung:

- Subjective Global Nutrition Assessment (SGA)
- Malnutrition Inflammation Score (M. I. S.)
- Body-Mass-Index (BMI)
- Laborparameter: Albumin, Cholesterin, Eisen, Vitamin B_{12}, Folsäure, Zink, Hämoglobin und Lymphozyten
- Bioimpedanzmessung
- Ernährungsanamnese und -protokolle

Subjective Global Assessment (SGA)

Das Subjective Global Assessment (SGA) basiert auf einer Anamnese, die Änderungen von Gewicht, Nahrungszufuhr, Leistungsfähigkeit und Nährstoffbedarf sowie gastrointestinale Symptome erfasst. Das SGA ist in wenigen Minuten und ohne apparativen Aufwand durchführbar.

Malnutrition Inflammation Score (M. I. S.)

Der M. I. S ist ein auch online mit sofortiger Auswertung (http://www.touchcalc.com/calculators/mis) verfügbarer Score, der Parameter des Proteinverlusts, der Inflammation, aber auch des SGA, und den BMI umfasst sowie die beiden Labor-Qualitätsparameter für Dialysepatienten Serumalbumin und Transferrin. Sein Ergebnis scheint ein Prädiktor für die Mortalität von Dialysepatienten zu sein.

Body-Mass-Index (BMI)

Zur Bestimmung des Ernährungszustands ist die Ermittlung des BMI die einfachste Methode. Er stellt das Körpergewicht in kg relativ zur Körpergröße dar; es wird ein Bezug zwischen Gewicht und Körperoberfläche (m^2) erstellt. Hierbei lassen sich verschiedene Schweregrade des Über- bzw. Untergewichts bestimmen.

Die Bestimmung ist genauer als alle bisher verwendeten Berechnungsmethoden, z. B. der Broca-Index (Broca-Normalgewicht = Körpergröße in cm – 100; Toleranzbereich: –15 % bis +10 %).

Die Formel zur Berechnung des Body-Mass-Index:

$$\text{BMI} = \text{Körpergewicht in kg}/(\text{Körpergröße in m})^2$$

BEISPIEL

Für einen 1,75 m großen Patienten mit einem Gewicht von 76 kg ergibt sich:

$$76\ \text{kg} \div (1{,}75\ \text{m} \times 1{,}75\ \text{m}) = 24{,}8\ \text{kg/m}^2$$

Zur Beurteilung des BMI hat die WHO eine Klassifikation vorgenommen (➤ Tab. 6.23):

Tab. 6.23 WHO-Klassifikation zur Beurteilung des BMI

Gewichtsklasse	BMI (kg/m²)
Untergewicht	< 18,5
Normalgewicht	18,5–24,9
Übergewicht	> 25
• Präadipositas	25–39,9
• Adipositas Grad I	30–34,9
• Adipositas Grad II	35–29,9
• Adipositas Grad III	≥ 40

Der BMI ist ein statischer Indikator des Ernährungszustands, akute Veränderungen bildet er nicht ab. Bei Patienten mit Ödemen oder Zystennieren kann bei normalem BMI bereits eine Unterernährung vorliegen. Hier ist eine differenziertere Diagnostik notwendig.

Bioelektrische Impedanzanalyse (BIA)

BMI und die Bestimmung des Körpergewichts erlauben keine qualitative Aussage zum Ernährungsstatus. Die bioelektrische Impedanzanalyse (BIA) ist ein diagnostisches Mittel zur qualitativen Erfassung des Ernährungszustands. Bestimmt wird der Anteil von Körperfett sowie die Muskel- und Organmasse. Dadurch ist eine differenzierte Bestimmung des Ernährungszustands bei Patienten mit Nierenerkrankungen möglich.

Laborparameter

6

Die bedeutendsten laborchemischen Parameter zur Beurteilung des Ernährungszustands sind:

- Gesamteiweiß
- Albumin
- Transferrin
- Kreatinin und Harnstoff
- Protein-Katabolie-Rate (PCR)
- Cholesterin
- Phosphat
- Bikarbonat
- Lymphozyten

Gesamteiweiß

Im Blutplasma befinden sich mehr als 100 verschiedene Proteine (Eiweiße). Diese Proteine dienen dem Transport von Hormonen, Fetten, Vitaminen und Medikamenten. Neben der Transportfunktion übernehmen Proteine auch Aufgaben als Enzyme, Enzymblocker, Gerinnungsfaktoren, Abwehrstoffe (Antikörper), Hormone und Nährstoffe. Zentrales Stoffwechselorgan des Proteinstoffwechsels ist die **Leber.** Die Stoffwechselendprodukte Harnstoff, Harnsäure und Kreatinin werden über den Urin ausgeschieden, ein Teil geht über Faeces, Haut, Haare und Nägel verloren. Etwa 90 % des im Körper anfallenden Stickstoffs aus dem Eiweißabbau werden als Harnstoff für die Ausscheidung aus dem Körper aufbereitet.

Abweichungen des Gesamteiweißwerts vom Normbereich sind ein Hinweis auf Veränderungen einzelner Proteine oder Zeichen für Störungen des Wasserhaushalts.

Ursachen für eine Verminderung der Gesamteiweißkonzentration:

- Eiweißverluste durch Magen-Darm-Entzündungen, Tumorerkrankungen im Magen-Darm-Trakt, Eiweißverlust über die Niere oder über die Haut, z. B. bei Verbrennungen
- Verminderte Eiweißbildung durch Leukämie, Morbus Hodgkin oder chronische Lebererkrankungen
- Eiweißverlust nach großen Blutungen, Überwässerung und Mangelernährung

Ursachen für eine Erhöhung der Gesamteiweißkonzentration:

- Wasserverlust, z. B. durch Durchfall oder Fieber
- Überschießende Eiweißproduktion aufgrund von chronisch-entzündlichen Erkrankungen, Knochenmarkerkrankungen

Das Gesamteiweiß ist für die Beurteilung der Ernährungssituation eines Dialysepatienten ein eher unspezifischer Parameter. Dennoch sollte bei einem erniedrigten Gesamteiweiß nach weiteren Indikatoren für eine Mangelernährung gesucht werden.

Albumin

Gebildet wird Albumin in der Leber, es macht ca. 60 % des gesamten Plasmaeiweißes aus. Serumalbumin ist ein aussagekräftiger und sinnvoller Messwert zur Erfassung des Ernährungsstatus bei chronischer Nierenerkrankung. Bei normalem Serumalbumin liegt äußerst selten eine Mangelernährung vor. Der Normalwert beträgt 3,6–5,0 g/dl. Das Serumalbumin sollte bei Patienten mit chronischer Nierenerkrankung höher sein als die untere Grenze des Normalbereichs (angestrebter Wert etwa 4,0 g/dl).

Niedrige Serumalbuminkonzentrationen deuten einen schlechteren Ernährungsstatus (Verlust von Körperzellmasse) und eine hohe Krankheitsaktivität an.

Serumalbumin ist aufgrund seiner Halbwertzeit von ca. 17–27 Tagen ein Langzeitverlaufsparameter, sodass kurzfristige Veränderungen (unter 14–20 Tage) im Ernährungszustand damit nicht beurteilbar sind. Zudem ist die Albuminkonzentration nicht nur bei Proteinmalnutrition (Eiweißmangelernährung) erniedrigt, sondern auch bei Infektionen, Stress, Verbrennungen, Trauma, Herzinsuffizienz, Überwässerung, schweren Lebererkrankungen und nephrotischem Syndrom. In Akutphasen einer Erkrankung oder bei Stress sind der Gesamteiweiß- und der Albuminspiegel im Serum aufgrund einer verminderten Synthese in der Leber bei gleichzeitig erhöhten transkapillaren Verlusten ebenfalls erniedrigt.

Transferrin

Neben Albumin werden weitere Serumproteine, z. B. Transferrin, als Indikatoren für einen Eiweißmangel verwendet. Transferrin als Eisentransportprotein ist allerdings stark vom Eisenstoffwechsel abhängig und daher als alleiniger Parameter zur Beurteilung des Proteinstatus ungeeignet.

Kreatinin und Harnstoff

Kreatinin (➤ Kap. 2.1.2) ist ein Abbauprodukt des Muskelstoffwechsels. Es wird in der Muskulatur gebildet, im Blut transportiert und dann über die Nieren ausgeschieden. Die Höhe des Kreatininwerts im Blut ist abhängig von Muskelmasse und Muskelarbeit.

Menschen mit weniger Muskulatur, z. B. ältere Menschen, bilden wenig Kreatinin. Vermehrte Muskeltätigkeit, aber auch Fieber, führen zu einer vermehrten Kreatininproduktion. Bei einer Nierenfunktionsstörung steigt die Kreatininkonzentration unabhängig von der Muskelarbeit im Blut an. Kreatinin wird fast vollständig über die Nieren ausgeschieden, die Kreatininkonzentration im Serum gibt allerdings die Nierenfunktion nur ungenau wieder. Ein Anstieg des Serumkreatinin zeigt sich häufig erst bei einer Einschränkung der Nierenfunktion > 50 %. Bei Menschen mit geringer Muskelmasse erfolgt dieser Anstieg häufig noch später.

Harnstoff (➤ Kap. 2.1.2) wird in der Leber gebildet und ist ein Endprodukt des Eiweißstoffwechsels. Die Harnstoffkonzentration im Blut ist im Wesentlichen abhängig von der täglichen Eiweißaufnahme, vom Ernährungszustand und von der Ausscheidungsfunktion der Nieren.

Ein Anstieg der Harnstoffkonzentration im Blut kann ein Hinweis auf die Verschlechterung der Nierenfunktion, eine hohe Eiweißzufuhr oder einen massiven Eiweißabbau sein.

Niedriges Kreatinin und niedriger Harnstoff bei Patienten ohne Nierenrestfunktion gelten als Indikatoren für eine Mangelernährung.

Protein Catabolic Rate (PCR)

Die PCR beschreibt die Ernährungssituation des Patienten in Bezug zu seinem Eiweißhaushalt. Der Stickstoffgehalt von Proteinen ist konstant, sodass aus der Menge des im Serumharnstoff enthaltenen Stickstoffs auf die entsprechende metabolisierte Eiweißmenge und damit auf die vom Patienten aufgenommene Nahrungseiweißmenge geschlossen werden kann. Hierbei wird zunächst die bei einem Dialysepatienten pro Tag ausgeschiedene Harnstoffmenge berechnet. Anschließend wird aus dem ausgeschiedenen Harnstoff die proteinkatabole Rate (PCR, protein catabolic rate), d. h. der Proteinumsatz, ermittelt.

Cholesterin

Serumcholesterin ist ein aussagekräftiger und klinisch sinnvoller Ernährungsparameter. Prospektive Studien an Dialysepatienten stellten übereinstimmend eine Verbindung zwischen höherem Cholesterinspiegel und geringerer Sterblichkeit her. Patienten mit niedrigem Gesamt-Serumcholesterin < 150–180 mg/dl sollten auf eine Mangelernährung und Ernährungsdefizite untersucht werden

Phosphat

Mit Verlust der Nierenfunktion kommt es regelmäßig zu einem Anstieg des Serumphosphats (➤ Kap. 2.1.2) und später auch zum Anstieg des Kalzium-Phosphat-Produkts. Aufgrund einer geringen Proteinzufuhr kann der Wert bei Dialysepatienten auch erniedrigt sein. Niedrige Phosphatwerte gehen bei diesen Patienten mit einer erhöhten Sterblichkeit einher.

Bikarbonat

➤ Kap. 2.1.2. Bikarbonatverluste verursachen eine metabolische Azidose (Übersäuerung). Mit Fortschreiten der Niereninsuffizienz sinkt die Fähigkeit der Niere, Wasserstoff-Ionen auszuscheiden. Da gleichzeitig weniger Bikarbonat gebildet wird, entwickeln niereninsuffiziente Patienten häufig eine Azidose. Bei der metabolischen Azidose werden Aminosäuren aus dem Skelettmuskel, dem größten Eiweißspeicher des Körpers, freigesetzt. Diese Freisetzung nimmt eine Schlüsselrolle ein bei der Entwicklung der Mangelernährung.

Ernährungsprotokoll und Ernährungsanamnese

Die Ernährungsanamnese und das Ernährungsprotokoll ermöglichen es, Informationen über den Ernährungsstatus des Patienten zu erhalten. Dabei erfolgt eine Analyse über das Essen und Trinken der betroffenen Patienten in allen Einzelheiten.

Ernährungsprotokolle werden üblicherweise über 3 Tage oder über 1 Woche angefertigt. Je länger der Erhebungszeitraum, umso aussagefähiger ist das Ergebnis. Die ausgewählten Tage sollten möglichst typisch die Ernährungsweise des Patienten erfassen und auch die Lieblingsspeisen enthalten. Das Ernährungsprotokoll wird ausgewertet und eine Nährwertanalyse durchgeführt. So lassen sich mögliche Ungleichgewichte in der Ernährung der Patienten erkennen. Eine Alternative zum schriftlichen Ernährungsprotokoll ist ein Fotoprotokoll z. B. via Smartphone. Das hat den Vorteil, dass die tatsächlichen Mengen des Essens besser abgeschätzt werden kann. Ziele der Ernährungsanamnese sind:

- Ernährungsgewohnheiten als Grundlage für die Beratung analysieren
- Art und Menge der gegessenen Lebensmittel erfassen
- Mangelernährung aufdecken
- Ernährungsphysiologische Fragen beantworten

Motivieren und Anleiten zum Führen eines Ernährungsprotokolls

Das Führen eines Ernährungsprotokolls oder eines Fotoprotokolls, z. B. mit Handy, verlangt vom Patienten die Bereitschaft, sich aktiv am Beratungsprozess zu beteiligen. Entscheidend ist es, den Nutzen der Protokollführung zu erklären und in die Durchführung einzuweisen.

Besprechung der Ergebnisse des Ernährungsprotokolls

Bevor die Ergebnisse der Protokollauswertung besprochen werden, sollte der Patient Gelegenheit erhalten, über eigene Beobachtungen zu berichten. Danach werden die Ergebnisse sachlich und anschaulich mit dem Patienten erörtert und Empfehlungen zur Optimierung vom Essen und Trinken dem Patienten weitergegeben. Es ist hilfreich, wenn die Ergebnisse in schriftlicher Form mit möglichen Veränderungen/Optimierungen ausgehändigt werden. Sie sollten zuvor mit dem Betroffenen besprochen werden und realistische Ziele enthalten.

6.11.2 Mangelernährung (C-DRM)

Die chronische krankheitsspezifische Mangelernährung (C-DRM, chronic-disease related malnutrition) findet sich häufig bei Patienten mit fortgeschrittener CKD und stellt weltweit eine der häufigsten Komplikationen bei Patienten mit Nierenersatztherapie dar. Die Ursachen für die Entwicklung einer Malnutrition sind vielfältig. Neben psychischen (z. B. Depression) und sozioökonomischen Gründen spielt bei Dialysepatienten auch die Dialysebehandlung selbst eine wichtige Rolle. Dazu zählt eine unzureichende Energieaufnahme durch:

- Urämie-verursachte Anorexie
- Geschmacksveränderungen
- Eingeschränkte Möglichkeiten der Nahrungsbeschaffung und -zubereitung
- Katabole Reaktionen des Körpers auf Begleiterkrankungen, Tumorerkrankungen
- Dialysebehandlung mit Entfernung von Makro- und Mikronährstoffen und Aminosäuren
- Chronische Entzündungen, die Katabolismus und Anorexie begünstigen
- Chronische Wunden verbunden mit Wundheilungsstörungen
- Blutverlust aufgrund gastrointestinaler Blutungen
- Häufige Blutabnahmen
- Endokrine Störungen im Zusammenhang mit der Urämie
- Nikotin, Alkohol und Drogenabhängigkeiten

Ebenso wie die Urämie führen häufig begleitende Komplikationen zu vermindertem Appetit und so zu einer C-DRM. Bei den meisten niereninsuffizienten Patienten lässt sich eine Beziehung zu einer chronischen Entzündung herstellen. Oft finden sich hier erhöhte CRP-Werte bei gleichzeitig erniedrigtem Serumalbuminspiegel. Wie bei anderen Erkrankungen geht auch bei einer Niereninsuffizienz eine Mangelernährung mit einer schlechteren Prognose und einer erhöhten Sterblichkeit einher.

Bei Patienten mit Appetitmangel sollte immer nach Krankheiten und Begleitmedikamenten geforscht werden, die zum Appetitmangel oder zu

Übelkeit führen. Die Polypharmazie führt häufig zu einem Appetitmangel oder dessen Verstärkung und sollte vom behandelnden ärztlichen Personal überprüft und ggf. reduziert werden.

Mögliche Ursachen der C-DRM bei Patienten mit Niereninsuffizienz

Chronische Krankheiten oder akute leichte sowie schwere Krankheiten können zu Katabolismus und Appetitmangel führen. Appetitmangel führt unbehandelt langsam und unbemerkt zum Tod. Gründe für eine Mangelernährung bei niereninsuffizienten Patienten:

- Verminderte Nahrungsaufnahme durch Appetitmangel
- Veralterte restriktive Diätregime
- Übelkeit und Erbrechen aufgrund urämischer „Toxizität“
- Appetitlosigkeit aufgrund von Mikroinflammation
- Aktivierung des Proteinkatabolismus bei metabolischer Azidose
- Geschmacksstörungen durch Medikamenteneinnahme
- Hormonell-endokrine Faktoren, z. B. Insulinresistenz, Hyperparathyreoidismus, Störungen des Leptinhaushalts (appetitsteuerndes Hormon)
- Gastrointestinale Faktoren, z. B. Gastroparese oder gestörte Resorption
- Verlust von Nährstoffen, z. B. von Eiweiß und Aminosäuren.

Häufige „Appetitkiller“ sind darüber hinaus:

- Vereinsamung
- Depressionen
- Stress
- Demenzerkrankungen

6.11.3 Ernährungstherapie bei Menschen mit Nierenersatztherapie

Das zentrale Ziel der Ernährung und der Ernährungsberatung ist das Verhindern lebensbedrohlicher Komplikationen, die z. B. aufgrund von Überwässerung oder Hyperkaliämie auftreten können. Langfristige Ziele sind der Erhalt eines guten Ernährungszustands und das Verhindern einer Mangelernährung und ihrer Folgekomplikationen.

MERKE

Die wichtigsten Ziele der Ernährungstherapie bei chronischer Niereninsuffizienz:

- Verzögerung der Progression der Niereninsuffizienz
- Vermeidung einer Protein-Energie-Malnutrition
- Verminderung einer Proteinurie
- Verminderung der urämischen Toxizität
- Vermeidung metabolischer Komplikationen, z. B. renale Osteopathie oder Azidose
- Ersatz der mit dem Dialyseprozess verlorengegangenen Nährstoffe insbesondere Proteine, Vitamine und Mineralien
- Ausgleich des Energieverlusts durch die Dialyse
- Verbesserung des subjektiven Wohlbefindens

Allgemeine Ernährungsempfehlungen

Um den Ernährungsstatus nierenkranker Patienten aufrechtzuerhalten bzw. zu optimieren, sollten bei der Ernährungsberatung folgende Aspekte berücksichtigt werden.

Energie

Aufgrund der möglichen Gefahr der Mangelernährung muss bei Nierenerkrankungen immer auf eine ausreichende Energiezufuhr geachtet werden.

Energiegehalt der Nährstoffe:

- 1 g Kohlenhydrate: 4 Kilokalorien (kcal)
- 1 g Eiweiß: 4 kcal
- 1 g Fett: 9 kcal
- 1 g Alkohol: 7 kcal

Einer der Kontrollwerte für die optimale Kalorienzufuhr ist der Erhalt eines normalen Körpergewichts. Für jeden Patienten wird das optimale Körpergewicht (Trockengewicht) zusammen mit den behandelnden Ärzten festgelegt.

Proteine

Der Körper ist in der Lage, aus den Kohlenhydraten der Nahrung Fett zu bilden und Energiespeicher (Fettgewebe) aufzubauen, aber auch aus Proteinen (Eiweiße) wiederum Kohlenhydrate zu bilden und so seinen Energiebedarf für die Zellen zu decken.

6

Proteine sind die wichtigsten Bausteine für den Aufbau und den Erhalt von Körperzellen. Eine zu geringe Proteinaufnahme führt in erster Linie zum Abbau von Muskel- und Organgewebe. Ein **Mangel an Proteinen** kann zu Wassereinlagerungen im Gewebe (Eiweißmangelödeme) und einem Anstieg von Kalium und Phosphat im Serum führen.

Aufgrund der unterschiedlichen Aminosäurezusammensetzung der Proteine in den Nahrungsmitteln kann immer nur so viel Körperprotein aufgebaut werden, wie die Konzentration der limitierenden (am geringsten verfügbaren) Aminosäure zulässt.

Die limitierenden Aminosäuren bestimmen den biologischen Wert der Nahrungsproteine.

Besonders hochwertiges Eiweiß liefern tierische Lebensmittel, z. B. Eier, Fleisch, Geflügel und Fisch sowie Milch und Milchprodukte (> Tab. 6.24). Hülsenfrüchte und Getreideprodukte sind wichtige pflanzliche Eiweißlieferanten. Mischungen verschiedener Proteine sind i. d. R. hochwertiger als die einzelnen Lebensmittel.

Günstige Eiweißkombinationen sind:

- Kartoffeln und Ei
- Weizen und Ei/Roggen und Ei
- Milchprodukte und Getreide
- Milchprodukte und Kartoffeln
- Bohnen und Mais.

Bei der Auswahl der proteinreichen Nahrungsmittel sind neben der biologischen Wertigkeit auch der Phosphat- und Kaliumgehalt zu beachten, da beide an Proteine gebunden sind.

Tab. 6.24 Eiweißgehalt verschiedener Nahrungsmittel

Nahrungsmittel	Eiweißgehalt in Gramm
1 Portion Fleisch oder Fisch (125 g)	25
1 Scheibe Fleischwurst (30 g)	5
1 Scheibe Käse (30 g)	9
2 Esslöffel Quark (60 g)	8
1 Ei	7
1 Becher Joghurt	5
¼ Liter Milch	10
1 Portion Nudeln, gekocht (200 g)	8
2 große Kartoffeln (200 g)	5
2 Scheiben Brot (100 g)	7
1 Portion Gemüse oder Obst (200 g)	2
1 Stück Apfelkuchen	3

Aus: Elmadfa et al., 2007

Kohlenhydrate und Fette

Kohlenhydrate stellen in der Ernährung den wichtigsten Energieträger dar. Das Zentralnervensystem und die Erythrozyten können im normalen Stoffwechselgeschehen nur aus Glukose Energie gewinnen. Kohlenhydrate können in der Leber- und Muskelzelle als Glykogen als kurzfristige Energiespeicher abgelagert werden. Die Ballaststoffe sorgen dafür, dass Kalium nur zu maximal 50 % aus dem Gastrointestinaltrakt resorbiert wird. Ballaststoffreiche Lebensmittel führen darüberhinaus zu einem alkalischen Milieu und zu einem langsamen Anstieg der Blut- und Gewebezuckerwerte.

Kohlenhydrathaltige Nahrungsmittel sind u. a.:

- Getreide und Getreideprodukte, z. B. Brot, Nudeln
- Reis
- Obst und Obstsäfte
- Kartoffeln und Kartoffelprodukte
- Milch und Milchprodukte

Diese Lebensmittel liefern neben Kohlenhydraten auch Vitamine, sekundäre Pflanzenstoffe und Ballaststoffe und tragen so zu einer gesunden Ernährung und zur Sättigung bei. Die ballaststoffreichen Kohlenhydrate wie Vollkornprodukte und Obst haben einen relativ hohen Kaliumgehalt.

Die Empfehlung für die Höhe der Kohlenhydratzufuhr liegt bei 50–60 % der Gesamtenergiemenge. Essen Dialysepatienten zu wenig Kohlenhydrate für die Energiegewinnung, kommt es zum Abbau von körpereigenem Eiweiß aus Muskel und Organgeweben mit Anstieg der Kalium- und Phosphatwerte.

Grundsätzlich gilt für die Kohlenhydrate kein Verbot mehr für Vollkornprodukte, diese enthalten viele Ballaststoffe, Vitamine und Mikronährstoffe. Ballaststoffe sorgen für ein alkalisches Milieu, dies kann einer Übersäuerung im Blut entgegenwirken. Vollkornprodukte werden langsamer resorbiert, es kommt zu einer geringeren Insulinausschüttung. Dies führt zu einer besseren Sättigung.

Ein Teil der **Fette** wird wie die Kohlenhydrate im Körper für die Energiegewinnung eingesetzt. Der empfohlene Anteil für die Fette in der Ernährung liegt bei 30–35 % der Gesamtenergiemenge.

Besonders wertvoll sind z. B. Raps- und Olivenöl, Distel- und Leinöl und Öle aus Nüssen und Samen.

Tierische Fette haben meist eine ungünstige Zusammensetzung mit vorwiegend gesättigten Fettsäuren. **Ausnahmen** sind v. a. Salzwasserfische, z. B. Hering, Makrele, Thunfisch und Wildlachs.

Verarbeitete Fette, wie in industriell hergestellten Schmelzcremes enthalten, sind nicht empfehlenswert.

Phosphor/Phosphat

Der menschliche Körper enthält etwa 700 g Phosphor, davon sind 85 % in Knochen und Zähnen und ca. 14 % in den Weichteilen enthalten. Phosphat ist ein lebensnotwendiger Stoff, der v. a. für den Knochenstoffwechsel des Menschen eine wesentliche Rolle spielt. Der Tagesbedarf eines Nierengesunden liegt bei 700 mg. Diese Menge wird üblicherweise mit der Nahrung überschritten, v. a., wenn häufig Fertigprodukte bzw. Fast Food gegessen wird. Der Normalwert im Blut liegt bei ca. 1,2–1,6 mmol/l. Phosphat wird normalerweise v. a. über den Urin ausgeschieden. Bei nachlassender Nierenfunktion erhöht sich die Phosphatkonzentration im Blut. Relativ früh kommt es durch eine „Hyperphosphatämie" zu einer gesteigerten Stimulation der Nebenschilddrüsen und zu einem Anstieg des Serum-Parathormonspiegels (➤ Kap. 2.6.4).

Therapieempfehlungen sind:

- Einschränkung der Phosphatzufuhr über die Ernährung
- Einsatz von Phosphatbindern
- Optimale Zufuhr von Vitamin D
- Niedrige Kalziumkonzentration im Dialysat

Die Hauptquelle für Phosphat im Essen sind das Eiweiß in den Nahrungsmitteln und Phosphatzusätze in Fertigprodukten. Auch Getreide und Hülsenfrüchte enthalten viel Phosphor. Phytinsäure ist ein sekundärer Pflanzenstoff, der vorwiegend in Getreideprodukten, Ölsamen und Hülsenfrüchten vorkommt. Bei rohem Getreide, z. B. Haferflocken als Müsli, wird die Aufnahme von Phosphor durch die Phytinsäure gehemmt.

Durchschnittlich liegt die Bioverfügbarkeit von natürlichem Phosphor in den Lebensmitteln bei ca. 50–60 %. Die Phosphorbelastung durch die Nahrungsaufnahme ist also geringer als der Phosphorgehalt der Nahrungsmittel, der in Nährwerttabellen angegeben ist.

Phosphat darf Lebensmitteln bei der Herstellung zugesetzt werden. Diese Zusätze sind in dem vom Gesetzgeber zugelassenen Rahmen für Nierengesunde i. d. R. weniger bedenklich. Die Bioverfügbarkeit liegt bei Phosphatzusätzen mit fast 100 % jedoch deutlich über der von natürlichen Phosphaten in den Nahrungsmitteln.

Fertigprodukten wird auch in der Tat häufig Phosphat zugesetzt. Diese phosphorhaltigen Zusatzstoffe werden durch E-Nummern gekennzeichnet. Phosphate dienen z. B. als Emulgatoren, Säurestabilisatoren und Säuerungsmittel, Schmelzmittel und Schmelzsalze, Antioxidanzien, Backtriebmittel und modifizierte Stärke

- zur Erhöhung der Haltbarkeit und zur Aufhellung bei Kartoffelfertigprodukten,
- zum Cremig-machen von Schmelzkäse,
- als Emulgator bei Backwaren,
- als Emulgator für Soßenpulver,
- zur Erhöhung des Wassergehalts von Schinken und Wurst,
- als Verdickungsmittel, Stabilisatoren und mehr.

Auf verpackter Ware ist Phosphat mit bestimmten E-Nummern deklariert: E 338, E 339, E 340, E 341, E 343, E 450, E 451, E 452, E 540, E 543, E 544.

Phosphatzusätze verbergen sich jedoch auch unter Begriffen wie modifizerte Stärke z. B. in Fertiggerichten.

Auf loser Ware, z. B. beim Metzger, werden Phosphatzusätze auf einem Hinweisschild „enthält Phosphat" deklariert.

Sonderregelungen und Gesetzeslücken ermöglichen es Herstellern, die tatsächlichen Bestandteile von Lebensmitteln teilweise zu verschweigen. Mithilfe der Zutatenliste können somit nur die Stoffe bewertet werden, die auf dem Etikett angegeben sind. Weitere Begriffe, die einen erhöhten Phosphorgehalt vermuten lassen, sind Milch, Milcheiweiß, Vollmilchpulver, Magermilchpulver, Süßmolkepulver, Vollei, Trockeneigelb und Lecithin (E 322).

Bei einer durchschnittlichen **Phosphataufnahme** von 1000–1200 mg/d werden 60–70 % über den Darm aufgenommen (600–700 mg/d). Dem steht die Entfernung von 700–900 mg Phosphat pro Dialysebehandlung gegenüber. Wenn die Hämodialyse und die Phosphatreduktion über die Ernährung nicht ausreichen, um die Phosphatspiegel im Zielbereich zu halten, ist die Einnahme von Phosphatbindern die Therapieoption zur Senkung des Phosphatspiegels. Die Einnahme von Phosphatbindern erfolgt immer zu den eiweiß- und phosphatreichen Mahlzeiten. Ziel der Ernährungsberatung ist es, die Einnahme der Phosphatbinder auf den Patienten und seine Mahlzeiten individuell abzustimmen. Patienten sollten den Phosphatgehalt der einzelnen Mahlzeitenportionen abschätzen und selbst in der Lage sein, Einnahme und Dosierung anpassen zu können.

MERKE
Empfohlene tägliche Phosphorzufuhr bei Hämodialyse: 800–1000 mg, adaptiert an die erforderliche tägliche Proteinzufuhr.

Faustregel:
Phosphat ist in allen Lebensmitteln vom Tier enthalten und nur in geringen Mengen in Lebensmitteln der Pflanze! Viel Phosphat und vor allem „tückisches" Phosphat, das absolut ungebremst in den Körper strömt, ist Phosphat, das als Zusatzstoff in verarbeiteten Lebensmitteln der Lebensmittelindustrie enthalten ist.
Phosphatreiche Lebensmittel sind z. B.:

- Fischstäbchen und Fischkonserven
- Schmelzkäse und viele Hartkäsesorten
- Hamburger, Cheeseburger und Co.
- Lasagne, Pizza und andere Fertigprodukte aus der Kühltheke oder dem Tiefkühlfach des Supermarkts
- Fleischkäse, Bockwurst und Wiener Würstchen
- Schnittwurst und Hartwurst

Phosphatbinder, Phosphatsenker

Diese Medikamente (➤ Kap. 2.7.8) können das im Essen und Trinken enthaltene Phosphat im Darm binden und vermindern so eine Aufnahme von Phosphaten aus den Essen in den Körper.

MERKE
Phosphatbinder sind Bestandteile einer Optimierung der Dialysebehandlung.

Einnahme der Phosphatbinder: Der beste Phosphatbinder kann keine Wirkung entfalten, wenn er nicht eingenommen wird.

Einschränkung der Phosphatzufuhr mit der Nahrung

Ernährungsempfehlungen:

- Phosphatreiche Lebensmittel mit zugesetztem Phosphat vermeiden bzw. reduzieren, z. B. Schmelzkäse, Kochkäse, Milchpulver, Kondensmilch, Nüsse, Sardinen, Salzhering und Bierhefe
- Phosphorarmen Käse bevorzugen, z. B. Quark, Frischkäse, Brie, Mozzarella, Harzer Roller und Limburger
- Fertigprodukte meiden
- Auf Phosphatzusätze in den Lebensmitteln achten (s. o.)

Kalium

Der menschliche Körper enthält etwa 140 g Kalium, davon befinden sich ca. 98 % intrazellulär und 2 % extrazellulär. Auf Schwankungen des extrazellulären Kaliums reagiert der Körper sehr empfindlich. Eine Hyperkaliämie kann zu bedrohlichen Herzrhythmusstörungen und zum Tod führen (➤ Kap. 2.5.2). Die Kaliumausscheidung erfolgt zu 90 % über die Nieren und zu 10 % über den Darm. Mit fortschreitender Nierenfunktionsstörung nimmt die renale Kaliumausscheidung ab. Ausgleichend kommt es zu einer Steigerung der gastrointestinalen Ausscheidung über den Darm. Bei Dialysepatienten mit Hyperkaliämie-Problemen ist auf eine geregelte Verdauung und die Vermeidung einer Obstipation zu achten.

Zu beachten ist auch die Auswirkung von Medikamenten, z. B. ACE-Hemmern, auf den Kaliumspiegel.

Hyperkaliämie

Eine Hyperkaliämie kann auch Zeichen einer Mangelernährung sein oder durch größere Blutungen, Hämatome oder eine unzureichende Dialyse (z. B. Shuntprobleme) verursacht werden. Bei Menschen mit Diabetes mellitus Typ 1 ist die Neigung zur Hyperkaliämie durch eine sog. Insulinresistenz (Insulinunempfindlichkeit der Zellen) und eine Hyperglykämie mit Azidose erhöht. Als Richtwert gilt, dass ein Abfall des pH-Werts um 0,1 Einheiten zu einem Anstieg des Serumkaliumspiegels um etwa 0,5–1 mmol/l führt.

Symptome können sein:

- Sensorische Störungen
- Kribbeln oder Taubheitsgefühl in den Extremitäten
- Muskelschwäche bis Muskelschmerzen
- Lähmungserscheinungen
- Herzrhythmusstörungen.

Therapie:

- Kaliumangepasste Ernährung
- Kaliumreduktion bei der Zubereitung der Nahrungsmittel
- Optimale Dialysebehandlung
- Verabreichung von Kationenaustauscher (wirken erst nach Stunden)
- Kontrolle des Säure-Basen-Haushalts
- Optimierung des Stoffwechsels bei Typ-1-Diabetes.

Kalium kommt als Mineralstoff in allen pflanzlichen und tierischen Nahrungsmitteln vor (➤ Tab. 6.25). Besonders kaliumreich sind Nüsse, Säfte, Gemüse, Obst, Obstsäfte, Trockenobst, Salat und Kartoffeln. Kaliumarm sind Fette und Öle, Zucker, Weißmehl, polierter Reis und Teigwaren. Trink- und Mineralwässer enthalten sehr wenig Kalium. Wie bei anderen wasserlöslichen Nährstoffen kann durch die Nahrungszubereitung Kalium deutlich vermindert werden.

Bei kaliumhaltiger ballaststoffreicher Kost wird viel weniger Kalium aus den Lebensmitteln resorbiert, so wie auch regelmäßiger Stuhlgang die Kaliumresorption deutlich vermindert.

Empfehlungen für die praktische Ernährungsberatung:

- Ursachen für das erhöhte Kalium erforschen: vermehrter Appetit und dadurch größere Portionen oder zu große Portionen von einzelnen Nahrungsmitteln oder Getränken.
- Wochenende mit langem Intervall (Achtung: kaliumarme Nahrungsmittel auswählen).
- Kaliumreiche Getränke (z. B. Obstsäfte) und Lebensmittel, nur in sehr kleinen Mengen. Die Menge macht's!
- 1 Portion (eine kleine Handvoll) Obst pro Tag. Kaliumarmes Obst, z. B. Beerenfrüchte, bevorzugen.
- Kaliumgehalt kann durch Zerkleinern und Kochen in viel Wasser und Wegschütten des Kochwassers um ca. ⅓ gesenkt werden – alternativ Verwendung von Tiefkühlware.
- Obst und Gemüse aus Konserven ohne Saft verwenden.

Tab. 6.25 Kaliumgehalt von Lebensmitteln

Lebensmittel	mg/100 g
Haselnuss	635
Spinat	630
Pellkartoffel (gekocht)	400
Nudeln, Reis (gekocht)	20
Banane	390
Apfel	140
Trinkmilch	140
Zucker, Öl	0
Aus: Elmadfa et al., 2007	

MERKE

Empfohlene tägliche Kaliumzufuhr bei Hämodialyse: maximal 2000–2500 mg bzw. 5–6 mmmol/l.

Natrium

Natrium (➤ Kap. 2.5.1) befindet sich zu über 97 % extrazellulär. Durch seine osmotische Aktivität spielt es eine wichtige Rolle bei der Regulation des Wasserhaushalts im Körper, indem es die Gewebespannung (osmotischer Druck der Körperflüssigkeiten) aufrechterhält. Natrium und Chlorid binden bei diesem Vorgang Wasser im Gewebe. Gesunde Nieren halten ein Natriumgleichgewicht aufrecht, indem sie die Natriumausscheidung an die Natriumaufnahme anpassen. In Lebensmitteln liegt Natrium überwiegend als Kochsalz (Natriumchlorid, NaCl) vor, sodass im Allgemeinen aus dem Natriumgehalt der Lebensmittel auf den Kochsalzgehalt geschlossen werden kann. 1 mmol Natrium entspricht dabei 23 mg Natrium, 1 mmol Chlorid 35,5 mg Chlorid. 1 g Kochsalz enthält 0,4 g Natrium und 0,6 g Chlorid.

Bei den üblichen Ernährungsgewohnheiten werden täglich bis zu 12–15 g Kochsalz aufgenommen. Eine hohe Kochsalzmenge verringert den Effekt einer medikamentösen blutdrucksenkenden Behandlung. Etwa die Hälfte aller Patienten mit Hypertonie reagiert auf eine Kochsalzeinschränkung auf < 5 g/d mit einer messbaren Verminderung des Blutdrucks.

Salz macht Durst

Essen Dialysepatienten viel Salz, kann dies neben einem Anstieg des Blutdrucks v. a. Flüssigkeitsansammlungen im Gewebe und vermehrten Durst zur Folge haben. Ein „Teufelskreis" entwickelt sich, denn wer mehr Durst hat, steigert seine Trinkmenge. Dies führt zur Überwässerung. Dialysepatienten sollten daher am Tisch nicht mehr nachsalzen. Meist ist in der normalen Nahrung durch verstecktes Salz, etwa in Fertigprodukten, schon die empfohlene Tagesmenge Natriumchlorid enthalten. Besondere Vorsicht ist bei Diätsalzen geboten. Diese Kochsalzersatzmittel enthalten Kaliumchlorid. Es lohnt sich auch, einen Blick auf das Etikett von Mineralwässern zu werfen; denn hier gibt es große Unterschiede. Wässer mit einem Natriumgehalt < 20 mg/l werden als natriumarm bezeichnet und sind gut geeignet für Dialysepatienten.

Folgende Nahrungsmittel enthalten besonders viel Natrium:

- Hartkäse/Feta
- Fischkonserven
- Gemüsekonserven
- Schinken
- Salami
- Sardellen
- Sauerkraut
- Industrielle Fertigprodukte
- Laugengebäck

MERKE

Richtige Nahrungsmittelauswahl:
- Reduktion oder Weglassen von Salz
- Vermeidung von salzreichen Speisen wie Konserven, Fertiggerichten
- Vermeidung von gepökelten Speisen
- Vermeidung von Knabbereien wie Salzgebäck

Natrium bei Hämodialyse

Die Empfehlungen zur Natriumzufuhr entsprechen denen im Prädialysestadium. Eine kochsalzarme Ernährung führt auch zur Verminderung des Durstgefühls und sollte daher empfohlen werden.

Daneben kann gegebenenfalls durch Modifikation der Natriumkonzentration in der Dialyseflüssigkeit die Natriumbilanz verändert werden. Natrium- und Flüssigkeitsaufnahme hängen eng zusammen. Spezielles „Diätsalz" sollte bei einer kaliumarmen Diät nicht verwendet werden, dieses wird meist mit Kalium hergestellt: **1 g Kochsalzersatz (Diätsalz) enthält ca. 500 mg Kalium!**

Flüssigkeit und Trinkmenge

Ein ausgeglichener Wasserhaushalt ist ein wesentliches Ziel der Dialysebehandlung. Flüssigkeit ist nicht nur in Getränken enthalten, sondern in fast allen Nahrungsmitteln (➤ Tab. 6.26).

Folgende Nahrungsmittel enthalten viel Flüssigkeit:

- Suppen
- Kompott
- Milch, Buttermilch
- Pudding
- Speiseeis und Sorbet

Natrium- und Flüssigkeitsaufnahme hängen eng zusammen. Eine Möglichkeit, die Flüssigkeitszufuhr zu begrenzen, liegt in einer Beschränkung der Natriumzufuhr.

Getränkeauswahl

Bei der Auswahl der Getränke sind vorzugsweise Natrium-, Kalium- und Phosphorgehalt zu berücksichtigen. Kaliumarme Durstlöscher sind Leitungs-, Tafel- und Mineralwasser, Kräuter- und Früchtetees oder Zitronenwasser. Relativ viel Kalium und/oder Phosphor enthalten Frucht- und Gemüsesäfte, Smoothies, Milch, Buttermilch, Molke, Kakao, Cola, Cola-Mixgetränke, Instantgetränke, Kaffee, Bier und Wein.

Unter Berücksichtigung der Flüssigkeitsbilanz und weiterer Erkrankungen (Bauchspeicheldrüse, Leber) ist gegen den gelegentlichen Genuss von Alkohol bei Nierenerkrankungen nichts einzuwenden.

Tab. 6.26 Durchschnittliche Wasserbilanz des gesunden Erwachsenen

Wasseraufnahme (ml/d)		Wasserabgabe (ml/d)	
Getränke	1440	Urin	1440
Wasser in fester Nahrung	875	Stuhl	160
Oxidationswasser*	335	Haut	550
		Lunge	500
Gesamtwasseraufnahme	**2650**	**Wasserabgabe**	**2650**

* Oxidationswasser entsteht, wenn der Körper Nährstoffe abbaut.
Aus: Referenzwerte für die Nährstoffzufuhr. Deutsche Gesellschaft für Ernährung e. V. DGE; 1. Auflage Frankfurt am Main, Umschau/Braus 2000

Flüssigkeit und Trinkmenge bei Hämodialyse

Terminal niereninsuffiziente Patienten können im Verlauf der Erkrankung nicht mehr genügend Urin bilden, was zu einer Überwässerung mit dem Risiko von erhöhten Blutdruckwerten und der Entstehung eines Lungenödems führen kann. Ein ausgeglichener Wasserhaushalt ist ein Ziel der Dialysebehandlung.

MERKE

Empfohlene tägliche Flüssigkeitszufuhr bei Hämodialyse: Trinkmenge = Restdiurese = 500–800 ml

Praktische Tipps zum Umgang mit der Flüssigkeitsrestriktion:

- Flüssigkeitsgehalt der festen Nahrung, z. B. Fleisch, Brot, Nudeln, Reis, Kartoffeln, wird nicht berechnet.
- Flüssigkeitsgehalt flüssiger Nahrungsmittel, z. B. Suppen, Soßen, Kompott, Joghurt, muss zu 100 % berücksichtigt werden.
- Kleine Gläser und Tassen verwenden.
- Langsam trinken und genießen.
- Gegen Durstgefühl: saure Bonbons, Zitronenstückchen, Kaugummi, Eiswürfel.
- Bei Diabetespatienten Hyperglykämien vermeiden (glykämischer Durst!).
- Sehr trockene Raumluft vermeiden.

6.11.4 Ernährung nach Transplantation

Viele betroffene Patienten freuen sich nach einer erfolgreichen Transplantation wieder auf „normales“ Essen und Trinken. Essen und Trinken birgt jedoch das Risiko, dass Krankheitserreger in den Körper gelangen und Gefahren mitbringen, da aufgrund der Immunsuppression eine Immunschwäche besteht. Dies führt dazu, dass Viren, Bakterien, Pilze, Schimmelpilze und Hefen durch Lebensmittel oder mangelnde Lebensmittel- und Küchenhygiene zu (übertragbaren) Infektionskrankheiten führen können.

Unmittelbar nach der Transplantation kommt es durch die meist intensivere und ungewohnte Immunsuppression zu einer starken Herabsetzung der Kompetenz des Immunsystems, Patienten sollten in den ersten Wochen nach Transplantation auf Keime in der Ernährung zum Selbstschutz unbedingt besonders achten.

Tipps für das Einkaufen

Besonders leicht verderbliche Lebensmittel wie frisches Fleisch, Wurst und Fisch möglichst noch am gleichen Tag verarbeiten und für deren Transport eine Kühltasche verwenden. Beim Einkauf von Obst und Gemüse auf Frische und auf die richtige Lagerung im Kühlschrank achten. Beim Einkauf von Tiefkühlprodukten die Kühlkette nicht unterbrechen.

Tipps für die Aufbewahrung

Möglichst alles in gut verschließbaren Behältern lagern und diese regelmäßig reinigen, am besten mit Essigessenz. Dies gilt auch für den gesamten Kühlschrank. Alte Gewürzdosen entsorgen (oft mit Erregern im Laufe der Zeit kontaminiert).

Tipps für die Zubereitung der Lebensmittel

Hier sollte auf die Reihenfolge der Verarbeitung geachtet werden, z. B. keimarme Lebensmittel zuerst zubereiten und Fleisch und Fisch zuletzt. Hände und Küchengeräte regelmäßig reinigen. Spültücher und Geschirrtücher nur einmalig verwenden, danach bei möglichst hoher Temperatur waschen oder Einmalpapiertücher verwenden.

Lebensmittel, v. a. Fleisch und Fisch sowie Schalen- und Krustentiere, nur durchgegart und durcherhitzt und keinesfalls roh verzehren.

Tipps für Obst, Gemüse, Salat und Nüsse

Obst, Gemüse und Salate immer waschen und danach nach Möglichkeit schälen. In den ersten Wochen kein Obst oder Gemüse essen, das nicht geschält werden kann. Trockenobst sollte nur nach vorherigem Erhitzen gegessen werden, auch wenn dies als „gesunder“ Snack gilt. Kein Verzehr von Blattsalaten in den ersten Monaten nach Transplantation.

Nüsse und Nussprodukte in den ersten Monaten meiden (v.a. Paranüsse, Walnüsse und gemahlene Nüsse sowie Mandeln) wegen des potenziellen Pilzgehalts.

Tipps für Essen und Trinken unterwegs

Nach Möglichkeit sollte kurz nach der Transplantation auf eine Gemeinschaftsverpflegung oder Streetfood verzichtet werden. Smoothies und Säfte an Ständen meiden. Auf Fertig- oder Feinkostsalate mit Mayonnaise verzichten, ebenso ungekochte Cremespeisen mit rohen Eiern, z.B. Tiramusu. Herumstehende Lebensmittel, z.B. bei einem Buffet, oder lange warmgehalten Speisen besser meiden.

Die Hände- und Köperhygiene sollte beachtet werden.

6.12 Hygiene

Kerstin Gerpheide

Dialyseeinrichtungen unterliegen hohen Anforderungen an die Hygiene. Patienten mit einer dialysepflichtigen Nierenerkrankung haben eine geschwächte Immunabwehr und sind daher erhöht infektanfällig. Infektionen bei terminaler Niereninsuffizienz sind die häufigsten Ursachen für Hospitalisation und die zweithäufigste Todesursache von Dialysepatienten (Collins et al. 2009).

6.12.1 Gründe für höhere Infektanfälligkeit

- Bestehende Infektabwehrmechanismen werden behandlungsbedingt regelmäßig (mehrfach wöchentlich) verletzt, z.B. die Integrität der Hautbarriere, Eingriff in geschlossene Systeme des Organismus.
- Der Dialysepatient hat eine stoffwechselbedingt komplex eingeschränkte Immunabwehr. Diese Situation wird durch Multimorbidität (z.B. Herzinsuffizienz, chronisch-obstruktive Lungenerkrankung [COPD], Bettlägerigkeit) verschärft.
- Patienten haben häufig chronische Wunden, z.B. diabetisch oder vaskulär bedingt.
- Patienten haben häufig Dialysekatheter, Blasenkatheter und Kunststoffprothesen aus körperfremdem Material.
- Zunehmende Zahl an Patienten mit Risikoprofil für MRE in der Anamnese, da häufiger hospitalisiert.
- Patienten bedürfen häufiger chirurgischer Intervention (ambulant oder im Krankenhaus, Gefahr der Kolonisation bzw. Infektion).
- Patienten kommen jährlich mit 15.000–45.000 l Wasser indirekt über den Dialysator in Kontakt – hier sind besondere Anforderungen an die Wasser- und Dialysegeräteaufbereitung zu stellen.

6.12.2 Rechtliches zur Hygiene

Laut der Kommission für Krankenhaushygiene in Infektionsprävention (KRINKO) haben Dialysepatienten ein erhöhtes Risiko für **nosokomiale Infektionen** (➤ Tab. 6.27).

MERKE

Gemäß § 2 IfSG Begriffsbestimmungen ist eine nosokomiale Infektion eine Infektion mit lokalen oder systemischen Infektionszeichen als Reaktion auf das Vorhandensein von Erregern oder ihrer Toxine, die im zeitlichen Zusammenhang mit einer stationären oder einer ambulanten medizinischen Maßnahme steht, soweit die Infektion nicht bereits vorher bestand.

Betreiber von Dialyseeinrichtungen sind verpflichtet, das Infektionsschutzgesetz und die fachspezifischen Empfehlungen der KRINKO beim Robert Koch-Institut einzuhalten, einen schriftliche Hygieneplan zu erstellen und der „Leitlinie zu Infektionsprävention und Hygiene 2019“ als Ergänzung zu Dialysestandard (DGfN 2019) zu folgen. Im Rahmen des Qualitätsmanagements sollte das Hygiene- und Infektionsmanagement klar definiert und beschrieben sein. Überdies gibt es noch eine Vielzahl von gesetzlichen und normativen Vorgaben, die zu beachten sind.

Tab. 6.27 Rechtsgrundlagen, Verordnungen, Richtlinien und Normen/technische Regeln (TR)

Gesetze	Verordnungen	Richtlinien	Normen/TR
• Arbeitsschutzgesetz (ArbSchG) • Arzneimittelgesetz (AMG) • Bürgerliches Gesetzbuch (BGB) • Handelsgesetzbuch (HGB) • Infektionsschutzgesetz (IfSG), insbesondere § 23 Nosokomiale Infektionen; Resistenzen; Rechtsverordnungen durch die Länder • Medical Device Regulation (MDR) • Active Implantable Device Directive (AIMDD) • Medizinprodukterecht-Durchführungsgesetz (MPDG) • Ordnungswidrigkeitengesetz (OwiG) • Sozialgesetzbuch V (SGB V) • Transfusionsgesetz • Richtlinie für Krankenhaushygiene und Infektionsprävention der gleichnamigen Kommission (KRINKO) am Robert Koch-Institut (RKI) • Sozialgesetzbuch VII (SGB VII) • Strafgesetzbuch (StGB)	• Biostoffverordnung (BioStoff) • BGR250/TRBA 250 • Berufsgenossenschaftliche Vorschriften/Unfallverhütungsvorschriften • DVGW-Regelwerk • Europäisches Übereinkommen über die internationale Beförderung gefährlicher Güter auf der Straße (ADR) • Gewerbeordnung (GewO) • Gefahrstoffverordnung (GefStoffV) • Lebensmittelhygieneverordnung (LMHV) • Landeshygieneverordnungen • Trinkwasserverordnung (TrinkwV) • Verordnung zur arbeitsmedizinischen Vorsorge (ArbMedVV)	Richtlinie für Krankenhaushygiene und Infektionsprävention der gleichnamigen Kommission (KRINKO) am Robert Koch-Institut (RKI)	• IEC/TR 62653 Guidelines for the safe use of medical products in dialysis treatment • ISO 23500 Guidance for the preparation and quality management of fluids for haemodialysis and related therapies • ISO 13867 Konzentrate für die Hämodialyse • ISO 26722 Water treatment equipment for haemodialysis applications and related therapies • ISO 13958 Concentrates for haemodialysis and related therapies • ISO 13959 Water for haemodialysis and related therapies • ISO 11663 Quality of dialysis fluid for haemodialysis and related therapies

Folgende Punkte geben die Empfehlung der Kommission für Krankenhaushygiene und Infektionsprävention beim Robert Koch-Institut (RKI) wieder (Stand zum Zeitpunkt des Drucks):

- Personelle und organisatorische Voraussetzungen zur Prävention nosokomialer Infektionen. Bundesgesundheitsbl 2023; 66: 332–351.
- Empfehlung der Kommission für Krankenhaushygiene und Infektionsprävention beim Robert Koch-Institut: Händehygiene in Einrichtungen des Gesundheitswesens. In: Bundesgesundheitsbl 2016; 59: 1189–1220.
- Infektionsprävention im Rahmen der Pflege und Behandlung von Patienten mit übertragbaren Krankheiten. Bundesgesundheitsblatt 2015; 58: 1151–1170.
- Anforderungen an die Hygiene bei der Reinigung und Desinfektion von Flächen. Bundesgesundheitsbl 2022; 65: 1074–1115.
- Händehygiene in Einrichtungen des Gesundheitssystems. Bundesgesundheitsbl 2016; 59: 1189–1220.
- Anforderungen an die Hygiene bei der Aufbereitung von Medizinprodukten und Sterilgut. Bundesgesundheitsbl 2012 ;55: 1244–1310.
- Ergänzung zur Empfehlung „Anforderung an die Hygiene bei der Aufbereitung von Medizinprodukten“. Epid bull 6/2018.
- Anforderungen an die Hygiene bei Punktionen und Injektionen. Bundesgesundheitsbl 2011; 54: 1135–1144.
- Anforderungen der Hygiene an die Wäsche aus Einrichtungen des Gesundheitsdienstes, die Wäscherei und den Waschvorgang und Bedingungen an die Vergabe von Wäsche an gewerbliche Wäschereien.
- Hygienemaßnahmen bei Infektionen oder Besiedlung mit multiresistenten gramnegativen Stäbchen. Bundesgesundheitsbl 2012; 55: 1311–1354.
- Empfehlungen zur Prävention und Kontrolle von Methicillin-resistenten Staphylococcus-aureus-Stämmen (MRSA) in medizinischen und pflegerischen Einrichtungen Bundesgesundheitsbl 2014 ;57: 696–732.

- Prävention Gefäßkatheter assoziierter Infektionen. Bundesgesundheitsbl – Gesundheitsforsch – Gesundheitsschutz 2017; 60: 141–142.
- Empfehlung zum Kapazitätsumfang für die Betreuung von Krankenhäusern und anderen medizinischen Einrichtungen durch Krankenhaushygieniker/innen. Bundesgesundheitsbl 2016; 59: 1183–1188.
- Prävention postoperativer Wundinfektionen. Bundesgesundheitsbl 2018; 61: 448–473.
- Ergänzung der KRINKO-Empfehlung „Impfungen von Personal in medizinischen Einrichtungen in Deutschland: Empfehlung zur Umsetzung der gesetzlichen Regelung in § 23a Infektionsschutzgesetz“ zur COVID-19-Impfung 6/2023.

MERKE
Wenngleich der Begriff „Empfehlung“ unverbindlich klingt, erweist sich die Vollzugspraxis der Aufsichtsbehörden als resolut.

Alle Berufsgruppen, die mit der Versorgung, Betreuung, Pflege und Therapie von Dialysepatienten betraut sind, benötigen ein ausgeprägtes Hygienebewusstsein und -verhalten. Deshalb sind geeignete Arbeitsbedingungen, fundiertes Wissen sowie ein dokumentiertes Hygienemanagementsystem in Form eines aussagefähigen Hygiene- und Desinfektionsplans mit anhängigen Arbeitsanweisungen und Formblättern unverzichtbar.

6.12.3 Hygieneplan

Gemäß § 23 Abs. 5 IfSG sind Dialyseeinrichtungen verpflichtet, in schriftlichen Hygieneplänen innerbetriebliche Verfahrensweisen zur Infektionshygiene festzulegen. Diese Einrichtungen unterliegen der infektionshygienischen Überwachung durch das Gesundheitsamt.

Gemäß TRBA/BGR 250 „Biologische Arbeitsstoffe im Gesundheitswesen und in der Wohlfahrtspflege“ hat der Betreiber von Dialyseeinrichtungen für die einzelnen Arbeitsbereiche entsprechend der Gefährdungsbeurteilung neben geeigneten baulichen Voraussetzungen Maßnahmen zur Vermeidung einer Infektionsgefährdung in Form eines Hygieneplans schriftlich festzulegen und deren Befolgung zu überwachen. Der Hygieneplan soll Regelungen zu Standardhygiene, Desinfektion, Reinigung und Sterilisation sowie zu Ver- und Entsorgung enthalten. Dabei sind die Erfordernisse des Arbeitsschutzes gemäß § 9 Abs. 2 und § 11 Abs. 1 BioStoffV und des Patientenschutzes gemäß §§ 23 und 36 IfSG idealerweise in einem Dokument zu bündeln.

Mitglieder des Behandlungsteams sowie sonstige betroffene Beschäftigte sind regelmäßig, mindestens jedoch jährlich, unter Einbeziehung von Arbeitsanweisungen

- des Hygieneplans,
- der Notfallplanung und
- der arbeitsmedizinischen Präventionsmaßnahmen zu unterweisen.

Darüber hinaus sollten anlassbezogene Unterweisungen zum Hygieneplan (z. B. bei Änderungen, bei neu hinzugekommenen Hygienerisiken usw.) in regelmäßigen Abständen durchgeführt werden. Der Inhalt der Unterweisungen ist schriftlich festzuhalten und die **Teilnahme mit Unterschrift zu bestätigen.**

MERKE
Gesetzliche Vorgaben zu Inhalt, Umfang und Struktur eines Hygieneplans für Dialyseeinrichtungen gibt es aktuell nicht! Die **Deutsche Gesellschaft für angewandte Hygiene in der Dialyse e. V.** (DGAHD) hat eine „Anleitung zur Erstellung eines Hygieneplanes“ zum freien Downloaden zur Verfügung gestellt und ermöglicht Dialyseeinrichtungen, die rechtlichen Vorgaben möglichst konform zu befolgen (www.dgahd.de; DGAHD 2022).

Erst wenn der „Hygieneplan“ von den für die Hygiene verantwortlichen Personen unterzeichnet worden ist, erhält er für alle in der Dialyse Tätigen den erforderlichen verbindlichen Charakter, aus dem die notwendige Handlungssicherheit und im Streitfall **Rechtssicherheit** erwachsen.

MERKE
Der Hygieneplan ist Bestandteil des Hygienemanagements und somit kein statisches Gebilde. Daher muss er kontinuierlich aktualisiert und fortgeschrieben werden.

Eine Änderung bzw. Fortschreibung des Hygieneplans kann u. a. erforderlich sein bei:

- Gesetzlichen Änderungen
- Änderungen des Stands der medizinischen Wissenschaft

- Risikoanalysen im Rahmen des Qualitätsmanagements
- Änderung der Verantwortlichkeiten
- Einführung neuer therapeutischer Maßnahmen und Verfahren
- Neu auftretenden epidemiologischen Problemen

Dies macht eine kontinuierliche Analyse der bestehenden Betriebsabläufe, eine Korrektur anhand der gültigen Normen und Richtlinien und die ständige Anpassung an veränderte Verhältnisse erforderlich.

Themen des Hygieneplans sind mindestens

- Maßnahmen der Basishygiene (inkl. Händehygiene und Schutzkleidung),
- Arbeitsanweisungen zur hygienischen Dialysedurchführung,
- Regeln zum Betrieb und zur Überwachung der Wasser- und Konzentratversorgung,
- Regeln zur Aufbereitung von und zum Umgang mit Medizinprodukten,
- Regeln zum hygienischen Umgang mit Arzneimitteln,
- Reinigungs-, Desinfektions- und Sterilisationsmaßnahmen aller Art,
- Intervalle für mikrobiologische Kontrollen und Validierungen,
- Regeln zur Ver- und Entsorgung mit und von Dialysematerialien,
- Regeln zum Umgang mit Lebensmitteln, Wäsche und Abfällen sowie
- Regeln zum Umgang mit Patienten, die Träger infektiologisch problematischer Erreger sind.

Zu jedem Kapitel des Hygieneplans sollten die einrichtungsspezifischen Festlegungen ausformuliert werden. Es empfiehlt sich diese Festlegungen durch

- einrichtungsspezifische Dokumente,
- Pläne,
- Arbeitsanweisungen,
- SOPs,
- Dokumentationsvorlagen sowie
- Merkblätter zu ergänzen.

6.12.4 Hygienebeauftragte in der nephrologischen Pflege

Laut den Anforderungen der KRINKO und den Hygieneverordnungen der verschiedenen Bundesländer müssen Dialyseeinrichtungen einen Hygienebeauftragten in der nephrologischen Pflege benennen.

Als integraler Bestandteil des Hygienemanagementsystems in den Dialyseeinrichtungen unterstützt der Hygienebeauftragte die Leitung bei der Entwicklung und Implementierung von Hygienevorschriften. Um die Rolle effektiv auszuführen, muss Zeit für notwendige Hygieneschulungen, Aktualisierung des Hygieneplans und regelmäßige interne hygienebezogene Überprüfungen sowie Fortbildung eingeplant werden.

Ausbildung:

- Fachpflegekräfte der Nephrologie oder Gesundheits- und Krankenpfleger/-in oder
- Pflegefachmann/-frau mit staatlicher Anerkennung und Berufserfahrung in der Dialyse oder
- medizinische Fachangestellte mit Zusatzausbildung Dialyse (MFAD) mit zweijähriger Berufserfahrung (Angaben in der jeweiligen Hygieneverordnung des Bundeslands beachten).

Aufgaben:

- Mitwirkung am und Umsetzung des Hygieneplans
- Überwachung der Einhaltung von Hygienevorschriften
- Schulungen und Unterweisungen des Personals in Hygienefragen
- Überwachung von Pflegetechniken
- Durchführung von hygienisch-mikrobiologischen Untersuchungen
- Auswahl von hygienerelevanten Verfahren und Produkten
- Überwachung der Lebensmittel- und Küchenhygiene, der korrekten Abfallentsorgung und Probennahme und Interpretation von Laborbefunden (Dialysewasser, Konzentrat)
- Begleitung bei Inspektionen durch Überwachungsbehörden
- Hygienerelevante Risikoanalysen
- Epidemiologische Untersuchungen bezüglich nosokomialer Infektionen durch Aufzeichnung und Auswertung der Daten (Deutsche Gesellschaft für angewandte Hygiene in der Dialyse, 2022)

Fort- und Weiterbildung für Hygienebeauftragte in der nephrologischen Pflege: Zur Erfüllung der genannten Aufgaben ist eine Weiterbildung erforderlich. Qualifizierte Weiterbildungen zum Hygienebeauftragten in der nephrologischen Pflege werden

6

von akkreditierten Weiterbildungsstätten angeboten, z. B. der Deutschen Gesellschaft für angewandte Hygiene in der Dialyse e. V. (DGAHD). Das Curriculum kann auf der Website der DGAHD e. V. eingesehen werden (https://www.dgahd.de/curriculum).

MERKE
Für Hygienebeauftragte in der nephrologischen Pflege sind kontinuierliche Qualifizierungsmaßnahmen erforderlich.

6.12.5 Desinfektionspläne

Desinfektionspläne sind Teil des Hygieneplans und beschränken sich auf die Darstellung der korrekten Desinfektion. Vor jeder Desinfektionsmaßnahme ist zu hinterfragen:

- **Was** ist zu desinfizieren, z. B. Haut, Hände, Flächen, Instrumente, Wäsche oder Dialysegerät?
- **Wann** ist zu desinfizieren, z. B. bei Patientenwechsel, nach jeder Behandlungsschicht oder täglich?
- **Wie wird desinfiziert,** z. B. durch Einreiben, Wischen oder Einlegen, manuell, maschinell?
- **Womit** (Produktname) wird desinfiziert?
- **In welcher Konzentration** und ggf. bei welcher Temperatur erfolgt die Desinfektion?
- **Mit welcher Einwirkzeit** ist zu desinfizieren?
- **Wer** (Reinigungsfirma, Zentrumshilfe, Pflegekraft) führt die Desinfektion/Reinigung durch?

Alle in der Dialyseeinheit anzuwendenden Desinfektionsmaßnahmen sind im Desinfektionsplan niederzuschreiben. Der Desinfektionsplan sollte in den Bereichen, in denen Desinfektionsmaßnahmen durchgeführt werden, vorgehalten werden.

MERKE
Die **DGAHD** hat einen „Musterdesinfektionsplan zur individuellen Anpassung an das Dialysezentrum" zum freien Downloaden zur Verfügung gestellt (www.dgahd.de).

6.12.6 Standardhygienemaßnahmen (Basishygiene)

Bei jeder Tätigkeit am Patienten sind hygienische Basismaßnahmen einzuhalten, die **unabhängig von Krankheitserregern** immer als Infektionsschutz für beide Seiten erforderlich sind. Nach der Erfahrung in der Corona-Pandemie steht die Übertragung von Infektionserregern auf Patienten, Personal und Dritte an oberster Stelle. Im Vordergrund stehen die hygienische Händedesinfektion und der situationsbedingte Einsatz von speziellen Barrieremaßnahmen wie Einmalhandschuhe, Schutzkleidung und Mund-Nasen-Schutz. Sie dienen der Unterbrechung von Infektionsketten. Besondere Hygienemaßnahmen bei besonderen Erregern sind hierbei zu beachten (Details ➤ Kap. 6.12.7).

MERKE
Hygienische Basismaßnahmen dienen dem Schutz der Patienten, der Beschäftigten und der Besucher.

Zu den **Basishygienemaßnahmen** zählen:

- Händehygiene
- Hautdesinfektion vor Punktionen und anderen invasiven Eingriffen
- Reinigung und gezielte Desinfektion der Umgebung (Flächendesinfektion)
- Aufbereitung von Medizinprodukten (Desinfektion und Sterilisation)
- Richtige Verwendung von Schutzhandschuhen, Schutzkleidung, Mund-Nasen-Schutz, Schutzbrillen

Händehygiene

Händehygiene ist eine der wichtigsten Maßnahmen zur Verhütung von Infektionen. Zu den Maßnahmen der Händehygiene gehören Händewaschen, hygienische und chirurgische Händedesinfektion, Pflege und Schutz der Hände sowie das Tragen von Handschuhen. Die **hygienische Händedesinfektion** ist die einfachste, schnellste und kostengünstigste Maßnahme, um eine Ausbreitung nosokomialer Infektionen zu verhindern.

Die WHO hat im Rahmen ihrer weltweiten Kampagne „Clean Care is Safer Care" das Konzept der **„Fünf Momente der Händehygiene"** eingeführt [WHO, 2009], das die Indikationen für die Händehygiene in fünf Punkten zusammenfasst (➤ Abb. 6.65):

Weitere wichtige Aspekte:

- Lange Haare müssen zurückgebunden sein.
- Kein Tragen von Schmuck an Händen und Unterarmen (auch kein Ehering).

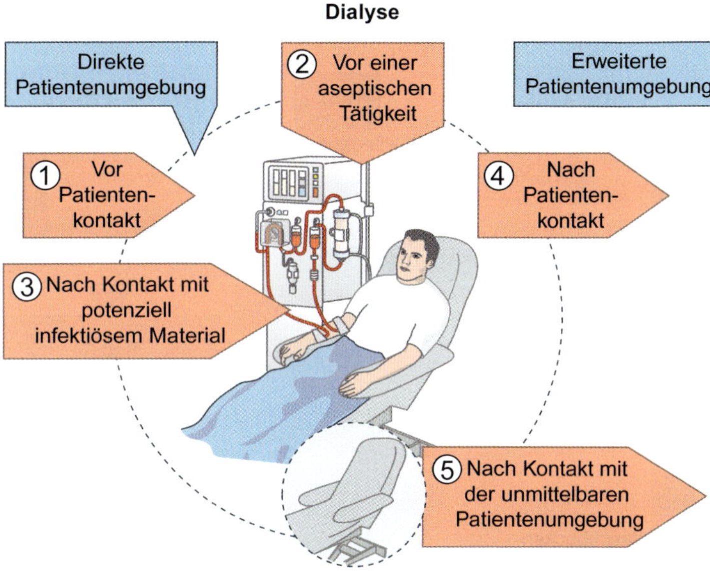

Abb. 6.65 Fünf Momente der Händehygiene bei Dialyse [L138]

- Fingernägel sollten mit den Fingerkuppen abschließen.
- Fingernagelmodellagen und Nagellack sind bei medizinischem Personal abzulehnen.
- Empfehlung der Kommission für Krankenhaushygiene und Infektionsprävention beim Robert Koch-Institut: Händehygiene in Einrichtungen des Gesundheitswesens [in: Bundesgesundheitsblatt 2016; 59: 1189–1220].
- Einmaluntersuchungshandschuhe können eine hygienische Händedesinfektion nicht ersetzen.
- Eine hygienische Händedesinfektion ist auch nach dem Ablegen der Einmalhandschuhe erforderlich.

Bei der Behandlung von Dialysepatienten sind demnach viele einzelne Desinfektionsschritte notwendig, die eine Optimierung der Arbeitsorganisation notwendig machen. Durch gezielte Ablauforganisation, z. B. SOPs und Schulungsmaßnahmen, können die Compliance bei der Händedesinfektion erheblich verbessert und Fehler vermieden werden [Scheithauer et al., 2012; Girndt, 2014].

Maßnahmen zur Optimierung der Händedesinfektion in einer Dialyseeinrichtung sind:

- Besser erreichbare Desinfektionsmittelspender, i. d. R. einer pro Patientenplatz
- Verwendung von Kitteltaschenflaschen
- Durchdachte Vorbereitung der Materialien für An- und Abschluss der Behandlung
- Optimierter Arbeitsablauf zur Vermeidung von Rekontaminationen
- Exakte Definition der Händedesinfektionszeitpunkte
- Schulung der Mitarbeiter
- Verbesserung des Abfallmanagements

MERKE

Das „Multifunktionswerkzeug Hand" ist zugleich das meist genutzte „medizinische Instrument".

Händewaschen ist keine Alternative zur Händedesinfektion. Durch alleiniges Waschen der Hände kann eine effektive Reduktion der Keimzahl auf den Händen nicht erzielt werden. Selbst nach 2-minütigem Händewaschen mit Wasser und Seife wird eine **nur halb so effektive Keimreduktion** auf den Händen erreicht wie durch eine hygienische Händedesinfektion in 30 Sekunden (➤ Abb. 6.66). Dazu kommt, dass häufiges Händewaschen **den Lipidschutzmantel der Haut zerstört** und zu Hautirritationen führen kann. Darüber hinaus ist Trinkwasser nicht keimfrei, es kann mitunter sogar nosokomial relevante Erreger (z. B. Legionellen, Pseudomonaden) beinhalten.

Was muss bei der Effektivität beachtet werden?

- Desinfektionsmittelspender entsprechend den Herstellerangaben reinigen und desinfizieren.
- Ausreichend Desinfektionsmittelspender.

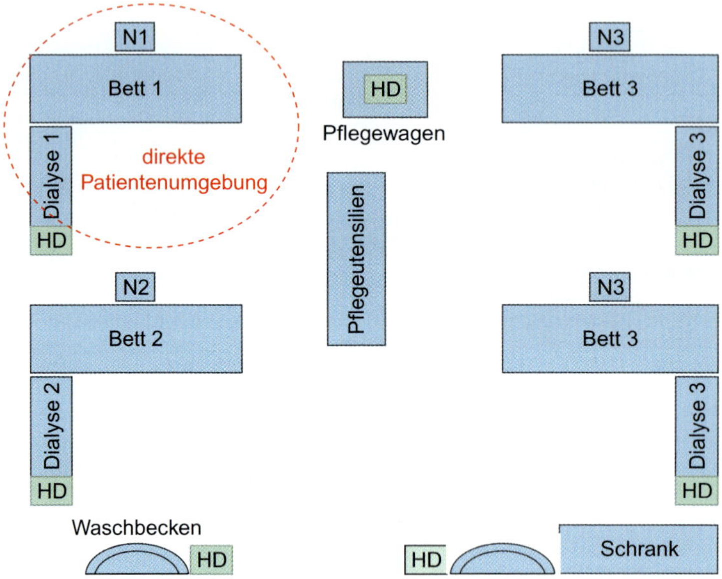

Abb. 6.66 Mögliche Lokalisation der Händedesinfektionsmittelspender (HD) [L138]

- Am Handwaschplatz müssen Handwaschmittelspender, Händedesinfektionsmittelspender und Trockentücher vorhanden sein.
- Herstellerangaben und Haltbarkeitsdatum beachten.
- Standzeit und Anbruchsdatum auf der Flasche vermerken.
- Desinfektionsmittel mit Alkohol müssen immer verschlossen sein.
- Verwendung von Einmalflaschen, da Händedesinfektionsmittel auf der Wirkstoffbasis Alkohol nicht sporenwirksam sind und bei nicht sachgerechter Handhabung eine Kontamination des Produkts stattfinden kann.
- Seifen können bei langen Verweilzeiten verkeimen.

Händedesinfektion vs. Händewaschen

Immer wieder wird die Frage aufgeworfen, wann die Hände zu desinfizieren und wann sie zu waschen sind. Die Hände sollten vor Arbeitsbeginn, am Arbeitsende und bei sichtbarer Verschmutzung gewaschen werden. Weiterhin besteht nicht selten Unklarheit darüber, ob bei Kontamination mit Blut und anderen Körperausscheidungen zuerst die Hände zu waschen und dann zu desinfizieren sind oder umgekehrt.

Grundsätzlich sollen entsprechend der Richtlinie für Krankenhaushygiene und Infektionsprävention (DGAHD 2019) die kontaminierten **Hände erst desinfiziert und dann gewaschen** werden. Die Begründung liegt darin, dass die Mikroorganismen durch das Händewaschen nicht abgetötet werden und deshalb durch Wasserspritzer, die beim Waschen der Hände entstehen, die Umgebung und die Kleidung kontaminiert werden.

Bei **großflächigen Kontaminationen** mit Blut und anderen Körperausscheidungen kann es sinnvoll sein, vor der Desinfektion die Hände erst vorsichtig abzuspülen. Dabei ist darauf zu achten:

- Kontamination nicht in die Haut einreiben, um einen Erregereintrag in Mikroläsionen der Haut zu vermeiden
- Danach die Hände waschen, dabei Umgebung und Kleidung nicht kontaminieren
- Abgetrocknete Hände (trocken tupfen, nicht reiben) sorgfältig desinfizieren
- Kontaminierte Bereiche des Handwaschbeckens und der Umgebung einer Wischdesinfektion unterziehen
- Kontaminierte Kleidung umgehend wechseln
- Vor dem Anlegen der frischen Kleidung erneut eine hygienische Händedesinfektion durchführen

Bei einer **Kontamination mit Bakteriensporen (z. B. Sporen von Clostridioides difficile)** empfiehlt das

RKI, nach der hygienischen Händedesinfektion die Hände außerdem gründlich zu waschen, um die Sporen, die durch das alkoholische Händedesinfektionsmittel nicht inaktiviert werden, abzuschwemmen.

Händedesinfektionsmittel

Zur hygienischen Händedesinfektion sollten Mittel auf der Wirkstoffbasis von Alkoholen verwendet werden, da diese über ein breites Wirkungsspektrum und eine kurze Einwirkzeit verfügen. Zur Routinedesinfektion in Dialyseeinrichtungen sollten VAH-gelistete Produkte (Desinfektionsmittelliste des Verbunds für Angewandte Hygiene [VAH]) verwendet werden. Die Desinfektionsmittelliste des Industrieverbands Hygiene und Oberflächenschutz e. V. enthält detaillierte Angaben zu den Produkten.

MERKE

Unter dem Begriff „begrenzt viruzid" wird die Wirksamkeit gegenüber behüllten Viren (z. B. HBV, HBC, HIV) verstanden, während „begrenzt viruzid plus" eine zusätzliche Wirksamkeit gegenüber den unbehüllten Viren Adeno, Noro- und Rotaviren und „viruzid" eine zusätzliche Wirkung gegen alle anderen unbehüllten Viren (z. B. HAV, HEV, Enteroviren; Polyomavirus, Poliovirus) beinhaltet (DGAHD 2023).

Hautpflege und Hautschutz

Eine gesunde Haut ist die Voraussetzung für eine effektive Händehygiene. Beim Auftreten von Allergien sollte zunächst der Anwendungsprozess überprüft werden. Das Tragen von Einmalhandschuhen auf feuchten Händen nach dem Waschen und Desinfizieren kann Allergien und Mykosen fördern.

Allergien sollten dermatologisch untersucht werden. Gegebenenfalls sollten Alternativen zu den bisher verwendeten Mitteln der hygienischen Desinfektion gesucht werden.

Öl-in-Wasser-Cremes zur Händepflege, die schnell einziehen, sollten zwischendurch immer wieder benutzt werden, wohingegen die Anwendung von Wasser-in-Öl Cremes, die langsam einziehen, auf den Zeitpunkt vor Arbeiten in Wasser und bei Dienstende reduziert werden sollte. Es dürfen wegen der Verkeimungsgefahr keine Dosen, sondern ausschließlich Tuben oder – im Idealfall – Wandspender verwendet werden. Zum Hygieneplan gehört auch die Aufstellung eines Hautschutzplans.

MERKE

Mitarbeiter in der medizinischen Versorgung und Pflege von Patienten sind zur Durchführung der Händedesinfektion verpflichtet, da die Unterlassung dieser Maßnahme ein unkalkulierbares Infektionsrisiko für die Patienten und die tätige Person selbst darstellt. Zur Unterbrechung von Infektionsketten ist der hygienischen Händedesinfektion oberste Priorität einzuräumen. Unbestritten zählt die hygienische Händedesinfektion zu den wichtigsten infektionsprophylaktischen Maßnahmen.

Persönliche Schutzausrüstung

Vom Arbeitgeber gestellte **Dienstkleidung** und deren desinfizierende Reinigung sollte mittlerweile State of the Art sein. Sie sollte täglich gewechselt werden, spätestens aber nach sichtbarer Verschmutzung durch Blut oder Sekrete. Das Tragen von Privatkleidung darf nur außerhalb des Patientenbereichs, aber keinesfalls bei Pflegeverrichtungen erlaubt sein.

Die **persönliche Schutzkleidung (PSA)** ist ein zusätzlicher Schutz zur Dienstkleidung und ist vom Arbeitgeber zu stellen. Die Schutzkleidung kann je nach Einsatz von der Einmalschürze bis zum Vollkittel variieren und sollte im Hygieneplan festgelegt werden. Schutzkittel sollten den Anforderungen an Medizinprodukte und Schutzkleidung genügen. In Dialyseeinrichtungen sollten nur Einmalkittel verwendet werden.

Bei allen Tätigkeiten, bei denen Kontakt mit Blut und anderen Körperausscheidungen droht, sind unsterile **Einmalhandschuhe** zu tragen. Diese sollten erst unmittelbar vor Verwendung mit **desinfizierten Händen** aus der Verpackung entnommen werden. Wird bei der Versorgung von Kathetern nicht in Non-Touch-Technik gearbeitet, sind sterile Einmalhandschuhe zu tragen.

Nach Kontamination oder Verschmutzung sowie nach jedem Patientenkontakt sind Einmalhandschuhe (unsteril/steril) unverzüglich zu wechseln. Ein Handschuhwechsel ist auch nach jeder Manipulation an potenziell kontaminierten, kolonisierten oder infizierten Körperstellen vor weiteren Tätigkeiten am gleichen Patienten erforderlich. Eine Desinfektion der Handschuhe ist nur bei Handschuhen aus dem Material „Nitril“ möglich und sollte nicht bei Patientenwechsel eingesetzt werden.

Chemikaliendichte Schutzhandschuhe sind bei Reinigungs- und Desinfektionsarbeiten zu tragen.

Der Mund-Nasen-Schutz (MNS) ist ein Hilfsmittel, das die Nasen- und Rachenschleimhaut des Trägers vor Kontamination schützt und die Ausbreitung von Erregern minimiert. Der MNS bietet auch Schutz vor Spritzern von Blut und Gewebe. Bei bestimmten aseptischen Tätigkeiten schützt er Patienten vor Mikroorganismen. Ein dreilagiger MNS erfüllt die Anforderungen, wenn er korrekt getragen wird, d. h., Mund, Nase und gegebenenfalls Bart sind vollständig bedeckt. Der MNS ist ein Einwegprodukt und muss nach Gebrauch sofort entsorgt, die Hände müssen desinfiziert werden. Bei Durchfeuchtung oder sichtbarer Kontamination ist ein Wechsel erforderlich.

Atemschutzmasken, die den Träger vor Luftschadstoffen schützen, sind nicht mit MNS zu verwechseln. MNS bietet nicht den notwendigen Schutz gegen Aerosole und zählt nicht zur persönlichen Schutzausrüstung im Sinne des Arbeitsschutzes.

Bei bestimmten Erregern kann das Tragen von partikelfiltrierenden Halbmasken (Filtering Face Pieces, FFP) notwendig sein, die eine Reduktion von infektiösen Aerosolen in der Atemluft gewährleisten. Diese werden gemäß DIN EN 149:2009-08 in drei Klassen eingeteilt, basierend auf ihrer zulässigen Leckage: FFP1 (max. 22 %), FFP2 (max. 8 %), und FFP3 (max. 2 %). Die Wirksamkeit der Masken hängt neben der Filterfunktion stark vom korrekten Sitz ab, wobei Barthaare den Schutz beeinträchtigen können.

Die Augenschleimhäute können ebenfalls Eintrittspforten für Krankheitserreger sein, weshalb Schutzbrillen oder Schutzvisiere genutzt werden sollten. Sie schützen vor Spritzern von Blut oder anderen Körpersekreten und verhindern so Infektionen über die Bindehaut. Diese Schutzmittel sollten individuell genutzt und regelmäßig durch Wischdesinfektion gereinigt werden.

Beim An- und Ablegen von persönlicher Schutzausrüstung wie MNS und Schutzkittel ist Sorgfalt geboten.

Zum Anziehen der Schutzkleidung:

- Schutzkittel anlegen
- Mund-Nasen-Schutz aufsetzen
- Gegebenenfalls Schutzbrille oder Schutzvisier tragen
- Hände desinfizieren
- Handschuhe anziehen

Zum Ausziehen der Schutzkleidung:

- Handschuhe ausziehen
- Schutzkittel ausziehen
- Gegebenenfalls Hände desinfizieren
- Gegebenenfalls Schutzbrille oder Schutzvisier entfernen
- Mund-Nasen-Schutz abnehmen
- Hände desinfizieren

Bei einer Kontamination des Schutzvisiers kann es nützlich sein, nach dem dritten Schritt (Händedesinfektion) erneut Handschuhe anzuziehen, das Visier abzunehmen und es sofort desinfizierend zu reinigen.

Zu zusätzlich erforderlichen persönlichen Schutzmaßnahmen je nach Erreger und Übertragungsweg ➤ Kap. 6.11.7.

Es ist geschlossenes **Schuhwerk** fest am Fuß zu tragen. Die Schuhe sollten mind. 1 ×/Wo. desinfizierend abgewaschen werden.

MERKE

Zu Hygienemängeln existieren zahlreiche Gerichtsentscheidungen. So wurde in einigen Fällen das Unterlassen der hygienischen Händedesinfektion als grober Behandlungsfehler gewertet.

Hautantiseptik

Die Hautantiseptik (Desinfektion) hat das Ziel, das Infektionsrisiko, das bei Durchbrechen der natürlichen Barrierefunktion von Haut- und Schleimhaut entsteht, zu minimieren. Durch die Desinfektion werden im Bereich der Einstichstelle auf der Haut befindliche Mikroorganismen ausreichend reduziert. Die Durchführung hat in Abhängigkeit von der Art der vorzunehmenden Maßnahme differenziert zu erfolgen. Hautantiseptik ist vorzunehmen bei Blutentnahmen, subkutanen und intramuskulären Injektionen, Punktionen, Anlage zentraler Gefäßkatheter, Versorgung permanenter Gefäßkatheter und Peritonealkatheter.

Zur sicheren und wirkungsvollen Anwendung werden die Angaben des Herstellers zur Einwirkzeit (für talgdrüsenreiche und -arme Hautbereiche) eingehalten. Die Desinfektion erfolgt unmittelbar vor der Injektion/Punktion mittels Aufsprühens oder mit einem mit Desinfektionsmittel getränkten **sterilen Tupfer.** Während der gesamten Einwirkzeit wird die zu desinfizierende Stelle vollständig feucht gehalten. Wenn ein Tupfer verwendet wird, sind entsprechend der Empfehlung der KRINKO die „Anforderungen an die Hygiene bei Punktionen und Injektionen" einzuhalten. Vor dem Eingriff muss das Desinfektionsmittel abgetrocknet sein. Die betroffene Stelle ist vor Rekontamination (z. B. durch die Kleidung des Patienten) zu schützen.

Zur Pflege und ggf. zur Anlage temporärer zentraler Katheter kommt ein remanent wirkendes Hautantiseptikum (z. B. Zusatz von Octenidin oder Chlorhexidin) zum Einsatz.

Auf die individuellen Desinfektionsmaßnahmen wird in den entsprechenden Kapiteln näher eingegangen.

Anforderung an Räume, Flächen und Ausstattung

Hygienische Anforderungen an Räume, Flächen und Ausstattung müssen bereits in der baulichen Planungsphase berücksichtigt werden. Maßgebliche Empfehlungen/Leitlinien gibt die **„Leitlinie zu Infektionsprävention und Hygiene 2019" als Ergänzung zu Dialysestandard (DGfN 2019)** vor.

Bauliche Veränderungen mit hygienischen Auswirkungen müssen bedacht werden. Bei der baulichen Planung oder Renovierung/Modernisierung sollte ein Krankenhaushygieniker zurate gezogen werden.

Die Ausstattung (Fußböden, Wände, Mobiliar, Gerätschaften und Flächen) aller vorhandenen Räume muss gemäß der Schutzstufe 2 der **Biostoffverordnung und der technischen Regeln für biologische Arbeitsstoffe (TRBA 250)** leicht zu reinigen und zu desinfizieren und außerdem flüssigkeitsdicht sein. Weitere allgemein gültige Anforderungen an Personal und Patientenschutz sind bei der Gestaltung der Räumlichkeiten und den geplanten Arbeitsabläufen zu berücksichtigen (z. B. Belüftung, Vorhalten von Schutzausrüstung).

Das Prinzip der Trennung von Rein und Unrein, ohne Überschneidung von Funktionen und Wegen, ist bei der Festlegung der Nebenräume und der Wegeführung zu berücksichtigen (z. B. bei Umkleideräumen, bei der Materialver- und -entsorgung sowie bei der Materialaufbereitung).

Es empfiehlt sich folgender **Mindestraumbedarf** (Leitlinie zu Infektionsprävention und Hygiene 2019 Stand 27.1.2020):

- Raum oder Fläche für patientennahe Labordiagnostik
- Untersuchungs- und Verbandsraum
- Reiner Arbeitsraum oder reine Arbeitszonen zur Vorbereitung von Medikamenten und Infusionen
- Unreiner Arbeitsraum oder unreine Arbeitszonen mit Ausgussbecken, ggf. Steckbeckenreinigungs- und desinfektionsgerät
- Lagerraum für Dialyseverbrauchsmaterial, Lagerbereich mit Kühlschrank für thermosensible Medikamente
- Raum für Speisenzubereitung oder Vorbereitung der Verteilung
- Abfallsammelstellen oder -raum
- Putzraum
- Umkleideräume für Personal, Umkleideräume/Garderoben für Patienten
- Barrierefreie Patiententoiletten, ggf. separat für Patienten, die mit bestimmten übertragbaren Erregern besiedelt oder infiziert sind
- Toiletten für das Personal
- Raum für Wasseraufbereitung, ggf. für Lagerung von Konzentrat oder Konzentrataufbereitungsanlage
- Raum für die Wartung von Dialysegeräten

MERKE

Der Flächenbedarf pro Dialyseplatz muss nach den Vorgaben des **Dialysestandard 2016** der Deutschen Gesellschaft für Klinische Nephrologie e. V. bemessen sein (DGfN 2016)
- Von drei Seiten ungehindert erreichbar.
- Ausreichender Abstand von 1,30 m zwischen Betten bzw. Liegen.
- Liegendtransport muss möglich sein.

Reinigung und gezielte Desinfektion der Umgebung (Flächendesinfektion)

Die **Reinigung** ist ein Prozess zur Entfernung von Verschmutzungen (z. B. Staub, chemische oder organische Substanzen), ohne dass bestimmungsgemäß eine Abtötung oder Inaktivierung von Mikroorganismen stattfindet. Obwohl auch die Reinigung zu einer nachweislichen Keimreduktion führt, ist sie als alleinige Hygienemaßnahme zur Keimreduktion von patientennahen Flächen und von Flächen mit häufigem Hand-/Hautkontakt nicht ausreichend. Zumal die Reinigung zu einer erheblichen Kontamination des Putzwassers mit infektionsrelevanten Erregern führt und hier die Gefahr der Keimverschleppung besteht. **Ziel der Reinigung** ist es, unter Verwendung von Wasser mit reinigungsverstärkenden Zusätzen (z. B. Detergenzien) Verunreinigungen wie z. B. Staub, chemische Substanzen, Mikroorganismen, organische Substanzen zu entfernen, ohne dass es hierbei zu einer Abtötung bzw. Inaktivierung von Mikroorganismen kommt.

Desinfektion ist ein Prozess, durch den die Anzahl vermehrungsfähiger Mikroorganismen infolge Abtötung/Inaktivierung unter Angabe eines standardisierten, quantifizierbaren Wirkungsnachweises reduziert wird. **Ziel der Desinfektion** ist es, einen Gegenstand, eine Fläche oder einen Bereich in einen Zustand zu versetzen, dass von ihm keine Infektionsgefährdung mehr ausgeht. Eine Gefährdungsanalyse bildet die Grundlage für die Festlegung des Umfangs der erforderlichen Maßnahmen und dessen Ausmaß.

Ziel der Flächendesinfektion ist es, einen Gegenstand/Bereich in einen Zustand zu versetzen, dass von ihm keine Infektionsgefahr mehr ausgehen kann. Ziel ist somit nicht, die Eliminierung ubiquitärer Umweltkeime, sondern die Verminderung der Anzahl pathogener oder fakultativ pathogener Keime auf kontaminierten Objekten bzw. Flächen. Besonders vor dem Hintergrund der zurückliegenden Pandemie hat die Flächendesinfektion große Bedeutung (KRINKO 2004).

Wann und wo ist eine Flächendesinfektion vorzunehmen?

- Nach häufigem Hand-/Hautkontakt (Dialysegerätemonitore, nach dem vollständigen Anschluss des Patienten und nach dem vollständigen Abrüsten der Dialysegeräte etc.).
- Desinfektion des Fußbodens in den Bereichen mit infektiösen Patienten und Patienten mit resistenten Keimen.
- Das Patientenbett, Fuß und Kopfteil und Matratzenbezüge nach jeder Behandlung (von Klinikbetten kann ein erhebliches Infektionsrisiko mit den Erregern Enterokokken, Staphylococcus aureus, Pseudomonas und Acinetobacter ausgehen).
- Patiententische sowie Fernbedienung, Patientenruf, Schalter für Leselampe nach jeder Behandlung.
- Patientenbezogene Medizinprodukte.
- Haltegriffe und Lagerungshilfsmittel nach jeder Behandlung.
- Hautdesinfektionsmittelflaschen, die im Patientenbereich stehen.
- Aseptische Arbeitsflächen von Verbandwagen für die Zubereitung von Infusionslösungen und Medikamenten nach jeder Benutzung.
- Kontaktflächen nach Beendigung der jeweiligen Dialyseschicht (Türklinken, Lichtschalter, PC-Tastaturen etc.).
- Desinfektionsintervalle in den Behandlungsräumen, Nebenräumen, der Patientenbettenfächer etc. sind im Leistungsverzeichnis der Reinigungsfirma und im Desinfektionsplan festzuschreiben.
- Sichtbare Kontaminationen mit Blut und anderen Körperausscheidungen **(gezielte Desinfektionsmaßnahmen)** müssen unverzüglich beseitigt werden.

Die zur Flächendesinfektion eingesetzten Produkte sollten in der **Desinfektionsmittelliste der VAH** gelistet und für den bestimmten Erregertyp empfohlen sein. Die gewählte Konzentration sollte dem des 1-h-Werts entsprechen. Bei der Elimination von bestimmten viralen Erregern (z. B. Noroviren) könnten längere Einwirkzeiten und besondere Konzentrationen erforderlich sein. Hier sind Herstellerangaben bezüglich der Testungen zu beachten (➤ Kap. 6.12.7).

Alkoholische Flächendesinfektionsmittel sind schnell wirkende Substanzen und sollten nur gezielt eingesetzt werden. Beim Einsatz alkoholischer Flächendesinfektionsmittel ist zu beachten:

- Sie können Kunststoffoberflächen beschädigen.
- Zur Desinfektion bestimmter Oberflächen und Materialien sind sie vom Hersteller nicht empfohlen (keine Haftung bei Beschädigung).
- Wegen der Brandgefahr dürfen sie nur auf kleinen Flächen ausgebracht werden.
- Sprühapplikationen auf schlecht zugänglichen Flächen sind wegen der inhalativen Belastung auf ein Minimum zu reduzieren.

MERKE

Die zu desinfizierende Oberfläche muss mit einer **ausreichenden Menge und Feuchtigkeit des Mittels** unter leichtem Druck abgerieben werden (Nass-Wischen). Bei einer regelmäßigen Desinfektion ist die Abtrocknung abzuwarten, bei einer gezielten Desinfektion und Aufbereitung von Medizinprodukten sind die Herstellerangaben zu beachten. **Trockenreiben ist unzulässig.**

Keimverbreitung durch Reinigungs- und Desinfektionssysteme

Welche Reinigungs- oder Desinfektionssysteme auch gewählt werden, folgende **Risiken** sind zu beachten:

- **Falsche Dosierung** der Reinigungs- und Desinfektionsmittel.
- **Verkeimung** der Behältnisse/Spendersysteme.
- Lösungen werden durch **wiederholtes Einbringen** von Tüchern kontaminiert.
- Desinfektionsmitteltücher sind **nicht kompatibel** mit dem Desinfektionsmittel.
- **Wirksamkeitsverlust** durch Standzeiten und Austrocknung der Tücher.
- **Kontamination** durch gramnegative Bakterien in Behältnissen/Spendersystemen.
- **Falsche Anwendung** der Tuchspendesysteme.
- **Wiederverwendung- und -aufbereitung** von Tüchern und Wischbezügen.
- **Nichtbeachtung der Herstellerangaben.**

6.12.7 Zusätzliche Hygienemaßnahmen bei Patienten mit besonderen Erregern

Dialysepatienten werden häufig hospitalisiert, was die Prävention von übertragbaren Hepatitis-B- und Hepatitis-C-Infektionen besonders wichtig macht. Die Hauptmethode zur Vorbeugung besteht darin, strikte Basishygienemaßnahmen zu befolgen. Darüber hinaus nehmen auch multiresistente Erreger wie MRSA, VRE, MRGN sowie Noroviren und Clostridioides difficile im Bereich der Dialyse an Bedeutung zu. Besondere Risiken bei ansteckenden Atemwegserkrankungen wie Influenza und SARS-CoV-2 stellen Dialyseeinrichtungen vor besondere organisatorische Herausforderungen wie Isolierung oder Behandlung in Kohorten. Die folgenden Kapitel beschreiben die notwendigen hygienischen Maßnahmen bei den unterschiedlichen Erregern.

Isolierungsformen

- **Räumliche Trennung:** Darunter versteht man die Zuweisung eines abgetrennten Raums mit einer Tür, der von den anderen Behandlungsbereichen isoliert ist. Der Isolationsraum darf nur betreten oder verlassen werden, nachdem die erforderlichen Schutzmaßnahmen wie Händehygiene und persönliche Schutzausrüstung durchgeführt wurden. Nach einer sachgemäßen Desinfektion gemäß dem Hygieneplan kann dieser Raum auch für andere Patienten genutzt werden (zeitlich-organisatorische Trennung).
- **Funktionelle zonale Trennung:** Bei der funktionalen und zonalen Trennung werden Bereiche abgetrennt, in denen infizierte oder kolonisierte Patienten behandelt werden. Dies kann durch mobile Trennwände oder einfach durch Markierungen auf dem Boden erfolgen. Das Ziel ist es, die Ausbreitung von Keimen zu verhindern, indem das Personal verpflichtet wird, beim Betreten und Verlassen der abgetrennten und markierten Bereiche besondere Schutzmaßnahmen wie Händehygiene und persönliche Schutzausrüstung konsequent zu beachten. Es wird auch auf den patientenbezogenen Einsatz von Materialien geachtet.
- **Kohortenisolierung:** Es werden Patienten mit gleichem Erreger in einem Zimmer/Zone behandelt.

Patienten mit Hepatitis B, Hepatitis D, Hepatitis C und HIV

Die Virushepatitis hat schon immer besondere Aufmerksamkeit in den Dialyseeinrichtungen genossen. Aktuell ist die Prävalenz der viralen Hepatitiden erheblich gesunken. Ein Erfolg der modernen Hygienemaßnahmen und der Therapie mit Virustatika, dennoch könnte die Neuinfektionsrate durch konsequente hygienische Basismaßnahmen noch weiter gesenkt werden. **Einen besonderen Stellenwert hat auch hier die Händehygiene.**

Die Risiken der verschiedenen Viruserkrankungen sind unterschiedlich.

Seit 2014 gibt es direkt antiviral wirkenden Substanzen zur Behandlung der chronischen Hepatitis C, die bei fast allen infizierten Patienten zur kompletten Ausheilung führt.

6

MERKE
Die Hepatitis-Impfung ist immer noch eine der wichtigsten Schutzmaßnahmen.

Patienten mit Noroviren

Noroviren kommen weltweit vor und bewirken meist Magen-Darm-Erkrankungen. Die Erreger werden von Erkrankten massenhaft mit dem Stuhl und dem Erbrochenen ausgeschieden und sind hoch ansteckend. Deshalb kommt es häufig zu größeren Ausbrüchen von Brechdurchfällen in Gemeinschaftseinrichtungen wie Altenheimen oder Krankenhäusern und dadurch auch in Dialyseeinrichtungen. Die meisten Erkrankungen ereignen sich von Oktober bis März.

Patienten mit Clostridioides (C.) difficile

Clostridioides difficile ist ein Bakterium, das weltweit vorkommt. Es findet sich in der Umwelt und auch im Darm gesunder Menschen und Tiere. C. difficile können jedoch in den Vordergrund treten, wenn die gewohnte Darmflora durch eine längere Einnahme von Antibiotika verändert oder sogar zerstört wird. C. difficile können Giftstoffe ausscheiden, die unter Umständen eine Darmentzündung mit schweren Durchfällen verursachen. In deutschen Krankenhäusern gewinnt der Keim als nosokomiale Infektion immer mehr an Bedeutung.

Patienten mit Methicillin-resistentem Staphylococcus aureus (MRSA)

Seit vielen Jahren sind Dialyseeinrichtungen den Umgang mit MRSA-kolonisierten Patienten gewohnt. Der Keim hat große Bedeutung als Verursacher von nosokomialen Infektionen. Eine **Sanierung** sollte auch bei chronischen Dialysepatienten versucht werden und ist durchaus aussichtsreich.
Die **Hygienemaßnahmen** beinhalten z. B.

- Getrennte Behandlung in separatem Raum/separater Schicht/zonaler Trennung
- Patientengruppenbezogene medizinische Geräte
- Patientengruppenbezogene Schutzkleidung
- Patientenbezogene Pflegeutensilien
- Patientengruppen zugeordnete Toiletten

Patienten und Angehörige sind umfassend zu informieren und in den notwendigen Hygienemaßnahmen zu schulen. Zur Prävention gehören einrichtungsspezifische Risikoanalysen hinsichtlich der Verbreitung von MRSA und frühzeitiges Erkennen von MRSA-Kolonisationen in Abhängigkeit vom Risikoprofil der Patienten.

Neben den grampositiven MRSA-Erregern und Vancomycin-resistenten Enterokokken (VRE) gewinnen nun auch zunehmend gramnegative Erreger, die sog. multiresistenten gramnegativen Erreger (MRGN), als Infektionserreger in Dialyseeinrichtungen an Bedeutung.

Influenzaviren

Eine echte Grippe ist eine akute und ernsthafte Erkrankung der Atemwege, die mitunter lebensbedrohlich sein kann.

SARS-CoV-2

Das SARS-CoV-2 ist der Erreger von COVID-19. Es trat 2019 erstmals als Auslöser schwerer Lungenerkrankungen und breitete sich danach weltweit pandemisch aus.

Überblick über Maßnahmen bei Patienten mit infektiösen Erkrankungen

MERKE
Das Ziel aller zu treffenden Maßnahmen muss es sein, die Übertragungswege der Infektionserreger zu unterbrechen, um die anderen Patienten umfassend vor Infektion bzw. Kolonisation zu schützen. Das Ausbruchsmanagement in der Hygiene bezieht sich auf das Vorgehen zur Kontrolle und Eindämmung von Infektionsausbrüchen in medizinischen Einrichtungen oder Gemeinschaften. Es umfasst verschiedene Maßnahmen, die ergriffen werden, um die Verbreitung von Infektionen zu begrenzen und die Gesundheit der Betroffenen zu schützen.

Zu den präventiven bzw. notwendigen Maßnahmen bei der Behandlung von Patienten mit infektiösen Erkrankungen ➤ Tab. 6.28.

Tab. 6.28 Infektionspräventive Maßnahmen

Maßnahme/Erreger	HBV/ HDV	HCV	HIV	SARS-CoV-2	MRSA		3-MRGN	4-MRGN	VRE	Noro	C. difficile
Isolation											
Spezifikation					Nase, Rachen, Haut	Wunde (abgedeckt)					
Räumlichkeiten Patienten mit gleichartigem Erreger können im gleichen Raum untergebracht werden Zeitlich-organisatorische Trennung möglich	Ja	Nein	Nein	Ja, Personal ist patientenbezogen einzusetzen, darf keine anderen Patienten betreuen Raumlufttechnische Anlagen sind auf Außenluftbetrieb umzustellen	Ja	Nein	Symptomatisch: ja	Ja	Symptomatisch: ja	Ja	Ja
Eigene Maschine und Kennzeichnung	Nein	Nein	Nein	Nein	Nein	Nein	Nein	Nein	Nein	Nein	Nein
Horizontale Flächendesinfektion nach jeder Behandlung (viruzides Desinfektionsmittel aus der VAH-Liste wählen)	Ja	Ja	Ja	Ja	Ja	Ja	Ja	Ja	Ja	Ja	Ja **Cave:** spezifisches Desinfektionsmittel
Desinfektion von patientenbezogenen Medizinprodukten und Pflegeutensilien nach jeder Behandlung	Ja	Ja	Ja	Ja	Ja	Ja	Ja	Ja	Ja	Ja	Ja
Personal											
Händedesinfektion/ Standarchygienemaßnahmen strikt einhalten	Ja	Ja	Ja	Ja	Ja	Ja	Ja	Ja	Ja	Ja	Ja
Einmalschürze patientenbezogen	Ggf. ja	Ggf. ja	Ggf. ja	Ja, beim Betreten des Raums	Ja	Ja	Ja	Ja	Ja	Ja	Ja

6

Tab. 6.28 Infektionspräventive Maßnahmen *(Forts.)*

Maßnahme/Erreger	HBV/HDV	HCV	HIV	SARS-CoV-2	MRSA		3-MRGN	4-MRGN	VRE	Noro	C. difficile
Mundschutz bei hohem Kontaminationsrisiko	Ggf. ja	Ggf. ja	Ggf. ja	Ja, immer FFP2-Maske beim Betreten des Raums Bei Gefahr der Exposition gegenüber Tröpfchen und Aerosol zusätzlich Schutzbrille oder Visier, ggf. FFP3	Ja	Ggf. ja	Ggf. ja	Ggf. ja	Ja	Ja	Ja
Einmal-Handschuhe	Ja	Ja	Ja	Ja	Ja	Ja	Ja	Ja	Ja	Ja	Ja
Schutzbrille, bei hohem Kontaminationsrisiko	Ja	Ja	Ja	Ja	Ja	Nein	Ja	Ja	Ja	Ja	Ja
Patient											
Händedesinfektion vor und beim Verlassen der Räume	Ja	Ja	Ja	Ja	Ja	Ja	Ja	Ja	Ja	Ja	Ja
Direktes Aufsuchen der Behandlungsräume auf kürzestem Wege	Nein	Nein	Nein	Ja, mit zusätzlichen einrichtungsspezifischen Sonderregelungen	Ja	Ja	Nein	Ja, bei Isolierungspflicht	Ja, bei Isolierungspflicht	Ja, bei Isolierungspflicht	Ja, bei Isolierungspflicht
MNS außerhalb des separaten Behandlungsbereichs	Nein	Nein	Nein	Ja	Ja	Nein	Nein	Ja, bei Isolierungspflicht	Nein	Nein	Nein
Patientenbezogene Medizinprodukte und Pflegeutensilien (RR, Stethoskop, Stauband, Geschirr etc.)	Ja	Ja	Nein	Ja	Ja	Ja	Ja	Ja	Ja	Ja	Ja
Geschirr (thermisch bei 93 °C, chemothermisch oder Einmalmaterial)	Ja, in desinfizierbarer Transportbox	Ja, in desinfizierbarer Transportbox	Nein	Ja, in desinfizierbarer Transportbox	Ja, in desinfizierbarer Transportbox	Ja, in desinfizierbarer Transportbox	Ja	Ja, bei Isolierungspflicht in desinfizierbarer Trans-	Ja, bei Isolierungspflicht in desinfizierbarer Trans-	Ja, in desinfizierbarer Transportbox	Ja, bei Isolierungspflicht in desinfizierbarer Trans-

Eigenes WC bzw. Desinfektion nach jeder Nutzung	Nein	Nein	Nein	Ja	Ja	Ja	Ja	Ja	Ja	Ja	Ja
Separierter Transport											
Asymptomatisch/keine Isolationspflicht	Nein	Nein	Nein	Ja	Nein	Nein	Nein	Nein	Nein	Nein	Nein
Symptomatisch/Isolationspflicht	Nein	Nein	Nein	Ja	Ja	Ja	–	Ja	Ja	Ja	Ja
Information ans Transportunternehmen (bei Krankentransporten sind Informationen Pflicht)	Nein	Nein	Nein	Ja	Ja, bei Isolationspflicht	Ja	Ja	Ja, bei Symptomen	Ja, bei Symptomen	Ja, bei Symptomen	Ja, bei Symptomen
Wäsche											
Blutig kontaminierte Wäsche im Zimmer sammeln, verschließen und direkt zur Sammelstelle bringen	Nein	Nein	Nein	Ja	Ja	Ja	Ja	Ja	Ja	Ja	Ja
Wäsche plus Inlett komplett mit desinfizierenden Waschverfahren aufbereiten	Nein	Nein	Nein	Ja, Einmalbettwäsche bevorzugen	Ja	Ja	Nein	Ja	Ja	Ja	Ja
Dezentrale und keimdichte Verpackung	Ja	Ja	Ja	Ja	Ja	Ja	Ja	Ja	Ja	Ja	Ja
Abfall											
Entsorgung in flüssigkeitsdichten und verschlossenen Säcken	Ja	Ja	Ja	Ja	Ja	Ja	Ja	Ja	Ja	Ja	Ja
Entsorgung mit Doppelsackmethode	Ja	Ja	Nein	Ja	Ja	Ja	Ja	Ja	Ja	Ja	Ja
Entsorgung entsprechend der lokalen Abfallverordnungen	Ja	Ja	Ja	Ja	Ja	Ja	Ja	Ja	Ja	Ja	Ja

Die aktuellen Hygienerichtlinien befinden sich in ständiger Überarbeitung und können beim Robert Koch-Institut abgefragt werden (www.rki.de).

6.12.8 Umgang mit Flüssigkeiten für die Hämodialyse

Die Mortalität und die Lebensqualität von Langzeitdialysepatienten hängen unmittelbar von der mikrobiellen Qualität des Dialysewassers ab. Bei 131.000 untersuchten Langzeitdialysepatienten in Japan war die Mortalität um durchschnittlich 28 % erhöht, wenn Endotoxine in der Flüssigkeit messbar waren (Hasegawa et al. 2015). Um eine entsprechend gute Wasserqualität zu erreichen, muss das Dialysewassersystem frei von schädlichem Biofilm sein. Die Vorgaben an den Betreiber einer Dialyseeinrichtung bzgl. der Qualität von Installation, Planung und medizintechnischer Ausstattung sind hoch. Dazu gehören Wasservorbehandlung, Wasseraufbereitung, Verteilsystem, Systeme zur Desinfektion der Komponenten und Dialysegeräte.

MERKE

Der Betreiber trägt die Verantwortung für den Unterhalt und den Betrieb der Wasseraufbereitungssysteme, d. h. vom (Trink)Wassereingang bis zum (Ab)Wasserausgang.

Wasseraufbereitung

Damit eine Infektionsgefahr durch die Anlage zur Aufbereitung, Verteilung und Entsorgung von Reinwasser, Konzentrat oder Dialysierflüssigkeit weitgehend ausgeschlossen werden kann, sollten neben der Einhaltung der ISO 23500:2015 „Guidance for the preparation and quality management of fluids for hemodialysis" und ISO 26722:2009 „Water treatment equipment for hemodialysis and related therapies" folgende Kriterien bei der Konstruktion Berücksichtigung finden:

- Prophylaxe und physikalische Desinfektion
- Sichere Desinfizierbarkeit von Umkehrosmose und Verteilungssystemen mit möglichst einfachen und sicheren Maßnahmen
- Automatische heiß desinfizierbare Wasseraufbereitungs- und Versorgungssysteme bei neu zu installierenden Systemen
- Materialien, Verbindungstechnik und Leitungsführung in totraumfreien oder totraumarmen Ausführungen (Lohmeyer 2011)

Validierung

Als Leitlinie hat die ISO 23500:2015 mit den Unternormen empfehlenden Charakter und beschreibt Validierung und Revalidierung von Systemen zur Herstellung von Dialyseflüssigkeiten. Im Rahmen steigender Qualitätsanforderungen macht die Validierung als dokumentierter Nachweis für Dialysebetreiber Sinn und erbringt den Nachweis, dass die Anlage dauerhaft alle geforderten Hygiene- und Qualitätsstandards erfüllt.

Validierungsgliederung:

- Validierungsplan
- Planungs- und Installationsdokumentation
- Inbetriebnahme
- Nachweis eines stabilen Betriebs
- Revalidierung

Die Validierungen/Revalidierungen sollten durchgeführt werden, um bei Verschlechterungen Gegenmaßnahmen einleiten zu können:

- Vor Inbetriebnahme des Versorgungssystems
- Nach Eingriffen im dialysewasserführenden System
- Nach den Vorgaben aus der Validierung, mindestens halbjährlich
- Bei Patientenreaktionen mit begründetem V. a. mikrobiologische Ursachen im Flüssigkeitsversorgungssystem
- Nach Richt-/Warnwertüberschreitungen
- Nach durchgeführter Desinfektion der Ringleitung

Neben dem Probeentnahmeplan sollten die Grenzwerte, die Aktionsgrenzen und die Desinfektionsmaßnahmen und -zyklen festgelegt und dokumentiert werden.

MERKE

Keime sind überall vorhanden und vermehren sich gerne. Das Dialysewasser ist selten das Problem, aber in den Dialysewassersystemen bilden sie Zellverbände, den sog. **Biofilm.** Oberste Priorität besteht in der Verhinderung von Biofilmen, da man sie, einmal entstanden, nur schwer wieder entfernen kann.

Probeentnahmen:
- Abnahme unter aseptischen Bedingungen an festgelegten Abnahmepunkten.
- An den Permeatkupplungen der Ringleitungen.
- Anzahl richtet sich nach der Größe des Zentrums und der Zahl der Ringleitungen.
- Entnahmesysteme müssen steril und endotoxinfrei sein.
- Proben sollten innerhalb von 24 h analysiert werden.
- Bei Lagerung und Transport sind die Kühlketten einzuhalten.

Desinfektion im flüssigkeitsführenden System

Das gesamte dialysewasserführende System muss so konzipiert sein, dass Desinfektionsmaßnahmen durchgeführt werden können. Die Hersteller und Installationsunternehmen sind verpflichtet, wirksame Desinfektionsverfahren anzugeben. Die Verfahren sind schriftlich festzuhalten und die Maßnahmen zu dokumentieren.

Qualitätsstandards

Entsprechend der Hygieneleitlinie (Deutsche Arbeitsgemeinschaft für Nephrologie et al., 2006), als Ergänzung zum Dialysestandard, ist die mikrobiologische Qualität des Reinwassers sowie ggf. der Dialysierflüssigkeit **mindestens 2-mal jährlich** zu kontrollieren (➤ Tab. 6.29).

Dialysegerät (Reinigung, Entkalkung, Desinfektion)

Oberfläche und flüssigkeitsführende Hydraulik der Hämodialysegeräte sind nach jeder Behandlung entsprechend den Herstellerangaben zu reinigen, zu entkalken und zu desinfizieren (➤ Kap. 6.6.5).

Dialysekonzentrate – ob als zentrale Konzentratversorgung, Konzentratmischanlage, Kanister, Beutel oder Kartuschen – müssen unter hygienischen Bedingungen behandelt werden. Zentrale Bikarbonat-Misch- und -Verteilsysteme stellen ein hygienisches Risiko dar. **Bikarbonat-Beutel und -Kartuschen sind Einmalartikel.**

MERKE
Für die Haltbarkeit von Dialysekonzentraten nach dem Öffnen besteht keine generelle Vorgabe in der Europäischen Pharmakopöe. Sie sollen jedoch nach dem Öffnen möglichst schnell verbraucht werden (MTN Neubrandenburg GmbH).

Tab. 6.29 Mikrobiologische Grenzwerte für Flüssigkeiten in der Dialyse[1]

	Medium	Gesamtkoloniezahl [KBE/ml]	Endotoxinkonzentration [IU/ml]
Empfehlung der KRINKO	Reinwasser	≤ 10^2 sowie kein P. aeruginosa/keine koliformen Bakterien in 100 ml	< 0,25
	Dialysierflüssigkeit (Permeat + Hämodialysekonzentrat)	≤ 10^2	< 0,25
	Hoch reine Dialysierflüssigkeit (Substitutionslösungen für Online-Verfahren)	≤ 0,1	≤ 0,03
Europäisches Arzneibuch	Konzentrat	–	< 0,5 (in der Anwendungskonzentration)
ISO 13959:2015	Dialysewasser (Permeat)	< 100 (Alarmgrenze 50)	< 0,25 (Alarmgrenze 0,125)
ISO 11663:2014 (wird ersetzt durch ISO 23500-5:2019)	Dialysierflüssigkeit	< 100 (Alarmgrenze 50)	< 0,5
	Hoch reine Dialysierflüssigkeit	< 0,1	< 0,03

[1] DGAHD, 2022

Kanister (nach dem Öffnen des Originalverschlusses ist dieser wieder zu verschließen)
- Max. 24 h für Bikarbonat-Konzentrate
- Max. 1 Woche für Acetat- und Säure-Konzentrate

Container (beim Gebrauch von Luftfiltern)
- Max. 3 Mon. für Acetat- und Säure-Konzentrate

Lange Standzeiten von Hämodialysegeräten sind zu vermeiden (Herstellerinformation zu maximalen Standzeiten), Reservegeräte sind in die Desinfektionsroutine einzubeziehen.

Sog. Rückführung eines Dialysegeräts nach einer Behandlung eines Patienten mit blutübertragbarer Virusinfektion (HBV, HCB, HIV) muss nach den Vorgaben des Geräteherstellers erfolgen und dokumentiert werden.

MERKE
Infektionen von blutübertragbaren Virusinfektionen können auch über die Geräteoberfläche erfolgen. Deshalb sind die Standardhygienemaßnahmen unbedingt einzuhalten.

Die **Desinfektionsmittelfreiheit** muss nach Angaben des Herstellers individuell getestet und dokumentiert werden.

MERKE
Das Aufrüsten der Dialysegeräte wird grundsätzlich unter aseptischen Bedingungen ausgeführt. Nach dem Vorfüllen des extrakorporalen Systems sollte **spätestens innerhalb 1 h** der Patientenanschluss erfolgen (BGH 1981).

6.12.9 Anforderungen der Hygiene bei der Aufbereitung von Medizinprodukten (MP)

Die sachgerechte Aufbereitung von Medizinprodukten gewährleistet die Sicherheit und Gesundheit der Patienten. Die gesetzlichen Auflagen für die Wiederaufbereitung haben sich durch die europäische Harmonisierung weiter verschärft. Die Aufbereitung erfolgt unter Beachtung der Vorschriften der europäischen Medical Device Regulation (MDR, Medizinprodukte-Verordnung), § 11 des Medizinprodukterecht-Durchführungsgesetz (MPDG), § 4/8 der Medizinprodukte-Betreiberverordnung (MPBetreibV) und der gemeinsamen Empfehlung der Kommission für Krankenhaushygiene und Infektionsprävention (KRINKO) am Robert Koch-Institut (RKI) und des Bundesinstituts für Arzneimittel und Medizinprodukte (BfArM) „Anforderungen an die Hygiene bei der Aufbereitung von Medizinprodukten“ (KRINKO 2012) sowie deren Ergänzungen von 2018 (KRINKO 2018).

Die Aufbereitung muss sicherstellen, dass bei der Anwendung von aufbereiteten Medizinprodukten keine Gefahr ausgeht, z. B. durch:
- Infektionen
- Pyrogenbedingte Reaktionen
- Allergische Reaktionen
- Toxische Reaktionen
- Veränderte technisch-funktionelle Eigenschaften des Medizinprodukts

MERKE
Ambulante Dialyseeinrichtungen sollten sterile Einwegmaterialien verwenden. Eine Wiederaufbereitung, z. B. Sterilisation, erfordert die Einhaltung der Qualitätsanforderungen für ein Neuprodukt und die lückenlose Dokumentation.

Anforderungen der Hygiene an die Aufbereitung von MP:
1. Einstufung der MP gemäß RKI-Richtlinie in die verschiedene Risikogruppen
2. Pflichten des Betreibers, ein Qualitätsmanagementsystem zu etablieren und aufrechtzuhalten
3. Risikobewertung der einzelnen Aufbereitungsschritte
4. Geeignete validierte Verfahren im Sinne des § 8 MPBetreibV
5. Schriftliche Festlegung von Verantwortlichkeiten für alle Schritte der Aufbereitung
6. Qualifikation des Personals
7. Festlegung und Beschreibung (Standardarbeitsanweisungen) der praktischen Durchführung anzuwendender Verfahren unter Angabe der jeweils notwendigen Prüfungen
8. Regelmäßige Unterweisung der mit der Aufbereitung von Medizinprodukten betrauten Personen
9. Regelmäßige Überprüfung der Verfahrenssicherheit
10. Qualitätssicherung der Aufbereitung von Kritisch-C-Medizinprodukten

§ 8 Abs. 1 der Medizinprodukte-Betreiberverordnung (MPBetreibV) legt dazu fest: *„Die Aufbereitung von bestimmungsgemäß keimarm oder steril zur Anwendung kommenden Medizinprodukten ist unter Berücksichtigung der Angaben des Herstellers mit geeigneten validierten Verfahren so durchzuführen, dass der Erfolg dieser Verfahren nachvollziehbar gewährleistet ist und die Sicherheit und Gesundheit von Patienten, Anwendern oder Dritten nicht gefährdet wird. Dies gilt auch für Medizinprodukte, die vor der erstmaligen Anwendung desinfiziert oder sterilisiert werden."*

Umgang mit Sterilgut

Durch den Transport und die Lagerung darf das MP keine nachteilige Beeinflussung erfahren. Unkritische und semikritische Medizinprodukte, die keimarm zur Anwendung kommen, müssen so gelagert werden, dass eine Rekontamination während der Lagerung vermieden wird.

Kritische Medizinprodukte, die steril zur Anwendung kommen, brauchen stets eine Verpackung **(Sterilbarrieresystem)** und sind vor Beschädigung, Staub, Feuchtigkeit, UV-Licht und Ungeziefer geschützt bei Raumtemperatur zu lagern. **Sterilbarrieresysteme** dürfen erst unmittelbar vor ihrer Verwendung geöffnet werden. Vor der Anwendung des Sterilguts sind das Mindesthaltbarkeitsdatum und die Unversehrtheit der Verpackung und des Sterilguts zu überprüfen. Für die Lagerung und Entnahme des Sterilguts gilt das Prinzip „First in, first out" (➤ Tab. 6.30).

6.12.10 Hygienische Anforderungen beim Umgang mit Arzneimitteln

Der Umgang mit Arzneimitteln in den Dialyseeinrichtungen erfordert höchste Anforderungen an den hygienischen Umgang mit und die Anwendung und Lagerung von Arzneimitteln. Die Herstellerinformationen auf der Packungsbeilage und die Fachinformationen sind Bestandteil der arzneirechtlichen Zulassung der Medikamente und damit für das Personal bindend. Durch unsachgemäßen Umgang können Arzneimittel mit Bakterien kontaminiert sein und hierdurch Patienten gefährdet werden.

Apothekenbetreiber-Verordnung (ApBetrO § 16, Abs. 1, Satz 1 u. 2): *„Arzneimittel, Ausgangsstoffe, apothekenübliche Waren und Prüfmittel sind übersichtlich so zu lagern, dass ihre Qualität nicht nachteilig beeinflusst wird und Verwechslungen vermieden werden."*

Beim Umgang mit Arzneimitteln sind folgende Aspekte zu beachten:

- Lagerungstemperatur bis 25 °C oder im Kühlschrank bei 2–8 °C.
- Die Kühlschranktemperatur muss gemessen, kontrolliert und dokumentiert werden: Einsatz von Systemen, die den Temperaturverlauf kontrollieren und bei Abweichungen Alarme auslösen.
- Arzneimittel müssen getrennt von anderen Produkten aufbewahrt werden.
- Bei Herstellung und Vorbereitung der Medikamente sind die Standardhygienemaßnahmen einzuhalten.
- Mischen und Herstellen von Arzneimitteln ist in bestimmten Fällen genehmigungspflichtig.

Tab. 6.30 Der korrekte Umgang mit Sterilgut[1]

Art der Verpackung	Lagerung ungeschützt (z. B. offen auf Arbeitsfläche, im Regal)	Lagerung geschützt (z. B. in Schrank oder Schublade)
Sterilbarrieresystem	Dient zur Bereitstellung zum alsbaldigen Gebrauch (Anwendung des Produkts innerhalb von max. 48 h)	6 Mon., jedoch nicht länger als das Verfallsdatum
Verpackungssystem (Kombination aus Sterilbarrieresystem und Schutzverpackung)	5 Jahre, sofern keine andere Verfallsfrist vom Hersteller festgelegt ist; diese Frist gilt nur, wenn die Packung nach Öffnung sofort wieder staubarm verschlossen wird	

[1] DGAHD, 2022

6

- Angebrochene Mehrdosisbehältnisse (Stechampullen) dürfen nur begrenzt aufbewahrt werden, sind mit Konservierungsmittel innerhalb eines Monats aufzubrauchen, ohne Konservierungsmittel innerhalb von 24 h, und mit Datum und Uhrzeit zu versehen.
- Der Einsatz von Mehrfachentnahmekanülen mit Luftfiltern ist möglich, Herstellerangaben sind zu beachten.
- Das Medikament und seine Verpackung müssen unbeschädigt sein.
- Bei der Entnahme von Cremes, Lotionen oder anderen Externa ist auf eine aseptische Entnahme zu achten, z. B. Entnahme mit Einmalspatel.
- Verschreibung und Verabreichung von Medikamenten müssen schriftlich angeordnet sein und dokumentiert werden.

MERKE

Das Mischen einer Trockensubstanz, Injektionslösung oder Konzentratampulle mit dem dafür vorgesehenen Lösungsmittel ist **keine** anzeigepflichtige Herstellung. Diese Tätigkeiten fallen unter den Begriff „Rekonstruktion".

6.12.11 Ver- und Entsorgung

Versorgung

Dialysepatienten sind durch ihre Vorschädigung im besonderen Maße anfällig auch für lebensmittelübertragene Erkrankungen. Bei der Verpflegung der Patienten während der Behandlung in der Dialyseeinheit kommen unter anderem folgende Möglichkeiten in Betracht:

- Tiefkühlkost in Portionsverpackung
- Warmes Essen aus externer Küche
- Kaltes Essen aus externer Küche
- Kaltes Essen intern zubereitet

Die verantwortlichen Mitarbeiter haben daher eine besondere Sorgfaltspflicht, die hauptsächlich durch die **Lebensmittelhygiene-Verordnung** geregelt wird. Gemäß § 4 Abs. 1 der Lebensmittelhygiene-Verordnung ist ein Konzept zur Gefahrenidentifizierung und -bewertung und zur Beherrschung dieser Gefahren zu erstellen und der zuständigen Lebensmittelüberwachungsbehörde vorzulegen (Eigenkontrollsystem bzw. HACCP-Konzept). Für die Dialyseeinrichtungen selbst kommen für die **Eigenkontrolle** Erhitzungstemperaturen bei Fertiggerichten sowie Bereithaltezeiten und -temperaturen infrage. Darüber hinaus müssen im Umgang mit Lebensmitteln Hygieneregeln eingehalten werden, um jede nachteilige Beeinflussung zu vermeiden.

Unter anderem gilt es zu berücksichtigen:

- Personen, die mit dem Herstellen, Behandeln und Inverkehrbringen von Lebensmitteln betraut sind, benötigen entweder ein **Gesundheitszeugnis nach § 18 Bundesseuchengesetz oder eine Ersteinweisung zu Tätigkeits- und Beschäftigungsverboten** durch das Gesundheitsamt oder einen beauftragten Arzt.
- Die Unterweisung ist alle 2 Jahre zu wiederholen; einmal jährlich ist der Umgang mit Lebensmitteln zu schulen und die **Teilnahme zu dokumentieren.**
- **Tätigkeitsverbot** bei Erkrankungen mit nachstehenden Symptomen: Virushepatitis A und E, plötzlich auftretender Durchfall mit dünnflüssigem Stuhl, Fieber mit Kopf- und Gliederschmerzen.
- **Tragen von Hygienekleidung,** die nicht bei der Betreuung der Patienten eingesetzt wird. Außerdem ist eine Schutzschürze bei unreinen Tätigkeiten anzulegen.
- **Standardhygienemaßnahmen und konsequente Händehygiene müssen eingehalten werden.**
- Bei **Verletzungen** an der Hand müssen Handschuhe getragen werden.
- **Arbeitsutensilien** müssen desinfizierbar sein.
- **Arbeitsbereiche** (saubere und unreine) müssen klar definiert sein.
- Fenster sollten **Fliegengitter** haben.
- Wareneingangskontrollen mit Mindesthaltbarkeitsdatum und optischem Zustand, hygienischem Zustand der Verpackung und Transportbehälter, **Einhaltung der Mindesttemperaturen** (< –18 °C bei Tiefkühlware, höchstens 7 °C bei Wurst und Käse, mind. 65 °C bei warmen Speisen).
- Die **Lagerung von Lebensmitteln** muss klar geregelt sein, Lagerkontrollen müssen durchgeführt und dokumentiert werden.
- Kühlschränke und Gefrierschränke im Küchenbereich müssen über ein **Thermometer** verfügen und dürfen nicht zur Kühllagerung von Medika-

menten genutzt werden. Die Kühltemperaturen sind zu dokumentieren.
- **Keine Zugabe von Rohei** zu Speisen, die nach Zugabe nicht mehr erhitzt werden. Eier sollten gekühlt gelagert werden.
- Im Küchenbereich ist arbeitstäglich eine Flächendesinfektion durchzuführen.
- Alle benutzten Geschirr- und Besteckteile sind im **Geschirrspülautomaten heiß zu reinigen (60 °C).** Maschinen sollten mit **Wirksamkeitskontrollen** geprüft werden (Bioindikatoren).
- Geschirrtücher und Wischtücher sind nach Benutzung aufzubereiten oder zu verwerfen.
- **Tische, Essentransportwagen und Tabletts** sind nach der Esseneinnahme zu reinigen.
- Übrig gebliebene zubereitete Speisen sind zu entsorgen. **Einfrieren von Resten** ist verboten.

Entsorgung

Wäsche

Der Umgang mit der Wäsche der Einrichtung ist abhängig von der Logistik der Wäscheversorgung und -entsorgung und muss im Hygieneplan festgelegt werden.

Hinweise:
- Die sorgfältige Trennung von Schmutz- und sauberer Wäsche ist zu gewährleisten. Die Lagerung von Schmutz- und sauberer Wäsche hat möglichst in getrennten Räumen, grundsätzlich aber in separaten Behältnissen bzw. Schränken zu erfolgen.
- Saubere Wäsche ist beim Transport, ggf. auch bei der Lagerung zur Vermeidung von Rekontamination in geeigneter Weise zu verpacken.
- Vor dem Umgang mit sauberer Wäsche und nach dem Umgang mit Schmutzwäsche muss eine hygienische Händedesinfektion durchgeführt werden.
- In der ambulanten Dialyse ist es vertretbar, die Bettwäsche (Laken, bezogene Kissen und Decken) den einzelnen Patienten zuzuordnen und zwischen den Dialysebehandlungen in individuell zugeordneten Schrankfächern aufzubewahren.
- Die Wäsche ist nach sichtbarer Verschmutzung sofort, spätestens aber wöchentlich zu wechseln.
- Mit Blut verschmutzte Wäsche (Bettwäsche, Kittel, Abdecktücher etc.) ist sofort oder nach jeder Dialysebehandlung zu wechseln. Nasswäsche sollte in Containern entsorgt werden.
- Für Matratzen ist der Einsatz keimdichter Schutzbezüge zu empfehlen. Diese werden beim Wäschewechsel einer Wischdesinfektion unterzogen. Bei Kontamination mit Blut und anderen potenziell infektiösen Materialien werden die Schutzbezüge einem Desinfektionswaschverfahren zugeführt.
- Die Schmutzwäsche soll direkt in geeignete Wäschesammler gegeben werden. Die Sammelbehälter (z. B. Trockenwäsche in Wäschesäcke) sind dicht verschlossen in einem geeigneten Raum bis zum möglichst baldigen Abtransport zu lagern.
- Transportwagen, ggf. Behälter, sind nach Gebrauch desinfizierend zu reinigen.
- Die wieder zu verwendende Wäsche muss thermisch oder chemothermisch desinfizierbar sein. Sie ist mit einem Desinfektionswaschverfahren entsprechend der RKI- und/oder DGHM-Liste einrichtungsextern, ggf. auch -intern zu waschen.
  - Bei externer Vergabe der Wäscheversorgung ist ein Vertrag mit einer geprüften Wäscherei zu empfehlen. Dabei muss gewährleistet sein, dass die Wäscherei ein Zertifikat für das Waschen von Krankenhauswäsche hat.
  - Einrichtungsinternes Waschen ist nur möglich, wenn in der Dialysepraxis dazu die räumlichen und funktionellen Voraussetzungen (einschließlich geeigneter Waschmaschinen) vorhanden sind. Beim einrichtungsinternen Waschen sollen die Waschmaschinen bzw. der Desinfektionswaschvorgang jährlich mikrobiologisch überprüft werden, ähnlich den Überprüfungen der Wäschereien.
  - Eine Aufbereitung von Dialysewäsche (einschließlich Kittel) im Privathaushalt ist nicht gestattet.

Abfallentsorgung

Zur Einteilung und Klassifizierung von Abfällen aus Dialyseeinrichtungen wird allgemein das LAGA-Merkblatt 18 von 2015 „Richtlinie über die ordnungsgemäße Entsorgung von Abfällen aus Einrichtungen des Gesundheitsdienstes“ verwendet.

Folgende Grundsätze sind zu berücksichtigen:

- Die Abfallverordnungen der Länder sind einzuhalten.
- Maßnahmen der Abfallvermeidung sind festzulegen.
- Die Abfälle sollen in gut schließenden Behältnissen gesammelt und mindestens einmal täglich in zentralen Abfallsammelbehältern entsorgt werden.
- Die Abfallentsorgung ist so zu betreiben, dass Belästigungen, insbesondere durch Gerüche, Insekten und Nagetiere vermieden werden.

Die Abfallarten werden eingeteilt in:

- Abfallschlüsselnummer (AS) 18 01 01
- Abfallschlüsselnummer (AS) 18 01 02
- Abfallschlüsselnummer (AS) 18 01 03*
- Abfallschlüsselnummer (AS) 18 01 04
- Abfallschlüsselnummer (AS) 18 01 06 (Chemikalienabfälle)
- Abfallschlüsselnummer (AS) 18 01 09 (Alt-Arzneimittel)

Hinweise:

- Besondere Aufmerksamkeit verdienen Abfälle, die mit Blut, Dialysat, Sekreten oder Exkreten der Patienten in Berührung gekommen sind.
- Spitze oder scharfe Gegenstände sind in stich- und bruchfesten Behältnissen mit ausreichender Einfüllöffnung zu sammeln und entsprechend zu kennzeichnen.
- Infektiöse Abfälle sind getrennt von nichtinfektiösen Abfällen zu sammeln, zu lagern und entsprechend zu kennzeichnen.
- Die Blutschlauchverbindungen des extrakorporalen Kreislaufs sollten bei der Entsorgung nicht durchgeschnitten oder vom Dialysator getrennt, sondern als geschlossenes System belassen werden.
- Eine patientennahe Entsorgung gelingt am einfachsten mit stabilen, wasserdichten Kunststoffsäcken.
- Bei der Festlegung der Entsorgungswege muss eine Überschneidung mit den Versorgungswegen möglichst vermieden werden.
- Expositionsschutz in Form von Einwegschürzen aus wasserundurchlässigem Material, des Mundschutzes und der Einmalhandschuhe ist bei den Entsorgungsarbeiten genauso wichtig wie bei den pflegerischen Tätigkeiten.

6

6.13 Qualitätsmanagement in der Dialyse

Kerstin Gerpheide

Qualität ist insbesondere im Gesundheitssektor von zentraler Bedeutung. Patienten können die für sie erforderliche Behandlungs- und Therapiequalität nur durch verbesserte und effiziente Abläufe, Fehler- und Risikovermeidung und hohe Sicherheitsstandards erlangen. Herausforderungen wie der demografische Wandel, Mangel an Fachpersonal, Digitalisierung, sich wandelnde Gesetzgebung und hohe Patientenerwartungen prägen die heutige Landschaft.

Um in dieser dynamischen Umgebung eine konstante Versorgungsqualität sicherzustellen, sind alle im deutschen Gesundheitswesen tätigen Leistungserbringer zur Implementierung und Umsetzung eines Qualitätsmanagementsystems (QMS) verpflichtet. Ein QMS ist heute eine der wesentlichen Voraussetzungen für eine qualitativ hochwertige, bedarfsorientierte Patientenversorgung.

6.13.1 Qualitätsmanagement und Qualitätssicherung

Das Qualitätsmanagement (QM) im Gesundheitswesen ist ein systematischer Ansatz, der die kontinuierliche Verbesserung der Qualität der Patientenversorgung zum Ziel hat. Es beinhaltet die Planung, Durchführung, Überwachung und Verbesserung von Prozessen und Systemen, um die Qualität der erbrachten Gesundheitsdienstleistungen zu optimieren. Es bezieht sich auf alle Aktivitäten, die Gesundheitseinrichtungen unternehmen müssen, um sicherzustellen, dass die Patientenversorgung sicher, effektiv, patientenorientiert, zeitnah, effizient, zufriedenstellend und gerecht ist.

Qualitätssicherung (QS) im Gesundheitswesen zielt darauf ab, die Einhaltung bestimmter Standards oder Richtlinien zu überprüfen, um ein konstant hohes Leistungsniveau sicherzustellen. Es darum geht, Fehler zu identifizieren und Korrekturmaßnahmen zu ergreifen, um sicherzustellen, dass die Gesundheitsdienstleistungen den festgelegten Standards entsprechen. Qualitätssicherungsmaßnahmen um-

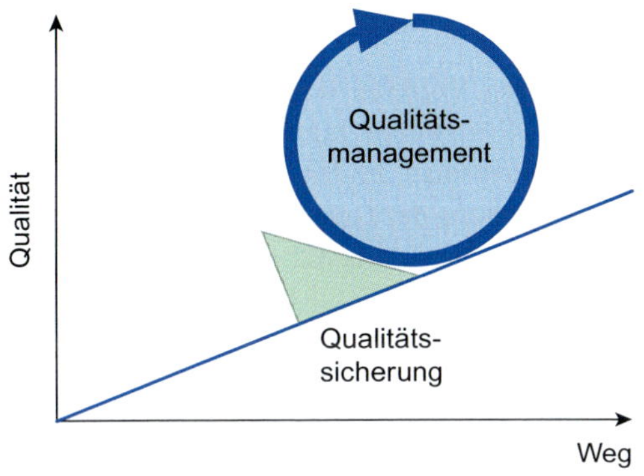

Abb. 6.67 Zusammenspiel von Qualitätsmanagement und Qualitätssicherung [L138]

fassen i.d.R. interne und externe Audits, Key-Performance-Indikatoren, Management Reviews, Leistungsbeurteilung und -überwachung.

Es ist zu beachten, dass Qualitätssicherung ein Teil des umfassenderen Qualitätsmanagementsystems ist. Sie dient dazu, konkrete Aspekte der Leistungserbringung zu überprüfen und sicherzustellen, dass die erbrachten Gesundheitsdienstleistungen den definierten Qualitätsstandards entsprechen (➤ Abb. 6.67).

MERKE
Unter Qualitätsmanagement versteht man aufeinander abgestimmte Tätigkeiten zum Leiten und Lenken einer Organisation, mit dem Ziel, die Qualität der produzierten Produkte oder der angebotenen Dienstleistung zu verbessern (entsprechend der Definition nach DIN EN ISO 9000).

6.13.2 Gründe für Qualitätsmanagement

Die Einführung eines Qualitätsmanagementsystems (QMS) ist eine strategische Entscheidung eines Unternehmens mit dem Ziel, die Gesamtleistung zu steigern und die Kundenzufriedenheit zu erfüllen. Bei korrekter Anwendung bietet ein etabliertes QMS folgende potenzielle Vorteile:

- Qualitativere und bessere Dienstleistungserbringung
- Zufriedenere Mitarbeiter und Kunden (Patienten)
- Effizientere, transparentere, zeit- und kostensparendere Prozesse
- Erhöhtes Qualitätsbewusstsein der Mitarbeiter und Verbundenheit mit den Qualitätszielen
- Einfachere Schulung und Einarbeitung von Mitarbeitern
- Erhaltung von Organisationswissen
- Sicherung von erreichten Verbesserungen
- Kontinuierliche Verbesserung
- Verminderung von Risiken und Erkennen von Chancen
- Konstruktiver Umgang mit Fehlern
- Sicherstellung der Erfüllung derzeitiger und zukünftiger gesetzlicher Anforderungen
- Gewisse Rechtssicherheit für das Unternehmen (bei Rechtsstreitigkeiten mit einem Patienten kann eine Zertifizierung strafmildernd wirken)
- Verringerung von Bürokratie (mithilfe geeigneter Software)
- Positive Außenwirkung

6.13.3 Geschichtliche Entwicklung des Qualitätsmanagements

Unterschiedliche Modelle zur systematischen Einführung und Verbesserung eines modernen QMS wurden bereits seit etwa 1900 entwickelt.

Bereits zur Zeit der industriellen Revolution gewann QM aufgrund von geänderten Produktionsstrategien (z.B. Fließbandarbeit) zunehmend an Bedeutung. Meist wurden durch ungelernte, im Akkord arbeitende Arbeiter komplexe Produkte (z.B. Autos) hergestellt. Der amerikanische Ingenieur Frederick Taylor führte als erster eine standardisierte Qualitätskontrolle am Ende des Produktionsprozesses ein, wobei es sich jedoch lediglich um das Aussortieren fehlerhafter Produkte handelte (die Produktqualität stand im Vordergrund). Bald wurde erkannt, dass es kosteneffizienter ist, die Qualität der Entstehungsprozesse (Prozessqualität) zu verbessern, anstatt nachträglich fehlerhafte Produkte auszusortieren. Der Ingenieur Walter A. Shewhart erstellte diesbezüglich in den 1930er-Jahren statistische Methoden zur Qualitätssteuerung wie z.B. die Qualitätsregelkarte, mit der die Prozessstabilität bewertet und systematische Abweichungen erkannt werden konnten. Besonders zur Zeit des Zweiten Weltkriegs wurden diese Methoden oft angewandt.

Dr. W. Edwards Deming entwickelte diese Methoden weiter und veröffentlichte eine eigene Managementphilosophie (Demings 14-Punkte-Plan für das Qualitätsmanagement), die bereits einen Qualitätsregelkreis zur kontinuierlichen Verbesserung enthielt.

Nach dem Krieg ließ das Interesse an Qualität, besonders in der zivilen Industrie, zunächst nach. Aufgrund von Produktknappheiten und hoher Nachfrage verkauften sich die Produkte auch ohne große Qualitätsanforderungen. Japan stellte dabei eine Ausnahme dar. Das Land setzte beim Wiederaufbau seiner Wirtschaft auf Qualität, wobei insbesondere die Ideen von Deming konsequent umgesetzt wurden.

Im Jahre 1950 entwickelte Deming seinen Qualitätsregelkreis, unter Einbeziehung der Ideen von Shewahrt, zum **PDCA-Zyklus** (➤ Kap. 6.13.5) weiter, der in heutigen, modernen QMS von großer Bedeutung ist.

Der Wirtschaftsingenieur Joseph M. Juran veröffentlichte im Jahr 1951 „Jurans Qualitätstriologie", die sich auf die Aspekte der Qualitätsplanung, Qualitätsregelung und Qualitätsverbesserung stützt. Darin wurde erstmals explizit erwähnt, dass Qualität eine Management- und Führungsaufgabe ist und der Kunde dabei im Mittelpunkt stehen soll.

In den folgenden Jahren wurden die Lehren Demings und Jurans von japanischen Wissenschaftlern und Ingenieuren aufgegriffen und weiterentwickelt. Das Toyota Production System, das Ursache-Wirkungs-Diagramms (Ishikawa-Diagramm), die Company Wide Quality Control (CWQC) und das Konzept des Quality Function Deployment (QFD) wurden so z. B. zur gezielten Umsetzung von Kundenanforderungen entwickelt. Japanische Unternehmen beherrschten in der Folge ganze Industriezweige, z. B. die Elektronik-, Optik- und die Autoindustrie. Dadurch bedingt gewann auch in den USA das Qualitätsthema wieder vermehrt an Bedeutung. Das führte dazu, dass vorhandene Qualitätskonzepte unter anderem zum Total Quality Management (TQM) und zum Six-Sigma-Ansatz weiterentwickelt wurden.

Parallel hierzu wurde in England im Jahr 1979 die Qualitätsmanagementnorm BS (British Standard) 5750 veröffentlicht. Diese Norm entwickelte sich zur Grundlage der ersten Fassung der weltweit gültigen Normenserie ISO 9000, die 1987 veröffentlicht wurde. Im Jahr 2000 wurde diese Normenserie grundlegend überarbeitet und in die **ISO 9001** überführt.

6.13.4 Die drei Qualitätsdimensionen

Als einer der Vorreiter des Qualitätsmanagements im Gesundheitswesen zählt in besonderem Maße Avedis Donabedian. Im Jahre 1966 führte er mit der Veröffentlichung der Qualitätsbeurteilung von ärztlichen Leistungen als erster den Qualitätsbegriff in die Bereiche Medizin und Pflege ein. Dabei unterteilte er Qualität in drei in Abhängigkeit zueinanderstehende Qualitätsdimensionen:

- Die **Strukturqualität** umfasst die Basis zum Erreichen guter Ergebnisse. Dazu zählen zum einen die Fähigkeiten, Kompetenzen und fachlichen Qualifikationen des Personals. Zum anderen umfasst diese auch die Infrastruktur und Räumlichkeiten sowie die apparative Ausstattung des Dialysezentrums.
- Die **Prozessqualität** bezieht sich hingegen auf die Art und Weise, wie Leistungen erbracht werden. Dazu zählt die Qualität aller Abläufe (Prozesse) im Dialysezentrum, z. B. Anamneseerhebung, Medikamentenverordnung, Behandlungsdurchführung, Dokumentation, aber auch die interdisziplinäre Zusammenarbeit sowie ein gutes Termin- und Zeitmanagement.
- Die **Ergebnisqualität** umfasst die Ergebnisse eines Behandlungsprozesses. In der Dialyse lässt sich diese insbesondere an den Parametern Mortalität, Morbidität (Krankenhauseinweisung), Lebensqualität und Patientenzufriedenheit messen.

MERKE

Donabedian geht davon aus, dass alle drei Qualitätsdimensionen in einem Zusammenhang stehen und sich gegenseitig beeinflussen. Die Strukturen wirken auf die Prozesse und diese bestimmen die Ergebnisqualität, die wiederum notwendige Veränderungen bei Prozessen und Strukturen hervorrufen wird.

6.13.5 Der PDCA-Zyklus

Von zentraler Bedeutung für prozessorientierte Qualitätsmanagementsysteme ist der PDCA-Zyklus. Er dient als universelles Modell zur kontinuierlichen Qualitätsverbesserung. Beim PDCA-Zyklus handelt es sich um einen Problemlösungsprozess, der sich in vier Phasen unterteilt (➤ Abb. 6.68).

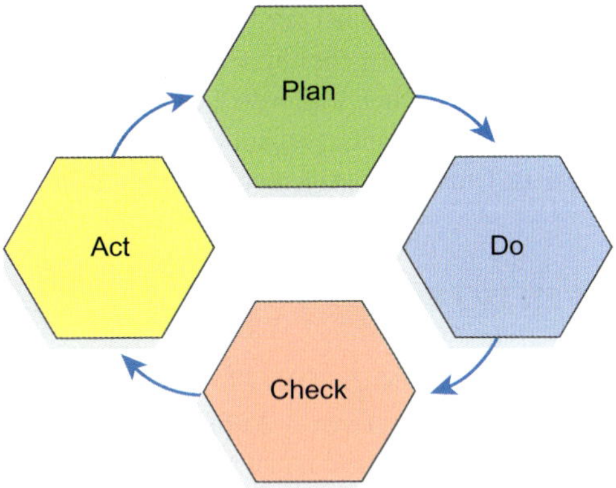

Abb. 6.68 PDCA-Zyklus [M662, L143]

- **Plan (Planen):** Beschreibung von Problemen, Analyse der Ist-Situation, Definition von Zielen und Festlegung von Maßnahmen
- **Do (Durchführen):** Umsetzung der beschriebenen Maßnahmen zur Problemlösung
- **Check (Prüfen):** Erhebung und Bewertung der Ergebnisse, Soll-Ist-Vergleich (Wurde die Zielsetzung erreicht?)
- **Act (Handeln):** Maßnahmen zur Verbesserung der Leistung (wenn notwendig)

Das kontinuierliche Durchlaufen des Zyklus führt zur ständigen Verbesserung des QMS.

6.13.6 Anforderungen an das Qualitätsmanagement in Dialyseeinrichtungen

Das Thema QM in Dialyseeinrichtungen wird fälschlicherweise als kompliziert und deshalb als unpopulär betrachtet. Wie in den vorherigen Kapiteln beschrieben, sollte das Streben nach bester Behandlungsqualität an oberster Stelle stehen. Trotzdem lehnen viele Einrichtungen dies mit Begründungen wie „es ist zu aufwendig, zu teuer und pflegerische Tätigkeiten lassen sich nicht standardisieren" ab. QM geht jedoch weit über die reine Arbeitsstandardisierung und Kontrolle hinaus; es bildet das Fundament für eine bedarfsgerechte und kosteneffiziente Patientenbetreuung auf hohem Niveau. Mittlerweile ist in der Medizin und Pflege nicht mehr die Frage, ob QM angewendet wird, sondern wie es umgesetzt wird.

MERKE

Die Umsetzung eines internen Qualitätsmanagementsystems (QMS) und der Qualitätssicherung für alle Dialyseeinrichtungen ist unerlässlich und gesetzlich vorgeschrieben:

§ 135a (2) SGB V: *„Vertragsärzte, medizinische Versorgungszentren, zugelassene Krankenhäuser […] sind […] verpflichtet, […] einrichtungsintern ein Qualitätsmanagement einzuführen und weiterzuentwickeln."*

§ 136 Absatz 1 Satz 1 Nummer 1 SGB V: *„Der Gemeinsame Bundesausschuss (G-BA) bestimmt für die vertragsärztliche Versorgung und für zugelassene Krankenhäuser grundsätzlich einheitlich für alle Patienten durch Richtlinien nach § 92 Absatz 1 Satz 2 Nummer 13 insbesondere*

1. *die verpflichtenden Maßnahmen der Qualitätssicherung nach § 135a Absatz 2, § 115b Absatz 1 Satz 3 und § 116b Absatz 4 Satz 4 unter Beachtung der Ergebnisse nach § 137a Absatz 3 sowie die grundsätzlichen Anforderungen an ein einrichtungsinternes Qualitätsmanagement und*
2. *Kriterien für die indikationsbezogene Notwendigkeit und Qualität der durchgeführten diagnostischen und therapeutischen Leistungen, insbesondere aufwendiger medizintechnischer Leistungen; dabei sind auch Mindestanforderungen an die Struktur-, Prozess- und Ergebnisqualität festzulegen."*

Qualitätssicherung (QS NET)

Da der Rahmen und die Implementierung eines QMS in Dialyseeinrichtungen seit 2006 verpflichtend sind, aber nicht festlegt wurde, welche Kriterien regelmäßig überprüft werden sollen, um eine bestmögliche Behandlungsqualität zu sichern, hat der G-BA (Gemeinsamer Bundesausschuss) eine Qualitätssicherungsrichtlinie erlassen. Die Qualitätssicherung gewährleistet, dass die Vorgaben des QMS eingehalten und korrekt umgesetzt werden. Für die Dialyseeinrichtungen ist die Erfüllung der Richtlinie zur datengestützten, einrichtungsübergreifenden Qualitätssicherung (DeQS-RL) vom 29. Juli 2020 verpflichtend. Mit dem Verfahren „Nierenersatztherapie bei chronischem Nierenversagen einschließlich Pankreastransplantationen (QS NET)" wird die vorherige Qualitätsmanagement-Richtlinie (QM-RL) abgelöst.

MERKE

Der G-BA (Gemeinsamer Bundesausschuss) findet seine gesetzliche Grundlage im SGB V § 92 und wurde im Jahr 2004 gegründet. Er ist das oberste Gremium der Selbst-

verwaltung von Ärzten, Krankenhäusern und Krankenkassen im Gesundheitswesen in Deutschland.
Die vom G-BA festgelegten Richtlinien haben den Charakter von untergesetzlichen Normen und regeln so in vielen Bereichen der Solidargemeinschaft den Leistungsanspruch. Sie sind somit bindend für die gesetzlichen Krankenkassen, die behandelnden Ärzte sowie andere Leistungserbringer.

Das QS NET-Verfahren gemäß der DeQS-RL teilt sich in drei separate Auswertungsbereiche auf, die sich in Bezug auf die beteiligten Leistungserbringer, Patienten, Datenerhebung, Analyse und den Stellungnahmeprozess differenzieren:

- Dialyse (DIAL)
- Nierentransplantation (NTX)
- Transplantation von Pankreas und Pankreas-Niere (PNTX).

Für DIAL werden alle gesetzlich Versicherten, die aufgrund eines schweren chronischen Nierenleidens ambulant oder teilstationär dialysiert werden, ohne Altersbeschränkung in das QS-Verfahren aufgenommen. Untersucht werden dabei die Aufklärung über Behandlungsalternativen, insbesondere die Option der Transplantation, Dialysezugänge, Dialyseparameter und -beschwerden, Ernährungsstatus, Anämiemanagement, Hospitalisierungen sowie die Überlebensrate von 1–10 Jahren nach Diagnose.

Bei NTX und PNTX hingegen werden alle stationären Patienten ohne Altersbeschränkung berücksichtigt, bei denen eine solche Organtransplantation stattfand. Hier werden im QS-Verfahren intra- und postoperative Beschwerden, die Krankenhaussterblichkeit, die Überlebensrate der Patienten von 1–5 Jahren und die Organfunktion anhand zahlreicher Qualitätsmerkmale erfasst und analysiert.

Die Datenübermittlung für das gesamte QS NET-Verfahren erfolgt auf Landesebene. Der Stellungnahmeprozess für DIAL wird auf Landesebene, der für NTX und PNTX auf Bundesebene durchgeführt.

6.13.7 Qualitätsmanagementsysteme – Umsetzung der gesetzlichen Anforderungen

Um die gesetzlichen Anforderungen an ein internes QMS zu erfüllen, hat der Betreiber einer Dialyseeinrichtung die freie Auswahl bei der Integration eines QMS. Er könnte auch ein eigenes System entwickeln, wenn dieses die gesetzlichen Anforderungen erfüllt. Meist wird jedoch auf bereits vorhandene und erfolgreich umgesetzte Qualitätsmanagementsysteme aufgebaut.

DIN EN ISO 9001

Die internationale Norm **DIN EN ISO 9001 – Qualitätsmanagementsysteme – Anforderungen** ist die weltweit anerkannte und meist verbreitete Norm für Qualitätsmanagement. Mit insgesamt über 1 Million zertifizierten Unternehmen ist die ISO 9001 das weltweit meist umgesetzte QMS und wird auch im Dialysebereich als State of the Art betrachtet. Die Norm definiert Anforderungen an ein wirksames Qualitätsmanagementsystem und richtet sich insbesondere an Unternehmen, die

- ihre Fähigkeit darlegen müssen, beständig Produkte und Dienstleistungen bereitstellen zu können, die die Anforderungen der Kunden und die zutreffenden gesetzlichen und behördlichen Anforderungen erfüllen, und
- danach streben, die Kundenzufriedenheit durch wirksame Anwendung des Systems zu erhöhen, einschließlich der Prozesse zur Verbesserung des Systems und der Zusicherung der Einhaltung von Anforderungen der Kunden und von zutreffenden gesetzlichen und behördlichen Anforderungen.

Die allgemeine Grundlage für die Umsetzung eines QMS nach der ISO 9001 bilden hierbei die Verwendung des prozessorientierten Ansatzes (PDCA-Zyklus) sowie die risikobasierte Herangehensweise.

MERKE

Der prozessorientierte Ansatz ermöglicht der Organisation, die Zusammenhänge, Abläufe und Wechselbeziehungen von Prozessen des QMS so zu steuern, dass die Gesamtleistung der Organisation verbessert werden kann.
Das PDCA-Modell ermöglicht einer Organisation, sicherzustellen, dass angemessene Ressourcen für ihre Prozesse zur Verfügung stehen und die Prozesse gesteuert, kontinuierlich weiterentwickelt und verbessert werden.
Risikobasiertes Denken ermöglicht einer Organisation, mögliche Risiken in allen Prozessen der Organisation und negative Abweichungen frühzeitig zu erkennen, um vorbeugende Maßnahmen umzusetzen. Das risikobasierte Denken soll dabei die Proaktivität des Unternehmens fördern.

Dabei stützt sich die Norm auf folgende sieben Prinzipien, die als Grundsätze für ein QMS wesentlich sind:
- Kundenorientierung
- Führung
- Einbeziehung von Personen
- Prozessorientierter Ansatz
- Verbesserung
- Faktengestützte Entscheidungsfindung
- Beziehungsmanagement

Wichtig zu erwähnen ist, dass die ISO 9001 nur generelle Anforderungen an ein QMS für jegliche Unternehmensformen festlegt. Anpassung und Umsetzung an den entsprechenden Anwendungsbereich muss jedes Unternehmen individuell durchführen.

Im QMS für ein Dialysezentrum werden für alle wichtigen Tätigkeiten und Handlungen an Patienten, die ein besonderes Gefährdungspotenzial darstellen können, Arbeits- und Verfahrensanweisungen sowie Formblätter erstellt, die z. B. folgende Themen abdecken:
- Durchführung der Dialysebehandlung (z. B. Punktion des Gefäßzugangs, Patientenbetreuung während der Dialyse, Notfallmanagement)
- Personal (z. B. Einarbeitungsplan, regelmäßige Schulungen, Mitarbeiterzufriedenheit)
- Kommunikation (z. B. Teambesprechungen, Übergaben)
- Nutzung technischer Geräte (z. B. Einweisungen, sicherheitstechnische Überprüfungen)
- Hygienemanagement (z. B. Hygieneplan, Desinfektionsplan, Aufbereitung von Medizinprodukten, Umgang mit Infektionen, Ver- und Entsorgungsmanagement)
- Patientenzufriedenheit (z. B. Schulung, Ernährungsberatung, Patientenbefragung)

Diese Themen werden üblicherweise in Management-, Kern- und Unterstützungsprozesse eingeteilt. Zur exemplarischen Darstellung einer auszugsweisen Prozesslandschaft für ein Dialysezentrum ➤ Abb. 6.69.

Die Modularität dieser Norm ermöglicht es jeder Organisation, ihr eigenes QMS aufzubauen und andere Managementsysteme wie z. B. Arbeitsschutz-, Finanz-, Risiko-, Fehler- und Umweltmanagement zu integrieren. Seit der DIN EN ISO 9001:2015 sind die Erstellung eines Qualitätsmanagementhand-

6

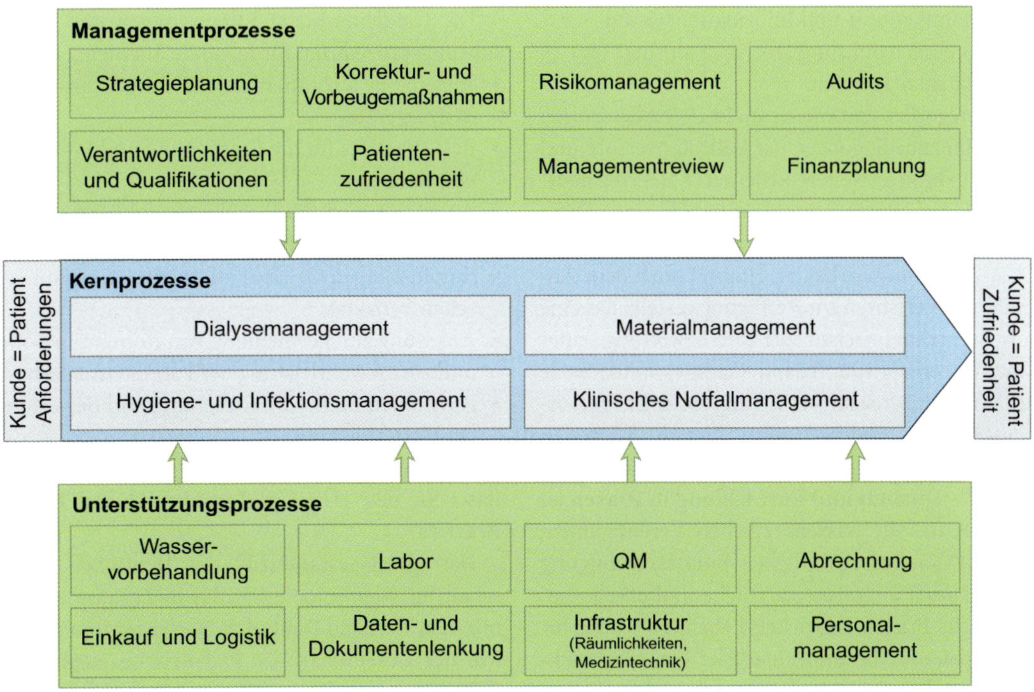

Abb. 6.69 Beispielhafte Prozesslandschaft eines Dialysezentrums [L138]

buchs (QMH) und die Ernennung eines Qualitätsmanagementbeauftragten (QMB) nicht mehr zwingend gefordert. Der Betreiber einer Dialyseeinrichtung ist verantwortlich für den Aufbau und die Aufrechterhaltung eines QMS und muss sicherstellen, dass er dazu personelle Ressourcen bereithält und ausreichend qualifiziert.

Weitere QM-Systeme

Um Qualität für alle Beteiligten im Gesundheitswesen sichtbar und transparent zu machen, hat sich die Etablierung der folgenden weiteren Qualitätsmanagementsysteme ebenfalls als hilfreich erwiesen.

KTQ® – Kooperation für Transparenz und Qualität im Krankenhaus ist ein Selbstbewertungs- und Zertifizierungsverfahren, das speziell von Praktikern aus den Krankenhäusern für den Einsatz in Krankenhäusern entwickelt wurde. Der KTQ®-Katalog gliedert sich in die Kategorien von

- Patientenorientierung,
- Mitarbeiterorientierung,
- Sicherheit – Risikomanagement (vorher: Sicherheit),
- Kommunikations- und Informationswesen,
- Unternehmensführung (vorher: Führung) und
- Qualitätsmanagement.

Diese Kategorien sind wiederum in 19 Subkategorien (z. B. Rahmenbedingungen der Patientenversorgung) aufgeteilt, die in 55 weitere Kriterien (z. B. Erreichbarkeit und Aufnahmeplanung) unterteilt sind. Diese Kriterien sind durch das Unternehmen gemäß dem PDCA-Zyklus zu bearbeiten. Hiermit wird dem Anwender ein Verfahren zur Verfügung gestellt, das eine transparente und nachvollziehbare Bewertung seiner Institution ermöglicht. Adaptiv kann es mittlerweile auch für die Bereiche MVZ (medizinische Versorgungszentren), niedergelassene Praxen, Pflegeeinrichtungen, Rettungsdienste etc. eingesetzt werden.

QEP® – Qualität und Entwicklung in Praxen ist das QMS, das die Kassenärztlichen Vereinigungen (KV) mit der Kassenärztlichen Bundesvereinigung (KBV) speziell für vertragsärztliche und psychotherapeutische Praxen entwickelt haben. Es wurde für den Aufbau und die kontinuierliche Weiterentwicklung des internen QMS konzipiert und orientiert sich an den Kategorien

- Patientenversorgung,
- Patientenrechte und Patientensicherheit,
- Mitarbeiter und Fortbildung,
- Führung und Organisation sowie
- Aufgaben der Qualitätssicherung.

QEP® ist auch ein Instrument der Unternehmensführung. Es dient dazu, Arbeitsabläufe zu optimieren und die Qualität von Produkten und Dienstleistungen zu erhalten und weiterzuentwickeln.

Fachspezifisch unterstützende Normen und Leitlinien

Um die Qualität der Dialysebehandlung und der mitgeltenden Prozesse zu vereinheitlichen und zu gewährleisten, wurden unterstützende Normen und Leitlinien entwickelt, die den aktuell anerkannten Stand der Wissenschaft im Bereich der Dialyse darstellen.

Die **„IEC/TR 62653 – Guideline for safe operation of Medical Devices used for haemodialysis treatments“** wurde speziell für die sichere Anwendung extrakorporaler Nierenersatzverfahren erstellt. Sie bietet die fachspezifische Ergänzung zu den Anforderungen eines QMS.

Die Guideline bietet Erläuterungen und Durchführungsprozeduren für folgende Themen:

- Allgemeine Sicherheitsanforderungen für Hämodialysegeräte
- Best Practices für die Einrichtung und Wartung von Geräten
- Anleitung zur Fehlerbehebung und zur Bewältigung von Notfallsituationen
- Empfehlungen für das Training des medizinischen Personals
- Anleitung zur Vermeidung von Kontaminationen und zur Gewährleistung der Patientensicherheit
- Richtlinien für die Überwachung und Bewertung der Geräteleistung

Die Guideline bildet zusammen mit der ISO 9001 die Basis für das TÜV-Süd-Zertifikat **„Good Dialysis Practice“.**

Der **„Dialysestandard“** der Deutschen Gesellschaft für Nephrologie (DGfN) in Zusammenarbeit mit dem Verband Deutscher Nierenzentren e. V. sowie der Gesellschaft für Pädiatrische Nephrologie (GPN) wurde zuletzt 2020 überarbeitet und veröffentlicht:

„Er fasst Empfehlungen für eine dem Stand des Wissens entsprechende, den Ansprüchen der modernen Medizin und der Wissenschaftlichkeit gerecht werdenden Behandlung von Patienten mit akuten Nierenversagen oder chronischer Niereninsuffizienz … zusammen.“

Gegliedert ist der Dialysestandard gemäß den drei Qualitätsdimensionen. Er definiert

- Anforderungen an das Pflegepersonal, deren Qualifikation sowie an räumliche und technische Voraussetzungen (Strukturqualität)
- Empfehlungen für die Vorbereitung, Methoden, Durchführung von Dialysebehandlungen und der genutzten Geräte und Verbrauchsmaterialien (Prozessqualität)
- Zielwerte für die Dialyseversorgung (Ergebnisqualität)

Zu erwähnen ist außerdem, dass auch der Umgang mit wesentlichen Begleit- und Folgeerkrankungen der terminalen Niereninsuffizienz (z. B. renale Anämie, gestörter Kalzium-/Phosphatstoffwechsel, Infektionen, Diabetes mellitus) sowie die Besonderheiten von Dialysen im Kindes- und Jugendalter näher erläutert werden. Als Ergänzung wurde zusätzlich eine Hygieneleitlinie von den Autoren des Dialysestandards veröffentlicht.

European Renal Best Practice (ERBP) ist das für die Erstellung von Leitlinien zuständige Gremium der European Renal Association – European Dialysis and Transplant Association (ERA-EDTA). Die Mitglieder dieses Gremiums werden durch das ERA-EDTA-Council bestimmt, wobei auf eine geografische Ausgewogenheit zwischen den europäischen Ländern geachtet wird. Neben Nephrologen können z. B. auch Pflegekräfte oder Patienten als Mitglieder ernannt werden, Vertreter der Industrie sind jedoch ausgeschlossen. Mit dem Ziel, die Versorgungs- und Behandlungsqualität dialysepflichtiger Patienten nachhaltig zu verbessern, ist die aktuelle Guideline „Chronic Kidney Disease & Diabetes guideline“ 2022 erschienen.

Zusätzlich wurden weitere zahlreiche themenbezogene Stellungnahmen für verschiedene Bereiche der Nephrologie veröffentlicht.

Die **Kidney Disease Outcomes Quality Initiative (KDOQI™)** der National Kidney Foundation (eine der größten Gesundheitsorganisationen der Vereinigten Staaten) entwickelt Richtlinien für die klinische Praxis zur Verbesserung der Behandlungsergebnisse. Ziel ist es, den Betreiber, den Arzt und der Pflegekraft sowie das Gesundheitsversorgungsteam dabei zu unterstützen, Behandlungsentscheidungen zu treffen. Dabei bietet die KDOQI evidenzbasierte englischsprachige Leitlinien für alle Stadien der chronischen Nierenerkrankung und damit verbundene Komplikationen zu folgenden Themen an:

- Akutes Nierenversagen
- Anämie
- Chronische Nierenerkrankung
- Diabetes
- Ernährung bei chronischer Nierenerkrankung
- Gefäßzugang
- Glomerulonephritis
- Hämodialyse
- Hepatitis C
- Herz-Kreislauf-Erkrankung
- Knochenmetabolismus
- Peritonealdialyse
- Transplantation

Ebenfalls von der National Kidney Foundation wurde die **Kidney Disease Improving Global Outcomes (KDIGO®)** gegründet. Hierbei handelt es sich um eine weltweit tätige gemeinnützige Stiftung, die die Koordination, Zusammenarbeit und Integration von Initiativen zur Entwicklung und Umsetzung nephrologischer Leitlinien fördert. Die KDIGO-Richtlinien wandeln wissenschaftliche Fortschritte in klinische Praxisempfehlungen zu folgenden Themen um:

- Akutes Nierenversagen
- Anämie bei chronischer Nierenerkrankung
- Autosomal dominante polyzystische Nierenerkrankung (ADPKD)
- Bewertung und Management der chronischen Nierenerkrankung
- Blutdruck bei chronischer Nierenerkrankung
- Diabetes und chronische Nierenerkrankung
- Glomerulonephritis (GN)
- Hepatitis C bei chronischer Nierenerkrankung
- Lebendnierenspende
- Lipide bei chronischer Nierenerkrankung
- Organempfänger
- Organspender
- Störungen des Mineral- und Knochenhaushalts bei CKD

Im Vergleich zu den Leitlinien der KDOQI sind die definierten Zielwerte in den Leitlinien der KDIGO meist offener gestaltet (größere Gewichtung auf die Entwicklung und Trends von Messwerten). Die Leitlinien der KDIGO geben somit den Nephrologen mehr Freiheiten, aber auch größere Verantwortungen.

6.13.8 Dialysesachkosten

Die Vergütung von Dialyseleistungen erfolgt auf Basis des einheitlichen Bewertungsmaßstabs (EBM, ➤ Tab. 6.31) auf der Grundlage von § 87 Abs. 1 SGB V zwischen der Kassenärztlichen Bundesvereinigung (KBV) und den Spitzenverbänden der Krankenkassen im Bewertungsausschuss nach § 87 Abs. 3 SGB V vereinbarten Abrechnungsgrundlage der ärztlichen Leistungen für Kassenpatienten. Die Dialysesachkosten wurden zum 1. Januar 2024 entsprechend der Orientierungswert-(OW-)Steigerung angehoben.

Die Preise für die Kostenpauschalen nach den Gebührenordnungspositionen (GOP) 40823 und 40824 werden nach der Anzahl der Dialysewochen der Betriebsstätte/Nebenbetriebsstätte im abgerechneten Quartal in vier Preisstufen unterteilt (➤ Tab. 6.32). Hierbei wird eine Dialysewoche definiert als eine abgerechnete Kostenpauschale nach GOP 40823 oder als drei abgerechnete Kostenpauschalen nach GOP 40824. Zusätzliche Zuschläge zu den Kostenpauschalen richten sich nach Alter und Infektionsprävention bei der durchgeführten Dialysebehandlung.

Darüber hinaus hat der Bewertungsausschuss (BA) festgelegt, dass auch für das Jahr 2025 die An-

Tab. 6.31 Übersicht Wochenpauschalen gemäß EBM[1] (Stand: Januar 2024)

Abrechnungsziffer EBM		Preisstufe I [EUR]	Preisstufe II [EUR]	Preisstufe III [EUR]	Preisstufe IV [EUR]	Bewertung [EUR]
40823	Kostenpauschale für Sachkosten bei Durchführung von Hämodialysen als Zentrums- bzw. Praxisdialyse oder zentralisierte Heimdialyse, einschl. Sonderverfahren (z. B. Hämofiltration, Hämodiafiltration), bei Versicherten ab dem vollendeten 18. Lj. mit einer dialysepflichtigen Nierenerkrankung, je Behandlungswoche	514,59	493,94	442,25	421,59	
40824	Kostenpauschale für Sachkosten bei Durchführung von Hämodialysen als Zentrums- bzw. Praxisdialyse oder zentralisierte Heimdialyse, einschl. Sonderverfahren (z. B. Hämofiltration, Hämodiafiltration), bei Versicherten ab dem vollendeten 18. Lj. mit einer dialysepflichtigen Nierenerkrankung bei Dialysen am Wohnort, die nicht mind. dreimal in der Behandlungswoche durchgeführt werden können, je durchgeführter Dialyse, höchstens zweimal in der Kalenderwoche	171,50	164,61	147,45	140,57	
40828	[...] bei einer Feriendialyse während des Ferienaufenthaltes am Ferienort, bei Dialyse wegen beruflich oder sonstiger Abwesenheit vom Wohnort je durchgeführter Dialyse, höchstens zweimal in der Kalenderwoche					185,05

[1] Die Tabelle erhebt keinen Anspruch auf Vollständigkeit

Tab. 6.32 Preise für die Kostenpauschalen nach den GOP 40823 und GOP 40824

Preisstufe I	Nicht mehr als 650 Dialysewochen
Preisstufe II	651–1300 Dialysewochen
Preisstufe III	1301–1950 Dialysewochen
Preisstufe IV	Mindestens 1951 Dialysewochen

passung des OW auf nichtärztliche Dialyseleistungen angewendet wird. Dabei wird der BA mit Wirkung zum 1. Januar 2025 einen Beschluss fassen, in dem Struktur, Systematik und Bewertung der Kostenpauschalen des Abschnitts 40.14 EBM weiterentwickelt werden mit dem Ziel der Gewährleistung der Sicherstellung und Aufrechterhaltung der wohnortnahen Versorgung.

Mit Wirkung ab dem 1. Januar 2026 wird der BA ein Verfahren für die dauerhafte Überprüfung und Weiterentwicklung der Kostenpauschalen des Abschnitts 40.14 EBM beschließen, um die spezifischen Belange im Bereich der nichtärztlichen Dialyseleistungen passgenau zu vergüten.

6.13.9 Rili-BÄK

Jede Dialyseeinrichtung, die laboratoriumsmedizinische Untersuchungen durchführt, sollte sich mit dieser Richtlinie intensiv auseinandersetzen. Rili-BÄK ist die einfache Abkürzung für „Richtlinie der Bundesärztekammer zur Qualitätssicherung laboratoriumsmedizinischer Untersuchungen".

In § 9 der Medizinprodukte Betreiberverordnung (MPBetreibV) steht hierzu:

„Wer laboratoriumsmedizinische Untersuchungen durchführt, hat vor Aufnahme dieser Tätigkeit ein Qualitätssicherungssystem nach dem Stand der medizinischen Wissenschaft und Technik zur Aufrechterhaltung der erforderlichen Qualität, Sicherheit und Leistung bei der Anwendung von In-vitro-Diagnostika sowie zur Sicherstellung der Zuverlässigkeit der damit erzielten Ergebnisse einzurichten.

Eine ordnungsgemäße Qualitätssicherung … wird vermutet, wenn Teil A der Richtlinie der Bundesärztekammer zur Qualitätssicherung laboratoriumsmedizinischer Untersuchungen (Deutsches Ärzteblatt, Jg. 111, Heft 38 vom 19. September 2014, S. A 1583) beachtet wird."

Dies gilt z. B. für Blutgasanalysegeräte, Blutzuckermessgeräte, Geräte zur Bestimmung des Hb oder Hkt oder von Elektrolyten etc.

MERKE

Die Rili-BÄK umfasst als Qualitätssicherungssystem die verschiedenen diagnostischen Prozesse von der Präanalytik bis hin zur Postanalytik. Ziel ist die Verbesserung der Diagnostik.

Falls quantitative Untersuchungen nach Teil B (Tabelle B1a–c) in der jeweiligen Institution durchgeführt werden, sind folgende Prozesse zu implementieren:

- Die Einführung eines QMS ist notwendig.
- Die Forderungen nach Teil A, Punkte 4–8 der Rili-BÄK sind zu erfüllen und schriftlich zu dokumentieren. Diese betreffen die Bereiche: Struktur, Personal, Räume, Ausrüstung, Präanalytik, Analytik, Postanalytik, QM-Handbuch, Lenkung von Dokumenten, Kundenreklamationen, fehlerhafte Ergebnisse, interne und externe Qualitätssicherung.
- Ist ein QMS bereits implementiert und beinhaltet dieses Handbuch die wesentlichen Abschnitte der Rili-BÄK, ist kein gesondertes QM-Handbuch notwendig.
- Qualitätskontrolle: Im Punkt B1 sind die Mindestanforderungen zur Sicherung der Qualität aufgeführt.

Der Umfang der internen und externen Qualitätssicherung

Intern:

- Die Verwendung von Kontrollmaterial mit definiertem Zielwert in zwei unterschiedlichen Konzentrationen.
- An Tagen mit Patientenprobenmessungen mindestens 2 Kontrollproben-Einzelmessungen.
- Die Bewertung der Ergebnisse nach Tabelle B1/Spalte 3 unter Berücksichtigung der festgelegten Fehlergrenzen je nach eingesetztem Untersuchungsmaterial (Serum, Plasma, Vollblut).
- Die Auswertung (Validierung) aller ermittelten Kontrolleinzelwerte (mind. 15) am Monatsende oder spätestens nach 3 Monaten.

- Bei der Überschreitung der vorgegebenen Werte in Spalte 3 sofortige Sperrung des Verfahrens.
- Die Dokumentation der Ergebnisse und durchgeführten Maßnahmen.
- Zusätzliche Kontrollmessungen sind notwendig nach: Neustart des Geräts, Kalibration, Wartung, Reparaturen oder nach Wechsel der Reagenzcharge.

Extern

- Die Teilnahme an einem externen Ringversuch für die in Tabelle B1a–c aufgeführten Analyte einmal pro Quartal ist Pflicht.
- Eine Ausnahme besteht hier im Bereich der patientennahen Sofortdiagnostik mit Unit-Use-Reagenzien. Dabei handelt es sich um Laboruntersuchungen, die nicht in einem Zentrallabor, sondern direkt am Patienten, z. B. in der Dialyse, in der Praxis oder in einer Ambulanz durchgeführt werden. Die Untersuchungen erfolgen mittels einfacher Messsysteme und liefern ein schnelles Ergebnis.
- Besondere Bedeutung haben Unit-Use-Reagenzien in der Dialyse, Anästhesie, Intensiv- und Notfallmedizin, da hier die rasche Verfügbarkeit von validierten Messergebnissen und damit die schnelle adäquate und zielgerichtete Behandlung des Patienten besonders wichtig sind. Mit den verschiedenen Verfahren können z. B. Blutglukose, Elektrolyte, Blutgerinnung etc. bestimmt werden.

Grundsätzlich gelten alle vorgenannten Anforderungen der internen und externen Qualitätssicherung. Die Ausnahmen gelten für die Verwendung von Unit-Use-Reagenzien (Reagenzien, die für Einzelbestimmungen portioniert sind und mit einer Untersuchung aufgebraucht sind). Hier gelten dann die folgenden Anforderungen:

- Die Qualitätskontrolle erfolgt nach den Herstellerangaben und beinhaltet die Dokumentation der Ergebnisse.
- Bei Geräten mit benutzertäglicher Anwendung, die über integrierte Prüfverfahren (elektronisch-physikalische Standards) verfügen, ist eine wöchentliche Kontrollproben-Einzelmessung ausreichend.
- Bei Geräten ohne integriertes Prüfverfahren (elektronisch-physikalische Standards) müssen an Tagen mit Patientenprobenmessungen mind. zwei Kontrollproben analysiert, dokumentiert und validiert werden.
- Zusätzliche Kontrollmessungen sind notwendig nach: Neustart des Geräts, Kalibration, Wartung, Reparaturen oder nach Wechsel der Reagenzcharge.
- Die Teilnahme an externen Ringversuchen entfällt.

MERKE

Die Messungen sowie die Dokumentation sind für jedes in der Einrichtung vorhandene Gerät vorzunehmen.

KAPITEL

7 Blutreinigungsverfahren im Einzelnen

Gerd Breuch, Benno Kitsche, Michael Nebel, Jürgen Tönges

7.1 Hämodialyse (HD)

Gerd Breuch

MERKE

Die Hämodialyse ist ein effektives Nierenersatztherapieverfahren. Hierbei werden Urämietoxine zur Entgiftung primär durch das physikalische Prinzip der Diffusion aus dem Blut entfernt. Um überschüssige Flüssigkeit zu entziehen, wird das Prinzip der Ultrafiltration angewendet. Die Konvektion spielt als Begleiterscheinung der Ultrafiltration eine untergeordnete Rolle.

7.1.1 Prinzip der Hämodialyse

Zu den Begriffen Diffusion, (Ultra-)Filtration und Konvektion ➤ Kap. 6.3.

Die Hämodialyse ist das am weitesten verbreitete künstliche Blutreinigungsverfahren, das bei Niereninsuffizienz zum Ersatz der Entgiftungs- und Ausscheidungsfunktion eingesetzt wird.

Um diese Ziele zu erreichen, lässt man das Blut auf der einen und die Dialysierlösung auf der anderen Seite an einer semipermeablen Membran entlang fließen. Der primär wirksame Transportmechanismus bei der Hämodialyse ist die selektive Diffusion. Die Porengröße der semipermeablen Membran entscheidet darüber (selektiert), welche Moleküle aus dem Blut in die Dialysierlösung und umgekehrt diffundieren können.

Die Membran ist für Wasser, kleinere und mittlere Moleküle durchlässig. Blutzellen und größere Moleküle, z. B. Proteine, können die Membran nicht passieren. Die Transportrate einer Substanz hängt bei der Hämodialyse unter anderem vom Konzentrationsgefälle (Konzentrationsgradienten) zwischen Blut und Dialysierlösung sowie von der Größe der Moleküle (Maßeinheit: Dalton) ab. Der Konzentrationsgradient wiederum wird z. B. von der Flussrichtung des Bluts und der Zusammensetzung der Dialysierflüssigkeit bestimmt. Man unterscheidet zwischen Gegenstrom (➤ Kap. 6.5.2, ➤ Abb. 6.37) und Gleichstrom (➤ Kap. 6.5.2, ➤ Abb. 6.38).

MERKE

Gegenstrom

Beim Gegenstromprinzip fließen Blut und Dialysierlösung im Dialysator in entgegengesetzte Richtungen. Das hat den Vorteil, dass an jeder Stelle des Dialysators ein Konzentrationsunterschied zwischen Blut und Dialysierlösung besteht. Sogar am Dialysateingang (Blutausgang), an dem die Konzentration harnpflichtiger Substanzen nach Dialysatorpassage im Blut nur noch sehr gering ist, findet noch ein diffusiver Stofftransport aus dem Blut in die Dialysierlösung statt. Denn die Konzentration an harnpflichtigen Substanzen in der Dialysierlösung ist an dieser Stelle nicht gleich 0. Umgekehrt ist am Dialysatausgang (Bluteingang) die Konzentration harnpflichtiger Substanzen in der Dialysierlösung aufgrund der Dialysatorpassage zwar recht hoch, doch an dieser Stelle ist die Konzentration im Blut noch höher, da das Blut noch nicht dialysiert ist. So findet auch hier ein diffusiver Stofftransport statt. Das Gegenstromprinzip erhöht die Diffusionsleistung im Dialysator und beschleunigt somit die Elimination dialysabler harnpflichtiger Substanzen aus dem Blut und die Aufnahme physiologisch wichtiger Substanzen, z. B. der Puffersubstanz Bikarbonat, aus der Dialysierlösung ins Blut.

Gleichstrom

Wenn Blut und Dialysierlösung in der gleichen Richtung an der Dialysemembran vorbeiströmen, spricht man von Gleichstrom. An der Eintrittsstelle in den Dialysator herrscht ein maximaler Konzentrationsunterschied für harnpflichtige Substanzen. An dieser Stelle ist das Blut noch nicht dialysiert und die Dialysierlösung enthält noch keine harnpflichtigen Substanzen. Im Verlauf der Dialysatorpassage wird dieser Konzentrationsunterschied abgebaut. Nach etwa ⅔ der Dialysatorpassage kommt es zu einem Konzentrationsausgleich zwischen Blut und Dialysat. Daher findet im verbleibenden letzten Drittel des Dialysators kein diffusiver Stofftransport mehr statt. Das Gleichstromprinzip wird nur dann angewandt, wenn man die Effektivität der Dialyse bewusst herabsetzen will, z. B. wenn ein Patient mit hohen Harnstoffwerten zur Erstdialyse kommt.

Heute werden Patienten deutlich früher der Erstdialyse zugeführt, sodass diese hohen Werte zu Beginn einer Dialysetherapie eher selten auftreten.
Als „Faustformel" kann gelten: **Gleichstrom reduziert die Effektivität auf ca. 50 %.**

Darüber hinaus wird die Diffusionsrate einer Substanz von der Molekülgröße und dem Diffusionswiderstand der Membran beeinflusst. Die **Konvektion** hingegen spielt als Transportmechanismus bei der Hämodialyse eine nur sehr untergeordnete Rolle. Sie kommt lediglich als Begleiterscheinung der Ultrafiltration durch das Mitreißen von gelösten Substanzen mit dem Lösungsmittel Wasser zum Tragen. Um dem Patienten überschüssige Flüssigkeit während der Behandlung zu entziehen, wird das Prinzip der **Ultrafiltration** angewandt. Ultrafiltration ist das Ergebnis der Druckdifferenz zwischen dem Überdruck auf der Blutseite und dem Unterdruck auf der Dialysatseite.

Absolute Indikationen, die einen unverzüglichen Behandlungsbeginn mit einer Nierenersatztherapie (Hämodialyse, Hämofiltration, Hämodiafiltration, Peritonealdialyse) bei terminaler Niereninsuffizienz notwendig machen, sind (➤ Kap. 2.2):

- Urämische Perikarditis
- Therapierefraktäre Hypertonie
- Hypervolämie mit Lungenödem und/oder peripheren Ödemen, die mit Diuretika nicht mehr zu behandeln sind
- Metabolische Azidose
- Hyperkaliämie
- Progrediente, urämische, zentrale (Enzephalopathie) oder periphere Neuropathie mit Verwirrung, Myoklonien, Flattertremor, Krampfanfällen
- Urämisch bedingte Übelkeit und Erbrechen
- Urämisch bedingte hämorrhagische Diathese
- Urämische Gastroenteritis

Darüber hinaus gibt es keine festen Regeln, ab wann mit der Behandlung begonnen werden muss. Das subjektive Befinden des Patienten ist immer wichtiger als Laborwerte. Einige Patienten leben auch bei einer Kreatinin-Clearance von 10 ml/min (Kreatinin-Clearance beträgt beim nierengesunden Erwachsenen > 80 ml/min) ohne Dialysebehandlung bei gutem klinischem Zustand. Andere entwickeln bei diesem Wert urämiebedingte Symptome wie Leistungsschwäche, Inappetenz, Übelkeit und Erbrechen sowie Gewichtsverlust durch Katabolismus.

7.1.2 Durchführung

Vorbereitung des Dialysegeräts

Wasseraufbereitung ➤ Kap. 6.4, *Aufbau von Dialysegeräten* ➤ Kap. 6.6, *Dialysatoren* ➤ Kap. 6.5.

Im ersten Schritt wird das Material für den Aufbau des Dialysegeräts gerichtet. Hierbei gilt der Stationsstandard, der von diesen Angaben abweichen kann:

- 1000 ml isotonische Kochsalzlösung (beachten Sie die Angaben zur Spülmenge des verwendeten Dialysators). Dieser Schritt entfällt bei HDF-Online-Geräten oder HD-Geräten, die ultrareine Dialysierlösung zur Vorbereitung des extrakorporalen Systems anbieten (Nikkiso EXA ES, Nipro Surdial X), da zum Spülen die Dialysierlösung verwendet werden kann.
- Ausreichende Anzahl an Schlauchklemmen.
- Blutschlauchsystem, Blutkassettensystem.
- Dialysator.
- Heparinspritze.
- Dialysekonzentrate (Säure im Kanister oder über die zentrale Konzentratversorgung; Bikarbonat als Kartusche oder im Kanister).

Vor dem Einschalten und vor dem eigentlichen Aufbau des Geräts überprüfen die Pflegenden, ob das Gerät mit allen zentralen Anschlüssen korrekt verbunden ist: Strom, Potenzialausgleichskabel, Permeat, Abfluss, zentrale Konzentratversorgung und serielle Schnittstelle bei Online-Datenübertragung.

Desinfektionscheck

Die Pflegenden stellen sicher, dass der wasserführende Teil des Dialysegeräts (Dialysatseite, umgangssprachlich auch „Wasserseite" genannt) vor jeder Behandlung nach Herstellerangaben desinfiziert wird. Nach Beendigung der Zwangsspülphase wird das Gerät mit geeigneten Teststreifen oder Testlösungen auf Desinfektionsmittelrückstände überprüft. Die Desinfektionsmittelfreiheit wird unter Angabe der Gerätenummer im Dialyseprotokoll dokumentiert. Anschließend kann das Dialysegerät weiter vorbereitet werden.

Die am häufigsten verwendeten Testmethoden sind:

- **pH-Streifen:** bei säurehaltigen Desinfektionsmittel und Bleichen möglich, daher häufig verwendet.

- **Peressigsäure-Streifen für den Nachweis von Peressigsäure:** können Konzentrationen im ppm-Bereich anzeigen. Falls zur Routinedesinfektion Peressigsäure eingesetzt wird oder ein Gerätesystem mit Desinfektionsmittel konserviert werden muss, ist ein Rückstandstest zwingend erforderlich, spätestens vor Patientenanschluss. Nicht korrekt ausgespülte Peressigsäure kann eine Hämolyse, ein Kreislauf- und ein Leberversagen induzieren. Ob durch geringe Peressigsäurekonzentrationen auch eine Antikörperbildung verursacht wird, kann nicht bestätigt, letztendlich aber auch nicht verneint werden.
- **Kaliumjodid-Teststreifen:** häufigster Indikator. Diese Streifen lassen sich bei Bleichen und Säuren als Rückstandsindikator einsetzen und zeigen zuverlässig die Konzentrationen durch eine Verfärbung an (rot: Säure; blau: Bleiche).

Desinfektionscheck bei citrothermischer Desinfektion

Die citrothermische Desinfektion gewährleistet eine optimale Entkalkung und eine umweltverträgliche, sichere Desinfektion bei geringer Belastung für die Pflegenden. Hierbei werden je nach Gerätehersteller 30–150 ml Zitronensäurelösung in den Wasserkreislauf angesaugt. Dort zirkuliert die Lösung bei ca. 85 °C etwa 20 min lang. In der täglichen Praxis wird immer wieder diskutiert, ob die Desinfektionsmittelfreiheit nach einer Desinfektion mit Zitronensäure überprüft werden muss. Dazu ist Folgendes zu sagen: Das Gefährdungspotenzial der Zitronensäure wird als gering eingestuft. Zitronensäure (Acidum citricum) kommt auch im menschlichen Stoffwechsel vor (im Intermediärstoffwechsel – Krebszyklus). Eine Passionsfrucht hat ebenfalls einen Zitrussäure-Anteil von ca. 3 %! Der entscheidende Faktor ist die Restmenge nach einer Desinfektion. Insofern ergeben sich die Fragen:

- Besteht die Möglichkeit, dass eine Restmenge zum Patienten gelangen kann?
- Ist diese Restmenge für den Patienten gefährlich?

Während der Desinfektion geht die Zitronensäure mit der im Gerät verbliebenen Restmenge an Osmosewasser eine sog. „Protolyse" ein.

Die **Protolyse** vereinfacht dargestellt: Wasser (H_2O) nimmt aus der Säure ein Wasserstoffmolekül (H^+) auf. Dabei entstehen Hydroxidionen (H_3O^+) und ein Säurerest, der Einfachheit halber „R" genannt.

Diese Protolyse erzeugt nun eine Leitfähigkeit, die messbar ist. Das Ausmaß der Protolyse gibt Auskunft über die Stärke der Säure. Diese ist bei der Zitronensäure analog zur Stärke der Essigsäure und liegt im mittleren Bereich.

Nach der Desinfektion erfolgen eine Ausspülung der Zitronensäure und dabei eine kontinuierliche Reduktion der Konzentration. Daran schließt sich die Zubereitung des Dialysats an. Falls jetzt noch Zitronensäurereste vorhanden sind, geschehen zwei Dinge:

- Die Base Natriumbikarbonat neutralisiert die Zitronensäure durch die Aufnahme eines H^+-Atoms, dabei entsteht zusätzlich Kohlendioxid (CO_2).
- Die Zitronensäure reagiert mit dem Alkalimetall Natrium im Dialysat und bildet dadurch das Salz der Zitronensäure. Dieses Salz, das als Zitrat bekannt ist, wird auch zur Antikoagulation verwendet.

Zusammenfassend kann man festhalten:

- Aufgrund der festgelegten Abläufe des Desinfektionsprogramms mit automatischer Freispülung,
- der protolytischen Fähigkeit der Zitronensäure sowie
- der chemischen Reaktionen im theoretischen Fall einer Restmenge an Zitronensäure

ist eine Gefährdung des Patienten nicht anzunehmen. Aus diesem Grund gehen viele Firmen dazu über, einen Rückstandstest nach der Desinfektion mit Zitronensäure nicht mehr einzufordern.

Halten Sie sich aber an die in der Bedienungsanleitung Ihres Dialysegeräts vorgeschriebene Vorgehensweise. Ein Test auf Desinfektionsmittelfreiheit erfolgt am Abwasserschlauch bzw. an der vom Hersteller empfohlenen Stelle.

Gerätecheck

Vor jeder Behandlung wird die Funktionstüchtigkeit des Dialysegeräts überprüft. Alle aktuell eingesetzten Dialysegeräte führen einen **Selbsttest** durch. Im Selbsttest werden die Funktionen der Elektronik, der Software und der Mechanik vom Gerät selbst nach einem festen Programm überprüft.

Trotz Selbsttest ist eine weitere Überprüfung des Dialysegeräts durch die Pflegenden unabdingbar. Hier stehen vor allem die visuelle Kontrolle der fehlerfreien Funktion aller äußerlich angebrachten mechanischen Teile sowie die Überprüfung auf eventuelle Undichtigkeiten des Dialysatsystems im Vordergrund. Diese machen sich zumeist durch Flüssigkeitsansammlungen unterhalb des Dialysegeräts bemerkbar.

Aufbau und Spülen des Blutschlauchsystems

Nach der Überprüfung der Desinfektionsmittelfreiheit, dem Anschluss der angeordneten Dialysekonzentrate und der Aktivierung des Gerätechecks wird das **extrakorporale System** für die Hämodialyse aufgebaut. Es besteht aus venösem und arteriellem Blutschlauchsystem sowie dem Dialysator (alles zusammen auch „Blutseite" genannt, ➤ Abb. 7.1, ➤ Abb. 7.2). Hierbei ist auf einen **geordneten Aufbau** und die Wahrung der **Sterilität** zu achten. Wenn das arterielle und venöse System korrekt in alle Schlauchhalterungen und Pumpen eingelegt und mit dem Dialysator, der Spüllösung (500–1000 ml NaCl 0,9 %) und einem Auffangbeutel oder einem Abflussport am Dialysegerät konnektiert sind, kann mit dem Füllen und Spülen des extrakorporalen Systems begonnen werden. Die Gesamtspülmenge hängt von der in der Produktbeilage des Dialysators definierten Spülmenge ab.

- Die Blutpumpengeschwindigkeit beim Füllen des Systems wird auf 100–150 ml/min eingestellt. Moderne Dialysegeräte verfügen über sog. Füllprogramme, bei denen die Flüssigkeitsmenge (NaCl 0,9 %) und die Blutpumpengeschwindigkeit im Set-up festgelegt werden können. Einige Geräte sind in der Lage, im Rahmen des Vorfüllens die Blutpumpengeschwindigkeit automatisch zu variieren (100–400 ml/min), um eine

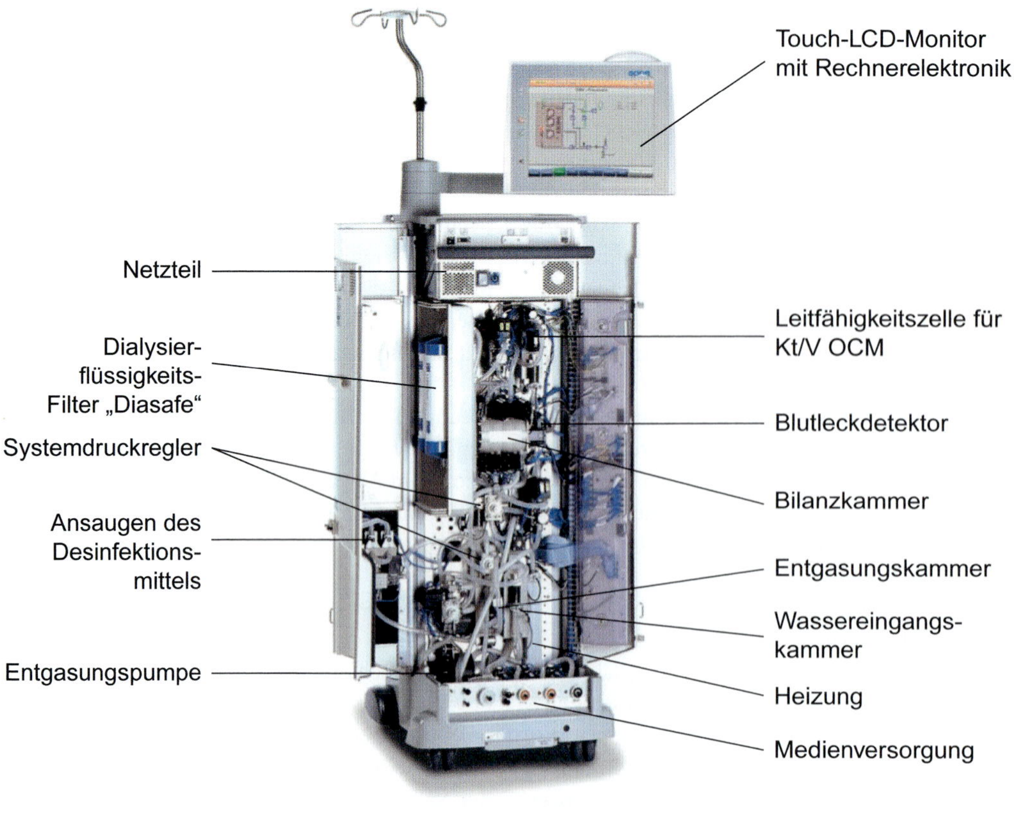

Abb. 7.1 Innenleben des Dialysegeräts 5008 CorDiax der Firma Fresenius [U222-1]

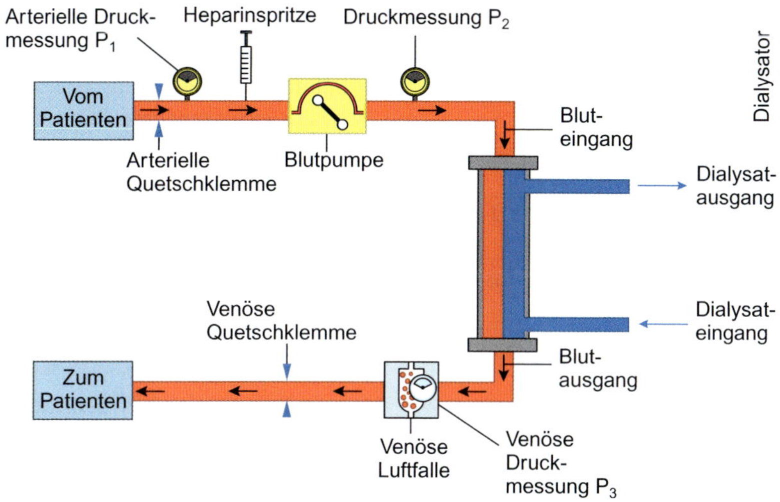

Abb. 7.2 Extrakorporaler Blutkreislauf bei der Hämodialyse [L107, L138]

optimale Entlüftung der Blutseite des Dialysators während des Vorfüllens zu gewährleisten.

- Auf eine ausreichende Füllung der einzelnen Luftfallen (Blasenfänger) achten.
- Den Dialysator bei der Füllung so fixieren, dass der Fluss der Spüllösung von unten nach oben erfolgt. Dadurch wird die Luft im Dialysator nahezu vollständig nach oben verdrängt.
- Den Dialysator leicht gegen den Handballen klopfen, um Mikroschaum oder restliche Luft zu entfernen.
- Nachdem das extrakorporale System mit der entsprechenden Menge NaCl-Lösung oder Dialysierlösung gespült wurde, kann das System entweder kurzgeschlossen werden und bei einer Blutpumpengeschwindigkeit von 100–200 ml/min zirkulieren oder die Blutpumpe stoppt bis zum Anlegen des Patienten.

Der Selbsttest des Geräts ist abgeschlossen und spätestens jetzt können die Dialysatkupplungen unter Wahrung des Gegenstromprinzips an den Dialysator angeschlossen werden.

Das neue Dialysegerät Fresenius 6008 erlaubt den Anschluss der Dialysatorkupplungen schon unmittelbar nach dem Aufbau des extrakorporalen Systems.

Eingabe aller Behandlungsdaten

Um einen ruhigen und reibungslosen Ablauf bei Behandlungsbeginn zu gewährleisten, empfiehlt es sich, noch vor der Shuntpunktion alle Behandlungsdaten am Gerät zu programmieren. Diese werden unterschieden in dialysat- und blutbezogene Behandlungsdaten sowie Daten zur Antikoagulation. Moderne Dialysegeräte (Fresenius 5008/6008, Nipro Surdial™-X) verfügen heute über die Möglichkeit, die Behandlungsdaten über **Patientenkarten** und einen im Gerät integrierten **Chipkartenleser** oder über eine **bidirektionale Datenverbindung zu einer Datenbank** zu laden.

Dialysatbezogene Behandlungsdaten

- Dialysatfluss
- Dialysattemperatur
- Natriumgehalt im Dialysat (Gesamtleitfähigkeit)
- Bikarbonat-Gehalt im Dialysat (Bikarbonat-Leitfähigkeit)
- Eventuelles Natriumprofil

Blutbezogene Behandlungsdaten

- Behandlungszeit
- Gesamtultrafiltrationsmenge (Eingabe erfolgt kurz vor der Shuntpunktion!)
- Eventuell Ultrafiltrationsprofil

- Eventuell Parameter von Biofeedbacksystemen (z. B. Blutvolumenmessung) sowie der Messung bzw. Kalkulation des Kt/V

Daten zur Antikoagulation

- Höhe der Initialdosis als Bolusgabe bei HD-Beginn
- Antikoagulation pro Stunde
- Effektive Antikoagulationszeit oder Perfusorstopp in Minuten vor HD-Ende

Vorbereitung des Patienten

Die betreuende Pflegekraft nimmt den Patienten in Empfang und führt eine kurze **Anamnese** durch, bei der das aktuelle Befinden und Besonderheiten im dialysefreien Intervall erfragt werden. Bestehen Zweifel, ob der Patient dialysefähig ist, wird der Arzt informiert.

Die Kurzanamnese durch die Pflegenden ist besonders wichtig bei Erst- und Urlaubsdialysen. Hier wird auf jeden Fall noch einmal eingehend nach Besonderheiten gefragt, z. B. nach Allergien, Blutdruckverhalten, Erkrankungen wie Diabetes mellitus oder Herzerkrankungen sowie nach Muskelkrämpfen.

7

Weitere Schritte:

- **Aktuelles Gewicht feststellen:** Der Patient sollte beim Wiegen stets gleich schwere Kleidung tragen und entweder immer mit oder immer ohne Schuhe gewogen werden.
- **Patienten bequem lagern:** Die Kleidung des Patienten sollte locker und angenehm sitzen. Der Shuntarm darf nicht eingeschnürt sein und sollte auf einer festen Unterlage liegen.
- **Vitalzeichen kontrollieren:** Der Blutdruck wird gemessen und die Pulsfrequenz gezählt. Herzrhythmusstörungen können ein Zeichen der Hyperkaliämie sein, insbesondere nach einem langen dialysefreien Intervall.
- **Laborkontrollen vorbereiten:** Es wird noch einmal überprüft, ob für regelmäßig durchzuführende Laborkontrollen vor HD wie z. B. Kalium, Natrium, Blutzucker (v. a. bei Diabetikern) oder Blutgasanalyse die entsprechenden Blutabnahmeröhrchen bereitliegen.
- **Patienten auf Überwässerungszeichen kontrollieren:** Der Patient wird auf das Vorliegen von Ödemen an Knöcheln, Gesicht, Kreuzbein (bei bettlägerigen Patienten) und auf Anzeichen von Luftnot (Überwässerung der Lunge) untersucht. Aus Gewichtszunahme, Blutdruck und Allgemeinbefinden wird das Maß der bei der Dialyse notwendigen Ultrafiltration bestimmt.

Anschluss des Patienten und Start der Behandlung

Beim Anlegen informieren die Pflegenden den Patienten über die einzelnen Schritte. Dabei dürfen sie sich nicht vom konzentrierten Arbeiten ablenken lassen.

MERKE
Vor der Shuntpunktion und dem Anlegen überprüfen die Pflegenden noch einmal, ob die Gerätevorbereitung und das vorbereitete Punktionsmaterial mit den Anordnungen im Dialyseregime übereinstimmen.

Dann erfolgt die Einstellung der **Ultrafiltrationsmenge.**

Die stündliche Ultrafiltrationsrate errechnet das Gerät automatisch aus den Faktoren Dialysezeit, Ultrafiltrationsmenge und ggf. UF-Profil. Sollte die Ultrafiltrationsmenge patientenindividuell oder zentrumsintern definierte Grenzen überschreiten, müssen der behandelnde Arzt informiert und die Behandlungszeit ggf. verlängert werden.

Shuntpunktion

Gefäßzugänge ➤ Kap. 6.2

Vor einer geplanten Shuntpunktion

- informieren sich die Pflegenden im Verlaufsbericht über Punktionskomplikationen bei den letzten Dialysen,
- werden Mundschutz und Handschuhe angelegt,
- wird der Shunt durch Palpation oder Auskultation inspiziert,
- wird der Shunt großzügig unter Beachtung der individuellen Einwirkzeiten des Hautdesinfektionsmittels desinfiziert.

Nun kann bei Vorliegen eines funktionsfähigen Shunts die Shuntpunktion durchgeführt werden. Um den Rücken zu schonen, ist es sinnvoll, dabei einen Rollhocker zu benutzen. Die Punktion erfolgt mit Ruhe, Zeit und unter guter Beleuchtung.

Ausführliche Beschreibung der korrekten Shuntpunktion ➤ Kap. 6.2.2

Anschluss des Patienten an das Blutschlauchsystem („Anlegen")

Nach erfolgreicher Shuntpunktion, werden die Punktionsnadeln mittels Pflaster sicher fixiert (➤ Kap. 6.2.2, ➤ Abb. 6.7). Die korrekte Lage im Shunt wird mithilfe einer Spritze mit NaCl-Lösung überprüft. Zum Vorgehen bei Punktion eines **Demers-Katheters** ➤ Kap. 6.2.6.

Der Anschluss des Patienten erfolgt als sog. **„Anlegen mit Aderlass" oder „geschlossenes Anlegen" (isovolämisches Anlegen).**

Anlegen mit Aderlass: Das Füllvolumen von Blutschlauchsystemen und Dialysator beträgt zusammen 200–250 ml. Dieses Volumen wird dem Patienten bei dieser Art des Anlegens für die Dauer der Dialysebehandlung entzogen. Zu Beginn läuft sein Blut ins extrakorporale System ein, die durch das Blut aus dem Schlauchsystem verdrängte Kochsalzlösung wird jedoch verworfen. Die anfängliche Gabe und der spätere Entzug von zusätzlicher Flüssigkeit werden somit vermieden. Diese Methode ist aber nur für kreislaufstabile Patienten geeignet:

- Initialdosis Heparin in die venöse Nadel injizieren (bei Spritzenapplikation).
- Erneuten optischen Gerätecheck durchführen.
- Arterielles Schlauchsystem an die arterielle Nadel anschließen. Der Patient hält das Schlauchsystem, wenn möglich, bis zur endgültigen Fixierung mittels Pflasterstreifen fest.
- Blutpumpe mit 100 ml/min starten.
- Dialysator so drehen, dass das Blut von unten nach oben steigt, damit vorhandene Restluft auf der Blutseite verdrängt werden kann.
- Schlauchsystem unter Sichtkontrolle maximal zum Pumpenstopp nach Bluterkennungsalarm mit Blut füllen, dann das venöse Schlauchsystem zugfrei mit der venösen Nadel konnektieren.

Geschlossenes Anlegen (isovolämisches Anlegen): Vor allem bei **kreislaufinstabilen Patienten** können das arterielle und das venöse System direkt nacheinander an die jeweiligen Nadeln angeschlossen werden = **„geschlossenes Anlegen"** (isovolämisches Anlegen) oder Anlegen ohne Aderlass. Immer mehr Zentren gehen dazu über, die Patienten generell isovolämisch anzulegen. Hierbei ist zu bedenken, dass die im extrakorporalen System vorhandene Flüssigkeit (ca. 200–250 ml NaCl 0,9 %) zur Gesamtultrafiltrationsmenge hinzugerechnet werden muss. Die Dialysegeräte Nipro Surdial™-X und Nikkiso DBB-EXA bieten eine spezielle Funktion zum Anschluss von Patienten an das Dialysegerät an, die eine gleichzeitige Konnektion des arteriellen und venösen Systems ermöglicht, ohne dass es zu einer Infusion der Spüllösung aus dem extrakorporalen System kommt. Mittels der Ultrafiltrationspumpe wird dabei die Spüllösung aus dem extrakorporalen System gesaugt und gleichzeitig das Blut sowohl aus der arteriellen sowie venösen Nadel angesaugt (➤ Kap. 6.6).

Gleich nach dem Anschluss erfolgt die Fixierung des Schlauchsystems ohne Zug mit einem Pflaster an der Hand des Patienten oder am Armkeil. Außerdem wird das System zur Sicherung mit einer Klemme an der Liege oder am Bett des Patienten fixiert.

MERKE

In einem Dialysezentrum sollte eine **einheitliche Fixierung** der Schlauchsysteme gewählt werden, um die optische Kontrolle zu erleichtern; persönliche Wünsche des Patienten sind ebenfalls zu berücksichtigen.

Kontrolle der Geräteeinstellung

Während das Blut im extrakorporalen System zirkuliert, erfolgt nun die Kontrolle der **Geräteeinstellungen.** Folgende Schritte sind dabei zu beachten:

- Heparinpumpe anstellen. Je nach Gerätetyp geschieht dies automatisch (je nach Einstellung im Set-up) nach Bluterkennung.
- Blutpumpengeschwindigkeit einstellen. Wenn es die Shuntverhältnisse erlauben, sollte ein Blutfluss von bis zu 300–350 ml/min angestrebt werden.
- Dialysator drehen: Arterieller Anschluss und Dialysatablauf nach oben, damit in der Dialysierlösung vorhandene Luftblasen entweichen können. Bei einigen Dialysatoren ist das Drehen (wie beschrieben) nicht notwendig (Fresenius).
- Arterielles System am Dialysator fixieren, dabei ein Abknicken vermeiden – Hämolysegefahr!

Start der Dialyse

Die Behandlung kann nun beginnen. Alle eingestellten Parameter werden im Dialyseprotokoll dokumentiert, dabei erfolgt die **Abschlusskontrolle** von:
- UF-Rate, Blutpumpengeschwindigkeit, Alarmgrenzen, Heparinpumpe, Art und Einstellung der Konzentrate, Dialysatfluss und Temperatur.
- Falls möglich und erforderlich werden mit dem Therapiestart auch die Messung bzw. Kalkulation des Kt/V sowie die Biofeedbacksysteme (z. B. Blutvolumen) aktiviert.
- Fixierung von Punktionskanülen.
- Lagerung des Shuntarms (bequem, sicher).
- Erneute Sichtkontrolle des extrakorporalen Systems.
- Rufanlage für den Patienten gut erreichbar platzieren.

Beenden der Dialyse

Vorbereitung des Materials:
- Abnahmebeutel mit 500 ml Flüssigkeit, je nach Anordnung NaCl (0,9 %) oder Glukose (5 %) – Bei HDF-Online-Geräten oder HD-Geräten, die ultrareine Dialysierlösung zum Ablegen anbieten, wird die Dialysierlösung zur Abnahme des Patienten vom Dialysegerät verwendet.
- Genügend Schlauchklemmen.
- Handschuhe.
- Mundschutz.
- Spritze mit NaCl (0,9 %) zum Freispülen der arteriellen Punktionsnadel.
- Medikamente je nach Anordnung bei erstmaliger Gabe vom Arzt injizieren lassen, da allergische Reaktionen auftreten können.
- Tupfer und Pflaster für den Verband der Punktionsstelle.

Die Abnahme vom Dialysegerät beginnt, wenn die Behandlungsziele erreicht sind, d. h. die angestrebte Gesamtabnahme erreicht und die Dialysezeit vorbei ist. Das extrakorporale Blutvolumen muss dem Patienten schonend und möglichst vollständig zurückgegeben werden.

Da die Abnahme die volle Konzentration verlangt, sollte eine Pflegekraft während dieser Zeit nur für einen Patienten zuständig sein. Die Pflegenden informieren den Patienten und führen die folgenden Maßnahmen durch:
- Handschuhe und Mundschutz anziehen.
- Blutpumpe stoppen, das arterielle Schlauchsystem von der Punktionskanüle entfernen und an den Abnahmebeutel oder den Substituatanschluss bei HDF-Online-Geräten anschließen.
- Punktionsnadel mit NaCl (0,9 %) durchspülen.
- Blutpumpe mit 100 ml/min starten. Das Blut wird durch die Abnahmeflüssigkeit aus dem Schlauchsystem gedrängt. Damit sich die Blutbestandteile besser lösen, kann der Dialysator gegen den Handballen geklopft werden.
- System freispülen.
- Blutpumpe stoppen.
- Venöses System von der venösen Nadel entfernen.
- Sichtkontrolle des gesamten extrakorporalen Systems auf:
  - Koagelbildung in den Luftfalle,
  - geronnene Hohlfasern im Dialysator.
- Punktionsnadeln entfernen. Die Einstichstellen und der Punktionskanal werden mit einem sterilen Tupfer komprimiert. Werden arterielle und venöse Nadel nicht zusammen entfernt, wird zuerst die venöse Nadel gezogen. Im umgekehrten Fall kann es beim Komprimieren der venösen Punktionsstelle zu einer Druckerhöhung im arteriellen Bereich kommen, bei der erneut eine Blutung auftreten könnte.
- Abschließende Geräteparameter dokumentieren, z. B. die kumulative Ultrafiltration (Gesamt-UF) und das kumulative Blutvolumen.
- Dokumentation ergänzen in Bezug auf Besonderheiten im Behandlungsverlauf und Pflegebericht.

Wenn die Einstichstellen trocken sind, werden sie mit einem sterilen Tupfer und zwei überkreuzten Pflasterstreifen verschlossen. Es dürfen keine zirkulären Verbände angelegt werden.

Puls und Blutdruck werden kontrolliert. Wenn keine Besonderheiten auftreten, kann der Patient langsam aufstehen, sich wiegen oder ggf. zur Waage begleitet werden.

MERKE
Bei Patienten mit Autoregulationsstörungen, z. B. Diabetikern, werden Blutdruck und Puls nach der Dialyse im Liegen und im Sitzen gemessen.

Nach dem Wiegen des Patienten dokumentieren die Pflegenden das erreichte Gewicht im Dokumentationssystem.

- Ist das Sollgewicht erreicht und berichtet der Patient über ein subjektives Wohlbefinden, kann der Heimweg organisiert werden (evtl. beim Anziehen behilflich sein).
- Sind Abweichungen vom Sollgewicht und/oder Beschwerden des Patienten aufgetreten, wird der Arzt informiert.
- Abschließend werden Gerät und Bett/Liege abgebaut, gereinigt und desinfiziert sowie Sauberkeit und Ordnung im Zimmer wiederhergestellt.

7.1.3 Überwachung während der Behandlung

MERKE

Die Gerätekontrolle, die optische Überprüfung des extrakorporalen Kreislaufs und Shunts, eine Ansprache und Beobachtung des Patienten unter professionellen pflegerischen Kriterien sowie die Vitalzeichenkontrolle des Patienten und die dazugehörige Dokumentation erfolgen **mindestens** stündlich, bei Bedarf häufiger.

Vitalzeichen

- Bei **niedrigem Blutdruck** wird die UF-Rate überprüft und nach unten korrigiert. Weitere Maßnahmen zur Erhöhung des Blutdrucks:
  - **Autotransfusion:** Fußende der Liege oder des Betts nach oben stellen.
  - **Erhöhung der Blutosmolarität:** langsame Injektion von 10–20 ml hochprozentiger (z. B. 5,85 %) Kochsalzlösung oder Glukoselösung (z. B. 40 %) in den extrakorporalen Kreislauf, hinter dem Dialysator (nach Rücksprache mit dem Arzt).
  - **Volumenzufuhr:** 100–250 ml NaCl (0,9 %) über den arteriellen Zulauf.
- Bei **zu hohem Blutdruck** wird das Fußende tiefgestellt und der Arzt informiert.
- Bei **Pulsunregelmäßigkeiten** wird die Pulsfrequenz eine Minute durchgezählt. Evtl. Patienten an einen EKG-Monitor anschließen, Kalium bestimmen und Arzt informieren.

Alle besonderen Ereignisse einer Behandlung werden zusätzlich im Pflegebericht festgehalten.

MERKE

Die Qualität der Überwachung ist geprägt von einer guten Beobachtung des Patienten durch die Pflegenden. Alle Informationen zum Befinden des Patienten werden dokumentiert und in Übergabegesprächen mit Kollegen und Ärzten ausgewertet.

Die meisten Ereignisse haben keine exotische Ursache oder eine seltene Erkrankung als Ursache. Immer zuerst an das Einfachste und Häufigste denken!

Liegt doch einmal eine seltene Ursache vor, helfen immer die Maßnahmen für die einfachsten und häufigsten Ereignisse!

Anzustreben ist, dass sich der Patient bei allen Pflegenden einer Dialyseeinrichtung gleich sicher und gut betreut fühlt. Nach Möglichkeit sollte nur eine Pflegeperson während einer Behandlung für den Patienten zuständig sein.

Dialysegerät

- Sichtprüfung des extrakorporalen Systems auf:
  - Dichtigkeit.
  - Mikroschaumbildung in den venösen Luftfallen.
  - Abknickungen im Schlauchsystem.
  - Zugentlastung.
- Druckaufnehmer dürfen nicht mit Spüllösung bzw. Blut befeuchtet sein. Im Dialysegerät Fresenius 5008 ist die arterielle Druckmessleitung durch einen sog. „Druck-Dom“ ersetzt. Dieser kann nicht mehr mit Spüllösung oder Blut volllaufen.
- Drücke im extrakorporalen Kreislauf auf Veränderungen des arteriellen oder des venösen Drucks im Vergleich mit der vorherigen Kontrolle prüfen.
- Einige Geräte verfügen über eine Überwachungseinheit für den blutseitigen Druck vor dem Dialysator (sog. **„Einlaufdruck“-PBE**). Erfolgt beim Anlegen des Patienten oder nach Drehung des Filters ein sofortiger Alarm, spricht dies für ein abgeknicktes Blutschlauchsystem direkt vor oder nach dem Dialysator. Bei SN-Dialyse zeigt der PBE-Alarm „oberer Grenzwert“ zu Beginn der Dialyse ein falsch eingelegtes venöses Pumpsegment an. Ein Alarm während der Dialyse (v. a.

7

nach 1–1,5 h Therapiezeit) kann ein beginnendes Clotting anzeigen.
- Die meisten aktuellen Gerätesysteme bieten die Möglichkeit, **Druckverläufe** grafisch darzustellen. Über diese Grafik kann man die Entwicklung interpretieren und bewerten.
- **Heparinzufuhr:** Ist die Dosierung korrekt? Fördert der Perfusor? Evtl. Gerinnungskontrolle durchführen.
- Ultrafiltrationsrate:
  - Errechnete UF-Rate kontrollieren.
  - Mit einem Ultrafiltrationsprofil können individuelle UF-Schemata eingegeben werden.
  - Ist die UF-Menge zu hoch, sollte die Dialysezeit verlängert werden.
  - Eine UF-Rate > 1000 ml/h wird meist schlecht toleriert.
  - Bei hoher Gewichtszunahme kann die „isolierte Ultrafiltration" eingesetzt werden. Wird sie eingesetzt, besteht in dieser Zeit kein Dialysatfluss, es findet somit auch keine Entgiftung statt. Daher sollte sie zusätzlich zur Behandlungszeit laufen.
  - Bei einer Hyperkaliämie sollte die isolierte Ultrafiltration nicht zu Beginn der Dialyse erfolgen, sondern erst nach ca. 1 h.
- Transmembrandruck (TMP; ➤ Kap. 6.3.5):
  - Druckdifferenz zwischen Blut- und Dialysatseite.
  - Die Richtigkeit des TMP kontrolliert man, indem man die UF-Rate/h durch den UF-Faktor des Dialysators dividiert, um so zum rechnerisch korrekten TMP zu gelangen. Abweichungen sind durchaus normal, da jedes Dialysegerät den TMP in unterschiedlicher Weise bestimmt. Ist der TMP jedoch deutlich höher als errechnet, deutet dies auf ein Clotting innerhalb des Dialysators hin. In sehr vielen Fällen kann man ein Clotting zuerst im venösen Bubble Catcher (Blasenfänger/Luftfalle) feststellen. Dabei können zusätzlich venöse obere Druckalarme auftreten. Dies wäre ein Zeichen für ein Koagel, das den Durchfluss durch den venösen Blasenfänger behindert. Eine zusätzliche Hilfe in dieser Situation bietet die Überwachung des Bluteinlaufdrucks in den Dialysator (PBE). Der Bluteinlaufdruck wird deutlich früher ansteigen als die TMP-Veränderung und so ein beginnendes Clotting anzeigen.
- Temperaturkontrolle: Viele Patienten reagieren auf hohe Dialysattemperaturen mit Blutdruckabfällen. Grundsätzlich sollte eine möglichst niedrige Dialysattemperatur gewählt werden (36,0–36,5 °C).
- Kontrolle der Leitfähigkeit.
- Kontrolle der Konzentrate auf korrekte Zusammensetzung, insbesondere den Kaliumgehalt überprüfen.

MERKE

UF-Faktor (Ultrafiltrationskoeffizient): Der Faktor gibt an, wie viel ml Flüssigkeit bei einem Transmembrandruck von 1 mmHg/h entzogen werden. Der UF-Faktor wird in ml/mmHg/h angegeben. Den UF-Faktor des Dialysators kann man den Herstellerangaben in der Produktinformation entnehmen.

$$\text{Transmembrandruck (TMP)} = \frac{\text{UF-Rate}}{\text{UF-Faktor}}$$

BEISPIEL

$$\frac{900\ \text{ml/h}}{6\ \text{ml/mmHg/h}} = \text{TMP von 150 mmHg}$$

7.1.4 Gerätebedingte Komplikationen während der Dialyse

Für Patienten bedeuten Alarme während der Behandlung einen **Effektivitätsverlust** ihrer Dialysetherapie. Die Blutpumpe stoppt oder das Gerät schaltet in den Bypass: Es findet keine Dialyse statt. In manchen Geräten verlängert sich mit jedem Alarm die Dialysezeit, da die Zeitspanne des Alarms zur vorgewählten effektiven Dialysezeit addiert wird. Deshalb ist es notwendig, bereits bei der Vorbereitung der Dialysegeräte auf einen **korrekten Aufbau** zu achten und während der Behandlung eine **konsequente Überwachung** durchzuführen.

Alarme und Funktionsstörungen können bei den Patienten **Ängste** hervorrufen. Durch **sicheres Auftreten** der Pflegenden wird dem Patienten im Alarmfall ein Gefühl der Sicherheit gegeben.

Folgende allgemeine Verhaltensweisen sind im Alarmfall erforderlich:
- Der erste Blick gilt dem Patienten, um medizinische Komplikationen auszuschließen.

- Der auftretende Alarmton wird, falls es sich nicht um vital gefährdende Situationen handelt, ausgeschaltet.
- Es folgt eine Ursachensuche und Trennung des ursächlichen Alarms von den Folgealarmen → Informieren Sie sich über die Details der Alarmgebung in der Bedienungsanleitung des eingesetzten Dialysegeräts!
- Der Patient wird über Ursache und Beseitigung der Alarmsituation informiert.
- Nur wenn die Ursache des Alarms eindeutig bekannt ist, kann eine Neueinstellung durchgeführt werden. **Leichtfertiges Verändern der Grenzwerte oder alarmüberbrückende Maßnahmen können erhebliche Folgen haben!**
- Bestehen Unsicherheiten bei der Ursachenfindung, werden Kollegen zurate gezogen (Diskussionen vor dem Patienten vermeiden).
- Um einer Koagulation des Bluts vorzubeugen, muss das System bei längerem Stopp der Blutpumpe kurzgeschlossen werden. Dabei werden die Ultrafiltration gestoppt, die Schlauchsysteme von den Kanülen entfernt und mit einem Adapter oder einem NaCl-0,9 %-Beutel kurzgeschlossen, die Blutpumpe auf 100 ml/min reduziert und die Kanülen mit NaCl (0,9 %) durchgespült. Sollte das System über einen längeren Zeitraum kurzgeschlossen werden, wird die Dosis der kontinuierlichen Heparinisierung herabgesetzt oder der Perfusor ganz ausgeschaltet.

Bei nicht zu beseitigenden Störungen muss das Dialysegerät ausgetauscht werden. Der Gerätetechniker ist zu informieren, eine entsprechende Dokumentation findet im Dokumentationssystem und im Gerätebuch statt.

Störungen ohne Alarm

Trotz ständiger Weiterentwicklung der Technik kann es zu Beeinträchtigungen im Dialyseverlauf kommen, die nach dem derzeitigen Stand der Technik vom Dialysegerät nicht registriert werden.

- Die hydrophoben Filter der **Druckableitungen** können **mit Flüssigkeiten in Kontakt** kommen und falsche Werte anzeigen. Moderne Dialysegeräte sind in der Lage, diesen Zustand zu erkennen.
- Kleinere **Leckagen** im Blutschlauchsystem nach der Blutpumpe führen zu unbemerkten Blutverlusten (Blut tropft auf den Boden), das Gerät wird diese Störung nicht registrieren. Die Dialysegeräte Fresenius 5008/6008 und Nipro Surdial™-X verfügen unterhalb des extrakorporalen Systems über eine Rinne mit einem in der Mitte integrierten Sensor. Bei den Fresenius-Geräten ist das gesamte blutführende System zusätzlich mit zwei durchsichtigen Türen zum Anwender hin verschlossen. Bei Leckagen im Blutschlauchsystem fließt das Blut in die Rinne. Der Sensor erkennt den Blutverlust sofort, stoppt die Blutpumpe und löst einen Alarm aus.
- **Hämolysegefahr** besteht durch **Abknicken des Schlauchsystems insbesondere** vor dem Dialysator. Dies lässt sich durch Fixierung des arteriellen Zuflusses zum Dialysator in einer dafür vorgesehenen Halterung oder mit Pflaster vermeiden. **Prüfen Sie das Blutschlauchsystem vor jeder Dialyse auf produktionsbedingte Knickstellen.**
- Ein **Herausrutschen der venösen Kanüle** wird vom unteren venösen Grenzwertalarm häufig nicht registriert, da der Widerstand der Kanüle – je nach Blutpumpengeschwindigkeit, Gefäßinnendruck und Kanülendurchmesser – im Drucküberwachungsbereich des venösen Grenzwertfensters verbleibt. Das Gerät wird es **nicht** bemerken, und der **Patient kann unter Umständen verbluten.** Inzwischen stehen Stand-alone-Geräte zur Verfügung (Redsense), die ein Herausrutschen der venösen Kanüle überwachen.
- Der **Heparinschlauch** kann sich von der Spritze **lösen,** wenn er nicht ordnungsgemäß befestigt wird. Die Folge ist ein nicht unerheblicher Blutverlust, den das Gerät jedoch nicht registriert.
- Eine falsche nicht leitfähigkeitsrelevante Zusammensetzung der Dialysierlösung (z. B. erhöhtes Kalium, zu niedriges Kalzium) wird vom Dialysegerät nicht erkannt.

MERKE

Funktionsausfälle oder -störungen an Dialysegeräten, die zur Schädigung des Patienten führen, sind nach dem Medizinproduktegesetz (MPG) und der Medizinprodukte-Betreiberverordnung der zuständigen Behörde, dem Bundesinstitut für Arzneimittel und Medizinprodukte (BfArM) in Berlin, unverzüglich anzuzeigen.

Alarme im blutführenden System

Registriert das Gerät eine Unregelmäßigkeit im extrakorporalen System, stoppt die Blutpumpe und die Quetschklemme der Luftfalle klemmt das venöse Schlauchsystem ab. Gleichzeitig erfolgt eine akustische und optische Alarmierung.

Arterielle Alarme

Mit der arteriellen Druckableitung wird der Druck von der arteriellen Nadel bis zur Blutpumpe gemessen (➤ Tab. 7.1, ➤ Tab. 7.2). In diesem Bereich besteht vorwiegend ein negativer Druck (Sog/Unterdruck).

Tab. 7.1 Arterieller unterer Druckalarm

Mögliche Ursachen	Maßnahmen zur Beseitigung
Shuntverschluss	Shuntuntersuchung und Behebung des Verschlusses (➤ Kap. 6.2)
Blutpumpengeschwindigkeit zu hoch	Blutfluss den Shuntverhältnissen anpassen
Kanüle falsch positioniert	Lage der Kanüle korrigieren
Körperlage verändert	Position des Shuntarms ändern
Falsche Grenzwerteinstellung	Grenzwerteinstellung überprüfen
Vermindertes Blutangebot durch Blutdruckabfall	Hypotonie behandeln
Klemme an der Nadel oder dem Schlauchsystem geschlossen	Klemme öffnen
Abknickung des arteriellen Systems	Blutschlauch neu fixieren

Tab. 7.2 Arterieller oberer Druckalarm

Mögliche Ursachen	Maßnahmen zur Beseitigung
Arterielle Kanüle aus dem Shunt gezogen	System kurzschließen und Shunt neu punktieren
Falsche Grenzwerteinstellung	Neue Grenzwertjustierung
Druckabnehmer undicht bzw. Filter mit Flüssigkeit benetzt	Neuer Druckabnehmer mit Luer-Lock-Anschluss am Zulaufschlauch anbringen und mit Gerät verbinden; vorhandene Luft aus dem Schlauchsystem durch Kurzschließen und Anheben der Blutspiegel in den Blasenfängern entfernen
Arterielles Blutschlauchsystem rupturiert	System austauschen (➤ Kap. 7.1.5)
Blutpumpengeschwindigkeit zu niedrig	Blutfluss erhöhen

Tab. 7.3 Venöser unterer Druckalarm

Mögliche Ursachen	Maßnahmen zur Beseitigung
Pumpengeschwindigkeit zu niedrig	Blutfluss mit Patientenbedingungen abstimmen
Herausrutschen der venösen Kanüle	System kurzschließen und Shunt neu punktieren
Akuter Blutverlust durch Ruptur oder Diskonnektion von Schlauchverbindungen	System austauschen und Konnektion wiederherstellen
Schlauchsystem ist vor dem Dialysator abgeknickt	Abknickung beseitigen und durch Pflasterfixierung vorbeugen
Clotting des Dialysators	Austausch des Dialysators und Heparinisierung überprüfen
Druckabnehmer undicht bzw. Filter mit Flüssigkeit benetzt	Neuer Druckabnehmer mit Luer-Lock-Anschluss am venösen Luftfänger anbringen und mit Gerät verbinden
Viskositätsminderung des Bluts	Kochsalzinfusion (NaCl 0,9 %)

Venöse Alarme

Die venöse Druckableitung misst den Druck zwischen Dialysator und der venösen Nadel (➤ Tab. 7.3, ➤ Tab. 7.4). In diesem Abschnitt des Blutschlauchsystems sind positive Drücke die Regel. Als Folgealarm tritt häufig der obere arterielle Grenzalarm auf, da die Blutpumpe stoppt und der dann aktuelle arterielle Wert den oberen arteriellen Grenzwert überschreitet.

Alarm des Bluteingangsdrucks (PBE-Alarm)

Der Bluteingangsdruck wird vor dem Dialysator, jedoch nach der Blutpumpe gemessen (➤ Tab. 7.5, ➤ Tab. 7.6). Er ist positiv und höher als der venöse Druck. Ein hoher venöser Druck erzeugt einen hohen Bluteingangsdruck. Wenn der Bluteingangsdruck unabhängig vom venösen Druck ansteigt, spricht dies für ein Clotting.

Tab. 7.4 Venöser oberer Druckalarm

Mögliche Ursachen	Maßnahmen zur Beseitigung
Blutpumpengeschwindigkeit zu hoch	Blutfluss anpassen
Falsche Grenzwerteinstellung	Neue Grenzwertjustierung
Klemme an der Nadel oder am Schlauchsystem geschlossen	Klemme öffnen
Kanüle falsch positioniert, paravenöse Rückgabe	Kanülenlage korrigieren oder kurzschließen und Neupunktion durchführen
Blutrücklaufstörung durch Umschnürung am Shuntarm	Stauung beseitigen
Schlauchsystem nach der venösen Luftfalle geknickt	Schlauchsystemverlauf korrigieren
Druckanstieg durch Husten des Patienten	In die Grenzwerteinstellung miteinbeziehen
Thrombosierung des Blasenfängers oder des Schlauchsystems	System austauschen und Heparinisierung überprüfen
Venöse Kanüle thrombosiert	System kurzschließen, durch Aspiration mit NaCl 0,9 % beheben, ggf. neue Nadel
Patient liegt auf dem Shuntarm	Position des Patienten ändern

Tab. 7.5 Dialysatoreingangsdruck – oberer Druckalarm

Mögliche Ursachen	Maßnahmen zur Beseitigung
Leitung geknickt nach dem Drehen des Dialysators	Leitung fixieren
Leitung abgeklemmt	Klemme entfernen
Clotting	Heparingabe und Kochsalzspülung; evtl. Austausch des Dialysators bzw. des extrakorporalen Systems
Single-Needle-Technik: venöses Pumpsegment falsch eingelegt	Segment richtig einlegen

Tab. 7.6 Dialysatoreingangsdruck – unterer Druckalarm

Mögliche Ursachen	Maßnahmen zur Beseitigung
Nicht gewollte Kochsalzinfusion über arteriellen Ansatz	Infusion beenden
Mikroschaum bzw. Lufteintritt über arterielle Leitung	Kontrolle der arteriellen Leitung, bei Defekt Austausch der arteriellen Leitung
Diskonnektion am arteriellen Anschluss des Dialysators	Arteriellen Dialysatoranschluss fester aufdrehen, ggf. Leitung wechseln

Luftdetektor-Alarm

Luft und Blut-Luft-Gemische (Mikroschaum) werden mittels einer Ultraschallüberwachung am venösen Luftfänger oder unterhalb des Luftfängers am Schlauchsystem kontrolliert (➤ Tab. 7.7).

Ein leichtfertiges Quittieren des Alarms kann nach Eintritt von wenigen Millilitern Luft in den venösen Kreislauf bereits nach Sekunden schwerwiegende Folgen haben! Deswegen unbedingt die Ursache des Lufteintritts ausmachen und beheben.

Blutleck-Alarm

Fotoelektrische Messeinrichtungen im Dialysatkreislauf erkennen Trübungen der abfließenden Dialysierlösung. Das Gerät gibt einen Blutleckalarm (➤ Tab. 7.8), die Blutpumpe stoppt, das Gerät schaltet auf den Bypass um. Entstehen Rupturen in der Dialysatormembran, tritt Blut auf die Dialysatseite über. Am Dialysatorausgang kann das Blutleck makroskopisch (Makroleck, mit bloßem Auge erkennbar) oder durch einen Blutteststreifen im Dialysatabfluss überprüft werden (Mikroleck). Ein Austausch des Dialysators ist erforderlich.

Heparinperfusor-Alarm

Integrierte Perfusoren ermöglichen eine kontinuierliche Heparingabe während der Dialyse. Die benötigte Perfusorspritze muss für das Dialysegerät vom Hersteller geprüft und freigegeben sein, z. B. in der Bedienungsanleitung. Nur so sind ein sicherer Umgang und eine korrekte Dosierung der Antikoagulation sichergestellt. Ist die Perfusorspritze leer oder der Kolben der Spritze zu schwergängig, gibt der Heparinperfusor Alarm (➤ Tab. 7.9).

Tab. 7.7 Luftdetektor-Alarm

Mögliche Ursachen	Maßnahmen zur Beseitigung
Mikroschaumbildung durch hohe Blutflüsse und Verwirbelungen im Luftfänger	Blutpumpengeschwindigkeit reduzieren, mit der Klemme am System „klopfen", die Luft mit einer Spritze aspirieren
Blutspiegel im Luftfänger ist gefallen	Blutspiegel erhöhen und Ursache eruieren (Leckage im Unterdruckbereich des extrakorporalen Kreislaufs?)
Blasenfänger zwischen Schlauchsystem unsachgemäß eingelegt	Lage korrigieren
Deformierung von Blasenfänger oder System	Falls nötig, austauschen

Tab. 7.8 Blutleck-Alarm

Mögliche Ursachen	Maßnahmen zur Beseitigung
Fehlmessung durch Verunreinigung (z. B. Fette) des Blutleck-Detektors	Dialysegerät austauschen und eine chemische Reinigung durchführen
Fehlalarm durch Luftblasen	Dialysatanschlüsse überprüfen
Blutverlust durch Leck in der Membran	Austausch des Dialysators oder Beendigung der laufenden Therapie und erneuter Beginn mit neuem extrakorporalem System

Tab. 7.9 Heparinperfusor-Alarm

Mögliche Ursachen	Maßnahmen zur Beseitigung
Heparinpumpe nicht eingeschaltet	Einschalten
Heparinspritze leer	Neu gefüllte Heparinspritze einlegen
Druckalarm durch zu hohen Druck zwischen Blutpumpe und Dialysator, z. B. durch Abknickung des Schlauchsystems	Schlauchführung sichern

TMP-Alarm (Störung der Ultrafiltration)

Indikator für eine korrekte Ultrafiltration ist die TMP-Anzeige. Der TMP ist wiederum abhängig von der eingestellten UF-Rate/h, dem UF-Faktor des Dialysators, dem venösen Rücklaufdruck und dem Bluteingangsdruck vor dem Dialysator. Der vom Gerät berechnete und angezeigte TMP-Wert sollte unbedingt auf seine Plausibilität hin geprüft werden.

Ursache für einen fehlerhaften TMP kann eine gestörte Ultrafiltration sein (➤ Tab. 7.10). Ist das der Fall, beendet der Patient eventuell die Behandlung nicht mit der angestrebten Gewichtentnahme, sondern mit einer positiven oder negativen Bilanz. Im Zweifelsfall sollte der Patient (sofern dies möglich ist) zwischendurch gewogen werden. Bei nachgewiesenem Gerätedefekt oder signifikanter TMP-Abweichung ohne Ursachenfindung muss das Gerät ausgetauscht werden.

MERKE

Es gibt unter den Geräteherstellern keine verbindliche Norm zur Errechnung des TMP und keine fest definierten Messpunkte im System, weder für die Druckmessung im hydraulischen noch für die Messung im extrakorporalen Bereich. Die TMP-Anzeigen der unterschiedlichen Geräte können bei gleicher Einstellung der Ultrafiltration und Blutpumpe und gleichem Filter völlig unterschiedliche Werte anzeigen.

Alarme im Dialysatsystem

Bei Unregelmäßigkeiten im Dialysatsystem erfolgt neben der akustischen und optischen Alarmierung eine Bypassschaltung. Die Blutpumpe fördert weiter, es erfolgt jedoch kein Zustrom von Dialysierlösung zum Dialysator mehr.

Der dialysatseitige Alarm mit Bypassstellung bedeutet also, dass kein Dialysatfluss im Dialysator stattfindet. Somit erfolgen keine Entgiftung und Erwärmung des Bluts mehr. Nun gilt wie bei allen Alarmen: zügige Ursachenfindung und Ursachenbehebung!

Leitfähigkeitsalarm

Die Leitfähigkeitsmessung dient der Überprüfung der Gesamtionenmenge im Dialysat. Die Leitfähigkeit wird durch eine **Leitfähigkeitsmesssonde** vor dem Dialysator gemessen, ihr Wert steigt mit der Menge der in der Dialysierlösung gelösten Elektrolyte. Die Höhe der Leitfähigkeit wird primär durch die Höhe der Natriumkonzentration in der Dialysierlösung bestimmt.

Bei raschem Leitfähigkeitsabfall ist i. d. R. die Konzentratzufuhr unterbrochen (➤ Tab. 7.11). Das Gerät schaltet auf den Bypass um, die Blutpumpe läuft weiter. Hier muss der Fehler (z. B. ein leerer Kanister) gesucht und behoben werden.

Temperaturalarm

Die Heizung im Dialysegerät erwärmt die Dialysierlösung auf Körpertemperatur. Bei Abweichungen von der eingestellten Solltemperatur kommt es zum Alarm (➤ Tab. 7.12). Zu niedrige Temperaturen der Dialysierlösung (< 35 °C) sind medizinisch unkritisch, werden aber schon nach kurzer Zeit zum

Tab. 7.10 TMP-Alarm (Störung der Ultrafiltration)

Mögliche Ursachen	Maßnahmen zur Beseitigung
TMP-Anstieg aufgrund einer beginnenden Thrombosierung des Dialysators	Heparinisierung überprüfen, ggf. Dialysator austauschen
Ultrafiltrationsmengenalarm, wenn die eingestellte Ultrafiltrationsmenge/h in Relation zum UF-Faktor des Dialysators zu hoch ist	UF-Menge und -Zeit entsprechend anpassen, Patient zwischenwiegen
UF-Rate/h im Verhältnis zur BP-Geschwindigkeit zu hoch	UF-Rate/h reduzieren oder effektive Blutflussrate/min erhöhen
Eindickung des Bluts aufgrund Shuntrezirkulation	Shuntuntersuchung und Ursachenbehebung
Vertauschen des Substituatanschlusses von Prä- und Postdilution bei HDF	Substitutionsanschluss korrigieren

7

Tab. 7.11 Leitfähigkeitsalarm

Mögliche Ursachen	Maßnahmen zur Beseitigung
Anschluss eines falschen Konzentrats	Konzentrat überprüfen
Kanister leer	Nachschub bereitstellen
Ansaugschlauch falsch angeschlossen, abgeknickt oder zu kurz	Konnektion und Schlauchführung überprüfen
Technischer Defekt	Dialysegerät austauschen
Zentrale Konzentratversorgung ausgeschaltet	Einschalten
Falsche Konzentrateinstellung am Dialysegerät	Konzentrateinstellung überprüfen und korrigieren

Frösteln des Patienten führen. Erst eine Abkühlung der Körpertemperatur auf < 28 °C stellt eine letal bedrohliche Situation dar. Dies ist bei intakter Wärmeregulation des Patienten auch bei niedrigen Temperaturen der Dialysierlösung nicht zu erwarten. Eine Körpertemperatur > 42 °C führt zur Denaturierung von Plasmaeiweißen. Die obere, mit dem Leben zu vereinbarende Grenze der Körpertemperatur ist in der Literatur mit 42,8 °C angegeben. Aus Gründen der Sicherheit sollte die Temperatur der Dialysierlösung nicht > 40 °C einstellbar sein.

Störungen durch Strom- oder Wasserausfall

Ein Strom- oder Wasserausfall kann ein einzelnes Dialysegerät, einen begrenzten Bereich oder die gesamte Abteilung betreffen. Bei kurzem Strom- oder Wasserausfall sind die Einstellungen am Dialysegerät zu überprüfen. Der Vorfall ist zu dokumentieren, die Ursachen müssen gefunden werden. Handelt es sich um langfristige Störungen in der Strom- oder Wasserversorgung, wird in Zusammenarbeit mit dem Arzt eine Entscheidung getroffen, welche Patienten dringend dialysiert und in eine benachbarte Dialyse verlegt werden müssen.

Stromausfall

Bei Stromausfall werden ein akustischer Alarm ausgelöst (➤ Tab. 7.13), die Blutpumpe stoppt und die venöse Schlauchklemme geschlossen. Bei kurzfristigen Stromausfällen können je nach Gerätehersteller die wichtigsten Funktionen der Blutseite für ca. 30 min aufrechterhalten werden.

Wasserausfall

In diesem Fall ist eine reine Ultrafiltration (Bergström) für die Dauer von ca. 30–45 min mit einigen Geräten möglich. Zu bedenken ist jedoch immer,

Tab. 7.12 Temperaturalarm

Mögliche Ursachen	Maßnahmen zur Beseitigung
Falsche Grenzwerteinstellung	Neue Grenzwertjustierung
Technischer Defekt	Dialysegerät austauschen

Tab. 7.13 Stromausfall

Mögliche Ursachen	Maßnahmen zur Beseitigung
Ausfall einer einzelnen Maschine durch mangelnde Stromzufuhr am Gerät oder im Stromkreis (Netzstecker gezogen?)	Patient von HD-Gerät abschließen (manuell oder unter Akku-Betrieb), Netzstecker entfernen und Netzsicherung im Schutzkasten überprüfen
Stromausfall im gesamten Haus	Bei Geräten **ohne Akku-Betrieb:** Dialyse manuell beenden mit Blutrückgabe durch Handkurbelbetrieb Bei Geräten **mit Akku-Betrieb:** Dauer des Stromausfalls abklären; bei längerem Stromausfall alle Dialysen beenden

Tab. 7.14 Wasserausfall

Mögliche Ursachen	Maßnahmen zur Beseitigung
Wasserzufuhr durch Diskonnektion an einem Gerät unterbrochen	Permeatzulaufschlauch kontrollieren
Wassermangel durch Rohrbruch	Dialyse beenden und Techniker informieren
Flussalarm durch Umkehrosmoseausfall	Anlage auf Notbetrieb mit enthärtetem Wasser umstellen, Wasserhärte überprüfen, Leitfähigkeit korrigieren
Rohwasserausfall	Dialyse beenden, beim Wasserwerk nachfragen

dass ohne Wasser kein Dialysatfluss, keine Entgiftung und keine Erwärmung des Bluts stattfinden (➤ Tab. 7.14). Der Patient friert ggf., er benötigt mindestens eine zweite Bettdecke. Die Wasserausfallzeit sollte nach Rücksprache mit Arzt und Patient der Behandlungszeit hinzugerechnet werden.

7.1.5 Austausch von Blutschlauchsystemen und Dialysatoren während der Dialyse

Beim Auswechseln von Blutschlauchsystemen und Dialysatoren ist es wichtig, den Blutverlust für den Patienten so gering wie möglich zu halten. Alle notwendigen Materialien müssen exakt vorbereitet werden. Um ein rasches und koordiniertes Vorgehen zu gewährleisten, ist es sinnvoll, dass immer zwei Pflegende den Austausch von Systemteilen vornehmen. Eine Pflegekraft vollzieht die notwendigen Maßnahmen am Gerät und am System, die zweite Pflegekraft assistiert, beobachtet und kontrolliert den Vorgang. Moderne Dialysegeräte (Fresenius 5008, Nipro Surdial™-X) verfügen über spezielle Funktionen, die die Pflegenden beim Austausch von Systemteilen technisch unterstützen.

MERKE

Der Austausch von Systemteilen unter laufender Behandlung stellt eine absolute Ausnahmesituation dar. Aus Gründen der Sicherheit und zur Einhaltung der Herstellerangaben bezüglich der Materialvorbereitung empfiehlt sich folgendes Vorgehen: Die Behandlung unterbrechen, den Patienten vom Gerät ablegen, das gesamte System einschließlich Dialysator auf seine weitere Benutzbarkeit prüfen. Dann wird das Systemteil ausgetauscht, das gesamte extrakorporale System nach Standard mit NaCl (0,9 %) gefüllt und gespült. Anschließend erfolgt der erneute Anschluss des Patienten an ein korrekt vorbereitetes Gerät.

Austausch des arteriellen Blutschlauchsystems

Material

- 5 Klemmen
- 1 Paar unsterile Handschuhe
- 500 ml NaCl-Beutel (0,9 %) als Ablegebeutel
- 1 unsteriles Tuch
- 2 Kompressen, möglichst 10 × 10 cm, zum Ablegen der Kanülenschläuche
- 2 Verschlusskonen zum Verschließen der Kanülen
- 1000 ml NaCl-Beutel (0,9 %) als Spülbeutel
- 2 10-ml-Spritzen mit NaCl (0,9 %) zum Durchspülen der Kanülen
- Arterielles Blutschlauchsystem
- Steriler venöser Ablaufbeutel.

Vorgehen

- Neues arterielles Schlauchsystem bereitlegen.
- Abwurfbehälter bereitstellen.
- UF stoppen und Patient nach Standard vom Gerät ablegen.
- Venösen Blutschlauch an einen neuen sterilen Leerbeutel anschließen.
- Beide Punktionskanülen mit NaCl (0,9 %) durchspülen und steril verschließen.
- Überprüfung des gesamten extrakorporalen Systems auf weitere Benutzbarkeit.
- Alle zu diskonnektierenden Schläuche einschließlich venösem Blutschlauch am Dialysator abklemmen.
- Arterielles System vom Dialysator, der Heparinspritze und der Druckableitung am Gerät lösen und verwerfen.
- Neues arterielles System anbringen und **nach der Füllung** aus einem neuen NaCl-Beutel mit dem Dialysator verbinden.

- Alle Blutschlauchklemmen vom System wieder entfernen.
- Dialysator mit dem blutseitigen Ausgang nach **oben** drehen.
- Vorbereitung des gesamten extrakorporalen Systems nach Standard.
- Die benötigte NaCl-Lösung (200–300 ml) zum Ab- und Anlegevorgang ist der Gesamt-UF-Menge hinzuzurechnen.
- Der Patient wird wieder angelegt und der Dialysator mit dem blutseitigen Ausgang wieder nach **unten** gedreht. Dann wird die Dialyse gestartet und wie gewohnt fortgesetzt.

Austausch des venösen Blutschlauchsystems

Material

- 5 Klemmen
- 1 Paar unsterile Handschuhe
- 500 ml NaCl-Beutel (0,9 %) als Ablegebeutel
- 1 unsteriles Tuch
- 2 Kompressen, möglichst 10 × 10 m, zum Ablegen der Kanülenschläuche
- 2 Verschlusskonen zum Verschließen der Kanülen
- 1000 ml NaCl-Beutel (0,9 %) als Spülbeutel
- 2 10-ml-Spritzen mit NaCl (0,9 %) zum Durchspülen der Kanülen
- Venöses Blutschlauchsystem mit neuem sterilem Ablaufbeutel

Vorgehen

- Neues venöses Schlauchsystem mit angeschlossenem sterilem Ablaufbeutel bereitlegen.
- Abwurfbehälter bereitstellen.
- UF stoppen und Patient nach Standard vom Gerät ablegen.
- Beide Punktionskanülen mit NaCl (0,9 %) durchspülen und steril verschließen.
- Überprüfung des gesamten extrakorporalen Systems auf weitere Benutzbarkeit.
- Arteriellen Blutschlauch an einen neuen 1000-ml-NaCl-Beutel anschließen.
- Dialysator mit dem blutseitigen Ausgang nach oben drehen.
- Alle zu diskonnektierenden Schläuche einschließlich des arteriellen Blutschlauchs am Dialysator abklemmen.
- Venöses System vom Dialysator und von der Druckableitung am Gerät lösen und verwerfen.
- Neues venöses System anbringen und alle Klemmen entfernen.
- Vorbereitung des gesamten extrakorporalen Systems nach Standard.
- Die benötigte NaCl-Lösung (200–300 ml) zum Ab- und Anlegevorgang ist der Gesamt-UF-Menge hinzuzurechnen.
- Den Patienten wieder anlegen, den Dialysator mit dem blutseitigen Ausgang nach unten drehen, Dialyse starten und diese wie gewohnt fortsetzen.

Austausch des Dialysators

Material

- 5 Klemmen
- 1 Paar unsterile Handschuhe
- 500 ml NaCl-Beutel (0,9 %) als Ablegebeutel
- 1 unsteriles Tuch
- 2 Kompressen möglichst 10 × 10 cm zum Ablegen der Kanülenschläuche
- 2 Verschlusskonen zum Verschließen der Kanülen
- 1000 ml NaCl-Beutel (0,9 %) als Spülbeutel
- 2 10-ml-Spritzen mit NaCl (0,9 %) zum Durchspülen der Kanülen
- Dialysator nach ärztlicher Anordnung
- Steriler venöser Ablaufbeutel

Vorgehen

- Neuen Dialysator bereitlegen.
- Abwurfbehälter bereitstellen.
- UF stoppen und Patienten nach Standard vom Gerät ablegen.
- Beide Punktionskanülen mit NaCl (0,9 %) durchspülen und steril verschließen.
- Überprüfung des gesamten extrakorporalen Systems auf weitere Benutzbarkeit.
- Arteriellen Blutschlauch an einen neuen 1000-ml-NaCl-Beutel anschließen.
- Venösen Blutschlauch an einen neuen sterilen Ablaufbeutel anschließen.

- Bypassstellung aktivieren.
- Dialysatorkupplungen diskonnektieren und diese am Dialysegerät anbringen.
- Arteriellen und venösen Schlauch am Dialysator abklemmen und diskonnektieren.
- Neuen Dialysator in das bestehende BSS einbringen und mit dem blutseitigen Ausgang nach **oben** in seine Halterung einlegen.
- Alle Blutschlauchklemmen wieder entfernen.
- Vorbereitung des gesamten extrakorporalen Systems nach Standard.
- Anbringen der Dialysatorkupplungen.
- Bypassstellung deaktivieren.
- Die benötigte NaCl-Lösung (200–300 ml) für den Ab- und Anlegevorgang ist der Gesamt-UF-Menge hinzuzurechnen.
- Den Patienten wieder anlegen, Dialysator mit dem blutseitigen Ausgang nach **unten** drehen.
- Dialyse starten und diese wie gewohnt fortsetzen.

MERKE

Sollte der sofortige Wechsel einer Systemkomponente angezeigt sein, der die vorher beschriebene Vorgehensweise nicht durchführbar macht, müssen immer die zu tauschenden Komponenten per Schwerkraft mit NaCl vorgefüllt werden! Beispiel: Ein perforiertes arterielles Pumpsegment ist zu wechseln. Hierbei wird man den Blutverlust im arteriellen System akzeptieren müssen. Man tauscht die arterielle Leitung gegen ein durch Schwerkraft gefülltes System aus.

Nachsorge nach Austausch von Systemteilen

- Schadensmeldung an den Hersteller: Dokumentation der Chargen-Nummer („LOT"-Nummer) und die Bezeichnung des Systems sind wichtig.
- Dokumentation in der Behandlungs- und Pflegedokumentation.
- Gerinnungskontrolle, sofern ein Dialysatorverschluss oder eine Koagelbildung im System vorliegt.
- Veränderung der Antikoagulation nach Absprache mit dem Arzt.
- Hkt- oder Hb-Bestimmung bei größerem Blutverlust.

7.1.6 Single-Needle-Dialyse (SN-Dialyse)

MERKE

Bei einer SN-Dialyse werden das arterielle und das venöse Ende des extrakorporalen Schlauchsystems über ein Y-Stück zusammengefasst und mit einem einzigen Gefäßzugang zum Patienten verbunden.

Vorteile:
- Dialyse ist auch bei einem einlumigen Dialysekatheter möglich.
- Zahl der Punktionen wird um die Hälfte vermindert, dadurch Schonung des Shunts und weniger Schmerzen für den Patienten.
- Geringere Infektionsgefahr.

Nachteile:
- Intermittierender Blutfluss
- Hohe Ansaug- und Rücklaufdrücke
- Verminderte Effektivität durch Pendelvolumen und Rezirkulation
- Höhere Kosten

Technisch gibt es mehrere Möglichkeiten, einen Patienten über nur einen Zugang zu dialysieren, wobei die Dialyseeffektivität bei den einzelnen Verfahren unterschiedlich ausfällt.

SN-Verfahren nach Kopp (Klick-Klack)

- **Voraussetzung:** 1 Blutpumpe, mind. 1 Schlauchklemme
- **Durchführung:**
  - Blutschläuche werden in die Abklemmvorrichtungen eingelegt, die durch Drücke (venös und arteriell) oder Druck (venös) und Zeit (Blutpumpenstillstand) gesteuert werden.
  - Entnahmephase (➤ Abb. 7.3): arterielle Klemme offen, venöse Klemme geschlossen, Blutpumpe läuft. Das Blut wird durch die Blutpumpe in das Schlauchsystem, in den Dialysator bis in den venösen Blasenfänger befördert, gegen die geschlossene venöse Klemme, bis ein vorgegebener venöser Druck erreicht ist.
  - Umschaltung der Klemmen: Arterielle Klemme schließt sich, venöse Klemme öffnet sich, Blutpumpe steht.

7

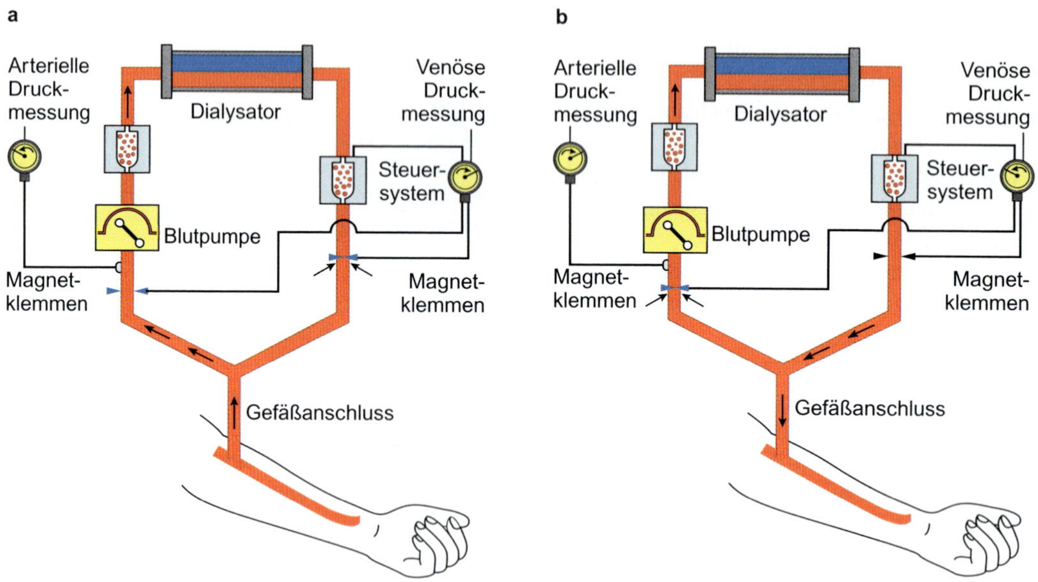

Abb. 7.3 Single-Needle-Verfahren nach Kopp [L217, L138]

- Rücklaufphase (➤ Abb. 7.3): Das „gestaute" Blut fließt durch den Überdruck im venösen System zum Patienten zurück, bis der venöse Druck auf den vorgewählten Wert abgefallen ist.
- Umschaltung der Klemmen: Der Zyklus beginnt von Neuem.

- **Vorteile:**
  - Einfaches System genügt, kein SN-System erforderlich.
  - Der Patient muss nicht neu punktiert werden, sondern kann über eine Nadel weiter dialysiert werden.
- **Nachteile:**
  - Geringe Effektivität (niedriges Hubvolumen, lange Rückgabephase).
  - Bei hoher UF-Rate kann das System thrombosieren.
  - Mikroschaumbildung.
  - Gefäßbelastung durch hohe Drücke.

Dieses SN-Verfahren sollte nur als **„Notverfahren"** zur Anwendung kommen, z. B. wenn eine Neupunktion nicht möglich ist.

MERKE

Sollte eine Umstellung von einer Zwei-Nadel-Dialyse auf SN-Klick-Klack nötig sein: auf jeden Fall die Ultrafiltrationsrate des Patienten überprüfen und ggf. reduzieren. Ansonsten besteht die Gefahr, dass das Blut aufgrund des verminderten Blutflusses im extrakorporalen System zu sehr eindickt und gerinnt.

Doppelpumpenverfahren SN-Cross-over

Beim nachfolgend beschriebenen Cross-over-Verfahren handelt es sich um ein Druck-Druck-gesteuertes Doppelpumpen-SN-System in den Dialysegeräten der Firma B. Braun.

Im extrakorporalen Blutkreislauf findet man auf der arteriellen und venösen Seite jeweils eine Schlauchabsperrklemme, eine Expansionskammer mit einer Druckmessung und eine Blutpumpe. Auf der venösen Seite zwischen Dialysator und venöser Blutpumpe ist zusätzlich noch ein Blutpumpensteuerdruck eingeschaltet.

- **Arterielle Phase:** Während der arteriellen Phase ist die arterielle Schlauchabsperrklemme geöffnet und die venöse geschlossen. Durch die arterielle Blutpumpe (BP) wird das Blut vom Patienten über die arterielle Expansionskammer durch den Dialysator und von der venösen BP bis in die venöse Expansionskammer geleitet. Da die venöse Schlauchabsperrklemme geschlossen ist, steigen der Blutpegel und somit auch der Druck in der venösen Expansionskammer bis zu einem voreingestellten oberen Systemdruck (z. B. 350 mmHg), der die arterielle Phase beendet und die venöse Phase einleitet.

- **Venöse Phase:** Die arterielle Schlauchabsperrklemme schließt und die venöse Klemme wird geöffnet. Die arterielle BP fördert nun das Blut aus der arteriellen Expansionskammer durch den Dialysator. Die venöse BP transportiert es weiter in die venöse Expansionskammer. Die Blutrückgabe zurück zum Patienten erfolgt gleichzeitig und im Wesentlichen durch den in der arteriellen Phase aufgebauten Überdruck in der venösen Kammer. Weil die arterielle Absperrklemme geschlossen ist, sinkt der Druck in der arteriellen Expansionskammer bis zu einem vordefinierten unteren Umschaltdruck (z. B. –150 mmHg), der die venöse Phase beendet und wieder zur arteriellen Phase umschaltet. Die Füllung der venösen Kammer erfolgt im Wesentlichen durch den in der venösen Phase aufgebauten Unterdruck.

MERKE

Das wesentliche Merkmal des SN-Cross-over-Verfahrens ist im Vergleich zu herkömmlichen SN-Systemen, dass es einen kontinuierlichen Blutfluss und relativ konstante Druckverhältnisse im Dialysator erlaubt. Beide Merkmale führen jedoch nicht zu einer Verbesserung der Behandlungseffektivität, im Gegenteil. SN-Cross-over ist ein druckgesteuertes Verfahren; dies bedeutet, dass sowohl das Ansaugen als auch die Rückgabe von Blut nicht primär aktiv pumpenunterstützt sind, sondern im Wesentlichen durch Unter- bzw. Überdruck gesteuert werden. Infolgedessen kommt es zu längeren Rückgabephasen, sukzessive zu weniger Zyklen und im Ergebnis zu einer geringeren Effektivität.

Im Dialysegerät Dialog iQ funktioniert das SN-Cross-over-System mit nur einer Blutpumpe. Auf die Effektivität hat dies keinen signifikanten Einfluss.

Konventionelle SN-Doppelpumpenverfahren

Verfügt ein Dialysegerät über zwei Blutpumpen, kann eine wesentlich effizientere SN-Dialyse durchgeführt werden als mit einer Blutpumpe. Je nach Gerätetyp gibt es unterschiedliche SN-Systeme. Im Folgenden möchten wir die zwei Varianten vorstellen. Pflegende sollten prüfen, welche jeweils in den Dialysegeräten in ihrem Zentrum vorhanden ist.

Variante 1

Das SN-Doppelpumpen-Verfahren ist in den Dialysegeräten vieler Hersteller vorhanden. Es arbeitet mit zwei großvolumigen Expansionskammern, von denen eine vor, die andere nach dem Dialysator angebracht ist. Die Blutpumpen sind dem Ganzen vor- bzw. nachgeschaltet. Im Einzelnen ist die Reihenfolge der Komponenten:

1. Arterielle Blutpumpe
2. Arterielle Expansionskammer
3. Dialysator
4. Venöse Expansionskammer
5. Venöse Blutpumpe

In der arteriellen Phase fördert die arterielle Blutpumpe Blut in die arterielle Expansionskammer und über diese durch den Dialysator bis in die venöse Expansionskammer. Dabei wirkt die stehende venöse Blutpumpe hinter der zweiten Expansionskammer wie eine Schlauchklemme.

Über einen Systemdruckaufnehmer an der venösen Expansionskammer wird der obere Umschaltdruck abgeleitet. Bei Erreichen des oberen Umschaltdrucks schaltet das System in die venöse Phase um.

In der venösen Phase schließt die arterielle Quetschklemme, die arterielle Blutpumpe stoppt, und die venöse Blutpumpe beginnt bei geöffneter venöser Quetschklemme mit der Blutrückführung zum Patienten. Dabei fördert die venöse Pumpe Blut aus beiden Expansionskammern einschließlich des Dialysators zurück zum Patienten. Der Vorteil dieses Verfahrens ist ein fast kontinuierlicher Blutfluss über den Dialysator.

Wie oben schon angemerkt, ist die reine Erklärung abstrakt und verwirrend. Es ist ratsam, die Grafik mit dem vorhandenen System im jeweiligen Dialysezentrum zu vergleichen.

Variante 2

Bei diesem SN-Doppelpumpen-Verfahren sind beide Blutpumpen vor dem Dialysator angebracht, die Expansionskammer befindet sich dazwischen.

In einem ersten Arbeitstakt (arterielle Phase) fördert die erste Blutpumpe (arterielle Pumpe) das Blut in eine in das Schlauchsystem integrierte Expansionskammer. Die zweite Blutpumpe (venöse oder SN-Pumpe) läuft nicht, wirkt aber als Schlauchabsperrklemme. Die venöse Schlauchabsperrklemme unterhalb der Luftfalle ist geschlossen. Die arterielle Blutpumpe läuft, bis ein oberer Druckwert in der Expansionskammer erreicht ist. Dieser ist individuell über das Hubvolumen (Blutvolumen pro Zyklus) einstellbar. Um die Rezirkulationsrate gering zu halten, wird möglichst immer das größtmögliche Hubvolumen gewählt.

Im zweiten Arbeitstakt (venöse Phase) befördert die zweite Blutpumpe (venöse oder SN-Pumpe) das Blut aus der Expansionskammer durch den Dialysator zurück zum Patienten. Die arterielle Pumpe steht und wirkt als Schlauchabsperrklemme. Die venöse Schlauchabsperrklemme unterhalb der Luftfalle ist geöffnet. Der Druck in der Expansionskammer fällt bis auf einen unteren Umschaltdruck, der die venöse Phase beendet und wieder auf die arterielle Phase umschaltet. Der wesentliche Nachteil dieses Verfahrens ist die ständige Unterbrechung des Blutflusses im Dialysator.

Ein-Pumpen-SN-Verfahren im Dialysegerät 6008

Die Firma Fresenius hat im Dialysegerät 6008 ein Single-Needle-(SN-)System mit nur einer Blutpumpe realisiert, das annähernd die gleiche Effektivität aufweist wie ein konventionelles SN-System mit zwei Blutpumpen. Die Idee dazu basiert auf dem klassischen SN-Klick-Klack-(SN-KK-)Verfahren.

Fresenius hat das SN-KK-Verfahren insoweit optimiert, dass die SN-Rücklaufzeit verkürzt wird und eine „zuschaltbare" SN-Kammer im Schlauchsystem (6008: Kassettensystem) das mögliche Hubvolumen bis auf 60 ml vergrößert.

Wie beim SN-KK-Verfahren fördert auch hier die Blutpumpe, bei geöffneter arterieller Schlauchabsperrklemme, Blut durch den Dialysator in die venöse Kammer (venöser Blasenfänger). Mit der venösen Kammer ist eine zuschaltbare SN-Kammer verbunden. Das einstellbare Hubvolumen beträgt 60 ml und ist nicht, wie bei der klassischen SN-KK-Variante, von den Druckverhältnissen und dem oberen Umschaltpunkt abhängig. Die venöse Absperrklemme ist analog zum SN-KK-Verfahren in der arteriellen Phase (Füllphase) geschlossen. Die in der Füllphase verdrängte Luft wird nicht, wie beim SN-Klick-Klack-Verfahren, in der Blutkammer komprimiert, sondern über den SN-Druckaufnehmer-Anschluss in eine Expansionskammer im Geräteinneren verdrängt. Sobald das eingestellte SN-Hubvolumen erreicht ist, stoppt die Blutpumpe und die arterielle Schlauchabsperrklemme schließt. Eine interne Luftpumpe fördert in der anschließend folgenden venösen Phase (Entleerungsphase) die sich in der internen Expansionskammer befindliche Luft zurück in die SN- und die venöse Kammer, die im Kassettensystem integriert sind. Dadurch entleeren sich beide Kammern und das darin enthaltene gereinigte Blut fließt durch die nun geöffnete venöse Absperrklemme zum Patienten zurück. Bei Erreichen des eingestellten SN-Hubvolumens schließt auch bei diesem Verfahren die venöse Absperrklemme und der beschriebene Ablauf startet von vorn.

Behandlungssteuerung einer SN-Dialyse

Im Folgenden werden die wichtigsten Aspekte der Behandlungssteuerung aufgezeigt, die jedoch nur sehr bedingt für SN-Cross-over-Dialysen gelten.

Das Ziel einer professionellen Behandlungssteuerung von SN-Dialysen ist eine optimale Behandlungseffektivität. **Ausschlaggebend für die Effektivität von Single-Needle-Dialysen sind:**

- Blutfluss
- Hubvolumen
- Rezirkulation
- Kanülendurchmesser (bzw. -länge)

Blutfluss

Die Höhe des Blutflusses, sukzessive des kumulativen Blutvolumens, ist für die Effektivität einer SN-Behandlung von besonderer Bedeutung.

MERKE

Pumpengesteuerte Verfahren (Doppelpumpenverfahren von Fresenius, Gambro, Nipro Nikkiso) sind hinsichtlich der Effektivität druckgesteuerten Verfahren (SN-Crossover B. Braun Avitum, SN-Klick-Klack) überlegen. Die konstante, aktive Förderung des Bluts in der Entnahme- und Rückgabephase durch eine Blutpumpe realisiert bei optimaler Einstellung höhere Flüsse als die inkonstante, im Zyklus abfallende Förderung über positive (Rückgabephase) bzw. negative (Entnahmephase) Drücke.

Berechnung des mittleren Blutflusses:

Da die SN-Dialyse aus zwei Phasen besteht, muss die Bestimmung der gereinigten Blutmenge aus dem Mittelwert der Blutpumpengeschwindigkeiten erfolgen. Dies ist der mittlere Blutfluss, der sich wie folgt berechnen lässt:

$$\text{mittl. Blutfluss} = \frac{\text{Geschwindigkeit art. BP} \times \text{Geschwindigkeit ven. BP}}{\text{Geschwindigkeit art. BP} + \text{Geschwindigkeit ven. BP}}$$

Wenn beide Blutpumpengeschwindigkeiten (art./ven.) nicht sehr voneinander abweichen, lässt sich der mittlere Blutfluss etwas ungenauer, dafür aber vereinfacht mit der nachfolgenden Faustformel berechnen:

$$\text{mittl. Blutfluss} = \frac{\text{Geschwindigkeit art. BP} + \text{Geschwindigkeit ven. BP}}{4}$$

Ein Beispiel:

$$\text{mittl. Blutfluss} = \frac{400\ \text{ml}/\text{min(art.)} + 440\ \text{ml}/\text{min(ven.)}}{4} = 210\ \text{ml}$$

Hier zeigt sich deutlich, dass der mittlere Blutfluss wesentlich geringer ist, als die eingestellten Geschwindigkeiten der arteriellen und venösen Blutpumpe suggerieren. Ferner wird deutlich, dass aufgrund der hohen Geschwindigkeit, insbesondere der arteriellen Blutpumpe das Blutangebot hoch sein muss, um einen effektiven mittleren Blutfluss zu realisieren. Moderne Dialysegeräte zeigen den mittleren Blutfluss an.

Hämolyse bei Single-Needle-Dialysen

Aufgrund der bei SN-Dialysen notwendigen hohen Blutpumpengeschwindigkeiten und den daraus resultierenden Druckspitzen in der venösen Phase stellt sich die Frage, ab welcher Flussgeschwindigkeit eine klinisch relevante Hämolyse zu erwarten ist. Diese Frage ist sicher nicht abschließend und eindeutig zu beantworten. Fest steht jedoch, dass zwei physikalische Phänomene das Hämolyserisiko beeinflussen: die Scherbelastung und die Druckbelastung des Erythrozyten (➤ Abb. 7.4).

Druckbelastung des Erythrozyten:

Twardowski konnte nachweisen, dass bei Druckbelastungen von P ven. 420 mmHg und P art. –350 mmHg keine klinisch relevante Hämolyse zu erwarten ist.

Scherbelastung des Erythrozyten:

Innerhalb des Gefäßzugangs (Kanüle/Katheter) fließt das Blut ohne Turbulenzen (Verwirbelungen/Querströmungen) – laminare Strömung – in Schichten, die sich nicht vermischen. Die Strömungsgeschwindigkeit ist in der Strömungsmitte am höchsten und fällt in Richtung Wand bis auf 0 ab.

Der Erythrozyt wird in dieser laminaren Strömung verformt, da an der Außenseite das Plasma langsamer fließt als an der Innenseite. Diese Verformung nennt man Scherung. Die Kraft, die den Gegenstand in seine Ursprungsform zurückzuführen versucht, nennt man Scherkraft.

Hohe Geschwindigkeiten führen aufgrund der Reibung zu hohen Scherkräften. Blut ist allerdings kein newtonsches Fluid, was bedeutet, dass die Viskosität von Blut bei höheren Geschwindigkeiten kleiner wird.

Dies liegt daran, dass das Blut bei hohen Geschwindigkeiten von einer Emulsion in eine Suspension übergeht. Bei einer Suspension sind die Scherkräfte niedriger.

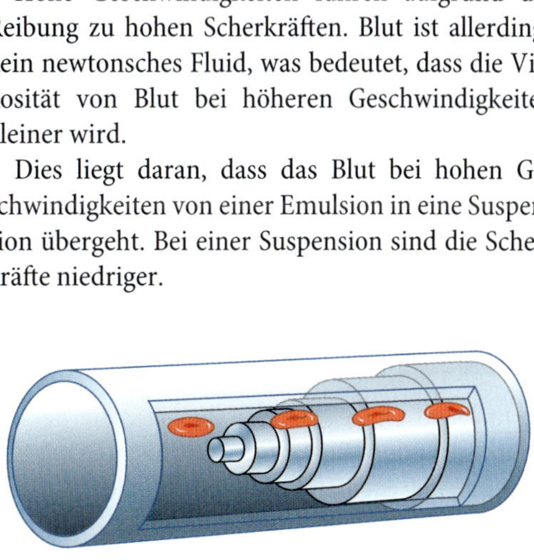

Abb. 7.4 Scherbelastung von Erythrozyten bei laminarem Fluss in Punktionskanülen [L138]

Die Scherspannung ist abhängig von:

- Blutfluss Qb
- Durchmesser d
- Kanülenlänge L

Die Dialysekanülenanbieter verfügen i. d. R. über Listen, die den empfohlenen Blutfluss je nach Kanülendurchmesser und -länge angeben. Die Angaben sind bei allen Herstellern ähnlich.

Größe/Querschnitt × Länge	Empfohlener Blutfluss
17 G/1,5 × 20 mm	bis 250 ml/min
16 G/1,6 × 25 mm	bis 350 ml/min
16 G/1,6 × 20 mm	bis 350 ml/min
15 G/1,8 × 20 mm	bis 450 ml/min
15 G/1,8 × 25 mm	bis 450 ml/min

Bedeutung des **Kanülendurchmessers:** Als engste Stelle im extrakorporalen Kreislauf tragen Dialysekanülen erheblich (bis zu 80 %) zum Strömungswiderstand bei. Nach dem **Gesetz von Hagen Poiseuille** ist der Fluss in vierter Potenz vom Durchmesser der Kanüle abhängig.

Das heißt, dass bei gleichen Druckverhältnissen durch eine 17-G-Nadel (1,5 mm) nur die Hälfte der Blutmenge fließt, die durch eine 15-G-Nadel (1,8 mm) fließen würde.

Zwingt man Blut mit einer hohen Geschwindigkeit durch einen geringen Durchmesser, können die hieraus resultierenden Druckbelastungen und Scherkräfte eine Hämolyse verursachen. Der Effekt wird auch durch die Länge der Kanüle beeinflusst, d. h., je länger, desto ausgeprägter die Scherbelastung.

Die Vorteile eines großen Kanülendurchmessers sind

- Maximierung des Blutflusses
- Verringerung der Scherbelastung

Das Blutpumpenverhältnis

Nachfolgend einige wichtige Aspekte, die bei der Einstellung der Blutpumpengeschwindigkeit im Rahmen einer SN-Dialyse beachtet werden müssen.

Normales Blutangebot

Häufig wird die Geschwindigkeit der venösen Blutpumpe höher eingestellt, bis zu 20 % höher als die Geschwindigkeit der arteriellen BP. Die Gründe dafür liegen in der Verkürzung der Blutrückgabe, zugunsten der arteriellen Phase. Außerdem wird eine unnötige Speicherung von Blutvolumen im extrakorporalen System vermieden. Grundsätzlich gilt die Regel, dass der Blutfluss bei beiden Blutpumpen – unter Berücksichtigung der arteriellen und venösen Druckverhältnisse – möglichst hoch eingestellt werden soll.

Schlechtes Blutangebot

Bei einem schlechten Blutangebot ist man gezwungen, die arterielle BP-Geschwindigkeit zu reduzieren. Hier empfiehlt es sich, die Geschwindigkeit der venösen BP deutlich zu erhöhen. Mit dieser Einstellung kann die arterielle BP das notwendige Hubvolumen langsamer fördern, ohne jedoch den Gesamtzyklus signifikant zu verlängern, da die venöse BP deutlich schneller läuft und somit die venöse Phase verkürzt.

Überdurchschnittlich gutes Blutangebot

Bei einem Shunt mit sehr großem Blutangebot wie z. B. häufig bei einem Oberarmshunt kann die Geschwindigkeit der arteriellen BP sehr hoch eingestellt werden. Aufgrund des hohen venösen Rücklaufdrucks dieses Shunttyps ist es nicht möglich, die Geschwindigkeit der venösen BP (auch Single-Needle-Blutpumpe genannt) entsprechend hoch einzustellen, da es ansonsten zu venösen Druckalarmen käme (Beispiel: art. 420 ml/min und ven. 240 ml/min).

Einstellung der venösen Blutpumpe (Single-Needle-Pumpe):

- Bei guten Flussverhältnissen sollte die venöse Blutpumpe wie die arterielle oder 10 % höher als die arterielle Blutpumpe eingestellt werden.
- Bei schlechtem Blutangebot kann die venöse Blutpumpe bis zu 50 % höher eingestellt werden als die arterielle Blutpumpe.
- Bei gutem Blutangebot und hohem venösen Rücklaufdruck kann die venöse Blutpumpe bis zu 50 % niedriger eingestellt werden als die arterielle Blutpumpe.

In den meisten aktuellen Dialysegeräten findet man eine sog. Auto-SN-Funktion. Der Anwender steuert bei Aktivierung nur noch die arterielle Blutpumpe, die venöse Pumpe verändert sich automatisch in einem vorab festgelegten prozentualen Verhältnis. Diese Funktion führt in der Praxis zu Mainstream-

SN-Dialysen, da die bei SN-Verfahren zwingend erforderliche Individualität der Blutpumpenjustierung außer Kraft gesetzt wird.

Kontinuierliche vs. zyklische Blutflüsse (im Dialysator)

Der zyklische Fluss bei der SN-Dialyse wird häufig, ohne weiteres kritisches Hinterfragen, als nachteilig für die Verfahrenseffektivität eingestuft. Dies hat zu technisch aufwendigeren und in der Steuerung für den Anwender wesentlich komplexeren SN-Verfahren (SN-Cross-over B. Braun Avitum) geführt, mit denen ein kontinuierlicher Fluss durch den Dialysator und konstante Druckverhältnisse im Dialysator erreicht werden sollten. Es stellt sich also die Frage, ob dieser erhöhte technische Aufwand und die Verkomplizierung der Anwendung gerechtfertigt sind bzw. ob sie die Verfahrenseffektivität erhöhen. Polaschegg und Wolke (1993) zeigten eindrucksvoll, dass die kleinmolekulare Clearance bei zyklischem Blutfluss von den bei kontinuierlichem Blutfluss gemessenen Werten so lange nicht abweicht, wie das Schlagvolumen des SN-Systems kleiner oder gleich dem blutseitigen Füllvolumen des Dialysators ist. Dieser Umstand, der bei typischen Schlagvolumen von 30–60 ml in 100 % der Anwendungsfälle erfüllt ist, zeigt, dass kontinuierliche Blutflüsse bezüglich der kleinmolekularen Clearance keinen Vorteil gegenüber zyklischen Flüssen bieten.

Eine Verbesserung der mittelmolekularen Clearance durch einen kontinuierlichen Blutfluss ist ebenfalls nicht zu erwarten, im Gegenteil. Ein kontinuierlicher Blutfluss ist mit konstanteren Druckverhältnissen im Dialysator assoziiert und führt somit zu weniger interner Filtration verglichen mit einem zyklischen Fluss. Weniger interne Filtration zieht einen reduzierten konvektiven Eliminationsanteil und somit eine geringere mittelmolekulare Clearance nach sich.

Die Bedeutung des Hubvolumens

Ein wichtiges Steuerelement ist das Hubvolumen, auch Schlagvolumen genannt.

Das Hubvolumen ist die Menge Blut, die pro Zyklus (art. und ven. Phase) gefördert wird. Über das Hubvolumen wird die systembedingte Rezirkulation kompensiert. Das Füllvolumen des Zugangs stellt bei Kathetern den größten Anteil dieser Rezirkulation.

Rezirkulation entsteht am Ende der venösen Phase, wenn sich schon dialysiertes Blut im Lumen des Katheters (oder auch in geringerem Maße in der Punktionskanüle) befindet. In der jetzt anschließenden arteriellen Phase wird dieses Blut wieder ins System hineingefördert.

Diese Blutmenge kann bis zu 4 ml betragen. Das bedeutet:

- Bei einem Hubvolumen von 30 ml entsprechen 4 ml ca. 13 %
- Bei einem Hubvolumen von 50 ml entsprechen 4 ml ca. 8 %

MERKE

Bei einem hohen Hubvolumen ist der Rezirkulationsanteil geringer, das Verhältnis von noch nicht dialysiertem Blut zu schon dialysiertem Blut ist günstiger.

Eine Erhöhung des Hubvolumens führt darüber hinaus zu einer Verringerung der Single-Needle-Zyklen pro Zeiteinheit.

BEISPIEL

Wenn der mittlere Blutfluss 150 l/min beträgt, werden bei einem Hubvolumen von 30 ml fünf Single-Needle-Zyklen/min realisiert.

Bei einem Hubvolumen von 50 ml wären drei Single-Needle-Zyklen/min erforderlich. Bei einem Hubvolumen von 50 ml wird bei gleichem mittlerem Blutfluss (Beispielrechnung) das Rezirkulationsvolumen 2-mal weniger gefördert als bei einem Hubvolumen von 30 ml.

Möchte man das Hubvolumen erhöhen, muss man die Leistungsfähigkeit des Zugangs beachten, denn wenn die Förderung eines hohen Hubvolumens zu lange dauert, kann es zu Eindickungsphänomenen kommen, insbesondere bei hohen Ultrafiltrationsraten. Hier wäre die Reduzierung des Hubvolumens sinnvoller.

Rezirkulation bei Single-Needle-Dialysen

Bei einer Rezirkulation fließt dialysiertes Blut wieder in den extrakorporalen Kreislauf zurück. Diese Blutmenge kann damit nicht mehr am Stoffaustausch oder an der Beladung in den systemischen Kreislaufgebieten teilnehmen.

Die Rezirkulation vermischt sich daher mit noch nicht dialysiertem Blut und reduziert den diffusiven

Gradienten des Bluts im Dialysator. Dies führt zu einem Effektivitätsverlust. Der Dialyserezirkulation liegen unterschiedlichste Ursachen zugrunde, die einzeln oder zusammen zum Tragen kommen.

Ursachen der Dialyserezirkulation:

- Fistelbedingte Rezirkulation
- Kardiopulmonale Rezirkulation
- Systembedingte Rezirkulation

Fistelbedingte Rezirkulation

Im Gegensatz zu einer Zwei-Nadel-Dialyse wird das Blut bei der SN-Dialyse an der gleichen Stelle der Cimino-Fistel entnommen und zurückgeführt. Ist der Fistelfluss geringer als der Blutfluss, wird bereits dialysiertes Blut erneut in den extrakorporalen Kreislauf gefördert.

Ferner kann auch eine Abflussstörung im Gefäßsystem, z. B. eine Stenose, zu einer verstärkten Rezirkulation führen. Die fistelbedingte Rezirkulation führt immer zu einer erheblich veränderten Zusammensetzung des Bluts. Die rezirkulierende Blutmenge hat keine Möglichkeit, sich in den systemischen Kreislaufgebieten erneut mit Flüssigkeit und Urämietoxinen zu beladen (s. u.). Demzufolge kommt es zu einer verminderten Dialyseeffektivität, und die Gefahr der Thrombosierung im extrakorporalen System steigt.

Pulsatile Strömungen des Shuntflusses und der Blutpumpe

Die Blutpumpe sowie die Blutströmung innerhalb der Gefäße haben einen stark pulsatilen Charakter. Bei ungünstigem Zusammentreffen dieses pulsatilen Verhaltens kann es ebenfalls zu einer Rezirkulation kommen. Auch dann, wenn die Blutpumpengeschwindigkeit den Fistelfluss nicht überfordert (verantwortlich sind hierbei die Phasenlage und die Strömungsamplitude).

Das Diagramm (➤ Abb. 7.5) zeigt auf, wie das Strömungsverhalten innerhalb des Gefäßzugangs tatsächlich ist. Die Strömung ist nicht konstant, sondern verläuft in einer Wellenform mit unterschiedlichen Geschwindigkeiten, die im Durchschnitt 600 ml/min ergeben.

Das Gleiche gilt für die Blutpumpe: Die Blutentnahme ist nicht konstant bei 400 ml/min, sondern

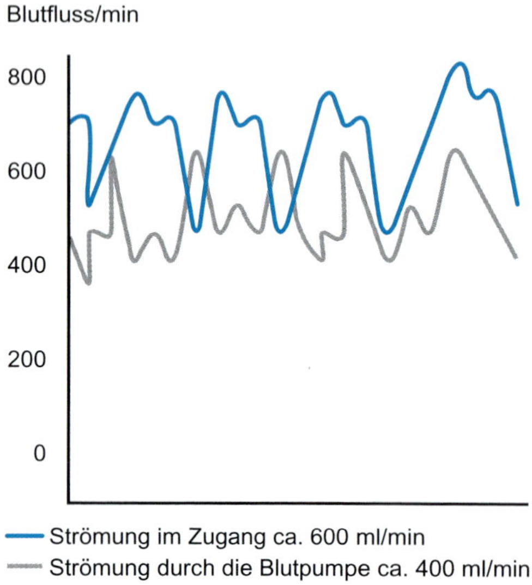

Abb. 7.5 Pulsatile Strömungen [L138]

kann durchaus stärker variieren. Immer dann, wenn die blaue Linie die rote Linie überschneidet oder berührt, ist eine Rezirkulation anzunehmen. Von außen lässt sich dies durch die Überwachung des extrakorporalen Systems nicht feststellen.

Kardiopulmonale Rezirkulation

Die kardiopulmonale Rezirkulation (➤ Abb. 7.6) entsteht in der arteriovenösen Fistel. Arterielles Blut wird über den Shunt zur Dialyse bereitgestellt und durchläuft den extrakorporalen Kreislauf. Das dialysierte Blut kehrt nicht mehr in das arterielle System zurück, sondern wird in das venöse System eingespeist, d. h., es wird dem Herz-Lungen-Kreislauf direkt zugeführt. Infolgedessen werden ca. 3–15 % des gereinigten Bluts wieder dem extrakorporalen Dialysekreislauf zugeführt (Krämer, 1997), ohne am Stofftransport bzw. -austausch im Kapillarsystem teilgenommen zu haben. Eine kardiopulmonale Rezirkulation ist bei einer Fistel immer vorhanden.

Vorhofkatheter sind im venösen System platziert. Aus diesem System wird das Blut für die Dialyse bereitgestellt und wieder zurückgegeben. Das dialysierte Blut kann wieder in den Organsystemen am Stofftransport teilnehmen. Daher haben venöse Katheter keine kardiopulmonale Rezirkulation.

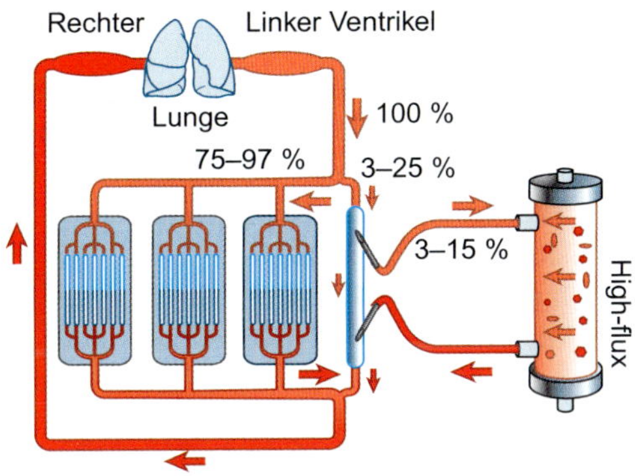

Abb. 7.6 Kardiopulmonale Rezirkulation [L138]

Systembedingte Rezirkulation

Die systembedingte Rezirkulation entsteht unter anderem durch den Totraum des Zugangs. Nach einer venösen Phase verbleibt in der Nadel bzw. im Katheter dialysiertes Blut. Dieses Blut wird in der arteriellen Phase wieder mit in das extrakorporale System gezogen. Die Menge variiert je nach Gefäßzugang (bei Punktionskanülen bis zu 1 ml, bei Vorhofkathetern bis zu 4 ml).

Ferner trägt auch das Blutschlauchsystem zur Rezirkulation bei. Diese systembedingte Rezirkulation nennt man auch **Compliance.** Bedingt durch seine Flexibilität gibt das Blutschlauchsystem einer Druckveränderung, also sowohl einer Druckerhöhung als auch einem Unterdruck, nach. Da der Durchmesser der Punktionskanüle bzw. des Katheters erheblich geringer ist als der des Blutschlauchsystems, kann das von der venösen Pumpe in der Rückgabephase geförderte Blut nicht direkt in den Gefäßzugang zurückfließen. Dies bedingt einen gewissen Rückstrom des Bluts in das arterielle Schlauchsystem bis in die arterielle Druckmessleitung. Das Blutschlauchsystem gibt dem Druck nach und speichert bereits dialysiertes Blut, das in der arteriellen Phase wieder zum Dialysator gelangt. Die Dehnungsfähigkeit kann je nach Druck bis zu 7 ml Compliance-Volumen erzeugen (–200/+300 mmHg bei den Standard-SN-Verfahren).

Eine zusätzliche arterielle Absperrklemme reduziert die Compliance des arteriellen Blutschlauchsystems erheblich.

Blut-Luft-Kontakt (Antikoagulation)

Der ausgeprägte Blut-Luft-Kontakt im extrakorporalen System, insbesondere bei Single-Needle-Systemen mit zwei großen Expansionskammern, erhöht die Gerinnungsneigung des zirkulierenden Bluts und führt zu unnötig hohen Gaben an Antikoagulanzien. Diese sind sowohl medizinisch als auch ökonomisch negativ zu bewerten. Zu klein gewählte interne Expansionsgefäße oder gar gänzlich fehlende interne Expansionsgefäße (Dialog+) zwingen die Hersteller zu exorbitant großen externen Expansionskammern (100–150 ml) im Blutschlauchsystem. Dies führt zu höheren Kosten (Schlauchsysteme und Antikoagulation) und zu einem vermeidbaren Ausmaß des Blut-Luft-Kontakts.

Single Needle und Dialysatoren

Bei der Auswahl des geeigneten Dialysators für eine SN-Dialyse sind insbesondere zwei Aspekte zu beachten:

- Ein kleineres Hubvolumen als das Blutfüllvolumen des Dialysators führt letztendlich dazu, dass das Blutvolumen des Dialysators in einem Zyklus (Entnahme oder Rückgabe) nicht komplett ausgetauscht wird. Es verbleibt ein Rest von dialysiertem Blut im Filter. Je größer diese Differenz ist, desto größer ist die Gefahr eines Clottings im Dialysator.
- Beim Einsatz von Dialysatoren mit geringem Innendurchmesser der Hohlfasern (190–185 µm) kann es im Rahmen einer SN-Dialyse aufgrund der hohen zyklischen Blutflüsse zu sehr hohen Dialysatoreingangsdrücken kommen.

Schlussfolgerungen

- Es sollte immer der maximal mögliche arterielle und venöse Blutfluss eingestellt werden, um möglichst hohe kumulative Blutvolumina zu erreichen. Die Aktivierung von Auto-SN-Funktionen ist kritisch zu betrachten.
- Eine klinisch relevante Hämolyse scheint selbst bei hohen Blutflüssen und daraus resultierenden hohen arteriellen und venösen Drücken nicht einzutreten.

7

- Pumpengesteuerte Entnahme- und Rückgabephasen fördern höhere Blutvolumina als Druck-Druck-gesteuerte Phasen.
- Die Blutpumpengeschwindigkeiten müssen dem möglichen Blutangebot und dem venösen Rücklaufdruck angepasst werden. Tradierte Weisheiten wie „Die venöse Pumpe muss immer 20 % höher eingestellt werden als die arterielle Pumpe" sollten der Vergangenheit angehören.
- Das höchstmögliche Hubvolumen ist anzustreben.
- Für die Shuntpunktion sollten möglichst großlumige (und kurze) Kanülen verwendet werden.
- Weniger und kleinere Expansionsgefäße im extrakorporalen System verringern die Gerinnungsneigung des zirkulierenden Bluts.
- Die Effekte eines kontinuierlichen Blutflusses im Dialysator (bei einer SN-Dialyse) auf die Dialyseeffektivität sind eher negativ zu bewerten.

Anschluss des Patienten an eine SN-Dialyse (2-Pumpen-System)

Zum Anschluss eines Patienten an eine SN-Dialyse mit zwei Pumpen (➤ Abb. 7.7) wird folgendermaßen vorgegangen:

- Dialysegerät mit einem SN-System aufbauen, mit NaCl (0,9 %) oder Online aufbereiteter Dialysierlösung spülen und testen. Das Einlegen des venösen Blutpumpensegments bei der Vorbereitung oder während des Anlegens des Patienten variiert je nach Gerätetyp.
- Beim Anschluss an einen zentralvenösen Katheter unter sterilen Bedingungen den Katheterblock durch Aspiration mit einer Spritze entfernen und den Katheter auf Durchgängigkeit prüfen.
- Initialdosis Heparin injizieren.
- Das mit NaCl (0,9 %) gefüllte Y-Stück an die Punktionskanüle bzw. an den zentralvenösen Katheter anschließen, das arterielle System konnektieren und die arterielle Blutpumpe starten.
- Wie beim Anschluss an eine 2-Nadel-Dialyse (➤ Kap. 7.1.2) das System entweder mit Blut füllen oder „geschlossen anlegen".
- Das venöse Schlauchsystem mit dem Y-Stück konnektieren, dann ggf. (gerätespezifisch) das venöse Pumpensegment in die SN-Pumpe einlegen, die entsprechenden Einstellungen vornehmen und die SN-Dialyse starten.
- Maximale Blutpumpengeschwindigkeit einstellen.

Die **Überwachung** eines Patienten mit SN-Dialyse entspricht der bei einer 2-Nadel-Dialyse.

Abschluss einer SN-Dialyse

Material für die Abnahme ➤ Kap. 7.1.2:

- Mundschutz und Handschuhe anziehen.
- Blutpumpe stoppen und SN-Programm beenden (gerätespezifisch).

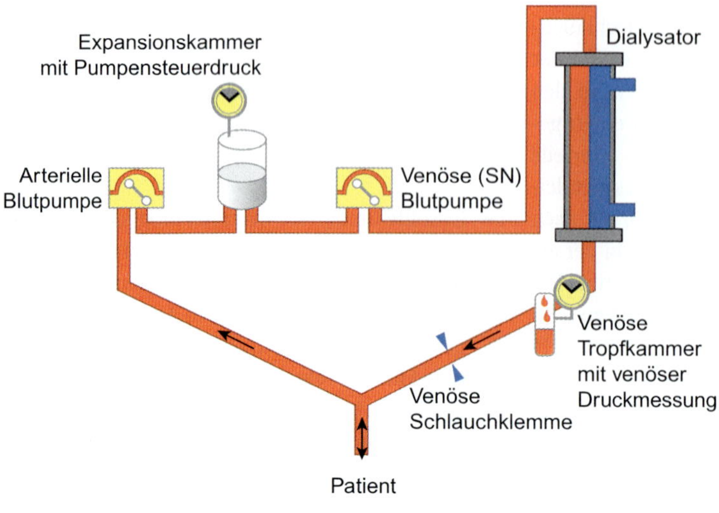

Abb. 7.7 Single-Needle-Doppelpumpenverfahren mit beiden Blutpumpen vor dem Dialysator (Variante 2) [L138]

- Venöses Pumpensegment, wenn notwendig (gerätespezifisch), aus der SN-Pumpe herausnehmen.
- Arterielles Schlauchsystem vom arteriellen Teil des Y-Stücks diskonnektieren und an den Abnahmebeutel oder die Substituatquelle (HDF-Geräte) anschließen.
- Blutpumpe mit 100 ml/min starten.
- Rückgabe des Bluts erfolgt wie bei der 2-Nadel-Dialyse beschrieben.
- Zugang versorgen bzw. entfernen (➤ Kap. 7.1.2).

7.1.7 Bergström-Verfahren (isolierte Ultrafiltration, sequenzielle Ultrafiltration)

Das **Bergström-Verfahren** wird zumeist nur für einen begrenzten Zeitraum während einer Hämodialysebehandlung angewendet. Die Herstellung der Dialysierlösung wird für die Zeit des Bergström-Verfahrens eingestellt oder die produzierte Dialysierlösung wird im Bypass am Dialysator vorbeigeleitet. Dies hat zur Folge, dass nach Ausgleich der Konzentrationsunterschiede zwischen Blut und Dialysierlösung im Dialysator kein diffusiver Stofftransport **(keine Entgiftung)** mehr stattfindet. Da das Blut des Patienten weiter durch den Dialysator fließt und auch die transmembrane Druckdifferenz zwischen Dialysierlösung und Blut bestehen bleibt, wird weiterhin Flüssigkeit aus dem Blut entfernt.

Das Bergström-Verfahren wird primär bei Patienten mit hohen Gewichtszunahmen im dialysefreien Intervall eingesetzt, da bei diesem Verfahren der Flüssigkeitsentzug besser toleriert wird. Dieser positive Effekt beruht vermutlich darauf, dass der osmotische Druck im Blut bei ausschließlicher Ultrafiltration höher bleibt, da osmotisch wirksame Substanzen nicht in die Dialysierlösung diffundieren. Aufgrund des höheren osmotischen Drucks im Blut kann Wasser leichter aus den Zellen mobilisiert werden.

Zur Aktivierung des Bergström-Verfahrens muss je nach Gerätehersteller ein spezielles Programm **(isolierte UF)** angewählt werden. Dort werden die notwendigen Daten (Dauer, Menge, eventuell Rate/h) eingegeben.

Es ist zu beachten, dass durch ein isoliertes UF-/Bergström-Verfahren mit hohen UF-Raten in kurzer Zeit eine Eindickung des Bluts erfolgt, die evtl. einen Mehrverbrauch an Heparin induziert.

MERKE

Da während der Anwendung des Bergström-Verfahrens keine diffusive Entgiftung stattfindet, muss diese Zeitspanne zur effektiven Dialysezeit hinzugerechnet werden.

7.1.8 Profile

MERKE

Natrium- und Ultrafiltrationsprofile bieten die Möglichkeit, die Natriumkonzentration des Dialysats und die Höhe des Flüssigkeitsentzugs, selbstständig gesteuert durch das Dialysegerät, im Laufe einer Dialyse individuell zu variieren.

Natriumprofile

Eine zu schnelle oder zu große Änderung der Plasmanatriumkonzentration kann zu einem intradialytischen Dysäquilibriumsyndrom mit den nachfolgenden Symptomen führen:

- Muskelkrämpfe
- Übelkeit
- Erbrechen
- Kopfschmerzen

Ein Na-Profil soll den Flüssigkeitsentzug so unterstützen, dass sich während der Therapie eine Kreislaufstabilität einstellt und evtl. auftretende Dysäquilibriumsymptome minimiert oder sogar vermieden werden. Dies erfolgt durch eine Unterstützung des Refillings von intrazellulär nach extrazellulär und eine Stimulierung der kreislaufregulativen Zentren des ZNS.

Gibbs-Donnan-Effekt

An der Grenzschicht Dialysatormembran/Blut entsteht eine Spannungsdifferenz. Diese wird durch negativ geladene Proteine verursacht. Um die Differenz wieder zu neutralisieren, werden Natriumionen an dieser Grenzschicht konzentriert. Diese Natriumionen (aus der Dialysierlösung) stehen damit diffusiv nicht mehr zur Verfügung. Um Spannungsneutralität herzustellen, werden bis zu 3 mmol/l Natrium benötigt **(Gibbs-Donnan-Effekt).** Die nachfolgenden Beispiele sollen die Auswirkungen verdeutlichen:

BEISPIEL

Dialysatnatrium-Konzentration > Serumnatrium-Konzentration

- Prädialytisches Serum-Na: 137 mmol/l
- Dialysat-Na: 140 mmol/l

Die Dialysatnatrium-Konzentration liegt um 3 mmol/l höher als die Serumnatrium-Konzentration. Unter Beachtung der genannten Punkte wird sich das Serumnatrium nicht verändern (Gibbs-Donnan-Effekt). Bei dieser Konstellation wird kein Natrium diffusiv zugeführt. Die Natriumbilanzierung erfolgt hier ausschließlich über die Ultrafiltration (Konvektion).

Dialysatnatrium-Konzentration = Serumnatrium-Konzentration

- Prädialytisches Serum-Na: 140 mmol/l
- Dialysat-Na: 140 mmol/l

Die Serumnatrium-Konzentration und die Dialysatnatrium-Konzentration sind gleich. Aufgrund des Gibbs-Donnan-Effekts wird es trotzdem zu einem geringfügigen diffusiven Natriumentzug aus dem Serum kommen. Die wesentliche Natriumbilanzierung wird jedoch durch die Ultrafiltration (Konvektion) realisiert.
Um einen diffusiven Natriumentzug aus dem Serum zu verhindern, muss die Dialysat-Natrium-Konzentration mind. um 3 mmol/l höher sein als die Serumnatrium-Konzentration.

Eine wichtige Größe stellt das **Basis-Natrium** dar. Das Basis-Natrium ist der Natriumwert in der Dialysierlösung, bei dem weder Natrium diffusiv entzogen noch zugeführt wird. Das Basis-Natrium entspricht dem Natrium in der Dialysierlösung in den o. g. Beispielen. Kommt es zu einer Erhöhung des Serumnatriumwerts durch die Dialyse, ist der Patient schon allein durch diese zu einer Flüssigkeitsaufnahme im dialysefreien Intervall gezwungen **(therapieinduzierte Flüssigkeitsaufnahme),** um seinen individuellen Serumnatriumwert wiederherzustellen.

Mit der folgenden Formel lässt sich abschätzen, wie hoch die Zwangsflüssigkeitsaufnahme für den Patienten ist, um nach der Dialyse seinen individuellen Serumnatriumwert wiederherzustellen:

Therapieinduzierte Flüssigkeitsmenge =

$$\frac{\text{Gesamtkörperwasser} \times \text{postdialytisches Plasmanatrium}}{\text{prädialytisches Plasmawassernatrium}} - \text{Gesamtkörperwasser}$$

BEISPIEL

Berechnung der therapieinduzierten Flüssigkeitsmenge für eine Frau mit 63 kg KG (Trockengewicht)

1. Schritt:
Berechnung des Gesamtkörperwassers
Männer: Trockengewicht × 0,58
Frauen: Trockengewicht × 0,55
2. Schritt:
Gesamtkörperwasser: 63 × 0,55 = 34,65 l
Prädialytisches Serum-Na = 134 mmol/l
Postdialytisches Serum-Na = 140 mmol/l
3. Schritt:
34,65 × 140 = 4851

$$\frac{4851}{134} = 36{,}2 \text{ Liter}$$

4. Schritt:
36,20 l – 34,65 l (Gesamtkörperwasser) = 1,55 l
5. Bewertung: Die Patientin muss eine therapieinduzierte Flüssigkeitsmenge von 1,55 l aufnehmen, um ihren physiologischen Serumnatriumwert wieder zu erlangen.

Um das Basis-Natrium herum wird das Profil moduliert. Das Profil sollte mit einem Start-Natrium, das höchstens 13 mmol/l über dem Basis-Natrium liegt, beginnen. Das höchstmögliche Start-Natrium liegt bei 151 mmol/l, vorausgesetzt, das Basis-Natrium ist nicht niedriger als 138 mmol/l. Der Endwert des Na-Profils sollte 128 mmol/l im Dialysat nicht unterschreiten. Ein gängiges Profil wäre z. B. ein Start-Natrium mit 150 mmol/l, ein Endwert bei 130 mmol/l mit linearem Verlauf (häufigste Variante). Dieses Profil wäre bei beiden Beispielen anwendbar. Ansonsten gilt, dass der optimale Verlauf (linear, treppenförmig, exponentiell oder sonstiger) durch eine Findungsphase ermittelt wird.

Bilanzneutralität: Da zu Beginn mit hohen Natriumwerten eine positive Natriumbilanz erzeugt wird, muss gegen Ende der Dialyse diese positive Bilanz durch niedrige Natriumwerte wieder ausgeglichen werden. Ansonsten nimmt der Patient während der Dialyse zu viel Natrium auf, was seine extrazelluläre Natriummenge vergrößert. Die Folgen sind ein starkes Durstgefühl und große Gewichtszunahmen bis hin zur Hypertonie (therapieinduzierte Flüssigkeitsaufnahme).

MERKE

Wichtig ist, ein begonnenes Natriumprofil nicht abzubrechen, da sonst die Bilanzneutralität nicht mehr gegeben ist.

Ermittlung der profilrelevanten Werte und Überwachung eines Natriumprofils:

- Während der Dialyse sollte das Plasma-Na um nicht mehr als 5 mmol/l angehoben werden. Ansonsten steigt die Komplikationsrate (Erbrechen, Übelkeit) an (Mann und Stiller, 1996).
- Vor einem Natriumprofil sollte die Kontrolle des prä- und postdialytischen Serumnatriums erfolgen. Bei der Abnahme des postdialytischen Serumnatriumwerts ist darauf zu achten, dass nach dem Ablegen des Patienten der postdialytische Serumnatriumwert erst nach ca. 5 min abgenommen werden sollte. Somit erfasst man den Kochsalzeffekt, der durch die NaCl-Lösung zum Ablegen des Patienten ausgelöst wird.
- Durch eine kurze Analyse der vorangegangenen Dialysen hat man die Möglichkeit, die Toleranzschwelle für den Volumenentzug festzustellen (Bei welcher UF-Rate nach welcher Zeit treten Symptome auf?). Anhand dieser Toleranzschwelle wird nun ein Profilverlauf für das Natrium und die Ultrafiltrationsrate festgelegt. Eine Kombination von Natrium- und Ultrafiltrationsprofilen wird empfohlen.
- Eine Findungsphase für die optimale Einstellung kann durchaus 3–7 Therapien lang dauern. In dieser Phase erlaubt es z. B. die Blutvolumenmessung, die Wirkung des Profils zu bewerten. Dies erleichtert die Findung des optimalen Verlaufs.
- Die Kontrolle der therapieinduzierten Flüssigkeitsaufnahme sollte auch bei Verwendung von Natriumprofilen erfolgen.

UF-Profile

In Dialysegeräten werden verschiedene UF-Profilverläufe angeboten. Hiermit wird versucht, einen Weg zu finden, die individuelle Reaktion auf den Wasserentzug während der Dialyse zu stabilisieren. Die Idee der UF-Profile basiert auf der Beobachtung, dass hohe UF-Raten im Allgemeinen zu Beginn der Dialyse gut vertragen werden, da hier das Refilling aufgrund der Flüssigkeitseinlagerung rasch reagiert. Mit abnehmender Flüssigkeitseinlagerung und der zugleich stattfindenden Veränderung der Osmolarität durch den diffusiven und konvektiven Stofftransport sinkt das Refilling. Ein RR-Abfall und der Anstieg der Pulsfrequenz können Symptome dieser Erschöpfung sein. Auch hier gilt, dass eine Findungsphase für die optimale Einstellung durchaus 3–7 Therapien lang dauern kann.

MERKE

- In der Regel wird man mit hohen Ultrafiltrationsraten zu Beginn einer Dialyse und einem begleitenden Natriumprofil den größten Erfolg erzielen.
- Es konnte nachgewiesen werden, das UF-Raten > 0,3 ml/min/kg KG häufiger zu Blutdruckabfällen führen, unabhängig vom gewählten Dialyseverfahren (Ronco et al., 1988).

Zusammenfassend kann man festhalten, dass Profile ein geeignetes Mittel sind, um den Kreislauf des Patienten während der Therapie zu stabilisieren. Zur Vermeidung von intradialytischen Kreislaufkomplikationen aufgrund des Flüssigkeitsentzugs verfügen heute alle Dialysegeräte über **Natrium- und Ultrafiltrationsprofile.** Um die Handhabung zu vereinfachen, stehen teilweise vorstrukturierte Programme für das jeweilige Profil zur Verfügung. Profile sind keine Wundermittel, stellen aber eine sinnvolle Erweiterung der Therapiemöglichkeiten dar. Bei individuell angepasstem Einsatz können sie intradialytische Komplikationen und die postdialytische therapieinduzierte Flüssigkeitsaufnahme verringern.

7.1.9 Kt/V-Messung

Aufbau und Funktion von Dialysegeräten ➤ Kap. 6.6.1

7.1.10 Biofeedbacksysteme

Die Überwachung des Dialysegeräts und des Patienten gehören seit jeher zur Durchführung der Hämodialysetherapie. Das Dialysegerät überwacht z. B. Leitfähigkeit und Temperatur der Dialysierlösung. Der Blutdruck des Patienten wird regelmäßig kontrolliert. In größeren Abständen werden Laborwerte erhoben, um die Effektivität der Behandlung zu überwachen. Neuere Konzepte sind jedoch darauf ausgerichtet, Parameter nicht nur zu messen, sondern den Regelkreis zwischen Mensch und Maschine zu schließen. Ein Parameter wird gemessen, der über den Zustand des Patienten Auskunft gibt, die Messung erfolgt automatisch durch das Dialysegerät. Das Messergebnis wiederum beeinflusst direkt und automatisch die Behandlungsparameter in der Dialysemaschine. Ziel ist es, dass der Zustand des Patienten direkt die Dialysemaschine steuert.

Nachfolgend werden zwei Feedbackregelkreise vorgestellt:

- Blutvolumen
- Bluttemperatur

Blutvolumenmessung

Am Anfang einer Dialysebehandlung befindet sich die im dialysefreien Intervall aufgenommene Flüssigkeit überwiegend im Interstitium (Zwischenzellraum) und nicht im Intravasalraum (Gefäßsystem). Die Ultrafiltration von Plasmawasser während der Dialyse erhöht den onkotischen Druck und vermindert den hydrostatischen Druck im venösen System. Diese beiden Effekte fördern den Übertritt von Plasmawasser aus dem Interstitium in den Intravasalraum (Refilling). Dennoch erfolgt das Refilling von Flüssigkeit bei mittleren bis hohen Ultrafiltrationsraten i. d. R. langsamer als die Ultrafiltration und kompensiert die Blutvolumenreduktion nur teilweise. Es tritt eine Hämokonzentration ein, die während der Dialyse in Form einer Veränderung des relativen Blutvolumens gemessen werden kann.

Die Ermittlung des absoluten Blutvolumens ist nach heutigem Stand verlässlich nur über sehr aufwendige Methoden wie z. B. die Tracerapplikation möglich. Diese Methode beruht auf der Einbringung von zumeist radioaktivem Material in die Blutbahn. Blut wird dem Patienten entnommen, mit einer Substanz markiert und wieder reinfundiert. Die Konzentration dieses Materials in einer anschließend entnommenen Blutprobe ist umgekehrt proportional zur Höhe des Blutvolumens. Diese Vorgehensweise ist sehr teuer, apparativ sowie personell aufwendig sowie zeitintensiv und für den Patienten zudem belastend. Deshalb ist die sog. Blutvolumenmessung während der Dialyse nur eine Messung der relativen Blutvolumenänderung und nicht eine Messung des absoluten Blutvolumens. Dabei wird am Anfang der Behandlung ein Blutvolumenstartwert als Referenzwert festgelegt. Ausgehend von diesem Startwert (100 % Blutvolumen) wird im weiteren Verlauf der Behandlung lediglich die Veränderung des Blutvolumens ermittelt und in einem prozentualen Verhältnis zum Ausgangswert dargestellt. Ab welcher Abweichung des relativen Blutvolumens in Prozent ein Patient hypotone Episoden entwickelt, ist sehr individuell. Deshalb muss dieser Schwellenwert (prozentuale Veränderung des Blutvolumens/kg KG) für jeden Patienten ermittelt werden, zumeist durch 8–10 Referenzbehandlungen. Bei Erreichen dieses Schwellenwerts (vereinfacht dargestellt) wird ein Dialysegerät mit Blutvolumenmonitor und aktiver Steuerung die Ultrafiltration reduzieren und die Leitfähigkeit erhöhen, um einer Hämokonzentration und sukzessive einer hypotonen Episode vorzubeugen. Es ist wissenschaftlich umstritten, ob ein solcher patientenindividueller Schwellenwert wirklich existiert.

Viele Dialysepatienten reagieren angemessen auf eine Hypovolämie und erhöhen die Herzfrequenz, die Vasokonstriktion in den Venen des Splanchnikus und der Haut sowie in den Arterien, um eine kardiale Füllung zu gewährleisten. Bei diesen Patienten wird eine Hypotonie nur bei extremer Hypovolämie auftreten. Besonders betroffen von ultrafiltrationsbedingten Blutdruckabfällen sind jene Patienten, die von unterschiedlichsten Begleiterkrankungen betroffen sind, z. B. Diabetes mellitus oder koronarer Herzerkrankung. Aufgrund dieser Erkrankungen können sie eventuell keine adäquaten Gegenregulationsmaßnahmen des Körpers bei erhöhtem Volumenentzug entwickeln. Diese Patienten können von einer Blutvolumenmessung und -regelung profitieren. Basile et al. (2001) zeigten in einer prospektiven Studie an Patienten mit häufigen Blutdruckabfällen, dass die blutvolumengesteuerte Anpassung von Ultrafiltrationsrate und Leitfähigkeit in der Dialysierlösung die Häufigkeit von Hypotonie und Muskelkrämpfen signifikant verminderte. In einer kontrolliert randomisierten Studie erreichten Santoro et al. (2002) eine Reduktion der Hypotonieraten von 30 %.

MERKE

Die bisher verfügbaren Daten zeigen, dass ca. ⅓ aller Patienten mit hypotonen Episoden während der Dialyse von Systemen profitieren können, die das Blutvolumen messen und die Ultrafiltrationsrate und Leitfähigkeit automatisch anpassen.

Zur technischen Funktionalität der Blutvolumenmessung ➤ Kap. 6.6.3.

Isothermische Dialyse

Schon vor mehr als 20 Jahren zeigten Maggiore et al., dass der Blutdruck während der Dialyse durch die Verwendung von kühler Dialysierlösung stabilisiert werden kann. Die Ergebnisse wurden später durch zahlreiche Untersuchungen bestätigt. Dennoch hat diese Erkenntnis bis dato nur sehr bedingt Einzug in die Dialyseregime deutscher Dialysepatienten gehalten. Es werden noch immer wesentlich mehr Patienten mit zu warmer Dialysierlösung (37–37,5 °C) als mit kalter Dialysierlösung (35–35,5 °C) behandelt.

MERKE
Ein erheblicher Teil der Dialysepatienten hat eine Körperkerntemperatur, die unterhalb des Normbereichs liegt.

Eine Untersuchung von Fine und Penner (1996) zeigte, dass 23 % der Dialysepatienten eine Kerntemperatur < 36 °C und nur 38 % eine normale Körpertemperatur (> 36,5 °C) aufweisen.

MERKE
Patienten mit einer Körpertemperatur < 36 °C haben das größte Risiko einer hypotonen Episode während der Dialyse, wenn die Temperatur der Dialysierlösung auf 37 °C oder höher eingestellt ist.

Der wesentliche Mechanismus für den Anstieg der Körperkerntemperatur während der Dialyse wurde in der sog. „Volumenhypothese" von Gotch (1989) beschrieben:

Die Ultrafiltration induziert eine Verminderung des Blutvolumens. In der Folge reagiert der Sympathikus mit einer Vasokonstriktion der peripheren Blutgefäße, die ihrerseits die Fähigkeit der Haut, Wärme abzugeben, vermindert. Die Ansammlung von Wärme im Körper korreliert genau mit der ultrafiltrierten Menge (Rosales et al., 2000). Je mehr Volumen entzogen wird, desto mehr Wärme staut sich im Körper an.

MERKE
Mit zunehmender Ultrafiltration steigt die Wahrscheinlichkeit einer hypotonen Episode an, da ab einem bestimmten Punkt des Wärmestaus der Impuls, die Hautgefäße zur Wärmeableitung zu dilatieren, stärker ist als der Impuls, die Hautgefäße aufgrund des Volumenmangels eng zu stellen.

Damit ein Patient die Vasokonstriktion unter Volumenentzug aufrechterhalten kann, sollte die Dialyse unter isothermischen Bedingungen durchgeführt werden. Dies bedeutet:

- Die Dialysierlösung sollte den Patienten nicht erwärmen.
- Die Dialysierlösung sollte vielmehr die Menge an Wärmeenergie entfernen, die den Körper aufgrund der Vasokonstriktion nicht mehr über die Haut verlassen kann.

Am einfachsten erreicht man dieses Ziel mit einer niedrigen Temperatur der Dialysierlösung (35–36 °C). Um die Patientengruppe zu erfassen, die insbesondere von einer kühlen Dialyse profitiert (Patienten mit niedriger Körpertemperatur), sollte man zumindest vor der ersten Dialyse die Körpertemperatur des neuen Patienten messen.

Ferner steht auch ein Gerät zur kontinuierlichen Messung und Steuerung der Bluttemperatur während der Dialyse zur Verfügung (Bluttemperaturmonitor, Fresenius ➤ Kap. 6.6.3). Der Bluttemperaturmonitor ist darüber hinaus in der Lage, die Fistelrezirkulation zu messen.

Sodium-Management

Ein Ziel der Dialysebehandlung ist es, die Natriumaufnahme im dialysefreien Intervall und die intradialytische Natriumentfernung im Gleichgewicht zu halten. Eine wichtige Einstellgröße ist diesbezüglich die Natriumkonzentration in der Dialysierlösung. Entscheidend ist dabei der Gradient zwischen dem Natriumgehalt der Dialysierlösung und dem Natriumgehalt des Plasmas des Patienten.

Die Natriumkonzentration im Plasma vor Dialysebeginn wird derzeit jedoch nur in den seltensten Fällen individuell ermittelt, sodass eine individuelle Adjustierung des Gradienten zwischen dem Natriumgehalt des Dialysierlösung und dem Natriumgehalt des Plasmas des Patienten bei den meisten Dialysebehandlungen nicht stattfindet.

Eine Natriumüberladung durch die Dialysebehandlung verstärkt jedoch die Gewichtszunahme und eine möglicherweise bestehende Hypertonie im dialysefreien Intervall. Während die diffusive Natriumüberladung mit vermehrtem Durst und entsprechender Gewichtszunahme zwischen den Dialysebehandlungen einhergeht, kann ein übermäßiger Entzug von Natrium während der Dialyse intradialytische Symptome wie Blutdruckabfall oder Muskelkrämpfe hervorrufen.

Ein neues Feature in den Dialysegeräten 5008 S und 6008 der Firma Fresenius nimmt sich dieser Problematik an. Das System misst ständig die Leitfähigkeit der eingehenden Dialysierlösung und des ausgehenden Dialysats und ermittelt anhand eines kinetischen Modells die prädialytische Natriumkonzentration im Plasma und die individuelle Natriumbilanz des behandelten Patienten.

Der Natriumgehalt der Dialysierlösung wird kontinuierlich so angepasst, dass die Natriumkonzentration im Plasma am Ende der Behandlung den vom Personal eingestellten Zielwert der Plasmanatrium-Veränderung entspricht. Die Natriumkonzentration in der Dialysierlösung variiert dabei innerhalb des Bereichs, den das Personal für die Natriumregelung festgelegt hat.

7.2 Heimhämodialyse (HHD)

Benno Kitsche, Michael Nebel

MERKE

Das **Prinzip des Verfahrens** besteht darin, dass der Patient die Hämodialyse in seiner eigenen Wohnung, häufig mit Unterstützung durch einen Partner, durchführt. Wesentliche Voraussetzung ist die theoretische und praktische Ausbildung in einem Heimdialysezentrum.

7.2.1 Historie

Der konzeptionelle Beginn der Heimhämodialyse (HHD) geht auf das Jahr 1964 zurück und fußt auf den Programmen der Nephrologen **Scribner** (Seattle, USA) und **Shaldon** (London, Großbritannien); sie betreuten als erste eine größere Anzahl von HHD-Patienten. Die Gerätetechnik war weit vom heute gewohnten technischen Standard entfernt: Gesteuerte Ultrafiltration und Bikarbonat als Puffersubstanz kamen nicht zur Anwendung.

Die HHD ermöglichte eine Entlastung der zu dieser Zeit in nur wenigen Krankenhäusern sehr begrenzt zur Verfügung stehenden Dialysemöglichkeiten und bot damit vielen Patienten die lebensrettende Dialysebehandlung. Seit Mitte der 1980er-Jahre ist die Zahl der HHD-Patienten weltweit rückläufig.

7.2.2 Patientenentwicklung historisch und prospektiv

Zu Beginn der 1970er-Jahre wurden im KfH (Kuratorium für Dialyse und Nierentransplantation e. V.) die damals ca. 500 betreuten Patienten ausschließlich mittels HHD versorgt. Die Anzahl der HHD-Patienten im KfH stieg bis Anfang der 1980er-Jahre kontinuierlich auf max. 1500 an, um dann bis Mitte der 1990er-Jahre auf ca. 300 Patienten abzufallen. Anfang 2023 führten im KfH 260 Patienten die HHD durch. Laut des im Auftrag des Gemeinsamen Bundesausschusses erstellten Jahresberichts 2019 wurden deutschlandweit bei 84.136 analysierten Patienten, lediglich 648 (0,77 %) mit HHD versorgt. Den größten HHD-Anteil haben weltweit heute die Flächenländer Australien und Neuseeland mit 40 bzw. 60 HHD-Patienten pro 1 Mio. Einwohner (pmp), während viele entwickelte Länder (hierunter auch Deutschland) < 10 pmp mit HHD versorgen. Auch in Kanada werden die Heimdialyseverfahren verstärkt eingesetzt. In Europa entwickelten die Länder Dänemark, Großbritannien, Finnland, Frankreich und die Niederlande in den vergangenen Jahren aufgrund des Einsatzes von zunehmend mehr portablen Dialysesystemen und einer erhöhten Dialysevergütung einen beachtlichen HHD-Anteil von 4–6 %.

Zwar wird die HHD von vielen Nephrologen als sehr effektives und sinnvolles Verfahren mit dem Vorteil eines besseren Patientenüberlebens angesehen, ein konsequentes Umsetzen in die Praxis der Dialysebehandlung erfolgt jedoch bisher nicht.

Unerlässlich für die Patientengewinnung ist die **Information** über das Verfahren durch den betreuenden Nephrologen bereits in **frühen Phasen** der chronischen Niereninsuffizienz. Wichtig ist auch die Vermittlung von Kontakten zu erfahrenen HHD-Patienten mit dem Ziel einer persönlichen und praktischen Information. Die breite öffentliche Aufklärung von Patienten, aber auch die Weiterbildung von Ärzten und Pflegekräften über die hervorragenden Behandlungsergebnisse der HHD sollten mit dazu beitragen, die Tendenz zur weiteren Reduktion der HHD zu stoppen.

Die heute verfügbaren Medien müssen intensiver genutzt und hiermit potenziellen Patienten das Vorhandensein der Alternative Heimdialyse nahegebracht werden. Hier können sich Patienten bei absehbarer Dialysebedürftigkeit zusammen mit ihren Angehörigen frühzeitig informieren, z. B.:

- www.kfh.de/fuer-patienten/heimdialyse-dialyse-zu-hause („Heimdialyse" des KfH) oder
- www.hdpev.de (Patientenverein Heim Dialyse Patienten e. V.) oder
- www.nieren-navi.de (DGfN)

Ursachen des aktuell geringen Anteils an HHD-Patienten in Deutschland sind:

- Die große Zahl ambulanter Dialyseeinrichtungen, die eine flächendeckende, wohnortnahe Versorgung sicherstellen
- Der hohe Anteil an Patienten in hohem Lebensalter und/oder mit schweren Zusatzerkrankungen
- Die Nierentransplantation, speziell Lebendspende
- Das Heimdialyseverfahren Peritonealdialyse
- Die Skepsis der Patienten gegenüber komplizierter Dialysetechnik und Shuntselbstpunktion
- Ungenügende Aufklärung der Patienten
- Fehlende ökonomische Unterstützung von innovativen, portablen Systemen in Deutschland im Vergleich zu den Nachbarländern
- Fehlende Ausbildung bei Pflege und Ärzten

7.2.3 Durchführung der Heimhämodialyse

Neue technische Konzepte der HHD

Grundsätzlich unterscheidet sich der technische Ablauf einer Hämodialyse im häuslichen Bereich nicht von einer Behandlung im Dialysezentrum. Bei der Behandlung von HHD-Patienten wurden bisher fast ausschließlich marktübliche, für die Zentrumsdialyse ausgelegte Dialysemaschinen eingesetzt.

Erfreulicherweise zeigt sich bei einigen Herstellern von Hämodialysemaschinen ein Umdenken in Bezug auf die HHD. Auf dem Kölner Heimdialysekongress 2022 wurden u. a. von den Firmen Quanta, NxStage und Physidia kompakte, **mobile Geräte speziell für die HHD** vorgestellt. Die Geräte zeichnen sich durch vereinfachte Bedienbarkeit über ein Kassettensystem und leichte Transportierbarkeit aus. Die schnellere Auf- und Abrüstbarkeit kann nicht nur den Aufwand vor und nach der eigentlichen Behandlung reduzieren, sondern zusammen mit dem insgesamt geringeren technischen Aufwand die Ausbildungszeit der Patienten deutlich vermindern. Das NxStage- und auch das Physidia-Gerät haben die Option, mit Dialysierlösung aus Beuteln, unabhängig von einem Wasseranschluss z. B. im Urlaub eingesetzt werden zu können. Diese neue Gerätegeneration wird bereits in vielen Ländern verwendet. NxStage, das einzige in Deutschland eingesetzte Gerät dieser Klasse, wurde aufgrund der zu geringen Dialysevergütung für dieses Therapiesystem in Deutschland vom Hersteller zurückgezogen.

Das ebenfalls portable Gerät Physidia wird seit Herbst 2023 in Deutschland in einzelnen Zentren erprobt. In Frankreich ist das Gerät seit mehreren Jahren im Routineeinsatz. NxStage und Physidia arbeiten mit einem geringeren Dialysatfluss, was den Wasserverbrauch zwar um ca. 80 % reduziert, aber eine häufigere Therapie (ca. 5-mal wöchentlich) erfordert. Pilotbehandlungen mit dem Gerät Quanta (benötigt im Vergleich zu den beiden vorher genannten Systemen noch eine Kleinosmose) wurden bereits im europäischen Ausland durchgeführt (➤ Kap. 10.4.4, Abb. 10.26). Aktuell wird es in Frankreich, Großbritannien und vor allem in den USA eingesetzt.

Der nächste Entwicklungsschritt wird durch Geräte mit Dialysatwiederaufbereitung erreicht. Hierbei erfolgt eine Regeneration des verbrauchten Dialysats durch Sorbent-Technologie. Die Initiative dazu kommt von der holländischen Nierenstiftung. Voraussichtlich wird das erste Gerät (NeoKidney) dieser bahnbrechenden Entwicklung 2025 sowohl in Europa als auch in Nordamerika zur Verfügung stehen. Mit 5 l Dialysatverbrauch und 10 kg Gewicht wird es sowohl dem Mobilitätswunsch der Patienten wie auch den ökologischen Notwendigkeiten Rechnung tragen und so die Entwicklung der HHD positiv beeinflussen (➤ Kap. 10.4).

Therapieprogramm

Behandlungsfrequenz und -dauer der HHD sollen individuell patientenbezogen festgelegt werden, wobei eine Wochendialysezeit von mind. 13,5 h empfehlenswert ist. Alternativ kann die HHD „konventionell" 3-mal wöchentlich, alternierend alle 2 Tage ohne langes Intervall oder täglich durchgeführt werden

- Unter täglicher Dialyse **(DHHD)** versteht man, dass 6 Behandlungen/Wo. mit 1 Tag Pause am Wochenende durchgeführt werden. Varianten mit 5 Behandlungen und zwei nicht hintereinander liegenden freien Tagen werden ebenso praktiziert wie 7 Behandlungen/Wo. ohne freien Tag. Die Behandlungszeiten bei DHHD werden mit 2,5–3,5 h/Sitzung angegeben, abhängig von der angestrebten Harnstoffeliminationsrate (Kt/V). Ein Kt/V von 0,8/Sitzung sollte bei DHHD erreicht werden – wobei die Wertigkeit der Kt/V als Qualitätsparameter zunehmend hinterfragt wird. Selten wird eine lange Nachtdialyse (Dialysezeiten 6–8 h) zu Hause als DHHD durchgeführt – hierdurch wird eine besonders hohe Effektivität erzielt. Unter DHHD werden hohe Ultrafiltrationsmengen und so ein möglicher Blutdruckabfall als wesentliche Dialysekomplikation und somit eine Gefährdung des Patienten vermieden.
- Die partnerlose HHD **(PHHD)** ist ein modernes Verfahren, bei dem der Patient so ausgebildet wird, dass er seine Dialysebehandlung ohne Assistenz vollkommen selbstständig durchführen kann. Die PHHD setzt die Durchführung einer täglichen Hämodialyse voraus, um Komplikationen z. B. durch einen hohen Wasserentzug bei 3-mal wöchentlicher Dialysetherapie zu vermeiden.
- Zunehmend diskutiert wird ein Konzept der **integrierten Heimdialyse** aus PD und HHD. Hierbei werden ein initialer Beginn mit PD und ein späterer Wechsel zur HHD beschrieben. Als wesentliche Vorteile dieses Modells gelten der längere Erhalt der renalen Restfunktion, Schonung der Gefäße für einen späteren Gefäßzugang und flexiblere Lebens- und Freizeitgestaltung. Die so behandelten Patienten hatten in entsprechenden Studien ein niedrigeres Risiko für Tod oder Technikversagen als Patienten, die nur mit PD behandelt wurden.

Indikationen und Kontraindikationen

Die Heimhämodialyse ist nur empfehlenswert und sinnvoll, wenn ein **komplikationsloser Dialyseverlauf** sichergestellt ist; dies stellt sich bereits während der Ausbildungszeit heraus.

Voraussetzungen:

- In der Regel ein vom Patienten (oder seinem Partner) **sicher zu punktierender nativer Gefäßzugang.** Gefäßprothesen aus Kunststoff oder Vorhofkatheter sprechen jedoch nicht unbedingt gegen die Durchführung einer HHD. Grundsätzlich ist **jeder Patient** unter den genannten Voraussetzungen für eine HHD geeignet.
- **Das Verständnis technischer und medizinischer Zusammenhänge sowie manuelle Geschicklichkeit.** Das Bedienen der heutigen Dialysemaschinen mit Touchscreen-Bildschirm verlangt zusätzliche Fähigkeiten, die allerdings heute jedem Benutzer eines PC oder Smartphones geläufig sind.
- Eine **positive Einstellung zur Übernahme von Mitverantwortung** bei der Selbstbehandlung, Kooperationsbereitschaft und persönliche Disziplin. Mögliche Bedenken und Sorgen des Patienten sollten wahrgenommen, besprochen und abgebaut werden. Dazu bedarf es intensiver, vertrauensvoller Kontakte zwischen allen Mitgliedern des nephrologischen Teams und dem Patienten. Eine Aufklärung und **Einverständniserklärung** zur Durchführung der HHD mit Hinweisen auf korrekte Dialysedurchführung, Komplikationen und Übernahme von Selbstverantwortung wird dem Patienten am Ausbildungsende vorgelegt. Hierbei sollen dem Patienten auch die **Vorteile** einer Heimbehandlung noch einmal bewusst gemacht werden:
  - Unabhängigkeit von den zeitlichen und strukturellen Bedingungen eines Dialysezentrums.
  - Selbstbestimmung der Dialysezeiten.
  - Vorteile der Selbstpunktion des Dialyseshunts.
  - Optimale medizinische und soziale Rehabilitation bei geringeren Einschränkungen an Trinkmenge und Diät.

Es gibt einige **Gründe gegen die Durchführung** einer HHD:

- Fortgeschrittene chronische Herzerkrankung, höhergradige Herzrhythmusstörungen

- Maligne Erkrankungen und/oder vorausschaubar begrenzte Lebenserwartung
- Therapiebedürftiger Diabetes mellitus je nach Grad von Komplikationen
- Folgezustand nach Schlaganfall und/oder schweres neurologisches Defizit
- Kurzfristig geplante Nieren-Lebendspende

Sozial-strukturelle Fragen

In den frühen Jahren der HHD war es üblich, den Patienten nur mithilfe eines Partners zu Hause dialysieren zu lassen. Die Rolle des **Partners,** z. B. der Ehefrau oder des Ehemanns, beschränkt sich heute bei konventioneller HHD auf die Hilfestellung beim An- und Abschließen und die Verfügbarkeit bei technischen und medizinischen Komplikationen. Andere ausgebildete Hilfspersonen, z. B. Angehörige ambulanter Pflegedienste, kommen heute nicht mehr zum Einsatz. Die Belastung eines Partners ist nicht zu unterschätzen. Dies war für viele Zentren ein Grund, das Konzept der HHD auf die alleinige Ausbildung und Durchführung der Dialyse durch den Patienten selbst umzustellen. Seit Ende der 1990er-Jahre wird die PHHD daher zunehmend eingesetzt, zumal hiermit auch häufigere Behandlungen pro Woche problemlos möglich sind.

MERKE

Der Patient wird heute meist so unterwiesen, dass er die Behandlung vollständig **selbstverantwortlich** ohne Partner durchführen kann. Allerdings werden auch heute weiterhin HHD-Patienten mit Partner (konventionelle HHD) ausgebildet, wenn eine partnerlose HHD nicht möglich ist oder nicht gewünscht wird.

Dialysetechnik zu Hause

Die technischen Voraussetzungen lassen sich bei einem Hausbesuch klären, den Arzt, Techniker und ausbildende Pflegekraft vor oder zu Beginn der Ausbildung vornehmen. Dieser Besuch vermittelt Eindrücke über das häusliche Umfeld des Patienten. Raumbedarf besteht nicht nur für die Dialysemaschine und eine Umkehrosmose, sondern auch für ein Handlager in der Nähe des Behandlungsplatzes, um den Vorrat an Dialysematerial für die nächsten 1–2 Monate zu lagern – je nach Frequenz der Materialbelieferung.

Erstrebenswert ist ein **gesonderter Raum** für die HHD, bei den meisten Patienten findet die Behandlung im Schlafzimmer statt. Platz für eine HHD-Maschine und die Umkehrosmose lässt sich fast immer finden; Platzmangel spricht äußert selten gegen eine Heimdialyse. Bei Mietwohnungen sollte der Hausbesitzer informiert werden, verknüpft mit der Zusicherung, dass notwendige bauliche Veränderungen nach Beendigung der HHD wiederhergestellt werden. In Eigenheimen können erforderliche Räumlichkeiten problemlos umgewidmet werden. Die Umbaukosten übernimmt der jeweilige Dialyseversorger.

Die **Elektroinstallation** erfolgt nach VDE-Vorschriften durch zugelassene Fachunternehmen je nach baulichen Gegebenheiten beim Patienten. Die **wasserseitige Installation** samt Wasseraufbereitung (Umkehrosmose) wird ebenfalls durch ein Fachunternehmen erstellt. Umfangreiche Eingriffe in die Bausubstanz sollten vermieden werden.

Wichtig ist eine gute **Beleuchtung** des Arbeitsplatzes; für Notfälle sollte eine Taschenlampe in Reichweite sein (bewährt haben sich akkubetriebene Campingleuchten). Ein **Telefon** muss am Behandlungsplatz vorhanden sein.

Bei DHHD ist eine zeitnahe Information über den häuslichen Dialyseablauf hilfreich, der z. B. durch ein **Online-Monitoring** direkt vom Patienten zum Bildschirm des behandelnden Arztes im Dialysezentrum erfolgen kann. Hierbei können u. a. der Blutdruckverlauf (Messung alle 15 min), das Körpergewicht vor und nach Dialyse und die eingestellte Ultrafiltration während der Behandlung verfolgt werden. Eine direkte Überwachung des Patienten findet hierbei nicht statt.

7.2.4 Patientenausbildung zur HHD

MERKE

Es hat sich als sinnvoll erwiesen, erst bei stabilisiertem Allgemeinbefinden und nach Überwinden der Urämie sowie Erreichen eines stabilen Sollgewichts mit dem Patiententraining zu beginnen.

Bis zu diesem Zeitpunkt hat der Patient bereits Einblicke in das Verfahren und vor allem Vertrauen in die ihn Betreuenden gewonnen. Die Ausbildung zur HHD sollte ohne zeitliche Begrenzung erfolgen, i. d. R. sind mind. 3 Mon. anzusetzen.

Zunächst werden **grundlegende Prinzipien der Dialysebehandlung** vermittelt. Schritt für Schritt lernt der Patient die Vor- und Nachbereitung und Bedienung der Dialysemaschine kennen. Bei gut ausgeprägten Gefäßverhältnissen kann die **Anleitung zur Selbstpunktion** frühzeitig einsetzen. Ist diese Phase erfolgreich abgeschlossen, wird ggf. der Partner miteinbezogen.

MERKE

Entscheidend für den Erfolg der Ausbildung sind die kontinuierliche Betreuung und Anleitung durch ein oder zwei fest zugeordnete Pflegekräfte.

Zur Dokumentation und Vereinheitlichung des Trainings ist ein **Ausbildungskatalog** sinnvoll, der das Training durchgehend begleitet. In ➤ Tab. 7.15 ist ein in sechs Trainingsabschnitte unterteilter Ausbildungskatalog dargestellt, die je nach Konzept des HHD-Ausbildungszentrums in unterschiedlicher Abfolge übermittelt werden können.

Tab. 7.15 Ausbildungskatalog

1. Praktische Trainingsinhalte	
A: Behandlungsvorbereitung	• Vorbereitung der Arbeitsfläche, Händedesinfektion • Spülen des Geräts, Test auf Desinfektionsmittelfreiheit • Vorbereitung des Dialysematerials, Aufbau des Geräts, Eingabe der Behandlungsparameter • Messung von Körpergewicht und Blutdruck, Festlegung der UF-Menge
B: Basiswissen Dialysemaschine	• Dialysierlösung (Konzentrat, Weichwasser, Umkehrosmose) • Leitfähigkeit, TMP und Bypass • Test der Dialysat- und Blutseite, allgemeine Aspekte der Hygiene • Nachbereitung
C: Patientenstatus	• Trinkmenge, Diätvorschriften • Blutdruck, Puls • Restdiurese • Gewichtszunahme • Körpertemperatur
D: Dialysebeginn	• Überprüfen der Maschine, Alarmbegrenzungen • Kontrollen während der Dialyse (Blutdruck, Ultrafiltration, evtl. Gerinnung) • Dialyseprotokolle
E: Ende der Dialysebehandlung	• Rückgabe des Bluts zum Patienten, Entfernen der Punktionskanülen • Versorgung der Punktionsstellen, Reinigung und Desinfektion der Maschine
F: Gefäßzugang	• Prinzip der arteriovenösen Fistel, Fistelformen, Punktionstechnik • Desinfektion, • Selbstpunktion, Kanülenentfernung • Fistelkomplikationen (Fehlpunktion, Entzündung, Thrombose, Aneurysma, Stenose)
2. Allgemeine technische Trainingsinhalte	
A: Prinzip der Hämodialyse	• Gesunde Nieren und renaler Funktionsverlust • Dialysegerät, Dialysator, Dialysierlösung, Schlauchsysteme • Entzug harnpflichtiger Substanzen, Bedeutung der Laborwerte • Umkehrosmose
B: Funktionen der Dialysemaschine: (Einstellung, Kontrolle)	• Grundsätzlicher Geräteaufbau, Blut- und Dialysatkreislauf, Überwachungseinheiten • Wasserseite (Wasserdruck, Wasserausfall), Wasseraufbereitung • Blutpumpe, arterieller und venöser Blasenfänger • Luftfalle, Heparinpumpe bzw. Perfusor • Punktions-Set, Anschluss an die Dialyse, UF-Menge • Arterielle und venöse Druckmessleitung, Dialysatfluss • Dialysattemperatur, Blutleck-Detektor • Ultrafiltration, Transmembrandruck (TMP) • Elektronik, Bildschirmbedienung

Tab. 7.15 Ausbildungskatalog *(Forts.)*

3. Behandlungsablauf	
A: Blutgerinnung	• Gerinnungshemmung durch Heparin und Blutstillung • Bestimmung der Gerinnung am Behandlungsplatz • Bedeutung der „knappen" Heparinisierung
B. Technische Probleme bei der Behandlung	• Abfall oder Anstieg des arteriellen/venösen Drucks • Leitfähigkeitsalarm • Austausch des arteriellen und venösen Blutschlauchsystems • Verhalten bei Blutleck-Alarm, Austausch des Dialysators • Stromausfall
4. Besonderheiten und Alarmmanagement	
A: Dialysierlösung – Elektrolyte	• Kaliumgehalt • Natrium- und Kalziumgehalt
B: Maßnahmen bei Zwischenfällen	• Blutdruckabfall, Blutdruckanstieg • Muskelkrämpfe, Schüttelfrost • Luftnot • Luftembolie
5. Logistik	
A	• Gerätebuch • Materialbestellung und -lagerung • Entsorgung
B	• Kostenpauschale für Wasser, Strom, Entsorgung
6. Vertiefung der bisherigen Inhalte, Entlassung nach Hause	
A	Besprechung und ggf. Wiederholung der o. a. Trainingsabschnitte
B	Vorbereitung der ersten Dialyse zu Hause (Geräteinstallation, Materiallieferung)
C	Besprechung der ärztlichen, pflegerischen und technischen Betreuung zu Hause

Nach Abschluss eines erfolgreichen Ausbildungsprogramms entscheidet das Trainingsteam über den Zeitpunkt des Beginns der Heimdialyse. Der betreuende Arzt und die trainierende Pflegekraft überzeugen sich zuvor von der Vollständigkeit und Funktionstüchtigkeit der technischen Einrichtungen zu Hause als Voraussetzung für einen sicheren Ablauf der Dialyse und den abgeschlossenen Ausbildungszustand des Patienten.

7.2.5 Betreuung des Heimdialysepatienten

Pflegekraft

Die Pflegenden halten regelmäßigen **Kontakt** zu den Heimdialysepatienten, nach Möglichkeit auch durch **Hausbesuche.** Wichtig ist ein **Rufbereitschaftsdienst** des Zentrums: Der Patient muss stets einen Arzt, eine Pflegekraft und einen Techniker erreichen können. Dies trägt wesentlich zum Gefühl der Sicherheit für den Patienten bei. Bei medizinischen oder technischen Störungen muss für den Patienten die Möglichkeit einer **Dialyse im Zentrum** bestehen; ggf. übernehmen Pflegekräfte die häusliche Betreuung.

Arzt

Basis der ärztlichen Betreuung ist eine **regelmäßige Nachuntersuchung** des Patienten im Zentrum (alle 6–8 Wo.), verbunden mit einer Kontrolle notwendiger Laborwerte. Die Routinekontrolle beinhaltet, neben der ausführlichen Besprechung der vergangenen Dialysephase, die körperliche Untersuchung sowie die Besprechung von Laborparametern und Medikamenten. Dialysetechnische Fragen werden ebenfalls geklärt. Die Durchsicht der monatlich eingesandten Dialyseprotokolle ermöglicht einen Einblick in den häuslichen Dialyseablauf, die Entwicklung des Blutdruckverhaltens und des Körpergewichts. Die Protokolle werden ggf. ergänzt durch die online übermittelten Behandlungsdaten. Die sorgfältige Führung der Protokolle gehört zu den Pflichten des Patienten, zumal sie auch für die Kostenabrechnung benötigt werden (die Digitalisierung der Protokolle ist in der Zukunft zu erwarten). Entscheidend für den erfolgreichen Verlauf einer HHD ist die unverzügliche Kontaktaufnahme des Patienten mit dem betreuenden Arzt bei Problemen jedweder Art. Die Ergebnisse der Laboruntersuchung werden dem Patienten nach Erhalt schriftlich, im Bedarfsfall auch telefonisch mitgeteilt. Der Hausarzt erhält pro Quartal einen Bericht über den Verlauf.

Wichtig ist auch eine Kontinuität in der persönlichen ärztlichen Betreuung. Der Dialysearzt sollte die Möglichkeit zu **Hausbesuchen** nutzen. Die Beratung über die Möglichkeit von **Urlaubsdialysen** (➤ Kap. 4.1.5) ist ein wichtiger Aspekt der ärztlichen Betreuung. Die heute mögliche Mobilität sollte dem Dialysepatienten nicht vorenthalten werden. Viele HHD-Patienten sind Transplantationskandidaten und müssen regelmäßig in Hinblick auf notwendige Untersuchungen vor Transplantation (➤ Kap. 9.1) betreut werden.

Technik

Die Wartung des Dialysegeräts erfolgt in regelmäßigen Abständen nach den Vorgaben des Herstellers (i. d. R. 1×/J.). Akute Störungen sollten umgehend behoben werden, um dem Patienten den zeitlichen Aufwand einer Zentrumsdialyse zu ersparen. Die Techniker sind in Zusammenarbeit mit den Pflegekräften Ansprechpartner bei allen technischen Fragen und informieren den Patienten ggf. über technische Änderungen und Neuerungen.

Die Materialversorgung erfolgt über ein zentrales Lager oder direkt von den Herstellern in 2- bis 3-monatigen Abständen, je nach Bestellung des Patienten und seiner Lagerkapazität.

7.2.6 Vor- und Nachteile der HHD

Die Heimhämodialyse ist für Patienten, die die genannten medizinischen, familiär-sozialen und technischen Voraussetzungen erfüllen, eine echte **Alternative zur Zentrumsdialyse.**

Der Wissensstand der meisten nierenkranken Patienten über das Verfahren HHD ist unverändert verbesserungswürdig, leider wird trotz entsprechender gesetzlicher Verpflichtung manchmal nicht ausreichend informiert. Vor- und Nachteile müssen dem Patienten, ggf. seinem familiären Umfeld, möglichst objektiv dargestellt werden. Manchmal ist der Kontakt mit einem bereits erfahrenen HHD-Patienten sinnvoll und hilfreich (s. o.).

Strukturell sind eine umfassende Organisation und engmaschige medizinisch-pflegerisch-technische Betreuung sowie stete Erreichbarkeit im betreuenden Zentrum unerlässlich. Dies erfordert von allen Beteiligten ein kontinuierlich hohes Engagement und viel Erfahrung. Ob eine HHD medizinisch im Therapieverlauf jeweils weiterhin möglich ist, muss vom betreuenden Nephrologen regelmäßig bei den Kontrolluntersuchungen überprüft werden.

Vorteile der HHD

Der wesentliche Vorteil der HHD ist die Möglichkeit der Selbstbehandlung.

MERKE

Ein gut informierter und ausgebildeter Patient bewältigt die Probleme seiner lebenslangen Erkrankung mit oft erstaunlicher Einsicht, Disziplin und Eigenverantwortlichkeit. Die aktive Einbindung in die Behandlung führt zu stabileren, weniger komplikationsträchtigen Dialyseverläufen als sie in zentralen Versorgungseinrichtungen beschrieben werden.

Nur die HHD bietet die (medizinisch vernünftige) Möglichkeit, eine intensive Dialysebehandlung ohne langes Intervall durchzuführen. Eine deutlich effektivere Behandlung kann mit der DHHD erzielt werden. Diese Behandlungsform ist erheblich intensiver, aber auch physiologischer, mit der Folge komplikationsarmer Behandlungen und niedriger Retentionswerte (Harnstoff, Kalium, Phosphat). Dies kommt dem Konzept einer kontinuierlichen Behandlung nahe, ähnlich der CAPD.

Die DHHD vereint Vorteile von Peritoneal- und Hämodialyse. Hohe Flüssigkeitszunahmen oder

Elektrolytschwankung zwischen bzw. unter der Behandlung treten hierunter kaum auf und erlauben eine liberalere Diät und Flüssigkeitsaufnahme.

Die Blutdruckregulation gelingt aufgrund des stabilen Flüssigkeitshaushalts besser, Phosphat- und Hämoglobinwerte sind stabiler und bedürfen geringerer Medikation. Patienten unter intensivierter HHD fühlen sich – und sind tatsächlich – deutlich leistungsfähiger und insgesamt besser rehabilitiert.

Shuntkomplikationen treten, auch bei häufigeren Punktionen unter DHHD, seltener auf als bei Zentrumspatienten. Der HHD-Patient ist unabhängig von Anfahrtswegen und Rücksichtnahme auf Mitpatienten sowie von Strukturen des Dialysezentrums.

Die Behandlungszeit wird von vielen Patienten weniger als Zeitverlust empfunden, sondern in vielen Fällen kreativ genutzt. Das häusliche Milieu fernab eines durchorganisierten Medizinbetriebs vermittelt einigen Patienten ein größeres Gefühl der Sicherheit und Selbstbestimmung. Technische und medizinische Komplikationen treten bei der HHD seltener auf.

MERKE

Die frei wählbaren Dialysezeiten, die aktive Grundhaltung und der i. d. R. bessere medizinische Zustand des HHD-Patienten tragen dazu bei, dass der Patient seinen Beruf weiter ausüben kann und mehr Möglichkeiten hat, auch aktiv an sportlichen und kulturellen Aktivitäten teilzunehmen, wodurch ein wichtiger Beitrag zum Erhalt des Selbstwertgefühls geleistet wird.

Die HHD ist aufgrund der entfallenden Personalkosten sowohl für den Dialyseerbringer als auch durch den weitgehenden Wegfall der Transportkosten für den Kostenträger finanziell deutlich günstiger. Bei der DHHD entstehen allerdings Mehrkosten durch höheren Materialaufwand.

Die Dialyse-Sachkostenpauschale ist für Zentrums- und Heimdialysepatienten gleich.

Die Dialyseversorger erstatten dem Patienten eine monatliche **Kostenpauschale** für die Strom-, Wasser-, Abfall- und Telefonkosten; dies ist eine Vorgabe der Kostenträger (Vorgabe durch den EBM, Seite 945, Kapitel 40.14, Abs. 4). Lohnausfallkosten an Dialysetagen werden teilweise von Krankenkassen oder Rentenversicherungsträgern übernommen.

Nachteile der HHD

Die Belastung für einen Dialysepartner ist hoch und darf nicht unterschätzt werden. Daher empfehlen wir heute die PHHD, hierbei ist eine Hilfestellung eines Dialysepartners nicht erforderlich.

Der Platzbedarf für die HHD ist zwar relativ gering, kann jedoch in seltenen Fällen in kleinen Wohnungen ein Ausschlusskriterium sein.

Der Zeitaufwand für Vor- und Nachbereitung des Dialysegeräts und die Behandlung ist hoch. Bei Berufstätigkeit des Patienten kann dieser Zeitaufwand eine zumutbare Grenze überschreiten. Soziale Kontakte können aufgrund der zeitlichen Belastung leiden. Hierbei könnten die oben erwähnten neuen und technisch weniger aufwendigen HHD-Dialysemaschinen Entlastung schaffen.

7.2.7 HHD in der Literatur

In den USA, Kanada, Italien und Deutschland werden seit den 1990er-Jahren Anstrengungen unternommen, wieder mehr Patienten mit der HHD zu behandeln. Neben der gesicherten Erkenntnis, dass Mortalität und Morbidität bei HHD-Patienten deutlich niedriger sind als bei Patienten, die in Zentren dialysiert werden, ist die Kostenersparnis gegenüber zentrumsgebundenen Dialysebehandlungen ein wesentliches Motiv. In den USA wurde 2019 die „Advancing American Kidney Health Initiative“ verabschiedet, die den vermehrten Einsatz u. a. von HHD propagiert und einen erhöhten Einsatz des Verfahrens ausgelöst hat. In der Literatur finden sich aufgrund der international geringen Patientenzahl kaum kontrollierte Studien mit einer ausreichenden Patientenzahl. Die Veröffentlichungen der letzten Jahre beinhalten meist retrospektive Erfahrungsberichte einzelner Heimdialysezentren. Einige interessante Studien werden nachfolgend referiert.

Eine intensivierte Zentrumshämodialyse allein ohne Erhöhung der Dialysefrequenz ergab in der HEMO-Studie (Eknoyan et al., 2002) kein besseres Patientenüberleben. Dies steht im Gegensatz zu Erfahrungen der Tassin-Gruppe (Charra, 2005), die bei achtstündiger, nächtlicher Hämodialyse ein deutlich besseres Überleben der Patienten nachwies.

Saner (Saner et al., 2005) verglich prospektiv Zentrumsdialysepatienten und konventionelle HHD-Patienten über einen Zeitraum von 20 Jahren. Er wies eine auch noch am Studienende vorhandene deutlich geringere Mortalität bei konventioneller HHD trotz gleicher Grunderkrankung und Komorbidität nach. Theoretische Vorteile einer DHHD wurden anhand von Rechenmodellen über Dialyseeffektivität Ende der 1990er-Jahre von Gotch, Depner und Kjellstrand (Depner, 1998; Kjellstrand, 1999) veröffentlicht. Sie wiesen auf den eher physiologischen Ablauf einer regelmäßigen Hämodialyse bei DHHD mit – im Vergleich zur 3-mal wöchentlichen Dialyse – konstant niedrigeren Serumspiegeln der harnpflichtigen Substanzen und deren geringeren Anstieg zwischen den einzelnen Behandlungen hin. Pierratos (Pierratos, 1999) zeigte unter Anwendung einer intensiven, täglichen, nächtlichen PHHD gute Blutdruckeinstellung, extrem niedrige Phosphatwerte, komplikationsarme Dialysebehandlung und gute soziale Rehabilitation. Ähnliche Ergebnisse konnten an kleinen Studien in Europa und in den USA sowie beim eigenen Patientenkollektiv nachgewiesen werden (Culleton et al., 2007; Kooistra, 2003; Nebel, 2001; Kitsche, 2018). Das FNH Trial (multinationale prospektive Studie [Chertow 2010]) konnte beim Vergleich zwischen konventioneller und täglicher HD als Folge der besseren Blutdruckeinstellung eine Verminderung der linksventrikulären Hypertrophie unter täglicher Dialyse nachweisen. In Kanada wird die HHD intensiv propagiert und analysiert [Nadeau-Fredette et al. 2015; Bevilacqua et al. 2018], die Rate der kardiovaskulär bedingten Hospitalisationen war unter DHHD deutlich reduziert.

Rydell (Rydell et al. 2019) zeigte in einer Arbeit aus dem schwedischen Register über 25 Jahre, die alle schwedischen Patienten mit HHD als erstes Dialyseverfahren einschloss, ein besseres Langzeitüberleben für HHD im Vergleich zu Zentrumshämo- und Peritonealdialyse: Dies wurde in erster Linie auf die längere Dialysezeit zurückgeführt. Raimann (Raimann et al. 2022) wies auf die hohe Ultrafiltrationsrate als wesentliche Todesursache bei Hämodialyse hin; diese kann durch intensivierte HHD vermieden werden.

Die vorliegenden Studien ergeben insgesamt einen deutlichen Hinweis auf die medizinischen Vorteile der HHD, speziell auch der intensivierten Dialyseverfahren.

7.3 Hämofiltration (HF)

Gerd Breuch

MERKE

Bei der Hämofiltration wird die glomeruläre Filtration der menschlichen Niere nachgeahmt. Über eine hochpermeable Membran werden große Mengen Flüssigkeit aus dem Blut ultrafiltriert. Gleichzeitig wird die filtrierte Flüssigkeitsmenge abzüglich der gewünschten Ultrafiltrationsmenge wieder substituiert (ersetzt). Der Stofftransport beruht auf dem Prinzip der Konvektion. Es findet keine Diffusion wie bei der Hämodialyse statt. Die qualitative und quantitative Kenngröße der Hämofiltration ist von der Ultrafiltratmenge und dem Siebkoeffizienten der Membran abhängig.

7.3.1 Indikationen

- Behandlung **kreislaufinstabiler Patienten** mit hohen Flüssigkeitszunahmen im dialysefreien Intervall: Bei der Hämofiltration ist der Flüssigkeitsentzug i. d. R. kreislaufverträglicher als bei der Hämodialyse. Die Ursache hierfür ist noch ungeklärt. Es wird vermutet, dass die gefäßverengende Reaktion als Folge des Flüssigkeitsentzugs bei der Hämofiltration ausgeprägter ist als bei der Hämodialyse. Im Vergleich zur Hämodialyse sinkt der osmotische Druck im Extrazellulärraum geringfügiger ab, bei gleichzeitiger Erhöhung des onkotischen Drucks. Dies hat ein schnelleres Nachströmen (Refilling) von Flüssigkeit in den Intravasalraum zur Folge.
- Behandlung der schweren **therapieresistenten Hypertonie:** Ein positiver Effekt einer langfristigen Hämofiltrationsbehandlung auf die Hypertonie ist ein gesicherter Vorteil der Hämofiltration gegenüber der Hämodialyse. Die Ursachen dafür sind ebenfalls nicht abschließend geklärt.
- Das Prinzip der Hämofiltration wird heutzutage fast ausschließlich bei kontinuierlichen Verfahren (CVVH) auf der Intensivstation angewendet (➤ Kap. 7.5).

7.3.2 Prinzip der Hämofiltration

Wie bei der Hämodialyse wird das Blut des Patienten durch ein Blutschlauchsystem über einen Hämofilter gepumpt und zum Patienten zurückgeführt. Unter einem hydrostatischen Druck von 200–500 mmHg werden aus dem Blut ca. 80–140 ml Plasmawasser pro Minute ultrafiltriert. Die Konzentration der Elektrolyte im Filtrat entspricht der des Extrazellulärraums.

Dieser Flüssigkeitsentzug erfordert eine entsprechende Substitution der Flüssigkeit und der darin gelösten Elektrolyte und Puffersubstanzen, abzüglich der bei der Behandlung gewünschten Ultrafiltrationsmenge. Das Substituat wird mittels einer Pumpe über eine Heizung in den extrakorporalen Blutkreislauf geleitet.

Bei der **Prädilution** wird die Substitutionslösung vor dem Hämofilter zugeführt. Dieses Vorgehen verbessert die Fließeigenschaften des Bluts und erhöht die kleinmolekulare Clearance. Die kleinmolekulare Clearance ist bei diesem Verfahren mit der bei der Hämodialyse vergleichbar.

Bei der **Postdilution** wird die Substitutionslösung nach dem Hämofilter zugeführt, meist in die venöse Tropfkammer oder in eine spezielle Konnektionsstelle hinter dem Dialysator. Im Vergleich zur Prädilution werden bei der Postdilution geringfügig höhere mittelmolekulare Clearancewerte erreicht. Damit das Blut bei diesem Verfahren im Hämofilter nicht koaguliert, sollte der Filtratfluss nicht höher als ein Viertel des effektiven Blutflusses sein.

Bei der Prädilution werden 70–100 l, bei der Postdilution 30–40 l Substitutionslösung benötigt.

Zur Prädilution und Postdilution ➤ › Kap. 7.4.1

MERKE
Die Austauschmenge pro Behandlung sollte bei mind. ⅓ des Körpergewichts des Patienten liegen.

BEISPIEL
Hämofiltration

Ein Patient ist 81 kg schwer und hat im dialysefreien Intervall 3 kg zugenommen. Die bei der Behandlung zu ultrafiltrierende Menge Plasmawasser beträgt: 27 l (⅓ des Körpergewichts) + 3 l (Gewichtszunahme im dialysefreien Intervall) = 30 l Filtrat.
Die Behandlungsdauer ist vom Arzt auf 5 h festgelegt. Das bedeutet, dass pro Stunde 6 l Plasmawasser (30 l Filtrat:5 h) ultrafiltriert werden müssen. Dies ist zu erreichen mit einem Filtratfluss von 100 ml/min (60 min × 100 ml = 6 l).
Dies führt dazu, dass der Patient nach 5 h (5 h = 300 min × 10 ml Differenz zwischen Substituatfluss und Filtratfluss = 3 l) Behandlungszeit seine Gewichtszunahme im dialysefreien Intervall von 3 kg wieder abgenommen hat. Gleichzeitig werden während der Behandlungszeit von 5 h 27 l Elektrolytlösung substituiert (27 l:5 h = 5,4 l/h = 90 ml/min Substituatfluss). Einem Filtratfluss von 100 ml/min steht ein Substituatfluss von 90 ml/min gegenüber.

Die Entgiftung beruht bei der Hämofiltation ausschließlich auf dem physikalischen Prinzip der Konvektion (➤ Kap. 6.3.3).

MERKE
Der konvektive Stofftransport bei der Hämofiltration ist eine Begleiterscheinung der Ultrafiltration. Durch eine Art „Mitnahmeeffekt" werden die gelösten harnpflichtigen Substanzen mit dem ultrafiltrierten Plasmawasser aus dem Blut entfernt.

Eine Steigerung der Effektivität ist im Wesentlichen nur durch eine Erhöhung der Filtrationsmenge und somit der Substitutionsmenge möglich.

Eine aufwendige Wasser- und Dialysataufbereitung wie bei der Hämodialyse ist nicht notwendig, da keine Dialysierlösung durch den Hämofilter fließt und demzufolge kein diffusiver Stofftransport stattfindet.

MERKE
Da die klassischen Therapieziele der Hämofiltration heutzutage auch mit einer individuell abgestimmten Bikarbonat-Dialyse zu erreichen sind, verliert die Hämofiltration im Behandlungsspektrum der Nierenersatztherapie zunehmend an Bedeutung. In der Intensivmedizin ist sie als kontinuierliches Verfahren (CVVH) hingegen nach wie vor von großer Bedeutung.

7.3.3 Durchführung

Wesentliche Aspekte der Vorbereitung, Therapie und Nachbereitung können aus dem Kapitel Hämodialyse (➤ Kap. 7.1) übertragen werden. Nachfolgend einige Besonderheiten bezüglich der Durchführung einer Hämofiltration (➤ Abb. 7.8):

- **Gefäßzugang:** Die HF ist nur dann effektiv, wenn sehr hohe Filtrationsraten erreicht werden. Hierzu ist ein hoher Blutfluss nötig (je nach gewünschter

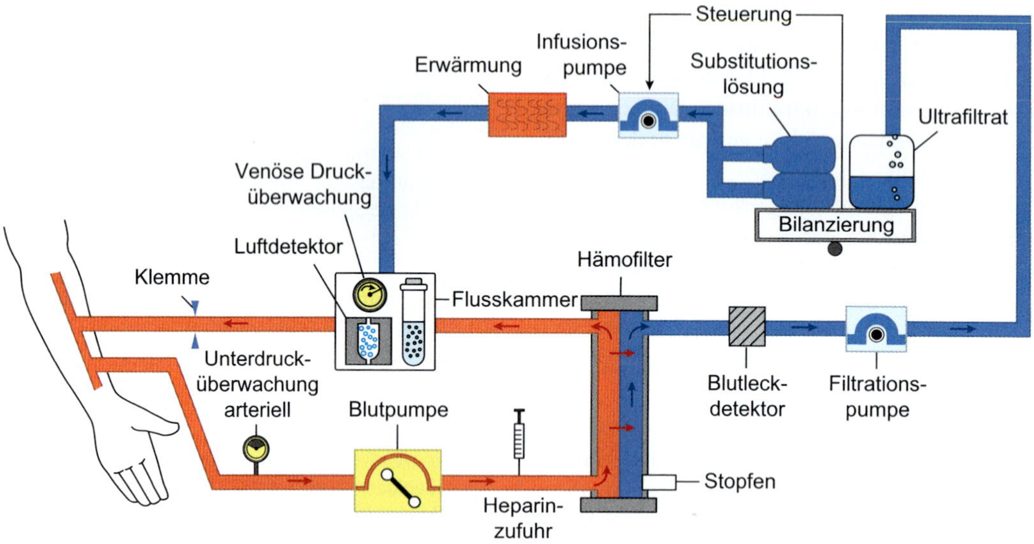

Abb. 7.8 Konventioneller Hämofiltrationskreislauf [L217, L138]

Ultrafiltrationsrate > 300 ml/min). Also muss ein guter Shunt oder ein sehr gut laufender, doppellumiger Katheter vorhanden sein.

- **Hämofiltrationsgerät:** Um bei **klassischen Hämofiltrationsgeräten** eine sichere Bilanzierung zu gewährleisten, werden konventionell gravimetrische Systeme eingesetzt. Mittels präziser Waagen für Filtrat und Substituat wird jeweils die Menge an substituierter und filtrierter Flüssigkeit auf zwei getrennten Waagen bestimmt. Anschließend werden die ermittelten Ergebnisse in einer Recheneinheit weiterverarbeitet. Diese stellt sicher, dass einerseits stets die exakt eingestellte Filtratmenge erreicht wird, andererseits die filtrierte Flüssigkeit abzüglich der gewünschten Ultrafiltrationsmenge durch eine sterile, pyrogenfreie Substitutionslösung ersetzt wird. Die Förderung des Bluts aus dem Gefäßzugang und die Überwachung des extrakorporalen Kreislaufs erfolgen analog zur Hämodialyse. Das Filtrat wird mittels eines Blutleck-Detektors überwacht, um frühzeitig Membranrupturen feststellen zu können. Dialysegeräte der neuen Gerätegeneration (Fresenius 5008/6008, Nipro Surdial^{TM}-X) bieten als Therapieoption eine sog. **Hämofiltration online** an. Bei diesem Verfahren wird das Substituat aus dem Dialysekonzentrat (Säure und Bikarbonat) und dem Permeat der Umkehrosmoseanlage im Dialysegerät hergestellt und durch zwei hoch wirksame Filtrationsstufen (auch Ultrafilter, Sterilfilter oder **Dialysierflüssigkeitsfilter** genannt) geleitet, bevor es dem Patienten infundiert wird. Im Prinzip wird also, analog zur Online-HDF, aufbereitete Dialysierlösung zur Substitution eingesetzt. Dieses Verfahren führt zu einer erheblichen Kostenreduzierung.
- **Hämofilter:** Um die bei einer HF-Behandlung notwendigen Ultrafiltrationsmengen filtrieren zu können, muss die Membran im Hämofilter einerseits eine sehr hohe hydraulische Permeabilität besitzen, andererseits sehr stabil sein. Darüber hinaus muss die Membranstruktur so ausgelegt sein, dass Moleküle bis zu einem Molekulargewicht von 50.000 Da die Membran passieren können. Großflächige asymmetrische Membranen aus synthetischem Material (Polysulfon, Polynephron, Polyamid) erfüllen diese Anforderungen. Leistungsparameter für einen Hämofilter sind die Clearance-Werte und der **Siebkoeffizient.**

MERKE

Der Siebkoeffizient definiert das Ausmaß der Membranpassage für eine bestimmte Substanz. Beträgt der Siebkoeffizient 0, ist keine Membranpassage möglich. Beträgt er 1, ist eine ungehinderte Membranpassage für eine bestimmte Substanz möglich. Ein Siebkoeffizient von 1 ist aufgrund der Sekundärmembranbildung praktisch nicht möglich.

- **Substitutionslösung:** Die Substitutionslösung muss zwingend steril und pyrogenfrei sein, da sie direkt in das Blut des Patienten geleitet wird. Ihre Zusammensetzung entspricht in etwa jener der Dialysierlösung. Nur hinsichtlich der Puffersubstanz besteht ein entscheidender Unterschied. Während in der Dialysierlösung zumeist Bikarbonat als Puffersubstanz enthalten ist, können fertige Substitutionslösungen auch heute noch Laktat als Puffer beinhalten. Seit geraumer Zeit steht jedoch auch bikarbonathaltige Substitutionslösung für die Hämofiltration zur Verfügung. Da Kalzium- und Magnesiumsalze im alkalischen Bereich ausfallen, bestehen die bisher verfügbaren bikarbonathaltigen Substitutionslösungen aus zwei Komponenten: einer Bikarbonat-Lösung und der Elektrolytlösung. Beide Lösungen werden erst unmittelbar vor Behandlungsbeginn gemischt. Bei der **Hämofiltration online** besteht das Substituat aus aufbereiteter Dialysierlösung.
- **Überwachung und Pflege:** Für die Überwachung und Pflege eines hämofiltrierten Patienten gelten die gleichen Aspekte wie für den Patienten bei der Hämodialysebehandlung. Dies gilt sowohl für die erforderliche Vorbereitung des Patienten und des Geräts als auch für die Rolle der Pflegenden in Bezug auf die Betreuung und Überwachung des Patienten während der Behandlung (➤ Kap. 7.1). Es bestehen jedoch drei Besonderheiten:
  - Wenn sich der Blutfluss während der Behandlung verändert, muss der Filtratfluss entsprechend angepasst werden (Filtratfluss = ⅓ des Blutflusses).
  - Entspricht die Elektrolytzusammensetzung der Substituatlösung der des Extrazellulärraums, dann ist die Elektrolytbilanz pro Behandlung negativ. Dieser Betrag entspricht den im Ultrafiltrat, d. h. in der entzogenen Menge Körperflüssigkeit, enthaltenen Elektrolyten. Bei hohem Flüssigkeitsentzug während einer Behandlung kann dies zu Komplikationen führen, z. B. zu Wadenkrämpfen. Für diesen Fall empfiehlt es sich, geringfügig höher konzentrierte Substituatlösungen zu verwenden.
  - Durch Erschütterungen und Bewegungen am Gerät bei laufender Behandlung kann es bei **klassischen Hämofiltrationsgeräten** leicht zu Irritationen an den Gerätewaagen und somit zu **Bilanzierungsfehlern** kommen. Um einer fehlerhaften Ultrafiltration oder Substitution vorzubeugen, ist es bei einem Bilanzierungsalarm ratsam, den Patienten unter laufender Blutpumpe und gestoppter Substitutions- und Filtrationspumpe zu wiegen.

7.3.4 Vor- und Nachteile der Hämofiltration

Weniger als 3 % aller Patienten mit terminaler Niereninsuffizienz werden derzeit mit der Hämofiltration behandelt.

Vorteile:

- Es ist keine aufwendige Wasser- und Dialysataufbereitung notwendig, dies ermöglicht den **flexiblen Einsatz** eines HF-Geräts.
- Man kann Patienten ohne zeitaufwendige interne Gerätedesinfektion nacheinander behandeln. Äußerliche Wischdesinfektion und Aufbau mit neuen Einmalmaterialien reichen aus.
- Bei der Hämofiltration ist die mittelmolekulare Clearance besser als bei der Hämodialyse (dies ist jedoch bei der HD auch mit High-Flux-Dialysatoren möglich).
- Der Flüssigkeitsentzug ist bei der Hämofiltration i. d. R. **kreislaufschonender** als bei der Hämodialyse (dies erreicht man unter Umständen auch bei Dialyseverlängerung unter individueller Bikarbonat-Dialyse).
- Arterielle Hypertonien zeigen eine gute Beherrschbarkeit bei langfristigem Einsatz der Hämofiltration.
- Im Rahmen der Biokompatibilität ist die Verwendung ausschließlich steriler, pyrogenfreier Flüssigkeit bei der klassischen Hämofiltration als Vorteil anzusehen. Die inzwischen etablierte Möglichkeit der Herstellung steriler, pyrogenfreier Dialysierflüssigkeit hat diesen Vorteil der Hämofiltration gegenüber der Hämodialyse egalisiert.

Nachteile:

- Die HF ist in der Entfernung von kleinmolekularen Substanzen, z. B. Harnstoff und Kreatinin, der Hämodialyse unterlegen. Bei Einsatz der HF mit Prädilution und großer Austauschmenge sind die Unterschiede jedoch geringer.

- Die **Sachkosten** der Hämofiltration, hier besonders bei Hämofilter und Beutel-Substituatlösung, liegen wesentlich höher als bei der Hämodialyse.
- Die Möglichkeit der Online-Substituatgewinnung reduziert diese Kostendifferenz. Jedoch müssen höhere Anschaffungskosten für die Geräte berücksichtigt werden.

Durch die Bildung von sog. **Sekundärmembranen** (Membranpolarisation) leidet die Permeabilität der Membran im Hämofilter. Dies hat einen Anstieg des transmembranen Widerstands und dementsprechend auch des Transmembrandrucks bei gleichbleibender Filtrationsleistung zur Folge. Sekundärmembranen entstehen dann, wenn sich durch die Filtration von Blut Moleküle an die Membran anlegen, deren Durchmesser größer ist als der Porendurchmesser der Membran. Dieses Problem versucht man durch sehr hohe Blutflussraten positiv zu beeinflussen. Andererseits wird vermutet, dass insbesondere dieser dünne Proteinfilm auf der Membran deren komplimentaktivierende Eigenschaft abschwächt und somit die Membran biokompatibler macht. Bei einer Steigerung des Blutflusses tritt das Phänomen der **Kernentmischung** auf, d. h., ab einer bestimmten Blutflussrate strömen die Blutzellen vorwiegend in der Peripherie der Hohlfaser (wandnah). Im Zentrum der Hohlfaser hingegen kommt es zu einer Verarmung an Blutzellen. Die Bildung von Sekundärmembranen wird durch dieses Phänomen gefördert.

7

7.4 Hämodiafiltration (HDF)

Gerd Breuch

MERKE

Mit der **Hämodiafiltration** (HDF) werden die technischen Möglichkeiten und Vorteile der **Hämodialyse** (HD) und der **Hämofiltration** (HF) miteinander **kombiniert.** Die Überlegung hinter der Kombination beider Verfahren ist, dass niedermolekulare Substanzen (z. B. Kreatinin und Harnstoff) vorwiegend durch Diffusion, mittelmolekulare Substanzen hingegen überwiegend durch Konvektion entfernt werden.
Indikationen:
- Kreislaufinstabile Patienten mit hohen Flüssigkeitszunahmen
- Patienten mit schwerer Hyperphosphatämie (HDF-Postdilution)
- Therapieresistente Hypertonie
- Schwere urämische Polyneuropathie

7.4.1 Prinzip der Hämodiafiltration

Bei der Hämodiafiltration werden die Verfahren Hämofiltration und Hämodialyse gleichzeitig angewandt. Die Basis dieses Verfahrens ist eine ganz normale Hämodialyse (Diffusion). Parallel dazu findet eine Hämofiltration statt, bei der dem Patienten große Mengen an Flüssigkeit entzogen (Ultrafiltration/Konvektion) und in Form einer sterilen Elektrolytlösung substituiert werden. Die **Zumischung des Substituats** erfolgt entweder vor dem Dialysator **(Prädilution)** oder nach dem Dialysator **(Postdilution).**

Die gleichzeitige Anwendung beider Verfahren hat zur Folge, dass die Gesamteliminationsrate von klein- und mittelmolekularen Substanzen höher sein kann als beim Einsatz eines Einzelverfahrens. Sie ist jedoch nicht so hoch wie die Summe einer Hämodialyse und einer Hämofiltration, da sich Konvektion und Diffusion nicht addieren, sondern parallel zueinander ablaufen und sich gegenseitig beeinflussen.

Die diffusive Eliminationsrate wird im Wesentlichen von der Membranpermeabilität, der Membranstruktur, dem Blutfluss und dem Ort der Substitution (Prä-, Postdilution) bestimmt. Der konvektive Stofftransport hingegen hängt primär von der Filtrationsrate und vom Siebkoeffizienten der Membran ab.

Beutelsubstitution

Bei der HDF mit Beutelsubstitution wird kontinuierlich im gleichen Verhältnis zueinander filtriert und substituiert. Die Flüssigkeiten Filtrat und Substituat werden geräteseitig meistens durch ein Wiegesystem überwacht und bilanziert. Die Substitutionslösungen werden industriell vorgefertigt und stehen meist in Beuteln zu je ca. 4,5 l zur Verfügung.

Der sehr hohe Preis der Substitutionslösung und die aufwendige Gerätetechnik führten dazu, dass die

Hämodiafiltration mit Beutelsubstitution nur in geringem Maße eingesetzt wurde. Nachteilig war und ist, dass beim Einsatz dieses Verfahrens die maximale Filtrationsmenge (Substitutionsmenge) je nach Gerätetyp 4 × 4,5 l, in der Summe also max. 18 l beträgt. Ein weiteres Manko in der Vergangenheit war, dass die Substitutionslösungen mit Laktat und nicht mit Bikarbonat gepuffert waren. Inzwischen ist die Herstellung von bikarbonatgepufferten Substitutionslösungen möglich.

Das Prinzip der **Hämodiafiltration mit Beutelsubstitution** wird heutzutage fast ausschließlich bei kontinuierlichen Verfahren (CVVHDF) auf der Intensivstation angewendet (➤ Kap. 7.5).

Online-Substitution

Ein Dialysegerät mit der Therapieoption HDF-Online produziert das Substituat selbst, indem es dem Dialysatkreislauf (geschlossener Kreislauf) einen Teil der Dialysierlösung entnimmt und als Substituat verwendet (➤ Abb. 7.9). Bei dem aus der Dialysierflüssigkeit hergestellten Substituat gelten hohe mikrobiologische Qualitätsanforderungen an eine Infusionslösung. Um diese Qualität zu gewährleisten, durchläuft die Dialysierflüssigkeit zwei hochwirksame Filtrationsstufen (auch Ultrafilter, Sterilfilter oder **Dialysierflüssigkeitsfilter** genannt), bevor sie als Substituat ins Patientenblut infundiert wird.

MERKE

Während bei der klassischen HDF mit Beuteln die Verantwortlichkeit für eine entsprechende Qualität der Substitutlösung beim Hersteller liegt, verlagert sich diese bei der HDF-Online auf den Betreiber des Dialysezentrums.

Die Substitutionsrate ist bei den meisten Online-Geräten stufenlos von 20–400 ml/min einstellbar. Technisch aufwendige Wiegemechanismen entfallen, da die Dialysatbilanzierung eines jeden Dialysegeräts (geschlossenes System) sicherstellt, dass die dem Dialysator zugeführte und die von ihm abge-

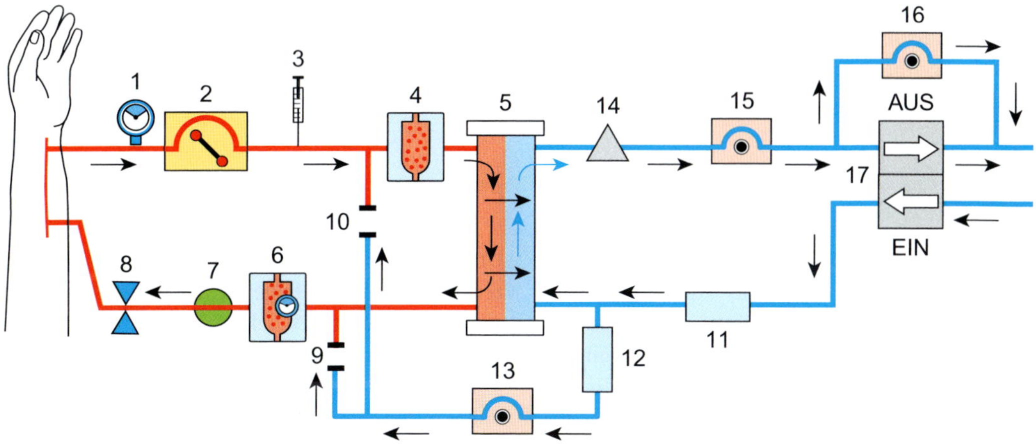

1. Unterdrucküberwachung arteriell
2. Blutpumpe
3. Heparinzufuhr
4. arterielle Luftfalle
5. Dialysator
6. venöse Luftfalle mit Drucküberwachung
7. Luft- und Farbüberwachung
8. Klemme
9. Substituatanschluss Postdilution
10. Substituatanschluss Prädilution
11. Dialysierflüssigkeitsfilter
12. Dialysierflüssigkeitsfilter
13. Substituationspumpe
14. Blutleckdetektor
15. Dialysatpumpe
16. Ultrafiltrationspumpe
17. Dialysatbilanzierung

Abb. 7.9 Online-Hämodiafiltrationskreislauf [L143]

führte Dialysatmenge immer gleich groß ist. Entnimmt man der zufließenden Dialysierlösung eine gewisse Menge Flüssigkeit zur Substitution, wird dem Blut automatisch wieder genau die gleiche Menge Flüssigkeit über die Dialysatormembran entzogen.

Die Flüssigkeitsmenge, die dem Dialysatkreislauf zur Substitution entzogen wird, reduziert jedoch den Fluss der Dialysierflüssigkeit pro Minute.

BEISPIEL

500 ml Dialysat – 150 ml Substituat = 350 ml Rest-Dialysat

Moderne Dialysegeräte können diese Reduzierung durch eine automatisch angepasste Dialysatflusssteigerung ausgleichen (einstellbar im Set-up). Der zeitliche Einsatz der geräteseitig angebrachten Dialysierflüssigkeitsfilter zur Online-Substituataufbereitung ist begrenzt und wird bei Geräten neuerer Bauart überwacht. Er beträgt je nach Hersteller ca. 750–1800 h oder 100–300 Behandlungen. Nach Ablauf dieser Zeit sind die Filter nach Herstellerangaben zu wechseln.

Der entscheidende Vorteil der Online-Substituataufbereitung sind die wesentlich geringeren Kosten gegenüber der Beutelsubstitution.

Postdilution

Bei der Postdilution wird dem Blut zuerst das Filtrat entzogen und anschließend das Substituat hinter dem Dialysator über den Postdilutionsanschluss zugeführt. Der Filtratfluss ist stark abhängig vom **effektiven** Blutfluss des Patienten. Er sollte **mind. ⅓ des Blutflusses** betragen. Folglich kann z. B. bei einem effektiven Blutfluss von 300 ml/min ein Filtrat-/Substituatfluss von 100 ml/min angestrebt werden. Bei modernen Dialysegeräten lässt sich ein fest definiertes Verhältnis (in %) zwischen Blutfluss und Filtrat-/Substituatfluss einstellen, z. B. Filtrat-/Substituatfluss ~33 % des Blutflusses. Dies hat zur Folge, dass sich der Filtratfluss bei einer Blutflusssteigerung oder -absenkung automatisch im vorab festgelegten Verhältnis verändert.

Die Postdilution ermöglicht im Bereich der kleinmolekularen Substanzen bei realistischen Substitutionsraten (um 80 ml/min) eine Clearance-Steigerung von 10–15 %, aber nur dann, wenn der Dialysatfluss entsprechend der Substitutionsrate angehoben wird. Im mittel- bis großmolekularen Bereich sind Clearance-Steigerungen bis zu 95 % möglich.

Prädilution

Bei der Prädilution wird dem Blut das Substituat zuerst vor dem Dialysator zugeführt. Somit ist der Filtratfluss nicht mehr blutflussabhängig, er kann bis zu 400 ml/min betragen. Durch die Verdünnung der Toxine und den daraus bedingten Abfall des Diffusionsgradienten zwischen Blut und Dialysierlösung im Filter wird die Diffusion jedoch als wichtigster Transportmechanismus für kleinmolekulare Substanzen eingeschränkt.

In der Folge sinkt die Clearance-Leistung im kleinmolekularen Bereich um ca. 10 %. Dieser negative Effekt kann durch das Anheben des Dialysatflusses entsprechend der Substitutionsrate teilweise wieder ausgeglichen werden. Im mittel- bis großmolekularen Bereich (Vitamin B_{12}, $β_2$-Mikroglobulin) sind Clearance-Steigerungen von 50–60 % möglich.

Effektivität

Um die Vorteile der HDF-Behandlung gezielt einsetzen zu können, sind folgende Aspekte zu beachten:

- Die Prädilutions-HDF kann bei kleinmolekularen Substanzen (Harnstoff, Kreatinin) zu einem Clearance-Verlust führen.
- Bei mittel- bis großmolekularen Substanzen, z. B. dem $β_2$-Mikroglobulin, ergeben sowohl Prä- als auch Postdilution einen erheblichen Clearance-Gewinn. Die Postdilution übertrifft den Zugewinn sogar schon bei kleineren Filtrations- und Substitutionsraten (80 ml/min).
- Obwohl sich ein erhöhter Dialysatfluss im Großmolekularbereich sogar leicht negativ auswirkt, sollte der Dialysatfluss trotzdem bei der Prä- und Postdilution entsprechend der Substitutionsrate angehoben werden (➤ Tab. 7.16).

Tab. 7.16 Clearance-Vergleich: Prädilution und Postdilution/Studie von Ahrenholz et al. (1997)

Moleküle (Molekulargewicht)	Prädilution			Postdilution		
	Dialysatfluss [ml/min]	Filtratfluss [ml/min]	Effektivität [%]	Dialysatfluss [ml/min]	Filtratfluss [ml/min]	Effektivität [%]
Kleine Moleküle Harnstoff (60) Kreatinin (113)	500	180	– 10	500	80	– 10
	800	180	± 0	800	80	+ 12
Große Moleküle β_2-Mikroglobulin (11.818)	500	180	+ 61	500	80	+ 95
	800	180	+ 55	800	80	+ 87

Vorteile der HDF – hochvolumige Online-HDF

Seit Anfang der 1990er-Jahre sind Dialysegeräte in der Lage, ultrareine Substitutionslösung online herzustellen. Diese Entwicklung ermöglichte es, große Filtrat-/Substituatvolumen im Rahmen der Hämodiafiltration (HDF) kostengünstig auszutauschen. Infolgedessen wurden eine Reihe von randomisierten und nicht randomisierten Studien durchgeführt, die zeigten, dass Online-HDF mit mehr hämodynamischer Stabilität, einer verbesserten Wirksamkeit von Erythropoetin und einer geringeren Inzidenz (Auftrittshäufigkeit) an dialyseassoziierter Amyloidose einhergeht (Locatelli, 1999; Ward, 2000; Wizemann, 2000). Im Jahre 2006 wurden erstmals Registerdaten zur Online-HDF aus DOPPS (Dialysis Outcomes and Practice Pattern Study) vorgestellt, die eine Reduktion der Mortalität um 35 % bei hochvolumiger HDF gegenüber herkömmlicher Hämodialyse beschrieben (Canaud, 2006).

In zwei weiteren randomisierten Studien konnte jedoch kein Benefit hinsichtlich der Mortalität für die Online-HDF nachgewiesen werden, obwohl es in entsprechenden Auswertungen (post-hoc) gelang, eine Abnahme der Mortalität in den Behandlungsgruppen mit großem konvektivem Umsatz (Filtration/Substitution > 20 l/Behandlung) nachzuweisen (Grooteman, 2012; Ok, 2013).

Dadurch motiviert wurde 2007 in der spanischen Region Katalonien eine multizentrische, randomisierte, offene Studie (ESHOL: Estudio de Supervivencia de Hemodiafiltración On-Line) durchgeführt, in der die Behandlung mit hochvolumiger Online-HDF vs. High-Flux-Dialyse bezüglich des Patientenüberlebens verglichen wurde (Maduell, 2013).

Insgesamt wurden 906 Hämodialysepatienten in zwei Studiengruppen randomisiert (zufällig verteilt). In der Gruppe mit dem höchsten konvektiven Volumen (Filtrat-/Substituatvolumen > 25,4 l/Behandlung) war die Mortalität um 65 %, bei einem Volumen von 23,1–25,4 l um 40 % und bei einem Volumen < 23,1 l um 10 % reduziert.

Die Auftrittshäufigkeit intradialytischer Blutdruckabfälle lag in der Online-HDF-Gruppe bei 679 vs. 938 Ereignissen pro 100 Patientenjahre bei Hämodialysebehandlung (Reduktion um 38 %).

Bemerkenswerte Ergebnisse lieferte auch die CONVINCE-Studie. Sie wurde in 61 Zentren in acht europäischen Ländern durchgeführt und inkludierte randomisierte Erwachsene mit ESKD, die sich seit mindestens 3 Monaten einer Hämodialyse unterzogen hatten. Die Einschreibung lief von Oktober 2018 bis März 2021, gefolgt von einer mindestens 24-monatigen Behandlung im Rahmen der zugewiesenen Intervention. Der primäre Endpunkt war der Tod jeglicher Ursache.

Die Ergebnisse zeigten eine Sterblichkeitsrate von 7,1/100 Patientenjahren mit HDF und 9,2/100 Patientenjahren mit Hämodialyse.

MERKE

Die ESHOL-Studie war die erste prospektive, randomisierte Studie, die zeigen konnte, dass eine hochvolumige Online-HDF im Vergleich zu einer High-Flux-Dialyse in der Lage ist, die Mortalität von Dialysepatienten signifikant abzusenken. Als Behandlungsziel einer Online-HDF-Behandlung sollten > 23 l konvektives Volumen (Filtrat-/Substituatvolumen) pro Behandlung ausgetauscht werden.
Auch die CONVINCE-Studie, eine randomisierte, multizentrische Studie mit 1.360 Patienten, die durchschnittlich 30 Monate lang behandelt wurden, zeigte, dass die hochvolumige Online-HDF im Vergleich zur herkömmlichen Hochfluss-Hämodialyse bei Menschen mit Nierenerkrankungen im Endstadium (ESKD) zu einer wesentlich besseren Überlebensrate führt.

7

7.4.2 Durchführung

Die wesentlichen Aspekte der Vorbereitung, Therapie und Nachbereitung können aus dem Kapitel Hämodialyse (➤ Kap. 7.1) übertragen werden. Nachfolgend einige Besonderheiten bezüglich der Durchführung einer Hämodiafiltration:

- **Gefäßzugang:** Die Effektivität der HDF-Postdilution hängt entscheidend von der Höhe des Filtratflusses (konvektives Volumen) ab. Dieser wiederum ist abhängig vom effektiven Blutfluss. Ein Gefäßzugang mit hohen Blutflussraten ist also eine Grundvoraussetzung für die HDF-Postdilution. Diese Anforderung erfüllt nur ein gut funktionierender Shunt. Auch Doppellumenkatheter bieten aufgrund der engen Einzellumen häufig keinen ausreichenden und vor allem keinen störungsfreien Blutfluss und Dialysebetrieb. Eine HDF im Single-Needle-Betrieb ist zwar nach Angaben einiger Hersteller (Fresenius 5008/6008, Nipro Surdial^{TM}-X) möglich. Der Nutzen dieser Kombination ist jedoch zumindest zweifelhaft, da die Clearance-Steigerung aufgrund des wenig effektiven Blutflusses bei SN-Betrieb und dem daraus resultierend niedrigen Filtrat- bzw. Substituatfluss minimal sein dürfte.
- Einige Dialysegeräte verfügen über Systeme, die einen individuell optimalen Filtratfluss automatisiert realisieren, z. B. das Ultracontroll-System der Firma Gambro oder das Max-Sub-System der Firma Nipro. Diese Systeme beziehen behandlungsindividuelle Parameter wie TMP, Blutfluss oder Hkt in die Kalkulation und Einstellung des Filtratflusses mit ein (➤ Kap. 6.6) und erleichtern das Erreichen eines hohen konvektiven Volumens deutlich. Andere Geräte bieten die Möglichkeit, Blut- und Substituatfluss in einem einstellbaren prozentualen Verhältnis zu verknüpfen (z. B. Auto-Sub von Fresenius).
- **Dialysator:** Nur hochpermeable High-Flux-Dialysatoren mit einem UF-Faktor (➤ Kap. 6.5.7, Dialysatoren) von mind. 40 ml/mmHg/h erfüllen die physikalischen Anforderungen der hohen Filtrationsraten.
- **Substitutionslösung:** Für die Substitutionslösung gelten bei der HDF die gleichen Voraussetzungen wie bei der HF (➤ Kap. 7.3)
- **Überwachung und Dokumentation** erfolgen wie bei der Hämodialyse (➤ Kap. 7.1). Nur der Substituatfluss/min und die Gesamtsubstituatmenge müssen zusätzlich im Dialyseprotokoll dokumentiert werden.
- **Sekundärmembranbildung:** Dem Unterdruck auf der Dialysatseite wirkt der onkotische Druck (Sog) des Plasmaeiweißes auf der Blutseite entgegen. Bei der Filtration bilden sich auf der Membran des Dialysators Eiweißniederschläge, darüber hinaus lagern sich Blutzellen ab, v. a. Thrombozyten. Es bildet sich eine sog. Sekundärmembran, die die Permeabiliät der Dialysatormembran negativ beeinflusst. Dies wiederum hat einen Anstieg des transmembranösen Widerstands und somit auch des TMP bei gleichbleibender Filtrationsleistung zur Folge. Dieses Problem versucht man durch sehr hohe Blutflussraten positiv zu beeinflussen. Jedoch wird vermutet, dass insbesondere dieser dünne Proteinfilm auf der Membran deren **komplementaktivierende Eigenschaften** abschwächt. Bei einer zu hohen Steigerung des Blutflusses tritt das Phänomen der Kernentmischung auf (➤ Kap. 7.3.4).
- **Substituatfluss:** Wenn sich der **effektive** Blutfluss während der Behandlung ändert, muss der Filtratfluss (Substituatfluss) im Verhältnis 1:0,33 angepasst werden!

7.4.3 Acetatfreie Biofiltration (AFB)

Die acetatfreie Biofiltration ist ein modifiziertes HDF-Verfahren mit Beutelsubstitution, bei der eine pufferfreie Dialysierlösung (kein Bikarbonat, kein Acetat) verwendet wird. Zum Ausgleich der metabolischen Azidose werden während der Behandlung 4–8 l einer isotonischen Bikarbonat-Lösung hinter dem Dialysator (sog. Postdilution) substituiert. Um eine ausgeglichene Flüssigkeitsbilanz zu erreichen, muss die Menge der zugeführten Bikarbonat-Lösung während der Behandlung zusätzlich zur gewünschten Gewichtsabnahme ultrafiltriert werden. Ähnlich wie bei einer HDF, wenn auch mit wesentlich geringeren Filtrat- bzw. Substituatmengen, wird somit auch bei der acetatfreien Biofiltration neben dem diffusiven der konvektive Stofftransport gesteigert.

Voraussetzung für die Durchführung sind Dialysegeräte mit zwei Pumpen (arterielle und venöse), da über die venöse Pumpe die Infusion der Bikarbonat-Lösung in den venösen Luftfänger des extrakorporalen Systems erfolgt. Die Flüssigkeitsbilanzierung erfolgt i. d. R. über ein Wiegesystem.
Indikationen für eine acetatfreie Biofiltration:

- Acetatunverträglichkeit; auch in der sauren Komponente bei einer Bikarbonat-Dialyse ist ein Acetatrest (2–7 mmol/l) vorhanden.
- Kreislaufinstabilität bei HD-Behandlung.
- HD bei Diabetes mellitus.
- Schwer korrigierbare Azidosen unter HD-Behandlung. Eine vollständige Trennung von Bikarbonat-Zufuhr und Bikarbonat-Elimination ermöglicht eine vorhersagbare und individuelle Korrektur des Säure-Basen-Gleichgewichts.

Das Verfahren konnte sich in Deutschland trotz einiger überzeugender **Vorteile** nicht etablieren. So werden z. B. eine verbesserte Herz-Kreislauf-Stabilität während der Behandlung, eine Verbesserung der Serumalbuminspiegel und des Ernährungszustands sowie eine Steigerung der Leistungsfähigkeit und des subjektiven Wohlbefindens bei Patienten beobachtet, die mit AFB behandelt werden.

Nachteile des Verfahrens sind der hohe apparative Aufwand und die erhöhten Kosten, bedingt durch die sterile Bikarbonat-Lösung und ein aufwendigeres Schlauchsystem.

7.5 Kontinuierliche Nierenersatztherapien

Gerd Breuch, Jürgen Tönges

MERKE

Unter kontinuierlicher Nierenersatztherapie (auch **CRRT** = continuous renal replacement therapy) versteht man alle extrakorporalen Dialyse- und Hämofiltrationsbehandlungen, die i. d. R. unter intensivmedizinischen Bedingungen ohne wesentliche Unterbrechung über 24 Stunden an einem oder mehreren Tagen durchgeführt werden und primär beim **akuten Nierenversagen** (➤ Kap. 2.2.1) eingesetzt werden.

7.5.1 Extrakorporale Nierenersatzverfahren bei der Behandlung des akuten Nierenversagens (ANV)

Bei der Behandlung des akuten Nierenversagens (ANV) auf der Intensivstation stehen prinzipiell kontinuierliche, intermittierende und sog. Hybridverfahren zur Verfügung (➤ Abb. 7.10). Die Überlegenheit eines Verfahrens ist bislang nicht belegt, es gibt Hinweise, dass ein kontinuierliches Verfahren positive Effekte auf die Langzeiterholung der Nierenfunktion haben könnte. In Abhängigkeit vom individuellen Patientenzustand bieten die Verfahren Vor- und Nachteile. Die aktuellen KDIGO-Leitlinien

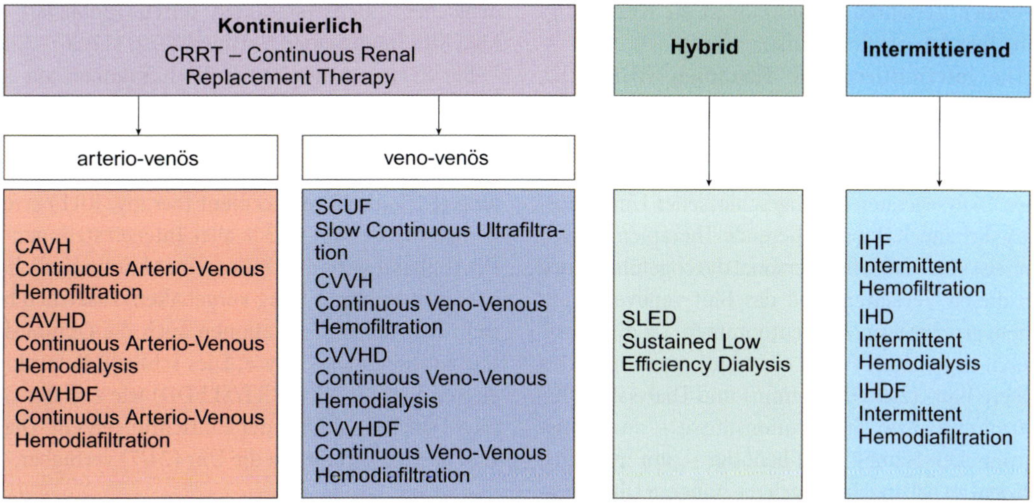

Abb. 7.10 Zusammenfassung aller extrakorporalen Nierenersatzverfahren bei der Behandlung des akuten Nierenversagens (ANV) [L190]

7

aus dem Jahr 2012 empfehlen den Einsatz von kontinuierlichen Verfahren insbesondere bei hämodynamisch instabilen Patienten sowie in Situationen mit akuter Hirnschädigung und erhöhtem intrazerebralem Druck/Hirnödem.

Die kontinuierlichen Techniken, die täglich rund um die Uhr behandeln, stellen die eigentliche Gruppe der CRRT dar. In dieser Gruppe unterscheidet man historisch wiederum die arteriovenösen und die venovenösen Verfahren.

Die **arteriovenösen Therapien** (CAVH, CAVHD, CAVHDF) spielen heutzutage keine Rolle mehr im klinischen Alltag.

Bei den **venovenösen Therapien** (SCUF, CVVH, CVVHD, CVVHDF) wird das Blut über einen großlumigen zentralvenösen Doppellumenkatheter (Shaldon-Katheter) in der V. jugularis interna (rechte Seite Zugangsweg der 1. Wahl, linke Seite Zugangsweg der 3. Wahl), V. subclavia (höheres Risiko einer zentralen venösen Stenose – daher, wenn möglich, für großvolumige Zugänge als letzte Option verwenden) oder V. femoralis (Zugangsweg der 2. Wahl bei Intensivpatienten) mithilfe einer Blutpumpe entnommen. Diese fördert das Blut mit einem Fluss zwischen 50–200 ml/min durch den extrakorporalen Kreislauf. Auf diese Weise ist man relativ unabhängig vom systemischen Blutdruck des Patienten, und es ist möglich, auch bei recht niedrigem systolischem Druck bzw. kreislaufinstabilem Patienten zu behandeln.

Beiden Verfahren gemeinsam ist die Notwendigkeit einer dauerhaften Antikoagulation.

Die **intermittierenden Therapien** (IHF, IHD, IHDF) werden in der Intensivmedizin meist täglich für wenige Stunden durchgeführt. Sie leiten sich von der chronischen Dialyse ab, da man mit herkömmlichen Dialysegeräten bei angeschlossener Umkehrosmose behandelt. Intermittierende Therapien werden zumeist von Dialysefachpersonal durchgeführt. Auch bei diesen Verfahren wird das Blut venovenös aus einem großlumigen ZVK entnommen. Da die Therapiezeit begrenzt ist (meist ca. 4 h/d), werden hierbei höhere Blut- (200–350 ml/min) und Dialysat- (400–700 ml/min) bzw. Substitutionsflüsse – analog der chronischen Hämodialyse benötigt –, um möglichst effizient zu behandeln. Durch die höheren Ultrafiltrationsraten/h kann die Therapie bei hypotonen oder kreislaufinstabilen Patienten erschwert sein.

Die **hybriden Verfahren** (SLED, engl. substained low efficiency dialysis/auch slow extended daily dialysis SLEDD bzw. prolonged intermittent renal replacement therapy PIRRT) stellen eine Art Kompromiss zwischen den kontinuierlichen und intermittierenden Methoden dar. Die SLED wird täglich 8–12 Stunden lang durchgeführt, wobei bei Bedarf auch während der Nacht behandelt wird. Es handelt sich dabei um eine reine Hämodialyse, bei der herkömmliche Dialysegeräte bei angeschlossener Umkehrosmose oder das sog. Genius-System eingesetzt werden. Auch hierbei wird das Blut aus einem großlumigen ZVK entnommen, wobei das Genius-System einen doppellumigen Katheter zwingend erfordert, was bei Patienten mit chronischer Dialysebehandlung über einen getunnelten Vorhofkatheter keine Therapie ohne ergänzenden Zugang zulässt. Der Blutfluss kann aufgrund der langen Therapiezeit niedriger eingestellt werden (150–200 ml/min) als bei der klassischen Hämodialyse. Das Gleiche gilt für den Dialysatfluss, er sollte sich bei 100–300 ml/min bewegen. Bei herkömmlichen Dialysegeräten, die in der chronischen Dialysebehandlung auch zur „langen Nachtdialyse" verwendet werden, kann es zu Begrenzungen der Behandlungszeiten durch die Kapazität der Bikarbonatkartuschen kommen.

Die Deutsche Interdisziplinäre Vereinigung für Intensiv- und Notfallmedizin DIVI führte 2019 eine Mitgliederbefragung über den aktuellen Stand der Durchführung der Nierenersatzbehandlung auf deutschen Intensivstationen durch (publiziert in Med Klin Intensivmed Notfmed 2022; 117:367–373).

Bei ca. jedem zweiten kritisch Kranken auf Intensivstationen tritt eine akute Nierenschädigung (acute kidney injury, AKI) auf, die bei etwa 15 % der Betroffenen den Einsatz einer Nierenersatzbehandlung (NET, renal replacement therapy, RRT) erforderlich macht. Auf 93,3 % aller Intensivstationen in Deutschland wird die Option einer kontinuierlichen Nierenersatzbehandlung vorgehalten, zusätzlich besteht bei 75,8 % der Stationen auch die Option der intermittierenden Dialyse. Dies schließt die prolongierten Verfahren (PIRRT/SLEDD) wie z. B. der Genius-Dialyse in 35,8 % der Einrichtungen ein. Diese sind zu 96,6 % rund um die Uhr (24/7) verfügbar.

Antikoagulation

Wie bei der chronischen Dialyse benutzt man auch hier klassischerweise Standard-/unfraktioniertes Heparin oder seltener niedermolekulares Heparin (NMH) zur **Antikoagulation** des extrakorporalen Systems (➤ Kap. 6.8). Es ist jedoch zwingend, die Dosis enger zu überwachen und evtl. zu reduzieren, weil die intensivpflichtigen Patienten häufig ein höheres Blutungsrisiko aufweisen, z. B. aufgrund von Thrombozytopenie, Verbrauchskoagulopathie oder vorausgegangener Operation bzw. Trauma. Der Vorteil von NMH wie geringere Raten an HIT-Induktion, Haarausfall und Juckreiz im Vergleich zu Standardheparin spielt in der kontinuierlichen Nierenersatzbehandlung keine Rolle, eher nachteilig ist die nicht vollständige Antagonisierbarkeit durch Protamingabe im Bedarfsfall.

Alternative Antikoagulation mit den sog. NOAK wie Apixaban, Rivaroxaban oder Edoxaban, die ihre Wirkung über die Hemmung von Faktor Xa entfalten, spielen bislang auch mangels Zulassung keine Rolle in der Nierenersatzbehandlung, weder bei intermittierender noch bei kontinuierlicher Behandlung.

Bei heparininduzierter Thrombozytopenie (HIT) kommt die Antikoagulation mit Argatroban zum Einsatz, die mithilfe der ACT- oder aPTT-Messung in der Dosis gesteuert werden kann. Problematisch ist hier die lange Halbwertszeit der Substanz, die insbesondere bei intermittierender Gabe eine entsprechende Stoppzeit-Einstellung der Spritzenpumpe vor Beendigung der Dialyse sowie bei Shuntpunktion eine entsprechende Kontrolle der Blutstillungssituation im Bereich der Punktionsstellen erfordert.

Bei Patienten ohne Blutungsrisiko reichen i. d. R. niedrige Dosen von 30–50 IE UF-Heparin/kg KG initial und 15–20 IE/h/kg KG kontinuierlich aus, um die aPTT oder ACT auf das 1,5- bis 2-Fache des Ausgangswerts während der Therapie zu erhöhen. Bei Patienten mit erhöhtem Blutungsrisiko sollten die Dosen so weit reduziert werden, dass die aPTT oder ACT um maximal 30–50 % erhöht ist. Bei hohem Blutungsrisiko sollten die Gerinnungswerte unter minimaler Heparinisierung so gut wie nicht erhöht sein. Ein engmaschiges Monitoring der Druckverhältnisse im extrakorporalen Kreislauf (TMP – Koagulation im Filter, venöser Druck – Koagulation Tropfkammerfilter) ist bei niedrigem Antikoagulationsgrad zwingend erforderlich, um ein Systemclotting mit der Notwendigkeit des System- und somit Blutverwurfs gerade unter intensivmedizinischen Bedingungen zu vermeiden. Bei der Verwendung von niedermolekularem Heparin (LMWH) ist ein Monitoring mit aPTT oder ACT nicht zuverlässig und muss (sofern entsprechend schnell verfügbar) durch die Bestimmung der Faktor-Xa-Aktivität („Anti-Xa Spiegelkontrolle") erfolgen (➤ Kap. 6.8.3).

Eine andere bewährte Antikoagulation neben Heparin stellt in der kontinuierlichen Nierenersatzbehandlung die regionale, auf den extrakorporalen Anteil beschränkte Citratantikoagulation (RCA; ➤ Abb. 7.11) dar. Die RCA zeigt Vorteile zur Heparinantikoagulation in Form einer verlängerten Filterstandzeit sowie einer Verminderung von Blutungskomplikationen und Transfusionsbedarf. Dies spiegelt sich in der allgemeinen Empfehlung der RCA bei CRRT-Verfahren in den KDIGO-Leitlinien 2012 wider. Citrat entfaltet seine Wirkung als Antikoagulans durch Komplexbindung mit freiem, ionisiertem Kalzium (iCA, wird in der BGA gemessen) im extrakorporalen Kreislauf. Kalzium stellt als Faktor V der Gerinnungskaskade einen wichtigen Cofaktor dar. Die Absenkung des verfügbaren ionisierten Kalziums im extrakorporalen Kreislauf führt somit zur regionalen Antikoagulation. Dabei wird die systemische Hämostase nicht beeinflusst.

Für eine suffiziente regionale Antikoagulation wird je nach RCA-Protokoll eine iCa-Konzentration von 0,25–0,50 mmol/l im extrakorporalen Kreislauf angestrebt (post-Filter). Die zugehörige Citratkonzentration, die am arteriellen Schenkel zugegeben wird, liegt hierbei zwischen 3 und 5 mmol/l. Zur Vermeidung einer systemischen Hypokalzämie ist die Rückgabe von Kalzium auf der venösen Seite vor Rückführung des Bluts in den Patienten zwingend erforderlich. Ein engmaschiges, standardisiertes Monitoring muss etabliert sein.

In der o. g. Analyse auf deutschen Intensivstationen wird in 81,3 % der Einrichtungen die Antikoagulation mit unfraktioniertem Heparin oder Argatroban und in 93,6 % die regionale Citratantikoagulation (RCA) angeboten. Den Vorteilen bezüglich der geringeren Blutungsneigung und potenziell höheren Offenheitsraten der Filtersysteme bei RCA stehen der höhere Kontrollaufwand (➤ Tab. 7.17) so-

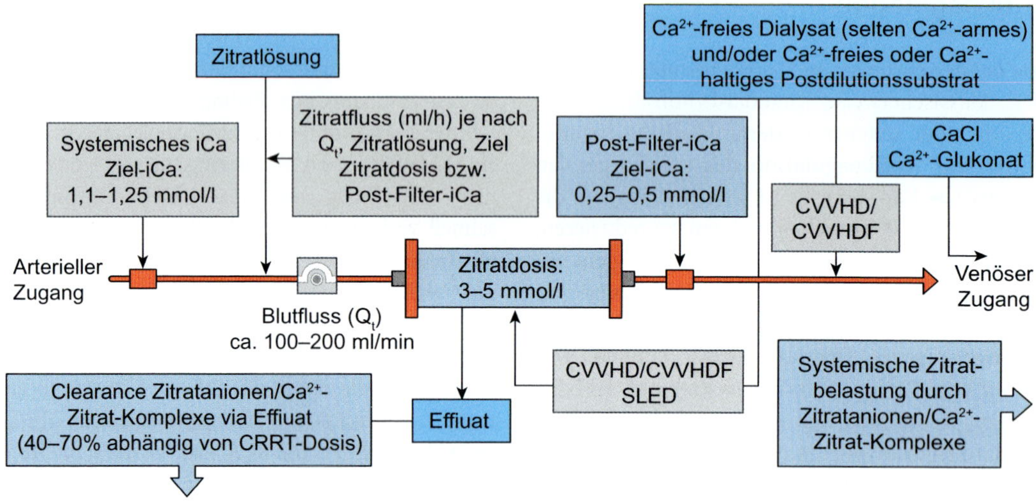

Abb. 7.11 Schema zur regionalen Citratantikoagulation bei Hämodialyse [F844-005, L138]

Tab. 7.17 Therapie-„Monitoring" der regionalen Citratantikoagulation (RCA) (angelehnt an Nusshag C et al. Der Nephrologie 2017;12:135–145)

Parameter	„Monitoring"-Intervall	Ziel
Extrakorporales iCa (post-Filter)	Initial innerhalb 1. Stunde, danach alle 6–8 h	Erhalt niedriger extrakorporaler iCa-Zielwerte zwecks Antikoagulation (AC), entsprechende Anpassung der Citratdosis
Systemisches iCa	Baseline vor Therapiebeginn Initial innerhalb 1. Stunde, danach mindestens alle 6–8 h	Kontrolle Baseline-Werte und Festlegung Kalziuminfusionsrate Erhalt physiologischer iCa-Konzentrationen, entsprechende Anpassung der Kalziuminfusionsrate
Systemisches Gesamtkalzium	Mindestens alle 12–24 h zusammen mit Post-Filter- und systemischem iCa	Berechnung der Kalziumratio als indirekter Marker der Citratakkumulation (≥ 2,5)
Säure-Basen-Status (pH, HCO_3^- etc.)	Baseline vor Therapiebeginn Initial innerhalb 1. Stunde, danach mindestens alle 4–6 h	Ausschluss von Säure-Basen-Störungen sowie Anpassung der RCA- und CRRT-Parameter
Serumnatrium	Alle 24 h	Zwecks Ausschluss Hyper- und Hyponatriämie (selten bei passenden RCA-Lösungen)
Serummagnesium	Mindestens alle 24 h	Evaluation nötiger Mg^{2+}-Supplementation
Serumphosphat	Alle 24–48 h	Evaluation nötiger HPO_4^{2-}-Supplementation
Serumlaktat	Baseline vor Therapiebeginn Danach mindestens alle 6–12 h oder nach klinischem Verlauf	Identifikation von Risikopatienten für Citratakkumulation, Verlauf während der RCA-Therapie
Serumcitrat	Nicht routinemäßig verfügbar	Goldstandard zur Bestätigung einer Citratakkumulation

iCa: ionisiertes Kalzium; CRRT: kontinuierliche Nierenersatzverfahren; HPO_4^{2-}: Phosphat; HCO_3^-: Bikarbonat (Puffer); Mg^{2+}: Magnesium

wie potenziell schwere Hypokalzämien, Hypophosphatämien und eine erhöhte Infektionsrate (publiziert in JAMA 2020; 324: 1629–1639) gegenüber.

In besonderen Fällen ist eine Antikoagulation kontraindiziert, und es muss ohne Antikoagulanzien therapiert werden. Dabei bestehen die Möglichkeiten der intermittierenden Spülung oder der Prädilution. Bei der intermittierenden Spülung werden alle 30–60 min ca. 200 ml einer isotonen NaCl-Lösung vor dem Filter infundiert, um das System und den Filter regelmäßig zu spülen. Hierbei muss die infundierte Flüssigkeit in die Gesamtbilanz des Patienten mit einberechnet werden. Wird eine Hämofiltration durchgeführt, kann die Substitutionslösung als Prädilution infundiert werden.

Filter

Bei den pumpenunterstützten, venovenösen Verfahren werden meist High-Flux-Filter oder Hämofilter mit größerer Oberfläche verwendet. Ähnlich wie bei der chronischen Dialyse werden bei der Hämofiltration oder Hämodiafiltration ausschließlich High-Flux-Filter verwendet, bei der Hämodialyse können sowohl Low- wie auch High-Flux-Filter benutzt werden.

Substitutionslösung

Als **Substitutionslösungen** für die Hämofiltration oder Hämodiafiltration verwendet man herkömmliche HF-Lösungen, also sterile und pyrogenfreie Elektrolytlösungen, die als Puffersystem entweder Laktat oder Bikarbonat enthalten. Laktathaltige Lösungen sind aufgrund einer anfänglichen pH-Absenkung und der möglichen Entwicklung einer Laktatintoleranz besonders bei Patienten mit Leberversagen nicht immer geeignet. In den letzten Jahren wurden vermehrt bikarbonathaltige Lösungen eingesetzt, da Bikarbonat die beschriebenen Nebenwirkungen nicht aufweist und keine negativen Wirkungen auf die kardiozirkulatorische Stabilität der Intensivpatienten hat. Bikarbonat-Lösungen werden in Doppelbeutel- oder Doppelkammersystemen geliefert. So ist das Bikarbonat von den übrigen Elektrolyten getrennt, um eine Verkalkung von Bikarbonat mit Kalzium und Magnesium zu vermeiden. Erst kurz vor Behandlungsbeginn werden beide Komponenten zusammengebracht, damit die Gesamtlösung in den nachfolgenden 24 h stabil bleibt. In Bezug auf die Prä- und Postdilution gelten die gleichen Gesetzmäßigkeiten (je nach Verfahren) wie bei der intermittierenden Hämofiltration und Hämodiafiltration (➤ Kap. 7.3, ➤ Kap. 7.4). Bei der Postdilution muss grundsätzlich auf das Verhältnis zwischen Blut- und Substitutionsfluss geachtet werden. Der Substitutionsfluss soll 25 % des Blutflusses nicht überschreiten, um technische Probleme (zu hoher Hkt, hoher TMP, Filterclotting) zu vermeiden. Die üblicherweise empfohlenen Substitutionsraten liegen je nach Situation des Patienten und Qualität des Gefäßzugangs bei 15–35 ml/h/kg KG. Die verwendeten Substitutionslösungen können auch als Dialysierflüssigkeit bei der kontinuierlichen Hämodialyse oder Hämodiafiltration benutzt werden, da die Elektrolyt- und Pufferkonzentrationen in beiden Flüssigkeiten i. d. R. sehr ähnlich sind.

Gerätetechnik

Für die pumpenunterstützten Verfahren stehen Geräte mit **Blutpumpen-, Bilanzierungsmodulen** und einer extrakorporalen **Überwachungseinheit** zur Verfügung. Wichtig ist, dass die Geräte über ein **Heizsystem** verfügen, mit dem man die Substitutions- bzw. die Dialysierflüssigkeit anwärmen kann. Andernfalls bietet es sich an, das Substituat bzw. die Dialysierlösung mit einem sog. Blutwärmer zu erwärmen. Ein solches Gerät ist auf jeder Intensivstation vorhanden. Moderne Geräte für die Akutdialyse verfügen heute üblicherweise über gravimetrische (d. h. waagegestützte) oder volumetrische Bilanzierungssysteme. Besonders bei den kontinuierlichen Behandlungen ist es wichtig, dass Substitutions-, Dialysierflüssigkeits- und Ultrafiltrationsvolumina korrekt bilanziert werden, um große Gewichtsabweichungen zu vermeiden.

Blutschlauchsysteme

Für die Durchführung der Behandlung bei pumpenunabhängigen Verfahren werden **Komplettsets** (Blutschlauchsystem + Filter) angeboten, die alle notwendigen Komponenten enthalten. Auch für die pumpenunterstützten Verfahren gibt es gerätespezifische Komplettsets. Je nach Gerät stehen hierbei sog. geschlossene oder offene Systeme zur Verfügung. Offenes System heißt, dass man zu den Schlauchsystemen beliebige Filter anschließen kann. Geschlossenes System heißt dagegen, dass die Filter mit den Schlauchsystemen in einem Set fest gebunden sind.

7.5.2 Kontinuierliche Nierenersatztherapien (CRRT, continuous renal replacement therapies)

CAVH (kontinuierliche arteriovenöse Hämofiltration)

MERKE

Die **CAVH** (engl. continuous arteriovenous hemofiltration) ist das älteste und technisch einfachste Hämofiltrationsverfahren. Blutfluss und Filtationsmenge werden durch den arteriellen Blutdruck bestimmt. Die CAVH wird ohne technisches Gerät durchgeführt, hat aber keine klinische Bedeutung mehr.

SCUF (langsame kontinuierliche Ultrafiltration)

MERKE

Die SCUF (engl. slow continuous ultrafiltration) stellt die einfachste kontinuierliche venovenöse Methode dar. Es handelt sich eigentlich um eine langsame isolierte Ultrafiltration, bei der man die Netto-Flüssigkeitsbilanz des Patienten korrigieren möchte.

Bei diesem Verfahren wird das Blut ursprünglich aus einem doppellumigen ZVK mithilfe einer Blutpumpe entnommen und mit einem Blutfluss von 50–200 ml/min durch einen Hämofilter (High-Flux-Filter) geleitet. Auf der Filtratseite wird mit einer UF-Pumpe eine eingestellte Menge Flüssigkeit ultrafiltriert, die im Leerbeutel einer Waage oder in einer volumetrischen Kammer gemessen wird. In diesem System wird nur die Patienten-Netto-UF entfernt und keine Substitution angeschlossen, wie bei einer herkömmlichen Hämofiltration üblich. Diese Methode dient also nur dem Flüssigkeitsentzug. Sie hat keine ausreichende Dialyseeffizienz, weil durch die verhältnismäßig kleine Ultrafiltrationsmenge die konvektive Clearance harnpflichtiger Substanzen minimal ist (zur Behandlung des akuten Nierenversagens nicht geeignet).

Die SCUF wird daher hauptsächlich bei Flüssigkeitsüberlastung durch Nieren- oder insbesondere schwerer Herzinsuffizienz (kardiorenales Syndrom) mit möglichen Komplikationen wie Lungen- oder Hirnödem eingesetzt. Die kommerziell verfügbaren Systeme wie Aquadex-FlexFlow™ oder CHIARA™ benötigen zwingend keinen zentralvenösen Zugangsweg mehr. Das extrakorporale Blutvolumen ist hierbei deutlich reduziert, was der hämodynamischen Stabilität zugutekommt. Diese Verfahren stellen eine sehr kostenintensive Behandlungsmöglichkeit z. B. bei Diuretikaresistenz dar, die unter Studienbedingungen (z. B. UNLOAD Study) zu einer Verbesserung der Lebensqualität und Reduktion der Krankenhauswiederaufnahmerate führten.

CVVH (kontinuierliche venovenöse Hämofiltration)

MERKE

Die CVVH (engl. continuous venovenous hemofiltration) ist ein klassisches Hämofiltrationsverfahren, jedoch auf niedrigem Niveau (niedriger Filtratfluss).

Bei diesem Verfahren wird vorzugsweise ein doppellumiger venöser Zugang in der V. femoralis, V. jugularis oder V. subclavia eingerichtet. Die CVVH wird nach heutigem Standard mit einem modifizierten Hämofiltrationsgerät durchgeführt (➤ Abb. 7.12). Somit ist man in der Lage, sowohl den Blutfluss als auch den Filtrat- und Substituatfluss unabhängig vom Blutdruck des Patienten den Therapieerfordernissen anzupassen. CVVH-Geräte bieten im Gegensatz zu vielen Hämofiltrationsgeräten die Möglichkeit, einen sehr niedrigen Filtratfluss einzustellen, um eine möglichst langsame und schonende Behandlung durchführen zu können. In Bezug auf die extrakorporale Überwachung, die Bilanzierungseinheit und die Blutpumpe gibt es keine gravierenden Unterschiede zwischen einem CVVH-Gerät und einem Hämofiltrationsgerät. Die Effektivität ist bei der CVVH ausschließlich von der Filtrationsrate abhängig. Die Elimination der harnpflichtigen Substanzen erfolgt wie bei allen Hämofiltrationsverfahren nach dem physikalischen Prinzip der Konvektion. Als Standardeinstellung wird ein Blutfluss von 150–250 ml/min und ein Filtratfluss von 30–50 ml/min empfohlen.

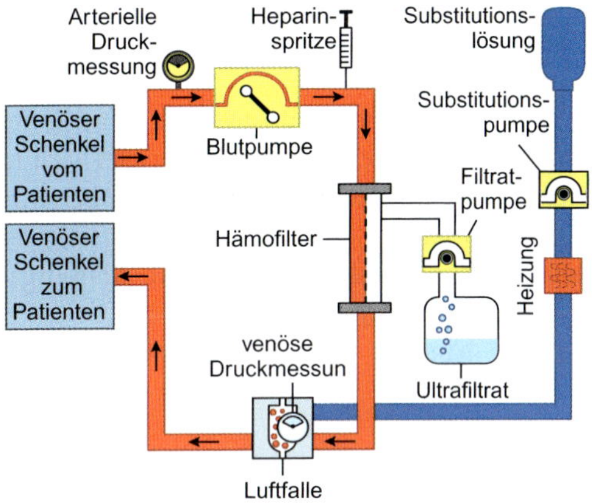

Abb. 7.12 Schematische Darstellung der pumpenunterstützten CVVH mit pumpengesteuerter Filtration und Substitution [L217, L138]

BEISPIEL

Filtrationsrate von 30 ml/min = 1,8 l/h = 43,2 l/d.

Die CVVH kann über 24 h/d durchgeführt werden. Ein Vorteil der CVVH ist die Möglichkeit zur Überwachung des extrakorporalen Kreislaufs mittels der Kontroll- und Sicherheitseinrichtungen des CVVH-Geräts.

Außerdem kann man unabhängig vom Blutdruck den Blut-, Filtrat- und Substituatfluss einstellen. Der gerätetechnische Aufwand ist überschaubar und somit für den Einsatz auf Intensivstationen auch ohne speziell ausgebildetes Dialysepersonal einsetzbar.

Die CVVH lässt sich durch Erhöhung von Blutfluss-, Filtrat- und Substituatraten bis auf einen Volumenaustausch von 100 l/d steigern.

Die erzielte effektive Dialysedosis (gemessen an der Filtrat-/Dialysatrate = „effluent volume") sollte gemäß den KDIGO-Leitlinien von 2012 einen Wert von 20–25 ml/kg/h nicht unterschreiten, da bei niedrigeren Werten die Mortalität ansteigt. Durch Behandlungsunterbrechungen, Ausbildung von Sekundärmembranen und andere Veränderungen im Verlauf der Therapie sind die erzielten effektiven Dosen teilweise bis zu 20 % geringer als die geplante Dosis, was entsprechende Berücksichtigung in den Zieldefinitionen der Behandlung finden sollte. Dies entspricht etwa einem verordneten Volumenumsatz von 25–30 ml/kg und Stunde.

Ob eine weitere Anhebung zu einer Verbesserung der Langzeitprognose und des Patientenüberlebens führt, ist hingegen nicht gesichert.

CVVHD (kontinuierliche venovenöse Hämodialyse)

MERKE

Die CVVHD ist ein klassisches Hämodialyseverfahren (➤ Abb. 7.13), jedoch auf niedrigem Flussniveau (niedriger Blut- und Dialysatfluss).

Die CVVHD ist ein pumpenunterstütztes extrakorporales Blutreinigungsverfahren, bei dem der diffusive Stofftransport im Vordergrund steht. Dieses Verfahren wird mit dem gleichen Behandlungsgerät für die kontinuierliche Nierenersatztherapie (z. B. Braun Diapact, Fresenius Multifiltrate) durchgeführt wie die CVVH. Im Gegensatz zur CVVH werden hier die Substituat- und Filtratpumpe zur Erzeugung eines Dialysatflusses im Hämofilter benötigt. Die Substituatpumpe befördert die Dialysierlösung über das Substituatschlauchsystem in den Filter. Die Dialyselösung läuft im Gegenstromprinzip an den Hohlfasern vorbei und wird von der Filtratpumpe über das Filtratschlauchsystem in den Auffangbehälter geleitet. Wenn Substituatpumpe und Filtratpumpe bei gleicher Geschwindigkeit laufen, findet keine Ultrafiltration aus dem Blut statt. Läuft die Filtratpumpe schneller als die Substituatpumpe,

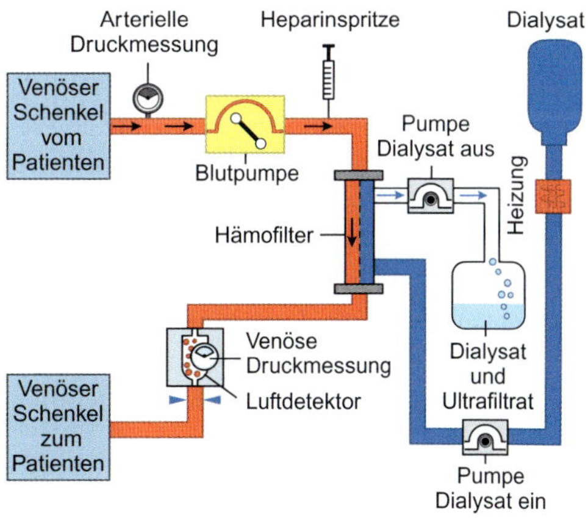

Abb. 7.13 Schematische Darstellung der CVVHD mit pumpengesteuertem Dialysatfluss [L217]

7

wird die Differenz zwischen beiden Pumpenleistungen aus dem Blut als Ultrafiltrat entfernt.

BEISPIEL

Filtratpumpe 1.700 ml/h – Substituatpumpe 1.200 ml/h = 500 ml/h Ultrafiltrat.

Der durchschnittliche Blutfluss sollte bei der CVVHD analog zur CVVH 150–250 ml/min, der Dialysatfluss 20–40 ml/min (5–10 % des Dialysatflusses einer klassischen Hämodialyse) betragen. Der Dialysatfluss entspricht der Menge an Hämofiltrationslösung, die pro Minute durch die Substituatpumpe als Dialysierlösung in den Filter geleitet wird.

Als Dialysierlösung wird eine Hämofiltrationslösung mit Bikarbonat oder Laktatpuffer benutzt. Die CVVHD kommt zum Einsatz, wenn die kontinuierliche Clearanceleistung bei der CVVH im kleinmolekularen Bereich (z. B. Harnstoff, Kreatinin, Kalium) nicht ausreicht bzw. eine optimierte Nierenersatzbehandlungsdosis durch die Kombination von diffusivem (Hämodialyse) und konvektivem (Hämofiltration) Transport erzielt werden soll.

Kombinierte Verfahren

Bei der **CVVHDF** (kontinuierliche venovenöse Hämodiafiltration) werden die technischen Möglichkeiten und Vorteile der Hämodialyse und der Hämofiltration (Ultrafiltration, diffusiver bzw. konvektiver Transport zur klein- und mittelmolekularen Stoffelimination) kombiniert. Die CVVHDF weist dabei die höchsten Clearanceraten aller kontinuierlichen Verfahren der Nierenersatztherapie auf und ist mit den häufig verwendeten Geräten (z. B. Fresenius Multifiltrate) mit vorbereiteten Schlauchsets durchführbar. Die theoretischen Vorteile der Kombination von Filtration und Dialyse konnten bislang aber noch nicht zum Nachweis eines besseren Patientenoutcomes führen. Limitationen des Einsatzes können im erhöhten Verbrauch an Substitutionslösung mit den damit verbundenen Kosten liegen.

7.5.3 Komplikationen der kontinuierlichen Verfahren

Die technischen und medizinischen Komplikationen können sehr vielfältig sein. Einerseits wird mit unterschiedlichen technischen Verfahren therapiert, andererseits handelt es sich um sehr verschiedene und komplexe Krankheitsbilder, z. B. Multiorganversagen, Sepsis, Hyperkatabolismus.

Zu den häufigen **technischen Komplikationen** gehören:

- Filterverschluss
- Blutflussprobleme
- Diskonnektion/Abknickung der Schlauchleitung
- Bilanzierungsfehler.

Die **medizinischen Komplikationen,** die primär durch die extrakorporale Therapie verursacht werden können, sind:

- Hypotonie
- Blutung
- Thrombosen
- Infektion/Sepsis
- Allergie
- Hypothermie.
- Schwere Hypophosphatämie
- Hypokalzämien bei regionaler Citratantikoagulation

7.5.4 Vor- und Nachteile der kontinuierlichen Verfahren

Vorteile

- Konstanter Volumen- und Toxinentzug
- Langfristiges Temperaturmanagement bei Hyperthermie
- Konstanter Ausgleich des Säure-Basen-Haushalts
- Bessere Kreislaufstabilität im Vergleich zu intermittierenden Verfahren

Nachteile

- Die Verfahren benötigen den gesamten Tagesablauf zur Anwendung und sind somit nur an immobilisierten Intensivpatienten durchführbar.
- Eine **rasche** Korrektur lebensbedrohlicher Elektrolytentgleisungen (akute Hyperkaliämie) ist aufgrund der geringen Blutflussrate nicht möglich.
- Die Materialkosten sind hoch.
- Eine kontinuierliche Antikoagulation ist zwingend erforderlich.

Tab. 7.18 Zusammenfassung von technischen Daten der in der Akutdialyse benutzten Systeme

	SCUF	CVVH	CVVHD	CVVHDF	IHF	IHD	IHDF	SLED(D)
Dauer	24 h	24 h	24 h	24 h	4 h	4 h	4 h	8–12 h
Filter	High-Flux	High-Flux	High-Flux Low-Flux	High-Flux	High-Flux	High-Flux Low-Flux	High-Flux	High-Flux Low-Flux
Stoff- und Wasser-transport	Ultrafiltration Konvektion	Konvektion Ultrafiltration	Diffusion Ultrafiltration	Konvektion Diffusion Ultrafiltration	Konvektion Ultrafiltration	Diffusion Ultrafitration	Konvektion Diffusion Ultrafiltration	Diffusion Ultrafiltration
Substitution aus	–	HF-Lösung	–	HF-Lösung	HF-Lösung Online	–	HF-Lösung Online	–
Dialysierflüssigkeit aus	–	–	HF-Lösung	HF-Lösung	–	HF-Lösung Permeat	HF-Lösung Permeat	Permeat
Puffersystem	Bikarbonat Laktat	Bikarbonat Laktat	Bikarbonat Laktat	Bikarbonat Laktat	Bikarbonat Laktat	Bikarbonat Laktat Acetat	Bikarbonat Laktat Acetat	Bikarbonat
Blutfluss	50–200 ml/min	150–250 ml/min	150–250 ml/min	150–250 ml/min	150–300 ml/min	200–350 ml/min	200–350 ml/min	200–300 ml/min
Dialysatfluss	–	–	15–35 ml/h/kg KG	15–35 ml/h/kg KG	–	400–500 ml/min	400–500 ml/min	50–200 ml/min
Substitutionsfluss	–	15–35 ml/h/kg KG	15–35 ml/h/kg KG	15–35 ml/h/kg KG	< 100 ml/min	–	< 100 ml/min	–

7.6 Spezielle Aspekte der Akutdialyse

Jürgen Tönges

Die Dialysebehandlung von Patienten mit akutem Nierenversagen, aber auch die Therapie zur Entwässerung von akut hypervolämischen oder elektrolytseitig entgleisten Patienten, stellt für die interprofessionelle Betreuung – meist unter intensivmedizinischen Bedingungen – eine besondere Herausforderung dar.

Der Unterschied zwischen der chronisch intermittierenden Hämodialysebehandlung und der Akutdialyse ist, dass die Wahrscheinlichkeit des Eintritts dialyseassoziierter Komplikationen bei der Akutdialyse deutlich erhöht ist. Dies ist bedingt durch begleitende Störungen der myokardialen Kontraktilität, Rhythmusauffälligkeiten, Kreislaufinstabilität vor und während des Volumenentzugs sowie Stoffwechselentgleisungen und bestehende Komorbiditäten.

Häufig zeigen sich bei Akutdialysen neben Symptomen einer Überwässerung auch Störungen des Säure-Basen-Haushalts sowie Neuro- und Myopathien bis zu hyperkaliämischen Lähmungen.

Die Prognose für den weiteren Krankheits- und Überlebensverlauf bei ANV scheint nach verschiedenen Studien insbesondere von der initialen Volumenüberladung beeinflusst zu werden. Die zugeführte Volumenmenge ist dabei von stärkerem Effekt als die ausgeschiedene Urinmenge (z. B. Messmer et al., 2020). Daher scheint eine frühzeitige und konsequente Behandlung der Überwässerung, sowohl konservativ als auch mittels Ultrafiltration im Rahmen der Nierenersatzbehandlung, hilfreich zu sein (Murugan et al., 2019). Es gibt dabei Anhaltspunkte, dass mittels kontinuierlicher Nierenersatztherapie eine effektivere Volumenkontrolle zu erzielen ist, als dies mittels intermittierender Dialyse der Fall ist. Eine abschließende Empfehlung kann allerdings derzeit aufgrund der Datenlage noch nicht gegeben werden.

7.6.1 Technische Möglichkeiten und Therapieformen

Es gibt zahlreiche technische Möglichkeiten, Akutdialysen durchzuführen. Grundsätzlich wird zwischen kontinuierlichen und intermittierenden Verfahren unterschieden (➤ Tab. 7.19). Kontinuierliche Verfahren werden bevorzugt auf der Intensivstation, z. B. bei Kreislaufinstabilität, akuter Hirnschädigung, erhöhtem Hirndruck bzw. Hirnödem sowie bei Sepsis und bei Multiorganversagen, eingesetzt.

Letztlich unterscheiden sich die Therapiesysteme der Akutdialyse verglichen mit der kontinuierlichen Behandlung im Wesentlichen darin, dass erstere keine eigene Wasser- bzw. Dialysataufbereitung besitzen und die Substitutionslösung bzw. Dialysierflüssigkeit aus fertigen Beutelsystemen genutzt wird. Trotz des erhöhten Lagerbedarfs ist die Unabhängigkeit von einer zentralen oder mobilen Umkehrosmoseanlage von Vorteil.

Kontinuierliche Verfahren

Die häufigsten kontinuierlichen venovenösen Therapieverfahren (➤ Abb. 7.14) sind die CVVH (kontinuierliche venovenöse Hämofiltration), CVVHD (kontinuierliche venovenöse Hämodialyse) und CVVHDF (kontinuierliche venovenöse Hämodiafiltration) sowie die SLEDD-Therapie (Slow Extended Daily Dialysis) oder prolonged intermittend renal replacement therapy (PIRRT) genannte Behandlung.

Zur Behandlung von Patienten mit kardiologisch bedingter reiner Überwässerung kann auch die SCUF-Therapie (Slow Continuous Ultrafiltration) angezeigt sein, die über separate Geräte ohne Dialyseoption erfolgen kann. Hierbei wird ausschließlich die benötigte Ultrafiltrationsmenge dem Blut entzogen, es werden keine weiteren Konvektions- oder Diffusionseffekte genutzt. Die SCUF-Behandlung spielt im klinischen Alltag auch aufgrund der Kosten derzeit eine untergeordnete Rolle.

Tab. 7.19 Vergleich zwischen kontinuierlichen und intermittierenden Nierenersatzverfahren

	Kontinuierliche Verfahren	Intermittierende Verfahren
Personalbedarf	Überwachung durch Intensivfachpersonal möglich	Meist durch Dialysefachpersonal
Therapiedosis	Bis zu 24 h tägliche Therapie	3–5 h (oder mehr) täglich, mindestens 3 Tage/Woche
Technische Voraussetzungen	Keine besondere technische Infrastruktur notwendig, aber Lagerhaltung	Infrastrukturelle Voraussetzungen wie Wasseranschluss, Wasseraufbereitungsanlage
Dialyseeffektivität z. B. Harnstoffelimination	Vergleichbar	Vergleichbar
Kreislaufstabilität	Stabil, durch niedrige UF-Rate pro Stunde	Relativ instabil, durch hohen Volumenentzug/Zeiteinheit
Zugangsart	Immer doppellumiger Gefäßzugang notwendig	Single-Needle-Therapie prinzipiell durchführbar
Antikoagulation	Höherer Bedarf/24 h, Citratantikoagulation häufig technisch vorgesehen	Niedrig bis heparinfrei möglich, meist keine Module für Citratantikoagulation vorgesehen
Untersuchungs- und Patientenmobilität	Konstant eingeschränkt	Zeitweise eingeschränkt
Hygiene/Nachbereitung	Oberflächendesinfektion	Oberflächendesinfektion Thermische Desinfektion

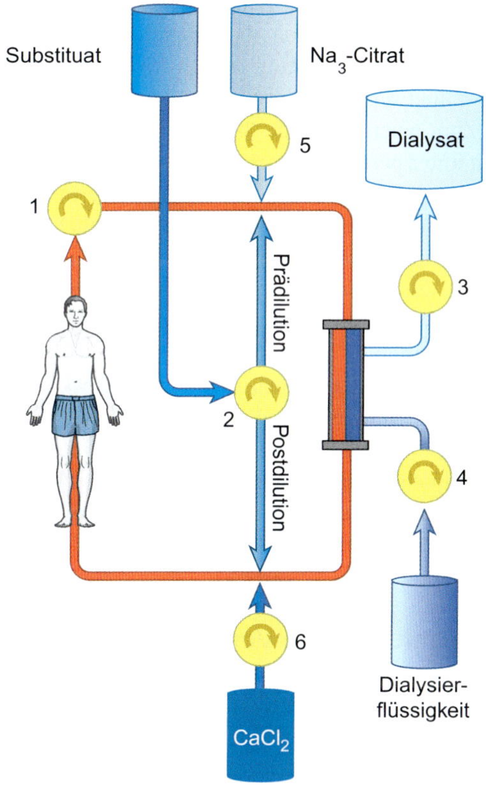

Abb. 7.14 Pumpen: 1–3 CVVH; 1–4 CVVH, CVVHD und CVVHDF; 5–6 Citratantikoagulation. [L138]

Die SLEDD-Therapie wird i.d.R. mit dem Genius®-Therapiesystem durchgeführt, einem Hämodialysegerät mit integriertem, durch AV-Bestrahlung keimfrei gehaltenem Tanksystem, das zahlreiche flexible Einsatzmöglichkeiten sowohl auf der Intensivstation als auch in der chronischen Hämodialyse (lange Nachtdialyse) bietet. Es erfordert allerdings einen doppellumigen Gefäßzugangsweg. Hierdurch können durch Steuerung der Therapiedauer (8–24 h) die Vor- und Nachteile der einzelnen Verfahren teilweise umgangen werden.

Auf den ersten Blick ist sehr schnell erkennbar, welche Therapieformen mit den entsprechenden Dialysegeräten möglich sind, wenn man die Anzahl der integrierten Pumpensegmente betrachtet.

Allen kontinuierlichen Verfahren gemeinsam ist die Zugangsart. Es wird ein zentralvenöser, doppellumiger Katheter mit ausreichendem Volumen benötigt, da Single-Needle-Therapien ausschließlich mit Hämodialysegeräten zur intermittierenden Behandlung vorgesehen sind. Als Lokalisationsorte der venösen Zugänge sind häufig V. jugularis interna rechts und für Intensivpatienten die V. femoralis zu bevorzugen. Zugangswege über die linke V. jugularis interna sind aus anatomischen Gründen komplikationsbehafteter. Wegen der möglichen Abknickungen und der höheren Rate an zentralen venösen Stenosen im späteren Verlauf bei Langzeitbehandlung sollte die V. subclavia nur als letzter Zugangsweg aus nephrologischer Sicht genutzt werden (➤ Abb. 7.15).

Insbesondere im Intensivbereich, wo häufig zusätzliche Medikamente parenteral appliziert werden müssen, sollte der Dialysekatheter nicht zur Applikation von Medikamenten benutzt werden. Alle Dialysekatheter sollten nach Abschluss der Dialyse, entsprechend dem Kathetervolumen in No-Touch-Technik, verplombt werden. Als Katheterblock zur Prophylaxe von Flussproblemen und zur Reduktion von katheterassoziierten Bakteriämien bietet sich gemäß den Empfehlungen der European Renal Best Practice (ERBP) Group in erster Linie die Gabe von Citrat (CitraLock 4% oder 30%) oder Taurolusin (TauroLock) an; beide zeigen neben der Antikoagulation auch eine Wirkung auf Biofilm und eine antimikrobielle Wirkung (nicht Citrat in 4-prozentiger

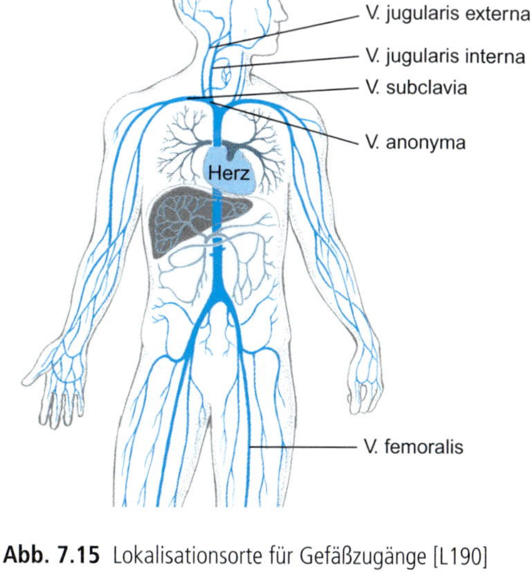

Abb. 7.15 Lokalisationsorte für Gefäßzugänge [L190]

Konzentration). Die früher übliche Blockung mit Heparinlösung wird wegen der potenziellen Beeinflussung der Gerinnungssituation durch überschwappende Heparinanteile sowie wegen der potenziellen Förderung von Biofilmbildung nicht mehr als Methode der ersten Wahl empfohlen.

Falls Medikamente während der Dialyse verabreicht werden müssen, ist hierzu ein zusätzlicher zentralvenöser Katheter (oder ein drittes Lumen am Dialysekatheter) zu nutzen, da sonst die Gefahr besteht, dass Medikamente über den arteriellen Schenkel aufgenommen und Wirkstoffe über den Dialysator entfernt werden. Dies könnte schwerwiegende Folgen haben, insbesondere bei kreislaufinstabilen oder gar katecholaminpflichtigen Patienten.

Durch die kontinuierliche Therapie über 24 h ergibt sich eine schonende Entwässerungsmöglichkeit, da sich die gesamte Tages-Ultrafiltrationsrate auf 24 h Therapiezeit aufteilt. Der höhere Volumenentzug pro Stunde bei intermittierender Dialyse resultiert in höheren Raten an hypotensiven Episoden oder gar Unterbrechungen der Nierenersatzbehandlung. Daher resultiert bei kontinuierlicher NET eine individuell besser anpassbare Volumensteuerung in der Behandlung von Intensivpatienten.

Gemäß den KDIGO-Leitlinien aus 2012 wird ein Dialysat-/Filtratvolumen („effluent volume") von 20–25 ml/kg KG/h – entsprechend einem verordnetem Volumenumsatz von 25–30 ml/kg und Stunde – empfohlen. Dies entspricht bei einem Körpergewicht von 60–90 kg etwa 2000 ml/d, sollte – wenn möglich – aber für jeden Patienten individualisiert verordnet werden.

Die Entgiftung der Patienten ist langsam und schonend, wodurch Komplikationen durch ungewollte Verschiebungen harnpflichtiger Substanzen mit daraus resultierenden extravasalen Flüssigkeitszunahmen vermieden werden können (Dysäquilibrium ➤ Kap. 6.9.4).

Diese schonende Therapie bewirkt gleichzeitig einen recht stabilen Elektrolythaushalt.

Neben den genannten Vorteilen hat eine entsprechend lange Dauer der Nierenersatzbehandlung auch einige Nachteile. Es bedarf einer kontinuierlichen Überwachung durch geschultes und nach MPBetreibV eingewiesenes Fachpersonal. Meist werden die kontinuierlichen Therapien durch das Intensivpersonal überwacht. Lässt man den personellen Aufwand außer Acht, bleiben zwei systembedingte Komplikationen, die durch die konstante extrakorporale Zirkulation und Antikoagulation des Patienten verursacht werden:

Zum einen steigt die Blutungsgefahr der Patienten unter permanenter Heparinisierung, zum anderen ist die Wahrscheinlichkeit der Blutgerinnselbildung im Schlauchsystem (clotting) deutlich höher als bei intermittierenden Therapien. Dies kann teilweise durch die Verwendung der extrakorporalen (regionalen) Citratantikaogulation (RCA) ausgeglichen werden.

Ein weiterer, eventuell nachteiliger Aspekt ist die therapiebedingte Immobilisierung des Patienten, häufig ein Ausschlusskriterium für kontinuierliche Therapieformen im Intensivbereich bei nicht beatmungspflichtigen Patienten oder geplanten invasiven Maßnahmen.

Intermittierende Verfahren

Die Vorteile intermittierender Therapieverfahren gegenüber kontinuierlichen Therapieformen liegen zum einen in der effektiveren Entgiftung/Zeit und einer flexibleren und v. a. raschen Elektrolytsteuerung, zum anderen in der deutlich kürzeren Therapiezeit (➤ Tab. 7.20). Dies führt zur Heparineinsparung und ermöglicht eine freie Mobilisation der Patienten außerhalb der Therapie, bedeutet aber gleichzeitig einen höheren Volumenentzug pro Stunde und somit eine erhöhte Kreislaufbelastung.

Hämodialysegeräte ermöglichen, durch den Einsatz von „Doppelpumpen", die Single-Needle-Therapie, wodurch man nicht zwingend auf einen doppellumigen Gefäßzugang – z. B. bei akuter Verschlechterung eines chronisch dialysepflichtigen Patienten mit getunneltem Vorhofkatheter – angewiesen ist. Die Behandlung mit intermittierenden (kurzzeitigen) Therapiesystemen obliegt i. d. R. dem Dialysefachpersonal und wird i. d. R. nicht vom Intensivfachpersonal wie bei PIRRT/SLEDD oder kontinuierlichere Therapie übernommen.

Es gibt zur Therapie auf Intensivstationen einige Dinge zu beachten, denn es handelt sich um ein „Auswärtsspiel" für Dialysepersonal und man sollte die dortigen „Spielregeln" kennen.

7

Tab. 7.20 Beispiel für ein mögliches Dialyseregime für intermittierende akut und Erstdialysen

	Dialyse 1	Dialyse 2	Dialyse 3	Dialyse x
Dialysezeit	2 h	3 h	4 h	4 + x h
Blutfluss	200 ml/min	250 ml/min	250 ml/min	250–330 ml/min
Dialysatfluss	Gleichstrom	Gleichstrom	Gegenstrom	Gegenstrom
EKG-Monitoring	Ja	Ja	Ja	Bei Bedarf
RR-Monitoring	Mind. alle 15 min	Mind. alle 15 min	Mind. halbstündlich	Stündlich
Labor	Hepatitis-B- + -C-/HIV-Serologie, BGA, Elektrolyte ACT nach 1 h	BGA, Elektrolyte ACT oder aPTT nach 2–2,5 h	BGA, Elektrolyte ACT oder aPTT nach 3 h	Nach Anordnung ACT oder aPTT nach Bedarf
Nüchtern	Ja	Ja	Ja	Nein
Antikoagulation	Nach Blutungsrisiko heparinarm ACT 100–120 s aPTT 50–60 s	ACT 130–150 s aPTT 50–60 s	ACT 130–150 s aPTT 50–60 s	ACT 130–150 s aPTT 50–60 s

MERKE

Dialysefachpersonal auf der Intensivstation

- Ohne fachgerechte und formale Einweisung in ein verwendetes Medizinprodukt keine Anwendung.
- Ggf. ist eine Einweisung in das Intensivmonitoring-System nötig.
- Kenntnis über die räumlichen Gegebenheiten und das nutzbare Equipment.
- Sicherheitsrelevante Anschlüsse, z. B. Potenzialausgleich zur Therapie von Patienten mit ZVK, müssen vorhanden sein.

Da über die Wasserseite des Dialysegeräts ein möglicher Übertragungsweg für infektiöse Erkrankungen besteht, muss das Gerät nach der Therapie thermisch desinfiziert werden und sollte bis zum Nachweis einer negativen Hepatitis- und HIV-Serologie ausschließlich für den jeweiligen Patienten reserviert bleiben.

7.6.2 Die Akutdialyse

Das Dialyseregime

Um Komplikationen wie unerwünschte Volumenverschiebungen und Elektrolytentgleisungen bei Urämie zu vermeiden oder zumindest einzuschränken, ist eine langsame und schonende Entwässerung und Entgiftung notwendig. Erreicht werden kann dies z. B. durch Maßnahmen wie Reduktion des Blutflusses, Umkehrung des Dialysatflusses (Gleichstrom statt Gegenstrom), Einsatz von „kleineren“ Low-Flux-Dialysatoren, Verkürzung der Dialysezeit und Hämofiltration statt Hämodialyse. Rascher Elektrolytausgleich oder Volumenentzug finden nur bei entsprechender Klinik wie Lungenödem, hyperkaliämischen Arrhythmien oder Paresen oder Intoxikationen wie z. B. mit Lithium statt.

MERKE

Im Gegensatz zur Therapie chronischer Dialysepatienten gilt hier „safety first“!

In jeder Behandlungseinrichtung sollten entsprechende Regelungen zur Durchführung akuter Dialysen definiert werden. Die Festlegung des individuellen Dialyseregimes, insbesondere der Ultrafiltrationsmenge, liegt im Ermessen des behandelnden Arztes.

Auch wenn die Technik einen großen Stellenwert in der Dialysetherapie einnimmt, muss trotzdem der Mensch im Vordergrund stehen.

BEISPIEL

Ausgangssituation: Eine Akutdialyse im Umfeld einer Dialysestation. Ein Patient mit der Diagnose „akutes Nierenversagen“ kommt mit neu implantiertem ZVK zur Therapie. Versetzen Sie sich einmal in die Lage dieses Patienten. Sie haben die Nachricht bekommen, dass Ihre Nieren, zumindest zurzeit, nicht richtig arbeiten, und es ist unklar, ob sie das perspektivisch je wieder können. Ihr Körper ist aufgedunsen und das Atmen fällt Ihnen aufgrund massiver Überwässerung schwer.

7

Während einer langen, schmerzhaften Punktion wurde Ihnen ein etwa bleistiftdicker Schlauch in den Hals implantiert und angenäht. Jede kleine Bewegung des Kopfs schmerzt.

Schnell wird klar, dass dieser Patient unsere besondere Aufmerksamkeit und Zuwendung benötigt. Eine umfangreiche Aufklärung und Information zu jedem Behandlungsschritt sind unabdingbar, zumal der Patient i. d. R. nicht einmal sehen kann, welche „Manipulationen" an ihm durchgeführt werden.

Anamnese

Um einen reibungslosen Ablauf und eine gute Anamnese zu gewährleisten, sollten alle an der Nierenersatzbehandlung beteiligten Personen im Vorfeld über die Grund- und Begleiterkrankungen ihres Patienten informiert sein und bei stationärem Aufenthalt eine persönliche Übergabe und zugehörige Patientenakten fordern.

Als Grundlage der Therapieeinstellung dienen neben Laborwerten zum Elektrolyt- und Säure-Basen-Haushalt Ausgangswerte und zeitlicher Verlauf der harnpflichtigen Substanzen sowie die Überwachung des Blutzuckerspiegels bei Patienten mit Diabetes mellitus.

Zur Bestimmung der Volumenbelastung stehen einige Methoden zur Verfügung, die vor Dialysebeginn prinzipiell geprüft werden sollten. Wenn möglich, muss der mobile Patient gewogen werden. Das Gewicht ist mit seinem Ausgangsgewicht oder dem Gewichtsverlauf bei eventuellen vorherigen Dialysen zu vergleichen. Weitere Anhaltspunkte sind periphere Ödeme, Hautturgor, Halsvenenstauung, Zyanose und ggf. Dyspnoe. Der Durchblutungszustand von Mundschleimhäuten und inneren Augenlidern lässt Rückschlüsse auf eine eventuell bestehende Anämie zu. Weitere Anhaltspunkte sind die gemessenen Blutdruckwerte. Hohe Werte können ein Indiz für Überwässerung sein. Speziellere diagnostische Möglichkeiten zur Gewichtsbestimmung wie die Messung des zentralvenösen Drucks (ZVD) haben an Wertigkeit verloren und werden nicht mehr regelmäßig durchgeführt. Im Röntgenbild des Thorax sind Herzgröße, pulmonale Stauungszeichen und Pleuraergüsse relevant. Die wichtigste, schnelle und nicht belastende Bestimmung der Volumensituation im Akutfall ist die sonografische Untersuchung von V. cava inferior, Lebervenen und Pleura. Hier wird besonders auf Atemverschieblichkeit, Stauungen, Aszites und Ergüsse geachtet. Bioimpedanzmessungen dienen im Rahmen der Verlaufsbeobachtung zur Ermittlung von Körperfett, Muskel- und Knochenmasse sowie Wassergehalt im Körper, finden in der Akuttherapie aber i. d. R. nicht statt.

Allgemeine Vorbereitungen

Wenn logistisch möglich, sollte eine stressfreie Umgebung mit guter Überwachungsmöglichkeit eingeplant werden. Der Behandlungsplatz ist bei Eintreffen des Patienten vorbereitet und das Dialysegerät entsprechend einsatzbereit.

Als Monitoring dient eine EKG-Überwachung mit Blutdruckmonitoring und eventueller Pulsoxymetrie. Bei Bedarf sollte eine Sauerstoffversorgung, ausreichend für die gesamte Behandlungszeit, vor Ort sein. Anschlussmaterial für den Gefäßzugang und notwendige Laborutensilien sollten vorbereitet sein.

Bei notwendigen Blutentnahmen ist zu beachten, diese zwingend **vor** Beginn der Dialyse durchzuführen, da sonst viele Laborwerte (insbesondere Elektrolyte) falsch niedrig sind und nicht als aussagekräftige Ausgangswerte verwendet werden können. Gerinnungswerte aus Heparin-verplombten Kathetern sind ebenfalls nicht aussagekräftig. Hier kann die Dialyse einige Minuten heparinfrei laufen; anschließend werden die Gerinnungswerte aus dem Blutschlauchsystem abgenommen – die Interpretation der Ergebnisse ist aber immer vor diesem Hintergrund durchzuführen.

Die Überwachung

Intensiver Patientenkontakt und engmaschige Beobachtung sind wichtig, um frühzeitig Komplikationen zu erkennen und rechtzeitig zu reagieren. Hierzu dienen zahlreiche technische Hilfsmittel zur Unterstützung.

Zur Kontrolle von Herzfrequenz und Herzrhythmus sollte der Patient während der ersten (drei) Dialysen mittels EKG überwacht werden. Ebenso sollte das Monitoring des Blutdrucks in kurzen Abständen erfolgen, um Kreislaufschwankungen zeitnah zu bemerken.

Als Folge des Volumenentzugs kann es zur Zentralisation kommen, und der Patient kann durch Minderdurchblutung des Gastrointestinaltrakts mit Übelkeit und Erbrechen reagieren. Folglich empfiehlt es sich, die Patienten während und vor den ersten Therapien nüchtern zu lassen.

Obwohl das Monitoring eine wichtige Rolle in der Patientenbeurteilung einnimmt, sind die **persönliche Zuwendung** und eigene Wahrnehmung sowie das Erkennen und Beurteilen klinischer Zeichen durch keine Technik zu ersetzen.

EKG

Je nach Lagetyp des Herzens ist zur Rhythmusüberwachung die Ableitung zu wählen, die möglichst optimal Vorhof- und Kammeraktionen im Monitoring erkennen lässt. Die Grenzen der 1-Kanal-EKG-Ableitung liegen hier Im Bereich der Ischämie- und Blockbilddiagnose. Zur genaueren Diagnose benötigt man hier ggf. eine 12-Kanal-EKG-Ableitung, die sich zur kontinuierlichen Überwachung allerdings nicht eignet.

Auch wenn es nicht das Ziel ist, das EKG wie ein Kardiologe auszuwerten, sollten dennoch grundlegende Abweichungen bekannt sein. Wichtig ist die Betrachtung von Herzfrequenz und Herzrhythmus sowie ein Blick auf Veränderungen des EKG (➤ Abb. 7.16) im Laufe der Therapie.

Man unterscheidet Erregungsbildungsstörungen, ausgehend von der Vorhofebene (supraventrikulär) oder der Herzkammerebene (ventrikulär), sowie Reizleitungsstörungen im AV Knoten. Ventrikuläre Rhythmusstörungen erkennt man i. d. R. an einer breiten Verformung der Kammerkomplexe.

Ursache für Extrasystolen sind häufig Elektrolytentgleisungen wie Hypo- oder Hyperkaliämie und Hypo- sowie Hyperkalzämie. Auch Medikamente wie Katecholamine, Betamimetika zur Behandlung von Asthma oder COPD und Antiarrhythmika können verursachend sein.

Besonderer Aufmerksamkeit bedürfen ventrikuläre Extrasystolen (VES), die vereinzelt oder auch als Salven (mehr als 3 VES in Folge) auftreten können. Fällt die Extrasystole so frühzeitig ein, dass sie auf die T-Welle des vorangegangenen Komplexes trifft, spricht man vom R-auf-T-Phänomen. Hierdurch können Kammertachykardien bis hin zum Kammerflimmern ausgelöst werden.

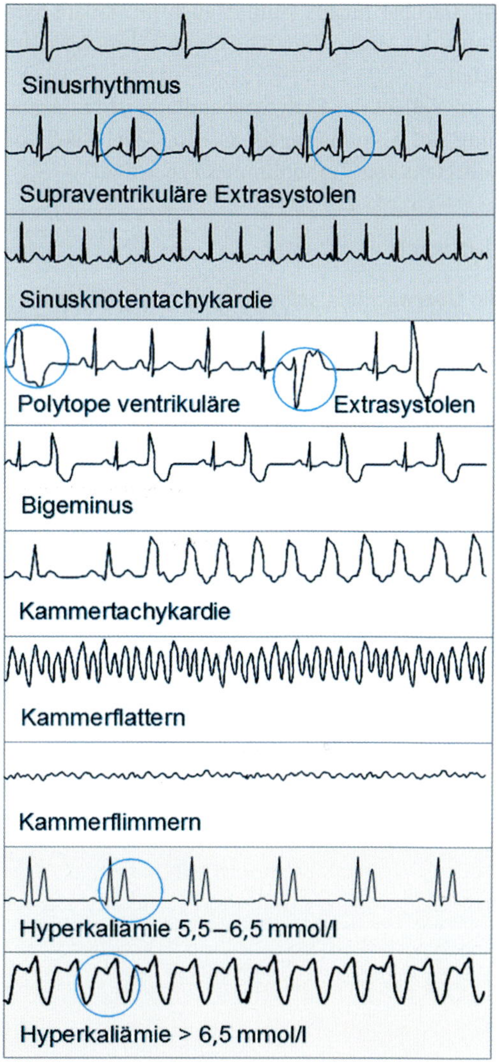

Abb. 7.16 EKG: Beispiele für Abweichungen [M640]

Kammertachykardien können darüber hinaus bei schwerer struktureller Herzkrankheit, Medikamentenintoxikationen (insbesondere Antiarrhythmika) und Elektrolytentgleisungen (besonders Hyper- und Hypokaliämien) auftreten und einen fließenden Übergang zum Kammerflimmern bedeuten.

Eine häufig auftretende Elektrolytverschiebung bei Akutdialysen ist die Hyperkaliämie – im EKG durch ein hohes und spitzes („zeltförmiges") T zu erkennen. Zeichen von schweren Hyperkaliämien (Kalium > 8 mmol/l) sind schwerer zu interpretieren und stellen sich häufig als sehr breite QRS-Komplexe dar. Darüber hinaus können auch muskuläre Symptome der Muskelschwäche bis zu Lähmungen auftreten.

Im Verlauf der Dialysebehandlung ist bei Absenkung des Kaliumspiegels auf die Möglichkeit des Auftretens von Vorhofflimmern zu achten.

Blutdruck

Die Überwachung sollte bei den ersten Dialysen in Abständen von wenigen Minuten erfolgen, um zeitnah adäquat auf Veränderungen reagieren zu können. Wichtig ist die Kenntnis der für den Patienten „normalen" Werte. Nicht für alle Patienten gelten die Normwerte des Lehrbuchs. In der Regel kann man davon ausgehen, dass mit größerem Volumenentzug der Blutdruck tendenziell abfällt.

Cave: Auch exsikkierte Patienten können reflektorisch durch das Renin-Angiotensin-Aldosteron-System mit Vasokonstriktion und Blutdruckanstieg reagieren.

MERKE

Hoher Blutdruck bedeutet nicht immer große Volumenbelastung. Hypertonie kann auch andere Ursachen haben.

Der Patientenabschluss

Je nach Elektrolytsituation kann der Patient mit NaCl 0,9 % oder Glukose 5 %-Lösung abgeschlossen werden.

Die Verplombung des Katheters sollte sich nach dem Füllvolumen des jeweiligen Katheterschenkels richten (Herstellerangaben beachten) und mit den oben angegebenen Lösungen in No-Touch-Technik erfolgen.

MERKE

Bei Patienten mit Verdacht auf HIT Typ II auch keine Katheterverplombung mit Heparin.

KAPITEL

8

Eckhard Müller, Bertil Oser, Simone Heck

Peritonealdialyse

Von den Patienten mit terminaler Niereninsuffizienz, die eine Nierenersatztherapie benötigen, werden weltweit etwa 11 % mit einer Peritonealdialyse (PD) behandelt. In Deutschland sind es deutlich weniger. Sehr viele Patienten könnten prinzipiell mit beiden Verfahren dialysiert werden. Die Wahl des Verfahrens wird von verschiedenen Faktoren beeinflusst. Dabei spielen Kenntnisse und Überzeugungen der betreuenden Nephrologen und der beratenden Fachpflegenden oft eine entscheidende Rolle. Wenn Patienten die freie Entscheidung haben, wählen etwa die Hälfte die Peritonealdialyse als initiales Verfahren.

8.1 Funktionsweise der Peritonealdialyse

MERKE

Die Peritonealdialyse ist ein Nierenersatzverfahren, bei dem das Peritoneum (Bauchfell) als natürliche Dialysemembran fungiert.
Giftstoffe diffundieren vom Blut durch die semipermeable (halbdurchlässige) Membran des Peritoneums in die in den intraperitonealen Raum eingefüllte Dialyselösung. Die Dialyselösung wird nach einer bestimmten Verweilzeit ausgetauscht. Der Flüssigkeitsentzug geschieht mittels Osmose.

Für die Peritonealdialyse wird ein permanenter Katheter mit seiner Spitze in den tiefsten Anteil der Bauchhöhle (Douglas-Raum) platziert (➤ Abb. 8.1). Über diesen Katheter wird eine sterile Dialyselösung von (1,5) 2–2,5 (3) l mittels Schwerkraft in die

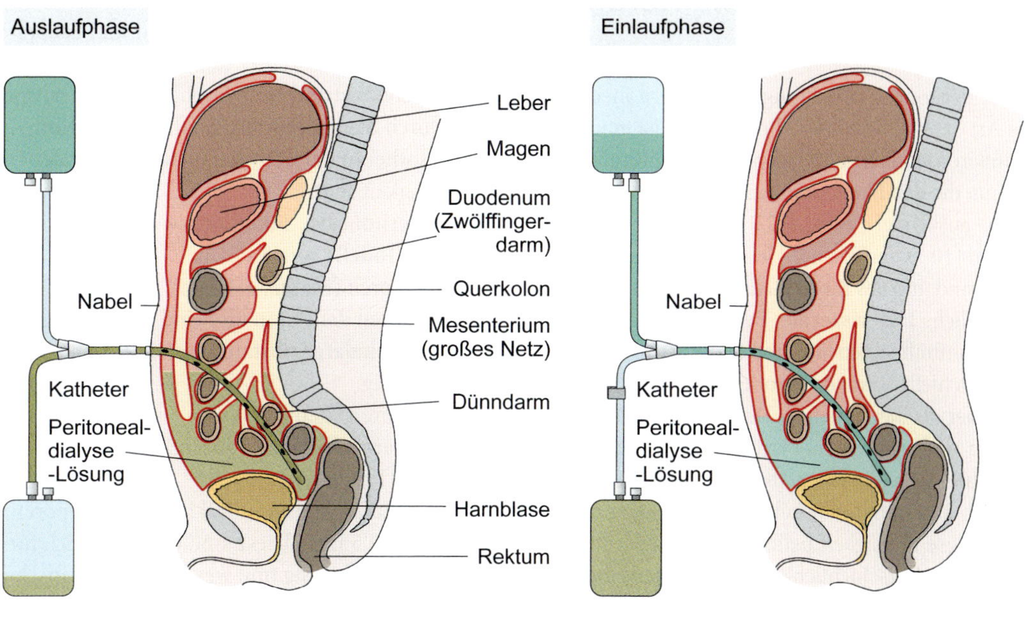

Abb. 8.1 Situs der PD [L190]

Bauchhöhle instilliert und nach einer Verweilzeit von 4–8 h (bei der CAPD [➤ Kap. 8.9]) wieder abgelassen (Dialysat). Dieser „Beutelwechsel" beginnt immer mit einem Auslauf des Dialysats.

Anschließend wird das System mit frischer Dialyselösung gespült (Flush), und es erfolgt der Einlauf der Dialyselösung. Der Wechsel dauert etwa eine halbe Stunde (➤ Kap. 8.7).

Der Patient wird trainiert, seine Beutelwechsel hygienisch einwandfrei durchzuführen. Dazu gehören u.a. Mundschutz, hygienische Händedesinfektion und ein geschlossener Raum.

Durch den Austausch von Flüssigkeit und gelösten Stoffen zwischen dem Blut in den Kapillaren des Bauchfells (peritoneale Kapillaren) und der Dialyselösung erfolgt eine Elimination von harnpflichtigen Substanzen und Elektrolyten. Die erforderliche Ultrafiltrationsleistung wird durch Verwendung hochosmolarer Dialyselösungen oder durch isoosmolare Lösungen gewährleistet (➤ Kap. 8.3.2). Das Behandlungsregime wird individuell in Abhängigkeit von den peritonealen Transporteigenschaften und der Restnierenfunktion des Patienten festgelegt.

8.2 Funktion des Peritoneums als semipermeable Membran

Bei der Peritonealdialyse fungiert das Peritoneum als eine Art „Ersatzniere". Das Peritoneum ist eine dünne, außerordentlich gut durchblutete, samtig glänzende Haut, die den Bauchraum und die darin liegenden Organe auskleidet (➤ Abb. 8.2). Das **parietale Peritoneum** (10 % der Fläche) kleidet die Innenseite der Bauchwand und des Zwerchfells aus und ist schmerzempfindlich. Das **viszerale Peritoneum** (90 % der Fläche) umhüllt einen Großteil der Organe unterhalb des Zwerchfells sowie das große und kleine Netz und ist dünner als das parietale. Der Raum zwischen parietalem und viszeralem Peritoneum ist die **Peritonealhöhle**. Sie bildet einen abgeschlossenen Raum, in dem sich unter physiologischen Bedingungen ca. 50–80 ml seröse Flüssigkeit befinden, die wiederum eine reibungslose Verschieblichkeit der intraperitoneal gelegenen Organe ermöglicht. Eine unphysiologische Vermehrung dieser Flüssigkeit wird als Aszites bezeichnet. Die Peritonealhöhle dehnt sich nach Instillation von Flüssigkeit so aus, dass die meisten Menschen problemlos 2–3 l Dialyselösung tolerieren.

Das Peritoneum ist eine semipermeable Membran, die bei der Bauchfelldialyse als natürlicher Filter genutzt wird. Es hat eine **Oberfläche von ca. 1,5–2 m^2** und besteht aus den **drei Anteilen**

- Gefäße (Kapillaren und Lymphgefäße)
- Interstitium (Bindegewebe mit Zellen zur Immunabwehr)
- Mesothel (flache Zellschicht mit einer Basalmembran als Abgrenzung zum Interstitium mit ausgedehnten Zellausstülpungen, den Mikrovilli)

Den überwiegenden Teil der Blutversorgung übernimmt die A. mesenterica superior. Der venöse Abfluss der V. mesenterica führt in die Pfortader zur Leber. Die Dialyseflüssigkeit hat direkten Kontakt mit einer einlagigen Zellschicht, dem **Mesothel.** Dessen flache, sehr stoffwechselaktive Zellen sind netzartig miteinander verbunden und wirken wie ein Sieb. Die Lücken oder Poren zwischen den Zellen bezeichnet man als **Gaps.** Sie sind unterschiedlich groß und mitbestimmend für die Transporteigenschaften des Peritoneums. Die Oberfläche, vor allem viszeral, wird durch Mikrovilli auf das 20-Fache vergrößert.

Unter dem Mesothel befindet sich eine bindegewebige Schicht, das **Interstitium.** Hierin verläuft auch das weitverzweigte peritoneale Kapillarnetz, das das Peritoneum mit Nährstoffen und Sauerstoff versorgt und umgekehrt Stoffe über den venösen Kapillarschenkel und die Lymphbahnen abtransportiert. Durch die Kapillarwände, das Interstitium und das Mesothel findet der Stoffaustausch mit der Dialyseflüssigkeit statt.

Die peritoneale Funktion wird mithilfe des **3-Poren-Modells** verständlich:

- Kleine Poren (Radius 4–6 nm). Sie bilden den Hauptanteil der Poren und sind für Wasser, kleinmolekulare Substanzen und Mittelmoleküle durchlässig.
- Große Poren (Radius 20 nm). Sie sind für großmolekulare Substanzen durchlässig, also z. B. auch für Proteine.
- Transzelluläre Poren (ultrakleine Wasserporen; Radius < 0,5 nm). Diese sind ausschließlich für Wasser durchlässig und werden von spezifischen Membranproteinen **(Aquaporin 1)** in den Endothelzellen der Kapillaren gebildet.

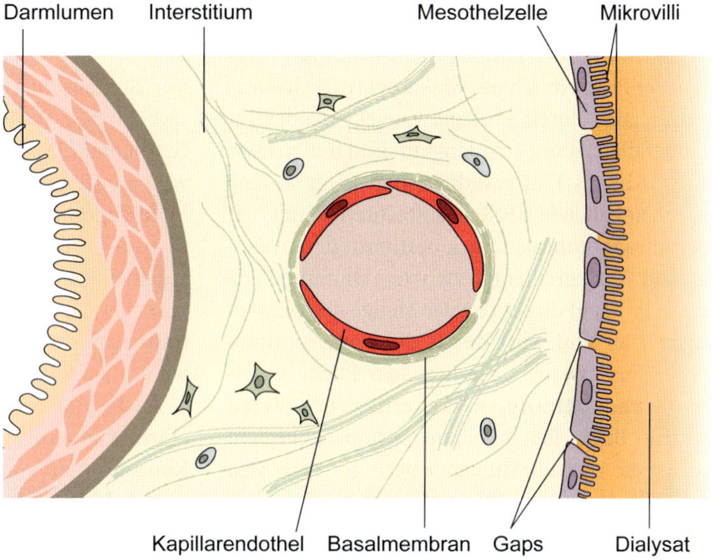

Abb. 8.2 Anatomie des Peritoneums [L190]

8.3 Physikalische Prinzipien

8.3.1 Entfernung der Giftstoffe

Diffusion

Genau wie bei der Hämodialyse diffundieren Giftstoffe vom Ort der hohen Konzentration (Blut) zum Ort der niederen Konzentration (Dialyseflüssigkeit) bis zum Äquilibrium. Die Diffusionsrate ist u. a. abhängig von der Höhe des Konzentrationsgefälles, vom Molekulargewicht der Stoffe, vom peritonealen Blutfluss und von der Porengröße.

Konvektion

Bei der Ultrafiltration (➤ Kap. 8.3.2) werden gelöste Teile (Elektrolyte und harnpflichtige Substanzen) in die Dialyselösung mitgerissen. Dieser „Konvektion" genannte Vorgang benötigt einen Druckgradienten und trägt bei der Peritonealdialyse nur unwesentlich zur Entgiftung bei.

8.3.2 Wasserhaushalt

Ultrafiltration (transkapilläre UF/TCUF)

Im Gegensatz zur Hämodialyse kann bei der PD die Ultrafiltration nicht durch den Aufbau eines physikalischen Druckgradienten erzeugt werden. Stattdessen erzeugt Glukose einen osmotischen Druckgradienten (Sog). Durch Glukosezusatz in der Dialyseflüssigkeit (1,5–4,25 %) herrscht im intraperitonealen Raum eine Osmolarität (Konzentration von gelösten Teilen) von ca. 360–510 mosmol. Durch den Konzentrationsunterschied zum Blut kommt es zu einem passiven Einstrom von Wasser (Ultrafiltration) aus dem Blut in die Dialyseflüssigkeit. Das Aquaporinsystem ist für ca. 40 % des osmotisch induzierten Wassertransports verantwortlich, der übrige Wassertransport läuft über die parazellulären Poren.

Die Ultrafiltration ist unmittelbar nach dem Beutelwechsel hoch. Sie nimmt im Laufe eines CAPD-Zyklus (➤ Kap. 8.9) stetig ab, da ein Teil der Glukose in die Blutbahn aufgenommen wird und gleichzeitig harnpflichtige Substanzen in die Dialyseflüssigkeit einströmen, bis ein osmotisches Gleichgewicht erreicht ist.

Da große Moleküle schwer die Peritonealmembran passieren, können statt Glukose auch größere osmotisch wirksame Moleküle einen osmotischen Druck in der Dialyseflüssigkeit für einen längeren

8

Zeitraum aufbauen (kolloidosmotischer Druck – vergleichbar zu dem der Plasmaproteine im Blut). Dies wird in der Praxis durch das Glukosepolymer Icodextrin oder auch durch Proteine erreicht. Icodextrin wird über die Zeit nur sehr langsam und nur zu etwa 20 % (in 8 h) ins Blut resorbiert und kann so eine über 12 h anhaltende UF-Rate aufrechterhalten.

Der intraperitoneale Druck bestimmt den hydrostatischen Druckgradienten zwischen Blut und Peritoneum. Er hängt direkt von der Menge der Dialyseflüssigkeit ab und wird durch die Körperposition mit beeinflusst, wobei er in liegender Position zwischen 2 und 8 mmHg, in aufrechter bei bis zu 20 mmHg liegt. Bei höherem intraperitonealem Druck ist die Ultrafiltrationsrate geringer, da er sich dem Kapillardruck (ca. 30 mmHg) nähert.

Die Ultrafiltrationsraten pro Beutel sind relativ gering und liegen je nach Wasserdurchlässigkeit des Peritoneums und verwendeter Lösung zwischen 100 und 500 ml pro 2 l Dialyselösung. Durch die kontinuierliche Ultrafiltration über 24 h können jedoch die notwendigen UF-Raten pro Tag erreicht werden.

Rückdiffusion von Flüssigkeit

Während der Verweilzeit wird ein Teil der Dialyseflüssigkeit aus der Peritonealhöhle resorbiert. Hierfür gibt es zwei Ursachen:

Glukose diffundiert aus der Dialyseflüssigkeit ins Blut. Diese Diffusion erfolgt in Abhängigkeit von der Verweilzeit, der Glukosekonzentration und den Transporteigenschaften des Peritoneums. Patienten mit hohen Transportfähigkeiten haben eine höhere Glukoseresorption als Patienten mit niedrigen.

Durch die Veränderung der Osmolarität (Reduktion durch Verdünnung) kommt es zu einem Rücktransport von Wasser aus dem Dialysat ins Blut. Der peritoneale Lymphtransport beträgt unter normalen Bedingungen bei PD-Patienten ca. 0,6 ml/min, kann aber ab einer Dialysedauer von ca. 35 Mon. auf über das Doppelte ansteigen. Dies bedeutet, dass täglich zwischen 0,8 und mehr als 2 l Dialysat über die Lymphbahnen in den Blutkreislauf fließen.

Stoffaustausch

Der Stoffaustausch erfolgt am Peritoneum hauptsächlich via Diffusion entlang eines osmotischen Gradienten. Das Ausmaß des Stoffaustauschs hängt vom Konzentrationsgefälle und von der jeweiligen Molekülgröße ab. Daneben sind die peritoneale Oberfläche und die peritoneale Permeabilität entscheidend. Moleküle mit geringem Gewicht werden schneller, größere Moleküle wesentlich langsamer transportiert. Zum Teil nutzen sie die oben erwähnten großen Poren.

Auch Elektrolyte gelangen per Diffusion von einem Kompartiment in das andere. Dabei zeigt die Konzentration von Natrium die Besonderheit, dass es initial (nach Beutelwechsel) zu einem starken Einstrom von Wasser über die Aquaporine in das Dialysat kommt, was die Natriumkonzentration dort zunächst stark abfallen (Natrium-Sieving/Natrium-Knick) und womöglich die Serumnatriumkonzentration rasch ansteigen lässt. Dieses Konzentrationsgefälle gleicht sich im Laufe der Verweilzeit wieder aus. Bei raschen Beutelwechseln mit hoher Glukosekonzentration kann dies klinisch problematisch sein.

8.4 Indikationen/Kontraindikationen für die Peritonealdialyse

8.4.1 Indikationen

Nach den KDOQI-Guidelines hat jeder Patient mit einer GFR < 30 ml/min ein Recht darauf, über die möglichen Nierenersatzverfahren und deren Vor- und Nachteile aufgeklärt zu werden. Dazu gehört neben der PD und der HD natürlich auch die Nierentransplantation.

Die Auswahl des Verfahrens muss nach speziellen Indikationen und Kontraindikationen, aber auch nach Patientenpräferenz und den individuellen Lebensumständen erfolgen.

Medizinische Indikationen

Bestimmte medizinische Indikationen prädestinieren viele Patienten geradezu dazu, mit einer Peritonealdialyse behandelt zu werden. Dazu gehören:

- Kardiovaskuläre Probleme, z. B. geringe Toleranz bezüglich Volumenschwankungen (deutlich geringer unter einem kontinuierlichen Nierenersatzverfahren)
- Diabetes mellitus (bessere Stoffwechsel- und Blutdruckeinstellung, langsameres Fortschreiten diabetesbedingter Gefäßkomplikationen)
- Erhöhtes Blutungsrisiko bei bestimmten Begleiterkrankungen (proliferative Retinopathie, Hirnarterienaneurysmen etc.) oder Blutungsleiden
- Kardiale Vorerkrankungen, für die die Belastung durch eine arteriovenöse Fistel ein hohes Risiko darstellt (z.B. fortgeschrittene Herzinsuffizienz, kardiorenales Syndrom)
- Terminale Niereninsuffizienz im Kindesalter (Schonung der Gefäße, kontinuierliches Verfahren, keine durch die Dialysezeit bedingte Isolation)

Psychosoziale Indikationen

- Größere Freiheit bzw. Unabhängigkeit (Berufstätigkeit, Reisen, Planung von Tagesabläufen etc.)
- Ängste und starke Vorbehalte gegenüber Abhängigkeiten von einer Maschine und Ähnlichem
- Große Entfernung zum Dialysezentrum
- Patientenwunsch, berufliche Rehabilitation, Heimdialyse via PD ohne Partner meist problemlos möglich

8.4.2 Kontraindikationen

Medizinische Kontraindikationen

Zu den **absoluten** Kontraindikationen zählen:

- Ausgedehnte intraabdominale Verwachsungen infolge großer vorausgegangener intra- und transperitonealer Bauchoperationen
- Floride entzündliche Darmerkrankungen
- Schwere geistige oder körperliche Behinderung, die organisatorisch nicht ausgeglichen werden kann

Zu den **relativen** Kontraindikationen zählen

- Zystennieren (entscheidend ist v.a. die Nierengröße)
- Adipositas (u.a. wegen unzureichender Effektivität)
- Stomata (künstlicher Darmausgang oder Harnfistel)

Psychosoziale Kontraindikationen

- Mangelnde Kooperation des Patienten
- Mangelhaftes hygienisches Verhalten
- Psychologisch-ästhetische Widerstände („Schlauch im Bauch")
- Psychosoziale Probleme (z. B. Depressionen mit Vernachlässigung)
- Psychiatrische Erkrankungen, die eine zuverlässige Durchführung der PD nicht ermöglichen (z. B. Suchterkrankungen, Psychosen u. a.)
- Häusliche Verhältnisse, die eine PD unmöglich machen (hygienische Verhältnisse, fehlende Lagermöglichkeiten u. a.)

8.5 Vor- und Nachteile der Peritonealdialyse

Zusammengefasst kann die Peritonealdialyse als Einstiegsbehandlung favorisiert werden. Auch unter dem Aspekt der Selbstwirksamkeit, dass hier der eigene Körper (das Bauchfell) noch in der Lage ist, ein Körperteil, das „versagt" hat (die Nieren), zu ersetzen und mithin die Möglichkeit einer eigenverantwortlichen Therapie besteht. Sie erhält in der Regel über einen längeren Zeitraum die für die Lebensqualität so wichtige Restdiurese unabhängig von der erhaltenen GFR. Zudem hat die PD in den ersten Jahren eine bessere Überlebensprognose als die Hämodialyse (Angleichung nach ca. 2–3 J.).

Die Entscheidung der Patienten zwischen HD und PD hängt wesentlich davon ab, wie überzeugt das betreuende nephrologische Team die PD vorstellt und anbietet.

Gerade für ältere Menschen, die durch das Heimdialyseverfahren den gewohnten Lebensmittelpunkt nicht regelmäßig für ein Zentrumsdialyseverfahren verlassen müssen, sichert die PD Lebensqualität. Immer dann, wenn auf PD-Patienten nach durchschnittlich 3–6 J. der Zeitpunkt des Wechsels zu einem Hämodialyseverfahren zukommt, kann man bei den Patientengesprächen erahnen, wie unproblematisch sich die scheinbar so aufwendige PD in das gewohnte Leben der Patienten bis zu dem Zeitpunkt eingefügt hatte.

8.5.1 Vorteile

- Längerer Erhalt der Nierenrestfunktion durch kontinuierliche Ultrafiltration.
- Gleichmäßige, kontinuierliche Ultrafiltration ohne Risiko hypotensiver Episoden.
- Kontinuierliche Entgiftung mit weniger Urämiepeaks.
- Weniger Einschränkungen bei der Ernährung (z. B. keine wesentliche Kaliumrestriktion) ermöglicht PD-Patienten eine reichhaltigere Kost und mithin ein liberaleres Ernährungsverhalten. Während der PD wird gleichmäßig und kontinuierlich gegen ein Dialysatnatrium von 134 mmol/l dialysiert, was die Natriumbilanz negativiert und größeren diätetischen Freiraum ermöglicht.
- Keine Antikoagulation.
- Selbstständigkeit, Selbstwirksamkeit, Unabhängigkeit.
- Das Verfahren der Wahl für Säuglinge, Kleinkinder, mobile Erwachsene sowie Menschen, die nicht regelmäßig zur Behandlung außer Haus möchten.
- Verzicht auf Anlage einer AV-Fistel als Dialysezugang mit zusätzlicher kardialer Belastung bei Patienten mit KHK oder hypertensiver Herzerkrankung.

8.5.2 Nachteile

- Kosmetische und sexuelle Probleme aufgrund des implantierten Katheters
- Schwimmen und Saunabesuch sind nur bedingt möglich (gilt auch für Pat. mit Vorhofkathetern)
- Ständige Konfrontation und Belastung mit der Krankheit durch die tägliche Behandlung
- Funktions- bzw. Lebensdauer des Peritoneums ist begrenzt, Umstellung auf HD irgendwann unumgänglich
- Komplikationen der Peritonealdialyse

8.6 Der PD-Katheter

Die heute gebräuchlichsten Katheter sind der Tenckhoff-Katheter, der Oreopoulos-Zellermann-Katheter und der Swan-Neck-Katheter jeweils mit oder ohne Schleife (Coil oder Curl). Ein gut funktionierender PD-Katheter ist entscheidend für ein langes Katheterleben und somit für den Erfolg der PD-Behandlung. Die Katheter bestehen aus Silikonkautschuk und ha-

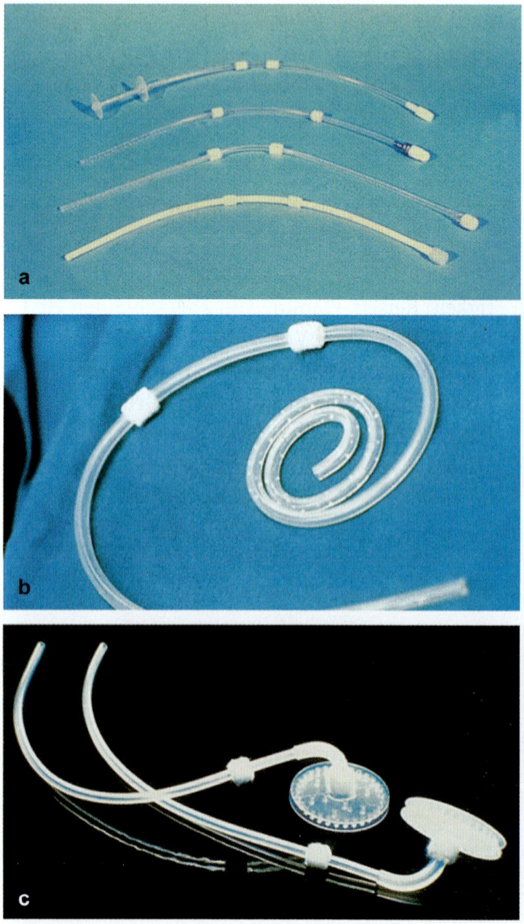

Abb. 8.3 Verschiedene PD-Katheter [E1019]

ben seitlich und am Ende Öffnungen für einen freien Ein- und Auslauf der Lösung. Sie besitzen 1 oder 2 Dacronmuffen, Silikonscheiben oder Cuffs, die bewirken, dass der Katheter mit dem umliegenden Gewebe verwächst (➤ Abb. 8.3). Der Oreopoulos-Zellermann-Katheter weist zusätzlich noch eine Silikonkugel auf, die intraperitoneal platziert wird.

8.6.1 Präoperative Pflege

Vor der Implantation des Peritonealdialysekatheters ist Folgendes zu beachten:

MERKE

Am Tag vor der OP

- Aufklärung durch Anästhesisten und Chirurgen.
- Laboruntersuchungen.
- Ggf. Röntgen Thorax, EKG und evtl. Sonografie des Bauchs.
- Die Katheteraustrittstelle (KAST) und Hautfalten werden unter Berücksichtigung der Gürtellinie (ggf. auch des Sicherheitsgurts bei Berufskraftfahrern) markiert.
- Abführmaßnahmen.
- PD-Katheter, Katheteradapter, Katheterverlängerung und Verschlusskappe werden bereitgestellt.
- Blutverdünnende Medikamente sollten vor einer Operation reduziert bzw. abgesetzt werden, um das Blutungsrisiko zu minimieren!
- Ein Bauchwandbruch (Hernie) sollte ausgeschlossen sein oder in der gleichen Narkose beseitigt werden.

Beim Einzeichnen der Gürtellinie sollte der Patient „normale" Kleidung anziehen. Mit einem wasserfesten Stift werden die Gürtellinie und die Katheteraustrittstelle (KAST, Exit) eingezeichnet. Hierfür ist es wichtig, dass die Gürtellinie und die KAST im Sitzen und Stehen eingezeichnet werden (Rippen und Hautfalten beachten). Hat der Patient Bauchbehaarung, wird der Bauch im Bereich der vorgesehenen Implantationsstelle unmittelbar vor der OP rasiert.

Zur Vorbereitung des Patienten gehört auch die Beratung über die postoperative Schonung des Bauchraums, um Rupturen der Naht zu vermeiden.

8.6.2 Katheterimplantation

Der Katheter wird mit seiner Spitze in den Douglas-Raum implantiert. Das Peritoneum wird mit einer

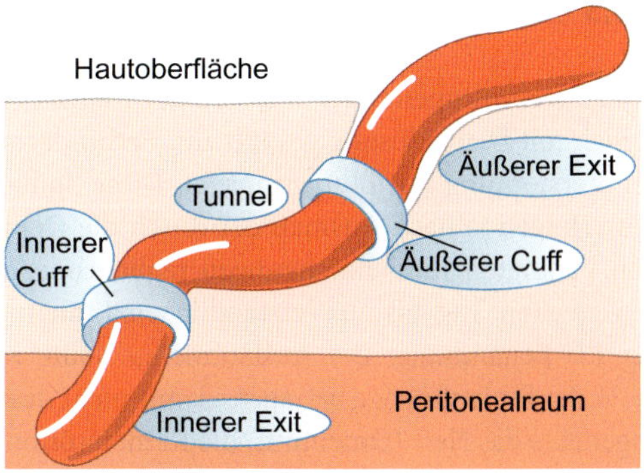

Abb. 8.4 Kathetersitus [L138]

Tabaksbeutelnaht verschlossen. Entscheidend für den Erfolg der Katheterimplantation sind die Erfahrung und das akribische Vorgehen des Chirurgen. Der Katheter kann sowohl mit der offenen chirurgischen Technik (Laparotomie) als auch laparoskopisch unterstützt implantiert werden (➤ Abb. 8.4). Bei Fremdkörperimplantation gehört auch eine staphylokokkenwirksame „Single Shot"-Antibiose dazu.

Vor der OP empfiehlt es sich, abzuführen und die Blase zu entleeren.

MERKE

Grundsätze der Katheterimplantation

Folgende Grundsätze sollten berücksichtigt werden:

- Eine Kreuzung der Linea alba ist zu vermeiden, daher sollte der Katheter entweder links- oder rechtsseitig implantiert werden.
- Die Katheterspitze soll im kleinen Becken liegen (evtl. Röntgenkontrolle).
- Die innere Muffe sollte unmittelbar dem Peritoneum aufsitzen, die äußere Muffe mind. 3 cm proximal der Austrittstelle platziert werden.
- Der Katheter darf nicht unter Spannung stehen (führt zu Katheterdislokationen).
- Der Katheter sollte flach und nach lateral oder nach kaudal gerichtet durch die Haut geleitet werden, die Austrittstelle und der Tunnel werden mit einem Redonspieß gestochen, der Exit darf nicht inzidiert werden.
- Der Exit muss für den Patienten gut sichtbar sein, damit er das Aussehen kontrollieren kann.
- Der Exit (KAST) und die äußere Muffe sollten nicht im Bereich der Gürtellinie liegen.

Intraoperativ wird der Katheter gespült. Dabei ist auf freien Ein- und Auslauf zu achten. Die Katheterverlängerung wird steril angebracht und der Exit verbunden.

8

8.6.3 Postoperative Pflege

Am ersten postoperativen Tag wird der Katheter lediglich mit Dialyselösung gespült zur Verhinderung der Verstopfung mit Blutgerinnseln. Diese Spülungen erfolgen je nach Ausmaß der durch die Operation bedingten Blutbeimengungen täglich oder jeden zweiten Tag bis zur letztendlichen Einleitung der PD-Behandlung. Die Auslaufmenge sollte nur ca. ⅔ der Einlaufmenge betragen, damit nicht durch Sogeffekte das Netz (Omentum) die Katheteröffnungen umschließt (omental wrapping), das Aussehen sollte fleischwasserfarben sein. In den seltensten Fällen sieht das Dialysat frisch blutig aus (→ V.a. frische Blutung! Chirurgische Korrektur!).

Bewährt hat sich für die ersten Tage das Tragen einer Bauchbinde. Auch sollten die Patienten 1–2 d lang relative Bettruhe einhalten und den Bettbügel nicht benutzen. Ziel dieser Maßnahmen ist die Verhinderung einer intraperitonealen Druckerhöhung sowie einer Bauchmuskelanspannung.

Der Verband wird täglich kontrolliert, ein Verbandwechsel ist jedoch nur bei feuchten oder durchbluteten Verbänden erforderlich. Sonst wird der Verband nach 3–5 d postoperativ unter keimarmen Bedingungen gewechselt. Es ist darauf zu achten, dass der Katheter in der Phase der Cuffeinheilung (ca. 4–6 Wo.) keiner Zug- oder Druckbelastung ausgesetzt wird.

8.6.4 Verbandwechsel

Ziel ist die regelmäßige Kontrolle und Versorgung der Katheteraustrittstelle zur Früherkennung und Vermeidung einer Infektion. Der Verbandswechsel wird etwa alle 2 Tage daheim durchgeführt und jeweils bei den Besuchen der PD-Ambulanz. Dazu sollten die erforderlichen Materialien bereitliegen und eine desinfizierte Arbeitsfläche gewährleistet sein.

Als Beispiel sei auszugsweise die Durchführung analog KfH-Pflegestandard (2018) aufgeführt:

- Fenster und Türen schließen
- Mund- und Nasenschutz anlegen
- Wischdesinfektion der Arbeitsfläche
- Hygienische Händedesinfektion
- Unsterile Einmalhandschuhe anziehen
- Verbrauchsmaterialien steril auspacken
- Kompressen mit katheterkompatiblem Hautdesinfektionsmittel bzw. mit steriler 0,9 %-NaCl-Lösung tränken
- Unsteriles Abdecktuch am Bauch fixieren
- Katheterverlängerung auf das unsterile Abdecktuch legen
- Alten Verband entfernen und kontrollieren
- Sichtkontrolle der Katheteraustrittstelle und der Hautumgebung (➤ Kap. 8.12) und des Katheters auf Beschädigungen
- Ggf. bei infizierter KAST Abstrichentnahme zur mikrobiologischen Aufarbeitung, ggf. Fotodokumentation
- Ablegen und Entsorgung der Handschuhe

Weiteres Prozedere mit sterilen Handschuhen oder in Non-Touch-Technik:

- Reinigung der Hautumgebung um die Katheteraustrittstelle, in alle vier Richtungen mit jeweils einer neuen feuchten Kompresse schlingenförmig von innen nach außen; eine feuchte Kompresse auf die Katheteraustrittstelle legen und Desinfektionsmittel einwirken lassen
- Reinigung und Desinfektion von Katheter und Katheterverlängerung mit feuchten Kompressen, vorsichtiges Entfernen von Pflasterresten von der Haut
- Katheteraustrittstelle mit einer trockenen sterilen Kompresse trocknen
- Verband in gewohnter Weise anlegen, dabei darauf achten, dass der PD-Katheter nicht geknickt wird
- Katheterverlängerung fixieren

Beim Verbandwechsel sollen weder Zug noch Rotation (Scherkräfte) auf die Katheteraustrittsstelle ausgeübt werden!

8.6.5 Empfehlungen für Patienten

Verhalten beim Duschen

Es empfiehlt sich, mit Verband zu duschen und direkt nach dem Duschen einen Verbandwechsel durchzuführen. Der Grund hierfür ist, dass es schwer vermittelbar erscheint, Patienten beim Verbandwechsel auf die Wichtigkeit des Mundschutzes hinzuweisen, sie aber ohne Verband duschen zu lassen. Bei Patienten, die keinen Verband tragen, sollte regelmäßig ein Nasenabstrich durchgeführt werden. Ist ein Staphylococcus aureus nachweisbar, wird dieser behandelt, und der Exit wird während des Duschens abgedeckt.

Baden

Von einem Bad in der Badewanne wird wegen der Keimbelastung des Badewassers abgeraten.

Schwimmen

Vom Schwimmen im Schwimmbad wird ebenfalls abgeraten. Sollte jemand aus persönlichen Gründen hierauf nicht verzichten wollen, ist der Exit mit einer wasserdichten Folie abzudecken und unmittelbar nach dem Schwimmen ein Verbandwechsel durchzuführen. Gegen das Schwimmen im Meer (bei guter Wasserqualität) ist nichts einzuwenden.

Sauna

Der Besuch einer öffentlichen Sauna wird nicht empfohlen. Gegen den Besuch einer privaten Sauna ist jedoch nichts einzuwenden.

8.6.6 Beginn der Peritonealdialyse

Falls es der klinische Zustand des Patienten erlaubt, beginnt man erst einige Tage nach der Katheterimplantation mit der eigentlichen Peritonealdialyse. Man startet mit geringen Volumina an Dialyseflüssigkeit unter engmaschiger Beobachtung der Auslaufmengen und des Verbands (Flüssigkeitsaustritt).

8.7 Der Beutelwechsel

Alle PD-Systeme sind nach dem gleichen Prinzip aufgebaut. Sie bestehen aus einem mit Dialyselösung gefüllten Beutel und einem Leerbeutel, diese beiden sind durch ein Y-System verbunden. Die Dialysebeutel sind von einer Schutzhülle umgeben.

Um die Dialyselösung auf Körpertemperatur zu bringen, wird eine Wärmeplatte benötigt. Diese wärmt die Lösung auf ca. 37 °C auf. Es wird empfohlen, den Beutel für den nächsten Wechsel auf die Platte zu legen, sobald der aktuell zu benutzende Beutel heruntergenommen wird. Vor Auflage auf die Platte muss der Beutel auf Dichtigkeit, Haltbarkeit und Aussehen der Lösung (Verfärbungen, Trübungen) überprüft werden. Es gibt Wechselhilfen für Patienten mit eingeschränktem Sehvermögen und Problemen beim Handling.

Nachfolgend ist ein exemplarischer Ablauf eines Beutelwechsels skizziert.

8.7.1 Vorbereitung

- Fenster und Tür schließen, Ventilatoren und Klimageräte ausschalten
- Hände waschen
- Materialien vorbereiten: Mundschutz, Beutel, Desinfektionsmittel, Verschlusskappe, Infusionsständer mit Klemmen, Waage und ggf. Disk-Halterung (Fresenius)
- Mund-Nasen-Schutz aufsetzen
- Hygienische Händedesinfektion
- Keine Haustiere im Raum

8.7.2 Durchführung

- Verpackung des Dialysebeutels öffnen.
- Dialysebeutel prüfen (Klarheit, Dichtigkeit, Glukosekonzentration).
- Beutelinhalt durchmischen, ggf. Lösungen miteinander vermischen, und an Federwaage/ Infusionsständer hängen.
- Dialysebeutel für die Konnexion vorbereiten (je nach Hersteller).
- Katheter vom Bauch lösen und Verschlusskappe am Katheter desinfizieren.
- Katheter auf einer sterilen Kompresse ablegen oder in den Organizer (Fresenius-System) stecken.
- Hygienische Händedesinfektion.
- Verschluss des Beutelsystems abziehen bzw. abdrehen und Verschlusskappe des Katheters entfernen.
- Katheter mit Beutelsystem verbinden.
- Klemme an der Katheterverlängerung öffnen: Es erfolgt der **Bauchauslauf.**
- Nach Beendigung des Auslaufs folgt der **Flush:** Schließen der Katheterklemme und Abklemmen des Ein- und Auslaufschlauchs, Brechen des Konus am Einlaufschlauch und Öffnen der beiden Klemmen an Ein- und Auslaufschlauch für ca. 3 s

8

oder Drehen der Disk am Organizer auf Position 2 für ca. 3 s (Systemspülung mit ca. 50–100 ml PD-Lösung, sodass der Einlaufschlauch vollständig mit Lösung gefüllt ist).

- **Baucheinlauf:** Klemme am Katheter öffnen und Klemme am Einlaufschlauch entfernen oder Drehen der Disk auf Position 3 am Organizer.
- Wenn das geplante Einlaufvolumen erreicht ist (Waage!), Schließen der Klemme an der Katheterverlängerung und ggf. Klemme am Einlaufschlauch setzen bzw. Drehen der Disk auf Position 4 am Organizer.
- **Abschluss:**
  - Verpackung mit frischer Verschlusskappe öffnen bzw. Desinfektionskappe in den Organizer einlegen
  - Hygienische Händedesinfektion
  - Beutelanschluss vom Katheter lösen
  - Verschlusskappe auf Bauchanschluss konnektieren und Katheterverlängerung wieder gut am Bauch fixieren.

8.7.3 Nachbereitung

- Dialysat wiegen
- Beurteilung des Dialysats (Trübung, Verfärbung)
- Bilanzierung und Dokumentation
- Neuen Dialysebeutel prüfen (Verfallsdatum, Menge, Glukosekonzentration) und auf die Wärmeplatte legen
- Entsorgung von Dialysat und Beuteln

Die Patienten werden angehalten, alle Beutelwechsel zu protokollieren. Einmal pro Tag sollten auch das aktuelle Körpergewicht und ein Blutdruckwert dokumentiert werden. Am Tagesanfang mit der Auslaufmenge des Nachtbeutels sollte eine Ultrafiltrationsbilanz errechnet werden (negative oder positive Volumenbilanz eines Tages).

8.8 Zusammensetzung der Peritonealdialyselösungen

Die Dialyselösung ist eine sterile Lösung; sie enthält die nachfolgend aufgeführten Substanzen.

8.8.1 Elektrolyte

- **Natrium** wird in einer Konzentration von 130–134 mmol/l angeboten, also etwas niedriger konzentriert als im Blut (ca. 137 mmol/l).
- **Kalzium:** In der Dialyselösung sind zwischen 1,25 und 1,75 mmol/l ionisiertes Kalzium enthalten. Die Kalziumkonzentration in der Dialyselösung wird in Abhängigkeit von den Kalzium- und Phosphatwerten im Blut sowie von der Art der verwendeten Phosphatbinder festgelegt. Das ionisierte Kalzium im Serum sollte zwischen 1,12 und 1,33 mmol/l liegen.
- **Kalium** ist in Dialyselösungen nicht oder nur gering konzentriert enthalten. Eine Hypokaliämie kann nur durch Ernährung oder medikamentös ausgeglichen werden. Bei guter Nierenrestfunktion und mangelnder Kaliumzufuhr und unter Einsatz von Schleifendiuretika besteht prinzipiell die Gefahr von Hypokaliämien.
- **Magnesium** ist in den meisten Dialyselösungen in einer Konzentration von 0,25–0,75 mmol/l enthalten.

8.8.2 Osmotisch wirksame Substanzen

- **Glukose** ist entweder als wasserfreie Glukose (Anhydrat) oder als Dextrose (Monohydrat) enthalten. Es sind 3 unterschiedliche Konzentrationen verfügbar. Die Lösungen enthalten 1,36 %, 2,27 % oder 3,86 % Glukose, was 1,5 %, 2,3 % oder 4,25 % Dextrose entspricht. Je höher die Glukosekonzentration ist, desto größer ist das Ultrafiltrationspotenzial der Lösung.
- **Glukosepolymere** haben ein mittleres Molekulargewicht von 17.000–18.000 Dalton. Sie wirken kolloidosmotisch und halten einen Konzentrationsgradienten bis zu 12 h aufrecht. Demzufolge werden sie für lange Verweilintervalle eingesetzt, bei CAPD-Patienten nachts und bei APD-Patienten tagsüber. Die Ultrafiltrationsleistung von Icodextrin (Extraneal®) entspricht ungefähr der Ultrafiltrationsleistung einer 3,86-prozentigen Glukoselösung, allerdings ohne die Glukose- und Kalorienbelastung des Patienten. Glukosepolymere werden nur zu einem sehr geringen Anteil

peritoneal resorbiert und in der Zirkulation letztlich zu Maltose abgebaut. Der Serum-Maltosespiegel ist deutlich erhöht. Hierdurch kommt es bei manchen Blutzuckermessgeräten zu falsch hohen Blutzuckerwerten (➤ Kap. 2.3).

- **Aminosäurelösungen** (z. B. Nutrineal®) entsprechen in ihrer Ultrafiltrationsleistung einer 1,36-prozentigen Glukoselösung. Ihr Vorteil liegt in der Zufuhr von Aminosäuren ohne Phosphatbelastung. Indikationen: Malnutrition, Eiweißverluste durch die PD sowie eine Verringerung der täglichen Glukosebelastung. Während der Verweildauer einer aminosäurehaltigen Dialyseflüssigkeit soll möglichst eine kalorienreiche Mahlzeit eingenommen werden, da andernfalls die zugeführten Aminosäuren zur Energiegewinnung statt zum Proteinaufbau verwendet werden. Aminosäurelösungen haben eine Laktatkonzentration von 40 mmol/l, um einer Übersäuerung vorzubeugen.

8.8.3 Puffersubstanzen (Laktat/Bikarbonat)

Ein Puffer hält den pH-Wert der extrazellulären Flüssigkeit im Körper bei einem bestimmten Wert (physiologisch 7,4) aufrecht. Der wichtigste Puffer des menschlichen Körpers ist Bikarbonat. Über die Dialyse zugeführtes Laktat agiert ebenfalls als Puffer, da Laktat in der Leber zu Bikarbonat metabolisiert wird. Allerdings kann mit Laktat als Puffersubstanz lediglich ein pH-Wert von ca. 6 erzielt werden. Zur Erreichung eines pH-Werts von > 6 wird zusätzlich Bikarbonat benötigt.

Basisdialyselösungen mit einer Kammer sind saure Lösungen mit einem pH-Wert von 5–5,5. Dieser ist nötig, damit die Glukose während der Hitzesterilisation nicht karamellisiert. Allerdings führt er zu Störungen in der Zellfunktion im Peritoneum und ist verantwortlich für den Einlaufschmerz, den PD-Patienten mit sauren Lösungen häufig beschreiben.

Bei den Doppelbeutelsystemen (2 Kammern) kann die Glukose weiterhin in saurem Milieu gehalten werden. In einer Kammer ist Glukose mit den Elektrolyten bei einem pH-Wert von 3. In der anderen Kammer befindet sich Laktat oder Bikarbonat als Puffersubstanz bei einem pH-Wert von 8,5. Der Inhalt der beiden Kammern wird erst kurz vor dem Beutelwechsel vermischt. Somit kann ein neutraler pH-Wert zwischen 7 und 7,4 erreicht werden.

Ein weiterer Vorteil der Pufferung ist die Reduktion der Bildung von Glukoseabbauprodukten (GDP = Glukose Degradation Products). Durch die Hitzesterilisation kommt es, abhängig von pH-Wert und Lagerung der Lösung, zur Bildung dieser Abbauprodukte. Sie begünstigen die Bildung von AGE (Advanced Glycosylation End Products), die für längerfristige Veränderungen an der Peritonealmembran verantwortlich gemacht werden.

8.8.4 Dialyselösungen

Dialyselösungen für die CAPD stehen in Beuteln zu 1,5, 2,0, 2,5 und 3,0 l oder für die APD in Beuteln zu 2,5 oder 5,0 l zur Verfügung.

Alle Hersteller bieten Dialyselösungen mit drei unterschiedlichen Glukosekonzentrationen an. Zu Details verweisen wir auf die jeweils aktuellen Produktangebote der Hersteller.

8.9 Behandlungsverfahren der PD

Es gibt Unterscheidungskriterien bei der Klassifikation der PD-Verfahren: kontinuierliche vs. diskontinuierliche (intermittierende) Verfahren und manuelle vs. automatisierte (APD) Verfahren.

Das in Deutschland verbreitetste Verfahren ist die kontinuierliche ambulante Peritonealdialyse (CAPD) mit in der Regel vier manuell durchgeführten Beutelwechseln am Tag inkl. einer über Nacht in der Bauchhöhle verweilenden Füllung. Bei dem zweiten kontinuierlichen Verfahren, der kontinuierlichen zyklischen Peritonealdialyse (CCPD), erfolgen meist nächtliche Dialyseflüssigkeitswechsel maschinell mithilfe eines **Cyclers**, mit mindestens einer über Tag in der Bauchhöhle verweilenden Füllung. Für eine adäquate Dialysequalität benötigen die meisten Menschen eines der beiden kontinuierlichen Verfahren, die beide auch Spielraum zur Optimierung der Ultrafiltration (UF) und der Entgiftungsmöglichkeiten bieten (Wechselfrequenz, Verweilzeiten, Dialyseflüssigkeitsmenge).

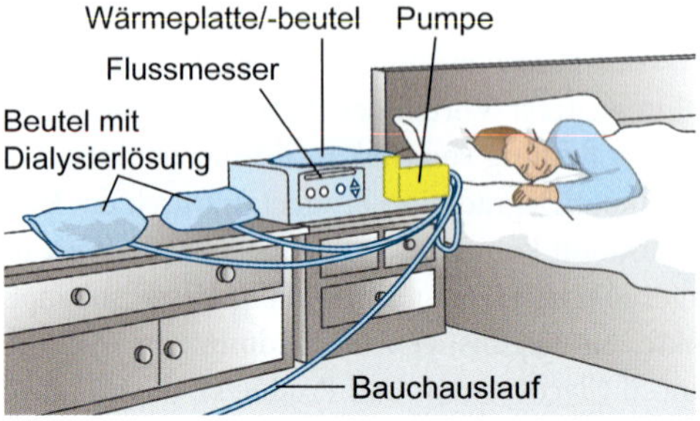

Abb. 8.5 Nächtliche Dialyse mit einem Cycler [L138]

Bei den APD reguliert ein relativ kleines, programmierbares Gerät (Cycler ➤ Abb. 8.5) mit integrierter Wärmeplatte Einlaufmenge, Verweildauer und den Auslauf der Dialyselösung. An dieses Gerät schließt sich der Patient meist abends an und die Dialyse erfolgt nachts während des Schlafs mit insgesamt ca. 15–30 l Dialyseflüssigkeit (tagsüber verbleiben 1–2 l in der Bauchhöhle) über bestenfalls 8–11 h. Am Morgen diskonnektiert sich der Patient von dem langen Schlauchsystem.

MERKE

CCPD-Indikationen

- Mangelhafte Clearance der Kleinmoleküle unter CAPD
- Ultrafiltrationsprobleme
- Transporteigenschaft des Peritoneums (High Transporter, ➤ Kap. 8.11.3)
- Komplikationen durch intraabdominale Druckerhöhung
- Hernien
- Metabolische Probleme
- Großer Patient mit einem Gewicht > 100 kg (größeres Volumen an Dialyseflüssigkeit nötig)
- Bessere Vereinbarkeit von Berufstätigkeit und Dialyse durch den Wegfall der Beutelwechsel tagsüber
- Wunsch des Patienten

Bevor ein Patient mit der APD behandelt wird, sollten die Transporteigenschaften des Peritoneums bestimmt werden (➤ Kap. 8.11), da diese Behandlungsmethode nicht für jeden Patienten uneingeschränkt geeignet ist. Grundsätzlich profitieren Patienten mit schnellen Transporteigenschaften (High/High Average) besonders. Bei diesen Patienten können mit kurzen Verweilzeiten und hohem Gesamtvolumen sehr gute Clearance-Werte erreicht werden. Patienten mit langsamen Eigenschaften (Low/Low Average) benötigen lange Verweilzeiten für eine ausreichende Elimination von harnpflichtigen Substanzen. Die Einstellung des Cyclers sollte sich an den individuellen Transporteigenschaften orientieren.

Neben den genannten kontinuierlichen Verfahren gibt es diskontinuierliche PD-Verfahren:

- **NIPD (nächtliche intermittierende Peritonealdialyse):** Die NIPD unterscheidet sich von der CCPD dadurch, dass die Bauchhöhle tagsüber leer ist. Diese Methode ist nur möglich bei Patienten mit einer sehr guten Restdiurese.
- **IPD (intermittierende Peritonealdialyse):** Bei dieser Methode kommt der Patient 3 ×/Wo. in ein Dialysezentrum. Hier erfolgt über ca. 8–12 h eine Peritonealdialyse mittels eines Cyclers. Angewandt wird dieses Verfahren bei älteren, hilfsbedürftigen Patienten, die eine Peritonealdialysebehandlung nicht mehr selbstständig durchführen und die aus unterschiedlichen Gründen nicht auf die Hämodialyse umgestellt werden können. Zudem hilft dieses Verfahren Patienten mit kardiorenalem Syndrom und Patienten, die keine Möglichkeit zur Shuntanlage bzw. zur Demerskatheteranlage haben. Mit der IPD können die Zielwerte einer adäquaten Dialyse in der Regel nicht erreicht werden.

Bei der APD gibt es die Variante der **TPD (Tidal-Peritonealdialyse).** Dabei werden nachts große Volumina ausgetauscht. Zu Beginn erfolgt ein Einlauf mit relativ großem Volumen (2–3 l). Von diesem wird nach dem „Ebbe-und-Flut-Prinzip“(= Tide) eine Teilmenge durch neue Dialyselösung wieder ersetzt, eine definierte Restmenge verbleibt in der Bauchhöhle. Nach einer gewissen Anzahl dieser Tidalzyklen kann ein kompletter Auslauf erfolgen oder es kann „durchgetidalt“ werden. Dieses Verfahren empfiehlt sich für Patienten mit sehr schnellen Transporteigenschaften oder für solche, bei denen Schmerzen am Ende der Auslaufzeit unter CCPD auftreten.

Alle derzeit auf dem Markt befindlichen Cycler-Geräte haben eine Chipkarte, auf der die Behandlungen programmiert und dokumentiert werden. Zum Auslesen wird eine spezielle Software benötigt; diese wird jedoch von den Anbietern kostenlos zur Verfügung gestellt. Die Geräte werden in einem Reisekoffer geliefert und können gut transportiert werden.

Bei der Wahl des individuellen PD-Verfahrens spielt neben Aspekten der Transporteigenschaften, der Dialyseeffektivität einschließlich renaler Restfunktion und sozialen Aspekten auch die Körperoberfläche bzw. -masse eine gewisse Rolle. Große, schwere Personen benötigen insgesamt hohe Dialyseflüssigkeitsvolumina und/oder längere Cycler-Zeiten, vor allem bei niedriger peritonealer Transportkapazität.

8.10 Patientenschulung

8.10.1 Informations- oder Beratungsgespräch

MERKE

Ziel des Gesprächs ist es, den Patienten durch sachliche und fachliche Information zu befähigen, das für ihn am besten geeignete Nierenersatzverfahren herauszufinden. Das Gespräch sollte ungestört und möglichst ohne zeitlichen Druck stattfinden, idealerweise mit einem Lebenspartner, Kindern, Eltern oder anderen nahestehenden Personen.

Inhalte eines Beratungsgesprächs:

- Prinzip der PD
- Vor- und Nachteile der PD
- Demonstration eines Beutelwechsels
- Wechselmodus
- Integration der Behandlung in den beruflichen und privaten Alltag
- Komplikationen
- Ablauf der Behandlung (Katheterimplantation, Training, ambulante Betreuung)
- Logistik (Materialbestellung, Lagerhaltung und Müllentsorgung)

Die Pflegefachkraft klärt/erfragt:

- Vorwissen, Erfahrungen.
- Bereitschaft zur Information; Aufnahmefähigkeit (Diagnose verarbeitet?).
- Voraussetzungen hinsichtlich Auffassungsgabe, Feinmotorik, Sehvermögen. Als praktischen Test kann man einen Kugelschreiber auseinander- und wieder zusammenbauen lassen.
- Häusliche Situation: Platz für Lagerhaltung des Dialysematerials? Geeigneter Raum für Wechsel? Haustiere? (Gefahr umherfliegender Tierhaare, Dialysematerial als Spielzeug). Im Zweifelsfall Hausbesuch vor PD-Einleitung!
- Berufliche Situation?
- Soziale Situation? Ist Hilfestellung möglich?

Im Anschluss an das Gespräch erhält der Patient Informationsmaterial über die PD. Als sehr hilfreich wird es empfunden, ein **Gespräch mit einem erfahrenen PD-Patienten** führen zu können.

8.10.2 Das Training

In Deutschland gibt es kein einheitliches Trainingskonzept. Die Schulungskonzepte der PD-Zentren sind einander jedoch ähnlich. Das Training beinhaltet neben der Vermittlung von medizinischem Wissen und praktischen Fertigkeiten auch Hilfestellungen bei der Umorganisation des Alltags, beim Umgang mit beruflichen Situationen und bei der Bewältigung von Herausforderungen im privaten Bereich sowie hinsichtlich sozialer Aspekte.

Ängste und Unsicherheiten sollten offen angesprochen werden. Das Training kann abhängig von den Wünschen und Fähigkeiten oder von medizinischen Gegebenheiten ambulant oder stationär erfolgen. Die Dauer des Trainings richtet sich nach der Auffassungsgabe, den manuellen Fertigkeiten, der physischen und psychischen Verfassung und beträgt ungefähr eine Woche. Jedes Training wird dokumentiert und mit einem Hausbesuch abgeschlossen. Dieser dient, wenn nicht schon vor Trainingsbeginn absolviert, auch der Kontrolle der häuslichen Gegebenheiten (Wechselraum, Lager, Hygiene). Zudem können Patienten vor Ort auch noch einmal zu praktischen Durchführungsaspekten daheim beraten werden.

8.10.3 Assistierte Peritonealdialyse

Gerade bei älteren oder gebrechlichen/behinderten Menschen ist es möglich, dass sie die notwendigen Beutelwechsel nicht oder nicht mehr allein bzw. mithilfe von Personen im häuslichen Umfeld durchführen können. Für solche Personen besteht insbesondere als Alternative zur IPD die Möglichkeit einer assistierten Bauchfelldialyse, die ggf auch nur zeitlich begrenzt notwendig sein kann.

Der Beutelwechsel wird in diesem Fall von einer zweiten Person durchgeführt. Möglich sind Angehörige oder auch das Fachpersonal von ambulanten Pflegediensten oder in Pflegeheimen.

Wenn sich Angehörige, insbesondere außerhalb des unmittelbaren häuslichen Umfelds, dazu bereit erklären und entscheiden, die Beutelwechsel durchzuführen, müssen sie auch auf die damit verbundene zeitliche und persönliche Abhängigkeit und die Belastung durch die übernommene Verantwortung hingewiesen werden. Auf Dauer ist das oft kaum realisierbar und zu bewältigen. Es besteht aber auch die Möglichkeit, die Dialyse unter Hinzuziehung eines ambulanten Pflegediensts zu gestalten. Hierbei würde sich das Personal des Pflegediensts mit den Angehörigen absprechen, welche Beutelwechsel wann von wem durchgeführt werden. Gegebenenfalls kann auch die Durchführung der Peritonealdialyse komplett von einem Pflegedienst übernommen werden.

Das betrifft analog auch Patienten in Pflegeheimen oder vergleichbaren Einrichtungen, bei denen das Pflegepersonal dort die Dialysedurchführung übernimmt.

Um die Versorgung mittels der Beutelwechsel sicherzustellen, wird das Pflegepersonal (ggf. auch Angehörige) vom Dialysefachpersonal ausreichend geschult. Hierbei werden alle nötigen theoretischen Kenntnisse und praktischen Fähigkeiten (insgesamt in ca. 2–3 h) analog zum Patiententraining vermittelt und trainiert. Die wichtigste Voraussetzung dabei ist allerdings, dass das Personal auch die Motivation und Bereitschaft mitbringt, das Verfahren zu erlernen und konsequent und zuverlässig anzuwenden. Es ist zu beachten, dass jeder an der Dialysedurchführung Beteiligte jeweils nur vom Dialysefachpersonal geschult werden darf und keine Multiplikatorenschulung stattfindet (Keine Delegation von Tätigkeiten an nicht Geschulte! Kein Train-the-Trainer-Konzept). Es ist somit unabdingbar, dass mehrere Pflegende gleichzeitig geschult werden, um Urlaubszeiten auszugleichen und Personalwechseln, Schichtdienstplänen und möglichen Krankheitsausfällen Rechnung zu tragen. Oft sind dabei natürlich auch Nachschulungen sinnvoll und notwendig.

Es gibt derzeit keine einheitliche Organisation der organisatorisch recht aufwendigen assistierten PD. Zunächst ist eine begründete ärztliche Indikation zu stellen. Bei vorhandener Kooperation mit dem Pflegedienst/Heim ist mit der zuständigen Krankenkasse Kontakt aufzunehmen, die letztlich den Pflegeauftrag an den Pflegedienst bzw. das Heim, meist zunächst zeitlich begrenzt, erteilt.

8.10.4 Maßnahmen bei Komplikationen oder Zwischenfällen zu Hause

Vor der ersten selbstständigen Durchführung der Dialyse zu Hause erhalten die Patienten ein Merkblatt, auf dem aufgeführt ist, wie sie mit Komplikationen und Zwischenfällen umgehen können. Diese Liste wird im Training besprochen. Nachfolgend Auszüge einer Beispielliste:

- **Einlaufprobleme/Auslaufprobleme:**
  - Ursachen: Katheterklemme nicht geöffnet; Katheter abgeknickt; Nähte der Beutelhälften und des unteren Dreiecks sind nicht vollständig geöffnet (bei Stay-Safe-Balance); Verstopfung, Dorn nicht vollständig aufgebrochen (Baxter). Öffnungen verlegt.
  - Verhalten: Ursachen überprüfen; Bauchgymnastik; Blase entleeren, abführen, evtl. neuen Beutel anschließen; Kontakt mit der PD-Abteilung aufnehmen.
- **Leck im neuen Beutel oder Schlauchsystem:**
  - Ursache: Materialfehler.
  - Verhalten: neuen Beutel verwenden; vom defekten Beutel die Chargennummer notieren. **Wichtig:** Wird das Leck erst nach dem Einlauf oder während des Einlaufs bemerkt, sollte sofort ein Auslauf durchgeführt und die PD-Abteilung aufgesucht werden. Es erfolgt eine Antibiotikaapplikation zur Peritonitisprophylaxe.
- **Katheter fällt beim Zusammenschrauben mit dem Schlauchsystem aus der Hand:** Katheter mit einer sterilen Verschlusskappe verschließen. Kontakt mit der PD-Abteilung aufnehmen, da die Katheterverlängerung ausgewechselt werden muss.
- **Patient hat vergessen, die Verschlusskappe anzubringen:** Katheter abklemmen und mit einer sterilen Verschlusskappe verschließen. Sofort Kontakt mit der PD-Abteilung aufnehmen, da die Katheterverlängerung ausgewechselt werden muss. Antibiotikaprophylaxe.
- **Akuter Exitinfekt** (➤ Kap. 8.12.9)**:** sofort mit der PD-Abteilung Kontakt aufnehmen.
- **Peritonitis (Bauchfellentzündung):**
  - Symptome: trüber Auslauf, evtl. Bauchschmerzen; Fieber; Übelkeit/Erbrechen.

- Verhalten: Beutelwechsel vorschriftsmäßig beenden, sofort mit der PD-Abteilung Kontakt aufnehmen und Auslaufbeutel mitbringen.
- **Blutiger Auslauf:** Kontakt mit PD-Abteilung aufnehmen.

Da es viele Situationen gibt, in denen sich die Notwendigkeit ergibt, mit der PD-Abteilung Kontakt aufzunehmen, ist es unbedingt erforderlich, dass dort ganzjährig rund um die Uhr ein kompetenter Ansprechpartner erreichbar ist **(365/24).**

8.10.5 Ambulante Betreuung

Der erste Ambulanztermin ist in der Regel einige Tage nach Entlassung aus dem Krankenhaus. Der nächste Termin folgt nach 1–2 Wo. Danach werden die Abstände immer weiter gestreckt, je nach Befindlichkeit des Patienten. Bei komplikationslosem Verlauf empfiehlt sich ein Rhythmus von 4–6 Wo. Zur optimalen Betreuung gehören dem Patienten vertraute Ärzte und Pflegekräfte (kein ständiger Personalwechsel), die die ambulante Betreuung durchführen, noch mehr aber einheitliche Beratungsinhalte, da Patienten unbedingt vor Verunsicherungen durch gegensinnige Empfehlungen bewahrt werden müssen.

Für die Durchführung der ambulanten Betreuung empfiehlt sich die Einrichtung eines separaten Raums im Zentrum. Wenn der Patient es möchte, sollten die Partner und/oder betreuende Familienmitglieder einbezogen werden.

Inhalte der ambulanten Kontakte sind (auszugsweise):

- Besprechung der häuslichen Dialyseprotokolle
- Gewichtsverlauf und Dialyseregime
- Blutdruckeinstellung und Medikamente
- Laborwerte
- Ernährungsfragen
- Psychosoziale Themen
- Vervollständigung, Auffrischung und Vertiefung der Trainingsinhalte
- Kontrolle von Exit und Tunnelverlauf einschließlich Verbandwechsel
- Klinische Untersuchung und Anamnese zu medizinischen Problemen allgemein und speziell
- Messen der Effektivität der Peritonealdialysebehandlung

8.10.6 Dialyseverschreibung

Beim Start einer Peritonealdialysetherapie müssen im Vorfeld zu mehreren Aspekten der Behandlung Entscheidungen gefällt werden, die die individuelle Verordnung ergeben. Diese Entscheidungen werden im Laufe der Zeit überprüft und gegebenenfalls modifiziert. **Ziel jeder Dialysebehandlung** ist es, eine ausreichende „Dialysedosis" für den Patienten bereitzustellen. Eine Dialysebehandlung kann dann als adäquat gelten, wenn sie von einer akzeptablen Morbidität und Mortalität sowie Lebensqualität begleitet wird. Sie könnte als optimal bezeichnet werden, wenn eine weitere Intensivierung der Behandlung keine weitere Besserung bewirken kann.

Die Entscheidung zur Dialysemodalität CAPD oder APD kann unterschiedliche Grundlagen haben (➤ Kap. 8.9). In manchen Zentren ist der Patientenwunsch ausschlaggebend, wobei dabei eine zentrale Rolle spielt, welches Verfahren am besten mit der Lebensqualität (z.B. Fortführung einer beruflichen Tätigkeit) vereinbar ist oder scheint. Manche Zentren starten grundsätzlich mit einer CAPD und wechseln die Modalität erst sekundär nach den genannten sozialpsychologischen Kriterien oder nach den Ergebnissen der peritonealen Dialyseleistung (peritoneale Transporteigenschaften, Kt/V, PET; ➤ Kap. 8.11). Bei der primären Entscheidung ist auch die höhere Kostenintensität einer APD zu bedenken.

Die Dialysedosis ergibt sich aus den oben genannten Kriterien der Morbidität (Abwesenheit von Zeichen der Urämie, ausgeglichener Volumenstatus, angemessener Blutdruck und ausgeglichene Anämie) und Lebensqualität sowie der Mortalität. Dabei bestimmt neben den klinischen Befunden der gemessene Dialyseerfolg (Kt/V) die Dosis. Sie sollte ≥ 1,7 sein (➤ Kap. 8.11.1).

Beeinflussbar ist die Dialysedosis u.a. über die **Anzahl der Beutelwechsel** innerhalb von 24 h, für die bei der CAPD jeweils ca. 30 min kalkuliert werden sollten. Eine Umstellung der CAPD auf eine CCPD ist auch eine Form der Erhöhung der Wechselfrequenz. Bei der APD ist diese prinzipiell programmierbar, eingeschränkt aber durch die Dauer des eingeräumten Zeitfensters **(Cycler-Zeit),** die die Patienten ans Bett „gebunden" bleiben, oder durch zusätzliche Beutelwechsel am Tag ohne Cycler bzw. bei der IPD durch die Dauer der Dialyseschicht.

Auch das verwendete **Füllvolumen,** das individuell zwischen 1,5 und 2,5 l toleriert wird, spielt eine Rolle für die Dialysedosis. In liegender Position werden wegen des niedrigeren intraperitonealen Drucks höhere Füllvolumina toleriert (bis zu 3 l). Es ermöglicht einer größeren peritonealen Fläche, am Stoffaustausch teilzunehmen, verändert aber wegen des höheren intraperitonealen Drucks die UF.

Ziel der **Ultrafiltration** ist die Verhinderung einer Überwässerung. Dazu sollte vergleichbar zur Hämodialyse eine Sollgewichtsbestimmung erfolgen. Bei anurischen Patienten sollte eine UF von 1 l/24 h angestrebt werden. Bei der Volumenbilanzierung ist natürlich die **Restdiurese** zu berücksichtigen, die medikamentös durchaus oft Veränderungsspielräume lässt. Die UF lässt sich durch die unterschiedlichen **Glukosekonzentrationen** oder die Verwendung von **Icodextrin** steuern. Dabei führen meist höhere Glukosekonzentrationen zu höheren UF-Raten, benötigen aber genau wie Icodextrin dafür in der Regel auch eine höhere Verweilzeit. Icodextrin kann daher bei der APD auch nicht im Cycler verwendet werden (nur als letzter Einlauf). Die „schulmedizinisch optimale" Dialyseverschreibung lässt sich heute auch mit entsprechenden Softwares vorausberechnen, die z. T. von den Materialanbietern zur Verfügung gestellt werden (Modeling Software).

8

8.11 Kontrolle der Effektivität

Es gibt keine objektiven Kriterien der Effektivitätsmessung einer Peritonealdialyse. Insbesondere auch nach den neuen Empfehlungen der Fachgesellschaften stellen die Clearance-Werte der PD nur einen Teilaspekt einer „high-quality goal-directed PD" dar. Neben der Bestimmung der wKt(/v spielen bei der Beurteilung der Dialysequalität natürlich auch die Phosphat- und Natriumelimination, Volumen- und Säure-Basen-Haushalt, die Blutdruckeinstellung sowie nicht zuletzt Ernährungszustand und Wohlbefinden bzw. die subjektive Lebensqualität entscheidende Rollen (➤ Kap. 8.11.1).

Im Wesentlichen unbeeinflussbar, aber wichtig für die Dialysequalität, sind das Körpervolumen (abhängig von Größe und Gewicht), die renale Restfunktion sowie die Transport- und Ultrafiltrationscharakteristika des Peritoneums, die sich allerdings alle im Verlauf ändern (können). Dabei gilt als sicher, dass die Restfunktion der Eigennieren ein entscheidender Faktor für das Patientenüberleben ist.

Neben den Parametern der „angemessenen" Dialyse besteht Konsens darüber, dass – vergleichbar zur Hämodialyse – die Bestimmung des Kt/V ein Parameter ist, um die Dialysequalität abzuschätzen. Auch die KDOQI-Guidelines von 2006 definieren eine Wochen-Kt/V von 1,7 als sinnvolle minimale Clearance-Rate für Harnstoff. Die Kt/V-Bestimmung sollte einen Monat nach Dialysebeginn erstmalig und von da an mindestens alle 3–4 Mon. erfolgen. Das Kt/V-Ziel bezieht sich sowohl auf die Dialysedosis einer CAPD als auch auf die der APD, auf die die Daten extrapoliert werden. Ein deutlich höheres Kt/V ist nicht unbedingt mit einem größeren Benefit verbunden. Daneben sollte immer auch anhand des Ergebnisses eines PET (➤ Kap. 8.11.3) kontrolliert werden, ob die Dialyseform optimiert werden kann oder ob möglicherweise ein Typ-2-UF-Versagen (➤ Kap. 8.12.8) vorliegt

Die anzustrebende UF-Rate bei anurischen Patienten pro Tag sollte bei etwa 1 l liegen.

Grundsätzlich besteht auch bei der PD sowohl zum Einstieg in die Dialysebehandlung gerade auch bei Frailty oder in palliativen Situationen als auch grundsätzlich z. B. bei erhaltenen renalen Restfunktionen die Möglichkeit eines „milden" Einstiegs (geringere Füllvolumnia, seltenere Beutelwechsel, Art des Dialysats, IPD) mit der Option, die Dialyseintensität zu steigern (incremetal dialysis). Dabei können heute sog. Modeling Softwares, die die Effektivität von Regimen in gewissem Umfang vorausberechnen, die Anpassung des Dialyseregimes zur zielorientierten Qualitätsanpassung unterstützen.

Ansteigende Retentionswerte und klinische Verschlechterung eines Patienten bei ausreichender Kt/V können ihre Ursache in einer mangelhaften Zuverlässigkeit oder in technischen Problemen bei der häuslichen Durchführung haben, können aber auch durch zunehmenden Katabolismus (Körperabbau), stark nachlassende renale Restfunktion oder geänderte peritoneale Transportkapazitäten verursacht sein. In diesen Fällen hilft neben einer genauen Anamnese und körperlichen Untersuchung meist auch der PET differenzialdiagnostisch weiter.

Kann keine Lösung der Qualitätsprobleme durch Steigerung der Intensität der PD herbeigeführt werden, muss an eine ergänzende Hämodialyse z. B. einmal pro Woche gedacht werden (Hybriddialyse) oder auch an eine vollständige Umstellung auf eine Hämodialysebehandlung (technisches Versagen der PD).

8.11.1 Kt/V-Test

Der Patient sammelt über 24 h Dialysat. Aus jedem der vier Auslaufbeutel wird – möglichst vor der Spülung – eine Probe entnommen (4 × 1 % des Auslaufs). Diese Proben werden vermischt und als Dialysatprobe (Probe 1) mit einer Urinprobe (Probe 2) aus dem 24-h-Sammelurin (wenn Restnierenfunktion vorhanden) und einer Blutprobe (Probe 3) ins Labor gegeben. Aus diesen drei Proben werden Kreatinin und Harnstoff bestimmt, aus dem Blut zusätzlich noch Albumin. Bei der APD muss die Flüssigkeit der Nacht zur Probengewinnung in einem entsprechend großen Sammelbehälter gesammelt und gemischt werden; hinzu kommt eine volumenadäquate Sammelmenge des Beutels oder der Beutel zwischen den Cylcer-Dialysen.

Ein EDV-Programm errechnet dann anhand der Laborergebnisse den Kt/V-Wert und die Kreatinin-Clearance unter Berücksichtigung von Körpergröße und Gewicht.

8.11.2 Nierenrestfunktion

Die Rest-Clearance hat bei der PD eine sehr große Bedeutung. Die Urinmenge ist weniger entscheidend für die Entgiftungsfunktion als die residuale glomeruläre Filtrationsrate, also die Harnstoff- und Kreatinin-Elimination.

Eine GFR von 1 ml/min entspricht ca. 10 l/Wo. Kreatinin-Clearance. Bei einem Zielwert von 60 l/Wo. bedeutet dies eine wesentliche renale Entgiftungsleistung. Ein GFR-Verlust von 1 ml/min entspricht in etwa einem Rückgang der wöchentlichen Gesamt-Clearance von ca. 10 l oder einem Abfall des gesamt wKt/V um 0,25.

Entscheidend für die Dialysedosis und für das Erreichen der Zielwerte bei der Kreatinin-Clearance und Kt/V sind neben der Nierenrestfunktion die individuellen Transporteigenschaften des Peritoneums.

8.11.3 Peritonealer Äquilibrationstest (PET)

Mithilfe des PET können der Stofftransport und das Ultrafiltrationsverhalten der peritonealen Membran erfasst werden. Er erfolgt in der Praxis praktischerweise in Kombination mit der Berechnung des Kt/V und der Kreatinin-Clearance. Die Durchführung des Tests erfolgt standardisiert (s. u.). Beim PET werden die Konzentrationsausgleichsraten (Äquilibrationsraten) zwischen Dialysat und Plasma (D/P-Ratio) in der Regel für Kreatinin (alternativ aber auch für Elektrolyte, Phosphat, Eiweiße etc.) über definierte Zeiträume bestimmt. Da Glukose im Körper metabolisiert wird, wird bei Glukose die Eliminationsrate aus der Dialyseflüssigkeit im Vergleich zum Zeitpunkt 0 (D/D0) bestimmt (➤ Abb. 8.6, ➤ Abb. 8.7).

Durchführung

➤ Tab. 8.1.

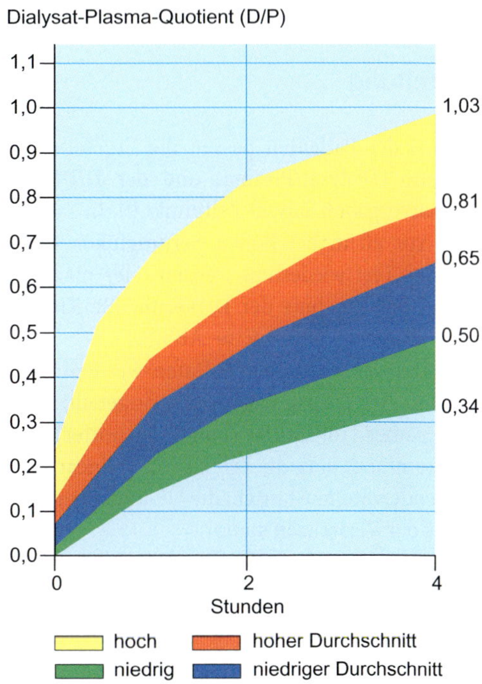

Abb. 8.6 PET-Kurve für Kreatinin [L217, L138]

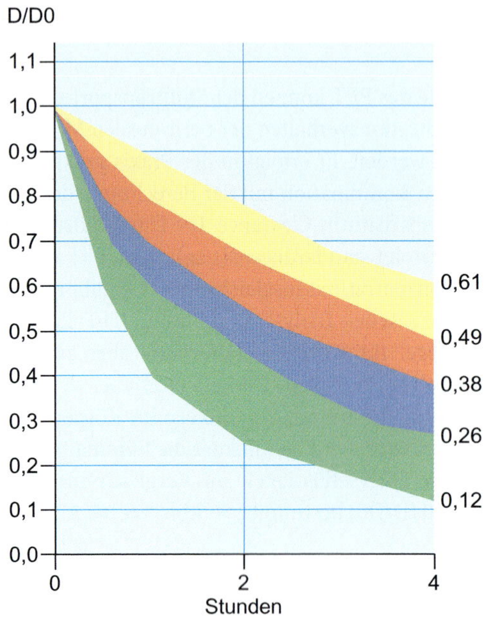

D = Dialysat-Glukose-Konzentration zum Zeitpunkt 2 h und 4 h

D0 = Dialysat-Glukose-Konzentration zum Zeitpunkt „Null"

Abb. 8.7 PET-Kurve für Glukose [L217, L138]

Tab. 8.1 Praktische Durchführung des PET und des Natrium-Knicktest (nach Bruck et al. Nephrologie. 2017. 12. 33–39)

Zeitpunkt [min]	Vorgehen	Anmerkung
	1. Vollständiger Dialysatauslauf über 20 min	Kein leerer Bauch, kein Icodextrin
	2. Einlauf von 2 l hochprozentiger Glukoselösung	4,25 oder 3,27 % über 10 min
0	3. 200 ml Auslauf und 190 ml Rücklauf unmittelbar nach 2.	10 ml Rest als Probe entnehmen (Probe 0)[1]
60	4. Gesamtauslauf und Rücklauf bis auf 10 ml Rest[2] Blutentnahme[3]	10 ml Rest als Probe entnehmen (Probe 60)[1]
240	5. Gesamtauslauf[2] 6. Reguläre PD fortsetzen	10 ml als Probe entnehmen (Probe 240)[1] Flush erst nach Probeentnahme

[1] Probe nach 0, 60 und 240 min: Natrium, Kreatinin, Glukose
[2] Bei 4. und 5. Auslauf wiegen und dokumentieren
[3] Serumprobe: Kreatinin, Glukose

Beurteilung

Bei 90 % der Patienten passen die Ergebnisse der D/P-Ratio (Dialysat/Plasma) und der D/D0-Ratio (Dialysatvorgabe/Dialysat Zeitpunkt 0). In Zweifelsfällen, vor allem bei hohen Serumglukosewerten, muss der Test wiederholt werden oder man sollte sich auf das Ergebnis der D/P-Ratio für Kreatinin beschränken (➤ Abb. 8.6, ➤ Abb. 8.7).

Anhand der gewonnenen Daten werden die Patienten in **vier Transportgruppen** eingeteilt:

- Langsamer Transporter (Low Transporter). Dabei kommt es über die Zeit zu einem linear verlaufenden Stoffaustausch, die UF findet gegen Ende der Verweilzeit statt.
- Langsamer Durchschnitt (Low Average).
- Schneller Durchschnitt (High Average).
- Schneller Transporter (High Transporter). Hierbei kommt es nach längeren Verweilzeiten zu einer Flüssigkeitsrückresorption mit nachlassender UF-Rate, der Stoffaustausch findet rasch statt.

Mögliche therapeutische Konsequenzen (➤ Abb. 8.8) sind:

- Low Transporter profitieren hinsichtlich der Dialysequalität von langen Dialysatverweilzeiten wie bei der CAPD.
- Bei High Transportern ist es umgekehrt, sie profitieren von kurzen Verweilzeiten wie bei der APD. Bei durchschnittlichen Transportern können beide Verfahrensarten Verwendung finden.

Der PET wird ca. 4–6 Wo. nach Beginn einer PD-Behandlung durchgeführt. Da sich im Laufe der Zeit die peritonealen Transporteigenschaften ändern (können), sind routinemäßige Verlaufskontrollen indiziert, die auf jeden Fall auch immer dann durchgeführt werden sollten, wenn der Verdacht auf ein UF-Versagen oder eine unzureichende Entgiftung besteht. Sinnvoll ist auch eine Kontrolle nach schwerer Peritonitis oder bei geplantem Wechsel der PD-Methode.

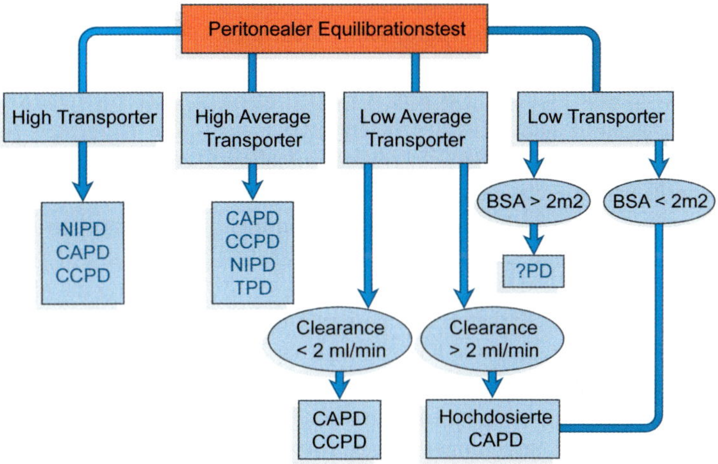

Abb. 8.8 Algorithmus für ein optimales PD-Regime nach PET (BSA = Body Surface Area [Körperoberfläche]) [L138]

8.11.4 Natrium-Knicktest

Als frühes Zeichen einer gestörten UF durch Funktionsstörungen der Aquaporine entfällt der frühe Natrium-Knick im Dialysat. Am besten kann dieser Test im Rahmen eines PET durchgeführt werden. Die hohen Glukosekonzentrationen dienen dazu, den osmotischen Initialsog noch zu erhöhen. Hierbei werden die initiale Dialysatnatriumkonzentration und die Dialysatnatriumkonzentration im Verlauf nach 60 und 240 min bestimmt und grafisch registriert bzw. der Knick berechnet

Der elektrolyt- und damit natriumfreie Wassertransport entspricht der Menge des Dialysatauslaufs nach 1 h (Probe 60). Der Natrium-Knick berechnet sich aus dem Quotienten aus Auslaufvolumen 60 × Na im Auslauf und Einlaufvolumen × Dialysatnatrium. Zum Vergleich dienen die Zeitpunkte 0 und 240, zu denen der Quotient bei etwa 1 liegen sollte.

Liegt nach 1 h die UF-Menge > 400 ml, arbeiten die Aquaporine offenbar tadellos.

8.12 Komplikationen der Peritonealdialyse

Grundsätzlich kann man infektiöse und nichtinfektiöse Komplikationen unterscheiden.

8.12.1 Auslaufprobleme, Einlaufprobleme

Auslaufprobleme bei der PD sind relativ häufig und kommen bei bis zu 20 % der Patienten zumindest gelegentlich vor. Man spricht davon, wenn sich die eingelaufene Dialyseflüssigkeit nicht wieder vollständig entleert. Gelegentlich ist der Auslauf schmerzhaft, manchmal sind Fibrinfäden im Dialysat sichtbar. Oft treten Probleme gerade in der ersten Zeit nach der Katheteranlage auf. Ist auch der Flüssigkeitseinlauf erschwert, spricht dies für ein Abknicken oder eine Fehllage des Katheters oder eine Verlegung der Katheteröffnungen durch Anteile des großen Netzes oder Verlegung des Lumens mit fibrinösem Material oder mit einem Thrombus (z. B. nach Peritonitis). Gerade Fehllagen sind oft mit abdominalen Beschwerden assoziiert. Ein schmerzhafter Auslauf, vor allem am Ende des Auslaufs, spricht für eine peritoneale Reizung z. B. durch Aneinanderreiben der Peritonealblätter.

Einlaufschmerzen können mit dem sauren pH-Wert mancher Dialyselösungen zusammenhängen, die entsprechend ausgetauscht werden können, gelegentlich mit einer unzureichenden Temperierung der Lösung oder mit einer hohen Glukosekonzentration, manchmal auch mit einer zu hohen Einlaufgeschwindigkeit.

Auslaufprobleme nach längerer Dialysezeit treten oft durch Katheterkompression bei Obstipation auf;

auch eine nachlassende Ultrafiltration oder relative Exsikkose mit Dialysatresorption kann ursächlich für Auslaufprobleme sein, genauso wie intra- oder extraperitoneale Leckagen (➤ Kap. 8.12.2).

Zur Diagnostik akuter Auslaufprobleme ist manchmal eine abdominale Übersichtsröntgenaufnahme hilfreich. Bei differenzialdiagnostischen Problemen müssen ergänzend auch Sonografie, Kontrastmitteluntersuchungen und szintigrafische Verfahren Anwendung finden.

Fehlpositionierte Katheter können eventuell mit einem Führungsdraht unter Röntgenkontrolle umpositioniert werden (wenn auch mit zweifelhaftem Langzeiterfolg), oft muss die Lagekorrektur laparoskopisch oder via Laparotomie erfolgen. Dieses Vorgehen ist ebenso zur Adhäsiolyse oder zur Freipräparation von verlegten Kathetern notwendig.

Fibrinpfröpfe und Thromben können nach vorsichtiger Spülung unter sterilen Bedingungen medikamentös lysiert werden; prophylaktisch kann niedrig dosiertes Heparin wirken.

8.12.2 Katheterleckagen

Subkutane Leckagen treten oft nach Katheteranlage auf. Risikofaktoren dafür sind hohe Flüssigkeitsvolumina gerade am Anfang einer PD-Behandlung, vor allem bei Bindegewebsschwächen oder (zu frühem) Beginn körperlicher Aktivität (Undichtigkeiten im Bereich der Muffen und Nähte). Klinisch manifestiert sich eine Leckage durch Flüssigkeitsansammlungen um den Katheter herum, die nicht selten aber nur sehr diskret und damit schwer zu diagnostizieren sind (Verbandinspektion, Sonografie, CT, Peritoneografie). Gelegentlich zeigen sich z. T. ausgeprägte Genitalödeme (Schamlippen, Skrotum) oder Anasarka als Zeichen subkutaner Leckagen.

Primär muss das Dialyseflüssigkeitsvolumen zur Minderung des intraabdominalen Drucks reduziert werden, ggf. muss die PD auch pausiert werden oder es sollten nur nächtliche Füllungen im Liegen erfolgen. Körperliche Aktivität muss reduziert werden. Gelegentlich ist auch bei Katheterleckagen eine chirurgische Intervention notwendig.

8.12.3 Hernien, pleuroperitoneale Lücken

Hernien bilden sich bei 10–20 % aller PD-Patienten. Die häufigsten sind Nabel-, Leisten- und Bauchwandhernien. Eine bestehende Hernie sollte vor der PD-Behandlung, eventuell zeitgleich mit der Implantation des PD-Katheters, operiert werden.

Ursache für die oben erwähnten Genitalödeme ist mitunter ein offener **Processus vaginalis peritonei.** Es handelt sich um eine entwicklungsgeschichtlich bedingte Ausstülpung des Bauchfells in den Hodensack. Das Offenbleiben bedingt eine angeborene indirekte **Leistenhernie.** Dadurch kommt es bei Dialysebeginn zum Übertritt von Dialyselösung in den Hodensack.

Der **Hydrothorax** ist eine seltene, meist im Frühstadium der Peritonealdialysebehandlung auffallende Leckage im Bereich des Zwerchfells (Zwerchfelllücken). Dabei kommt es zum Übertritt von Dialysat in den Pleuraraum. Er ist zu differenzieren von anderen, sicher häufigeren Ursachen eines (einseitigen) Pleuraergusses. Dabei hilft die Glukosebestimmung im Erguss zur Differenzierung der Herkunft der Flüssigkeit. Dieses Problem findet sich etwas gehäuft bei Patienten mit polyzystischen Nierenerkrankungen.

Bei den Hernien zeigt sich Flüssigkeit in den Bruchsäcken, ein Hydrothorax äußert sich klinisch durch Dyspnoe und Auslaufprobleme, da oft ein Ventilmechanismus am Leck vorliegt.

Hernien bei PD-Patienten werden chirurgisch saniert. Auch die Öffnung beim Hydrothorax muss in der Regel chirurgisch verschlossen werden. Oft ist ein Hydrothorax allerdings ein Grund zum Wechsel auf eine Hämodialyse.

8.12.4 Intestinale Perforation, Blutungen

Intestinale Perforationen durch einen liegenden Katheter sind außerordentlich selten, sie treten eher als Komplikation bei der Katheteranlage auf. Klinisch imponiert die Perforation durch Symptome eines akuten Abdomens bzw. einer Peritonitis und/oder durch Blutbeimengungen beim Auslauf.

Bei Frauen können die Auslaufbeutel während der Ovulation oder Menstruation blutig sein. Grund hierfür kann eine retrograde Menstruation (Blut tritt über die Eileiter in den Bauchraum) oder auch eine intraabdominale Endometriose sein.

Bei langjähriger PD-Behandlung können blutige Auslaufbeutel ein Hinweis auf EPS (➤ Kap. 8.12.10) sein. Bei körperlicher Anstrengung können Kapillargefäße platzen und das Dialysat blutig einfärben. Ohne Beschwerden ist hier keine Therapie erforderlich.

8.12.5 Gastroösophagealer Reflux

Patienten mit PD klagen nicht selten über abdominale Beschwerden, bei denen Völlegefühl, Übelkeit und Sodbrennen klinisch im Vordergrund stehen. Völlegefühl kann einerseits durch das abdominale Füllvolumen durch PD-Flüssigkeit und Dialysat entstehen, zum anderen aber auch Folge einer verzögerten Magenentleerung, z. B. auf dem Boden einer autonomen Neuropathie mit Gastroparese (meist urämische oder diabetische Neuropathie), sein. Sollte die Ursache eine Gastroparese sein, können Metoclopramid oder Erythromycin als Prokinetika versucht werden. Nicht selten sind Beschwerden im Sinne einer Refluxkrankheit (GERD), obwohl der untere Ösophagussphinktertonus in der Regel erhalten bleibt, und ein saurer Reflux in die Speiseröhre ist gehäuft nachweisbar. Neben einer spezifischen Therapie besteht einzig die Option, die Füllvolumina entsprechend zu reduzieren unter Beachtung einer adäquaten Dialysequalität.

8.12.6 Elektrolytstörungen

Bei bis zu 30 % der Patienten und damit am häufigsten bei der Peritonealdialyse findet sich eine Hypokaliämie, vor allem wegen der in der Regel kaliumfreien Dialyselösung und wegen des intrazellulären Kaliumeinstroms bei der Glukoseresorption aus der Lösung. Eine kaliumliberale Ernährung, evtl. die Gabe eines Aldosteronantagonisten und die orale Supplementierung von Kalium reichen in der Regel zum Ausgleich aus (➤ Kap. 2.5.2). Der Zusatz von Kalium in die Dialyselösung ist theoretisch möglich, erhöht jedoch die Gefahr einer Infektion. Seltener und unproblematischer ist eine Hypermagnesiämie (➤ Kap. 2.5.4)

8.12.7 Stoffwechselstörungen

Bei Patienten mit Diabetes mellitus kann es durch die zusätzliche **Glukosebelastung** (Glukose in der Dialyselösung) zu Stoffwechselstörungen kommen (➤ Tab. 8.2). Dem ist durch eine entsprechend engmaschigere Stoffwechselkontrolle und ggf. Anpassung des Insulinregimes Rechnung zu tragen. Darüber hinaus besteht die Gefahr, dass sich durch die vermehrte Glukosezufuhr Störungen des Fettstoffwechsels und eventuell eine Gewichtszunahme einstellen.

Im Durchschnitt nimmt ein Patient etwa 70 % der Glukose aus der Dialyselösung auf. Bei drei niedermolekularen und einem mittelmolekularen Beutel pro Tag sind dies etwa 500 kcal in 24 h!

Bei problematischer Glukoseresorption – sei es durch nachlassenden Hunger mit Malnutrition oder nicht kompensierbaren Stoffwechselproblemen – kann auf glukosefreie Lösungen zurückgegriffen werden (Icodextrin, Aminosäurelösungen).

8.12.8 Ultrafiltrationsversagen

Unter anderem infolge von Peritonitiden, hochprozentigen Glukoselösungen und sauren Lösungen entstehen Schädigungen des Peritoneums durch Verminderung der Aquaporinkanäle, Kollagenablagerungen im Interstitium, Zerstörung der Mesothelzellen und vermehrte lymphatische Resorption sowie ggf. eine stärkere peritoneale Gefäßversorgung. Symptome sind Wassereinlagerungen und vermindertes Auslaufvolumen.

Tab. 8.2 Maximale Resorption von Glukose aus dem Dialysebeutel bei langer Verweilzeit (6–8 h)

Dialyseflüssigkeit	Glukosemenge	in 2 l Dialyseflüssigkeit	entsprechen
1,36 % Glukosegehalt	1,36 g/100 ml	max. 27,2 g	2–3 BE
2,27 % Glukosegehalt	2,27 g/100 ml	max. 45,4 g	4–5 BE
3,86 % Glukosegehalt	3.86 g/100 ml	max. 77,2 g	7–8 BE

Bei jedem Patienten, bei dem zur Trockengewichtserreichung oder zum Erhalt einer negativen UF-Bilanz immer höher konzentrierte Dialyselösungen erforderlich sind, besteht der Verdacht auf ein UF-Versagen.

Neben ursächlichen allgemeinen Auslaufproblemen kommen auch eine inadäquate Flüssigkeitszufuhr sowie eine nachlassende Restdiurese und ggf. andere internistische Probleme (Ödembildung jedweder Genese) als Grund in Betracht. Nicht zuletzt kann eine zu Hause nicht ordnungsgemäß durchgeführte PD-Behandlung ein möglicher Grund sein. Zur Diagnostik der Ursachen gehört neben genauer Anamnese und klinischer Untersuchung immer auch die Durchführung eines PET (➤ Kap. 8.11.3).

MERKE

Ein Ultrafiltrationsversagen liegt vor, wenn die Ultrafiltrationsmenge bei einer hochprozentigen Dialyselösung < 400 ml beträgt und keine Peritonitis oder keine anderweitigen Auslaufprobleme vorliegen.

UF-Versagen Typ 1

Hier finden sich:

- Ein hoher D/P-Quotient für Harnstoff und Kreatinin
- Eine niedrige Glukosekonzentration im Dialysatauslauf durch vermehrte Glukoseresorption und als logische Konsequenz daraus ein niedriges Ultrafiltrationsvolumen

Ursache ist eine vermehrte peritoneale Gefäßversorgung, die prinzipiell zu einer verbesserten Dialysequalität führen könnte, wenn nicht die Ultrafiltration darunter sehr leidet.

Patienten mit UF-Typ-1-Versagen sind High Transporter im PET. Die Ursache ist nicht ganz klar, Typ-1-Versagen kommen nach Peritonitiden vor. Bei erhaltener Eigendiurese ist das Versagen unproblematisch, da der UF-Verlust ausgeglichen werden kann und die Entgiftung gut erhalten ist; sonst kann versucht werden, die Verweilzeiten der Beutel zu verkürzen, z. B. auch mittels APD oder über die Verwendung von Icodextrin, um die UF-Rate zu erhalten. Gegebenenfalls kann aber auch ein technisches PD-Versagen resultieren.

UF-Versagen Typ 2

Bei dieser selteneren Form finden sich:

- Verlangsamter Stofftransport (niedriger D/P-Quotient für Harnstoff und Kreatinin)
- Geringe Ultrafiltration trotz relativ hoher Glukosekonzentrationen im Auslaufdialysat

Es tritt also eine Kombination aus schlechterer Entgiftung, Low-Transport-Kinetik und UF-Verlust auf, die in der Regel ein technisches Versagen der Peritonealdialyse bedeutet.

Ein Ultrafiltrationsversagen Typ 2 ist Folge einer verminderten Austauschfläche bzw. Gefäßversorgung. Man findet es bei EPS (➤ Kap. 8.12.10) oder bei einer durch Raumkompartimentierung (Verwachsungen) bedingten Verringerung der Austauschfläche. Prophylaktisch müssen alle Faktoren vermindert werden, die die Peritonealdialysemembran schädigen.

Eingeschränkte Aquaporin-Kapazität

Eine eingeschränkte Kapazität der Aquaporine kann zu einem UF-Versagen beitragen. Möglicherweise kann die andauernde Glukoseexposition des Peritoneums zu einer den diabetischen Komplikationen vergleichbaren Glykosilierung der Kanäle und deren Funktionsverlust beitragen. Der Kapazitätsverlust lässt sich über den oben beschriebenen Natrium-Knicktest nachweisen.

Erhöhte lymphatische Absorption

Ähnliche Ursachen wie beim Typ-1-Versagen können zu einer erhöhten lymphatischen Flüssigkeitsabsorption durch das Peritoneum mit Nachlassen der UF-Rate führen. Hierbei sind die oben genannten Maßnahmen indiziert.

8.12.9 Exit- und Tunnelinfekt

Infektionen im Bereich des Katheterexits (➤ Abb. 8.9) oder des subkutanen Tunnels sind häufige, aber meist vermeidbare Komplikationen bei der Peritonealdialyse. Da der Katheter die Verbindung zwi-

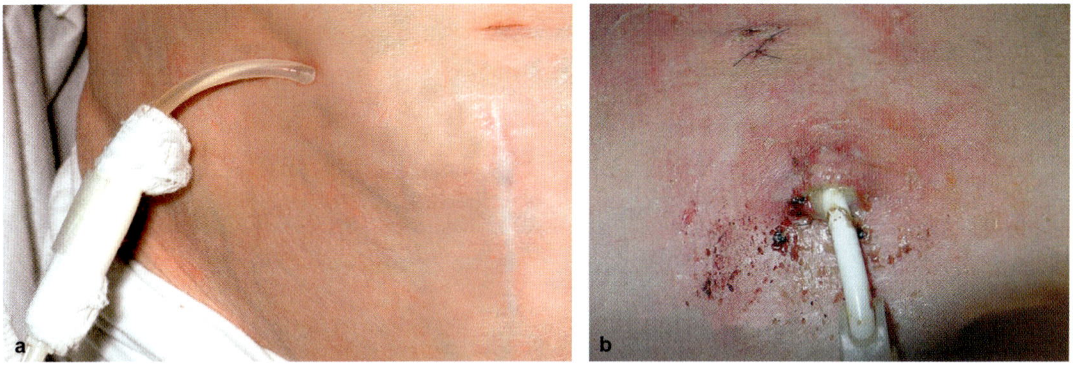

Abb. 8.9 Perfekter Exit (a) und akuter Exitinfekt (b) [E1019] [G516-001]

schen Außenwelt und Peritoneum darstellt und mithin die Gefahr einer Peritonitis besteht, sind Infektionen klinisch bedeutsam.

Katheter sind immer bakteriell kolonisiert. Oft sind sie mit einem von Bakterien sezernierten Biofilm versehen, der eine Therapie von Katheterinfektionen erschwert. In über 50 % ist Staphylococcus aureus der kolonisierende Keim, seltener Staph. epidermidis (20 %), Pseudomonas (8 %) und andere.

Von großer Wichtigkeit sind präventive Maßnahmen zur Verhinderung von Infektionen, wozu auch eine präoperative Antibiose zählt (➤ Kap. 8.6.1). Eine Traumatisierung der Austrittstelle ist eine zentrale Ursache für Infektionen, daher sollte der Katheter bei der Reinigung am Exit wenig mobilisiert und Krusten sollten nicht gewaltsam entfernt werden. Der Katheter darf am Exit die Wundränder nicht traumatisieren und sollte gut fixiert sein. Auch ein dislozierter äußerer Cuff kann Ursache (oder Folge) einer Exitinfektion sein. Er ist Folge einer nicht optimalen Anlage, einer Traumatisierung oder einer Tunnelinfektion.

In internationalen Leitlinien wird die prophylaktische topische Applikation von Gentamycin-Creme beim Verbandwechsel empfohlen. Ebenso scheint die intranasale Anwendung von Mupirocin bei Straphylokokkenträgern präventiv zu wirken.

Zur Diagnostik einer Infektion ist ein Scoring-System hilfreich, das sich nach klinischen Gesichtspunkten richtet (➤ Tab. 8.3). Eine Tunnelsonografie kann die Diagnostik eines Tunnelinfekts ergänzen, ebenso die vorsichtige manuelle Manipulation des Tunnels und der Cuff-Region (Eiterexpression bei unauffälligem Exit). Die Häufigkeit von Exitinfektionen liegt bei etwa 12/100 Anwendungsjahren.

Krustenbildung allein oder seröse Exsudation aus dem Exit sind mögliche Hinweise auf einen beginnenden Infekt. Bei Persistenz einer Infektion trotz Therapie über 4 Wo. liegt eine chronische Infektion vor.

Das therapeutische Prozedere (➤ Abb. 8.10) richtet sich nach dem Ausmaß und dem Verlauf der Infektion. Eine mikrobiologische Untersuchung von Exsudat ist in jedem Fall sinnvoll; Bei fehlendem Exsudat sollte keine Untersuchung erfolgen. Leichte Entzündungen ohne Sekret können topisch 2 × täglich mit antimikrobiellen Substanzen behandelt werden. Bei Exsudation ist eine antibiotische Thera-

Tab. 8.3 Exitsite-Scoring-System nach Piraino et al. Eine Infektion liegt bei mehr als 4 Punkten vor oder unabhängig von der Punktezahl bei eitrigem Exsudat.

	0 Punkte	1 Punkt	2 Punkte
Schwellung	Keine	Exit < 0,5 cm	> 0,5 cm und Tunnel
Kruste	Keine	< 0,5 cm	> 0,5 cm
Rötung	Keine	< 0,5 cm	> 0,5 cm
Schmerzen	Keine	Leichte	Starke
Exsudat	Kein	Serös	Eitrig

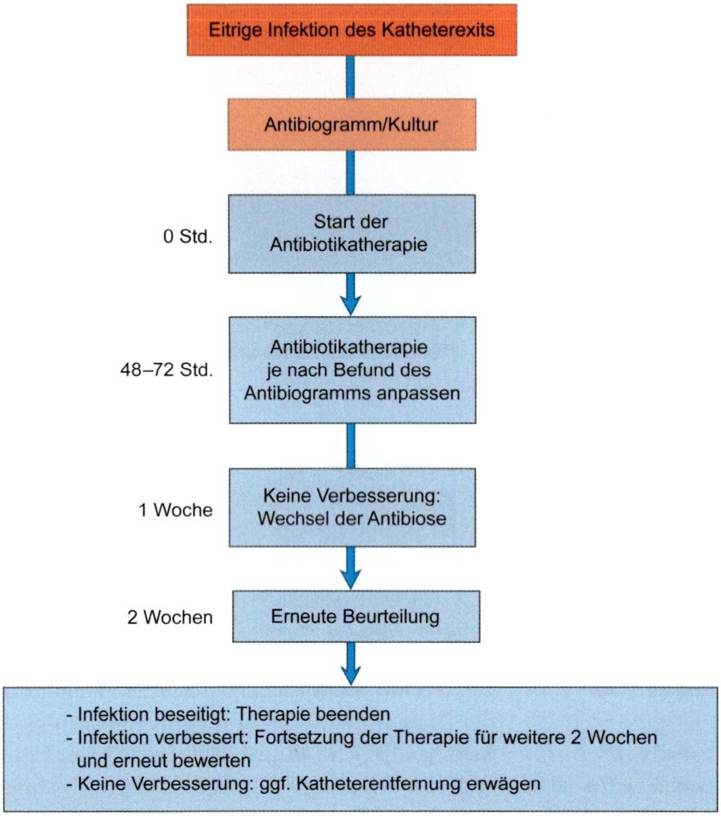

Abb. 8.10 Management des Exitinfekts [L138]

pie notwendig, wobei primär ein staphylokokkenwirksames Präparat zu verwenden ist (z. B. Erstgenerations-Cephalosporin oder Penicillinase-resistentes Penicillin). Bei Staphylokokkenbesiedelung der Nase kann eine Mupirocin-Behandlung dort sinnvoll sein. Bei V. a. andere Erreger oder nach Bestätigung durch das Kulturergebnis ist die Medikation entsprechend anzupassen. Bei ausbleibendem Erfolg sollte Rifampicin ergänzt werden. Die minimale Behandlungszeit beträgt in der Regel 2 Wo. Bei chronischer Infektion muss ein **Katheterwechsel** ins Kalkül gezogen werden.

Gerade bei Tunnelinfektionen muss immer auch an die Notwendigkeit eines Wechsels gedacht werden, wenn es nicht zu einer raschen signifikanten Besserung kommt. Bei begleitender Peritonitis ist immer der Katheter zu entfernen, ebenso bei einer Abszedierung im Tunnel. Bei fehlender Peritonitis kann in gleicher Sitzung im Bereich der Gegenseite ein neuer Katheter implantiert werden.

8.12.10 Peritonitis

Eine Peritonitis ist nach wie vor eine häufige PD-assoziierte Komplikation mit einer Mortalität von immerhin 2–3 %. Grundsätzlich wird eine primäre PD-assoziierte (> 90 %) von einer sekundären PD-assoziierten Peritonitis, meist im Gastrointestinaltrakt (Cholezystitis, Appendizitis etc.), unterschieden. Primäre Peritonitiden beruhen meist auf Keimkontamination des Katheters (Hygieneproblem beim Beutelwechsel) oder auf Infektionsausbreitung bei Exit- oder Tunnelinfektionen, weswegen bei der Patientenschulung und bei den Kontrolluntersuchungen hierauf immer wieder größter Wert zu legen ist.

Leitsymptome der Peritonitis sind neben anderen unspezifischen Symptomen wie Fieber, Übelkeit etc. ein trüber Dialysatauslauf (➤ Abb. 8.11) und abdominale Schmerzen. Trüber Auslauf stellt sich ab einer Zellzahl von 100 Leukozyten/mm^3 Dialysat ein. Davon sind meist 50 % neutrophile Granulozyten. Bei Patienten unter APD fehlt in der Regel dieses sehr frühe Zeichen einer beginnenden oder manifesten Peritonitis, da der Auslauf oft nicht beobachtet wird oder da wegen der kurzen Verweilzeit der Dialyseflüssigkeit der Spüleffekt zu ausgeprägt ist.

Definition der PD-Peritonitis bei Erfüllung von zwei der drei Kriterien:

- Abdominelle Schmerzen und/oder trübes Dialysat
- Leukozyten > 100/mm³ (> 50% Granulozyten) nach mindestens 2 h Verweilzeit
- Positive Dialysatkultur

Zur Therapieplanung und Diagnosesicherung ist eine Kulturierung des Dialysats unbedingt erforderlich. Nachweis von Staphylokokken oder Pseudomonas weisen auf eine primäre Peritonitis. Wegen einer deutlich erhöhten Mortalität ist bei Verdacht auf eine sekundäre Peritonitis unbedingt eine genaue Diagnostik anzustreben und entsprechend zu therapieren.

Bei trübem Dialysat ohne klinische Symptomatik gibt es einige Differenzialdiagnosen zu bedenken: fibrinöses Dialysat (nach PD-Initiierung, nach Peritonitis); Lymphflüssigkeit intraabdominal (Trübung durch Lipide) bei Tumoren, Pankreatitis, Obstipation, langer Verweilzeit des Dialysats; blutiges Dialysat (➤ Kap. 8.12.4).

Der Verlauf einer Peritonitis ist je nach Ursache, Erreger und Behandlungsbeginn unterschiedlich. So verläuft eine von Hautkeimen ausgelöste Peritonitis im Regelfall blande, während eine durch Darmkeime oder Pilze hervorgerufene Peritonitis eine lebensbedrohliche Erkrankung ist.

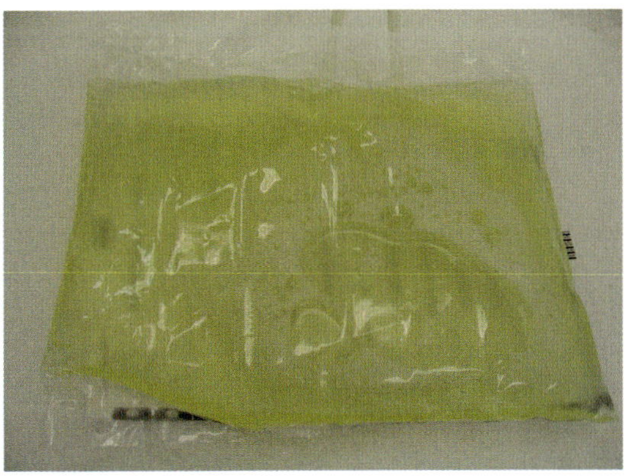

Abb. 8.11 Trüber Beutel [M321]

MERKE

Die Patienten werden im Training angehalten, das Dialysat immer auf Klarheit zu prüfen. Sobald sie eine Trübung bemerken, sollen sie das PD-Zentrum kontaktieren.

Vorgehensweise/Therapie bei Peritonitis

Aus dem mitgebrachten trüben Dialysat und/oder dem frischen Auslaufbeutel werden Zellzahl und Kulturen abgenommen. Initial kann zur Spülung ein „rascher" Wechsel stattfinden, in die Dialyselösung kann Heparin zur Vermeidung von Verklebungen gegeben werden. In jedem Fall werden in die frische Dialyselösung Antibiotika injiziert, die gegen grampositive und -negative Keime (➤ Tab. 8.4) wirksam sind und mindestens 6 h im Bauchraum bleiben sollten.

Täglich wird aus dem morgendlichen Auslaufdialysat die Zellzahl kontrolliert. Die Wirksamkeit der Antibiotikatherapie und der Verlauf der Peritonitis können so gut dokumentiert werden. Die Antibiotika werden in der Regel intraperitoneal verabreicht, eine systemische Therapie ist meist nur bei septischem Verlauf oder bei sekundärer Peritonitis indiziert. Die Gabe kann entweder einmal täglich mit einer Verweilzeit von mindestens 6 h erfolgen oder aber auch kontinuierlich in jedem Beutel (außer bei Aminoglykosiden!).

Eine Änderung der Antibiotikatherapie erfolgt ggf. nach dem Vorliegen der Kulturergebnisse. Die Dauer der Behandlung und der Zeitpunkt des Wechsels auf eine systemische intravenöse oder orale Behandlung richten sich nach Erregerspektrum und klinischem Verlauf. Die Dauer der Therapie beträgt aber mindestens 2, eher 3 Wo.

In bis zu 40 % der Fälle kann zumindest anfänglich kein Keim insoliert werden; hier muss empirisch gegen grampositive und -negative Keime therapiert werden (➤ Tab. 8.4). Kommt es zu keiner Verbesserung der Befunde, muss auch an seltenere Pathogene wie Norcardia, Mykobakterien, Legionellen oder Pilze gedacht werden. Gelegentlich kann auch eine Icodextrin-Unverträglichkeit Ursache einer „sterilen" Peritonitis sein.

Im Rahmen der Peritonitisbehandlung wird die Katheterverlängerung initial vor der ersten Antibiotikagabe und nach der letzten Antibiotikagabe gewechselt.

Tab. 8.4 Initiale Medikation nach den ISPD-Guidelines 2022

Grampositive Keime	Gramnegative Keime
• Cephalosporin der 1. Generation • Oder Vancomycin[1]	• Cephalosporin der 3. oder 4. Generation • Oder Aminoglykosid[2] oder Aztreonam

[1] Vancomycin bei hochgradigem V. a. MRSA- oder Cephalosporin-Allergie
[2] Aminoglykoside bei Cephalosporin-Allergie

Da unter einer Peritonitis die Ultrafiltration zurückgehen kann, müssen die Gefahren einer Überwässerung frühzeitig erkannt und ggf. vermieden werden (Änderung der Glukosekonzentration, kürzere Verweilzeiten, Trinkmengenbegrenzung, Diuretikagabe).

Durch die Peritonitis können die Patienten größere Mengen an Eiweiß aus dem Blut ins Dialysat verlieren. Bedingt durch Inappetenz, evtl. auch durch Erbrechen und Durchfall, kann es zur Hypokaliämie kommen.

Von einem **Peritonitisrezidiv** spricht man, wenn innerhalb von 4 Wo. nach Antibiotikabehandlung eine erneute Peritonitis mit demselben Keim auftritt. Häufig liegt hier ein nicht sanierter Infektionsherd oder eine inadäquate antibiotische Therapie vor.

Indikation zur Katheterentfernung:

- Schwere, therapierefraktäre Peritonitis (keine Besserung nach 5 d adäquater Antibiose)
- Peritonitisrezdiv mit demselben Keim innerhalb von 4 Wo. nach Beendigung der Therapie
- Peritonitis bei refraktärer Tunnelinfektion
- Pilzperitonitis (s.u.)
- Sekundäre Peritonitis bei Abszess, Perforation oder Darminfarkt

In der Regel sollte mit einer Katheterneuanlage 3–4 Wo. gewartet werden, eine Zeit, in der vorübergehend auf eine Hämodialyse umgestellt werden muss. Eine Umstellung der Antibiotikagabe auf eine orale oder intravenöse Therapie ist ebenso erforderlich.

MERKE

Wichtig ist, eine Peritonitis nicht nur erfolgreich zu behandeln, sondern immer auch nach der Ursache zu suchen und diese zu beseitigen; ggf. ist Nachtraining des Patienten angezeigt.

Neue Konnexionsverfahren und strukturierte Patientenschulungen haben diese Komplikation der Peritonealdialyse deutlich seltener werden lassen.
Die durchschnittliche Peritonitisrate im Zentrum sollte nicht > 1/18 Mon. liegen, angestrebt wird eine Rate von max. 1 Peritonitis alle 41–52 Behandlungsmonate.

Pilzperitonitis

Pilzperitonitiden sind relativ selten (3–5 % aller Peritonitiden). Sie verlaufen aber sehr kritisch, sind lebensbedrohlich und ziehen vermehrt Komplikationen nach sich (Peritonealsklerose, Verwachsungen, Abszedierungen etc.). Gehäuft kommen sie bei Exitinfektionen vor, bei vaginalen Fisteln, Antibiotikatherapie, HIV-Infektion und anderen selteneren Umständen.

Hervorgerufen werden sie durch **Hefepilze** (Candida) nach lang andauernder Antibiotikatherapie oder durch **Schimmelpilze.** Pilzperitonitiden müssen systemisch antimykotisch behandelt werden. Sie erfordern stets eine Entfernung des Dialysekatheters nach initialer Lavage der Peritonealhöhle und eine Fortführung der Nierenersatztherapie via Hämodialyse. Eine erneute PD sollte frühestens 4–6 Wo. nach Therapieende beginnen. Bei Patienten unter Langzeitantibiose kann eine orale Prophylaxe z. B. mit Nystatin erwogen werden.

Sterile Peritonitis

Gelegentlich kann auch eine sog. sterile bzw. eosinophile Peritonitis auftreten. Dabei handelt es sich meistens um eine frühe Komplikation nach PD-Einleitung. Ursache ist vermutlich eine Reaktion auf das Kathetermaterial oder auch auf Icodextrin. Der Nachweis erfolgt durch die Erhöhung der eosinophilen Leukozyten im Dialysat ohne Keimnachweis. Im Dialysat sind normalerweise < 1 % eosinophile Leukozyten, bei der eosinophilen Peritonitis erhöht sich dieser Anteil auf > 5 %. Diese Peritonitis bedarf keiner antibiotischen Behandlung, sie ist darüber hinaus selbstlimitierend.

Peritonealsklerose (EPS)

Die EPS (Encapsulating Peritoneal Sclerosis), manchmal als sklerosierende Peritonitis bezeichnet, ist eine in den letzten Jahren häufiger diagnostizierte Komplikation. Die Mortalitätsrate ist hoch (37 %) die Häufigkeit liegt bei 0,03–2,5 % aller PD-Patienten. Die EPS zeichnet sich durch eine starke peritoneale Bindegewebsbildung (Fibrose) unter Einschluss von Darmschlingen aus. Klinisch kommt es vor allem zu einer rapiden Abnahme der Ultrafiltrationsleistung mit entsprechenden Konsequenzen.

Die Ursache der Komplikation ist letztlich nicht geklärt, schwere vorausgehende Peritonitiden, Fremdkörperreaktion (Katheter), Glukoseabbauprodukte, PD-Dauer meist > 5 J. und andere Faktoren werden diskutiert.

Die EPS verläuft als Prozess oft ohne klinische Symptome, die dann bis auf echte Akutkomplikationen wie Darmverschluss, Schmerzen durch Adhäsionen, Ultrafiltrationsverlust und andere erst spät in Erscheinung treten.

Die Diagnose ergibt sich aus dem Verlauf. Frühzeitig hinweisend ist möglicherweise eine Veränderung der peritonealen Transporteigenschaften (➤ Kap. 8.11.3) hin zum High Transporter und dann zum Low Transporter. In der CT-Untersuchung des Abdomens lassen sich peritoneale Kalzifikationen nachweisen, ggf. auch Verdickungen von Darmschlingen, die als solche aber nicht beweisend für die Diagnose sind. Die Diagnosesicherung gelingt nur histologisch oder per Sichtdiagnose der peritonealen Verdickungen mit verkapselten abdominalen Organen in der Laparotomie oder Laparoskopie.

Die therapeutischen Optionen sind als schlecht zu bewerten. Eine oft notwendige Beendigung der PD-Therapie führt manchmal zu einer Verschlimmerung. Am häufigsten kommen kurzfristig Steroide sowie eine Behandlung mit Tamoxifen zum Einsatz. Eine komplette parenterale Ernährung ist in manchen Fällen sinnvoll (Bowel Rest), manchmal auch chirurgische Therapieoptionen.

Zu unterscheiden ist die EPS von einer benignen Peritonealfibrose, wie sie bei den meisten Patienten mit PD im Laufe einer langen Zeit mit Peritonealdialyse und vor allem nach Peritonitiden eintritt. Diese geht in der Regel nicht mit einem Ultrafiltrationsverlust einher.

KAPITEL

9

Mario Schiffer

Nierentransplantation

Nierentransplantierte leben länger und haben eine deutlich bessere Lebensqualität als Patienten mit anderen Nierenersatzverfahren. Die Nierentransplantation ist nämlich das einzige Nierenersatzverfahren für die terminale Niereninsuffizienz, das dem urämischen Patienten annähernd das ganze physiologische Funktionsspektrum einer gesunden Niere zurückgibt. Hingegen sind die Hämodialyse und die Peritonealdialyse nur unvollständige Nierenersatztherapieverfahren. Neben der kontinuierlichen Entgiftungsfunktion, die durch ein funktionelles Transplantat gewährleistet wird, kommen als weitere Vorteile die endokrinen Funktionen (Freisetzung von Renin und Erythropoetin) und ihre Beteiligung am Intermediärstoffwechsel, z. B. die Bildung des für den Knochenaufbau notwendigen Metaboliten Vitamin D, in Betracht. Damit wird der hohe Stellenwert einer frühzeitigen Nierentransplantation verständlich. Insbesondere bei Kindern und Jugendlichen ist ein positiver Einfluss auf die psychische und physische Entwicklung und das Wachstum der Patienten ein zusätzlich belegter Vorteil der Nierentransplantation.

Die **Fortschritte der Transplantationsmedizin** beruhen auf der Erweiterung chirurgischer und anästhesiologischer Techniken und Fertigkeiten sowie auf den Erkenntnissen immunologischer und pharmakologischer Grundlagenforschung. Im Einzelnen sind dies:

- Entwicklung bestimmter **Techniken für Gefäßnähte** zu Beginn des 20. Jahrhunderts
- Entdeckung des **Heparins** als gerinnungshemmendes Agens zur postoperativen Thromboseprophylaxe im zweiten Jahrzehnt des 20. Jahrhunderts
- Zunehmende **Kenntnis der Gewebemerkmale** eines Individuums und deren Interaktion mit Fremdgewebe (Histokompatibilität) in den letzten Jahrzehnten des 20. Jahrhunderts
- Die kontinuierliche Weiterentwicklung von speziellen Medikamenten, sog. **Immunsuppressiva,** zur Prophylaxe und Therapie von Abstoßungsreaktionen seit ihrer Entdeckung in den 1970er-Jahren und die Entwicklung spezieller Vorbereitungsprotokolle, die auch eine Transplantation über die Blutgruppenbarrieren hinweg ermöglichen
- Die optimierte Nachsorge bei den häufig multimorbiden Patienten unter Berücksichtigung von Begleiterkrankungen mit dem Ziel der Prävention „transplantationsbedingter Gesundheitsschäden“

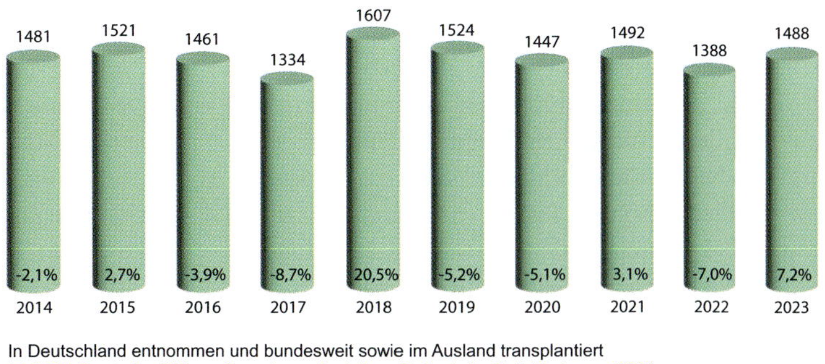

Abb. 9.1 Postmortal gespendete Nieren zwischen 2014 und 2023 in Deutschland (Veränderung zum Vorjahr in Prozent). © 2024 Deutsche Stiftung Organtransplantation [W164, L138]

Die Koordination dieser verschiedenen Entwicklungen hat dazu geführt, dass – nach der ersten Transplantation einer Niere 1956 als Lebendspende zwischen einem eineiigen Zwillingspaar – die Nierentransplantation in den letzten Jahrzehnten zu einem anerkannten und etablierten Behandlungsverfahren geworden ist. Allein in Deutschland wurden zwischen 2014 und 2023 knapp 15.000 Nierentransplantationen durchgeführt (➤ Abb. 9.1).

Weltweit sind inzwischen über 500.000 Nieren transplantiert worden. Im Gegensatz zu den skandinavischen Ländern sowie den USA handelt es sich in Mitteleuropa in erster Linie um die Transplantation von Nieren verstorbener Spender. Der Anteil der Nierenlebendspenden hat allerdings in den vergangenen 10 Jahren in Deutschland kontinuierlich zugenommen und zeigt auch bei AB0-inkompatiblen Spender-Empfänger-Paaren ein zufriedenstellendes Ergebnis. Die kommerzielle Organspende, d. h. der Kauf von und der Handel mit Organen, ist in Deutschland verboten (➤ Kap. 9.3).

Die Entscheidung eines Patienten für eine Nierentransplantation ist erfahrungsgemäß ein Prozess, der sich im Einzelfall, auch bei dringlicher medizinischer Indikation, über einen längeren Zeitraum erstrecken kann und der einer intensiven Begleitung durch das behandelnde Fachpersonal bedarf. Hierbei ist zu bedenken, dass ein gut an die Dialyse adaptierter Patient die Sicherheit einer vertrauten Behandlungsmethode aufgeben muss, wenn er eine neue Niere erhält. Die Organspende gibt ihm bei gutem Gelingen zwar ein hohes Maß an körperlicher Leistungsfähigkeit, Selbstbestimmtheit und Lebensqualität zurück, konfrontiert ihn jedoch auch, insbesondere anfangs, mit neuen und für ihn zunächst nicht voraussehbaren Herausforderungen.

Diese liegen in erster Linie in der notwendigen Operation, der einzunehmenden Immunsuppression und deren möglichen Folgeschäden, z. B. in Form von bakteriellen und viralen Infekten sowie in dem deutlich erhöhten Risiko, eine Krebserkrankung zu bekommen. Bedenkenswert ist allerdings, dass Letzteres auch für Dialysepatienten zutrifft.

9.1 Vorbereitung des Empfängers zur Nierentransplantation

9.1.1 Allgemeine Kriterien

Grundsätzlich erfolgt eine individuelle und umfassende Beratung des Patienten hinsichtlich seiner Grunderkrankung, eventuell vorliegender Zusatzerkrankungen und unter Berücksichtigung seines Alters.

MERKE

Bei der Entscheidung zur Aufnahme auf die Warteliste ist zu klären, ob der Patient durch die Transplantation eine langfristige Verbesserung seiner individuellen Situation erwarten kann oder ob die Transplantation ein zu hohes Risiko für ihn darstellt.

In den „Richtlinien zur Organtransplantation gemäß § 16 Transplantationsgesetz" ist durch die Bundesärztekammer eine Reihe von Punkten genannt, die vor allem Notwendigkeit und Erfolgsaussicht der Organübertragung berücksichtigen. Es ist wichtig, den Patienten über seine Erfolgsaussichten und mögliche Risiken, z. B. durch die Immunsuppression, aufzuklären. Ihm muss bewusst sein, dass der Erfolg der Transplantation u. a. von seiner Compliance, der regelmäßigen Einnahme der Medikamente sowie der Bereitschaft zur regelmäßigen Nachbetreuung in Form von Kontrolluntersuchungen abhängt.

Ungeachtet des Transplantationswunschs eines Patienten gibt es **Kontraindikationen,** die eine Aufnahme auf die Warteliste ausschließen. Dazu gehören:

- Nicht kurativ behandelte bösartige Erkrankungen (ggf. Ausnahme Haut- und Blasentumoren)
- Aktive und nicht ausreichend behandelte Infektionserkrankungen
- HIV-Infektion, die nicht optimal kontrolliert ist
- Gravierende Zusatzerkrankungen, die ein vitales Risiko bei der Transplantation darstellen oder den Erfolg der Transplantation infrage stellen, z. B. schwere Herz- und Gefäßerkrankungen, Lebererkrankungen, Bronchial- und Lungenerkrankungen

Als **relative Kontraindikationen** gelten folgende Faktoren:

- Hohes Alter.
- Krebserkrankung: Die Länge der notwendigen Rezidivfreiheit von mind. 2, besser 5 J., hängt v. a. von der Art des Primärtumors ab.
- Hepatitis B oder C: Diese bedingen ein erhöhtes Krebsrisiko und eine erhöhte CMV-Infektionsrate (durch die neue Generation der Hepatitis-C-Medikation wird sich das Risiko für Hepatitis C ggf. ändern, idealerweise sollte die Behandlung schon vor Aufnahme auf die Warteliste abgeschlossen sein).
- Adipositas (in vielen Transplantationszentren gilt ein BMI > 35 kg/m^2 als oberste Grenze).
- Suchtproblematik: Das Transplantat ist durch Alkohol- oder Medikamentenabusus gefährdet.
- Schwere psychosoziale Probleme: Hier besteht eventuell ein Mangel an Kooperationsfähigkeit. Bei optimaler sozialer Einbindung stellen kognitive Funktionseinschränkungen bzw. stellt eine geistige Behinderung keine absolute Kontraindikation für eine Transplantation dar, solange die Medikamenteneinnahme überwacht wird.

Nach einer Abwägung der individuellen Situation wird über die Aufnahme in das Transplantationsprogramm entschieden. Diese Entscheidung liegt letztlich beim jeweiligen Transplantationszentrum. Ist der Patient auf die Warteliste aufgenommen, werden regelmäßige Kontrolluntersuchungen durchgeführt. Das Ergebnis dieser Untersuchungen kann, je nach Zustand des Patienten, zu einer Änderung seiner Dringlichkeitsstufe oder sogar zur Abmeldung von der Warteliste führen.

Im Jahr 2023 wurden in Deutschland 2082 Patienten mit unterschiedlichen Grunderkrankungen neu für eine Nierentransplantation angemeldet (➤ Tab. 9.1).

9.1.2 Medizinische Vorbereitung

MERKE

Bei der medizinischen Vorbereitung zur Transplantation geht es darum, gesundheitliche Risiken zu erkennen und zu therapieren, die unbehandelt zu einer peri- und postoperativen Gefährdung des Patienten oder des Transplantats führen könnten. **Die Auswahl der im Einzelfall notwendigen Voruntersuchungen kann in den verschiedenen Transplantationszentren unterschiedlich sein** und sollte jeweils erfragt werden.

In der Regel haben die Zentren eine entsprechende Checkliste. Diese wird in Rücksprache und in Zusammenarbeit mit dem Patienten, seinen behandelnden (Dialyse-)Ärzten und dem Transplantationszentrum „abgearbeitet".

Neben der **Reduktion von Übergewicht** und dem **Einstellen des Nikotinabusus** sind folgende Aspekte wichtig:

Tab. 9.1 Indikationen für eine Nierentransplantation (Deutschland 2023, Anzahl der häufigsten ICD-10-Hauptdiagnosen bei Neuanmeldung)

Indikation	ICD-10	Anzahl
Zystische Nierenkrankheit	Q61	422
Chronisches nephritisches Syndrom	N03	398
Chronische Nierenkrankheit	N18	367
Primär insulinabhängiger Diabetes mellitus (Typ-1-Diabetes)	E10	181
Hypertensive Nierenkrankheit	I12	163
Nephrotisches Syndrom	N04	140
Rezidivierende und persistierende Hämaturie	N02	43
Sonstige näher bezeichnete angeborene Fehlbildungssyndrome mit Beteiligung mehrere Systeme	Q87	39
Sonstige nekrotisierende Vaskulopathien	M31	38
Sonstige Krankheiten der Niere		508

Bei einem Patienten sind mehrere Diagnosen möglich. Insgesamt 55 Hauptdiagnosen bei 2299 Fällen.
Quelle: Eurotransplant
Stabsstelle Statistik, Januar 2024

9

Nachweis der kardiopulmonalen Operationsfähigkeit

Neben EKG, Belastungs-EKG und Echokardiografie (Koronar- und/oder Herzinsuffizienz, Klappenvitium?) sollte bei kardial vorgeschädigten Patienten, bei Patienten > 50 J. sowie grundsätzlich bei Diabetikern eine Stressechokardiografie und ggf. auch Koronarangiografie durchgeführt werden. Im Einzelfall kann dies dazu führen, dass sich ein Patient vor der Anmeldung zur Transplantation erst noch einer Dilatation oder Bypassoperation unterziehen muss. Bei entsprechendem Vitium wird ggf. eine Herzklappenoperation erforderlich sein.

Da kardiovaskuläre Erkrankungen die wichtigste Ursache für die Mortalität nach Nierentransplantation sind, ist eine sorgfältige Vorbereitung unabdingbar. Bei Vorliegen einer obstruktiven Atemwegserkrankung (Asthma) werden eine Überprüfung und Optimierung der Lungenfunktion angestrebt. In Abhängigkeit der Befunde müssen diese Untersuchungen in regelmäßigen Abständen aktualisiert werden, da sich während der normalen Wartezeit auf der Liste (derzeit zwischen 7 und 8 J.) Befundkonstellationen verändern können. Auch hierfür liegen meist zentrumsspezifische Standards vor.

Urologische Abklärung des Patienten

- Ausschluss eines **Blasenrefluxes:**
  - Bei einem **Low-pressure-Reflux** entsteht bereits bei normaler Blasenfüllung ein Rückstau von Urin (bzw. beim anurischen Patienten von Kontrastmittel) in den Harnleiter. Hier wird die Nephrektomie der betroffenen Seite **vor der Transplantation** durchgeführt.
  - Bei einem **High-pressure-Reflux** kommt es erst bei der Kontraktion der Blasenmuskulatur zum Rückstau von Urin in den Harnleiter. In diesem Fall erfolgt die Nephrektomie erst im Zuge der Transplantation.
  - In beiden Fällen ist es zwingend notwendig, mit der Niere auch den gesamten Harnleiter zu entfernen und die Blase am entsprechenden Ostium operativ zu verschließen. Andernfalls kommt es nach erfolgreicher Nierentransplantation zu einem Rückstau von Urin in den Harnleiterstumpf. Eine chronische Keimbesiedlung in diesem „Blindsack“ führt zu einer Infektionsgefährdung des Transplantats.
- Die **Nephrektomie** einer **Zystenniere** wird nur bei besonders großen Organen mit Einblutungen in die Zysten vor der Transplantation empfohlen (Infektionsrisiko!).
- Screening nach anderen urologischen Erkrankungen durch:
  - **Zystoskopie:** Entzündung, Stein, Divertikel oder Restharn?
  - **Sonografie:** Tumor, Stein, Papillen- oder Gefäßverkalkungen?
  - **Mikroskopische Untersuchung des Mittelstrahlurins** bzw. bei Anurie der Blasenspülflüssigkeit zum Ausschluss von Zelldysplasien. Dies ist besonders bei Patienten mit Analgetikanephropathie wichtig. Hier kommt es in etwa 7 % der Fälle zu einer Krebserkrankung der ableitenden Harnwege. Um diesem Risiko zu entgehen, führen manche Transplantationschirurgen bei dieser Patientengruppe die einseitige prophylaktische Nephrektomie noch vor der Transplantation durch. Die zweite Niere wird dann bei der Transplantation entfernt.

Ausschluss chronischer Entzündungen (bakteriell/viral)

Die nach der Transplantation erforderliche Immunsuppression schwächt auch die körpereigene Abwehr. Daher ist es notwendig, potenzielle Infektionsherde vor der Transplantation zu erkennen und zu sanieren. Dazu gehören:

- Zähne, die Karies oder einen Eiterherd aufweisen.
- Chronische Entzündungen von Nasennebenhöhlen, Bronchien, Mandeln und Mittelohr.
- Im Einzelfall wird selbst bei asymptomatischer Cholezystolithiasis zur Cholezystektomie bzw. zur endoskopischen Steinentfernung geraten. Die steintragende Gallenblase weist erfahrungsgemäß eine entzündliche Schleimhautreaktion auf, die unter Immunsuppression „aufflammen“ kann. Ähnliches gilt für Darmdivertikel insbesondere nach Divertikulitiden.
- Eine chronisch erosive Gastroduodenitis tritt bei Dialysepatienten infolge der urämischen Stoff-

wechsellage sowie des sekundären Hyperparathyreoidismus häufiger auf. Eine solche Gastroduodenitis muss vor einer Transplantation klinisch und ggf. gastroskopisch ausgeschlossen bzw. therapiert werden. Andernfalls wird die Entstehung eines Magen- oder Duodenalulkus unter der Immunsuppression begünstigt.

Bezüglich viraler Infekte wird der **Antikörperstatus** des Patienten aktualisiert. Besondere Beachtung findet hierbei neben Hepatitis B und C das **Zytomegalievirus (CMV).** Dieses Virus führt in bis zu 50 % der Fälle nach der Transplantation zu einer Infektion. Dies geschieht durch die Transplantation eines CMV-positiven Organs auf einen CMV-negativen Empfänger oder durch Reaktivierung einer früher durchgemachten Infektion des Empfängers infolge der Immunsuppression. Die nach einer Transplantation auftretende CMV-Infektion kann in der Hälfte der Fälle zu einer schweren, unter Umständen vital bedrohlichen Erkrankung führen und auch die Abstoßung des Transplantats zur Folge haben. Daher wird unter Beachtung des Antikörperstatus das Risikoprofil des Patienten ermittelt und bei Bedarf eine Prophylaxe mit Virustatika und/oder Immunglobulinen vorgenommen. Besonders gefährdet sind hierbei CMV-negative Transplantatempfänger, die ein Organ von einem CMV-positiven Spender erhalten haben (CMV-Risikokonstellation), oder Patienten, die wegen immunologischer Risiken ein aggressiveres Induktionsschema erhalten müssen. Durch eine Prophylaxegabe von antiviralen Medikamenten können allerdings gerade in Kombination mit der Immunsuppression schwere Leukopenien auftreten, sodass die prophylaktische Gabe gegen das Leukopenierisiko abgewogen werden muss. Hier bestehen ebenfalls zentrumsspezifische Unterschiede, bei Risikokonstellationen ist allerdings immer eine Prophylaxe zu empfehlen.

Ausschluss von Tumoren

Durch die klinische Ganzkörperuntersuchung des Patienten, durch Blutuntersuchungen und bildgebende Verfahren werden vor der Anmeldung zur Transplantation Tumoren des Brust- und Bauchraums sowie des Verdauungs- und des Urogenitaltrakts ausgeschlossen. Die angewandten bildgebenden Verfahren sind die Abdomenleeraufnahme, die Abdomensonografie sowie im Einzelfall die Compu-

Tab. 9.2 Transplantationsrelevante Voruntersuchungen

Untersuchungen zur Vorbereitung auf die Transplantation	
Anamnese	
• Spezielle Anamnese • Eigenanamnese • Familienanamnese	
Klinischer Untersuchungsbefund	
Kardiologische und angiologische Untersuchungen	• Röntgen Thorax • EKG • Echokardiografie, Lungenfunktionsprüfung • Koronarangiografie bei Patienten > 50 J. und bei Diabetikern • Doppler-Sonografie (Kopf-, Becken-, Beingefäße) • Ggf. Stressechokardiografie/Myokardszintigrafie
Urologische Untersuchungen	• Ggf. Ureterozystoskopie • Ggf. Blasenmanometrie • Sonografie • Prostatauntersuchung (Männer ≥ 45 J.)
Untersuchungen zum Ausschluss von Entzündungsherden	• Zahnärztliche Untersuchung • Röntgen der NNH und HNO-Untersuchung • Oberbauchsonografie • Ggf. Gastroskopie • Bei Frauen gynäkologische Untersuchung

Tab. 9.2 Transplantationsrelevante Voruntersuchungen *(Forts.)*

Untersuchungen zur Vorbereitung auf die Transplantation	
Laborchemische Untersuchungen	• HIV • CMV-IgG, -IgM • Herpes • Epstein-Barr-Virus-Antikörper • Hepatitis-B-Antigen, Hepatitis-C-Antigen bzw. Hepatitis-Antikörper • Candida-Antikörper • Urinstatus, Urinkultur
Laboruntersuchungen	• Quick, PTT • Parathormon • HbA_{1c} (bei Diabetikern) • Kreatinin, Harnstoff • Blutbild, Differenzialblutbild • Na, K, Ca, Cl, anorg. P • Bilirubin, GOT, GPT, γ-GT, AP • Cholesterin, Triglyzeride • Amylase, Lipase • Gesamteiweiß, Elektrophorese • Blutzucker • Tumormarker (≥ 50. Lj.) bei entsprechender Anamnese in der Vorgeschichte • Antikörperstatus bei immunisierten Patienten: insbesondere donorspezifische Antikörper bei Lebendspende (➤ Kap. 9.2.2)

tertomografie. Sie gewähren gleichzeitig einen Überblick über den abdominalen Gefäßstatus des Patienten. Dieser ist im Hinblick auf mögliche Verkalkungen der zu anastomosierenden Gefäße bedeutungsvoll. Zu möglichen Voruntersuchungen für die Aufnahme auf die Warteliste ➤ Tab. 9.2.

9.2 Immunologische Aspekte der Nierentransplantation

In immungenetischer Hinsicht ist jeder Mensch durch die Beschaffenheit der Moleküle seiner Zellmembranen einmalig (Ausnahme: eineiige Zwillinge).

Diese Moleküle werden als HLA-Moleküle (**Hu**man **L**eukocyte **A**ntigen) oder auch als Transplantationsantigene bezeichnet. Sie bestehen aus polymorphen Glykoproteinen und kommen auf jeder Zelle vor. Zusammen mit dem AB0-Blutgruppensystem sind sie die Träger der biologischen Identität. Gegen sie richtet sich bei einer Organtransplantation die Abwehrreaktion des Empfängerorganismus. Die HLA-Moleküle werden von Genen codiert, die sich innerhalb des Major Histocompatibility Complex (MHC) auf dem kurzen Arm des Chromosoms 6 befinden. Neben ihnen als den Hauptantigenen sind noch weitere Transplantationsantigene bekannt, sog. Minor-Histocompatibility-Complex-Antigene, die jedoch nur eine schwache Immunreaktion hervorrufen und daher bei einer Transplantation weniger bedeutungsvoll sind.

9.2.1 Struktur und Klassifizierung der HLA-Antigene

Die HLA-Antigene werden in zwei verschiedenen Klassen codiert, die sich in ihrer Struktur voneinander unterscheiden:

- **HLA-Antigene Klasse I:** Sie bestehen aus jeweils zwei miteinander assoziierten Proteinketten, einer schweren polymorphen („vielgestaltigen") α-Kette und einer leichten β_2-Mikroglobulin-Kette. HLA-Antigene der Klasse I kommen auf der Oberfläche von allen kernhaltigen Zellen vor. Es gibt drei verschieden schwere Ketten: HLA-A, HLA-B und HLA-C, die jeweils von einem anderen Gen auf Chromosom 6 codiert werden. Nur die schwere α-Kette ist in ihrem extrazellulären Anteil „polymorph". Die HLA-Antigene der Klasse I können serologisch, biochemisch oder molekularbiologisch bestimmt werden

- **HLA-Antigene Klasse II:** Sie kommen nur auf immunkompetenten Zellen (z. B. B-Zellen, Makrophagen) vor und bestehen aus den etwa gleich schweren α- und β-Ketten, die durch zwei auf Chromosom 6 nebeneinanderliegenden Genen codiert werden. Auch bei den HLA-Antigenen der Klasse II unterscheidet man drei verschiedene Strukturen: HLA-DR, HLA-DQ und HLA-DP. Im Gegensatz zu den Klasse-I-Antigenen besitzen beide Ketten polymorphe Anteile. Die HLA-Antigene der Klasse II können neben der serologischen Bestimmung inzwischen auch überwiegend molekularbiologisch bestimmt werden.

Die **polymorphe Region** ist das biologische Substrat für die immungenetische Identität jedes Menschen. Bisher konnten über 20 HLA-A-Antigene (z. B. A_1, A_2) und HLA-DR-Antigene (z. B. DR_1, DR_4) sowie über 60 HLA-B-Antigene (z. B. B_7, B_8) identifiziert und nach internationaler Klassifizierung nummeriert werden.

Durch die Anwendung der molekularbiologischen Bestimmung der Antigene kann die Bestimmungszeit von früher vier bis sechs Stunden deutlich reduziert werden. Dies hat gerade bei der „akuten" Gewebetypisierung des Organspenders eine große Bedeutung für eine schnelle Vermittlungsentscheidung und Transplantation.

9.2.2 Gewebetypisierung

MERKE
Für die Anmeldung des Dialysepatienten zur Nierentransplantation wird eine **Gewebetypisierung** durchgeführt, d. h., es werden seine HLA-Antigene bestimmt.

Liegt die Gewebetypisierung vor und befindet sich der Patient auf der Warteliste zur Nierentransplantation, wird zusätzlich vierteljährlich eine Blutuntersuchung zur **Bestimmung möglicher zytotoxischer** Antikörper durchgeführt.

Im Falle der Nierentransplantation vom postmortalen Spender umfasst die klinische **Überprüfung der Gewebeverträglichkeit** (Histokompatibilität) zwischen Spender und Empfänger v. a. zwei Komponenten:

- **Bestimmung der HLA-Antigene des Spenders** und **Vergleich mit** den im Vorfeld bestimmten **HLA-Antigenen des Empfängers.** Für eine erfolgreiche Transplantation sollte eine möglichst hohe Übereinstimmung der HLA-DR-, HLA-B- und HLA-A-Antigene von Spender und Empfänger vorliegen (Nennung hier in der Reihenfolge ihrer Priorität der Übereinstimmung). Im Idealfall einer vollständigen Übereinstimmung spricht man von einer „Full-House-Niere". Mit zunehmender Kenntnis einer gezielten Immunsuppression sowie der Entwicklung neuer Immunsuppressiva ist es jedoch möglich geworden, ein gutes Transplantationsergebnis auch bei geringerer Übereinstimmung zu erzielen, d. h. bei Vorliegen von einem bis zu mehreren sog. „Mismatches". Es liegt aber ein klarer Zusammenhang zwischen der Zahl der Mismatches und dem Transplantatüberleben vor.
- Die **Durchführung eines Cross-Match** (Verträglichkeitsprobe). Die Probe dient der Bestimmung möglicher gegen das Spenderorgan gerichteter vorbestehender zytotoxischer Antikörper. Bei einem Cross-Match werden Spenderlymphozyten mit Empfängerserum inkubiert. Das Ergebnis ist positiv, wenn mehr als 20 % der Spenderlymphozyten vom Empfängerserum zerstört werden. Ein positives Cross-Match stellt wegen der Gefahr der hyperakuten Abstoßung eine absolute Kontraindikation zur Nierentransplantation dar! Für die Cross-Match-Untersuchung werden die Seren der Empfänger in bestimmten immunologischen Laboren gelagert und i. d. R. alle drei Monate gegen neues Serum ausgetauscht. Im Fall einer Organspende können dann Zellen des Spenders aus peripherem Blut, der Milz oder den Lymphknoten sehr schnell gegen das Serum der ermittelten Empfänger getestet werden. Unter bestimmten Konstellationen, z. B. wenn der Empfänger nach der letzten Serumabgabe Blutkonserven erhalten hat, wird ein aktuelles Cross-Match durchgeführt, d. h., es wird aktuell Serum des Empfängers abgenommen und gegen die Spenderzellen getestet.

9.3 Transplantationsgesetz

MERKE

Das Transplantationsgesetz (TPG) ist am 1. Dezember 1997 in Kraft getreten. Es hat einen sicheren Rechtszustand geschaffen und bietet eine klare rechtliche Grundlage für Organspende, Organentnahme und Organübertragung. Durch das am 1. August 2007 in Kraft getretene Gewebegesetz ist das Transplantationsgesetz an vielen Stellen geändert worden.

Das TPG schließt Missbrauch aus und sorgt für Transparenz und Chancengleichheit unter den Empfängern. Am 1. November 2012 wurde die Entscheidungslösung in Deutschland eingeführt und ersetzt nun die bisherige erweiterte Zustimmungslösung zur Organspende. Jeder Bundesbürger soll die eigene Bereitschaft zur Organspende auf der Grundlage fundierter Informationen prüfen und schriftlich festhalten. Der Wille des Verstorbenen zu Lebzeiten hat Vorrang. Ist er nicht schriftlich dokumentiert, entscheiden die Angehörigen auf Grundlage des mutmaßlichen Willens des Verstorbenen.

Ziel des Gesetzes ist es, die Bereitschaft zur Organspende in der Bevölkerung zu fördern (§ 1 Abs. 1 TPG). Das TPG gilt für die Spende und Entnahme von menschlichen Organen oder Geweben zum Zwecke der Übertragung sowie für die Übertragung der Organe oder der Gewebe einschließlich der Vorbereitung (§ 1 Abs. 2 TPG). Da die Umsetzung der Geweberichtlinie differenzierte Regelungen für Organe und Gewebe erfordert, werden Organe und Gewebe getrennt aufgeführt. Durch die richtlinienkonforme Definition des Gewebebegriffs erweitert sich der Anwendungsbereich des TPG auf Knochenmark, embryonale und fötale Organe und Gewebe sowie menschliche Zellen.

Dies gilt nicht für Gewebe, die innerhalb ein und desselben chirurgischen Eingriffs einer Person entnommen und auf diese rückübertragen werden (autologe Transplantation) und nicht für Blut und Blutbestandteile (§ 1 Abs. 3 TPG).

Die Regelungen zur Organisation der Organspende beziehen sich weiterhin nur auf die „vermittlungspflichtigen Organe“, die jetzt in § 1a, Nr. 2 definiert sind und unverändert Herz, Lunge, Leber, Niere, Bauchspeicheldrüse und Darm umfassen.

Die aus den drei klar voneinander zu trennenden Bereichen des Transplantationswesens resultierenden Aufgaben werden einer Koordinierungsstelle für die Organentnahme, einer Vermittlungsstelle für die Organvermittlung und den Transplantationszentren für die Organübertragung zugewiesen.

9.3.1 Postmortale Organspende

Die postmortale Entnahme von Organen und Geweben setzt den festgestellten Hirntod des Organspenders und dessen Einwilligung in die Organspende voraus oder ggf. die Zustimmung anderer Personen. Der Hirntod des potenziellen Organspenders muss durch zwei dafür qualifizierte Ärzte in unabhängigen Untersuchungen nach Verfahrensregeln, die dem Stand der Erkenntnisse der medizinischen Wissenschaft entsprechen, festgestellt werden (§ 5 TPG). Maßgeblich sind hier die Richtlinien der Bundesärztekammer, insbesondere zur Feststellung des Hirntodes. Die Ärzte, die den Verstorbenen unabhängig voneinander untersucht haben, dürfen mit einer nachfolgenden Entnahme und Transplantation nichts zu tun haben.

Die Entnahme von Organen und Geweben kann bei festgestelltem Tod nur dann erfolgen, wenn eine entsprechende Zustimmung hierfür vorliegt. Dies kann die zu Lebzeiten schriftlich oder mündlich erteilte Einwilligung des Organspenders selbst sein (§ 3 TPG). Wenn dem Arzt jedoch weder eine schriftliche Einwilligung noch ein schriftlicher Widerspruch des möglichen Organspenders vorliegt, hat er dessen nächsten Angehörigen zu befragen (§ 4 TPG). Wer zu diesem Kreis gehört, ist im TPG klar in folgender Rangfolge definiert. Dies sind: 1. Ehegatte oder eingetragener Lebenspartner; 2. die volljährigen Kinder; 3. die Eltern oder der Sorgeinhaber; 4. die volljährigen Geschwister und 5. die Großeltern (§ 1a, Nr. 5 TPG). Die Angehörigen haben bei ihrer Entscheidung den mutmaßlichen Willen des Verstorbenen zu beachten. Das Gesetz sieht sie hierzu nur dann in der Lage, wenn sie in den letzten 2 Jahren persönlichen Kontakt mit dem Verstorbenen hatten.

Ziel des Transplantationsgesetzes ist es nicht nur, die Interessen und Rechte der Patienten und der behandelnden Ärzte rechtlich abzusichern, sondern insbesondere auch die des Spenders zu schützen. Dementsprechend gebietet § 6 TPG die Achtung der Würde des Verstorbenen während und nach der Organentnahme.

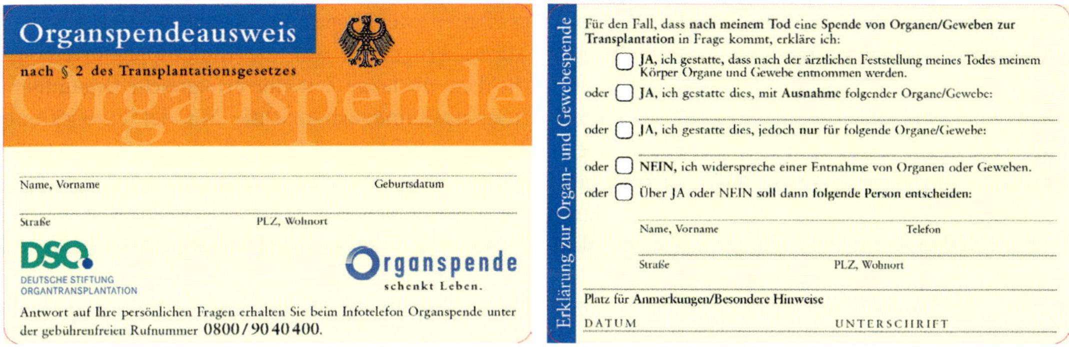
Organspendeausweis
nach § 2 des Transplantationsgesetzes
Organspende
Name, Vorname Geburtsdatum
Straße PLZ, Wohnort
DSO DEUTSCHE STIFTUNG ORGANTRANSPLANTATION
Organspende schenkt Leben.
Antwort auf Ihre persönlichen Fragen erhalten Sie beim Infotelefon Organspende unter der gebührenfreien Rufnummer 0800/90 40 400.

Erklärung zur Organ- und Gewebespende
Für den Fall, dass nach meinem Tod eine Spende von Organen/Geweben zur Transplantation in Frage kommt, erkläre ich:
☐ JA, ich gestatte, dass nach der ärztlichen Feststellung meines Todes meinem Körper Organe und Gewebe entnommen werden.
oder ☐ JA, ich gestatte dies, mit Ausnahme folgender Organe/Gewebe:
oder ☐ JA, ich gestatte dies, jedoch nur für folgende Organe/Gewebe:
oder ☐ NEIN, ich widerspreche einer Entnahme von Organen oder Geweben.
oder ☐ Über JA oder NEIN soll dann folgende Person entscheiden:
Name, Vorname Telefon
Straße PLZ, Wohnort
Platz für Anmerkungen/Besondere Hinweise
DATUM UNTERSCHRIFT

Abb. 9.2 Eine Möglichkeit, die Einwilligung für eine postmortale Organspende zu erteilen, ist ein Organspendeausweis [W162]

Da in den Jahren 2007–2011 die Organspendebereitschaft in Deutschland eine deutlich rückläufige Tendenz hatte, hat der Gesetzgeber mit der Einführung der Entscheidungslösung reagiert. Diese umfasst nun, dass jede krankenversicherte Person ab Vollendung des 16. Lebensjahres zukünftig von der Krankenkasse bzw. dem Versicherungsunternehmen wiederholt angeschrieben und zu einer freiwilligen Entscheidung zur Organ- und Gewebespende aufgefordert wird. Um diese Entscheidung dokumentieren zu können, stellen die Krankenkassen bzw. Versicherungsunternehmen kostenlos Organspendeausweise zur Verfügung (➤ Abb. 9.2). Aktuell wird die Einführung einer doppelten Widerspruchslösung politisch diskutiert.

9.3.2 Organisation der Organtransplantation

Zur Organisation der Organspende sieht das Gesetz eine Koordinierungsstelle vor und verpflichtet die Transplantationszentren und anderen Krankenhäuser zur Zusammenarbeit mit dieser (§ 11 TPG). Wichtigster Punkt im Rahmen dieser Zusammenarbeit ist die gesetzlich verankerte Verpflichtung der Transplantationszentren und anderer Krankenhäuser zur Mitteilung möglicher Spender. Der Gesetzgeber sieht hier zu Recht die entscheidende Voraussetzung dafür, dass die vorhandenen Möglichkeiten zur Organspende künftig besser wahrgenommen werden können. Aufgrund der Geweberichtlinie ist § 11 TPG ebenfalls ergänzt worden; mit dem Ziel, die Transplantationszentren, Krankenhäuser und die Koordinierungsstelle auch bei der Entnahme von Geweben zur Zusammenarbeit zu verpflichten. Es soll gewährleistet werden, dass eine Gewebeentnahme und die Entnahme vermittlungspflichtiger Organe im Interesse der Angehörigen zeitlich koordiniert wird. Dabei hat nach der neu eingefügten Regelung des § 9 Abs. 3 TPG die mögliche Übertragung vermittlungspflichtiger Organe jedoch Vorrang vor der Entnahme von Geweben.

Neben der Organisation der Organspende ist der Koordinierungsstelle als weitere wesentliche Aufgabe die Unterstützung der Krankenhäuser und der Transplantationszentren bei Maßnahmen der Qualitätssicherung und die regelmäßige Unterrichtung der Öffentlichkeit zugewiesen worden. Die Funktion der Koordinierungsstelle wurde im Jahr 2000 der Deutschen Stiftung Organtransplantation (DSO) übertragen.

Das Transplantationsgesetz hat die Aufgaben im Bereich der Transplantationsmedizin auf drei Institutionen verteilt und somit klar getrennt. Im Sinne der zeitlichen Reihenfolge einer Organspende agiert nach der Koordinierungsstelle die Vermittlungsstelle (§ 12 TPG). Mit dieser Aufgabe wurde im Jahr 2000 Eurotransplant mit Sitz im niederländischen Leiden beauftragt. Die Vermittlungsstelle ist nach dem Transplantationsgesetz ebenso wie die Koordinierungsstelle nur für vermittlungspflichtige Organe zuständig. Sie muss insbesondere gewährleisten, dass die Organvermittlung nach den Vorschriften des Gesetzes erfolgt. Die dritte und für den Transplantatempfänger sichtbarste Säule innerhalb der Transplantationsmedizin bilden die Transplantationszentren selbst (§ 10 TPG). Diese müssen nach § 108 SGB V zugelassen sein. Die Organe sind nach §§ 12 Abs. 3 und 16 TPG nach von der Bundesärztekammer festgestellten Regeln zu vermitteln, insbe-

9

sondere nach Erfolgsaussicht und Dringlichkeit. Die Wartelisten der Transplantationszentren werden bei der Vermittlung als eine einheitliche Warteliste für jedes Organ behandelt. Die Transplantationszentren sind verpflichtet, Wartelisten zu führen, Organübertragungen zu dokumentieren, Patienten nach der Organübertragung psychisch zu betreuen und eine Qualitätssicherung zu betreiben, die einen Vergleich mit anderen Transplantationszentren erlaubt.

Auch für die Führung der Wartelisten hat die Bundesärztekammer entsprechende Richtlinien festgelegt. Der behandelnde Arzt (Nephrologe, Internist) ist nach § 13 Abs. 3 TPG verpflichtet, seine Patienten nach schriftlicher Einwilligung unverzüglich an ein Transplantationszentrum zu melden, wenn die medizinischen Voraussetzungen dafür vorliegen. Das Transplantationszentrum hat nach § 10 Abs. 2 TPG unverzüglich über die Aufnahme in die Warteliste zu entscheiden. Über die Aufnahme auf die Warteliste entscheidet in jedem Zentrum eine wöchentlich tagende Transplantationskonferenz, die aus Nephrologen, Transplantationschirurgen und einer vom Krankenhausvorstand bestimmten weiteren Fachdisziplin (z. B. Gerichtsmedizin) besteht. In dieser Konferenz werden sowohl aktuelle Veränderungen im Wartelistenstatus der Patienten als auch die umgesetzten Transplantationen bzw. die abgelehnten Organangebote diskutiert und dokumentiert.

9.3.3 Gesetzliche Regelung zur Lebendspende

Nach der postmortalen Organspende hat das Gesetz auch eine Regelung für die Zulässigkeit der Lebendspende vorgesehen (§ 8 TPG). Die Lebendspende, die zwischen fremden Personen nicht mehr zulässig ist, soll jedoch subsidiär bleiben. So ist eine Lebendspende nur dann zulässig, wenn zur Zeit der Übertragung das Organ eines postmortalen Organspenders nicht zur Verfügung steht. Als Lebendspender kommen nur volljährige und einwilligungsfähige Personen in Betracht, die dem Patienten verwandtschaftlich oder in sonstiger Weise besonders verbunden sind. Im Bereich der Lebendspende wurde die kontrovers diskutierte Frage aufgeworfen, ob die sog. Überkreuz-Lebendspende (Cross-over-Spende) zwischen zwei Ehepaaren zulässig ist. Der Grund für dieses Programm war die Blutgruppenunverträglichkeit, die lange Zeit eine erfolgreiche Organübertragung unmöglich machte. Mit der Entwicklung neuer, spezieller Vorbehandlungsverfahren ist die Organspende aber auch über die Blutgruppenbarriere hinweg möglich.

Weitere Voraussetzung einer Lebendspende ist u. a. – neben einer umfassenden Aufklärung der Spender – die Bereitschaft von Spender und Empfänger, an ärztlichen Nachbetreuungen teilzunehmen. Außerdem muss eine auf Länderebene gebildete Kommission zur Lebendspende vorab die Freiwilligkeit der Spende und das Fehlen kommerzieller Motive feststellen.

Der Handel mit Organen oder Geweben ist nach § 17 TPG verboten und gemäß § 18 TPG unter Strafe gestellt. Als Handel im Sinne dieser Vorschrift kann bereits das ernsthafte Angebot zum Verkauf eines Organs, z. B. im Internet, gewertet werden. Im Jahr 2017 betrug der Anteil der Nierenlebendspenden an der Nierentransplantation 29 %.

9.4 Die Organspende

Grundvoraussetzung für die rechtzeitige und lebensverbessernde Transplantation ist ein Organ, das zum richtigen Zeitpunkt zur Verfügung steht. Im Jahr 2017 ist die Anzahl der postmortalen Organspender pro 1 Million Einwohner auf 9 gefallen und so konnte in Deutschland nur einem Teil der auf den verschiedenen Wartelisten stehenden Patienten mit einer Transplantation geholfen werden. Im Vergleich dazu gibt es in Österreich mehr als 23 Organspender pro 1 Million Einwohner. Spanien steht europaweit mit fast 50 Organspendern pro 1 Million Einwohner an der Spitze.

In Deutschland gibt es rund 1300 Krankenhäuser mit Intensivstationen, die einen möglichen Organspender melden können. Gemäß einer neuen Klassifizierung werden alle Krankenhäuser seit dem Jahr 2006 in die Kategorien A, B und C eingeteilt. Die Gruppe A besteht aus Universitätskliniken, die Gruppe B umfasst alle Krankenhäuser mit dem Fachgebiet Neurochirurgie. Zur größten Gruppe C gehören alle Krankenhäuser mit Intensivstation ohne Fachgebiet Neurochirurgie. Die neue Einteilung dient der bundesweiten Vergleichbarkeit der Organspendeergebnisse in Krankenhäusern.

Entscheidend ist, dass alle möglichen Organspender rechtzeitig erkannt werden und die erforderlichen medizinischen und organisatorischen Schritte eingeleitet werden, bevor es zum Kreislaufzusammenbruch des beatmeten Patienten kommt.

MERKE
Ein wichtiger Schlüssel zur Steigerung der Organspenderate liegt in der erhöhten Teilnahmebereitschaft der Krankenhäuser.

Der Gesetzgeber sieht die Organspende als eine gemeinschaftliche Aufgabe der Gesellschaft an und hat dies sehr deutlich im Transplantationsgesetz zum Ausdruck gebracht (➤ Kap. 9.3). Mit Einführung der Entscheidungslösung wurde auf eine höhere Spendebereitschaft gehofft. Diese blieb jedoch aus, sodass aktuell die Einführung der doppelten Widerspruchslösung diskutiert wird. Gleichzeitig wurden eindeutig definierte Voraussetzungen für die Organspende genannt, die den im Folgenden beschriebenen **Ablauf** vorgeben.

9.4.1 Der Hirntod

Im umgangssprachlichen Gebrauch versteht man unter dem Tod eines Menschen den irreversiblen Stillstand seiner Herz-Kreislauf-Funktion. Der eingetretene Tod wird von einem Arzt festgestellt und durch einen Totenschein dokumentiert, wobei das Vorhandensein der sog. sicheren Todeszeichen (Leichenstarre, Totenflecken, Fäulniszeichen) einen Rückschluss auf den Todeszeitpunkt erlaubt.

Eine Folge der intensivmedizinischen Behandlung kann sein, dass durch die künstliche, apparative Beatmung und Ernährung eines Schwerstkranken seine Herz- und Atemfunktion sowie seine Stoffwechselvorgänge aufrechterhalten werden, obwohl sein Gehirn schon tot ist. Damit wird ein Zustand beschrieben, in dem die Durchblutung und damit die Sauerstoffversorgung des Gehirns infolge einer primären oder sekundären Hirnschädigung dauerhaft unterbrochen wurden und so zum Absterben des Gehirns geführt haben. Ein solcher Zustand konnte erst seit der Entwicklung von Beatmungsmaschinen vor über 40 Jahren beobachtet werden. Er wurde 1959 erstmals von französischen Wissenschaftlern als „Coma depassé" (irreversibles Koma) beschrieben und führte sehr rasch zu der Fragestellung: Handelt es sich bei einem Schwerstkranken im irreversiblen Koma überhaupt noch um einen lebenden Menschen oder bereits um einen Toten?

Die Beantwortung dieser Frage hat eine immense Bedeutung: Im einen Fall erfordert sie die intensivmedizinische Weiterbehandlung bis zum Eintreten des Herzstillstands, im anderen Fall zieht sie das Abstellen aller medizintechnischen Geräte nach sich, da sich die Behandlung eines Toten verbietet.

Mit der Einführung des Begriffs „Hirntod" als einem Todeskriterium wurde diese Frage 1968 erstmals von einer Kommission von Ärzten, Juristen, Ethikern und Theologen der amerikanischen Harvard-Universität dahingehend entschieden, dass es sich bei einem hirntoten Patienten um einen Leichnam handelt. Gleichzeitig wurden diejenigen Kriterien, bei deren Vorliegen man von „Hirntod" spricht, eindeutig formuliert. Sie haben heute noch Gültigkeit und bestehen in der **Symptomtrias**

- Koma,
- Hirnstamm-Areflexie und
- Verlust des Atemantriebs (Apnoe)

sowie dem Nachweis der **Irreversibilität** dieser Symptome.

Im Transplantationsgesetz wird die sichere Feststellung des Hirntodes als unabdingbare Voraussetzung für eine Organspende vorgeschrieben. Die Regeln, die zur Feststellung des Todes gelten, werden durch die Bundesärztekammer erstellt und müssen „dem aktuellen Stand der Erkenntnisse der medizinischen Wissenschaft entsprechen". In den „Richtlinien zur Feststellung des Hirntodes" (zuletzt dritte Fortschreibung 1997) finden sich neben der Definition des Hirntodes auch die verpflichtenden Entscheidungsgrundlagen für die verantwortlichen Ärzte.

MERKE
Der Hirntod wird als Zustand der irreversibel erloschenen Gesamtfunktion des Großhirns, des Kleinhirns und des Hirnstamms definiert. Dabei kann durch kontrollierte Beatmung die Herz- und Kreislauffunktion künstlich aufrechterhalten werden.

9.4.2 Durchführung der Hirntoddiagnostik

Für die Diagnostik des Hirntodes gelten folgende Bestimmungen:

- Die Diagnostik muss von zwei jeweils dafür qualifizierten Ärzten durchgeführt werden.
- Im Falle einer möglichen Organspende dürfen die beiden Gutachter weder in die Organentnahme noch in das Transplantationsgeschehen involviert sein. Sie dürfen auch nicht der Weisung von beteiligten Ärzten unterstehen.

MERKE

Die Feststellung des Hirntodes erfolgt nach einem dreistufigen Diagnoseschema:
1. Voraussetzungen prüfen
2. Untersuchung klinischer Symptome
3. Nachweis der Irreversibilität

Die gesamte Diagnostik muss in einem standardisierten Protokoll festgehalten werden.

Voraussetzungen

Es werden die Voraussetzungen geprüft, unter denen die Hirntoddiagnostik bei dem intensivmedizinisch betreuten Patienten durchgeführt werden darf. Dazu gehören:

- Das Vorliegen einer akuten schweren primären oder sekundären Hirnschädigung
- Der Ausschluss von Diagnosehindernissen

MERKE

Primäre Hirnschädigung: Hierunter versteht man eine Schädigung, die das Gehirn direkt und unmittelbar betrifft, z. B.
- Schweres Schädel-Hirn-Trauma
- Zerebrale Blutung oder Durchblutungsstörungen
- Entzündung oder Tumor

Wenn die primäre Schädigung das Großhirn betrifft, spricht man von einer **supratentoriellen** Hirnschädigung. Sind das Kleinhirn und/oder der Hirnstamm betroffen, handelt es sich um eine **infratentorielle Hirnschädigung.**

MERKE

Sekundäre Hirnschädigung: Diese entsteht indirekt durch einen Sauerstoffmangel des Gehirns als Folge schwerer peripherer Funktionsstörungen, z. B.:
- Schäden des Herz-Kreislauf-Systems (Kreislaufstillstand und erfolglose Reanimation)
- Schäden der Atmung (Tod durch Ersticken)
- Stoffwechselentgleisungen (diabetisches Koma, exogene Vergiftungen)

Bei der Diagnostik des Hirntodes wird die zerebrale Funktionsleistung des intensivmedizinisch betreuten Patienten geprüft. Vor Beginn dieser Diagnostik müssen deswegen sog. **Diagnosehindernisse** ausgeschlossen werden. Dies sind Schädigungen bzw. Noxen, die den beobachteten zerebralen Funktionsverlust zwar auslösen, dabei aber prinzipiell noch therapierbar sein könnten, z. B.:

- Exogene Vergiftung einschließlich sedierender und/oder relaxierender Medikamente
- Primäre Hypothermie
- Stoffwechselentgleisungen (metabolisches oder endokrines Koma)
- Kreislaufschock

Untersuchung klinischer Symptome

Sind schwere primäre oder sekundäre Hirnschädigungen erkannt und alle anderen Ursachen ausgeschlossen, kann mit der klinischen Untersuchung begonnen werden.

Die Symptomtrias Koma, Hirnstamm-Areflexie, Verlust der Spontanatmung muss durch klinische Untersuchungen eindeutig feststellbar sein.

Das **Koma** wird als ein Zustand definiert, in dem der Patient jegliche hirnbedingte Reaktion auf äußere Reize vermissen lässt (Non-responsiveness), keine spontanen Laute äußert oder gezielte Bewegungsabläufe zeigt sowie keinerlei zentrale Reaktion erkennen lässt, auch nicht auf stärkste Schmerzreize.

Die **Hirnstamm-Areflexie** wird durch Prüfung von fünf verschiedenen Reflexmustern nachgewiesen, die die Funktion des Hirnstamms auf unterschiedlichen anatomischen Ebenen repräsentieren:

- Pupillenreaktion
- Okulozephaler Reflex („Puppenkopfphänomen“)
- Kornealreflex (Hornhautreflex)
- Trigeminus-Schmerz-Reaktion
- Pharyngeal-/Trachealreflex (Würgereflex)

Um die Diagnose „Hirnstamm-Areflexie" stellen zu können, müssen die genannten Reflexe **gleichzeitig** und **beidseitig** ausgefallen sein. Lässt sich auch nur einer dieser Reflexe auf einer Seite auslösen, liegt keine Hirnstamm-Areflexie vor. Die Diagnose „Hirntod" kann nicht gestellt werden. Unter Fortführung der intensivmedizinischen Behandlungsmaßnahmen müssen alle Untersuchungen zu einem späteren Zeitpunkt wiederholt werden.

Erst wenn die beschriebenen Reflexe gleichzeitig und beidseitig ausgefallen sind, wird der **Ausfall der Spontanatmung** im sog. **Apnoe-Test** geprüft. Dies ist ein speziell für diese Diagnostik entwickeltes Verfahren, das bei der Durchführung Artefakte ausschließt, z. B. Vortäuschung einer Spontanatmung durch Luftströmung infolge von Herz- und Gefäßpulsationen. Gleichzeitig garantiert die Methode, dass während des Tests zu jedem Zeitpunkt eine ausreichende Sauerstoffversorgung des Patienten gewährleistet ist. Unter der Beatmung des Patienten mit 100 % Sauerstoff wird durch eine reduzierte Ausatmung der Kohlendioxidpartialdruck des Bluts (pCO_2) auf ≥ 60 mmHg angehoben. Setzt auf diese optimale Stimulation des Atemzentrums hin keine Eigenatmung des Patienten ein, liegt ein zentraler Atemstillstand vor.

Nachweis der Irreversibilität

Bei Vorliegen der klinischen Ausfallsymptome muss abschließend deren Irreversibilität nachgewiesen

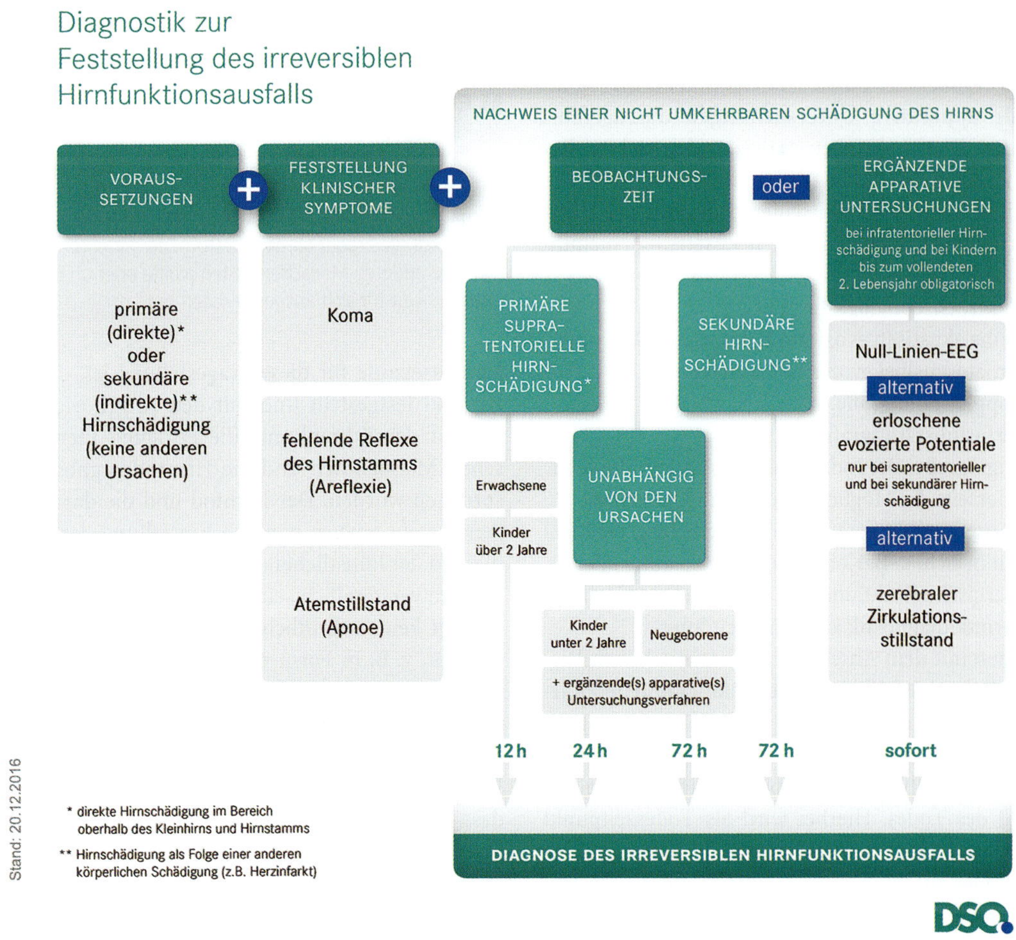

Abb. 9.3 Hirntoddiagnose [W162]

werden. Dazu können entweder eine **Wiederholung der klinischen Untersuchungen** nach einem festgeschriebenen Beobachtungszeitraum oder zulässige **Zusatzuntersuchungen** herangezogen werden.

Bei einer primär supratentoriellen Hirnschädigung kann der Nachweis der Irreversibilität allein durch die Wiederholung der beschriebenen **klinischen Untersuchungen** erbracht werden. Die Dauer der **Beobachtungszeit** variiert dabei je nach Alter des Patienten und Art der Hirnschädigung zwischen 12 und 72 h (➤ Abb. 9.3).

Handelt es sich bei der primären Hirnschädigung um ein infratentorielles Ereignis, kann der Hirntod erst bei Vorliegen eines Nulllinien-EEGs oder durch Nachweis des zerebralen Zirkulationsstillstands festgestellt werden.

Als **Alternative** zur Wiederholung der Hirntoddiagnostik nach den genannten Beobachtungszeiten können zum Nachweis seiner Irreversibilität nach den Vorgaben der Bundesärztekammer auch **ergänzende apparative Untersuchungen** durchgeführt werden. Diese erbringen entweder den elektrophysiologischen Nachweis des Funktionsverlusts des Gehirns oder sie weisen einen Stillstand der Hirndurchblutung nach. Zu diesen Zusatzuntersuchungen zählen:

- Elektroenzephalografie (EEG).
- Frühe akustisch evozierte Potenziale (AEP) und somatosensibel evozierte Potenziale (SEP).
- Doppler-Sonografie.
- Perfusionsszintigrafie.
- Angiografie: Die Indikation zur Angiografie setzt einerseits die Möglichkeiten therapeutischer Konsequenzen voraus, andererseits birgt sie Risiken in sich, z. B. Kontrastmittelbelastung oder allergische Reaktionen. Daher findet sie für die Hirntoddiagnostik keine Anwendung.

Können mit dem Abschluss der beschriebenen Diagnostik die Ausfallsymptome bestätigt und deren Irreversibilität nachgewiesen werden, ist der Patient nach medizinisch-naturwissenschaftlichen Kriterien tot. Festgestellt wurde der bereits eingetretene Zustand des Todes. Hierbei wird als Todeszeitpunkt die Uhrzeit festgehalten, zu der die Diagnose des Hirntodes abschließend festgestellt und dessen Dokumentation abgeschlossen wurde. Dieser Zeitpunkt wird auch auf der amtlichen Todesbescheinigung eingetragen.

Das festgeschriebene Verfahren der Hirntodfeststellung gewährleistet höchste Sicherheit der Diagnose. Trotzdem fällt es gerade medizinischen Laien in der akuten Situation häufig schwer, neben dem Verstehen der medizinischen Hintergründe auch emotional zu akzeptieren, dass es sich bei ihrem Angehörigen um einen im Hirntod verstorbenen Menschen handelt. In den meisten Fällen trifft die Angehörigen dieses Ereignis völlig unerwartet. Sie knüpfen an das Bild des künstlich beatmeten Menschen die in diesem Fall unbegründete Hoffnung auf ein Überleben des Betroffenen. Der betreuende Arzt und das Pflegepersonal stehen hier vor der schwierigen Aufgabe des einfühlsamen Erklärens und Übermittelns einer Todesnachricht.

9.4.3 Entscheidung zur Organspende

MERKE

Neben der eindeutigen Feststellung des Hirntodes stellt die Einwilligung zur Organentnahme die zweite unabdingbare Voraussetzung für die Durchführung einer Organspende dar. Nach Abschluss der Hirntoddiagnostik stellt sich die Frage, ob der Verstorbene mit einer Organspende anderen Menschen helfen wollte oder ob er diese Möglichkeit für sich ausgeschlossen hat.

Voraussetzung für diese Fragestellung ist, dass der Hirntod festgestellt und mit den Angehörigen der Verlauf der Erkrankung, die erfolgten therapeutischen Maßnahmen und die Hirntoddiagnostik besprochen wurden. Der Hirntod und die daraus folgende Konsequenz, nämlich Einstellung der Therapie und der künstlichen Beatmung, muss den Angehörigen verständlich sein.

Liegt keine schriftliche Äußerung des Verstorbenen vor, z. B. in Form eines Organspendeausweises (dies ist nur in knapp 7 % der Fall), wird man die nächsten Angehörigen befragen (➤ Abb. 9.4). In fast 80 % der Fälle ist den Angehörigen der persönliche Wille des Verstorbenen nicht bekannt. Dies bedeutet, dass in dieser emotional schwierigen Situation die Frage beantwortet werden soll: „Wie hätte der Verstorbene entschieden, wenn man ihn persönlich gefragt hätte?" Der Versuch, den mutmaßlichen Willen des Verstorbenen zu erschließen, kann für die Angehörigen eine Entlastung in dieser Situation bedeuten,

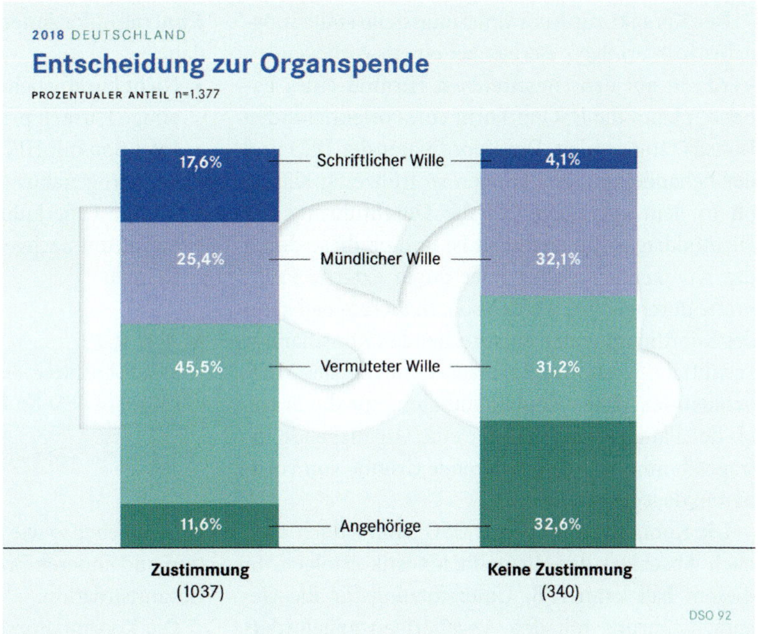

Abb. 9.4 Die Entscheidung über eine Organspende muss im Sinne des Verstorbenen getroffen werden (nach DSO-Jahresbericht 2018) [W162]

da sie einer Organspende dann zustimmen, wenn sie glauben, mit ihrer Entscheidung im Sinne des Verstorbenen zu handeln. Mit Einführung der Entscheidungslösung bestand die Hoffnung, dass sich dies in Zukunft positiv auswirkt, da der persönliche Wille des Verstorbenen über diese gesetzliche Befragung häufiger diskutiert und dokumentiert wird. Derzeit wird die Widerspruchslösung diskutiert. Die Ängehörigen bleiben aber auch mit dieser Regelung weiter in den Entscheidungsprozess eingebunden.

Die Frage nach der Organspende hat nicht nur für mögliche Organempfänger eine große Bedeutung, sondern kann auch im Trauerprozess wichtige Weichen stellen. Die Professionalität der Gesprächsführung darf daher nicht ausschließlich an der Zustimmung zur Organspende gemessen werden.

Es hat sich als hilfreich erwiesen, die betreuende Pflegeperson, auf Wunsch einen Seelsorger oder eine Vertrauensperson der Angehörigen, aber auch einen Transplantationskoordinator zur Beantwortung spezieller Fragen am Gespräch teilnehmen zu lassen.

Ergebnis und Inhalt des Gesprächs werden durch den behandelnden Arzt, der i.d.R. der Gesprächsführer ist, schriftlich dokumentiert. Hierbei ist eine schriftliche Erklärung der Angehörigen nicht notwendig. Gelegentlich möchten Angehörige Einzelheiten über den Umfang einer Multiorganentnahme besprechen oder bestimmte Organe von der Spende ausschließen.

Im Jahr 2017 wurde bei rund 68 % der potenziellen Spender eine Organspende realisiert. Das entsprach nur 792 Organspendern (zum Vergleich im Jahr 2010 waren es noch 1300). Unter potenziellen Organspendern versteht man Verstorbene, bei denen der Hirntod nach den Richtlinien der Bundesärztekammer festgestellt wurde und bei denen keine medizinischen Gründe gegen eine Organspende vorliegen. Wichtigster Grund für den Ausschluss einer Organspende ist die Ablehnung durch die Angehörigen. Ein Abbruch der Organentnahme aufgrund von Kreislaufversagen oder sonstigen Gründen macht nur einen sehr geringen Anteil an den nicht realisierten Organspenden aus.

9.4.4 Kontaktaufnahme mit der Koordinierungsstelle

Die Koordinierungsstelle für die Organspende in Deutschland ist die Deutsche Stiftung Organtransplantation (DSO). Sie wurde nach § 11 TPG mit der Aufgabe betraut, die Gemeinschaftsaufgabe Organspende in Zusammenarbeit mit den Transplantationszentren und anderen Krankenhäusern in Deutschland zu organisieren (➤ Kap. 9.3.2).

Der Kontakt zur Koordinierungsstelle sollte möglichst früh erfolgen. Bereits bei einem vorliegenden Verdacht auf den eingetretenen Hirntod eines Patienten kann die DSO in Form eines orientierenden Konsils tätig werden. Der Koordinator der DSO und der behandelnde Arzt können so frühzeitig klären, ob in dem speziellen Fall die Durchführung der Hirntoddiagnostik angezeigt ist und ob diese durch das Krankenhaus selbst oder durch externe Fachkräfte durchgeführt werden soll. In diesem Fall kann der Koordinator einen entsprechenden Konsiliararzt vermitteln. Viele Krankenhäuser nutzen die Möglichkeit der frühen Kontaktaufnahme für die Frage, ob der Patient prinzipiell für eine Organspende infrage kommt oder ob gravierende Gründe von vornherein dagegen sprechen.

Die Kontaktaufnahme zur DSO kann jedoch auch nach Abschluss der Hirntoddiagnostik erfolgen. In diesem Fall kann z. B. Unterstützung für die Gesprächsführung mit den Angehörigen angefordert werden. Spätestens wenn die Hirntoddiagnostik abgeschlossen ist und eine Einwilligung vorliegt, erfolgt die Kontaktaufnahme zur DSO als Spendermeldung, um die ersten organisatorischen Maßnahmen über den Koordinator einzuleiten. Das Zusammenwirken zwischen Intensivstation und Koordinierungsstelle in Form eines beratenden Konsils hat in den letzten Jahren erfreulicherweise zugenommen.

9.4.5 Medizinische Eignung des Spenders und der Organe

MERKE

Liegen Hirntoddiagnostik und Einwilligung zur Organentnahme vor, muss die medizinische Untersuchung des Spenders und der Organe erfolgen. Dabei wird geklärt, welche der für die Spende freigegebenen Organe für die Vermittlung und anschließende Transplantation bei Eurotransplant gemeldet werden können.

Aus medizinischer Sicht kommt als Organspender potenziell jeder Mensch infrage, bei dem ein vorbestehender irreversibler Schaden des zu spendenden Organs ausgeschlossen werden kann und der keine System- oder Infektionserkrankungen hat, die eine (vitale) Bedrohung des Empfängers bedeuten.

Kontraindikationen für eine Organspende sind daher:

- Nicht kurativ behandelte Malignome (Ausnahme: einige Formen primärer Hirntumoren)
- Infektion mit HIV
- I. v. Drogenabusus
- Floride Tuberkulose
- Sepsis mit nachgewiesenen multiresistenten Keimen

MERKE

Das **Lebensalter eines Spenders** stellt i.d.R. keine Kontraindikation für die Organspende dar. Es kann aber insbesondere im Zusammenhang mit bestehenden Vorerkrankungen eine Risikokonstellation sein.

Hier gilt ebenso wie bei eingeschränkter Organfunktion und anderen Erkrankungen eine Abwägung der Gesamtsituation.

Die Koordinatoren der DSO veranlassen gemeinsam mit dem behandelnden Arzt die **notwendigen Untersuchungen des Spenders.** Neben Blutgruppenbestimmung, HIV- und Hepatitis-Serologie, organspezifischen Laborparametern und notwendiger apparativer Diagnostik (z. B. Röntgen Thorax, Sonografie, EKG) wird vor allem sobald wie möglich die **Gewebetypisierung** (➤ Kap. 9.2.2) des Spenders veranlasst. Wenn möglich, wird diese aus peripherem Blut durchgeführt, damit noch vor der Organentnahme die für die Nierenvermittlung notwendigen Daten vorliegen. In Ausnahmefällen (z. B. Transfusionen innerhalb der letzten 24 h) können bei der Organentnahme Milz und Lymphknoten für diese Untersuchung entnommen werden.

Neben der Erhebung medizinischer Daten spielt die intensivmedizinische Stabilisierung des Spenders eine große Rolle. Bedingt durch den Ausfall der zerebralen Regulationsmechanismen kommt es häufig zu **Komplikationen,** die Auswirkungen auf die Funktion der Organe haben können. Dazu gehören z. B. Hypovolämie, Hypotension, Hypokaliämie, Hypernatriämie, Hypothermie und Hypokapnie. Diese müssen rechtzeitig erkannt und therapiert werden. Andernfalls kann es zu einem Kreislaufversagen beim Spender kommen, z. B. durch die Entgleisung des Elektrolythaushalts.

Liegt keine **natürliche Todesursache** vor, z. B. bei jedem Verkehrsunfall, muss nach Rücksprache mit der zuständigen Staatsanwaltschaft die Freigabe der Organe für die Spende geklärt werden. In einigen Fällen wird zusätzlich ein Rechtsmediziner eingeschaltet, der auf der Intensivstation oder im OP für die Staatsanwaltschaft sicherstellt, dass durch den operativen Eingriff der Organspende mögliche Beweise nicht verloren gehen.

Sind alle erforderlichen und vermittlungsrelevanten Daten erhoben, kann die Meldung der Organe an die Vermittlungsstelle (Eurotransplant in den Niederlanden) erfolgen.

Seit Anfang des Jahres 2006 wird der gesamte Organspendeprozess durch das neue Spenderinformationssystem (DSO.isys) festgehalten, unterstützt und die gewonnenen Daten zur Auswertung verfügbar gemacht. Der Informationsaustausch zwischen der DSO, Eurotransplant und den HLA-Laboren erfolgt nicht mehr ausschließlich telefonisch, sondern kann heute elektronisch über eine Datenleitung erfolgen. Die Koordinatoren der DSO sind für ihre mobile Tätigkeit mit Laptops ausgestattet. Alle für die Charakterisierung und spätere Vermittlung der Organe notwendigen Daten werden vom Zeitpunkt der ersten Kontaktaufnahme bis zum Abschluss der Spende vom Koordinator in DSO.isys erfasst. Sind die notwendigen Angaben für die Meldung an Eurotransplant zusammengetragen, werden die Daten zwischen der DSO und Eurotransplant ausgetauscht.

9.4.6 Meldung der Organe bei Eurotransplant – Kriterien der Organvergabe

MERKE

Nach § 12 TPG (➤ Kap. 9.3) ist die Vermittlungsstelle für die vermittlungspflichtigen Organe zuständig. Mit dieser Aufgabe wurde die gemeinnützige Stiftung Eurotransplant (ET) mit Sitz im niederländischen Leiden betraut. Im Eurotransplant-Verbund haben sich seit 1967 Deutschland, Österreich, die Niederlande, Belgien, Luxemburg, Slowenien (seit 2000) und Kroatien (seit 2006) zusammengeschlossen.

Bei Eurotransplant sind alle Patienten der Mitgliedsländer registriert, die auf eine Niere, ein Herz, eine Leber, eine Lunge, eine Bauchspeicheldrüse oder einen Teil des Dünndarms warten. Derzeit sind das insgesamt etwa 15.000 Menschen. Durch den Zusammenschluss dieser Länder haben die Patienten größere Chancen, ein immunologisch passendes Organ zu bekommen oder – in dringenden Fällen – sehr schnell transplantiert zu werden.

Seit dem Zusammenschluss des Eurotransplant-Verbundes werden Blutgruppen- und Gewebemerkmale (HLA-Antigene) aller potenziellen Organempfänger im Zentralcomputer bei ET gespeichert. Das System vergleicht diese Angaben mit den entsprechenden Daten eines ebenfalls dort gemeldeten Spenderorgans, um den am besten geeigneten Empfänger auszuwählen. Findet sich kein Empfänger, der in den sechs wichtigsten Gewebemerkmalen mit dem Spenderorgan übereinstimmt, wird nur eine der beiden Nieren über den Zentralcomputer dem nächstbesten Empfänger zugeteilt. Die andere Niere kann an Patienten der Warteliste desjenigen Transplantationszentrums vermittelt werden, das die Spendernieren explantiert hat.

Um Gerechtigkeit und Transparenz bei der Empfängerauswahl zu gewährleisten, werden die jeweiligen Empfänger heute nach den durch das Transplantationsgesetz vorgegebenen Richtlinien der Bundesärztekammer ausgewählt. Die Richtlinien für die Organvermittlung zur Nierentransplantation beruhen dabei auf den Grundsätzen der Erfolgsaussicht, der Dringlichkeit und der Chancengleichheit. Dabei werden folgende Kriterien berücksichtigt:

- **Blutgruppenkompatibilität:** Die Blutgruppenkompatibilität zwischen Spender und Empfänger ist Voraussetzung für eine Transplantation nach einer postmortalen Organspende. Nur bei einer Lebendspende sind mittlerweile nach spezieller Vorbehandlung auch blutgruppeninkompatible Organübertragungen möglich.
- Damit eine **gleichmäßige Verteilung** der Nieren gewährleistet ist, erfolgt die Auswahl nach einem festen Prinzip (➤ Tab. 9.3). In einigen Fällen können Nieren mit der Blutgruppe 0 auch an Patienten mit anderen Blutgruppen (AB0-kompatibel) vergeben werden, z. B. „0-mismatches", „hochimmunisierte" Empfänger oder Empfänger, die älter als 65 Jahre sind.
- **Gewebeübereinstimmung** (40 % der Gewichtung): Im Hinblick auf einen langfristigen Transplantationserfolg wird eine möglichst hohe Übereinstimmung angestrebt.

9

Tab. 9.3 Zuordnung von Spenderniere und Empfänger nach Blutgruppenkompatibilität unter Einbeziehung der Verteilungsgerechtigkeit

Spender-Blutgruppe	Empfänger-Blutgruppe
0	→ 0
A	→ A, AB
B	→ B, AB
AB	→ AB

- **Mismatch-Wahrscheinlichkeit** (10 % der Gewichtung): Hierbei handelt es sich um einen Ausgleichsmechanismus, z. B. für einen Patienten mit seltenem Gewebetyp. Es wird die Wahrscheinlichkeit errechnet, ein in den HLA-Merkmalen weitgehend übereinstimmendes Organ zu erhalten.
- **Wartezeit** (30 % der Gewichtung): Es wird ab dem ersten Tag der Nierenersatztherapie gerechnet, unabhängig vom Zeitpunkt der Listung. Kinder erhalten einen Bonus.
- **Konservierungszeit** (20 % der Gewichtung): räumliche Entfernung zwischen Spender und Empfänger (besseres Transplantationsergebnis bei einer kurzen kalten Ischämiezeit).

Diese Kriterien werden unter Berücksichtigung ihrer Gewichtung mit Punkten belegt und so die Reihenfolge der bestmöglichen Empfänger für ein bestimmtes Organ anhand eines Computerprogramms ermittelt. Zusätzlich bei der Allokation berücksichtigt werden hochimmunisierte Patienten, Patienten mit hoher Dringlichkeit, Kinder und Patienten mit kombinierter Organtransplantation sowie ein Länderausgleich (Austauschbilanz zwischen Mitgliedstaaten von Eurotransplant). Letzteres soll vermeiden, dass ein Land mehr Spendernieren aus den Mitgliedsländern zugeteilt bekommt, als es selbst zur Verfügung stellt.

Anhand der erstellten Allokationsliste ergeht das Nierenangebot von Eurotransplant umgehend an das betreuende Transplantationszentrum des ermittelten Empfängers. Im Fall der Ablehnung, z. B. weil der Patient aufgrund eines aktuellen Infekts nicht transplantabel ist, wird das Angebot sofort an den nächsten Empfänger auf der ermittelten Liste weitergegeben. Im Idealfall steht die Vermittlungsentscheidung für die Niere schon vor der eigentlichen Organentnahme fest. Ist das Organ durch das Transplantationszentrum akzeptiert, können die Cross-Match-Untersuchung und der Transport des Organs geplant und vorbereitet werden.

Seit 1999 existiert für die Empfänger, die ein Alter von 65 Jahren überschritten haben, das Eurotransplant-Senioren-Programm (ESP). In diesem Old-for-Old-Programm erfolgt die Allokation von Spenderorganen über 65 Jahren für Empfänger über 65 Jahre. Dabei wird auf die HLA-Merkmalsbestimmung verzichtet und die Organe werden präferenziell regional vergeben, um eine möglichst kurze kalte Ischämiezeit der Organe zu gewährleisten. Durch dieses Verfahren wird die Wartezeit deutlich verkürzt, allerdings besteht das Risiko, dass diese Organe aufgrund des fortgeschrittenen Spenderalters und höherer Mismatch-Wahrscheinlichkeit eine eingeschränkte Funktionsaufnahme und möglicherweise ein schlechteres Langzeitüberleben zeigen. Bei der zunehmenden Anzahl der älteren Spender und Empfänger gleichen sich diese Nachteile aber aus, da bei einem über 65-jährigen Empfänger im normalen ET-Programm die 7- bis 8-jährige Wartezeit dazu führen kann, dass das Komplikationsrisiko steigt bzw. sich der Patient nach längerer Wartezeit nicht mehr für eine Transplantation eignet. In Deutschland müssen sich die Patienten entscheiden, ob sie entweder im ESP-Programm oder im normalen Eurotransplant-Programm geführt werden möchten.

9.4.7 Organentnahme

MERKE

Die Organentnahme wird im Operationssaal des Krankenhauses durchgeführt, in dem der Spender verstorben ist und der Hirntod festgestellt wurde. Unter Berücksichtigung der lokalen Gegebenheiten und der Vermittlungsentscheidung für die unterschiedlichen Organe (möglicherweise haben Entnahmeteams eine längere Anreise) ermittelt der Koordinator den schnellstmöglichen Entnahmetermin und bereitet diesen entsprechend vor.

Bundesweit werden durch die Koordinierungsstelle in Kooperation mit den Transplantationszentren Explantationsteams bereitgestellt, die jederzeit eine Organentnahme in anderen Krankenhäusern durchführen können. Die Explantation findet wie jeder andere große operative Eingriff unter sterilen Bedingungen im OP statt. Dabei werden die jeweiligen Organe sorgfältig präpariert und eine kalte Perfusion (Durchspülung) mit Konservierungslösung vorbereitet. Sind die Organe entsprechend vorbereitet, erfolgt die gleichzeitige Durchspülung mit einer ca. 4 °C kalten **Perfusionslösung** sowie eine Oberflächenkühlung, z. B. mit Eiswasser. Das Ziel ist es, durch die Herabkühlung (Hypothermie) mit speziellen Perfusionslösungen u. a. intrazelluläre Stoffwechselprozesse zu reduzieren und damit den Energieverbrauch der Zellen zu senken. Mit der Perfusion der Organe beginnt deren **kalte Ischämiezeit** (Konservierungszeit), die für Nieren derzeit nicht länger als 36 h betragen sollte. Oberstes Bestreben ist es aber, die Konservierungszeit so kurz wie möglich zu halten.

Nach einer makroskopischen Untersuchung der Nieren werden diese einzeln in sterile Beutelsysteme verpackt und mit Untersuchungsmaterial (Blut, Milz, Lymphknoten) auf Eis in Transportboxen gelagert. In einem entsprechenden Organreport sind anatomische Besonderheiten und medizinische Daten des Spenders vermerkt. Liegt der Vermittlungsentscheid bereits vor, wird der Transport der Niere zum Empfängerzentrum durchgeführt.

Nach der Organentnahme wird der Spender wie nach einer Operation am Lebenden sorgfältig verschlossen und seine äußere Integrität hergestellt. Der Leichnam kann anschließend aufgebahrt werden. Der würdevolle Umgang mit dem Verstorbenen und der Respekt vor den trauernden Angehörigen stehen immer im Vordergrund allen ärztlichen und pflegerischen Handelns im Organspendeprozess.

9.5 Transplantation – Nachsorge des Empfängers

9.5.1 Organübertragung

MERKE

Ist ein Organangebot für einen Patienten akzeptiert, wird dieser umgehend für die **operationsvorbereitenden Untersuchungen** in das Transplantationszentrum einbestellt. Neben der Klärung der aktuellen Transplantabilität des Patienten, z. B. Infektfreiheit, kann vorbereitend noch eine Dialysebehandlung oder bei immunologisch komplizierten Empfängern (hoher Titer zytotoxischer Antikörper) eine Plasmaaustauschbehandlung notwendig sein. Soweit noch nicht erfolgt, wird parallel die notwendige Cross-Match-Untersuchung durchgeführt. Ist das Cross-Match „negativ" (➤ Kap. 9.2.2) und der Patient transplantabel, steht der Implantation des Organs nichts mehr im Wege.

Vor der Organübertragung wird eine Feinpräparation der Niere im Eisbad durchgeführt. Dabei werden Vene, Arterie und Ureter für die Anastomosierung vorbereitet.

Die Implantation erfolgt **retroperitoneal,** möglichst in die **kontralaterale Fossa iliaca** des Empfängers (z. B. eine rechte Niere in die linke Fossa iliaca).

Hier bieten sich ein guter operativer Zugang, gute Möglichkeiten für die Gefäßanschlüsse und letztlich eine sichere Lage für die Niere an (➤ Abb. 9.5). Diese lässt sich hier später gut palpieren, Ultraschalluntersuchungen und Probeentnahmen (Biopsie) sind problemlos möglich.

Die Nierengefäße können mit der Arteria bzw. Vena iliaca communis, externa oder interna des Empfängers anastomosiert werden. Zunächst erfolgen die Anlage und Überprüfung der venösen, danach der arteriellen Anastomose. Erst danach werden der Blutstrom freigegeben und die homogene Perfusion der Niere kontrolliert.

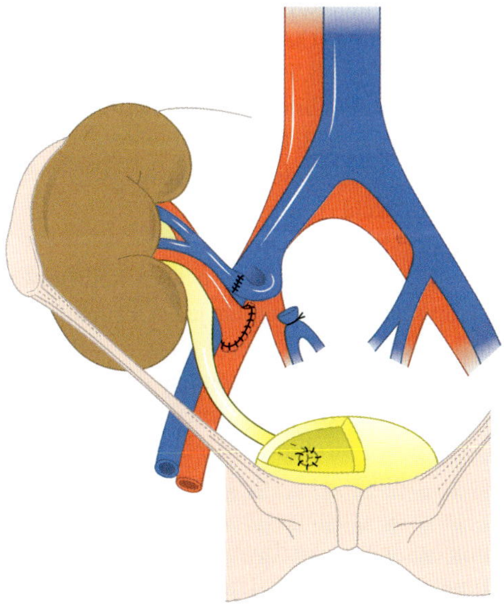

Abb. 9.5 Lage der Transplantatniere [L107, L138]

Mit Eröffnung der Gefäßklemmen endet die kalte Ischämizeit. Anschließend erfolgt die Harnleiterimplantation in die Harnblase des Empfängers in Form einer **Antirefluxplastik.** Diese bewirkt einen automatischen Verschluss des Harnleiters bei Kontraktion der Blasenwand, also bei der Urinentleerung.

Ein Idealfall liegt vor, wenn es keine Vorschädigung des Organs durch Vorerkrankung gibt, keine Komplikationen während der Intensivtherapie des Spenders auftraten und eine kurze Ischämiezeit erreicht wurde. Unter derart guten Bedingungen kommt es häufig bereits im OP zur Aufnahme der Nierentätigkeit mit Primärausscheidung.

9.5.2 Nachsorge des Empfängers

Immunsuppression

MERKE

Jeder transplantierte Patient muss eine Beeinflussung des Immunsystems erfahren, damit das fremde Organ im Körper toleriert wird. Dies nennt man Immunsuppression.

Die gängige Standardbehandlung ist die sog. Triple-Drug-Therapie; i. d. R. besteht sie aus:

- Calcineurininhibitor (IL-2-Synthese-Inhibitor)
  - Ciclosporin A (CiA): z. B. Sandimmun®
  - Tacrolimus: z. B. Prograf®
- Proliferationsinhibitor
  - Azathioprin: z. B. Imurek®
  - Mycophenolatmofetil: z. B. CellCept®
- Glukokortikoid
  - Prednisolon: z. B. Decortin H®

Die Dosierung der Medikation wird üblicherweise durch Spiegelbestimmung für jeden Patienten individuell titriert.

Einzelne Medikamente können durch moderne Präparate ersetzt oder mit ihnen kombiniert werden, z. B. durch Sirolimus oder Everolimus, monoklonale Antikörper (IL-2-Rezeptorantagonisten, z. B. Simulect®), Belatacept, polyklonale Antikörper (Lymphoglobulin oder Thymoglobulin/ATG, ALG).

Unmittelbar nach der Transplantation wird eine relativ hohe Dosierung an Immunsuppressiva gewählt. Doch bereits wenige Wochen danach werden nach Möglichkeit sowohl Zahl als auch Dosierung der Medikamente verringert. So sollen spezifische Nebenwirkungen möglichst gering gehalten und die Gefährdung durch Infektionen verringert werden. Ziel der Immunsuppression ist es, bei vertretbaren unerwünschten Wirkungen für den Empfänger eine möglichst lange Lebensdauer für das Transplantat zu erreichen.

Folgende unerwünschte Wirkungen können auftreten:

- **Ciclosporin:** Nephro-, Hepatotoxizität, arterielle Hypertonie, Hypertrichose, Gingivitis hypertrophicans, Malignome
- **Tacrolimus:** Nephro-, Hepatotoxizität, Diabetes mellitus, depressive Zustände, Verwirrtheit, Koordinationsstörungen
- **Azathioprin:** Übelkeit, Erbrechen, Knochenmarkdepression, Hepatitis, Pankreatitis, Haarausfall
- **Mycophenolatmofetil:** Diarrhö, Erbrechen, Harnwegsinfekt, Leukopenie, Lymphome
- **Prednisolon:** Diabetes mellitus, Osteoporose, aseptische Hüftkopfnekrose, Ulkuskrankheit, Stammfettsucht, grauer und grüner Star
- **Sirolimus/Everolimus:** Wundheilungsstörungen, Lymphozelen, Blutbildveränderungen

Toleranzentwicklung

Ein nicht bekannter Prozentsatz von Transplantatempfängern benötigt nach einigen Jahren der Immunsuppression keine Medikamente mehr, um eine Abstoßung zu verhindern. Dieses Phänomen nennt man Toleranzentwicklung. Der genaue Mechanismus ist jedoch noch nicht bekannt. Diskutiert wird die Einwanderung von körpereigenen Stammzellen in das Transplantat mit einer „Gewöhnung" des Immunsystems an die Zellen des Transplantats. Dies ist allerdings als absolute Rarität anzusehen und kein Patient sollte in der Hoffnung auf eine Toleranzentwicklung die Medikamente eigenmächtig absetzen.

An dieser Stelle sei daher noch einmal hervorgehoben, dass die regelmäßige und genaue Einnahme der verordneten Medikation und die gute Compliance des Patienten über die Langzeitfunktion des Transplantats entscheiden. Handelt der Patient in dieser Hinsicht eigenmächtig, riskiert er den Verlust des Transplantats.

Transplantatversagen

Ein Transplantatversagen kann durch verschiedene Ursachen oder durch das Zusammenwirken von verschiedenen Faktoren bedingt sein. Dazu können gehören:

- Abstoßungsreaktionen
- Virusinfektionen (v. a. CMV)
- Unerwünschte Wirkungen der Immunsuppressiva
- Wiederauftreten der Grunderkrankung
- Bakterielle Infektionen

MERKE

Kommt es im Empfängerorganismus trotz der Medikation zu einer Aktivierung der Immunzellen gegen das Transplantat, nennt man dies eine Abstoßungsreaktion.

In Abhängigkeit vom zeitlichen Zusammenhang zwischen Transplantation und der Abstoßung des Transplantats werden vier verschiedene Formen der Abstoßung unterschieden.

Hyperakute Abstoßung

Sie erfolgt mit der Durchblutung des Spenderorgans im Empfängerorganismus, d. h., sie ist noch am offenen Situs zu sehen. Die Abstoßungsreaktion tritt unmittelbar nach Eröffnung der Anastomose zwischen der Nierenarterie des Spenders und der Arteria iliaca des Empfängers auf.

Verursacht wird die hyperakute Abstoßung durch vorbestehende Antikörper gegen HLA-Moleküle. Meistens sind es Antikörper gegen HLA-Moleküle der Klasse I, also gegen HLA-A-Antigene oder HLA-B-Antigene. Diese Antikörper können durch häufige Transfusionen, durch eine frühere Transplantation oder durch Schwangerschaft entstanden sein. Die hyperakute Abstoßung wird vom Operationsteam an der bläulich-fahlen Verfärbung des im Moment der Anastomosierung noch normal durchbluteten Transplantats erkannt. In diesem Fall muss das Transplantat sofort wieder entfernt werden.

Dank verbesserter Screening-Methoden für zytotoxische Antikörper gegen HLA-Moleküle ist die hyperakute Abstoßung sehr selten geworden.

Akzelerierte Abstoßung

Sie tritt ca. 24–48 h nach der Transplantation auf und wird, ebenso wie die hyperakute Abstoßung, durch vorbestehende Antikörper gegen HLA-Moleküle verursacht, die in diesem Fall allerdings in einer geringeren Konzentration vorliegen.

Kommt es nach einer zweiten oder dritten Nierentransplantation zu einer akzelerierten Abstoßung, dann wird diese möglicherweise auch durch präsensibilisierte zytotoxische T-Zellen verursacht.

Akute Abstoßung

Sie tritt in den ersten Wochen nach einer Transplantation unter dem Bild einer akuten zellulären und/oder einer akuten vaskulären Abstoßung auf.

Die **akute zelluläre Abstoßung** gleicht histologisch dem Bild einer interstitiellen Nephritis. Immunaktive Zellen zerstören die kleineren Gefäße und die Nierentubuli des Transplantats.

Die **akute vaskuläre Abstoßung** gleicht der hyperakuten und der akzelerierten Abstoßung. Auch sie wird von Antikörpern verursacht, die gegen HLA-Moleküle des Spenderorgans gerichtet sind. Die Antikörper führen zu einer komplementvermittelten Schädigung der Endothelzellen der größeren Gefäße im Transplantat. Die Folgen sind Gefäßthromben und schließlich ein Infarkt des transplantierten Organs.

Im Gegensatz zur hyperakuten und zur akzelerierten Abstoßung werden die Antikörper hier jedoch erst nach der Transplantation vom Empfängerorganismus gebildet.

Chronische Abstoßung

Sie tritt Monate bis Jahre nach der Transplantation unter dem Bild einer chronisch vaskulären Abstoßung und/oder einer Transplantatglomerulopathie auf.

Bei der **chronisch vaskulären Abstoßung** entwickelt sich aufgrund einer ausgeprägten, durch Antikörper hervorgerufenen Intimaproliferation eine Sklerose der Nierenarterie. Die Folgen davon sind Infarkte im Bereich der Nierenrinde und schließlich die Niereninsuffizienz mit Proteinurie und Hypertonie.

Die **Transplantatglomerulopathie** spielt sich in erster Linie an den Glomeruli ab. Sie besteht vorwiegend in einer Verdickung der Basalmembran, einem daraus resultierenden Kapillarkollaps und einer Glomerulosklerose. Die klinische Auswirkung, eine fortschreitende Niereninsuffizienz, ist die gleiche wie bei der chronisch vaskulären Abstoßung, mit der die Transplantatglomerulopathie auch gemeinsam auftreten kann.

Eine Abstoßungsreaktion ist heutzutage nicht mehr gleichbedeutend mit dem Verlust des Transplantats, sondern kann in den allermeisten Fällen erfolgreich behandelt werden!

Therapie der Abstoßung

Neben der oben genannten Triple-Drug-Therapie kommen insbesondere zur kurzfristigen, starken Immunsuppression Substanzen zur Anwendung, deren unerwünschte Wirkungen auf das Immunsystem selbst beschränkt bleiben.

Als erster Therapieversuch bei der akuten Abstoßung wird noch immer die Kortison-Bolustherapie angewandt. Hierzu gibt man eine über wenige Tage deutlich erhöhte Dosis an Glukokortikoiden und schleicht danach die Steroiddosis über einen definierten Zeitraum bis auf die Ausgangsdosis aus. Sollte dieser Therapieversuch nicht erfolgreich verlaufen, werden andere Alternativen genutzt. Dabei kommen z. B. Antikörper gegen lymphozytenspezifische Antigene in Form **polyklonaler** und **monoklonaler antilymphozytärer Immunglobuline** zum Einsatz.

Der Arzt nimmt die individuelle Medikamentenauswahl und Dosisanpassung vor. Mitentscheidend für den Erfolg der immunsuppressiven Therapie ist jedoch die absolut korrekte Tabletteneinnahme des Patienten zu den vorgeschriebenen Zeiten, um den optimalen Wirkstoffspiegel im Serum zu gewährleisten. Darüber hinaus ist die enge Zusammenarbeit des behandelnden Arztes im Transplantationszentrum mit Ärzten anderer Fachrichtungen bei der Behandlung des Patienten notwendig, um (Spät-)Komplikationen zu vermeiden. Bei einer ganzheitlichen Betrachtung und Behandlung des Patienten (also nicht nur die Betrachtung „seines" Transplantats) kann eine transplantierte Niere viele Jahre zuverlässig ihren Dienst tun.

Infektion

Durch die Beeinflussung des Immunsystems steigt nicht nur die Toleranz gegenüber dem Transplantat, sondern auch die **Infektionsgefahr.** Prinzipiell kann es daher zu Infektionen durch Viren, Bakterien und Pilze kommen.

Die klinisch bedeutendsten Infektionen sind solche mit Zytomegalievirus (CMV) und Epstein-Barr-Virus (EBV) aus der Familie der Herpesviridae. Daher muss der Infektionsstatus regelmäßig kontrolliert werden.

Durch die geeignete Kombination von verschiedenen Immunsuppressiva können die einzelnen Medikamente möglichst niedrig dosiert werden. Die Konzentration im Blut wird anhand von Spiegelbestimmungen und Immunmonitoring kontrolliert.

Wird eine Infektion bei einem immunsupprimierten Patienten nicht rechtzeitig erkannt, kann dies lebensbedrohliche Folgen haben. Bei ersten Anzeichen für eine Infektion sind daher die sofortige Abklärung und Einleitung der spezifischen Therapie wichtig.

9.6 Lebendspende

Der Anteil der Lebendspenden an der Nierentransplantation hat in den letzten Jahren in Deutschland deutlich zugenommen (➤ Abb. 9.6). Er liegt heute bei rund 29 % der durchgeführten Nierentransplantationen. Im Jahr 2017 waren dies 557 Nierenlebendspenden. Ursachen für die kontinuierliche Steigerung ist die Tatsache, dass der Bedarf an Transplantationen nicht allein durch die postmortalen Organspenden gedeckt werden kann. Neben den guten Ergebnissen der Lebendspende, die über denen der postmortalen Organübertragung liegen, gibt das Transplantationsgesetz Handlungssicherheit für dieses Behandlungsverfahren.

MERKE

Lebendspenden sind nur unter nahen Verwandten oder einander persönlich eng verbundenen Personen zulässig. Der Spender hat einige Voraussetzungen zu erfüllen: Er muss volljährig und einwilligungsfähig sein und der Organentnahme freiwillig zugestimmt haben. Finanzielle

9

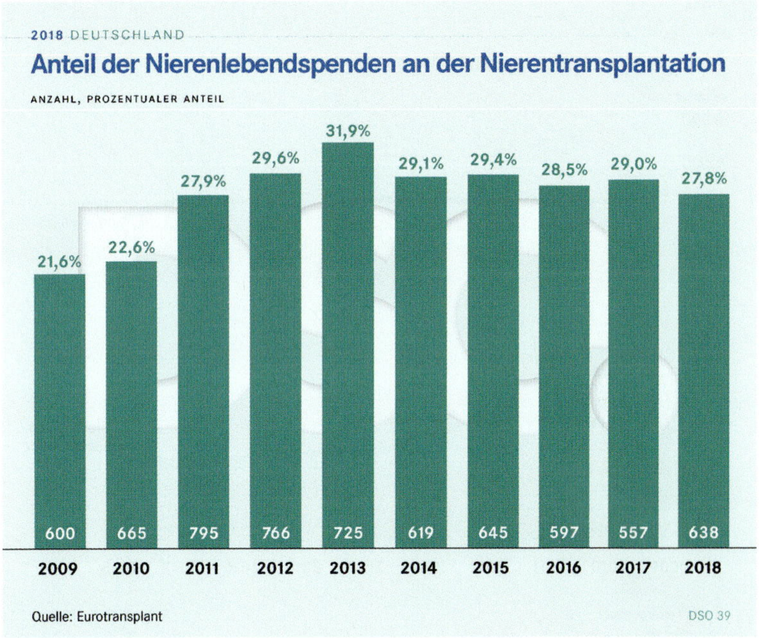

Abb. 9.6 Anteil der Nierenlebendspenden an der Nierentransplantation in Deutschland (nach DSO-Jahresbericht 2018) [W162]

Aspekte, psychische Abhängigkeit oder Zwang dürfen keine Rolle spielen.

Zunächst muss eine ausführliche **Aufklärung** des Spenders erfolgen, z. B. über den Umfang der Entnahme, mögliche **Risiken** und mögliche Spätfolgen. Es gibt einzelne Patienten, die über eine vermehrte Müdigkeit nach der Nierenspende, das „Fatigue-Syndrom", berichten. Eine organische Ursache konnte dafür bislang allerdings nicht identifiziert werden. Außerdem wird die **versicherungsrechtliche Absicherung** geklärt. Durch Untersuchungen des Spenders wird im Vorfeld eine Risikoeinschätzung durchgeführt, denn neben den regulären Operationsrisiken treten in ca. 1 % der Fälle schwerwiegende Komplikationen auf. Die Gesundheit des Spenders hat immer Vorrang. Das Risiko, an einer Nierenentfernung zu versterben, beträgt unter 0,06 %. Zum ganzen Entscheidungsprozess sowie zu den Aspekten einer möglichen finanziellen oder moralischen Beeinflussung des Spenders nimmt auch eine **unabhängige Kommission** gutachterlich Stellung.

Die medizinischen und rechtlichen Voraussetzungen beim Empfänger entsprechen denen einer Leichennierenspende: Der Empfänger muss auf der Warteliste eines Transplantationszentrums aufgenommen sein und als transplantabel gemeldet sein. Sein Gesundheitszustand und die medizinischen Voruntersuchungen müssen eine Transplantation mit guten Erfolgsaussichten zulassen.

Spender und Empfänger müssen bereit sein, an den notwendigen **Nachsorgemaßnahmen** teilzunehmen. Kommt es nach Aufnahme auf die Warteliste zu einem passenden Angebot eines postmortalen Spenders, ist gesetzlich vorgeschrieben, diesem Angebot immer den Vorzug zu geben, um den Lebendspender zu schonen.

9.7 Aktueller Stand

Der Gesamtzahl von ca. 8000 aktiven, transplantablen Wartelistenpatienten in Deutschland steht die Zahl von etwa 1900 Nierentransplantationen im Jahr 2017 gegenüber (➤ Abb. 9.7). Aufgrund des demografischen Wandels ist mit einer Zunahme an Patienten mit terminaler Niereninsuffizienz zu rechnen. Die wachsende Zahl der transplantationswilligen Patienten resultiert dabei u. a. aus der vermehrten Aufklärung und den teilweise erweiterten Indikations-

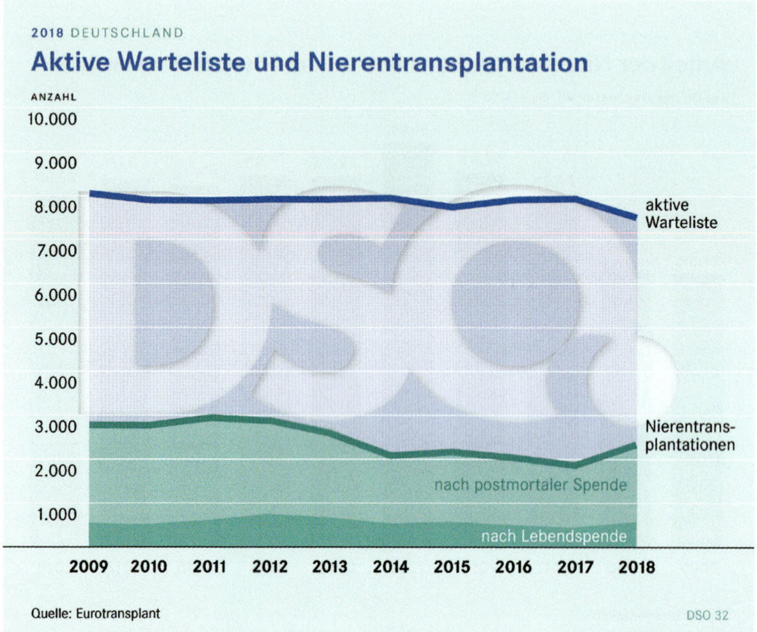

Abb. 9.7 Aktive Warteliste und Nierentransplantation in Deutschland (nach DSO-Jahresbericht 2018) [W162]

stellungen zur Transplantation, z. B. dem höheren Alter der Empfänger.

Nach 1 Jahr liegt die Transplantatüberlebensrate von Organen verstorbener Spender, in Abhängigkeit von der Gewebeübereinstimmung, bei ca. 86 % und nach 5 Jahren bei etwa 70 %. Die Ergebnisse bei der Lebendspende liegen mit über 90 % nach 1 Jahr und über 80 % nach 5 Jahren deutlich darüber (➤ Abb. 9.8).

Die Überlebensrate liegt nach 1 Jahr bei ca. 95 %. Allgemein kommen als Todesursachen zu ca. 50 % kardiovaskuläre Probleme und zu ca. 30 % Infektionen in Betracht. Auch das Risiko einer Krebserkran-

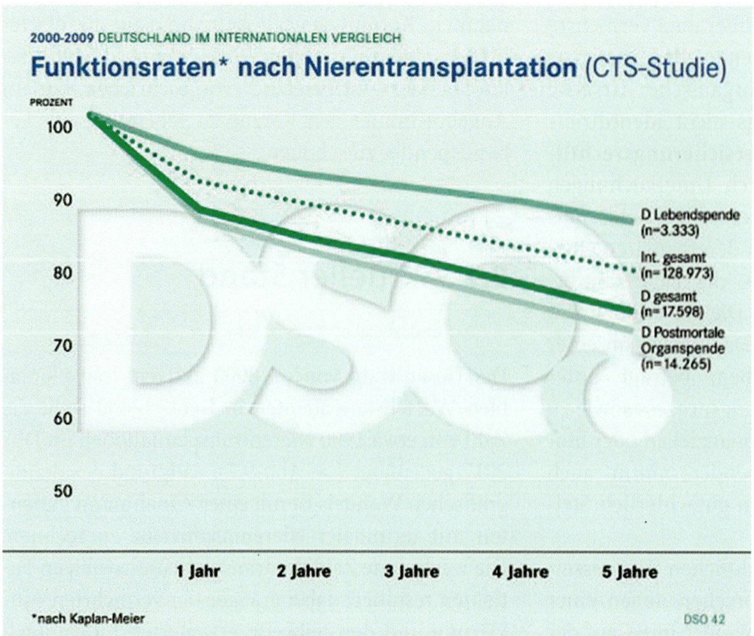

Abb. 9.8 Funktionsraten nach Nierentransplantation (nach CTS-Studie, Deutschland 1996–2005 im DSO-Jahresbericht 2010) [W162]

kung im Langzeitverlauf nach Nierentransplantation ist gegenüber der Normalbevölkerung erhöht.

Bei dem hohen und auch in den nächsten Jahren schwer zu deckenden Bedarf an Spendernieren werden immer wieder zwei Forschungsrichtungen genannt und diskutiert: zum einen die **Herstellung implantierbarer Organe** (z. B. durch Tissue Engineering und therapeutisches Klonen), zum anderen die **Xenotransplantation,** also die Übertragung eines Tierorgans in den Menschen. Wenn überhaupt, dann gilt derzeit das Hausschwein als idealer Spender für eine Xenotransplantation. Es wird versucht, die Oberfläche der tierischen Endothelzellen durch gentechnische Maßnahmen zu modifizieren und mit menschlichen Transplantationsantigenen zu besetzen. Damit soll eine Abstoßungsreaktion des Tierorgans verhindert werden. Ein Hindernis für die Xenotransplantation ist das mögliche Risiko einer Übertragung von Viren.

Die Frage, ob das vielleicht eines Tages medizinisch Machbare auch menschlich sinnvoll ist, wird in Fachgremien diskutiert. Forscher gehen davon aus, dass die Behandlung von Patienten mit insulinabhängigem Diabetes mellitus mit Inselzellen von Schweinen in Zukunft der Standard sein wird.

Trotz der unzureichenden Versorgungslage für die Patienten auf der Warteliste sind jedoch bereits positive Impulse durch das Transplantationsgesetz gesetzt worden. Um diese Entwicklung zu verstärken und mehr Menschen als zuvor mit der notwendigen Transplantation versorgen zu können, sind alle an der Organspende beteiligten Partner aufgerufen, sich auch weiterhin mit Nachdruck in ihrem Wirkungskreis für die Organspende zu engagieren. Insbesondere ärztliche und pflegerische Mitarbeiter von Intensivstationen und Dialyseeinrichtungen spielen in diesem Zusammenhang eine wichtige Rolle: Sie stehen in unmittelbarem Kontakt mit Empfängern und Angehörigen. Sie beraten und schulen diesen Personenkreis und werden für weitergehende und individuelle Fragestellungen konsultiert. Sie werden von ihrem beruflichen und privaten Umfeld als Experten zum Thema Organspende und Transplantation wahrgenommen. Um diesem Anspruch von Kollegen, Patienten und medizinischen Laien gerecht zu werden und Fragen aktuell beantworten zu können, bedarf es der kontinuierlichen Information und Weiterbildung zu diesem Thema.

Eine von der Bundeszentrale für gesundheitliche Aufklärung in Auftrag gegebene Forsa-Umfrage aus dem Jahr 2001 zeigt, dass mehr als 80 % der Bevölkerung in Deutschland der Organspende positiv gegenüberstehen. Rund zwei Drittel wären bereit, im Falle ihres Todes ihre Organe zu spenden. Die Zahl der Menschen, die ihre Bereitschaft zur Organspende schriftlich dokumentiert oder ihren Angehörigen mündlich mitteilt, ist im Widerspruch dazu immer noch zu niedrig. Die Auseinandersetzung jedes Einzelnen mit dem Thema Organspende und die dokumentierte, zu Lebzeiten getroffene Entscheidung für oder gegen eine Organspende kann Leben retten und die Angehörigen im Akutfall entlasten.

Die 2012 eingeführte Entscheidungslösung hat bisher leider nicht zu einem Anstieg der Spenderzahlen geführt.

KAPITEL

10 Spezielle extrakorporale Blutreinigungsverfahren

Christian Blüchel, Gerd Breuch, Jens Lutz, Aritz Perez, Catherine Schreiber

10.1 Hämoperfusion/ Hämodiaperfusion

Gerd Breuch, Jens Lutz

10.1.1 Einführung

Definitionen

Bei der **Hämoperfusion** wird das Blut zur Entfernung von Toxinen (körperschädigende Stoffe, die von einem Lebewesen gebildet werden [Gifte]) oder Noxen (körperschädigende Stoffe, die aus der Umwelt stammen) extrakorporal über einen Adsorber geleitet. Die Elimination der Toxine/Noxen beruht dabei auf dem Prinzip der Adsorption. Unter Adsorption versteht man den Prozess der Anlagerung bzw. Konzentrierung eines oder mehrerer Stoffe/ Substanzen (hier zu entfernende Toxine/Noxen) an einer festen Oberfläche, dem Adsorptionsmedium.

Die **Hämodiaperfusion** ist eine Kombination aus einer Hämoperfusion und einer Hämodialyse, wobei das Blut extrakorporal zuerst durch den Adsorber und anschließend den Dialysator geleitet wird. Die Elimination der Toxine/Noxen beruht hier auf den Prinzipien der Adsorption, der Diffusion und partiell auch der Konvektion. Die Hämodiaperfusion kann der reinen Hämoperfusion überlegen sein, wenn die zu entfernende Substanz mindestens teilweise auch mittels Hämodialyse entfernt werden kann.

Insgesamt werden beide Verfahren selten in der klinischen Praxis angewandt.

Vorgehen und Behandlungsmöglichkeiten bei Intoxikationen

- Anamnese: Wann, welche Substanz, in welcher Menge und wo mit dem Körper in Kontakt gekommen ist bzw. an welcher Körperstelle der Kontakt stattfand.
- Zufuhr/Kontakt mit der Substanz unterbrechen.
- Arzt/Ärztin kontaktieren; Giftnotruf konsultieren. Dafür stehen regionale Vergiftungszentralen zur Verfügung, die sich meist in Universitätskliniken befinden. Die Kontaktdaten lassen sich schnell über das Internet finden.
- Spezifische Maßnahmen:
  - **Kontamination der Haut: reinigen** und waschen der betroffenen Hautareale.
  - **Gastrointestinale Intoxikation:** ggf. Darmpassage beschleunigen (z. B. Laxanzien). Eine Magenabsaugung/-spülung, Instillation von Adsorbenzien oder künstliches Erbrechen werden aufgrund der Aspirationsgefahr nicht empfohlen.
  - **Forcierte Diurese:** selten indiziert; nur bei klarer Indikation. Ansonsten Gefahr der Nierenschädigung durch Volumenmangel bei unzureichender Flüssigkeitssubstitution.
  - **Maschinelle Beatmung:** hyperbare Oxygenierung z. B. bei Carboxyhämoglobinämie durch Kohlenmonoxid (CO).
  - **Antidot und Komplexbildner:** selten möglich; nur wenige Antidote bekannt.
  - **Chelat-Bildner:** ggf. bei Vergiftungen mit Schwermetallen.
  - **Extrakorporale Entgiftungs-(Detoxifikations-) methoden:** Hämodialyse, Hämo(dia)perfusion.

Bei Vergiftungen müssen neben der eigentlichen Therapie auch unterstützende Maßnahmen zur Vermeidung von Komplikationen beachtet und durchgeführt werden. Unterstützende Maßnahmen können sein:

- Bei Atemversagen Sauerstoffgabe per Maske oder Intubation
- Bei Agitation Sedierung
- Bei Kreislaufproblemen Infusion und/oder Katecholamingaben

Weitere Komplikationen können u. a. in Form von zerebralen Krampfanfällen, Herzrhythmusstörungen, pH-Verschiebungen oder Fieber auftreten. Bedingt durch die Komplikationsvielfalt werden extrakorporale Detoxifikationen i. d. R. auf Intensivstationen durchgeführt.

10.1.2 Indikationen zur Hämoperfusion/Hämodiaperfusion

Extrakorporale Detoxifikationsmethoden sind technische Verfahren zur Elimination unterschiedlicher Toxine/Noxen aus dem Blut. Sie kommen zum Einsatz als Ergänzung im Anschluss an die oder bei Versagen der genannten konservativen Maßnahmen. Bei massiven Intoxikationen mit schweren Komplikationen wie Ateminsuffizienz, Koma etc. muss i. d. R. unverzüglich mit einer extrakorporalen Therapie wie der Hämodialyse oder der Hämoperfusion/Hämodiaperfusion begonnen werden.

Die Wahl des extrakorporalen Detoxifikations-(Eleminations-)verfahrens hängt von den Eigenschaften, v. a. der Wasserlöslichkeit und der Bindung an Eiweiße (Proteinbindung), des betreffenden Toxins bzw. der Noxe ab.

Vor der Indikationsstellung einer extrakorporalen Elemination sind folgende Punkte zu beachten:

- Kriterien für die Wahl einer extrakorporalen Therapie sind Verteilungsvolumen, Plasmakonzentration, Clearance und Plasmaproteinbindung eines Toxins/einer Noxe.
- Das Toxin muss sich in ausreichender Menge in der Blutbahn befinden. Toxine/Noxen, die sich aufgrund ihrer Eigenschaften (z. B. Größe, Proteinbindung, Wasserlöslichkeit) hauptsächlich im Gewebe verteilen, können durch die genannten Eleminationsverfahren nur langsam oder kaum aus dem Körper entfernt werden. Das **Verteilungsvolumen** eines Toxins/einer Noxe ist ein Faktor, der bestimmt, wie schnell die betreffende Substanz, eine gute Wasserlöslichkeit vorausgesetzt, aus dem Körper entfernt wird. Das Verteilungsvolumen stellt das Volumen bzw. die Kompartimente des menschlichen Körpers dar, in das bzw. in denen sich das Toxin/die Noxe verteilt:
  - **Kleines Verteilungsvolumen:** z. B. ausschließlich im Blut mit guter Wasserlöslichkeit und geringer Proteinbindung. Dies bedeutet, dass eine gute Eliminationsmöglichkeit besteht.
  - **Hohes Verteilungsvolumen:** Substanz perfundiert in die Gewebe/Zellen. Das bedeutet, dass die Elimination durch extrakorporale Verfahren verlängert ist.
- Die **Clearance** einer Substanz wird ausgedrückt als das Blutvolumen, das in einer Minute vollständig von der betreffenden Substanz gereinigt wird. Den Begriff der Clearance kennt man bereits in Form der Kreatinin-Clearance aus der Physiologie, der in diesem Zusammenhang die Filtrationsleistung der Niere charakterisiert. Im Normalfall liegt die Clearance von Kreatinin oberhalb eines Werts von 80–90 ml/min normiert auf eine Körperoberfläche von 1,73 m^2. Das bedeutet, dass mehr als 80–90 ml Blut in einer Minute vollständig von Kreatinin gereinigt werden. Einen solchen Wert kann man anhand von Konzentrationsmessungen im Blut bzw. im extrakorporalen Kreislauf für jede beliebige Substanz, also auch für Toxine und Noxen, bestimmen. Die Clearance-Leistung des Eliminationsverfahrens ist dabei von den physikochemischen Eigenschaften des Toxins/der Noxe (z. B. Größe, Proteinbindung, Wasserlöslichkeit) abhängig.
- Wasserlösliche Toxine/Noxen oder solche mit geringerer Eiweißbindung können auch durch eine Hämodialyse bzw. bei größeren Molekülen bis zu 40.000 Dalton durch Hämofiltration, Hämodiafiltration oder Hämodialyse mit Medium-Cut-off- bzw. High-Cut-off-Filtern entfernt werden.
- Toxine/Noxen, die ein größeres Molekulargewicht haben (z. B. Proteine) oder eine starke **Proteinbindung** aufweisen, werden besser mittels Hämoperfusion oder ggf. einer Plasmaseparation entfernt.

Zu den Therapiemöglichkeiten bei bekanntem Toxin ➤ Tab. 10.1.

Indikationen:

- Die **Hämodialyse** kann renal eliminierbare Substanzen wie z. B. Lithium, aliphatische Alkohole und Glykole entfernen. Zusätzlich kann sie sehr gut bei Vergiftungen mit wasserlöslichen Substanzen mit geringer Proteinbindung und gleichzeitig bestehendem Nierenversagen angewandt werden.
- Die **Hämoperfusion** ist z. B. indiziert bei Vergiftungen mit Barbituraten, Salizylaten, Theophyllin

Tab. 10.1 Therapiemöglichkeiten bei bekanntem Toxin/Noxe

Clearance	Verteilungsvolumen	Bewertung
Niedrig	Hoch	Bei gleichzeitig hoher Proteinbindung sind extrakorporale Eleminationsverfahren kaum wirksam
Niedrig	Klein	Ggf. Plasmapherese, Hämoperfusion, Austauschtransfusion
Hoch	Hoch	Ggf. lange Dauer des extrakorporalen Verfahrens erforderlich
Hoch	Klein	Je nach Größe (Molekulargewicht) des Toxins/der Noxe, Lipid-/Wasserlöslichkeit, Proteinbindung: **Hämodialyse/Hämoperfusion/Hämodiaperfusion**

und Phenytoin, organischen Phosphorsäureestern, Herbiziden und Trichlorethanol.
- Über die **Plasmapherese** als Entgiftungsverfahren liegen nur wenige Erfahrungen vor. Eingesetzt wurde sie nach Paraquatvergiftung und bei der thyreotoxischen Krise.

Problematik der Hämoperfusion/Hämodiaperfusion: Unspezifische Bindung von Substanzen, also auch körpereigene, v.a. Gerinnungsfaktoren. Dies führt zu:
- Verbrauchskoagulopathie
- Evtl. Thrombozytopenie

10.1.3 Prinzip der Hämoperfusion

Die Hämoperfusion wird zur Elimination von Toxinen/Noxen aus dem Blut angewandt. Das Blut wird mittels einer Blutpumpe und der zugehörigen Überwachungseinheit extrakorporal über einen Adsorber geleitet. Die im **Adsorber** enthaltenen granulierten Adsorbenzien binden (adsorbieren) die im Blut enthaltenen Toxine/Noxen an ihrer Oberfläche. Allerdings nimmt die Zahl der Bindungsstellen im Verlauf der Behandlung ab, sodass der Adsorber ggf. ausgetauscht werden muss, wenn die Behandlung fortgesetzt werden soll. Wann die Bindungskapazität des Adsorbers aufgebraucht ist, kann anhand der individuellen Spezifikation des Adsorbers abgeschätzt werden. Toxine/Noxen, die sich bereits innerhalb der Zellen (intrazellulär) im Gewebe befinden, können mit extrakorporalen Blutreinigungsverfahren nur entfernt werden, wenn sie wieder in den Extraellulärraum übergehen. Bei der Hämoperfusion ist zu beachten, dass physiologische Blutbestandteile und Medikamente durch das Adsorptionsmedium ebenfalls aus dem Blut eliminiert werden können. Das Nebenwirkungsprofil der modernen Adsorber ist gering. In seltenen Fällen kann es zu **Hypoglykämie, Hypokalzämie** oder **Leukopenie** kommen. Häufiger tritt jedoch eine milde **Thrombozytopenie** auf.

10.1.4 Durchführung

Gefäßzugang

Bei der Hämoperfusion ist ein Gefäßzugang notwendig, der einen Blutfluss von mehr als 200 ml/min zulässt. Mittel der Wahl sind bei einem akuten Ereignis doppellumige zentrale Venenkatheter, die vorzugsweise wie bei allen anderen extrakorporalen Verfahren in die V. jugularis interna vorübergehend implantiert werden. Eine Durchführung des Verfahrens im Single-Needle-Betrieb ist, wenn nicht anders möglich, ebenfalls denkbar. Die Gefahr der Bildung von Thrombosen im extrakorporalen Kreislauf durch den intermittierenden Blutfluss und die unzureichende Druckkontrolle ist dann jedoch erhöht. Je höher der Blutfluss, desto effektiver ist die Behandlung. Die Punktion peripherer Venen ist daher für die Durchführung einer Hämoperfusion/Hämodiaperfusion nicht geeignet.

Technische Voraussetzungen

Bei der klassischen **Hämoperfusion** wird die Behandlung mit einer dafür geeigneten Maschine samt der dazugehörigen Überwachungseinheit und einer Vorrichtung für die Erwärmung des extrakorporalen Systems durchgeführt. Eine Blutpumpe fördert das Blut durch das Blutschlauchsystem in den Adsorber. Danach wird das Blut angewärmt (unter Umständen mit geräteexternen Blutwärmern) und dem Patienten zurückgegeben. Falls das Blut vor der

Rückgabe zum Patienten nicht angewärmt wird, besteht die Gefahr einer Unterkühlung des Patienten.

Die **Hämodiaperfusion** ist der Hämoperfusion ähnlich. In den extrakorporalen Kreislauf eines Hämodialysegeräts wird zusätzlich ein Adsorber zwischen Blutpumpe und Dialysator eingefügt (➤ Abb. 10.1). Es finden also gleichzeitig eine Hämoperfusion und eine Hämodialyse statt.

Vorteile dieses kombinierten Verfahrens:

- Erwärmung des Bluts durch das Dialysat im nachgeschalteten Hämodialysator.
- Regulation des Wasser- und Elektrolythaushalts durch die Dialysierflüssigkeit.
- Zusätzliche Elimination von wasserlöslichen Substanzen durch Diffusion.
- Regulation des Säure-Basen-Haushalts. Eine metabolische Azidose kann wie bei einer Hämodialyse ausgeglichen werden.

Neben der arteriellen und venösen Druckableitung sollte bei beiden Verfahren eine **Druckmessung** vor dem Adsorber stattfinden (Blood Entrance Pressure, BEP), um einen Verschluss des Adsorbers rechtzeitig zu erkennen. Wird die Hämoperfusion mit einem Dialysegerät durchgeführt, fehlt i. d. R. ein Druckmanometer zur Messung des Drucks zwischen Blutpumpe und Adsorber. In diesem Fall kann der Adsorbereingangsdruck mit einem externen Druckmanometer gemessen werden. Eine Druckmessung vor dem Adsorber erfordert ein spezielles arterielles Blutschlauchsystem mit einer zusätzlichen Druckmessleitung vor dem Adsorber.

Auch mit dem Geniussystem® kann eine Hämodiaperfusion durchgeführt werden. Der Vorteil ist dabei die Mobilität des Verfahrens.

Stellen Sie vor der Behandlung sicher, dass das von Ihnen eingesetzte Dialysegerät vom Hersteller für die Durchführung einer Hämoperfusionstherapie zugelassen ist.

Adsorptionsmedien

Als Adsorptionsmedium für die Hämoperfusion stehen beschichtete **Aktivkohle** und **Kunstharze** zur Verfügung. Um eine größere Oberfläche zu erreichen und somit die Bindungskapazität für Toxine zu erhö-

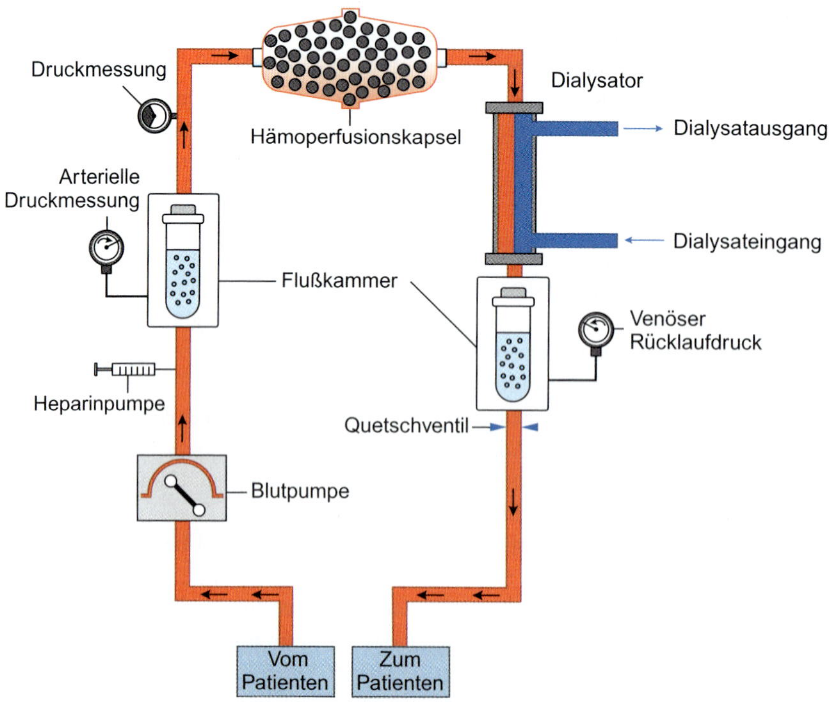

Abb. 10.1 Schematische Darstellung des Kreislaufs einer Hämodiaperfusion [L217, L138]

hen, liegen die Adsorptionsmedien in Form von Granula vor. Aktivkohlekartuschen sind z. B. mit 70–300 g Adsorptionsgranula gefüllt. 300 g granulierte Aktivkohle haben eine Oberfläche von ca. 300.000–400.000 m^2 (ca. 50 Fußballfelder). Das Blutfüllvolumen einer Kartusche liegt zwischen 150 und 300 ml.

- **Aktivkohle:** Petrokohle (nicht biologische Substanzen) oder Kokosnusskohle (biologische Substanzen) werden durch Oxidation mit Luft, Kohlendioxid oder Dampf aktiviert. Dadurch behält die Kohle ihre speziellen Bindungseigenschaften für Toxine. Das Blut fließt durch die Hohlräume des Granulats und kann durch Poren an der Oberfläche desselben in sie eindringen. Die Aktivkohle bindet wasser- und lipidlösliche Substanzen bis zu einem Molekulargewicht von 21.000 Da. Aufgrund der rauen Oberfläche der Aktivkohle kann es zu mechanischen Traumatisierungen von Erythrozyten (Hämolyse) und Embolien durch sich lösende Partikel kommen. Darüber hinaus können ausgeprägte Thrombozytopenien und Leukopenien durch die Adsorption dieser Zellen an die Aktivkohle auftreten. Um diese Behandlungskomplikationen zu vermeiden, sind moderne Aktivkohlekartuschen mit beschichteten Granula gefüllt. Dadurch werden allerdings Substanzen ab einem Molekulargewicht von 3500 Da deutlich weniger adsorbiert. Bei der Verwendung von Aktivkohlekartuschen sollte eine ACT > 200 s angestrebt werden, um das Koagulieren der Kartusche zu verhindern.
- **Kunstharze:** Neutrale Harze (z. B. Polystyrol), die keine polaren Gruppen enthalten, sind insbesondere zur Adsorption lipophiler Substanzen aus wässerigen Lösungen befähigt und damit zur Entfernung solcher Toxine/Noxen vorzüglich geeignet. Neutralharze besitzen im Gegensatz zu der nahezu alle Substanzen adsorbierenden Aktivkohle ein, je nach Beschaffenheit, selektives Adsorptionsspektrum. Die Clearance-Leistung der Polystyrolkartuschen ist bei vielen lipidlöslichen Toxinen hervorragend. Ferner findet keine Heparinadsorption statt, sodass eine normale Heparinisierung wie bei der Dialyse durchgeführt werden kann. Da Kunstharze gegenüber mechanischen Belastungen sehr stabil sind, kommt eine Ablösung von Mikropartikeln mit der Gefahr von Embolien kaum vor. ACE-Hemmer können beim Einsatz von Kunstharzen zu einem verzögerten Abbau von Bradykininen führen, da Polystyrole die Bradykininbildung anregen. Bradykinin senkt den Blutdruck und steigert die Kapillarpermeabilität, sodass teils ausgeprägte Kreislaufinsuffizienzen auftreten können. Dies kann durch rechtzeitiges Absetzen von ACE-Hemmern vermieden werden.

Vorbereitung

Da die **Hämodiaperfusion** häufiger erfolgt, wird hier nur dieses Verfahren beschrieben.

Nach Herstellerangaben werden das Blutschlauchsystem und der Dialysator am Dialysegerät angebracht. Der Adsorber wird mithilfe einer speziellen Verbindung und einem zusätzlichen Halter zwischen Blutpumpe und Dialysator in den extrakorporalen Blutkreislauf integriert. Je nach Hersteller des Adsorbers ist dieser mit Sterilwasser befüllt, sodass das arterielle Blutschlauchsystem schon vor der Konnektion mit dem Adsorber mit Kochsalz zu füllen ist, damit keine Luft in die Kapsel kommt. Das extrakorporale System inkl. Adsorber wird mit heparinisierter 0,9-prozentiger Kochsalzlösung (5000 IE/l) vorgespült.

MERKE

Bei V. a. HIT auf ein anderes Antikoagulans (z. B. Agatroban®) ausweichen oder in Ausnahmefällen auf das Antikoagulans ganz verzichten (eher ungünstig); natürlich auch bei Störungen des Gerinnungssystems. Unbedingt Rücksprache mit dem Arzt/Intensivmediziner halten. Eventuell kann auch mit einer lokalen Citrat-/Kalzium-Antikoagulation gearbeitet werden. Letztere kann ggf. auch bei Gefahr von Blutungen verwendet werden.

Einige Hersteller beschichten ihre Sorbenzien mit Heparin. In diesem Fall kann auf das Heparin in der Spüllösung verzichtet werden. Es sollte insgesamt mit mindestens 2 l isotonischer Kochsalzlösung vorgespült werden, um den Partikelabrieb in der Hämoperfusionskartusche vollständig zu entfernen. Auch die Spülvorschriften in der Produktinformation der Hämoperfusionskartusche sind stets zu beachten.

- Um eine mögliche **Hypoglykämie durch Adsorption der Glukose** zu vermeiden, ist es sinnvoll, Aktivkohlekartuschen mit einer 5-prozenti-

gen Glukoselösung vorzuspülen. Kurz vor Anschluss des Patienten wird das System noch einmal mit Kochsalzlösung (0,9 %) nachgespült.
- Im Gegensatz zu einem Hämodialysefilter darf eine **Hämoperfusionskartusche** zur Verteilung der Flüssigkeit und zur Entfernung von Lufteinschlüssen nicht beklopft oder gedreht werden, da sich Partikel aus dem Granulatbett lösen und in den Patienten eingeschwemmt werden können (Emboliegefahr). Ebenso ist die Flussrichtung zu beachten.
- Bevor der Patient an das Hämoperfusionsgerät angeschlossen wird, ist der Gefäßzugang noch einmal auf Durchgängigkeit zu prüfen.

Therapie

- Der Patient kann **ohne oder mit Aderlass** (je nach Kreislaufsituation und Rücksprache mit dem Intensivmediziner) mit einer Blutpumpengeschwindigkeit von 100 ml/min an das Hämoperfusionsgerät angeschlossen werden. Anschließend wird der Blutfluss langsam auf 150 ml/min gesteigert. Im Laufe der Behandlung kann ein Blutfluss von bis zu 300 ml/min angestrebt werden.
- Aufgrund des hohen **Heparinbedarfs,** insbesondere bei Aktivkohlekartuschen, wird unmittelbar vor Behandlungsbeginn eine **Ausgangs-ACT** bestimmt. An ihr orientiert sich die zu applizierende Bolusdosierung des Heparins. Bei einer Aktivkohlekartusche soll die ACT nach Bolusgabe bei > 200 s, bei einer Kunstharzkartusche bei > 160 s liegen. Im Normalfall beträgt die Bolusinjektion 2500–5000 IE Heparin. Die Erhaltungsdosis an Heparin orientiert sich auch an der regelmäßig zu bestimmenden ACT. Sie liegt i. d. R. zwischen 1000 und 2500 IE/h. Vor einer Hämoperfusion bietet es sich an, einen Gerinnungsstatus zu erheben und hier insbesondere auf den AT-III-Wert zu achten. Beträgt dieser < 60 %, können sich in der Hämoperfusionskapsel Thromben bilden, unabhängig von der Menge des applizierten Heparins.
- **Der gemessene Druck vor dem Adsorber** (BEP) ist zumeist von Anfang an sehr hoch (> 200 mmHg), da Hämoperfusionskartuschen einen hohen Strömungswiderstand besitzen. Allerdings sollte ein **Druckanstieg** vor dem Adsorber frühzeitig bemerkt werden, da dies ein Hinweis für eine Thrombosierung der Kartusche sein kann. Nach entsprechender Kontrolle der ACT ist die Heparindosierung den Erfordernissen anzupassen.
- Die **Thrombozytenzahl** wird vor, während und nach der Behandlung kontrolliert. Als unerwünschte Wirkung der Hämoperfusion kann eine Thrombozytopenie auftreten. Außerdem ist ein vorübergehender Abfall der Leukozytenzahl möglich.
- Vor und hinter dem Adsorber können zu Beginn und in regelmäßigen Abständen während der Behandlung **Blutproben** für die toxikologische Analyse entnommen werden, um den Therapieerfolg zu kontrollieren. Wiederholungen dieser Untersuchungen zwischen den Behandlungen sollten erfolgen, um die weitere Behandlung zu planen. Ein Abstrom aus dem Gewebe in das Plasma mit dem erneuten Auftreten von Intoxikationssymptomen kann eine wiederholte Hämoperfusion erforderlich machen.
- **Nach 3–4 Behandlungsstunden ist der Adsorber i. d. R. gesättigt** und die Behandlung kann beendet werden. Der Patient wird wie bei der Hämodialyse vom Hämoperfusionsgerät abgelegt. Je nach Kinetik des Toxins muss eventuell die Behandlungszeit auf 2–3 h begrenzt werden, um bei Bedarf nach 8–12 h Pause eine erneute Hämoperfusion vorzunehmen. Eine zu rasche und zu intensive Senkung erzeugt unter Umständen einen starken „Rebound" (Umverteilung aus dem Gewebe nach intravasal) mit hohen bis maximalen Serumwerten. Alle Stoffe, die ein hohes Verteilungsvolumen haben (Serumkonzentration eher niedrig im Vergleich zu der Stoffmenge, die im Gewebe, v. a. im Fettgewebe, abgespeichert wurde), stehen generell im Verdacht, mit einem hohen „Rebound" zu reagieren. Dies gilt v. a. für Insektizide und Herbizide.
- **Kontrollen:**
  - **Engmaschige Blutdruck- und Pulskontrollen (Monitoring Vitalparameter)** sind notwendig. Hypotonien können mit Volumensubstitution oder Autotransfusion behandelt werden.

   - **Toxikologische** Analysen und **Thrombozytenzahl (nach ärztlicher Anordnung).**
   - **Kontrollen der Blutglukosekonzentration** sind ebenfalls erforderlich, da es durch Adsorption der Glukose, insbesondere bei Aktivkohle, zu Hypoglykämien kommen kann.
   - **ACT-Kontrollen** zur Überwachung der Heparinisierung sollten mindestens halbstündlich erfolgen.
- **Dokumentation:** Während der Behandlung erfolgt eine Dokumentation aller gerätebezogenen Parameter sowie der Kontrollen und Krankenbeobachtungen im Dokumentationssystem.
- **Pflegerische Aspekte** (➤ Kap. 3):
   - Auf wache Patienten kann die Behandlungssituation mit einem extrakorporalen Kreislauf eine beunruhigende Wirkung haben. Sachliche Informationen führen zur Beruhigung des Patienten.
   - Bei Schlafmittelintoxikationen, z. B. bei einem Suizidversuch, werden die Patienten im Verlauf der Behandlung wacher. Sie sind zunächst unruhig und desorientiert und benötigen besonders in dieser Phase psychologische Betreuung und eine engmaschige Überwachung.

MERKE

Aufgrund der Risiken, die mit einer Hämoperfusion verbunden sind, sollten ausschließlich erfahrene Pflegende mit deren Durchführung und Überwachung betraut werden.

10.2 Aphereseverfahren

Gerd Breuch, Jens Lutz

10.2.1 Einführung

Das Blut des Menschen wird auch als das „flüssige Organ" bezeichnet. Es erfüllt vielfältige Transport- und Regulationsaufgaben im Gesamtorganismus. Über das Gefäßsystem, das bei einem Erwachsenen ca. 90.000 km lang ist, erreicht es fast alle Körperteile und -zellen. Das Gefäßsystem teilt sich in das Überdruck- (arteriell) und das Niederdrucksystem (venös) auf. Das gesamte Blutvolumen eines erwachsenen Menschen beträgt ca. 4–6 l, es zirkuliert zu ca. 80 % im venösen System und ca. 20 % im arteriellen System.

Betrachtet man das Blut mit bloßem Auge, sieht es auf den ersten Blick homogen, also einheitlich, aus. Entnimmt man jedoch eine Blutprobe und lässt diese einfach für eine geraume Zeit in einem Reagenzglas aufrecht stehen, erkennt man bald die Trennung des Bluts entsprechend der Schwerkraft in zwei Flüssigkeitsanteile: den plasmatischen und den korpuskulären Anteil. Das Blut ist somit eine heterogene Lösung. Die Auftrennung des Bluts kann durch eine Zentrifugation beschleunigt werden (➤ Abb. 10.2).

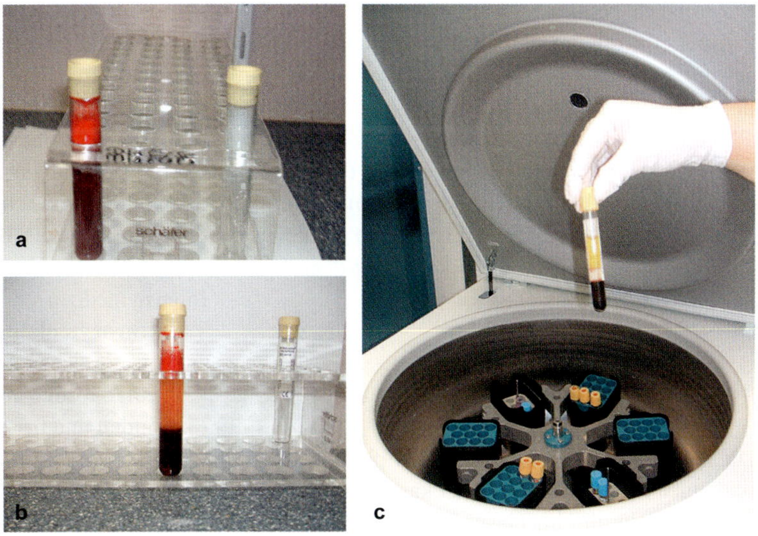

Abb. 10.2 Zentrifuge: a) Vollblut, b) Trennung in Plasma und Hkt, c) Zentrifuge [P544]

MERKE

Heterogene Lösungen sind Gemische aus zwei oder mehreren Stoffen, die aus einem Lösungsmittel und einem gelösten Stoff bestehen und die durch ein physikalisches Verfahren, hier die Zentrifugation, in ihre Einzelbestandteile zerlegt werden können.

Korpuskulärer Anteil: Der Schwerkraft folgend setzen sich nach unten hin im Reagenzglas die schwereren korpuskulären (zellulären) Bestandteile ab, die den Blutzellen wie Erythrozyten, Leukozyten und Thrombozyten entsprechen. Die Erythrozyten machen den Hauptbestandteil der Blutkörperchen aus. Im Blutbild wird dieser Anteil auch als Hämatokrit (Hkt) ausgedrückt und beträgt i. d. R. ca. 40–51 Vol.-% des Bluts. Bei Dialysepatienten kann der Hkt auch durch eine renale Anämie niedriger sein.

Plasmatischer Anteil: Nach oben hin erkennt man im Reagenzglas hingegen eine klare, leicht gelblich eingefärbte Flüssigkeit: das Plasma („Plasmawasser"). Dieses besteht zu 90 % aus Wasser, in dem sich alle anderen nicht-zellulären Blutbestandteile in gelöster Form finden, z. B. die Elektrolyte, die Globuline, das Albumin, der Blutzucker, Gerinnungsfaktoren, Blutgruppenantikörper, ebenso Sauerstoff und Kohlendoxid etc. – letztlich alle Bestandteile, die mit dem Blut zu den Zellen hin- und zurücktransportiert werden, um den Metabolismus aufrechtzuerhalten. Der Anteil des Plasmas am Blutvolumen beträgt ca. 60–49 Vol.-%. Zusammen mit dem Hkt ergibt dies 100 % (= das gesamte Blut).

Zusätzlich können sich im Plasma auch Medikamente, die durch eine Behandlung in den Körper gelangt sind, aber auch Gifte oder Pathogene, die durch Krankheiten vom Organismus gebildet oder aus der Umwelt aufgenommen wurden, befinden.

Die Konzentrationen solcher gelösten Bestandteile können im Labor im Blut oder Serum bestimmt werden. Die Konzentration (Menge pro Volumen) kann dann z. B. für den Blutzucker in mg/dl angegeben werden.

10.2.2 Aphereseverfahren

Die Auftrennung des Bluts in einen plasmatischen und einen korpuskulären Anteil kann man sich zunutze machen, um im Plasma gelöste Bestandteile, die infolge von Krankheitsprozessen auftreten, zu entfernen. Dies kann unselektiv (d. h. neben dem zu entfernenden Stoff werden viele andere Stoffe ebenfalls entfernt) oder selektiv (nur der zu entfernende Stoff wird entfernt) erfolgen. Dafür macht man sich vor allem das Prinzip der therapeutischen Apherese mit den unterschiedlichen Aphereseverfahren zunutze.

MERKE

Apherese

Der Begriff der Apherese ist aus dem altgriechischen „Apheresis" abgeleitet und bedeutet Abtrennung, Wegnehmen.

Aphereseformen

Grundsätzlich werden drei Formen der Apherese unterschieden:

- Diagnostische Apherese
- Präparative Apherese
- Therapeutische Apherese

Diagnostische Apherese: Eine Vollblutprobe wird durch die Zentrifugation in seine Bestandteile Plasmaanteil und korpuskulärer Anteil zerlegt. Plasma und Blutzellen können dann im Labor weiter auf Inhalte und pathologische Konzentrationen von Stoffen (Plasma) oder pathologische Formen (Blutzellen) untersucht werden.

Präparative Apherese: Die präparative Apherese wird üblicherweise eingesetzt, um Blutzellen für eine Behandlung zu gewinnen. Dabei erfolgt die Separation durch eine Zentrifugation im Anschluss an eine Vollblutspende.

Bei einer Blutspende werden dem Spender ca. 500 ml Vollblut entnommen. Aus diesem werden dann in weiteren Schritten durch Apherese verschiedene Blutzell- oder Plasmapräparate hergestellt. Die wichtigsten für den Bereich der Nephrologie und Intensivmedizin sind (➤ Abb. 10.3):

- **Erythrozytenkonzentrat (EK):** Rote Blutkörperchen, die sich konzentriert und zur Stabilisierung in einer Lösung aus Natriumzitrat und Glukose befinden und bei einer Lagerungstemperatur von 2–6 °C ca. 42–49 d haltbar sind. Ein EK hat ein Volumen von ca. 250 ml. Bei der Transfusion eines EK erhöht sich der Hämoglobinwert um ca.

1 g/dl. Da sich auf den Erythrozyten die Blutgruppenmerkmale A und/oder B befinden, muss vor einer Transfusion die Kompatibilität von Spender und Empfänger mittels Bedside-Test überprüft werden.

- **Thrombozytenkonzentrat:** ist bei 20–24 °C max. 7 d haltbar. Thrombozytenkonzentrate werden überwiegend bei starken Blutungen in der Intensivmedizin/bei einer OP und in der Onkologie bei Leukämieerkrankungen eingesetzt. Sie spielen in der Nephrologie eine eher untergeordnete Rolle.
- **Gefrorenes Frischplasma (FFP, Fresh Frozen Plasma):** ist bei –30 °C max. 2 Jahre haltbar. FFP entspricht dem Plasmaanteil (s. o.) und enthält alle für die Blutgerinnung und die Immunabwehr nötigen Bestandteile. Es wird vor der Behandlung aufgetaut und dann dem Patienten infundiert, entweder als Einzelinfusion oder bei größeren Mengen (z. B. Plasmaseparation [s. u.]) auch gepoolt. Da sich im Plasma die Blutgruppenantikörper befinden, muss vor einer Infusion die Kompatibilität von Spender und Empfänger mittels Bedside-Test überprüft werden.
- **Lyophilisiertes Plasma:** ist ein gefriergetrocknetes Plasma aus einer Einzelspende. Es muss vor der Applikation in 200 ml Wasser für Injektionszwecke gelöst werden.
- **Humanalbumin 20 %:** Das Konzentrat wird vor der Applikation als Substituat durch Verdünnung mit einer Trägerlösung auf eine Konzentration von ca. 4 % aufbereitet.

Therapeutische Apherese: Dabei wird das Plasma von den Blutzellen separiert, um unspezifisch größere Moleküle wie z. B. Antikörper oder spezifisch Produkte des Fettstoffwechsels wie z. B. Cholesterin, Triglyzeride oder Lp(a) bzw. Antikörper aus dem Plasma bei Patienten mit Autoimmunkrankheiten oder Fettstoffwechselstörungen zu entfernen. Die therapeutische Apherese wird meist unter der Regie von Nephrologen durchgeführt. Im Apheresestandard der Deutschen Gesellschaft für Nephrologie (DGfN) sind die Empfehlungen bzw. Indikationen für die einzelnen Aphereseformen zusammengefasst. In den USA hat die ASFA (= American Society for Apheresis) ebenfalls eine Richtlinie für die Durchführung der Aphereseverfahren erstellt.

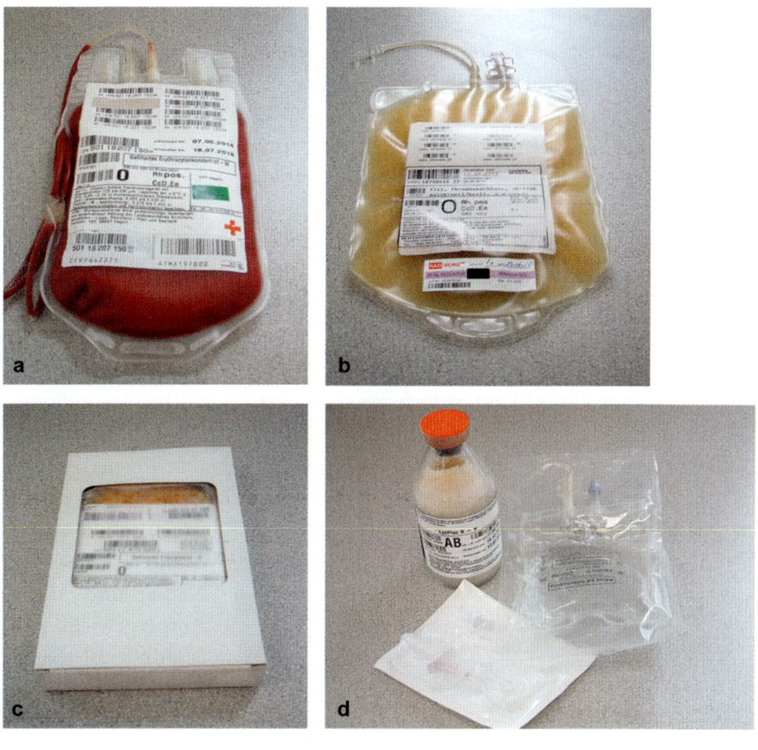

Abb. 10.3 a) Erythrozytenkonzentrat, b) Thrombozytenkonzentrat, c) Fresh Frozen Plasma, d) Lyophilisiertes Plasma [P544]

Folgende Verfahren werden eingesetzt:

- Plasmapherese
  - Membranseparation
  - Zentrifugenseparation
- Plasmaadsorption
- Immunadsorption
- Kaskadenfiltration
- Lipidapherese

Effektivität der Verfahren

Die Effektivität der unterschiedlichen Verfahren definiert sich im Wesentlichen über die Eigenschaften Selektivität des Verfahrens und Absenkrate der pathogenen Moleküle sowie dem behandelten Plasmavolumen.

Selektivität

Man unterscheidet bei den Verfahren **selektive, semiselektive** (halb selektive) und **unselektive** Verfahren. Die Selektivität eines Verfahrens bezieht sich auf die Eigenschaft, nur bestimmte Moleküle aus dem Plasma zu entfernen bzw. unselektiv eine Vielzahl an Plasmabestandteilen, also auch physiologische, nicht pathogene Bestandteile, zu entfernen. Der therapeutische Plasmaaustausch gehört zu den unselektiven Verfahren, da hier das Patientenplasma verworfen und damit ausgetauscht und nicht nur selektiv die zu entfernende Zielsubstanz entfernt wird.

Eine **100-prozentige Selektivität** kann **nicht erreicht** werden, da bei allen Verfahren ein geringer Anteil an nicht pathogenen Plasmabestandteilen durch unspezifische Bindung am Material des Systems (Schlauchsystem, Filter, Adsorber u. a.) verloren geht. Dieser Verlust kann jedoch meist vernachlässigt werden, da der Organismus diese Substanzen oft in kurzer Zeit wieder regeneriert.

10

MERKE

Die Selektivität des Verfahrens ist eine wichtige Eigenschaft, da selektive Verfahren zu weniger Mangelerscheinungen führen und auch Komplikationen vermieden werden können, die durch unselektive Verfahren mit Plasmaersatz verursacht werden.

Gerade bei **Langzeitbehandlungen,** wie es bei **chronischen Erkrankungen** wie der familiären Hypercholesterinämie und einigen Immunerkrankungen notwendig ist, sind dies äußerst wichtige Kriterien, die zu berücksichtigen sind.

Absenkrate

Die **Absenkrate** beschreibt die **prozentuale Entfernung des Pathogens.** Anhand der Bestimmung des Pathogens vor und nach der Therapie kann man die prozentuale Absenkung dieses Pathogens individuell bestimmen. Die Absenkrate ist abhängig von den Eigenschaften des zu entfernenden Moleküls (Molekülgröße, positive bzw. negative Ladung, Eiweißbindungskapazität), dem Behandlungsvolumen, der Behandlungsgeschwindigkeit und der Fähigkeit des Körpers, dieses Molekül weiterhin bereitzustellen. Die Entfernung des Moleküls kann eine **Stimulation** für eine vermehrte **Produktion** sein. In diesem Falle spricht man von einem **„Rebound-Effekt"**, der zu einem schnellen und auch höheren Anstieg der Konzentration dieses Moleküls führen kann.

Der Ausgangswert vor der Therapie entspricht 100 %. Die Differenz zum Wert nach der Therapie entspricht der prozentualen Absenkung. Um eine gute Absenkung zu erreichen, wird i. d. R. mindestens das 1-fache Plasmavolumen behandelt.

Behandlungs- oder Plasmavolumen

Generell wird bei Plasmatherapien ein zu behandelndes **Plasmavolumen** als **Richtgröße** oder **Therapieziel** definiert. Dies gilt für den Plasmaaustausch wie für die Systeme mit einem Sekundärkreislauf. **Plasmavolumen (PV) oder Behandlungsvolumen** sind in diesen Therapieformen **identische Bezeichnungen.**

Das Behandlungs- oder Plasmavolumen wird individuell berechnet. Das Plasmavolumen in unserem Körper entspricht ca. 5 % des Körpergewichts. Es existieren verschiedene Formeln zur Berechnung des Behandlungs- oder Plasmavolumens.

Die Formel zur Blutvolumenberechnung nach **Nadler und Allen** beinhaltet das Geschlecht, das Körpergewicht in kg und die Körpergröße in m. Multipliziert man das berechnete Blutvolumen mit 1 – Hämatokrit (Hkt), z. B. 1–0,41 = 0,59, erhält man das entsprechende Plasmavolumen.

Formel:

Frau	PV [ml] = (183 + 356 × Größe^3 [m] + 33,1 × Gewicht [kg]) × (1 – Hkt)
Mann	PV [ml] = (604 + 367 × Größe^3 [m] + 32,2 × Gewicht [kg]) × (1 – Hkt)

Beispiel für eine weibliche Person, 1,70 m groß, 65 kg, Hkt 0,4:

PV = (183 + 356 × 1,70^3 + 33,1 × 65) × (1–0,4) = 2450 ml.

Eine andere Möglichkeit ist die Nutzung einer Suchmaschine im Internet; geben Sie das Stichwort „Plasma-Rechner" ein und es öffnet sich ein Dialogfeld: Volumenberechnung nach Sprenger, in dem Sie die Patientenparameter Gewicht, Größe, Geschlecht und Hkt in eine Tabelle eingeben. Der Rechner liefert ihnen das Ergebnis für das Blutvolumen und das Plasmavolumen.

Das Plasma- oder Behandlungsvolumen ist die Stellgröße, die auch über die Absenkung entscheidet (➤ Tab. 10.2). Anhand der Absenkrate, die nach einer Therapie eines berechneten Plasmavolumens (s. o.) erreicht wird, kann eine genauere Annäherung an das notwendige Plasma- oder Behandlungsvolumen für die Folgebehandlungen erfolgen.

MERKE

Die isolierte Betrachtung der Absenkrate ist eine eingeschränkte Betrachtungsweise. Generell muss auch die klinische Besserung des Patienten in die Bewertung der Effektivität mit einbezogen werden.

Tab. 10.2 Reduktionsraten der pathogenen Substanzen in Abhängigkeit vom behandelten Plasmavolumen

PV (l)	0	⅓	⅔	1	1⅓	1⅔	2
Reduktion [%]	0	28	49	60	74	81	86

Es gibt durchaus die Situation, dass sich trotz einer unbefriedigenden Absenkrate der klinische Zustand deutlich gebessert hat. Die klinische Besserung kann, muss aber nicht zwingend mit der Absenkrate korrelieren (➤ Abb. 10.4).

Aus der Grafik lässt sich gut ablesen, dass bei einer Steigerung des Plasmavolumens > 1–1,31 kein signifikanter Effektivitätsvorteil vorhanden ist. Deshalb wird in der Praxis häufig das einfache Plasmavolumen als Austauschmenge gewählt. Es gibt aber auch Zentren, die unabhängig von Größe, Gewicht, Geschlecht und Hkt ein Standardaustauschvolumen von 2000 ml nicht überschreiten.

Eliminationsrate

Die Elimination des betreffenden Pathogens ist abhängig vom behandelten Plasmavolumen (PV), vom **Verteilungsraum** und bei Membranfilterseparation vom **Siebkoeffizienten** (bei Zentrifugenseparation gibt es entsprechend der Definition keinen Siebkoeffizienten).

Verteilungsraum

Die Plasmaeiweiße befinden sich entweder fast vollständig im intravasalen Raum oder sind auch im extravasalen Raum verteilt. Wenn ein Pathogen auch im extravasalen Raum verteilt ist, kommt es nach der Behandlung – manchmal schon während der Therapie – zu einer Rückverteilung. Da der TPA (therapeutische Plasmaaustausch) zu einer akuten Senkung des Pathogens führt, kann es durch die Therapie auch zu einer raschen Neubildung (Resynthese) des Pathogens kommen. Diese Rückverteilung und Resynthese ergeben den oben erwähnten „Rebound-Effekt".

Eine Veränderung der Pharmakokinetik von Medikamenten durch selektive Verfahren ist nicht zu

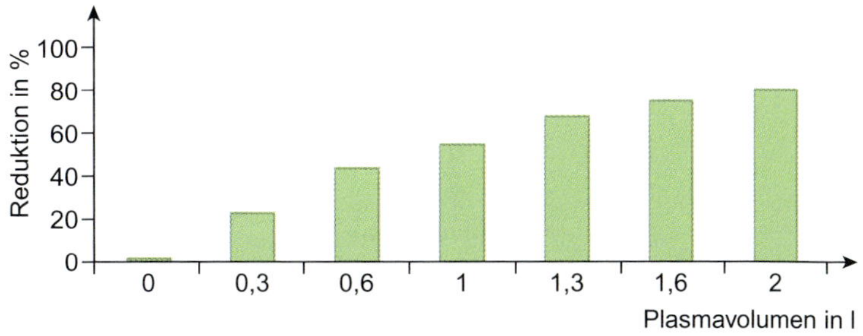

Abb. 10.4 Steigerung des Plasmavolumens [L138]

erwarten. Unselektive Verfahren (Plasmaaustausch) können durch den Plasmaersatz Schwankungen in der Plasmakonzentration auslösen. Medikamente werden üblicherweise erst nach der Plasmaaustauschtherapie eingenommen.

Verdünnungs- oder Dilutionseffekt

Durch die kontinuierliche Infusion des Substituats (Plasmaersatz) während des therapeutischen Plasmaaustauschs kommt es zu einem **Verdünnungseffekt** (Dilutionseffekt), der die Ausgangskonzentration des Pathogens verkleinert. Auch die Systeme, die einen Sekundärkreislauf besitzen, kennen diesen Dilutionseffekt. Bei diesen Systemen wird das entnommene Blutvolumen z. T. bei Behandlungsbeginn gleichzeitig durch die Gabe von Kochsalz- oder Ringer-Lösung kompensiert, sodass dadurch ein Verdünnungseffekt entsteht. Auf diese Weise kommt es zu einer scheinbar zusätzlichen Eliminationseffizienz bei der Therapie. Die Folge des Rebound- und Verdünnungseffekts ist, dass man trotz Behandlung eines PV das Pathogen nicht vollständig eliminiert, sondern es teilweise nur um ca. 50–60 % reduziert.

10.2.3 Plasmapherese

Formen der Plasmaseparation

Bei der Plasmapherese unterscheidet man zwischen präparativer, auch diagnostische oder produktive Plasmapherese genannt, und therapeutischer Plasmapherese:

- Das Spenderplasma, das durch **präparative Plasmapherese** gewonnen wird, dient zur Gewinnung von Plasmakonserven, Plasmafraktionen und Blutzellen. In der präparativen Plasmapherese werden hauptsächlich Zentrifugen eingesetzt.
- Bei der **therapeutischen Plasmapherese** wird das im Primärschritt gewonnene Patientenplasma in der Therapie entweder verworfen oder in einem folgenden Schritt, dem Sekundärschritt, weiter behandelt (> Abb. 10.5). Die Plasmagewinnung hier erfolgt heute in überwiegender Weise mit einem Plasmafilter. Der Einsatz von Zentrifugen ist ebenfalls möglich.
- Die **therapeutische Zytapherese** dient wiederum der Abtrennung von krankhaft vermehrten Zellen aus dem Blut, was zur Abtrennung von

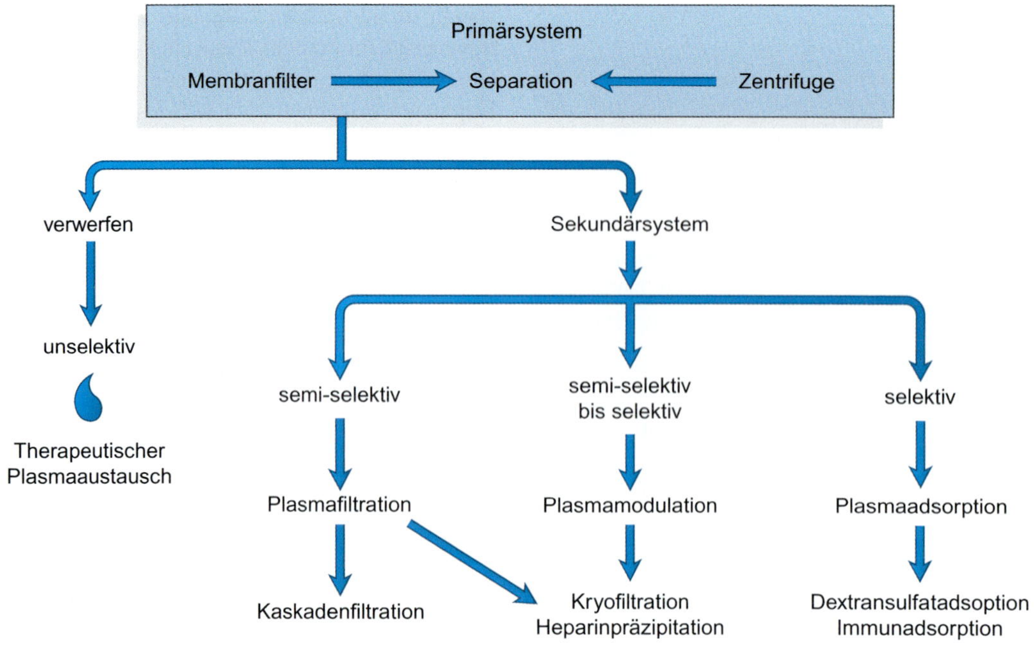

Abb. 10.5 Grundprinzipien der therapeutischen Plasmapherese [L138]

B-Lymphozyten bei zellulärer Abstoßungsreaktion, weiterhin bei bestimmten Formen der Leukämie und bei der multiplen Sklerose zum Einsatz kommt (➤ Kap. 10.2.5). Dabei werden die Zellen des Patienten mittels der Zentrifugenseparation vom Plasma getrennt und dann verworfen.

Therapeutische Plasmaphereseverfahren

Das extrakorporale System der Plasmaabtrennung wird immer als „Primärsystem" bezeichnet. Als Folgeschritt kann das Plasma verworfen oder einem zweiten System, dem „Sekundärsystem", zugeführt werden. Im „Sekundärsystem" erfolgt nun die Weiterbehandlung des Plasmas.

Wird das Plasma verworfen, handelt es sich um einen therapeutischen Plasmaaustausch.

Synonyme für den therapeutischen Plasmaaustausch sind: Plasma-EXchange (PEX), Therapeutic Plasma Exchange (TPE) oder therapeutischer Plasmaaustausch (TPA). Beim Plasmaaustausch wird das Plasma verworfen und durch Fremdplasma oder ein plasmaähnliches Substituat isovolämisch ersetzt.

Wird das Plasma jedoch in einem Sekundärschritt weiterbehandelt und dann wieder ohne wesentlichen Volumenverlust dem Patienten zurückgeführt, kann auf eine Substitutionslösung verzichtet werden. Das Sekundärsystem kann auf folgenden Prinzipien basieren:

- **Plasmafiltration** (Kaskadenfiltration): Das Plasma wird in einem zweiten Schritt erneut filtriert. Die Plasmafiltration zählt zu den Systemen der **Plasmaperfusion,** da das Plasma durch die Membran des Sekundärfilters perfundiert bzw. hindurchströmt.
- **Chemische oder physikalische Weiterbehandlung des Plasmas:**
  - Eine physikalische Weiterbehandlung ist z. B. über Temperatur möglich. Das Plasma wird erwärmt oder abgekühlt. Je nachdem spricht man von einer **Thermofiltration** (Wärme) oder einer **Kryofiltration** (Abkühlung).
  - Bei einer chemischen Weiterbehandlung wird das Plasma mit einem Lösungsmittel vermischt, das eine Reaktion definierter Moleküle im Plasma auslöst. Diese Reaktion führt zu veränderten Eigenschaften der Moleküle. Dadurch wird die Entfernung erleichtert. Ein entsprechendes Trennverfahren kann nun gezielt diese veränderten Moleküle entfernen. Ziel ist es, die verbliebenen Blut- und Plasmabestandteile zu schonen. In diesem Falle spricht man von einer **Plasmamodulation.**
- **Plasmaadsorption:** Adsorption über Ionen- oder Antikörperbindung, z. B. an Aktivkohle, Dextransulfat oder Schafsantikörper.

Im Laufe des Kapitels wird im Detail auf diese einzelnen Verfahren eingegangen.

MERKE

Der grundlegende Unterschied zwischen therapeutischem Plasmaaustausch und Behandlungen mit Sekundärsystem ist, dass das Plasma dem Patienten nach Passage des Sekundärkreislaufs wieder zurückgegeben und nicht verworfen wird. Dies bedeutet, dass Systeme mit einem Sekundärkreislauf schonender und selektiver in der Elimination sind. Sie können eine höhere Effektivität erreichen als der therapeutische Plasmaaustausch.

Prinzipien des therapeutisches Plasmaaustauschs

Die klassische therapeutische Plasmapherese ist der **therapeutische Plasmaaustausch (TPA),** im englischen Sprachraum Therapeutic Plasma Exchange. Bei dieser unselektiven Therapie wird das Patientenplasma, das das Pathogen enthält, verworfen und durch andere Ersatzstoffe isovolämisch ersetzt.

Das vom Patienten kommende Blut wird mithilfe der Blutpumpe zunächst durch einen Plasmaseparator geleitet, in dem die partielle Trennung des Plasmas von den Blutzellen erfolgt (➤ Abb. 10.5). Während dem Patienten die zellulären (korpuskulären) Blutbestandteile direkt wieder zurückgeführt werden, wird das durch die Membran separierte Plasma in einem Auffangbehältnis gesammelt und gewogen. Dieses verworfene Plasma wird durch einen Plasmaersatz (Substituat) ausgetauscht, wobei der Austausch beider Flüssigkeiten durch ein Bilanzierungssystem kontrolliert wird. Das erwärmte Substituat wird mit dem vom Plasmaseparator kommenden Gemisch an Plasma mit zellulären Blutbestandteilen gemischt und dem Patienten wieder zurückgeführt.

Die **Vorteile** des unselektiven TPA liegen in der relativ einfachen Technik und dem breiten klinischen Anwendungsspektrum, da man es zur Entfernung jedes beliebigen Plasmapathogens anwenden kann. Die **Nachteile** liegen in der „Unselektivität" des Verfahrens. Es kann bei regelmäßiger Anwendung zu Mangelerscheinungen kommen. Darüber hinaus führt der Plasmaersatz bisweilen zu klinischen Komplikationen, z. B. zu allergischen Reaktionen oder Infektionen.

Membranplasmafiltration

Das physikalische Grundprinzip der Membranplasmaseparation ist die Konvektion. Mit dem „Plasmawasser" werden bestimmte Stoffe bis zu einer bestimmten Größe mitgenommen. Dafür werden überwiegend Hohlfasermembranfilter eingesetzt, die eine **Ausschlussgrenze** (Cut-off) von ca. 3 Mio. Dalton (Da) haben. Das bedeutet, dass alle Substanzen die kleiner als 3 Mio. Da sind, die Membran passieren, während solche, die größer sind, die Membran nicht passieren, also zurückgehalten werden. Im Vergleich dazu haben die bei der Hämodialyse benutzten High-Flux-Dialysatoren eine Ausschlussgrenze von 40.000–50.000 Da.

Die **Membranen** der Plasmafilter, die z. B. aus Polypropylen, Polysulfon oder Zellulosediacetat bestehen, haben einen maximalen **Porendurchmesser** von 0,2–0,6 µm, sodass Blutzellen die Membran nicht passieren können. Thrombozyten haben z. B. einen Durchmesser von 2–3,5 µm, sie sind die kleinsten Blutzellen. Die Größe der **Membranoberfläche** beträgt 0,13–0,6 m^2. Diese Membranoberfläche reicht aus, um den notwendigen Plasmafluss sicherzustellen. Als **Sterilisationsverfahren** verwendet man Dampf-, Gammastrahlen- oder ETO-Sterilisation.

Siebkoeffizient

Der **Siebkoeffizient** steht für die Filtrationskapazität der Membran für eine bestimmte Plasmasubstanz und gibt die Durchlässigkeit für diese Substanz an (1 = 100 % Durchlässigkeit, 0 = undurchlässig). Ein Siebkoeffizient z. B. von 0,95 für Albumin bedeutet, dass 95 % des Albumins die Membran passieren können und vom Blut getrennt werden, 5 % bleiben im Blut. Die Siebkoeffizienten der neuesten Plasmafilter sind für nahezu alle Plasmabestandteile mit > 0,8 angegeben (➤ Tab. 10.3).

Tab. 10.3 Siebkoeffizient bei Blutfluss 100 ml/min und TMP 40 mmHg

Plasmabestandteil	Siebkoeffizient
Gesamtprotein	0,9
Albumin	0,95
IgG	0,9
IgA	0,85
IgM	0,8
Fibrinogen	0,95
Cholesterin	0,8

Beziehung der Plasmafiltrationsrate zum Blutfluss

Bei der Plasmaseparation darf die **Filtrationsrate,** d. h. die Plasmaflussrate, aufgrund der Gefahr eines zu starken Anstiegs des Hämatokrits am Filterausgang nicht mehr als ⅓ des Blutflusses betragen. Dies bedeutet mit anderen Worten, dass etwa 50 % des Plasmas vom Blut abgetrennt werden dürfen.

Die Druckdifferenz zwischen Blutseite und Plasmaseite des Filters bezeichnet man als **Transmembrandruck** (TMP, ➤ Kap. 6.3.5). Die Filtrationsrate steigt anfänglich linear mit dem TMP an. Bei zu hohem TMP lässt sich die Filtrationsrate nicht mehr steigern, dies ist dann nur noch durch eine Erhöhung des Blutflusses möglich. Andererseits nehmen bei zu hohem TMP (> 100 mmHg) und zu hohem Blutfluss die Scherkräfte zu, sodass die Erythrozyten regelrecht gegen die Membranwand gepresst werden. Infolgedessen bildet sich eine sog. **Sekundärmembran** aus Plasmabestandteilen. Dieser Vorgang kann eine mechanische Hämolyse auslösen, bei der Hämoglobin freigesetzt wird.

Ferner ist zu beachten, dass die Membran als größte Oberfläche des extrakorporalen Kreislaufs die Blutverträglichkeit **(Hämokompatibilität)** insbesondere durch eine je nach Membrantyp mehr oder weniger starke Aktivierung des Komplementsystems (➤ Kap. 6.5.5) beeinflussen kann. Klinische Symptome treten im Allgemeinen sehr selten auf und sind abhängig vom Ausmaß der Aktivierung. Um Komplikationen zu vermeiden und die Plasmaseparation durch Hohlfasermembranfilter zu verbessern, sind die Fließeigenschaften des Bluts und die hämorrheologischen Eigenschaften von besonderer Bedeutung und sollten immer mitberücksichtigt werden.

10

MERKE

Ideale Bedingungen für eine Plasmaseparation sind:

- Plasmafluss nicht größer als ⅓ des Blutflusses, besser ¼ oder ⅕
- TMP so klein wie möglich (< 50 mmHg)
- Blutfluss entsprechend den Filterangaben (100–200 ml/min)

Zentrifugenplasmaseparation

Mithilfe der Zentrifugalkraft werden bei diesem Verfahren die unterschiedlichen Blutfraktionen schichtweise abgetrennt, sodass das Plasma in einem Behältnis gesammelt und die Fraktion, die die Blutzellen enthält, dem Patienten zurückgegeben werden können. Auch die Blutzellen können bei dieser Methode in einzelne Zelltypen aufgetrennt und in Sammelbehältnissen angereichert werden (Erythrozyten-, Leukozyten-, Thrombozytenkonzentrate). Bei der Zentrifugation unterscheidet man diskontinuierliche und kontinuierliche Methoden. Da bei den diskontinuierlichen Verfahren die Blutabtrennung in Intervallen erfolgt, kann hier die Single-Needle-Technik gut angewandt werden. Der Vorteil der kontinuierlichen Methoden liegt in der Verkürzung der Behandlungsdauer. Als Nachteil der Zentrifuge muss der Verlust von Blutzellen angeführt werden, v. a. eine mögliche Thrombozytopenie. Die Antikoagulation für die Zentrifugenplasmaseparation kann über Zitrat oder Heparin erfolgen. Die Zentrifugenplasmaseparation benötigt keinen Mindestblutfluss wie die Membranseparation. Daher werden diese Systeme häufig bei der Behandlung von Kindern eingesetzt.

Durchführung des therapeutischen Plasmaaustauschs

Gefäßzugang

Bei der Durchführung einer Plasmaseparation mit einem Plasmafilter ist ein minimaler Blutfluss von 50 ml/min notwendig. Bei Kindern kann dies durchaus zu Problemen führen. Daher haben sich hier die Zentrifugalsysteme bewährt.

Prinzipiell ist eine Behandlung über **periphere Venen oder Katheter** möglich (meist Kubitalvenen bei Erwachsenen, Katheter bei Kindern bzw. Shuntanlage bei Kindern, falls eine chronische Anwendung erforderlich wird). Ist eine Plasmaseparation für einen längeren Zeitraum notwendig, muss ein therapiefreies Intervall von mind. 1 Wo. eingehalten werden. Bei Patienten mit möglicherweise irreversibler Niereninsuffizienz sollte man die Armvenen für eine eventuell notwendige Shuntanlage für die chronische Hämodialyse schonen.

In den meisten Fällen wird bei der Plasmapherese ein **zentralvenöser Zugang** mit einem doppellumigen Katheter in der rechten V. jugularis interna benutzt. Der temporäre Katheter erfordert aber besondere Sorgfalt aufgrund der potenziellen Gefahr einer Infektion und Thrombosierung (➤ Kap. 6.2.6).

Antikoagulation

Zur Antikoagulation (➤ Kap. 6.8) werden unterschiedliche Verfahren angewandt. Bei der Membranfilterseparation wird die **kontinuierliche Gabe von Heparin** bevorzugt. Dazu werden ein Initialbolus von 40–60 IE/kg KG und eine Dauerinfusion von 10–20 IE/kg/h verabreicht. Diese systemische Heparinisierung wird an die aktuelle klinische Situation und an zusätzliche Blutungsrisiken (z. B. Leberinsuffizienz, Blutungen, Goodpasture-Syndrom, Thrombozytopenie) angepasst. Regelmäßige Gerinnungskontrollen (PTT oder ACT) vor, während und nach der Behandlung helfen, sowohl eine extrakorporale Gerinnung als auch Blutungen beim Patienten nach der Therapie zu vermeiden.

MERKE

Im Vergleich zur Hämodialyse benötigt man bei der Plasmapherese mehr Heparin, da ein Teil des Heparins mit dem Plasma abgetrennt wird.

Die Wirkung des Heparins ist u. a. von der Konzentration des Antithrombins (AT) abhängig, da es hauptsächlich durch Bindung an AT wirkt, indem es dessen gerinnungshemmende Wirkung vielfach verstärkt (➤ Kap. 6.8). Heparin wirkt somit systemisch im gesamten Organismus und führt zu einer blutgerinnungshemmenden Wirkung nicht nur in der Maschine, sondern auch im Patienten. Gerade bei blutungsgefährdeten Patienten kann dies problematisch sein.

Eine alternative Möglichkeit der Antikoagulation bietet **Citrat,** das v. a. bei der Zentrifugenplasmaseparation eingesetzt wird und im Gegensatz zu Heparin bei richtiger Anwendung nur im extrakorporalen Kreislauf der Maschine seine gerinnungshemmende Wirkung entfaltet, da die Wirkung des Citrats am Ende des Kreislaufs, bevor das Blut wieder in den Patienten gelangt, mit Kalzium antagonisiert wird. Dem Blut wird nach der Entnahme aus dem Patienten zu Beginn des Blutkreislaufs der Maschine Citrat in Form einer ACD-A-Lösung (Acidum-Citricum-Dextrose), meist im Verhältnis 1 : 15 bis 1 : 25 ACD-A : Blut, zugesetzt. Citrat hat die Eigenschaft, Kalzium durch Komplexbildung zu neutralisieren und somit die Blutgerinnung zu hemmen. Bei dieser Art der Antikoagulation muss allerdings beachtet werden, dass die Gefahr einer Hypokalzämie besteht. Es kann aber auch besonders bei Leberinsuffizienz und/oder bei Frischplasmasubstitution zu einer Citratüberladung mit Hyperkalzämie kommen (➤ Kap. 6.8.6). Daher müssen zuvor Protokolle für die Vorbereitung der Maschinen und der Behandlung von Patienten mit einer Citratantikoagulation im Zentrum/in der Klinik vorliegen, damit es nicht durch falsche Applikation oder Dosierungen zu möglicherweise schweren Unfällen vor oder während der Behandlung kommt.

Substitutionslösung

Beim Plasmaaustausch und der damit verbundenen Entfernung von Plasma aus dem Blut des Patienten muss das verworfene Plasma durch eine geeignete Flüssigkeit ersetzt werden. In der Regel erfolgt der Plasmaaustausch als isovolämische Therapie. Das heißt, dass das entzogene Plasma in der gleichen Menge ersetzt wird – eine bilanzneutrale Therapie.

Anforderungen an das Substituat:

- Isovolumetrische, isotonische und isoonkotische Lösung, d. h., das Volumen, die Elektrolyt- und die Albuminkonzentrationen, die den kolloidosmotischen Druck bestimmen, müssen physiologisch sein, um Störungen des Elektrolyt- oder Wasserhaushalts (z. B. Ödembildung bei Hypalbuminämie) zu vermeiden.
- Allergen- und pyrogenfreie sowie sterile Lösung, um allergische und pyrogene Reaktionen und Infektionen zu vermeiden.
- Geringe Beeinflussung der Konzentration von Gerinnungsfaktoren bzw. Immunglobulinen. Falls die Konzentration dieser Parameter zu stark absinkt, sollte eine entsprechende Substitution erfolgen, um Blutungs- und Infektionskomplikationen zu vermeiden.

Praktisch angewandt werden zum Plasmaersatz vor allem zwei **Möglichkeiten:**

- **Frischplasma:** Das auch als Fresh Frozen Plasma (FFP) bezeichnete physiologische Plasmaersatzmittel erfordert AB0-Kompatibilität. Eine Indikation besteht besonders dann, wenn ein Mangel an Gerinnungsfaktoren und/oder Immunglobulinen befürchtet wird, z. B. bei verminderter Syntheseleistung der Leber und bei Thrombozytopenie oder Leukopenien. Nach der 3.–4. TPA sollte der Gerinnungsstatus bestimmt werden (Quick, PTT, Fibrinogen, AT III, Thrombozyten), um ggf. Frischplasma zu substituieren. FFP ist auch bei bestimmten klinischen Erkrankungen indiziert, z. B. bei der Behandlung der thrombotisch-thrombozytopenischen Purpura (TTP) oder des hämolytisch-urämischen Syndroms (HUS, ➤ Kap. 2.2.11). Die TTP ist charakterisiert durch das Auftreten von Mikrothromben, vorzugsweise im Zentralnervensystem (ZNS), die einen hohen von-Willebrand-Faktor (vWF) aufweisen. Beim vWF handelt es sich um einen ultralangen multimeren Faktor, der vom Gefäßendothel sezerniert und bei Verletzungen in die Blutbahn abgegeben wird. Die Metallprotease ADAMTS13 spaltet diesen anschließend physiologisch in kleinere Ketten, die dann abgebaut werden können. Bei Fehlen des ADAMTTS-13-Faktors oder bei nicht ausreichender Aktivität kommt es bei einem zu hohen Anfluten des vWF zu Thrombenbildung in den Kapillargefäßen mit entsprechender Symptomatik wie Vigilanzstörungen, zerebralen Krampfanfällen oder auch petechialen Hautblutungen. Deshalb muss beim HUS und bei der TTP gegen Frischplasma ausgetauscht werden, um so die Metallprotease ADAMTS13 zu substituieren. Ansonsten sollte der Einsatz von FFP nicht nur wegen der Kosten, sondern auch wegen der Gefahr von allergischen (anaphylaktischen) Reaktionen, von viralen Infektionen (Hepatitis B und C, HIV) und des Citratinhalts (hypokalzämische Krisen) sorgfältig abgewogen werden.

- **Humanalbuminelektrolytlösung:** Solche Lösungen werden kurz vor der Behandlung aus 5- oder besser 20-prozentigen Albuminpräparaten und isotonischen Hämofiltrationslösungen (HF-Lösungen) hergestellt. Die HF-Lösungen enthalten üblicherweise Laktat als Puffersystem, es stehen aber auch bikarbonathaltige Lösungen zur Verfügung. Man kann je nach klinischer Notwendigkeit Konzentrationen von 3–6 % herstellen (➤ Tab. 10.4). Oft wird eine Konzentration von 3,5–4,5 % bevorzugt, da der Albuminverbrauch bei ausreichendem kolloidosmotischem Druck nicht zu hoch ist. Es kommt selten zu allergischen Reaktionen. Klinische Studien zeigen, dass Humanalbuminlösungen im Vergleich zu anderen Plasmaersatzmitteln eine niedrige Nebenwirkungsrate haben.

MERKE

Unter allen Substitutionsmöglichkeiten ist **Humanalbumin** aufgrund der geringen Nebenwirkungsrate und Infektionssicherheit das **Mittel der ersten Wahl.** Für Frischplasma besteht eine strenge Indikationsstellung, da es statistisch eine hohe Komplikationsrate aufweist. Es ist ebenfalls möglich, über eine Apotheke eine fertig zubereitete Plasmaersatzlösung zu erhalten.

Behandlungsvolumen für den therapeutischen Plasmaaustausch

In der Regel wird in einer Sitzung 1 **Plasmavolumen (PV)** behandelt. Es können aber je nach klinischer Situation zwischen ½–2 PV therapiert werden. Bei normalgewichtigen Patienten und normalem Hämatokrit kann das individuelle PV durch den Faktor 42 ml/kg KG geschätzt werden.

Das Volumen eines 70 kg schweren Patienten würde z. B. 70 kg × 42 ml/kg = 2940 ml betragen; man würde bei diesem Patienten 3 l Plasma behandeln. Die Angabe des zu behandelnden Plasmavolumens in ml/kg KG dient so als **Behandlungsdosis.**

Dieses Volumen wird gewöhnlich isovolumetrisch ersetzt, d. h. im **Verhältnis 1 : 1.** Im Gegensatz zur Hämodialyse wird in der Plasmapherese das zu behandelnde PV und nicht die Behandlungszeit festgelegt. Je nach PV und Plasmaflussrate kann deshalb die **Therapiezeit** bei 1–3 h liegen. Auch die **Häufigkeit** richtet sich nach dem klinischen Bild. In Akutfällen können an drei aufeinanderfolgenden Tagen einmal täglich und danach an jedem zweiten Tag Behandlungen stattfinden. In chronischen Fällen erfolgen die Therapien 1–4 ×/Monat. Je nach Indikation und Schweregrad der Erkrankung gibt es daher unterschiedliche **Behandlungsschemata,** die von verschiedenen Kliniken empfohlen werden. Zu Beispielen solcher Therapiestrategien ➤ Tab. 10.5.

Indikationen für einen therapeutischen Plasmaaustausch

Zahlreiche Erkrankungen (neurologische, hämatologische, nephrologische, toxikologische, metabolische u. a.) können mit der Plasmaaustauschtherapie behandelt werden. Im Prinzip handelt es sich um jene Krankheiten, bei denen sich Pathogene im Plasma befinden oder die Konzentrationen bestimmter Plasmabestandteile pathologisch erhöht sind (z. B. Antikörper). Eine Übersicht der medizinischen Indikationsstellungen findet sich im Apheresestandard 2023 der Deutsche Gesellschaft für Nephrologie (Homepage der DGfN). Bei einigen Erkrankungen wurde nur in Einzelfällen über eine entsprechende Behandlung berichtet. Daher sollte im Zweifel jeder Fall individuell unter Abwägung der Vor- und Nachteile beurteilt werden und, wenn keine gesicherte Indikation vor-

Tab. 10.4 Mischungsverhältnis für 1 l Humanalbuminelektrolytlösung[1]

	3 %-Lösung	3,5 %-Lösung	4 %-Lösung	4,5 %-Lösung	5 %-Lösung	5,5 %-Lösung	6 %-Lösung
HF-Lösung [ml]	850	825	800	775	750	725	700
Humanalbumin 20 % [ml]	150	175	200	225	250	275	300

[1] Für größere Mengen werden die Anteile entsprechend multipliziert, z. B. für 2 l 4-prozentige Lösung: 2 × 800 ml + 2 × 200 ml = 1600 ml + 400 ml

Tab. 10.5 Beispiele von Behandlungsschemata für die Plasmaaustauschtherapie

Indikation	Dauer	Dosis/Substitution
Thrombotische Mikroangiopathie (TMA)-	Täglich 7–10 × in Folge, bis Thrombozyten > 80×10^9/l; bei Diagnose aHUS Stopp und medikamentöse Therapie	> 50 ml/kg KG mit FFP oder kryoarmem FFP
Kryoglobulinämie	1–(2) ×/d, 7–14 d oder bis Ansprechen	50 ml/kg KG mit 5 % Humanalbumin, bei Blutungsrisiko auch teilweise FFP
Goodpasture-Syndrom	Täglich, bis 14 d	50 ml/kg KG mit 5 % Humanalbumin, bei Blutungsrisiko auch teilweise FFP
ANCA-assoziierte Vaskulitis	Nur bei zusätzlicher pulmonaler Beteiligung mit ausgeprägten Hämorrhagien täglich 3–6 × in Folge; bei Ansprechen jeden 2./3. d, dann ausschleichen	50 ml/kg KG mit 5 % Humanalbumin, bei Blutungsrisiko auch teilweise FFP
Myasthenia gravis	Täglich 3–6 × in Folge, bei Ansprechen jeden 2./3. d, dann ausschleichen	50 ml/kg KG mit 5 % Humanalbumin, bei Blutungsrisiko auch teilweise FFP
Guillain-Barré-Syndrom	Täglich 3–6 × in Folge, bei Ansprechen jeden 2./3. d, dann ausschleichen	50 ml/kg KG mit 5 % Humanalbumin, bei Blutungsrisiko auch teilweise FFP

liegt, der Patient ggf. in eine Studie aufgenommen werden. Zu Krankheiten, bei denen der therapeutische Plasmaaustausch erfolgen kann, ➤ Tab. 10.5.

- **Thrombotische Mikroangiopathie (TMA):** Unter dem Begriff einer TMA werden zwei Krankheitsformen zusammengefasst, die in ihrer Entstehung unterschiedlich sind, aber klinisch und in der Labordiagnostik Überschneidungen aufweisen. Kennzeichnend für bei Krankheiten sind eine Thrombozytopenie und eine Hämolyse mit Ausbildung einer Anämie. Die Thrombozytopenie entsteht durch den Verbrauch von Thrombozyten infolge der Bildung von Blutgerinnseln innerhalb von Kapillaren. Erythrozythen werden durch diese Gerinnsel in den Kapillaren hindurchgepresst und in der Folge stark deformiert und platzen, sodass eine Hämolyse mit einer Anämie entsteht.
  - **Thrombotisch-thrombozytopenische Purpura (TTP):** Diese Krankheit wird durch einen Mangel bzw. eine verminderte Funktion des Enzyms ADAMTS13 hervorgerufen. Dabei kommt es zur Bildung von Blutgerinnseln aus Thrombozyten in den Kapillaren mit der Folge eines Thrombozytenverbrauchs mit resultierender Thrombozytopenie, hämolytischer Anämie und neurologischen Symptomen. In etwa 50 % der Fälle kommt es auch zu einer akuten Nierenfunktionsstörung.
  - Das **hämolytisch-urämische Syndrom (HUS)** ist ebenfalls durch Thrombozytopenie und hämolytische Anämie gekennzeichnet. Allerdings kommen eine akute Nierenfunktionseinschränkung häufiger und eine neurologische Symptomatik seltener vor als bei der TTP (➤ Kap. 2.2.11). Zu unterscheiden vom typischen HUS, das durch eine Shigatoxin-bildenden Escherichia-coli-assoziierte Enteritis (sog. STEC-HUS) ausgelöst wird, ist das atypische (aHUS), das v. a. durch Störungen bestimmter Faktoren des Komplementsystems bedingt ist. Im Gegensatz zum aHUS, das durch Behandlung mit einem Hemmstoff des Komplementsystems (z. B. C5a Inhibitor) therapiert wird, werden Patienten mit einer TTP mittels Plasmaseparationen mit FFP als Substitutionsflüssigkeit behandelt. Dabei werden die großen vWF-Multimere, die für die Bildung der Blutgerinnsel in den Kapillaren unter Verbrauch von Thrombozyten bei der TTP verantwortlich sind, entfernt und ADAMTS13, die diese Multimere spaltet, durch die Substitution von FFP im Rahmen der Plasmaseparation zugeführt. Falls Autoantikörper Ursache der verminderten ADAMTS13-Wirkung sind, werden diese ebenfalls durch die Plasmaseparation entfernt; ggf. sollte dann eine zusätzliche immunsuppressive Therapie zur Unterdrückung der Neubildung dieser Autoantikörper gegeben werden. Da sich die klinische Symptomatik und die Laborbefunde gerade zu Beginn der Erkrankung teilweise stark überlappen, so kaum unterschieden werden

können und es sich um lebensbedrohliche Krankheiten handelt, die sofort therapiert werden müssen, wird in vielen Fällen mit einem therapeutischen Plasmaaustausch begonnen. Erst nach Sicherung der Diagnose durch Bestimmung der ADAMTS13-Aktivität wird die entsprechende Therapie im Falle der TTP mit einer Plasmapherese fortgesetzt. In letzter Zeit konnte eine neue Behandlung der TTP mit einem Antikörper (Caplacizumab) entwickelt werden, der die Interaktion zwischen dem vWF mit Thrombozyten durch Bindung an die A1-Domäne des vWF hemmt. Diese Behandlung kann ggf. unter bestimmten Voraussetzungen mit einem TPE kombiniert werden. Im Falle der Diagnose eines aHUS wird die Behandlung mit einer medikamentösen Hemmung des Komplementsystems und Beendigung des Plasmaaustauschs fortgesetzt. Eine Immunadsorption spielt in der Behandlung der TMA keine Rolle, da zwar eventuell auslösende Autoantikörper entfernt werden, aber Substanzen wie ADAMTS13 oder bestimmte Komplementfaktoren aufgrund der fehlenden Substituatlösung (Rückgabe des behandelten Patientenplasmas bei der Immunadsorption) nicht zugeführt werden.

- **Hyperviskositätssyndrom:** Dabei handelt es sich um einen Symptomkomplex, der mit neurologischen Symptomen wie Verwirrung bis hin zum Koma einhergeht und Folge einer erhöhten Blutviskosität ist. Die Hyperviskosität des Bluts ist Folge einer übermäßigen Produktion z. B. von monoklonalen, d. h. aus einer Zelle stammenden, Immunglobulinen (Paraproteinämie). Dies führt zu Durchblutungsstörungen im Kapillarstromgebiet vor allem im ZNS und anderen Organen wie Herz, Lunge oder Nieren und zu entsprechenden Störungen der Organfunktionen. Ein Hyperviskositätssyndrom kommt z. B. bei bösartigen Bluterkrankungen wie dem Plasmozytom (hohe IgG-, IgA- und Leichtketten-Blutkonzentrationen) oder beim Morbus Waldenström (B-Zell-Immunozytom mit hohen IgM-Blutkonzentrationen) vor, aber auch bei sehr hohen Fibrinogen- und Triglyzeridkonzentrationen im Blut. Schon wenige Plasmapheresen können zur sichtbaren Verbesserung der Symptomatik führen. Dies gilt insbesondere beim Morbus Waldenström, da sich die IgM-Globuline wegen ihres hohen Molekulargewichts von etwa 900.000 Da zu 80 % im intravasalen Raum befinden. Die IgG-Globuline mit einem Molekulargewicht von ca. 150.000 Da sind dagegen nur zu 50 % intravasal zu finden und werden deshalb langsamer entfernt. Bei entsprechender klinischer Symptomatik sollten die Plasmapheresen von einer zytostatischen Therapie begleitet werden.
- **Kryoglobulinämie:** Dabei entstehen bei geringerer Temperatur präzipitierende (ausfallende) Immunglobulinkomplexe, die aus monoklonalen IgM- und polyklonalen IgG-Globulinen bestehen. Es kommt hierbei zu Hautblutungen und Entzündungsreaktionen im Bereich von Fingern und Zehen sowie Gelenkschmerzen, wobei auch eine Glomerulonephritis entstehen kann. Durch einen TPA, besonders im Zusammenhang mit einer Glomerulonephritis, können die genannten Immunglobuline entfernt werden. Auch hier kann eine begleitende immunsuppressive Therapie notwendig sein.
- **Goodpasture-Syndrom:** Es handelt sich dabei um eine rasch progrediente, seltene Erkrankung, die durch Bildung von IgG-Antikörpern gegen alveoläre (Lunge) und glomeruläre (Nieren) Basalmembranen und der folgenden schweren Entzündungsreaktion in den genannten Organen entsteht. Dabei kann auch eine Kombination einer Nierenbeteiligung in Form einer rapid-progressiven Glomerulonephritis und einer Lungenbeteiligung in Form von Lungenblutungen vorkommen. Unbehandelt kann es schnell zum fortschreitenden und lebensbedrohlichen Nieren- und Lungenversagen kommen. Prognostisch wichtig ist die schnelle Behandlung mittels TPA. Noch bessere Ergebnisse wurden bei einer Kombinationstherapie einer TPA und einer immunsuppressiven Therapie erzielt. Diese Kombinationstherapie besteht in einer hoch dosierten Kortikosteroidpulstherapie, Cyclophosphamid (Zytostatikum) und täglicher Plasmaaustauschtherapie. Nach 3–4 Behandlungen sollte zumindest die teilweise Substitution mit FFP in Erwägung gezogen werden. Bei der Antikoagulation ist wegen des möglichen Auftretens von Lungenblutungen Vorsicht geboten, sodass – wenn mög-

lich – eine Citratantikoagulation bevorzugt werden sollte (➤ Kap. 6.8.2).

- **Myasthenia gravis:** Diese neurologische Erkrankung ist durch IgG-Autoantikörper gegen Acetylcholinrezeptoren der Skelettmuskulatur charakterisiert. Es kommt zu einer belastungsabhängigen Schwäche der Muskulatur, besonders der Augen, des Schlunds, der Atmung sowie der Extremitäten. Im Zuge einer sog. myasthenischen Krise kann es auch zu einer lebensbedrohlichen Atemlähmung kommen. Der TPA ist hier bei schweren therapieresistenten Verläufen oder bei einer myasthenischen Krise indiziert. Die schnelle Elimination der Autoantikörper führt zu einer raschen Besserung der klinischen Symptomatik. Zur Erhaltungstherapie ist im Anschluss wieder eine immunsuppressive Therapie indiziert.
- **Guillain-Barré-Syndrom:** Es ist durch eine akute Entzündung der Markscheiden (Myelinscheiden) von peripheren Nerven und Spinalganglien gekennzeichnet. Es kommt zu aufsteigenden Lähmungen der Extremitäten und des Stamms bis hin zur Atemlähmung. Man findet IgG-Antikörper und zirkulierende Immunkomplexe gegen Myelinscheiden, die wahrscheinlich durch Infektionskrankheiten und andere Noxen induziert werden. Ein TPA sollte in Erwägung gezogen werden, wenn die Erkrankung trotz maximaler medikamentöser Therapie mit oder ohne künstliche Beatmung fortschreitet.
- **Systemischer Lupus erythematodes (SLE):** generalisierte Autoimmunkrankheit der Haut und des Gefäßbindegewebes mit Gefäßentzündung (Vaskulitis) und Ablagerung von Immunkomplexen, die vorwiegend aus DNA und DNA-Antikörpern bestehen. Der Einsatz des TPA kann vor allem bei lebensbedrohlichen neurologischen oder pulmonalen Symptomen bei einigen Patienten in Erwägung gezogen werden. Dabei ist eine begleitende immunsuppressive Therapie notwendig.
- **ANCA-assoziierte Vaskulitis (AAV):** Dabei handelt es sich um eine Krankheitsgruppe, bei der Autoantikörper (zwei Formen: c-ANCA, p-ANCA; ANCA=antineutrophile cytoplasmatische Antikörper) zu einer Aktivierung von Granulozyten führen, die dann die Gefäßwände von kleinen Gefäßen durch eine Entzündungsreaktion so stark schädigen, dass es zu Durchblutungsstörungen und in deren Folge zu Organfunktionsverlusten v. a. in den Nieren (akute Nierenfunktionsstörung bei rapid progressiver Glomerulonephritis [RPGN]) und den Lungen (alveoläre Hämorrhagien), seltener am Herz und im Gehirn kommt. Im Bereich der Haut können auch kleine Blutungen (sog. Petechien) imponieren. Die Behandlung besteht aus einer immunsuppressiven Therapie mit Steroiden sowie der Gabe von Rituximab (Antikörper gegen CD20 mit Zerstörung der B-Zellen und folgender Verminderung von Plasmazellen und damit der Autoantikörperbildung) oder Cyclophosphamid (was ebenfalls die Bildung von Autoantikörpern vermindert). Eine Plasmaseparation ist mittlerweile nur bei lebensbedrohlichen alveolären Hämorrhagien (Lungenblutungen) indiziert.
- **Exogene Intoxikation:** Bei exogenen Vergiftungen können bestimmte Substanzen durch den TPA oder die Plasmaperfusion wieder entfernt werden. Für die Eliminationseffizienz dieser Stoffe mittels TPA ist eine hohe Proteinbindung, ein kleines Verteilungsvolumen und eine lange biologische Halbwertszeit wichtig. Die Halbwertszeit ist die Zeit, in der die Hälfte der Konzentration im Organismus abgebaut wird. Beispiele solcher Substanzen sind: Paraquat, E 605, Gift des Knollenblätterpilzes, Digitoxin, Diazepam, trizyklische Antidepressiva.

Infolge eines TPA kann gelegentlich ein **Rebound-Effekt** durch Resynthese und Rückverteilung der betreffenden pathogenen Substanz ausgelöst werden. Daher sind i. d. R. mehrere Behandlungen täglich oder übertägig notwendig. Um z. B. eine fortschreitende Bildung von Autoantikörpern zu vermindern, ist eine begleitende immunsuppressive Therapie notwendig. Ein Rebound kann auch bei der Behandlung von exogenen Intoxikationen auftreten, wenn es nach der Behandlung zu einer Rückverteilung des Toxins kommt.

Komplikationen des therapeutischen Plasmaaustauschs (TPA)

Über die Komplikationsraten der Plasmaaustauschtherapie gibt es keine einheitlichen Angaben. Wahrscheinlich beträgt die Rate der technischen und medizinischen Komplikationen während der Therapie etwa 15 %. Dazu kommen andere Nebenwirkungen nach der Behandlung, z. B. Blutungen, virale Infektionen und Antikörpermangelsyndrome. Bei den Komplikationen während der Plasmapherese unterscheidet man technische und medizinische Komplikationen.

Technische Komplikationen

- **Probleme des Zugangs:** Bei zentralvenösem Katheter kann es zu Fehllagen, Einknicken und Thrombenbildung, aber auch zu Blutung und Sepsis kommen. Bei Nadelpunktion beobachtet man ebenfalls falsche Positionierung und Thrombenbildung sowie Hämatome. **Maßnahmen:** Gerinnung kontrollieren, Katheter vorsichtig spülen, Blutfluss reduzieren, Nadelkorrektur.
- **Plasmafilterverschluss:** Hierbei steigen der blutseitige Vorfilterdruck und der TMP an. **Maßnahmen:** Plasma- und Blutfluss reduzieren, Gerinnung kontrollieren, Filter spülen, evtl. Filterwechsel.
- **Blutleck:** Ein echtes Blutleck kommt eher im frühen Teil der Behandlung vor, die Filtermembran kann aber jederzeit reißen. **Maßnahme:** Filterwechsel.
- **Hämolyse:** Die mechanische Hämolyse ist Folge eines zu starken Scherstresses der Erythrozyten. Heute geht man davon aus, dass sich ein laminarer Strom in den Kapillaren ausbildet. Dies bedeutet, dass die höchste Fließgeschwindigkeit in der Mitte der Kapillare ist und die Geschwindigkeit zur Membranoberfläche hin geringer wird. Es besteht die Möglichkeit, dass sich Erythrozyten der großporigen Membranoberfläche annähern. Da die Erythrozyten um ein Vielfaches größer sind als die Poren, werden Anteile der Erythrozyten über den Plasmafluss z. T. an die Poren herangezogen. Die Erythrozyten haben eine gewisse Flexibilität, daher kann ein kleiner Teil des Erythrozytenkörpers dem Plasmafluss zu den Poren der Membran folgen. Um eine Vorstellung dieser Flexibilität zu vermitteln, ist der Vergleich mit einem wassergefüllten Luftballon statthaft. In Porennähe wird nun dieser Anteil der Erythrozyten deutlich abgebremst. Der Hauptanteil des Erythrozytenkörpers befindet sich aber noch im Hauptstrom, der die höchste Fließgeschwindigkeit hat. Nun wirken zwei Kräfte auf die Erythrozyten: einerseits die höchste Fließgeschwindigkeit des Bluts, andererseits die Abbremsung in Porennähe. Dies wird mit dem Begriff **Scherstress** beschrieben. Übersteigt dieser Scherstress die Flexibilität der Erythrozyten, platzen diese bzw. werden zerstört. Auch hierbei kommt es zu einem Blutleck-Alarm. **Maßnahmen:** Blut- und Plasmafluss reduzieren, Gerinnung kontrollieren.
- **Fehlbilanzierung.** Fehlbilanzierung entsteht v. a. dann, wenn die an der Waage hängenden Beutel für das zu verwerfende Plasma und für die Substitution nicht frei hängen oder Flüssigkeitslecks aufweisen.

Medizinische Komplikationen

- **Hypotonie:** Sie kann begleitet sein von Symptomen wie „schwarz werden vor den Augen", Schwitzen, Übelkeit und Schwindel. Mögliche Ursachen können sowohl ein Volumenmangel als auch eine sog. vasovagale Reaktion sein. Hierbei kommt es durch eine vegetativ bedingte, periphere Vasodilatation (Gefäßerweiterung) zu einer Hypotonie bis hin zum Kreislaufkollaps. Weiterhin kann sie auch Folge einer Fehlbilanzierung oder allergischen Reaktion sein. **Maßnahmen:** Therapie unterbrechen, Blutfluss reduzieren, Beine hochlagern, Plasmabilanz kontrollieren, nach ärztlicher Anordnung evtl. i. v. Infusionen geben, evtl. Therapie beenden.
- **Allergie:** Zu allergischen Reaktionen kommt es eher am Beginn der Behandlung, v. a. bei der Frischplasmasubstitution. Mögliche Symptome sind Hautrötung, Juckreiz und Überwärmung an der Infusionsstelle (beim peripheren Zugang), Wärmegefühl in der Brust, Schmerzen in Brust und Rücken, Schwitzen, Blässe, Kollapsneigung bis hin zum anaphylaktischen Schock. **Maßnahmen:** Therapie sofort unterbrechen, Arzt rufen, i. v. Infusionen, Steroide, Antihistaminika bereitstellen.
- **Fieber:** Es kann während und nach der Behandlung auftreten. **Maßnahmen:** Fieber senken nach ärztlicher Anordnung. Generell ist bei den allgemein immungeschwächten Patienten und denjenigen mit zentralvenösem Katheter die Beachtung von Hygienemaßnahmen wichtig.

- **Hypokalzämie:** Zu hypokalzämischen Zuständen mit Parästhesie, Tetanie, Muskelkrämpfen, Pfötchenstellung der Hand, Übelkeit und Erbrechen kann es bei Verwendung von Citratantikoagulation oder bei Frischplasmasubstitution kommen. **Maßnahmen:** Therapie unterbrechen, Arzt rufen, Kalziumbrausetabletten oder 10-prozentige Kalziumglukonatinfusion bereitstellen.
- **Herzrhythmusstörungen:** Diese können durch eine kardiale Grunderkrankung oder durch Elektrolytstörungen bedingt sein, insbesondere durch Abweichungen des Serumkaliumspiegels von der Norm. **Maßnahme:** Kaliumkonzentration im Patientenblut und im Substituat überprüfen und nach Anordnung korrigieren.
- **Ödeme:** Ödembildungen können bei nicht ausreichendem kolloidosmotischem Druck vorkommen. Hierbei ist es besonders wichtig, auf das Auftreten eines Lungenödems zu achten. **Maßnahme:** Albuminkonzentration überprüfen, evtl. nach ärztlicher Anordnung Humanalbumin i. v. verabreichen.

MERKE

Die medizinischen Komplikationen der TPA werden oft durch die Substitution verursacht (Allergie, Fieber).
Da man **häufig immunsupprimierte Patienten** behandelt, ist hygienisches Arbeiten von besonderer Bedeutung.

Allgemeine Anmerkung

Die Vorbereitung für den TPA ist sehr zeitaufwendig, wobei die Aufbereitung des Substituats die meiste Zeit in Anspruch nimmt. Die FFP müssen bestellt und transportiert werden, im Anschluss müssen sie aufgetaut und erfasst/kontrolliert/dokumentiert werden. Das 20-prozentige Humanalbumin muss in einer entsprechenden Trägerlösung verdünnt werden. Nach dem TPA sollte das abgetrennte Plasma als „ethischer Abfall" (Aufbewahrung in einem sicher verschlossenen Behältnis bis zur Verbrennung) entsorgt werden. Dies, die latente Infektionsgefahr, die Unselektivität des Verfahrens und die Verbesserung der semiselektiven/selektiven Verfahren führen deshalb zu einem Rückgang der klassischen TPA in den Kliniken.

10.2.4 Plasmaadsorption

Als Adsorption bezeichnet man das Anhaften von Molekülen an einer Oberfläche über physikalische Kräfte. Bei der **Plasmaadsorption** wird das Plasma durch eine Säule geleitet **(Plasmaperfusion),** die mit Adsorbermaterial gefüllt ist, wobei das Pathogen an der adsorbierenden Oberfläche (Adsorbens) haften bleibt. Ein Beispiel für solch eine Bindung ist die elektrostatische Bindung zwischen negativ (z. B. Dextransulfat als Adsorbens) und positiv geladenen

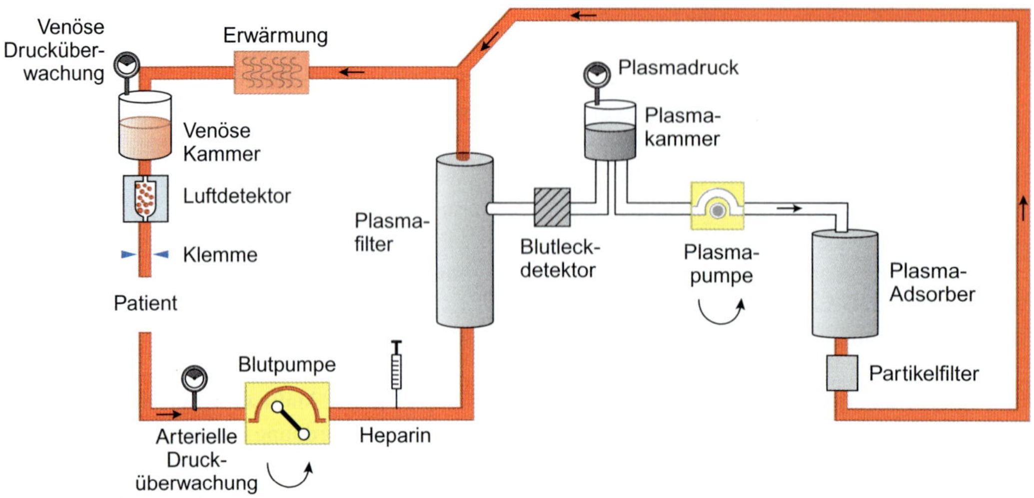

Abb. 10.6 Extrakorporaler Kreislauf der Plasmaadsorption beim Ein-Säulen-System [V549, L138]

Teilchen (ApoB-100: Apoprotein von LDL, VLDL, Lp[a]). Je nach Oberflächenbeschaffenheit des Adsorbens kann die Bindung mit dem Pathogen spezifisch oder unspezifisch sein.

Prinzip der Plasmaadsorption

Plasma wird nach der Primärtrennung durch einen Adsorber perfundiert **(Ein-Säulen-System),** in dem das Pathogen eliminiert wird. Ein Partikelfilter nach der Adsorbersäule stellt sicher, dass keine Partikel des Adsorbens in den Patienten gelangen. Das behandelte Plasma wird mit dem Blut, das aus dem Plasmaseparator kommt, vereint, wieder auf Körpertemperatur erwärmt und dem Patienten zurückgeführt (➤ Abb. 10.6).

Eine Sättigung der Säule kann elegant vermieden werden, indem eine zweite Säule parallelgeschaltet wird. Die Säulen werden im regelmäßigen Wechsel während der Behandlung mit Plasma befüllt, während die jeweilige andere Säule zeitgleich regeneriert („gewaschen") wird **(Zwei-Säulen-System).** Eine separate Pumpe leitet hierbei eine spezielle Regenerationslösung über die Säule in einen Abfallbehälter. Dieses System findet man bei der Lipidapherese mit Dextransulfat sowie auch bei der Immunadsorption (➤ Kap. 10.2.5, ➤ Abb. 10.7).

Der **Nachteil** von Zwei-Säulen-Systemen ist die aufwendigere Technik durch den zusätzlichen Regenerationszyklus. Der klare **Vorteil** dieser Systeme ist die praktisch unendliche Kapazität des Verfahrens, das Pathogen zu eliminieren.

Indikationen der Plasmaadsorption

Als Indikation für die Plasmaadsorption gilt die Leberinsuffizienz, bei der das an Plasmaproteine gebundene **Bilirubin** über negativ geladene Ionenaustauscher abgesenkt wird. Aktivkohle wird bei Leberversagen oder bei exogenen **Intoxikationen** eingesetzt und Polymyxin-B-Adsorber z. B. zur Elimination von **Endotoxinen.**

Ein weiteres Einsatzgebiet der Plasmaadsorption ist die Immunadsorption zur Eliminierung von **Autoantikörpern** und **Immunkomplexen** (➤ Kap. 10.2.5). Die Immunadsorption findet Anwendung u. a. bei neuroimmunologischen Erkrankungen wie z. B. multipler Sklerose und Guillain-Barré-Syndrom, außerdem bei rheumatischen Erkrankungen, Myasthenia gravis und SLE/Antiphospholipid-Syndrom.

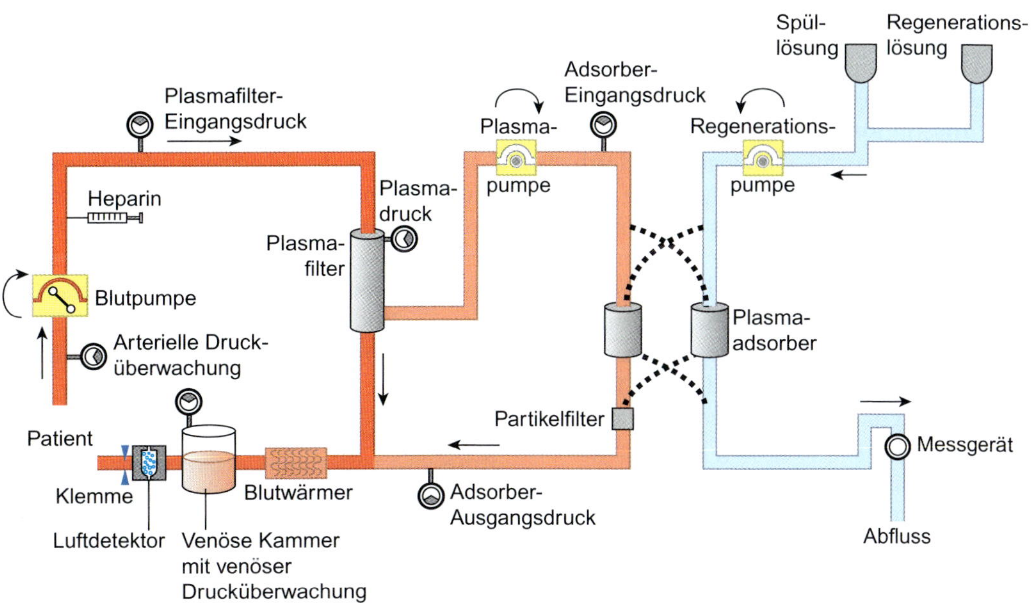

Abb. 10.7 Extrakorporaler Kreislauf der Plasmaadsorption beim Zwei-Säulen-System [L138]

Weiterhin wird die Plasmaadsorption als anerkanntes und hocheffektives Verfahren bei der Reduktion von **Lipiden** (LDL und Lp[a]) bei der Hyperlipidämie eingesetzt (➤ Kap. 10.2.7).

MERKE

Trytophan-, Protein-A-, IgG-, Dextransulfat- und Polyacrylat-Säulen sind **semiselektive** bis **selektive** Verfahren in Bezug auf das zu entfernende Pathogen. Ionenaustauscher und Aktivkohle sind die klassischen **nicht selektiven** Adsorber, bei denen Gerinnungsfaktoren, Aminosäuren, Hormone und andere physiologische Plasmabestandteile während der Therapie verloren gehen.

Komplikationen der Plasmaadsorption

Generell sind die zur Verfügung stehenden Plasmaadsorptionsverfahren in hohem Maße verträglich.

Nebenwirkungen treten in weniger als 5 % der Behandlungen auf, in Apheresekompetenzzentren durch die hohe Expertise sogar in weniger als 2 %.

Technische Komplikationen, die bei der Plasmaadsorption auftreten können, sind

- Thrombosen, Knickbildungen des Gefäßzugangs
- Erhöhter TMP (Transmembrandruck)
- Gerinnsel im Plasmaseparator
- Blutleckagen

Hinzu kommen verfahrensspezifische Komplikationen des Sekundärsystems, z. B. antikoagulations- oder flussbedingte Komplikationen der Adsorptionssäulen.

Medizinische Komplikationen sind in den meisten Fällen unerwünschte Wirkungen, die durch die Wirkung der extrakorporalen Behandlung auf den Patienten verursacht werden. Dazu zählen mögliche Paravasate (wenn Injektions- oder Infusionsflüssigkeiten anstatt in das Gefäß neben das punktierte Gefäß gelangen), Hämatome an der Punktionsstelle der peripheren Vene, Hypotonie, Kopfschmerzen, Übelkeit, Schwindel, Schüttelfrost und auch Müdigkeit und Abgeschlagenheit nach der Behandlung. Auch ein Eisenmangel kann langfristig infolge eines immer wiederkehrenden Blutverlusts durch die extrakorporale Behandlung ausgelöst werden.

Adsorberspezifische unerwünschte Wirkungen können durch unselektive und somit ungewollte Entfernung von physiologischen Stoffen wie Hormonen, Aminosäuren und Gerinnungsfaktoren auftreten. In sehr seltenen Fällen kann es auch zu allergischen oder allergieähnlichen Reaktionen auf das Systemmaterial oder auch auf das Sterilisationsmittel des Systems kommen. Diese Reaktionen sind meist bereits ½ h nach Behandlungsbeginn zu beobachten.

Bei Säulen, deren Basis Schafsantikörper sind, können Immunisierungen gegen Schafseiweiß auftreten.

Anaphylaktische Reaktionen können als schwere unerwünschte Wirkungen bei allen Systemen mit negativ geladener Oberfläche im Filter oder Adsorber auftreten, wenn gleichzeitig ein Bluthochdruck mit ACE-Hemmern (Angiotensin-Converting-Enzyme-Hemmer, z. B. Ramipril, Linisopril, Enalapril u. a.) behandelt wird. Diese Substanzen müssen daher vor der Behandlung pausiert oder abgesetzt werden.

VORSICHT

Bei extrakorporalen Systemen mit negativ geladenen Oberflächen sind ACE-Hemmer absolut kontraindiziert! Jedoch können AT_1-(Angiotensinrezeptor-1-)Antagonisten hier problemlos eingesetzt werden

Durch die negativ geladene Oberfläche wird eine für gewöhnlich klinisch nicht relevante Kontaktaktivierung von Faktor XII und Präkallikrein mit folgender Ausschüttung des vasodilatierenden Gewebehormons Bradykinin im Blut ausgelöst. Das aktivierte Bradykinin kann allerdings anschließend im Körper durch die eingenommenen ACE-Hemmer nicht abgebaut werden, eine anaphylaktoide Reaktion ist die Folge. Wurde versehentlich doch ein ACE-Hemmer eingenommen und kommt es zum anaphylaktischen Schock, müssen die Behandlung sofort abgebrochen und Volumen sowie auf Anweisung des Arztes Antihistaminika und Steroide gegeben werden. Eine Alternative für ACE-Hemmer sind bei diesen adsorptiven Apheresesystemen die AT_1-Antagonisten (Angiotensin-II-Rezeptor-Typ-1-Antagonisten, z. B. Losartan, Valsartan, Irbesartan, Candesartan, u. a.).

MERKE

Die Adsorber müssen vor einer Behandlung sehr gründlich gespült werden, um Reaktionen des Patienten auf im Adsorber enthaltene Materialien wie z. B. Zellulose oder Sepharose, an denen die Adsorbenzien gebunden sind, oder auch Rückstände der Sterilisation zu vermeiden.
Die meisten Hersteller empfehlen deshalb eine Mindestspülmenge von 2000 ml und den Anschluss eines Partikelfilters nach dem Adsorber.

10.2.5 Immunadsorption (IA)

Die **Immunadsorption** (Immunapherese) ist eine Form der Plasmaadsorption und beinhaltet alle Verfahren, bei denen Substanzen (sog. Antigene) mittels im Filter/in Säulen an Membranen gebundener Antikörper selektiv oder nicht-selektiv aus dem Plasma durch Adsorption entfernt werden.

Es gibt einerseits Adsorptionssäulen, deren Adsorbenzien spezifisch oder nicht spezifisch IgG-Antikörper binden, andererseits Antikörpersäulen (IgG-Säulen), die mehr oder weniger spezifisch bestimmte pathologische Plasmabestandteile entfernen. Das so behandelte Plasma kann dem Patienten wieder zurückgegeben werden.

Prinzip der Immunadsorption

Es gibt verschiedene Adsorptionssäulen, die in Ein- oder Zwei-Säulen-Systemen zur Immunadsorption eingesetzt werden (➤ Kap. 10.2.4). Bei der Herstellung von solchen Immunadsorbern werden spezifische Antikörper an ein **Agarose-, Sepharose-** oder **Zellulose**-Trägermaterial gebunden. Die Produktion dieser Antikörper (z. B. gegen menschliches IgG gerichtet) wird durch Injektion des entsprechenden Pathogens oder der zu entfernenden Substanz (z. B. menschliches IgG) in Tieren angeregt, sodass das Immunsystem des betreffenden Tiers spezifisch gegen diese Substanz gerichtete Antikörper bildet. Diese so hergestellten **tierischen Antikörper** werden dann isoliert und an die genannten Trägermaterialien gebunden. Diese polyklonalen, d. h. aus verschiedenen Plasmazellen entstandenen, gegen Menschen gerichteten Antikörper **(Anti-IgG-Antikörper)** können zur selektiven Entfernung von Autoantikörpern, zirkulierenden IgG-Komplexen oder anderen Plasmabestandteilen bei Patienten eingesetzt werden. Bei der Herstellung von Antikörpersäulen für die LDL-Apherese werden z. B. menschliche LDL-Partikel in Schafe eingeführt, die die entsprechenden **Anti-LDL-Antikörper** bilden. Die Schafsantikörper werden dann isoliert und auf Sepharose-Säulen gebunden (➤ Kap. 10.2.7). Entsprechend gibt es auch **Anti-Lp(a)-Antikörper** zur Entfernung von Lp(a).

Häufig werden bei der Immunadsorption **Protein-A**-Säulen eingesetzt. Hierbei werden aus der Oberfläche der Zellmembran von Staphylokokken Protein-A-Partikel isoliert und auf Sepharose-Säulen oder in Silikonperlen gebunden. Protein A gilt als starke immunreaktive Substanz und kann menschliche IgG-Antikörper oder zirkulierende IgG-Komplexe binden. Deshalb wird die Protein-A-Immunadsorption bei vielen Autoimmunerkrankungen erfolgreich eingesetzt. Die Protein-A-Sepharose-Säulen haben aber eine zu geringe Adsorptionskapazität und müssen so in einem Zwei-Säulen-System regeneriert werden. Die Protein-A-Silikonperlen brauchen dagegen kein Regenerationssystem.

Auch die essenziellen Aminosäuren **Phenylalanin** und **Tryptophan** haben die Eigenschaft, u. a. menschliche Antikörper zu binden, gelten aber als semiselektiv. Als Trägersubstanz wird bei beiden Säulen Polyvinylalkohol benutzt.

Schließlich können sog. **Peptid-Säulen** spezielle Antikörper wie die Anti-β_1-Adrenorezeptor-Antikörper (z. B. bei dilatativer Kardiomyopathie) selektiv entfernen.

Komplikationen der Immunadsorption

Bezüglich der technischen und medizinischen Komplikationen bei der Immunadsorption sei auf die schon bei der Plasmaaustauschtherapie und bei der Plasmaadsorption erwähnten Komplikationen hingewiesen.

So gehören zu den **technischen Komplikationen** auch hier Blutzugangsprobleme, Plasmafilterverschluss und -blutleck, mechanische Hämolyse, Flussbehinderung des Adsorbers und Verschluss des Partikelfilters.

Auch die **medizinischen Komplikationen** sind die gleichen wie oben genannt. Sie reichen von Hypotonie, vasovagaler Reaktion, Allergie, Fieber, Paravasaten, Hämatomen bis hin zu den adsorberspezifischen Nebenwirkungen. Hier sind Verluste von physiologischen Plasmasubstanzen bei weniger selektiven Adsorbern zu nennen sowie durch die Trägersubstanzen und die Adsorbenzien selbst bedingte allergische und anaphylaktische Reaktionen. Bei den verfahrensspezifischen Komplikationen müssen auch solche Probleme erwähnt werden, die durch die Grundererkrankung selbst und deren Begleittherapie bedingt sind, z. B. die Immunsuppression im Rahmen einer Abstoßungsreaktion oder eine eventuelle Verstärkung der Blutungen bei der Therapie der Hemmkörperhämophilie.

Indikationen zur Immunadsorption

Ähnlich wie beim TPA ist die Immunadsorption bei Krankheiten indiziert, bei denen Autoantikörper entfernt werden müssen, z. B. bei Guillain-Barré-Syndrom, Myasthenia gravis, SLE oder Goodpasture-Syndrom (➤ Kap. 10.2.3).

Wenn beide Verfahren angewandt werden können, kann unter Umständen der Immunadsorption der Vorzug gegeben werden, da die Immunadsorption eine selektive Behandlung darstellt und unerwünschte Wirkungen gerade im Hinblick auf allergische Reaktionen kaum vorkommen, da eine Substitutionslösung wie bei der TPA nicht notwendig ist. Besonders die Protein-A-Immunapherese gilt im Hinblick auf die Entfernung von Antikörpern als sehr selektiv, während die Tryptophan-Säule weniger selektiv ist. Neben diesen Autoimmunerkrankungen gibt es auch andere immunologische und nichtimmunologische Krankheiten, für die die Immunadsorption eine wichtige Therapiemöglichkeit darstellt (➤ Tab. 10.6).

Transplantatabstoßung

Die sog. Anti-HLA-Antikörper sind Antikörper gegen Oberflächenantigene der Transplantatzellen (zytotoxische Antikörper). Sie sind verantwortlich für die antikörpervermittelte Abstoßungsreaktion, die v. a. im Rahmen einer Nierentransplantation eine wichtige Rolle spielt. Solche Antikörper können auch schon vor einer Transplantation vorhanden sein, etwa bei chronischen Dialysepatienten, die Bluttransfusionen bekommen haben oder bei denen bereits Transplantationen durchgeführt wurden (sensibilisierte Empfänger). Eine antikörpervermittelte Abstoßung kann akut innerhalb von Tagen/ Wochen oder aber Monaten auftreten und macht sich durch eine Funktionsverschlechterung des Nierentransplantats mit ansteigender Serumkreatininkonzentration und/oder einer Proteinurie bemerkbar. Zur Behandlung dient der TPA oder die Immunadsorption. Diese Behandlungen können vor der Nierentransplantation prophylaktisch bei sensibilisierten Patienten (s. o.) oder aber nach der Trans-

Tab. 10.6 Beispiele von Erkrankungen für die Immunadsorption und andere Verfahren

Erkrankung	Pathogen	Verfahren
Goodpasture-Syndrom	Anti-Basalmembran-Antikörper	TPA, Protein-A-Immunadsorption
Myasthenia gravis	Anti-Acetylcholinrezeptor-Antikörper	TPA, Tryptophan-, Protein-A-Immunadsorption
Guillain-Barré-Syndrom	Anti-Myelinscheiden-Antikörper	TPA
Systemischer Lupus erythematodes	Anti-DNA-Antikörper	TPA, Tryptophan-, Dextransulfat-, Protein-A-, Anti-IgG-Antikörper-Immunadsorption
Transplantatabstoßung	Anti-HLA-Antikörper	TPA, Immunadsorption, Protein-A-Immunadsorption
Rheumatoide Arthritis (RA)	Autoantikörper (Rheumafaktoren), zirkulierende Immunkomplexe, antinukleäre Antikörper, Kryoglobuline, Lymphozyten	TPA, Kryofiltration, Protein-A-Immunadsorption, Tryptophan-Immunadsorption, Lymphozytapherese
Dilatative Kardiomyopathie	Anti-β_1-Adrenorezeptor-Antikörper	Immunadsorption, Peptid-Säulen
Multiple Sklerose (MS)	Anti-Myelinscheiden-Antikörper	Lymphozyt-Apherese, TPA, Tryptophan-Immunadsorption
Familiäre Hypercholesterinämie	LDL-Cholesterin	TPA, Kaskadenfiltration, Heparinpräzipitation, Dextransulfatadsorption, Polyacrylatadsorption, Anti-LDL-Immunadsorption
Hemmkörperhämophilie	Anti-Faktor-VIII- oder Anti-Faktor-IX-Antikörper	TPA, Protein-A-Immunadsorption

plantation als Behandlung einer bioptisch gesicherten akuten antikörpervermittelten Abstoßungsreaktion eingesetzt werden. Wichtig ist dabei, dass die notwendige begleitende Immunsuppression mit Tacrolimus (Cyclosporin A sollte ggf. gegen Tacrolimus ausgetauscht werden), Mycophenolat/Mycophenolsäure (heute selten Azathioprin) und Prednisolon zuverlässig eingenommen wird (➤ Kap. 9.5.2).

Dilatative Kardiomyopathie

Bei dieser Erkrankung kommt es zu einer verminderten Pumpleistung des Herzens, d. h. zu progredienter Herzinsuffizienz und Rhythmusstörungen. Die Pathogenese der dilatativen Kardiomyopathie ist vielfältig. Sie beinhaltet sowohl unbekannte als auch bekannte Anteile wie hypertensive, ischämische, vaskuläre, entzündlich-immunologische und neuromuskuläre Faktoren. Bei entzündlich-immunologischen Fällen beobachtet man Autoimmunreaktionen mit Ansammlung von Lymphozyten und Makrophagen im Myokard. Die Erkrankung kann durch Viren (Coxackie-B-Virus), durch Bakterien (Borrelien), aber auch autoreaktiv nach Virusinfektion entstehen. Man findet in einigen Fällen Autoantikörper gegen mitochondriale Proteine, Myosin, β_1-adrenerge Rezeptoren, Muskarinrezeptoren und sarkolemmale Na-K-ATPase sowie den β_1-Adrenorezeptor-Antikörper. Neben der kausalen Behandlung besteht der medikamentöse Ansatz in der Therapie der Herzinsuffizienz und der Rhythmusstörungen. Die Plasmapherese ist bei Patienten mit Autoantikörpern gegen o. g. Antigene indiziert. Klinische Studien haben bei Verwendung von Immunadsorption mit Peptid-Säulen deutliche Verbesserungen der Herzfunktion dieser Patienten gezeigt. Der Evidenzgrad für diese Empfehlung ist allerdings gering.

Multiple Sklerose

Es handelt sich hierbei um eine entzündliche Erkrankung des Zentralnervensystems, die häufiger bei Frauen zwischen 20–40 J. vorkommt. Ätiologisch findet man Autoantikörper gegen Markscheidenantigene, deren Bildung evtl. bei genetisch prädisponierten Patienten durch Viren oder Umwelteinflüsse angeregt wird. Im gesamten Zentralnervensystem kommt es zu Entmarkungsherden (Sklerose) mit Lymphzelleninfiltraten und Narbenbildung. Die befallenen Stellen sind um Venen herum lokalisiert. Insbesondere treten spastische Paresen, Sensibilitätsstörungen und zerebrale Ataxie auf. Hirnstamm- und spinale Störungen können zu Ateminsuffizienz und Muskellähmungen führen und dann indirekt Pneumonien, Thrombosen oder Harnwegsinfektionen verursachen. Der Verlauf ist zunächst schubweise mit teilweisen oder vollständigen Remissionen. Später kann es aber zu einem chronisch progredienten Verlauf kommen. Ein akuter Schub sollte mit hochdosierten Steroiden behandelt werden. Falls die Symptome des Schubs bestehen bleiben und funktionell weiter beeinträchtigend sind, sollte eine Behandlung mittels TPA oder IA folgen.

Hemmkörperhämophilie

Diese Gerinnungsstörung wird durch Antikörper gegen den Gerinnungsfaktor VIII verursacht und ist durch eine starke, in einigen Fällen lebensbedrohliche, Blutungsneigung charakterisiert. Häufig findet sich keine Ursache für die Bildung von Autoantikörpern. In einigen Fällen bestand eine Assoziation mit Malignomen oder anderen Autoimmunerkrankungen. Die Therapie besteht zunächst in der Substitution von FVIIa (activated recombinant activated factor VII) oder FEIBA (Factor VIII Inhibitor Bypassing Agent). Parallel dazu erfolgt eine Steroidtherapie, ggf. in Kombination mit Cyclophosphamid. Bei Patienten mit lebensbedrohlichen Blutungen wird die Durchführung einer Immunadsorption empfohlen. Dabei sind spezielle Antikoagulationsprotokolle zu beachten.

Ein wichtiger Therapieeffekt bei der Behandlung von Immunkrankheiten durch die therapeutische Plasmapherese, insbesondere durch die Immunadsorption, ist die **Immunmodulation.** Dies bedeutet, dass das Immunsystem der betreffenden Patienten seine Reagibilität verändert. So kann es einerseits durch die Entfernung von immunologisch aktiven Faktoren zu einer Immunsuppression (Abschwächung der Immunreaktion) kommen. Andererseits aber kann die Substitution von bestimmten Faktoren zu einer Immunstimulation (Anregung der Immunreaktion) führen. Immunglobuline sind in dieser Beziehung interessant, da sie einerseits Immunreaktionen dämpfen können, z. B. im Rahmen einer antikörpervermittelten Abstoßungsreaktion nach

Nierentransplantation, und andererseits die Immunabwehr stärken können, wenn sie bei einem angeborenen oder erworbenen Antikörpermangelsyndrom substituiert werden.

10.2.6 Kaskadenfiltration

Prinzip der Kaskadenfiltration

Die Kaskadenfiltration, auch Doppelmembran- (Doppelfiltrationsplasmapherese, DFPP), Differenzial-, Membrandifferenzialfiltration (MDF) oder Plasmaperfusion genannt, ist ein semiselektives Verfahren. Neben dem DFPP-Verfahren gilt auch das MONET-Verfahren (Membrane Filtration Optimised Novel Extracorporeal Treatment) als Kaskadenfiltration. Wie der Name Doppelmembranfiltration schon suggeriert, werden bei diesem Verfahren zwei Filter, die aus Hohlfasern bestehen, hintereinandergeschaltet. Der erste Filter (Primärfilter) trennt etwa die Hälfte des Blutplasmas kontinuierlich vom gesamten Blutplasmavolumen ab. Das abgetrennte Plasma wird anschließend zu einem zweiten Filter (Sekundärfilter) geleitet, der aufgrund seiner speziellen Porengröße (geringerer Cut-off als der Primärfilter) das Pathogen separiert.

Die Kaskadenfiltration gehört zu den semiselektiven Verfahren, da das Pathogen mitsamt den Plasmabestandteilen, die die gleichen Eigenschaften (z. B. die Molekülgröße) wie das Pathogen besitzen, herausgefiltert wird.

Das gefilterte Plasma wird dem Patienten bei der Kaskadenfiltration ohne wesentlichen Volumenverlust zurückgeführt, sodass im Gegensatz zum Plasmaaustausch auf eine Substitutionslösung verzichtet werden kann.

Effektivität und Selektivität konnten bei der Kaskadenfiltration im Vergleich zum einfachen Durchlaufen des Plasmas durch einen Sekundärfilter **(Single-Pass-System)** weiter gesteigert werden. Die Weiterentwicklung des Sekundärkreislaufs führte zu den folgenden verbesserten Verfahren:

- **Dead-End-System:** Im Sekundärfilter wird das sich im Verlauf der Behandlung immer wieder

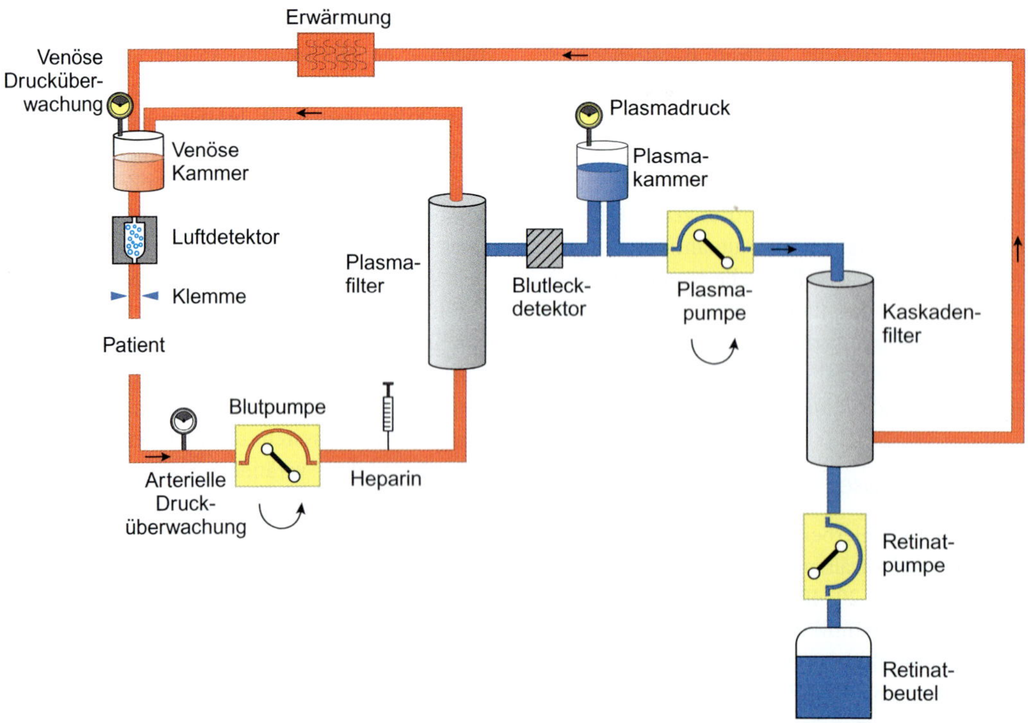

Abb. 10.8 Extrakorporaler Kreislauf des Dead-End-Verfahrens der Kaskadenfiltration [V549, L138]

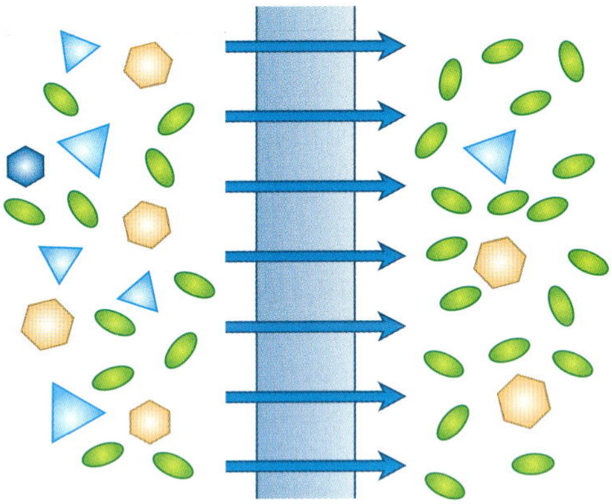

Abb. 10.9 Prinzip des Dead-End-Verfahrens [L138]

ansammelnde und mit dem Pathogen angereicherte Plasma (Retinat) mittels einer separaten druckgesteuerten Pumpe (Retinatpumpe) in einen Auffangbehälter geleitet und verworfen (➤ Abb. 10.8, ➤ Abb. 10.9). Somit wird der Sekundärfilter während der Behandlung regelmäßig freigespült.

- **Rezirkulationssystem:** Bei diesem System wird das Retinat nicht abgepumpt, sondern zu einer Plasmakammer, die sich vor dem Sekundärfilter befindet, zurückgeleitet. Das Plasma kann somit mehrfach über den Sekundärfilter geführt werden. Das behandelte Plasma (Filtrat) wird nach dem Sekundärfilter aufgewärmt, bevor es dem Patienten über die venöse Kammer zurückgeführt wird.
- Die **Thermofiltration** ist durch einen Plasmawärmer gekennzeichnet, der zwischen Primär- und Sekundärfilter liegt und das Plasma vor der zweiten Filtration bis auf etwa 39–40 °C erwärmt. Diese semiselektive Methode findet z. B. bei der Elimination von LDL (Low-Density-Lipoprotein) und VLDL (Very-Low-Density-Lipoprotein) Anwendung, da großmolekulare Substanzen bei erhöhten Temperaturen Aggregate bilden und auf diese Weise kleinere Moleküle über einen entsprechenden Filter abgetrennt werden können.
- Dagegen wird das Plasma bei der **Kryofiltration** vor dem Sekundärfilter bis auf eine Temperatur < 4 °C gekühlt. Die Globuline, die bei Kälte ausfallen (Kryoglobuline), vergrößern dadurch ihre Molekülmasse (Kryoagglutinine) und werden somit durch den Sekundärfilter abgetrennt. Das Plasma wird anschließend wieder auf Körpertemperatur erwärmt, bevor es dem Patienten zurückgeführt wird. Bei diesem Verfahren haben beide Filter die gleiche Porengröße. Die Kryofiltration findet recht selten Anwendung und wird bei Indikationen wie der Kryoglobulinämie und der rheumatoiden Arthritis eingesetzt.
- Der **Membrantyp** des Sekundärfilters ist entscheidend bei der Kaskadenfiltration. Zellulosediacetat-, Polymethylacrylat- oder Ethylenvinylalkohol-Membranen werden häufig verwendet. Der **Cut-off** bei diesen Membranen liegt bei etwa 500.000 Da (Albumin hat etwa ein Molekulargewicht von 66.000 Da, ➤ Tab. 10.7), sodass hochmolekulare Stoffe wie z. B. IgM und LDL leicht abgetrennt werden können. Der **Siebkoeffizient** für Albumin liegt bei diesem Membrantyp bei > 0,8. Durch die im Laufe der Behandlung steigenden **Retinatablagerungen** im Sekundärfilter wird die Ausschlussgrenze der Membran für die zurückgehaltenen Teilchen kleiner. D. h., kleine Moleküle (in abnehmender Größe: Fibrinogen, IgA, IgG, Albumin) werden im Verlauf der Behandlung immer mehr zurückgehalten, die Selektivität des Verfahrens nimmt somit ab. Die o. g. modifizierten Verfahren Dead-End- und Rezirkulationsverfahren können die Ablagerung von Retinat vermindern.

Tab. 10.7 Verteilungsraum von Plasmabestandteilen

Plasmabestandteil	Molekulargewicht [Da]	Intravasale Verteilung [%]	Halbwertszeit [d]	Normwert [g/l]
Albumin	66.000	40	19	35–50
IgG	150.000	50	20–23	8–18
IgA	160.000	50	5–6	0,9–4,5
IgM	900.000	80	5–6	0,6–2,8

Indikationen der Kaskadenfiltration

Die Kaskadenfiltration eignet sich besonders zur Entfernung hochmolekularer pathogener Substanzen im Plasma und damit auch zur Behandlung eines Hyperviskositätssyndroms (z. B. bei Plasmozytom oder Morbus Waldenström) und einer trockenen Makuladegeneration, da auf diese Weise zusätzlich die Rheologie des Bluts verbessert wird.

Weitere Indikationen sind die durch Medikamente oder Nahrungsanpassung kaum zu behandelnde **Hypertriglyzeridämie** bzw. **Hypercholesterinämie** (➤ Kap. 10.2.7).

Komplikationen der Kaskadenfiltration

Die **technischen Komplikationen,** die durch das Primärsystem verursacht werden, sind i.d.R. die gleichen wie bei der Plasmaaustauschtherapie: Zugangsprobleme, Plasmafilterverschluss, Blutleck und mechanische Hämolyse. Zusätzlich kommen durch den Sekundärfilter Probleme wie Filterverschluss und Membranruptur hinzu.

Als **medizinische Komplikationen** kommen neben der schon beschriebenen hypovolämisch oder vasovagal bedingten Hypotonie auch Albumin- und Immunglobulinverluste v.a. dann vor, wenn das Verfahren häufig und in kurzen Intervallen eingesetzt wird (z.B. bei der familiären Hypercholesterinämie).

MERKE

Bei manchen Patienten kommt es bei einer zu schnellen oder einer alleinigen **Plasmareinfusion** zu einem Flush am Rücklaufarm und im Halsbereich, zu Übelkeit oder Kopfschmerzen. Daher sollte das Plasma am Ende der Therapie nicht isoliert oder, wenn doch, zumindest langsam reinfundiert werden.

10.2.7 Lipidapherese

Verschiedene Lipidaphereseverfahren werden als Plasmaapherese oder auch als Vollblutapherese angeboten. Bei diesen Verfahren richtet sich der Fokus auf die Eliminierung der Lipide LDL-Cholesterin und/oder Lipoprotein(a), auch als Lp(a) bezeichnet. Die **Lipidapherese** gilt als Ultima Ratio bei therapierefraktären Verläufen von schwerer Hypercholesterinämie.

Therapie der Hypercholesterinämie

Entsprechend der Richtlinie „Methoden vertragsärztlicher Versorgung“ (MVV) kann die Lipidapherese zulasten der GKV durchgeführt werden bei Patienten mit

- **familiärer Hypercholesterinämie (FH)** in homozygoter Ausprägung,
- **schweren Hypercholesterinämien,** bei denen grundsätzlich mit einer über 12 Mon. dokumentierten maximalen diätetischen und medikamentösen Therapie das LDL-Cholesterin nicht ausreichend gesenkt werden konnte,
- **isolierter Lp(a)-Erhöhung** > 60 mg/dl und LDL-Cholesterin im Normbereich sowie gleichzeitig klinisch und durch bildgebende Verfahren dokumentierter progredienter kardiovaskulärer Erkrankung (koronare Herzerkrankung, periphere Verschlusskrankheit, zerebrovaskuläre Erkrankung).

Die Apherese ist nur bei trotz maximaler medikamentöser Therapie und Anpassung der Nahrung therapierefraktären Verläufen in Erwägung zu ziehen. Es soll immer das Gesamtrisikoprofil des Patienten im Vordergrund der Abwägung der Indikationsstellung stehen.

Die familiäre Hypercholesterinämie (FH) hat als Ursache einen Defekt des LDL-Rezeptor- oder in manchen Fällen des Apolipoprotein-B-Gens. Sie wird autosomal-dominant vererbt und gilt als eine der häufigsten vererbten Stoffwechselstörungen. Die Folge ist eine Störung des Cholesterinabbaus mit daraus resultierenden stark erhöhten LDL-Cholesterinwerten im Blut. Bei der heterozygoten Form wird der Gendefekt nur von einem Elternteil vererbt. In Deutschland geht man von einer Prävalenz der Erkrankung von 1:200 bis 1:500 aus. Die LDL-Cholesterinwerte erreichen bei diesen Patienten > 200 mg/dl bis hin zu 600 mg/dl. Bei der homozygoten Form wird der Gendefekt von beiden Elternteilen vererbt, was in Deutschland mit einer Häufigkeit von etwa 1:1 Mio. auftritt. Die LDL-Cholesterinwerte dieser Patienten können sogar auf bis zu 1000 mg/dl ansteigen. Die Lebenserwartung homozygoter Patienten liegt unbehandelt oft < 20 Jahre.

Die Behandlung einer FH dient der Reduktion des Risikos für die frühe Entwicklung einer Atherosklerose und erfolgt nach einer sog. Stufentherapie, beginnend mit einer Lebensstilveränderung (Lifestyle) bzw. -anpassung (Nikotinkarenz, gesunde Ernährung, normales Körpergewicht, ausreichende körperliche Bewegung). In den meisten Fällen reicht dies jedoch nicht aus, und es muss zusätzlich eine Behandlung mit Medikamenten erfolgen, um die von der ESC/EAS (European Society of Cardiology/European Atherosclerosis Society) empfohlenen Zielwerte für LDL-Cholesterin von < 100 mg/dl für Patienten mit hohem kardiovaskulärem Risiko bzw. < 70 mg/dl bei stark erhöhtem kardiovaskulärem Risiko zu erreichen. Es stehen verschiedene Substanzklassen und deren Kombination zur Verfügung (Statine, Fibrate, Anionenaustauscher, Cholesterin-Resorptionshemmer). Mit der Anpassung des Lebensstils allein kann eine LDL-Cholesterinabsenkung von lediglich 5–10 % erreicht werden; weitere ca. 60 % mit Medikamenten.

Seit 2015 gibt es einen neuen medikamentösen Ansatz in der Therapie der FH: die PCSK9-Inhibitoren. Dies sind die Präparate Evolucumab und Alirocumab, die alle 2 Wochen s. c. injiziert werden. Die Wirkung beruht auf einer Veränderung des Recyclings des LDL-Rezeptors, sodass sich die Rezeptoren, die sich zu ca. 70 % auf den Leberzellen befinden, länger an der Zelloberfläche befinden und damit mehr LDL aus dem Blut entfernt wird. Diese Behandlung ist sehr gut verträglich und hat kaum unerwünschte Wirkungen. Die Substanzen dürfen nur verordnet werden, wenn eine Gefäßerkrankung (KHK, pAVK, zerebrovaskuläre Erkrankung) sowie ein trotz maximaler diätetischer und oral medikamentöser Therapie (z. B. Statine) nicht ausreichend absenkbarer LDL-Spiegel über 12 Monate nachweisbar sind. Bei ausgeprägter FH kann in seltenen Fällen bei starker familiärer Belastung auch ohne Gefäßerkrankung ein Einsatz dieser Substanzgruppe erwogen werden.

Die PCSK9-Inhibitoren sind in der Stufentherapie zwischen der herkömmlichen medikamentösen Therapie und der Lipidapherese angesiedelt. Sie können aber in schweren Fällen auch in Ergänzung zur Lipidapherese angewandt werden.

MERKE

PCSK9 (Proproteinkonvertase Subtilisin Kexin Typ 9) ist eine Serinprotease, die sich an die LDL-Rezeptoren auf der Leberzelloberfläche bindet und so deren Abbau in den Lysosomen fördert. PCSK9-Inhibitoren sind monoklonale Antikörper, die die zirkulierende Serinprotease durch Anheften inaktivieren und so deren Wirkung auf die LDL-Rezeptoren reduzieren. Dadurch befinden sich die LDL-Rezeptoren länger auf der Zelloberfläche und können so mehr LDL aus dem Blut binden.

Indikationen zur Lipidapherese

Trotz der guten Erfolge der PCSK9-Inhibition in der medikamentösen Behandlung der LDL-Hypercholesterinämie hat die Lipidapherese weiterhin einen wichtigen Stellenwert in der Behandlung der isolierten Lp(a)-Hyperlipoproteinämie.

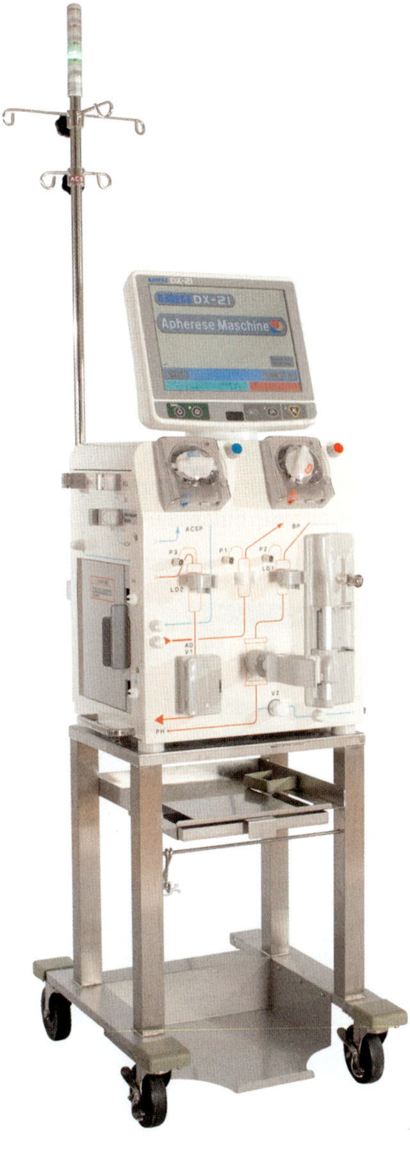

Abb. 10.10 Plasmat futura DX-21 zur Durchführung der Vollblutapherese mit Liposorber® D [V560]

Die Lipidapherese muss für jeden Patienten individuell beantragt werden und bedarf der Genehmigung der Kassenärztlichen Vereinigung (KV) und der Krankenversicherung. Die Genehmigung ist i. d. R. auf 1 Jahr befristet und muss vor Ablauf neu beantragt werden. Ist die Apheresetherapie für den Patienten genehmigt, entscheidet der Arzt, welches Aphereseverfahren eingesetzt und in welchem zeitlichen Intervall (meist wöchentlich) behandelt wird. Laut MVV (Richtlinie Methoden vertragsärztliche Versorgung) muss mit einer Lipidapheresebehandlung eine LDL-Absenkung von mind. 60 % innerhalb von 6 h erreicht werden. Abhängig vom Aphereseverfahren können zusätzlich zur medikamentösen Therapie bis zu 80 % LDL-Cholesterin bzw. Lp(a) abgesenkt werden (➤ Abb. 10.10, ➤ Abb. 10.11).

Prinzipien der unterschiedlichen Lipidaphereseverfahren

Außer den bereits beschriebenen Methoden der Plasmaaustauschtherapie, Kaskadenfiltration und Plasmaadsorption befinden sich heute weitere selektive und semiselektive Verfahren zur Lipidentfernung im Einsatz. Sie unterscheiden sich nur geringfügig in der Effektivität und Selektivität, jedoch teilweise erheblich in der Einfachheit der Handhabung sowie der Therapiedauer einer Behandlung (1,5–4 h). Die Verfahren zeigen u. a. auch Unterschiede in der Höhe der Fibrinogenreduktion auf. Eine hohe Fibrinogenreduktion führt zu einer verbesserten Viskosität des Bluts, ist aber auch ein limitierender Faktor des Behandlungsvolumens durch Beeinflussung der Blutgerinnung.

Zu den Reduktionswerten der verschiedenen Lipidaphereseverfahren ➤ Tab. 10.8.

Dextransulfatadsorption

Plasmaapherese

Plasma wird nach der Trennung durch Plasmafilter im Sekundärsystem abwechselnd über zwei Säulen mit an Zellulose gebundenem Dextransulfat (Liposorber® LA-15) geleitet und ist somit ein Zwei-Säulen-Verfahren (➤ Kap. 10.2.4). Dextransulfat ist negativ geladen und bindet ähnlich einem LDL-Rezeptor selektiv das positiv geladene und mit LDL-Cholesterin und Lp(a) beladene spezifische Transportprotein Apolipoprotein B-100 (ApoB-100). Dadurch werden LDL-Cholesterin und Lp(a) aus dem Blut entfernt. Nach Durchlauf der Adsorptionssäule wird dem Pa-

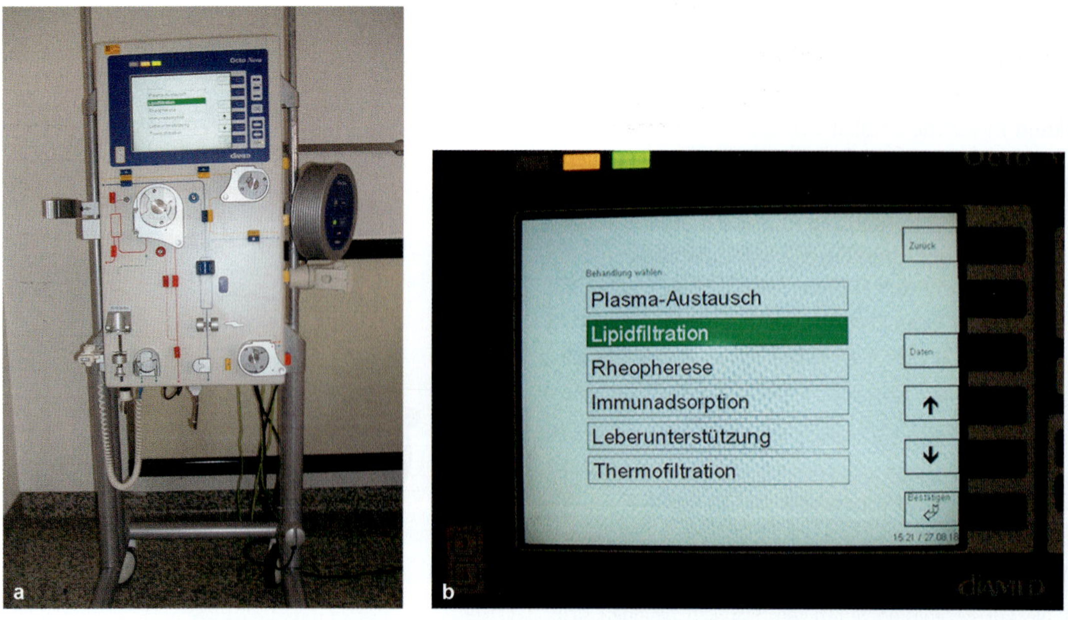

Abb. 10.11 Multifunktionsgerät Octonova/Diamed zur Durchführung unterschiedlicher Verfahren sowohl als Vollblutverfahren als auch Plasmapherese [V560, P544]

Tab. 10.8 Vergleich der Reduktionswerte bei Lipidaphereseverfahren

Verfahren	Selektivität	LDL [%]	HDL [%]	Lp(a) [%]	Fibrinogen [%]
Plasmaaustausch[1]	Unselektiv	53–63	58–60	43	68–76
DFPP (Kaskadenfiltration)[1]	Semiselektiv	56–62	25–42	53–59	52–59
Dextransulfatadsorption[3]	Selektiv	60–75	5–13	60–75	20–40
Immunadsorption[2]	Selektiv	62–69	9–27	51–71	15–21
Heparinpräzipitation[2]	Selektiv	55–61	5–17	55–68	51–58
Polyacrylatadsorption[3]	Selektiv	60–75	16–29	60–75	16

[1] nach Keller et al. 1991
[2] nach Thompson 2008
[3] nach Bambauer 2009

tienten das Plasma zusammen mit dem aus dem Plasmafilter kommenden Blut wieder zugeführt.

Während einer Behandlung wird das Plasma im Wechsel von jeweils 500–600 ml über eine der beiden Säulen geleitet. Währenddessen wird die andere Säule mit 4,1-prozentiger Kochsalzlösung regeneriert und anschließend mit Ringer-Lösung wieder auf physiologisches Niveau gebracht, sodass diese Säule wieder für die Behandlung zur Verfügung steht, während die andere Säule dann entsprechend regeneriert wird. Somit ist die Bindungskapazität während einer Behandlung mit diesem Verfahren praktisch unendlich. Das geringe extrakorporale Volumen macht auch die Behandlung von Kindern mit diesem Verfahren möglich.

Vollblutapherese

Mit dem Liposorber® D ist das Prinzip der Adsorption an Dextransulfat auch direkt mit Vollblut durchführbar, ohne vorherige Plasmaseparation, sodass das Verfahren erheblich kürzere Behandlungszeiten hat und einfacher in der Handhabung ist (1,5 h anstatt 2,5–3 h). Die Bindungskapazität im Adsorber ist zwar limitiert, jedoch für den Großteil der Patienten ausreichend, um das Therapieziel zu erreichen. Es stehen zwei Adsorbergrößen zur Verfügung: DL-75 und DL-100.

Heparinpräzipitation (H. E. L. P.)

H. E. L. P. steht für heparininduzierte extrakorporale LDL/Lp(a)-Präzipitation. Das durch einen Plasmafilter separierte Plasma wird zunächst mit einem mit Heparin im Überschuss versetzten Acetatpuffer auf einen sauren pH-Wert von 5,12 herabgesetzt. Bei diesem pH-Wert fallen LDL-Cholesterin, Lp(a) und Fibrinogen selektiv mit dem negativ geladenen Heparin aus (Präzipitation). Die ausgefallenen Komplexe können anschließend leicht mithilfe eines Präzipitatfilters abgetrennt werden. In einem weiteren Schritt wird das überschüssige, nicht verbrauchte Heparin aus dem gefilterten Plasma durch einen Heparinadsorber entfernt. Danach wird mit einer Bikarbonat-Ultrafiltration das Plasma wieder auf einen physiologischen pH-Wert (pH-Wert 7,4) gebracht. Das behandelte Plasma kann nach diesen Schritten wieder problemlos mit dem vom Plasmafilter kommenden Blut dem Patienten zurückgegeben werden.

Immunadsorption

Bei der Immunadsorption an Sepharose-Adsorptionssäulen (LDL-TheraSorb™) handelt es sich um die Elimination von ApoB-100-haltigen Lipoproteinen durch polyklonale Apoprotein-B-Schafsantikörper auf Sepharose. Die Bindung ist eine Antigen-Antikörper-Bindung und somit hoch selektiv. Die Plasmaseparation kann über Filter oder durch Zentrifugation stattfinden. Bei diesem Plasmaseparationsverfahren handelt es sich ebenfalls um ein Zwei-Säulen-System mit praktisch unendlicher Kapazität, da die zwei Säulen im Wechsel mit saurer Glycinlösung (pH-Wert 2,8) von den gebundenen Lipoproteinen gespült und somit regeneriert und bei der nächsten Behandlung wiederverwendet werden. Die regenerierte Säule wird mit phosphatgepufferter Kochsalzlösung und anschließend mit physiologischer Kochsalzlösung auf physiologisches Niveau gebracht, bevor sie wieder mit Plasma beladen wird. Bis zu 40–50 oder ggf. auch mehr Behandlungen sind möglich, bevor die Adsorptionskapazität nachlässt. Nach jeder Behandlung ist die Nach- bzw. Aufbereitung der Säulen mit Regenerierung, Desinfizierung und aseptischer Lagerung mittels 0,01-prozentiger Natriumazidlösung bei 4–8 °C und Pyrogentests vor der nächsten Behandlung notwendig.

Lipocollect 200/300

Beim Lipocollect-System handelt es sich um ein Doppel-Säulen-Plasmaverfahren, das für den jeweiligen Patienten wiederverwendet wird. Die LDL- und Lp(a)-Partikel werden durch polyanionische poröse Silikatpartikel eliminiert. Zur Regeneration während der Behandlung werden die Säulen mit 1 M Kochsalzlösung ausgewaschen, während im Wechsel die andere Säule mit Plasma beladen wird. Nach der Behandlung werden die Säulen aufbereitet und in Natriumazidlösung (0,01-prozentige Lösung) bei 2–6 °C bis zur nächsten Behandlung aufbewahrt. Eine Garantie der Säulen besteht unabhängig von der Zahl der Behandlungen für 1 Jahr.

LDL-Lipopak®/Lp(a)-Lipopak®

Auch das Lipopak®-System ist ein Doppel-Säulen-Plasmaverfahren, das sich zur Wiederverwendung am jeweiligen Patienten eignet. Das Adsorbermaterial besteht aus monospezifischen polyklonalen Antikörpern, von Schafen gewonnen und an aktivierte Sepharose gekoppelt. Die Säulen sind spezifisch gegen humane LDL- oder Lp(a)-Partikel. Das Bindungsprinzip ist eine Antigen-Antikörper-Bindung. Gespült wird mit saurer Glycinlösung. Nach der Behandlung werden die Säulen unter aseptischen Bedingungen in Natriumazidlösung aufbewahrt.

Polyacrylatadsorption (DALI®)

DALI steht für „direkte Adsorption von Lipoproteinen". Diese Methode ist wie der bereits erwähnte Liposorber® D ein Vollblutsystem, bei dem die Primärtrennung des Plasmas entfällt und das Blut direkt über Polyacrylat an Polymethacrylamid geleitet wird. Auch hier wird sich das Prinzip der Reduktion der positiv geladenen und mit LDL, Lp(a), VLDL beladenen ApoB-100-haltigen Partikel über die Bindung an der negativ geladenen Oberfläche zunutze gemacht. Dieses Verfahren zählt zu den selektiven Verfahren. Der Adsorber steht in den Größen DALI® 500, DALI® 750, DALI® 1000 und DALI® 1250 zur Verfügung. Die Bindungskapazität ist limitiert, da während der Behandlung keine Regeneration stattfindet. Meist ist die Kapazität ausreichend, um das Therapieziel zu erreichen. Aufbau- und Behandlungszeit sind auch hier im Vergleich zu Plasmaverfahren verkürzt.

Unerwünschte Ereignisse der Lipidapherese

Die heute zur Verfügung stehenden Lipidaphereseverfahren zeichnen sich durch eine hohe Verträglichkeit aus. Die Häufigkeit der unerwünschten Ereignisse ist abhängig zum einen von der Routine und Erfahrung des Anwenders und zum anderen vom jeweiligen Apheresesystem, liegt aber im Schnitt bei < 5 %.

Bei den **technischen Komplikationen** kommen zu den bei der Plasmaaustauschtherapie beschriebenen Gefäßzugangs-, Plasmafilter- und Blutleck-Problemen die verfahrensspezifischen Komplikationen des Sekundärsystems hinzu. Bei der H. E. L. P.-Therapie kann es zum Verschluss des Präzipitatfilters kommen, während bei den Plasmaadsorptionssäulen flussbedingte Komplikationen auftreten können.

Im Vergleich zur Plasmaaustauschtherapie ist die Rate der **medizinischen Komplikationen** bei den selektiven Verfahren der Lipidapherese naturgemäß wesentlich kleiner (➤ Tab. 10.9, ➤ Tab. 10.10). In den meisten Fällen handelt es sich um Paravasate oder Hämatome im Bereich der Punktionsstellen, Hypotonie bzw. vasovagale Reaktionen und Herzrhythmusstörungen, die bei der Plasmaaustauschtherapie schon beschrieben wurden (➤ Kap. 10.2.3).

Tab. 10.9 Häufigkeit unerwünschter Wirkungen bei den verschiedenen Lipidaphereseverfahren[1]

Methode	Ereignisrate gesamt [%]
H. E. L. P.	3,05
Kaskadenfiltration	2
DALI®	3,85
Dextran-Sulfat-Adsorption	0,3–0,9
Immunadsorption	< 2

[1] Grützmacher und Kleinert 2012

10

Tab. 10.10 Relative Häufigkeiten einiger Komplikationen bei der Lipidapherese

Komplikationen rel.	Häufigkeit [%]
Allergische Reaktion	0,25
Fieber	0,2
Hämolyse	0,15
Dyspnoe	0,1
Schock	0,2
Herzrhythmusstörungen	0,04

Angina-pectoris-Beschwerden sind durch die kardiale Grunderkrankung bedingt. Gelegentlich können auch Schüttelfrost und Hypokalzämie infolge einer Citratantikoagulation auftreten. Bei den Dextransulfatsäulen sind anaphylaktische Reaktionen im Zusammenhang mit der Gabe von ACE-Hemmern beschrieben (➤ Kap. 10.2.4). Als Langzeitkomplikation kann eine Eisenmangelanämie auftreten, die für alle chronisch eingesetzten extrakorporalen Verfahren typisch ist. Diese kann durch Eisensubstitution effektiv behandelt werden.

10.3 Leberunterstützungstherapien

Catherine Schreiber, Aritz Perez

10.3.1 Aufgaben der Leber

Die Leber ist neben Niere, Lunge, Darm und Haut eines der Hauptentgiftungsorgane des Körpers. Das gesamte Blut des Magen-Darm-Trakts wird über die Pfortader erst durch die Leber geleitet und dort gefiltert, bevor es zum Herzen zurückfließt. Insgesamt wird die Leber mit mehr als 20 % des Herzminutenvolumens (1500 ml/min) durchblutet. Die zentralen Entgiftungseinheiten der Leber sind die Leberläppchen. Die Leberläppchen bestehen aus Hepatozyten (65 % der Leberzellzahl), Kupferzellen (15 % der Leberzellzahl, entstehen aus Monozyten) und Endothelzellen (Auskleidung der Sinusoide, ca. 15 %). Strukturgebend für die Leberläppchen sind die Sinusoide mit einer Oberfläche von ca. 400 m^2. Sinusoide sind kleine Blutgefäße, die aus einem nicht geschlossenen Endothelverband bestehen und im Wesentlichen einer erweiterten Kapillare entsprechen. In den Sinusoiden mischt sich das arterielle mit dem portalvenösen Blut. Darüber hinaus wandern durch die Poren der Sinusoide die Stoffwechselprodukte der Leberzellen in das Blut wie z. B. Fibrinogen, das ein Molekulargewicht von 340.000 Da hat (vgl. Harnstoff mit 60 Da). Aufgrund der Größe der wandernden Stoffe sind die Poren viel größer als die der Glomeruli.

Die Leber hat folgende Hauptfunktionen:

- **Schutz** des Körpers vor Mikroorganismen und deren Abbauprodukten (Aufgabe der Kupferzellen) sowie vor Giftstoffen (Aufgabe der Hepatozyten): So werden z. B. die durch den Darm aufgenommenen Medikamente zunächst durch die Leber geleitet. Durch den sog. First-Pass-Effekt stehen nach der Passage durch die Leber je nach Medikament gelegentlich nur noch 10 % des Wirkstoffs in der aktiven Form zur Verfügung.
- **Kohlenhydratstoffwechsel:** Die im Darm aufgenommenen Kohlenhydrate werden in der Leber weiter verstoffwechselt. Glukose wird als Glykogen gespeichert, die Abbauprodukte der Fruktose fließen in den Fettstoffwechsel ein und führen zur Produktion von Triglyzeriden. Sollte der Körper schnell Energie benötigen, wird Glykogen in Glukose umgewandelt und dem Körper über den Bluttransport zur Verfügung gestellt.
- **Fettstoffwechsel:** Cholesterin oder Fettsäuren werden in der Leber gebildet oder, wenn durch den Darm aufgenommen, verstoffwechselt. Die Fette werden in der Leber durch die Bildung der Lipoproteine, z. B. LDL, transportfähig gemacht und durch das Blut im Körper verteilt. Aus Cholesterin entstehen auch die Gallensäuren, die für die Nahrungsaufnahme aus dem Darm von essenzieller Bedeutung sind.
- **Aminosäurenstoffwechsel:** Aminosäuren sind Bausteine für die Bildung von Eiweißen. Die Bildung der meisten Aminosäuren findet in der Leber statt. Zusätzlich werden essenzielle Aminosäuren, die nicht im Körper gebildet werden können, aus der Nahrung weiterverarbeitet und dem Körper zur Verfügung gestellt. Beim Abbau von Aminosäuren fällt giftiges Ammoniak an. Ammoniak wird in der Leber zu Harnstoff umgewandelt und dann durch die Niere ausgeschieden.
- **Säure-Basen-Haushalt:** Die quantitative Bedeutung der Leber am Säure-Basen-Haushalt wird

meist unterschätzt: Die Niere entfernt ca. 80 mmol, die Leber ca. 1500 mmol (aus dem normalen Laktatmetabolismus) und die Lunge ca. 15.000 mmol Säure (als CO_2) pro Tag. Zusätzlich ist die Leber durch die Umwandlung von Fruchtsäuren wie Zitronensäure ein wichtiger Bikarbonat-Produzent. Während des normalen Stoffwechsels fallen im Gehirn bzw. in den Muskeln Laktat und H^+-Ionen an, die zu einer Ansäuerung des Körpers führen, wenn sie nicht abgebaut werden. Die Leber übernimmt zu 70 % diesen Abbau über folgende Stoffwechselprozesse:
  - **Glukoneogenese:** Aus Laktat entsteht unter Verbrauch von ATP (universeller Energieträger) und H^+-Ionen Glukose und Bikarbonat (Cori-Zyklus). Bei einem Multiorganversagen mit Leberbeteiligung kann dieser Stoffwechselprozess gestört sein und somit aufgrund des fehlenden Abbaus der H^+-Ionen eine Laktatazidose entstehen – mit allen negativen Auswirkungen einer Azidose.
  - **Oxidativer Metabolismus:** Hier werden Laktat und H^+-Ionen für die ATP-Produktion verbraucht. Es entsteht aber wie in jedem oxidativen Stoffwechselprozess auch CO_2. Dieses wird über die Lunge abgeatmet.
- **Speicherorgan:** Die Leber ist ein wichtiges Speicherorgan, z. B. für Glukose, Spurenelemente oder Vitamine.
- **Ausscheidung** von Kupfer, Bilirubin, Gallensäuren oder Bikarbonat in der Galle oder **Biotransformation** (Umwandlung) nicht wasserlöslicher in wasserlösliche Stoffe.
  Beispiel Bilirubin: Es wird hauptsächlich in der Milz durch den Abbau des Häms aus dem Hämoglobin gebildet. Das in der Milz gebildete Bilirubin ist das indirekte oder unkonjungierte Bilirubin. Es ist lipophil, also fettlöslich, aber hydrophob, also in Wasser unlöslich. Es muss deshalb im Blut an Albumin gebunden werden und kann dann von diesem Träger im Blut zur Leber transportiert werden. Dort wird das indirekte Bilirubin von den Leberzellen aufgenommen. Hier wird es mit Glucuronsäure gekoppelt und dadurch wasserlöslicher gemacht. Jetzt wird es konjungiertes oder direktes Bilirubin genannt. Dies ist der Hauptteil des Bilirubins im Blut. In der konjungierten Form kann es auch in die Galle ausgeschieden und im Darm dann weiter verstoffwechselt werden. Diese Abbauprodukte des Bilirubins wie das Urobilinogen können auch durch die Niere ausgeschieden werden, da sie wasserlöslich sind. Die Glucuronidierung (Verbesserung der Wasserlöslichkeit von Stoffen) ist ein wichtiger Entgiftungsschritt, um Produkte über die Niere ausscheiden zu können und damit den Körper zu entgiften.
- **Synthese** von ca. 3000 Stoffen, darunter auch Gerinnungsproteine und Hormone.
- **Temperatursteuerung:** Aufgrund der hohen Stoffwechselaktivität ist die Leber auch der „Ofen", der die Körpertemperatur aufrechterhält.

10.3.2 Leberversagen

Das Leberversagen bei vorbestehender Lebererkrankung stellt mit 15.000 Toten/Jahr in Deutschland die zehnthäufigste Todesursache dar. Die Zahl der Patienten, bei denen die Lebererkrankung entscheidender Wegbereiter für den Tod war, dürfte deutlich höher liegen, da die Haupttodesursache dieser Patienten nicht das Leberversagen selbst ist, sondern die durch die mangelnde Leberfunktion hervorgerufenen Begleiterkrankungen (v. a. Sepsis, Herz-Kreislauf-Versagen und nicht stillbare Blutungen des Gastrointestinaltrakts).

Das Leberversagen ist also keine Erkrankung im engeren Sinn, sondern ein Syndrom, bei dem oft andere lebenswichtige Organe wie Herz-Kreislauf-System, Lunge, Gerinnungssystem oder Nieren beteiligt sind.

Die oben beschriebene Patientengruppe mit tödlich verlaufendem Leberversagen umfasst max. 3 % der Intensivpatienten. Insgesamt haben aber 20 % der Intensivpatienten ein Leberversagen, definiert über erhöhte Bilirubinwerte. Hinzukommen noch ca. 4–5 % der Patienten, die eine Schockleber haben (z. B. nach Reanimation); diese wird über eine Erhöhung der Transaminasen definiert.

Arten des Leberversagens

Beim Leberversagen werden mehrere Arten unterschieden:
- **Chronisches Leberversagen** wird meist verursacht durch Alkoholmissbrauch (häufigste Ursa-

che in Europa) im Sinne einer toxischen Hepatopathie, eine Fettleber anderer Genese (nicht alkoholische Fettleber, NASH) oder eine chronische Virusinfektion (häufigste Ursache in Asien oder Afrika). Solange die Ursache des Leberversagens nicht beseitigt ist, verschlechtert sich die Leberfunktion kontinuierlich.
Diese Patienten stellen die Mehrheit der Leberpatienten dar und würden eine permanente Leberunterstützung benötigen. Derzeit steht für diese Patienten keine Leberunterstützungstherapie zur Verfügung.

- **Akutes Leberversagen bei vorbestehender Leberschädigung,** sog. Acute-on-chronic Liver Failure. Bei diesem Leberversagen wird durch eine gastrointestinale Blutung oder einen Infekt ein vorbestehendes Leberversagen deutlich verschlechtert. Dies führt zum Multiorganversagen und ist mit einer hohen Sterblichkeit (ca. 50 %) verbunden.
- **Akutes primäres Leberversagen.** Die Leber wird als primäres Organ geschädigt, z. B. bei einer Knollenblätterpilzvergiftung oder durch Medikamente wie Paracetamol. Im weiteren Sinne gehören hierzu auch Patienten mit akuter Abstoßung einer transplantierten Leber. Bei 30 % dieser Patienten erholt sich die Leberfunktion spontan, 30 % versterben und 30 % werden transplantiert. Die Anzahl der Patienten mit primär akutem Leberversagen liegt nach Schätzungen bei lediglich ca. 500–1000/Jahr in Deutschland.
- **Sekundäres akutes Leberversagen:** hypoxische Hepatitis oder Cholestase bei Multiorganversagen. Das sekundäre akute Leberversagen aufgrund einer hypoxischen Hepatitis (z. B. Herz-Kreislauf-Versagen, Sepsis) oder einer Cholestase (z. B. Sepsis, Trauma) ist das am häufigsten bei Patienten auf der Intensivstation auftretende Leberversagen (ca. 18 % aller Intensivpatienten). Derzeit werden diese Arten des Leberversagens vollkommen unterschätzt. Schon geringfügige Erhöhungen des Bilirubinwerts > 1,2 mg/dl (Leber-Sofa-Score Grad 1) können die Sterblichkeit bei Patienten mit Multiorganversagen um bis zu 6 % erhöhen. So sind auch diese bisher „leichtgradigen" Erhöhungen des Bilirubins mit einer Verdoppelung der Sterblichkeit nach Klappenersatz (Sterblichkeit 40 %) oder bei einem ARDS verbunden.
  - Die hypoxische Hepatitis tritt oft nach einer Perfusionsminderung oder verminderten Sauerstoffversorgung der Leber auf. Beispiele sind Patienten nach Herzstillstand. Marker für diese Erkrankung sind erhöhte Transaminasen. Sollte eine > 5-fache Erhöhung der Transaminasen vorliegen, beträgt die Sterblichkeit im Durchschnitt 45 %.
  - Die intrazelluläre Cholestase wird durch eine Störung der Gallenausscheidung bei einer Sepsis verursacht. Der genaue pathophysiologische Mechanismus ist noch unklar. Gallensäuren- oder Bilirubinanstiege sind sehr verzögert auftretende Anzeichen für diese Störung (um bis zu 5 Tage). Bilirubinanstiege weisen damit auf Transporterstörungen zwischen Leberzellen und Gallenwegen hin. Diese Transporter sind auch für die Ausscheidung von Medikamenten oder bis zu 3000 anderen metabolischen Substanzen verantwortlich. Im Gegensatz zum Bilirubin ist die Funktion dieser Substanzen noch weitgehend unbekannt und nur durch spezielle Verfahren messbar. Die fehlende Ausscheidung oder Metabolisierung dieser Substanzen trägt sicher zur Auslösung oder Verstärkung eines Multiorganversagens durch ein Leberversagen bei.

Das akute Leberversagen bei vorbestehender Lebererkrankung und das akute primäre Leberversagen können mit einer intermittierenden Therapie überbrückt werden, bis sich die Leber erholt oder ein passendes Spenderorgan gefunden wurde. Für das sekundäre akute Leberversagen als Teil eines Multiorganversagens erscheint eine kombinierte Therapie für Leber-, Lungen- und Nierenversagen am erfolgversprechendsten.

Pathophysiologische Grundlagen

Derzeit besteht die Therapie des Leberversagens in den meisten Fällen in einer symptomatischen Behandlung der miterkrankten Organe (Medikamentengabe, Hämodialyse, Beatmung), in der Hoffnung, dass die Lebererkrankung zurückgeht oder der Patient rechtzeitig transplantiert werden kann. Eine Lebertransplantation kommt jedoch aufgrund der Knappheit an Spenderorganen bzw. der Schwere der

Begleiterkrankungen bei Leberpatienten nur für eine kleine Minderheit von Patienten (in Deutschland ca. 1000/J.) tatsächlich in Betracht.

Angesichts der riesigen Oberfläche der Leber, der Größe des Organs (1,5 kg) und der funktionellen Komplexität der Leber stellt sich die Frage, ob abgesehen von der Lebertransplantation eine komplette Leberersatztherapie analog zur Nierenersatztherapie überhaupt möglich ist. Deshalb wird im Folgenden der Begriff „Leberunterstützungstherapie" verwendet, da nur ein kurzfristiger Ersatz der Entgiftungsfunktion derzeit machbar erscheint.

Für das Überleben des Menschen reicht es, wenn 30 % der ursprünglichen Leberzellen intakt und funktionsfähig sind. Da die Leber eine gute Regenerationsfähigkeit besitzt, gilt der Ansatz, dass Leberunterstützungstherapien den Leberausfall nur überbrücken müssen, bis sich die Leber wieder erholt hat. Die Funktion, die von Leberunterstützungssystemen am ehesten ersetzt werden kann, ist die Entgiftungsfunktion.

Bis dato konnten aber selbst die 10 bedeutsamsten Toxine nicht identifiziert werden. Bei einem Leberversagen sammeln sich sowohl wasserlösliche (z. B. Ammoniak) als auch proteingebundene (z. B. Gallensäuren oder Bilirubin) Toxine im Körper an. Das Protein Albumin ist der zentrale Träger der proteingebundenen Stoffe im Blut. Über 1200 unterschiedliche Eiweiße werden albumingebunden transportiert. Die albumingebundenen Stoffe unterscheiden sich erheblich in ihrer Struktur, ihren physikalisch-chemischen Eigenschaften und ihrer Größe. Toxine können Gase, Spurenelemente, Fette, Hormone, Eiweiße, Medikamente oder Elektrolyte sein oder auch Kombinationen dieser Stoffklassen. Das Molekulargewicht der Toxine beginnt bei 14 Da und kann bis zu 10.000 Dalton betragen.

10

10.3.3 Spezielle Leberunterstützungstherapien

Der eigene Körper als Leberunterstützung

Grundsätzlich gilt: Die beste körpereigene Leberunterstützung ist eine funktionierende Niere. Dies wird aber in der aktuellen Literatur sehr selten als eine Funktion der Nieren beschrieben. Neben der Filtration (Glomerulus), Reabsorption (Tubulussystem) und den daraus exkretorisch entfernten Substanzen im Urin kann die Niere auch durch Sekretion (Tubulussystem) Substanzen entfernen. Die bekannteste Substanz ist Kreatinin. Die Tubuluszellen der Nieren verfügen über die gleichen Transportersysteme wie die Leber, über die z. B. Bilirubin in die Galle ausgeschieden wird. In der Niere wird Bilirubin stattdessen in der Tubuluszelle aufgenommen und aktiv über diese Transporter in den Urin sezerniert. Hiermit wird die Entfernung eiweißgebundener Toxine von der Leber durch die Niere unterstützt. Bei normaler Leberfunktion fallen hier nur sehr geringe Mengen an. Bei erhöhten Bilirubinwerten und funktionierender Niere wird aber auch mehr Bilirubin über die Nieren im Urin ausgeschieden. Diese Funktionsübernahme kann paradoxerweise auch zur Nierenschädigung führen. Die ausgeschiedene Bilirubinmenge kann so hoch werden, dass es zu einer biliären Nephropathie kommt. Hierbei kommt es zu Gallezylindern im Tubulus, die dann zu einem Nierenversagen beitragen.

Diese Funktionsübernahme der Niere von der Leber könnte auch die Ursache dafür sein, dass das Nierenversagen einer der stärksten Faktoren ist, der die Sterblichkeit bei Patienten mit Leberversagen erhöht. Bei einer kombinierten Leber- und Nierenfunktionsstörung übernimmt damit ein Leberunterstützungsverfahren natürlich die Unterstützung der Leber, aber auch der Niere.

Die renale Kompensation einer respiratorischen oder metabolischen Azidose findet ebenfalls im Tubulussystem durch Sekretion von H^+-Ionen in den Urin statt. Bei hohen CO_2-Werten, die auch in der Tubuluszelle entsprechend erhöht sind, wird CO_2 in der Tubuluszelle in H^+ und Bikarbonat umgewandelt; H^+ wird in den Urin und Bikarbonat in das Blut sezerniert. Durch beide Mechanismen wird der pH stabilisiert. Eine funktionierende Niere kann bei einem Leber- und/oder Lungenversagen auch die Funktion dieser beiden Organe im Rahmen des Säure-Basen-Haushalts bis zu einem gewissen Grad kompensieren. Bei der großen Mehrheit der Patienten mit Multiorganversagen besteht jedoch ein kombiniertes Lungen-, Leber- und Nierenversagen. Eine Leberunterstützungstherapie sollte deshalb möglichst den gleichen Mechanismus einer funktionierenden Niere in Bezug auf den Säure-Basen-Haushalt abdecken: H^+-Ionen aktiv entfernen und Bikarbonat produzieren.

Extrakorporale Leberunterstützungstherapien allgemein

2019 wurde bei lediglich 388 Patienten in Deutschland eine Leberdialyse im DRG-System (Diagnosis Related Groups – diagnosebezogene Fallgruppen) verschlüsselt. Zurzeit werden Leberunterstützungstherapien hauptsächlich bei Patienten auf der Intensivstation eingesetzt. In den meisten Fällen, um eine Überbrückung zur Transplantation zu erzielen. Die Sterblichkeit dieser Patienten ist sehr stark vom Ausmaß des Multiorganversagens abhängig. Deshalb ist das erste Ziel der Leberunterstützungstherapien, dieses zu reduzieren. Durch alle derzeit verfügbaren Verfahren kann die hepatische Enzephalopathie deutlich gebessert werden; bei den meisten der Verfahren kann auch ein dialysepflichtiges Nierenversagen mitbehandelt werden. Eine Besserung des Kreislaufversagens konnte in Studien nur zum Teil belegt werden. Eine Besserung von Lungenfunktion, Nierenfunktion oder Sterblichkeit ist bisher allerdings nicht nachgewiesen.

Wann ein Therapiebeginn erfolgen bzw. welcher Blutwert (vergleichbar dem Harnstoff für die Nierendialyse) als Marker herangezogen werden sollte, ist derzeit noch nicht allgemeingültig festgelegt. Derzeit dient dazu der Bilirubinwert in Kombination mit dem Auftreten einer hepatischen Enzephalopathie. Ein Therapiebeginn sollte möglichst vor dem Auftreten eines Stadiums 3 der Enzephalopathie (Patient schläfrig, aber erweckbar; ➤ Tab. 10.11) erfolgen, um irreversible Schädigungen des Gehirns zu verhindern. Entsprechend gibt es auch keine allgemein akzeptierten Laborzielwerte, die nach der durchgeführten Leberunterstützungstherapie erreicht sein sollten. Die fehlenden Marker erschweren die Entwicklung einer effektiven Leberunterstützungstherapie deutlich.

Gesicherte Erkenntnisse, welche Verfahrensparameter für Leberunterstützungstherapien optimal sind wie in der Nierenersatztherapie, z. B. Blutfluss, Dialysatfluss, Prä- oder Postdilution oder Art und Größe der Dialysatoren, existieren nicht.

Tab. 10.11 West-Haven-Kriterien zur Einteilung des Schweregrads der Enzephalopathie

Schweregrad der Enzephalopathie	Beschreibung des Patientenzustands
Stadium 0	Aufmerksamkeitsstörungen, Merkschwierigkeiten, Verminderung der Reaktionsfähigkeit, Antriebsminderung
Stadium 1	Zunehmendes Schlafbedürfnis, deutliche Antriebsstörung, Abnahme der intellektuellen Leistungsfähigkeit, Störungen der Feinmotorik (Änderung des Schriftbilds), Flapping Tremor, verlangsamter Bewegungsablauf
Stadium 2	Somnolenz: starke Schläfrigkeit, Orientierungsstörungen, ausgeprägte Gedächtnisstörung, Verarmung des Gefühlslebens und verzögerte Reaktion auf Ansprache, verwaschene Sprache (Dysarthrie), Flapping Tremor und erhöhte Muskelspannung
Stadium 3	Sopor: schlafender, aber erweckbarer Patient, Verlust der Orientierung, Verwirrtheit, unzusammenhängende Sprache, verminderte Reaktion auf Schmerzreize, erhöhte Muskelspannung bis hin zur Muskelsteife (Spastik), Stuhl- und Harninkontinenz, Ataxie
Stadium 4	Koma, keine Reaktion auf Schmerzreize, Erlöschen der Muskeleigenreflexe, Muskelsteife mit Beuge- und Streckhaltung, im fortgeschrittenen Stadium Verlust der Muskelspannung

Aktuelle Leberunterstützungssysteme

Albumindialyse

Die Leber entgiftet auch lipophile, also nicht wasserlösliche Toxine. Demzufolge müssen Leberunterstützungssysteme auch diese Toxine entfernen. Da lipophile Toxine im Blut an Albumin gebunden sind, wird bei der Albumindialyse der Dialysierlösung das Protein Albumin zugesetzt. Dadurch steht in der Dialysierlösung der gleiche Toxinträger wie im Blut zur Verfügung. Aufgrund dessen wandern die im Blut an Albumin gebundenen Toxine durch die semipermeable Dialysatormembran zum Albumin in der Dialysierlösung und werden dort gebun-

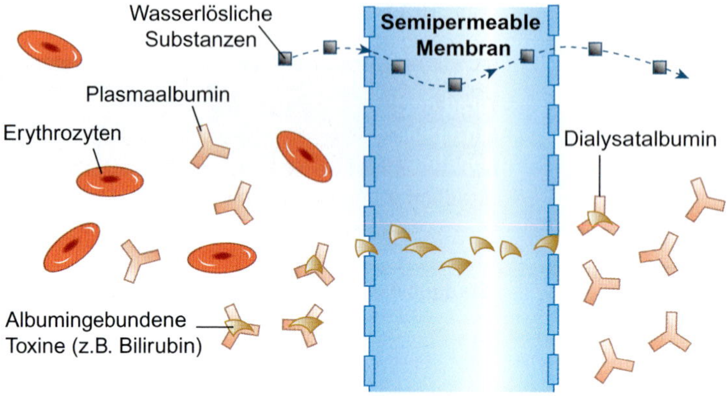

Abb. 10.12 Toxinentgiftung in der Albumindialyse [L138]

den (➤ Abb. 10.12). Ohne Albumin in der Dialysierlösung können lipophile Toxine nicht entfernt werden. Der Vorteil der Albumindialyse ist, dass gleichzeitig auch wasserlösliche Toxine entgiftet werden, also eine normale Dialyse parallel durchgeführt wird. Basierend auf dem Prinzip der Albumindialyse gibt es derzeit drei unterschiedliche Ansätze, die im Folgenden vorgestellt werden.

MARS®

Das Molecular Adsorbent Recirculating System (MARS®, Gambro Rostock GmbH, entwickelt von Theraklin 1993) wird in Kombination mit einer Standard-CRRT-Maschine (Continuous Renal Replacement Therapy) und albuminversetzter Dialysierlösung durchgeführt (➤ Abb. 10.13). Das Blut wird in einem speziellen, albuminimprägnierten High-Flux-Polysulfon-Dialysator (MARS FLUX™) gegen 600 ml 20-prozentige Albuminlösung dialysiert. Die albuminhaltige Dialysierlösung wird allerdings anschließend nicht verworfen, sondern durch einen weiteren Dialysator (diaFLUX) geleitet und von wasserlöslichen Toxinen befreit. Anschließend wird diese Lösung durch zwei Adsorberpatronen geführt, um die proteingebundenen Toxine zu entfernen. Die Adsorber enthalten einen Aktivkohlefilter (MARS® AC 250) und einen Ionenaustauscher (MARS® IE 250). Die gereinigte albuminhaltige Dialysierlösung wird dann erneut am Patientenblut vorbeigeleitet, d. h. zur Behandlung verwendet.

Mit dem MARS® wurden bereits über 25.000 Behandlungen durchgeführt; allerdings konnte die 2013 veröffentlichte RELIEF-Studie keinen Nachweis über die Senkung der Mortalität der behandelten Patienten erbringen.

Ein wesentliches Problem des MARS®-Verfahrens ist, dass die Effektivität dieses Systems aufgrund der Sättigung der Adsorber zur Reinigung der albuminhaltigen Dialysierlösung bereits nach 1 h deutlich nachlässt. SPAD (Single-Pass-Albumindialyse) und MARS® sind in ihrer Effizienz als ungefähr gleichrangig zu betrachten.

OPAL (OPen ALbumin dialysis)

Das Albumindialysesystem OPAL (Hepanet GmbH, Hannover-Isernhagen, Deutschland) besteht aus ei-

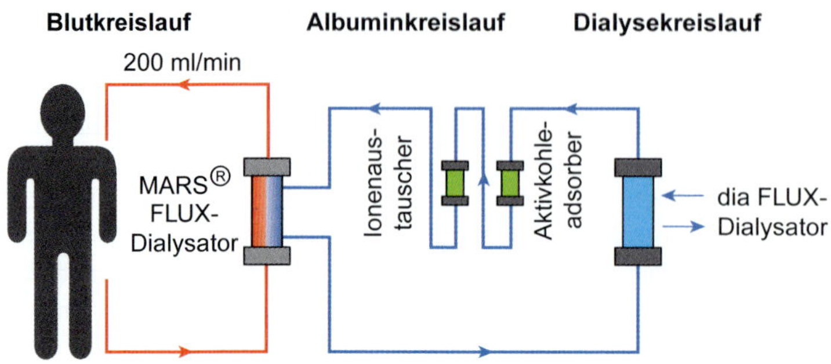

Abb. 10.13 Das Molecular Adsorbent Recirculating System (MARS®, Gambro Rostock GmbH) [L143]

nem Albumindialysemonitor (MARS®), einer CVVH-Einheit (z. B. Multifiltrate, Genius, BM25 oder ähnlich) und einem Perfusor (➤ Abb. 10.14). Darüber hinaus sind Gerinnungs- und Herz-Kreislauf-Überwachung erforderlich. Das Prinzip des OPAL-Systems basiert auf der Trennung des Patientenbluts durch eine spezielle Blutmembran von einem Albumin-Kreislauf, der die Toxine absorbiert. Die Außenseite dieser Membran ist mit einer rezirkulierenden Humanalbuminlösung überzogen. Die Reinigung dieser Albuminlösung erfolgt über eine Low-Flux-Membran (FX10) und einen Adsorber (MaxiCycler). Dieses Kohlenstoffadsorptionsmittel absorbiert die an Albumin gebundenen Toxine und reinigt so das Albuminmolekül. Dieses kann dann wieder die Blutmembran passieren und neue Toxine aufnehmen.

Es gibt noch wenig Literatur über das OPAL-System, aber die ersten Daten deuten darauf hin, dass es zumindest eine ähnliche Entgiftungskapazität wie das MARS-System aufweist (Sommerfeld et al., 2023).

DIALIVE

DIALIVE ist ein neuartiges Leberdialysegerät, das darauf abzielt, dysfunktionales Albumin auszutauschen und schädigungs- und erregerassoziierte molekulare Muster (die sog. DAMPs und PAMPs) zu entfernen. DIALIVE wird in ein Nierendialysegerät (Prismaflex, Baxter) eingebaut und verwendet ein duales Filtersystem, das in Reihe geschaltet ist. Der erste Filter besteht aus einer Membran, die die Ultrafiltration von Albumin und Zytokinen ermöglicht (Septex, Baxter, USA), der zweite adsorbiert PAMPs wie Endotoxine und DAMPs wie genomische DNA (Oxiris, Baxter, USA). Das entfernte Albumin wird in ähnlicher Menge durch abgefülltes 20-prozentiges Albumin ersetzt.

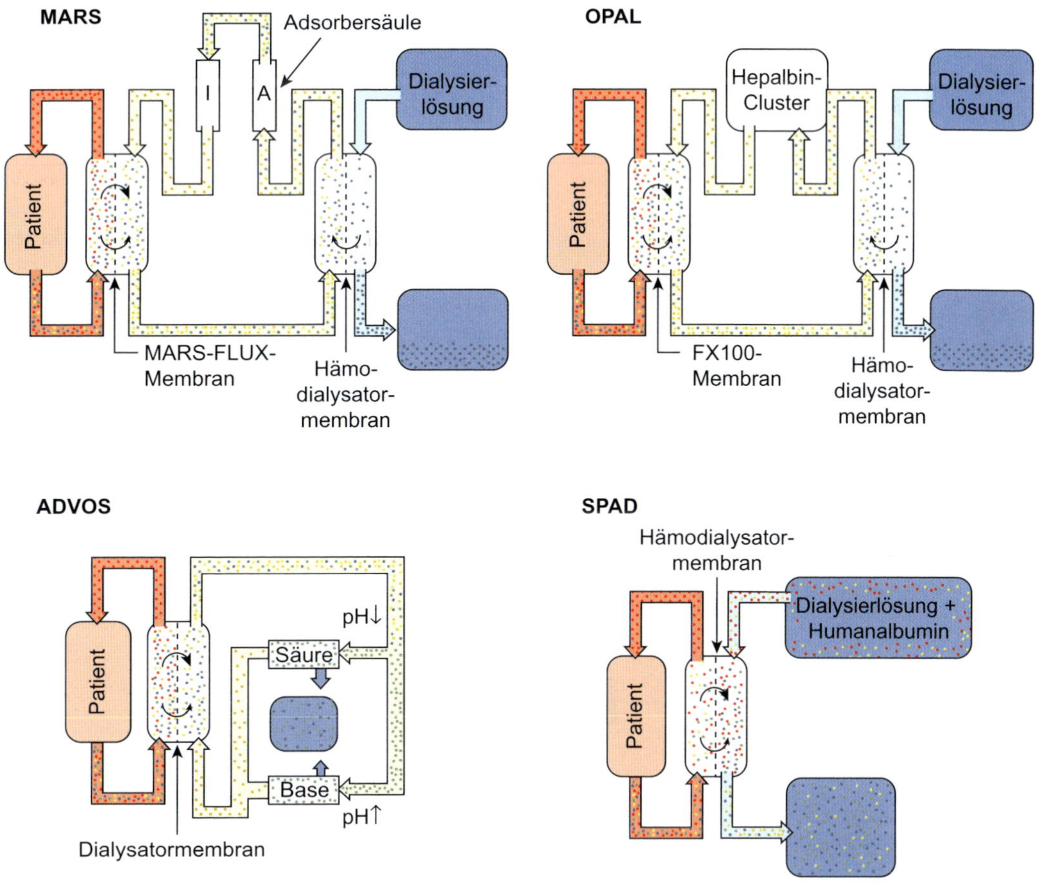

Abb. 10.14 OPen ALbumin dialysis (OPAL) (licenced under CC BY 4.0) [H468-001, L138]

10

Das DIALIVE-Konzept beruht auf folgenden Überlegungen. Erstens ist das zirkulierende Albumin bei ACLF nicht nur dysfunktional, sondern kann selbst eine Entzündungsreaktion auslösen. Zweitens ist die systemische Entzündung das Ergebnis der Anhäufung von DAMPs und PAMPs, die zu einer Organimmunpathologie und einem erhöhten Infektionsrisiko führen.

In großen Tiermodellen des Leberversagens erwies sich DIALIVE als sicher, zeigte Hinweise auf die Leistungsfähigkeit des Geräts und verringerte die Kurzzeitmortalität. Nach der ersten randomisierten kontrollierten Studie (Agarwal et al. 2023) an 32 Patienten mit ACLF Grade 1 bis 3 erreichte DIALIVE akzeptable Leistungsmerkmale für den Albumin-Austausch und die Reduzierung von Endotoxin. Die Autoren raten jedoch zu einem sorgfältigen Patientenmanagement, insbesondere bei hämodynamisch instabilen Patienten, und zur Validierung dieser Ergebnisse in größeren Serien von klinischen Studien mit angemessener Power.

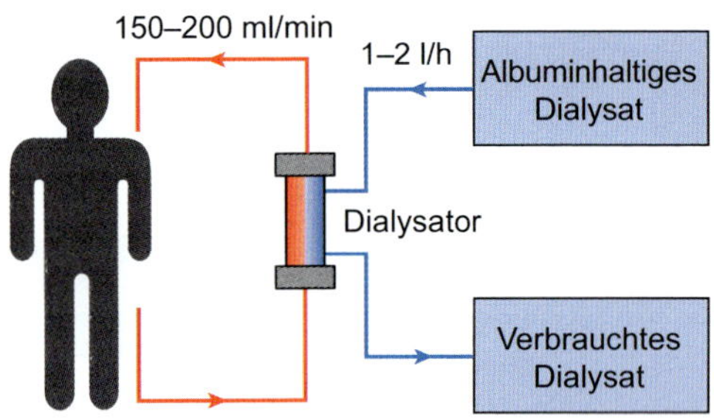

Abb. 10.15 Die Single-Pass-Albumindialyse (SPAD) [L143]

Single-Pass-Albumindialyse

Die Single-Pass-Albumindialyse (SPAD, ➤ Abb. 10.15) – entwickelt 1995 – kann mit einem handelsüblichen CVVH-Gerät (kontinuierliche Nierenersatztherapien, ➤ Kap. 7.5.2) und einem High-Flux-Dialysator durchgeführt werden. Die Dialysierlösung besteht aus einer 4,4 %-Albuminlösung. Wasserlösliche und proteingebundene Toxine wandern in die albuminhaltige Dialysierlösung. Diese wird anschließend verworfen. Dieses Verfahren hat den Nachteil, dass die Effektivität aufgrund des niedrigen Dialysatflusses (1–2 l/h) gering ist. Darüber hinaus werden bis zu 5 l Albumin 20 % pro Tag und Patient zur Herstellung der Dialysierlösung benötigt. Die Tagestherapiekosten für die Verbrauchsmaterialien betragen dementsprechend ca. 1500–3000 EUR. Demgegenüber stehen die derzeit vereinbarten Zusatzentgelte der einzelnen Kliniken, die durchschnittlich ca. 2600 EUR für eine Leberdialyse betragen. Das Verfahren wird in wenigen Zentren angewandt, es wurden bis dato keine randomisierten Studien durchgeführt, um eine Verbesserung der Mortalität zu zeigen.

ADVOS®-Verfahren

Das ADVOS®-Verfahren (➤ Abb. 10.16) basiert ebenfalls auf dem Prinzip der Albumindialyse, kann allerdings nur mit der speziell dafür entwickelten Maschine durchgeführt werden. Um eine bessere Effektivität und Kosten-Nutzen-Relation zu erreichen, wurden bei diesem Verfahren sowohl die Systemparameter für die Blutreinigung optimiert als auch der Bedarf an Albumin durch Regeneration und Rezirkulation der albuminhaltigen Dialysierlösung deutlich reduziert.

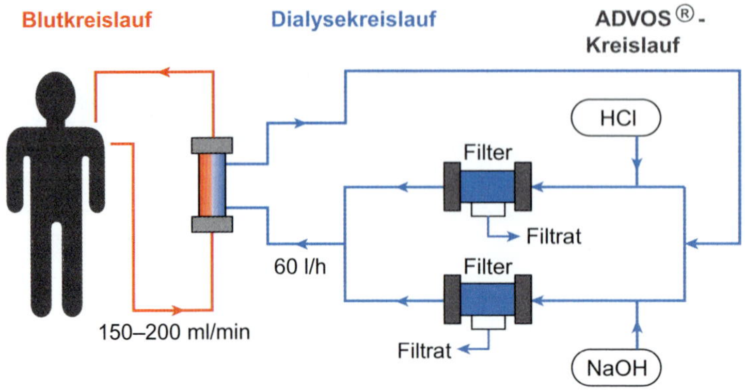

Abb. 10.16 Das ADVOS®-Verfahren (ADVITOS GmbH) [L143]

Ähnlich wie bei MARS® und SPAD wird das Patientenblut in einem High-Flux-Dialysator gegen eine Albuminlösung dialysiert. Nachdem das Albumindialysat mit Toxinen angereichert den Blutfilter verlassen hat, wird es im ADVOS®-Kreislauf über getrennte Pumpen durch zwei parallel geschaltete Filter befördert. Vor dem ersten Filter wird das Dialysat durch Zugabe von Natronlauge alkalisiert und zusätzlich erwärmt. Anschließend werden durch Filtration im alkalischen Bereich freigesetzte Toxine (z. B. Bilirubin) eliminiert. Vor dem zweiten Filter wird der pH-Wert durch Zugabe von Salzsäure gesenkt, um die Bindung von Toxinen, z. B. Kupfer, an Albumin im sauren Bereich zu lösen und deren Filtration zu ermöglichen. Anschließend werden beide Pfade wieder zusammengeführt, der pH und die Temperatur patientenindividuell eingestellt und das gereinigte Albumindialysat erneut am extrakorporalen Blutkreislauf zur Toxinaufnahme vorbeigeleitet. Auf diese Weise kann die albuminhaltige Dialysierlösung kontinuierlich mit nahezu konstanter Entgiftungseffektivität bis zu 24 h zur Behandlung genutzt werden.

Neben der Entfernung von Leber- und Nierentoxinen kann das ADVOS®-Verfahren auch das Säure-Basen-System ähnlich wie die Niere beeinflussen. Beim Zusammenführen des wärmeren alkalischen und des kühleren sauren Dialysats im ADVOS®-Kreislauf bietet das ADVOS®-Verfahren die Möglichkeit, im Dialysat die Temperatur einzustellen. Indem man das Patientenblut gegen einen hohen Dialysat-pH (bis 9,0) dialysiert, kann man z. B. eine Azidose innerhalb weniger Stunden normalisieren und auch überschüssiges CO_2 aus dem Patientenblut entfernen. Auf diese Art kann das ADVOS®-Verfahren bis zu 8000 mmol/d Säure entfernen, was 50 % der täglich anfallenden Säure entspricht. Durch diese Möglichkeit wird die Funktion sowohl von Leber als auch Lunge und Niere im Säure-Basen-Haushalt unterstützt.

Tierstudien haben gezeigt, dass das ADVOS®-Verfahren ein Fortschritt gegenüber den aktuell verfügbaren Therapien sein könnte. Allerdings sind klinische Studien notwendig, um dies auch beim Menschen zu belegen. Erste Kohortenstudien zeigen jedoch positive Ergebnisse, einschließlich einer Verbesserung der standardisierten Sterblichkeitsrate in einer Untergruppe von mehr als 200 Patienten des EMOS-Registers (Fuhrmann et al. 2023). Im Vergleich zu anderen extrakorporalen Leberdialysesystemen weist ADVOS eine mindestens gleichwertige Leberunterstützung auf (Sommerfeld et al. 2023).

Prometheus®-System

Im Gegensatz zur Albumindialyse wird im Prometheus®-System (Fresenius Medical Care, ➤ Abb. 10.17) das Patientenalbumin direkt durch Adsorber geleitet und gereinigt. Dies erfolgt mit dem sog. FPSA-Verfahren (Fractionated Plasma Separation and Adsorption), indem Blut zuerst durch einen albumindurchlässigen Filter (AlbuFLOW®) geleitet wird. In einem zweiten Kreislauf werden das abfiltrierte Plasma und Albumin durch zwei Adsorber geleitet, einen Neutralharz-Adsorber (prometh 01®) und einen Ionenaustauscher (prometh 02®). Anschließend wird das Blutplasma mit dem entgifteten Albumin dem Blut wieder im extrakorporalen Kreislauf zugeführt, um dann letztendlich zur Entfernung der wasserlöslichen Toxine high-flux-dialysiert zu werden.

Im Gegensatz zur Albumindialyse findet ein direkter Kontakt zwischen dem albuminhaltigen Plasma und dem Adsorber statt. Dies hat eine verbesserte Entgiftung zur Folge. Allerdings bestehen Bedenken, dass die unselektive Filtration der Plasmaproteine dazu führen kann, die Konzentration der für die Gerinnung wichtigen Substanzen sowie des Albumins im Blut zu stark zu reduzieren. Das Prometheus®-Verfahren ist in eine handelsübliche Dialysemaschine 4008H der Firma Fresenius integriert.

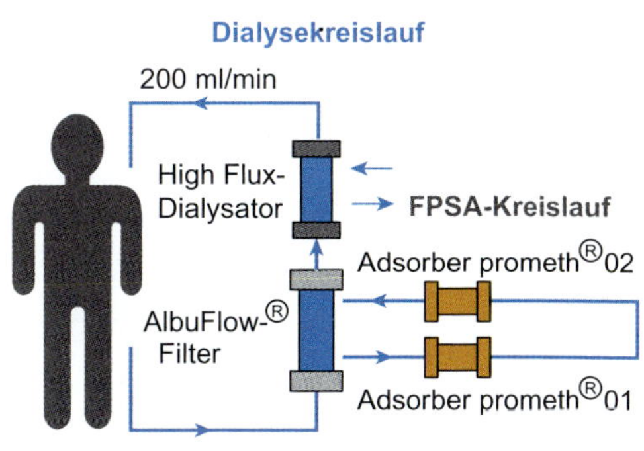

Abb. 10.17 Das Prometheus®-System (Fresenius Medical Care AG) [L143]

Wie beim MARS®-Verfahren auch, ist die Kapazität der Adsorber limitiert, weshalb auch hier die Entgiftungsleistung nach 1–2 h deutlich abnimmt. Die 2012 publizierte Helios-Studie konnte keinen Vorteil für das Prometheus®-Verfahren bzgl. der Sterblichkeit bei Patienten mit Acute-on-chronic-Leberversagen nachweisen.

Zellbasierte Systeme (sog. Bioreaktoren)

Das ELAD®-System (➤ Abb. 10.18) ist ein zellbasiertes Leberunterstützungsverfahren, bei dem Plasma mittels eines Ultrafiltratgenerators vom Blut getrennt und mit den im Bioreaktor befindlichen C3A-Leberzellen in Kontakt gebracht wird. Ziel ist es, dass diese Leberzellen nicht nur die im Plasma befindlichen Toxine aufnehmen und somit das Blut entgiften, sondern auch weitere wichtige Leberfunktionen wie Synthese- und Stoffwechselfunktionen übernehmen. Dies konnte bisher für kein zellbasiertes Leberunterstützungssystem nachgewiesen werden. Die ELAD-Kartuschen enthalten C3A-Zellen, die durch eine semipermeable Membran vom Blut separiert sind. Diese Membran lässt zu, dass Makromoleküle und andere Zellprodukte wie Albumin, Faktor V, Transferrin, Antithrombin III (AT III), CE-Komplemente, α_1-Antitrypsin, α-Fetoprotein in das Blut diffundieren. Gleichzeitig wandern Toxine, Nährstoffe und Sauerstoff aus dem Ultrafiltrat über die Membran in die C3A-Zellen. Das Ultrafiltrat wird oxygeniert, erwärmt und mit Glukose versetzt, bevor es durch einen Zellfilter geleitet und dem Patientenblut anschließend wieder zugeführt wird. Das ELAD®-System wird derzeit in den USA und in Europa klinisch erprobt. Im September 2018 wurden die neuesten Studienergebnisse bei Patienten mit alkoholischer Hepatitis veröffentlicht. Nachdem auch hier kein Vorteil für das ELAD®-System zu zeigen war, stellt die Firma ihre Aktivitäten komplett ein.

Sicherheit der Leberunterstützungsverfahren

Da die Leberunterstützungstherapien in ihrer Mehrheit dialysebasiert sind, bietet sich ein Vergleich mit der Sicherheit der Nierenersatztherapie bei Patienten auf der Intensivstation an. Im Vordergrund der durch Dialyse ausgelösten Nebenwirkungen stehen Elektrolytstörungen (bei bis zu 65 % der Patienten), Herzrhythmusstörungen (bei bis zu 42 %), Kreislaufinstabilität oder Hypotonie (bei ca. 30 %), Nebenwirkungen durch den Dialysekatheter (bei 13 %) und akute Blutungen (bei 5 % der Patienten). All diese Nebenwirkungen sind auch bei Patienten mit Leberunterstützungstherapie zu erwarten. Da bei Leberpatienten schon eine schwerwiegende Störung der Blutgerinnung besteht, ist hier zusätzlich mit einer höheren Zahl an Blutungen zu rechnen. Es ist wichtig, darauf hinzuweisen, dass die Entfernung von wasserlöslichen und proteingebundenen Substanzen durch extrakorporale Leberunterstützungsgeräte auch Antibiotika beinhalten kann. Die Dosierung dieser Mittel sollte also entsprechend angepasst werden.

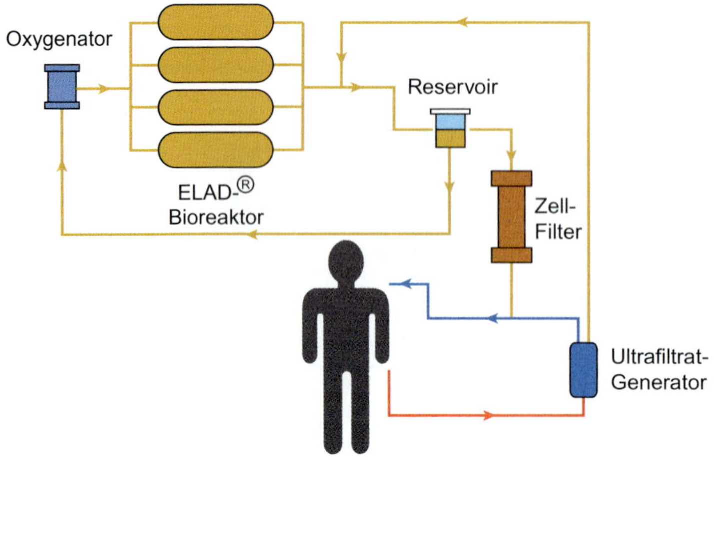

Abb. 10.18 Das ELAD®-System (Vital Therapies, Inc.) [L143]

10

Auswirkungen der klinischen Symptomatik

Die klinische Symptomatik des intensivpflichtigen leberkranken Patienten hat Auswirkungen auf die Anwendung extrakorporaler Therapien. Folgende Besonderheiten sind bei der Durchführung einer extrakorporalen Therapie generell zu berücksichtigen:

- **Herz-Kreislauf-System:** Der mittlere arterielle Blutdruck sollte immer > 65 mmHg sein. Die Patienten haben meist eine Hypotonie mit erniedrigtem peripherem Widerstand und erhöhtem Herzminutenvolumen. Entsprechend leicht kann es bei den Patienten zu einem Blutdruckabfall beim Anschließen an die Dialyse kommen. Mit den bekannten Maßnahmen (Kopftieflage, nass anhängen, kreislaufunterstützende Medikamente) ist es i. d. R. trotzdem möglich, bei den Patienten eine Behandlung durchzuführen.
- **Flüssigkeitshaushalt:** Hauptproblem ist ein meist sehr ausgeprägter Aszites. Aufgrund des niedrigen Blutdrucks und der relativ geringen Menge Aszites, die pro Stunde durch Ultrafiltration entfernt werden kann (< 200 ml), müssen lange Behandlungszeiten eingeplant werden.
- **Niedrige Serumnatriumwerte:** Im Durchschnitt liegen die Serumnatriumwerte der Patienten im unteren Normbereich. Änderungen der Patientennatriumkonzentrationen sollten nur sehr langsam erfolgen, da bei zu schneller Änderung Ödeme, Blutungen oder zentrale pontine Myelinolyse auftreten können, die sich negativ auf die Hirnfunktion auswirken. Starke Erhöhungen des Natriums während der Dialyse können darüber hinaus zu starkem Durstempfinden nach der Dialyse beitragen und eine Einstellung des Flüssigkeitshaushalts erschweren. Eine langsame Anpassung kann allerdings schwierig sein, da die Patienten gelegentlich Werte unterhalb oder oberhalb des einstellbaren Natriumbereichs der Dialysemaschinen haben.
- **Gerinnungsstörungen:** Sowohl die gerinnungsaktiven Substanzen, die im Quick-Test oder mit der PTT-Messung erfasst werden, als auch die gerinnungshemmenden Substanzen wie AT III werden im Rahmen einer Lebererkrankung vermindert produziert und sind daher im Plasma erniedrigt. Für eine Blutungs- oder Thromboseneigung ist aber das Gleichgewicht dieser Faktoren entscheidend. Wenn das Gleichgewicht erhalten bleibt, haben auch deutlich erniedrigte Faktoren keine Auswirkung. Sollte aber das Gleichgewicht in eine Richtung verschoben werden, kann es sowohl zu Blutungen als auch zu Thrombosen kommen. Ein gutes Beispiel hierfür ist das häufige Auftreten von Pfortaderthrombosen bei Patienten mit Leberzirrhose. Ein weiteres Beispiel ist das Koagulieren der Hohlfasern in Dialysatoren bei Patienten mit Lebererkrankungen. Da AT III auch für die Wirkung von Heparin entscheidend ist, kann durch den AT-III-Mangel eine Antikoagulation mit Heparintherapie erschwert sein (➤ Kap. 6.8). So kann eine PTT deutlich erhöht, aber die Gesamtgerinnungssituation des Patienten normal sein, da sowohl die Balance zwischen gerinnungsaktiven als auch gerinnungshemmenden Substanzen ausgeglichen bleibt. Die Konsequenz ist, dass z. B. die Dialysatoren während einer Behandlung schnell koagulieren können, obwohl deutlich erhöhte PTT- oder erniedrigte Quick-Werte bestehen. Eine Thrombelastografie, die im Vollblut gemessen wird, kann hier eventuell ein besseres Bild vermitteln. Dieses Verfahren wird aber derzeit nur in wenigen Kliniken eingesetzt.
- **Thrombozytopenie:** Im Gegensatz zu Patienten mit Nierenversagen sind die Thrombozyten bei Patienten mit Leberversagen meist aktiviert. Durch den Kontakt mit der Dialysatormembran können eine weitere Aktivierung und ein schnellerer Abbau der Thrombozyten oder eine Umverteilung der Thrombozyten in Leber oder Lunge erfolgen. Heparin kann zusätzlich bei zu geringem AT III sogar zu einer gesteigerten Gerinnung beitragen. Hier ist dann ggf. eine alternative Antikoagulation, z. B. mit Prostaglandinen, in Erwägung zu ziehen.
- **Hepatische Enzephalopathie:** Die Beurteilung des Bewusstseinszustands des Patienten (➤ Tab. 10.11) ist ein wesentlicher Entscheidungsfaktor für die Einleitung einer extrakorporalen Leberunterstützungstherapie. Wichtig ist es, das Stadium 2 zu erkennen, da ab Stadium 3 (Patient schläfrig, aber erweckbar) eine nicht mehr reversible Schädigung des Gehirns eintreten kann. Stadium 4 (reagiert nicht mehr auf Schmerzreize)

führt durch Einklemmung des Hirnstamms zum Hirntod. Ein Stadium 4 kann innerhalb von Stunden eintreten. Entsprechend zeitnah muss eine Therapie eingeleitet werden.

- **Nierenversagen:** Einer der Hauptfaktoren für die Sterblichkeit der Patienten ist der Schweregrad des Nierenversagens, der oft unterschätzt wird. So besteht bei Patienten mit Leberzirrhose im Durchschnitt bei Kreatininwerten von 4 mg/dl bereits ein komplettes Nierenversagen (hepatorenales Syndrom). Ursache ist die Kachexie der Patienten mit einer geringen Muskelmasse und der deshalb erniedrigten Kreatinin-Produktion.
- **Infektionen:** Hauptursachen für eine stationäre Aufnahme sind neben Blutungen im Wesentlichen Infektionen, die sich oft verschlechternd auf die hepatische Enzephalopathie auswirken. Pneumonie und eine spontan bakterielle Peritonitis stehen hier im Vordergrund. Da bei kombiniertem Leber- und Nierenversagen oft die entzündlichen Reaktionen der Patienten deutlich reduziert sind, ist das klinische Bild meist nicht so stark ausgeprägt, wie es der Schwere der Sepsis entsprechen sollte. Je früher also eine antibiotische Therapie begonnen wird, desto besser ist die Prognose des Patienten. Zu beachten hierbei ist aber die Anpassung der Medikamentendosis an die vorhandene Nieren- und Leberfunktion.
- **Metabolische Störungen:** Patienten mit akutem oder chronischem Leberversagen kommen oft sehr schnell in eine katabole Stoffwechsellage, auch aufgrund fehlender Bildung von Wachstumsfaktoren in der Leber. Dadurch kann bei Patienten, bei denen es durch eine extrakorporale Therapie (z. B. Hämodialyse) bereits zu einem Verlust von Aminosäuren kommt, schnell Muskelschwund auftreten. Hier kann man entsprechend durch enterale oder parenterale Ernährung mit der nötigen Vitaminsubstitution und entsprechender Frühmobilisation entgegenwirken.
- **Hypoxie:** Auch die Lungenfunktion kann bei den Patienten deutlich eingeschränkt sein, sei es durch Aszites oder durch ein hepatopulmonales Syndrom. Durch das Anschließen an eine extrakorporale Therapie verschlechtert sich bei den Patienten die Sauerstoffversorgung. Entsprechend kann die prophylaktische Gabe von Sauerstoff indiziert sein. Bei Vorliegen eines hepatopulmonalen Syndroms ist die optimale Position eines Patienten im Bett flach, ohne erhöhtes Kopfteil.
- **Störungen Säure-Basen-Haushalt:** Bei Patienten mit Leberversagen kommen sowohl Azidose als auch Alkalose vor. Problematisch kann eine Dialyse werden, wenn bereits eine Alkalose besteht, da manche Dialysemaschinen über keine entsprechend niedrig einzustellenden Bikarbonat-Konzentrationen in der Dialysierlösung verfügen.

Aktueller Stellenwert der Leberunterstützungsverfahren

Durch Metaanalysen (Alshamsi et al., 2020) ist eine positive Auswirkung von Leberunterstützungstherapien sowohl bei akutem Leberversagen als auch bei Acute-on-chronic Liver Failure nachgewiesen. So lange jedoch keine aussagekräftigen Daten vorliegen, empfiehlt die European Association for the Study of the Liver (EASL) in ihren kürzlich aktualisierten Leitlinien (EASL 2023) für die klinische Praxis bei akutem und chronischem Leberversagen den Einsatz von extrakorporalen Leberunterstützungssystemen nicht für die Routineanwendung außerhalb von klinischen Studien. Dennoch sind sich die Autoren einig über den Nutzen der Albumindialyse bei schwerer hepatischer Enzephalopathie.

Wie weit die zusätzliche Unterstützung des Säure-Basen-Haushalt in extrakorporale Organunterstützungsverfahren sinnvoll ist, muss noch in Studien überprüft werden.

10.4 Zukünftige Innovationen in der Dialyse

Christian Blüchel

10.4.1 Derzeitiger Stand der Nierenersatztherapie

Die Behandlung chronischer Nierenleiden ist eine große Herausforderung für unsere Gesellschaft und Gesundheitssysteme. Technologische Fortschritte der letzten Jahrzehnte stellen überwiegend nur geringfügige Verbesserungen der existierenden Therapien dar und genügen nicht den Bedürfnissen der global steigenden Zahl von Patienten mit chronischer Nierenkrankheit (CKD) und dem damit wachsenden Behandlungsbedarf. CKD führt für Betroffene zu erheblichen physischen Einschränkungen, Lebensqualitätsverlust, emotionalen und kognitiven Störungen, sozialer Isolation und frühzeitigem Tod. Fast 100 Mio. Europäer sind von CKD betroffen, und es wird erwartet, dass die Krankheit bis 2040 die fünfthäufigste Todesursache sein wird (Foreman et al. 2018).

Investitionen in die Nierenkrankheitsforschung bleiben trotz dieser alarmierenden Prognose gering. Aktuelle Kostentrends sind besorgniserregend, da die Behandlungskosten für ESRD – etwa 71.000 EUR pro Patient pro Jahr in Deutschland (Stand 2022; Jha et al. 2023) – auch für wohlhabende Länder langfristig untragbar sind. Bis 2030 könnten die globalen Kosten auf bis zu 110 Milliarden US$ jährlich ansteigen, mit 14,5 Mio. Menschen, die eine Dialyse benötigen, von denen 9,1 Mio. keinen Zugang zu dieser lebensnotwendigen Behandlung haben werden.

Die verfügbaren Therapien sind unzureichend und teuer. Transplantationen sind die beste und relativ günstigste Option, doch der Mangel an Spenderorganen führt dazu, dass viele Patienten sterben, bevor sie ein Organ erhalten. Die erforderlichen Immunsuppressiva nach einer Transplantation erhöhen das Infektions- und Krebsrisiko. Dialyse, als nächstbeste Option, ersetzt nur etwa 10–15 % der Nierenfunktion, was eine um bis zu 70 % verringerte Lebenserwartung und eine um 27–49 % reduzierte Lebensqualität gegenüber der Allgemeinbevölkerung bedeutet. Erschöpfung, Schlaflosigkeit, Krämpfe, Depressionen und Angstzustände sind häufige Symptome bei Dialysepatienten, die zu unbefriedigenden Behandlungsergebnissen beitragen. Patienten bewerten die Verringerung dieser Symptome und die Wiederherstellung ihrer sozialen und funktionalen Fähigkeiten oft höher als die reine Lebensdauer.

Ein radikaler Wandel im Umgang mit CKD ist nötig, um den zukünftigen Herausforderungen zu begegnen. Wertbasierte Vergütungsmodelle könnten Innovationen fördern, die über marginale Verbesserungen hinausgehen und die Gesundheit und das Wohlergehen der Patienten verbessern, was letztendlich auch kosteneffizienter sein würde.

10.4.2 Der Weg in die Zukunft

Global arbeiten politische Entscheidungsträger und Gesundheitssysteme verstärkt daran, Innovationen in der Nierenpflege zu fördern. Ein Vorstoß in diese Richtung war der 2019 in den USA erlassene „Executive Order", der ehrgeizige Ziele für die Behandlung und Prävention der CDK setzte. Das „KidneyX"-Programm, ein seit 2020 bestehender öffentlich-privater Akzelerator in den USA, beschleunigt Innovationen in Prävention, Diagnose und Behandlung von Nierenerkrankungen. Ähnliche Entwicklungen gibt es in Europa wie das 2022 im EU-Parlament abgehaltene Nierenforum, das Innovationen und internationale Kooperationen in der Nierentherapie vorantreiben soll. Hier sind insbesondere auch die Aktivitäten der European Kidney Health Alliance (EKHA) hervorzuheben, die kürzlich einen strategischen Leitfaden zur Verbesserung der Nierenversorgung erarbeitet hat (https://ekha.eu/wp-content/uploads/2024/01/EKHA_Kidney-Manifesto2024.pdf).

Die Heimdialyse, die v. a. Mobilität und Flexibilität für Patienten verbessert, ist ein Schlüsselbereich dieser Bemühungen. Zukunftsweisende Ansätze wie bioartifizielle Nieren und Xenotransplantation könnten bald wichtige Alternativen zur Allotransplantation bieten. Regenerative Techniken wie Stammzell- und Gentherapien versprechen, eines Tages über die bloße Behandlung von CKD hinaus zu gehen und sogar Heilungen zu ermöglichen. Zudem beginnt die Integration von Big Data und künstlicher Intelligenz in das Versorgungsmanagement die Präzision der Behandlungspläne und die Überwachung der Patientengesundheit zu verbessern, was eine individuellere und effektivere Patientenbetreuung ermöglichen wird.

10.4.3 Innovative Nierenersatztherapien

In einer kürzlich durchgeführten Umfrage (Pereira Cabral et al. 2021) wurden 1566 Experten zu innovativen Ansätzen gemäß der Roadmap der Kidney Health Initiative (KHI) für innovative Nierenersatztherapien befragt. Eine Mehrheit der Experten (69 %) erwartet noch vor 2040 einen grundlegenden Umbruch in den Nierenersatztherapien. Als wahrscheinlichste Säulen für diesen Wandel wurden implantier-

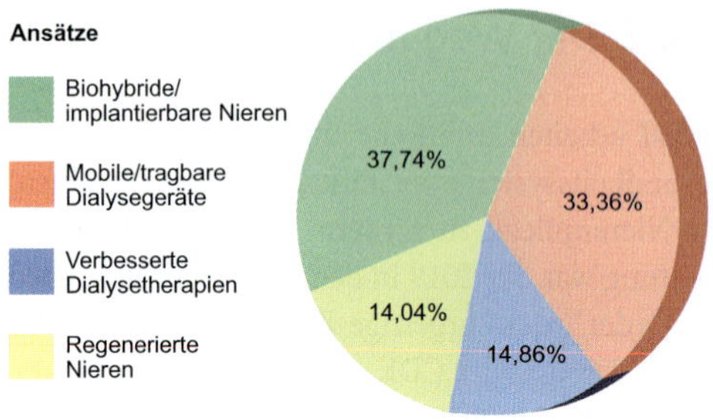

Abb. 10.19 Expertenmeinung zum wahrscheinlichen Wandel in der Nierenersatztherapie (mod. nach Peireira Cabral et al. 2021) [H468-002, L138]

bare künstliche Nieren (38 %) und tragbare Dialysegeräte (33 %) angesehen, während inkrementelle (schrittweise) Verbesserungen existierender Therapieoptionen nur von 15 % der Experten als wichtigstes Element betrachtet wurden (➤ Abb. 10.19).

Verbesserungen der Dialysatortechnik

In den letzten Jahren gab es ein zunehmendes Interesse an der erweiterten Hämodialyse (HDx), die auf der Verwendung von Dialysatoren mit mittlerer Ausschlussgrenze (Medium-Cut-Off-Membranen, MCO) basiert. Dank der internen Architektur dieser Membranen – einer größeren und genauer definierten Porengröße und kleinerem Faserinnendurchmesser zur Förderung der internen Filtrationsrate – können sie die Entfernung von größeren urämischen Toxinen in der konventionellen Hämodialyse signifikant erhöhen. Neben dem Theranova-Dialysator (Baxter) gibt es mittlerweile 4 weitere zugelassene Dialysatoren, die dieser Kategorie zugerechnet werden: Elisio™-HX (Nipro), Phylther SD (Medtronic), Vie-X (Asahi Kasei Medical Co.) und der FDY GW (Nikkiso Medical).

Mehrere Studien haben gezeigt, dass die Therapieeffizienz in HDx vergleichbar mit der Effizienz von Online-HDF ist und deutlich höher als in HD mit herkömmlichen Hochfluss-Dialysatoren (Garcia-Prieto et al. 2023, Fiorentino et al. 2024). In diesen Studien führte dies zu einer Reduktion von Krankenhauseinweisungen, Medikamentengebrauch und damit der Gesamtkosten der Pflege. Darüber hinaus haben Patienten von einer verbesserten Lebensqualität berichtet, einschließlich eines verbesserten

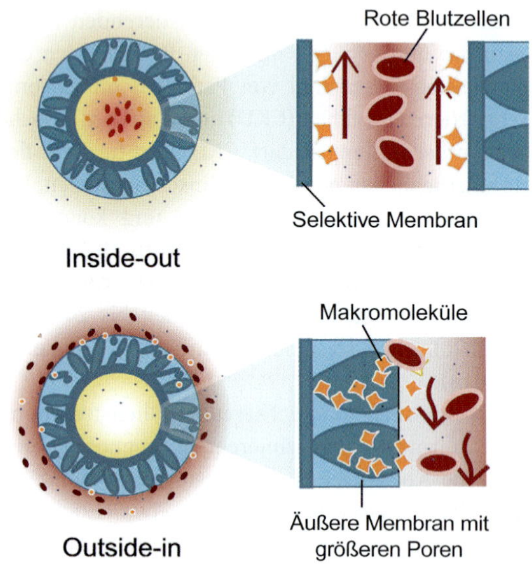

Abb. 10.20 Inside-out- und Outside-in-Filtration im Vergleich (Martins Costa et al. 2024, licensed by CC BY 4.0) [H504-001]

Schlafs, erhöhtem Energieniveau und allgemein verbessertem Wohlbefinden (z. B. Kandi et al. 2022, Sanabria et al. 2022).

Ein weiterer innovativer Fortschritt in der Dialysatortechnik deutet sich durch die Verwendung von Dialysatoren in „Outside-in-Filtration"-(OIF-)Flussrichtung an (➤ Abb. 10.20). In dieser Konfiguration wird das Flussmuster umgekehrt, sodass das Blut außen um die Hohlfasermembranen zirkuliert, während das Dialysat innerhalb fließt. Dies soll den Antikoagulationsbedarf bei Dialysebehandlungen verringern und die Lebensdauer der Filter bei kontinuierlichen Nierenersatztherapien (CRRT) verlängern.

In-vitro-Daten zeigen, dass Dialysatoren im OIF-Modus eine Lebensdauer von über 100 h erreichen können, im Vergleich zu etwa 24 h im Standardmodus. Unternehmen wie Novaflux und das Forscherteam um Professor Stamatialis in Twente, Niederlande, entwickeln Dialysatoren, die speziell für OIF optimiert sind.

Mobile Dialysegeräte

Der zunehmende Trend zur Heimdialyse führt zu einem steigenden Bedarf an für diese Modalität spezialisierten Dialysegeräten. Wichtige Anforderungen an solche Geräte sind Kompaktheit, Benutzerfreundlichkeit, Telemedizin-Kompatibilität und weitestgehende Infrastrukturunabhängigkeit.

Peritonealdialyse, traditionell meist zu Hause durchgeführt, hat bis auf verstärkte Telemedizin-Integration wenig Neuerungen erlebt. Das Fresenius Silencia (➤ Abb. 10.21) bildet eine Ausnahme und steht für eine neue Generation von kostengünstigen und besonders geräuscharmen APD-Geräten, bei denen der Flüssigkeitsaustausch nur auf dem Prinzip der Gravität basiert. Der kleinste und mobilste APD-Cycler, der von der Firma Debiotech entwickelte Dialease, wurde von Fresenius lizenziert und als VersiPD vorgestellt, dann jedoch nicht in den Markt eingeführt.

Die Klasse der auf Heimhämodialyse spezialisierten mobilen Geräte wird seit 2005 vom NxStage-System-One-Gerät angeführt (➤ Abb. 10.22), das inzwischen bei mehr als 30 Mio. Behandlungen benutzt wurde. Als Batch-System bietet es vorbereitetes Dialysat in Beuteln oder in einem Tank an und ist in den USA auch für die Nachtdialyse zugelassen.

Das Nachfolgemodell von Fresenius, das VersiHD, erhielt 2023 eine neue Benutzeroberfläche („GuideMe"-Software), die die Bedienungsfreundlichkeit und Sicherheit für Patienten und Pflegekräfte bei der Heimdialyse erhöhen soll. Die Telemedizinplattform Nx2Me hat in den USA zu verbesserter

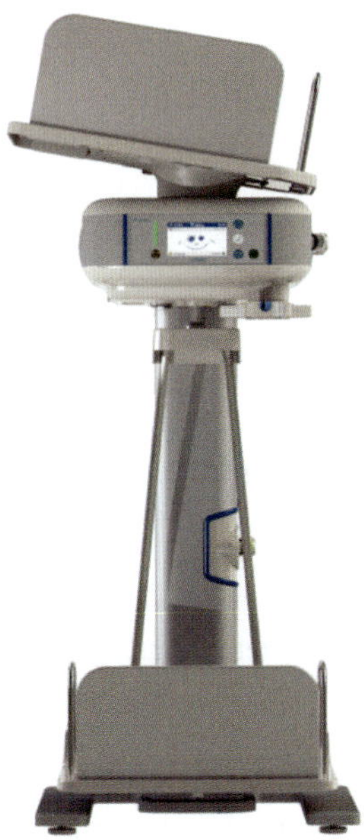

Abb. 10.21 Fresenius Silencia, Titelseite [U221-1]

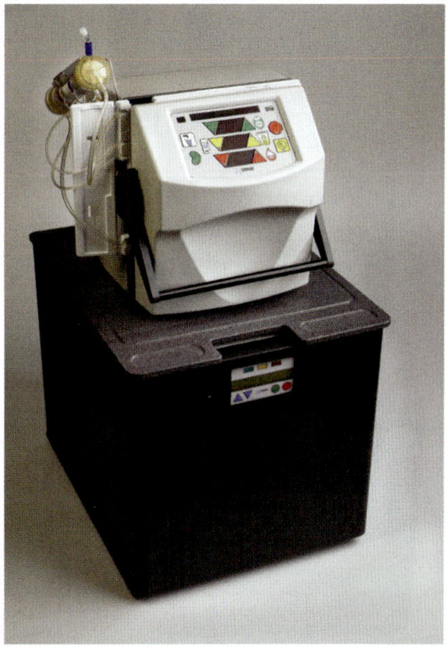

Abb. 10.22 NxStage-System-One-Gerät [V1059]

Therapietreue und potenzieller Reduzierung von Komplikationen beigetragen.

Physidia (➤ Abb. 10.23) hat mit seinem S³-System, das für tägliche Kurzdialysen konzipiert ist, seine internationale Präsenz ausgebaut. Im Jahr 2020 benutzten mehr als 600 Patienten das auf tägliche kurze Dialysen ausgerichtete System. Die Software des S³ ermöglicht den Transfer von Dialyseparametern an das betreuende Dialysezentrum zur Fernüberwachung durch ein medizinisches Team.

Das DIMI-Gerät von Infomed/iDialco (➤ Abb. 10.24) zeichnet sich durch seine Vielseitigkeit aus, da es neben HD, HDF und HF auch für die PD eingesetzt werden kann. Der Gedanke dahinter ist, dass Patienten trotz eventuell wechselnder Be-

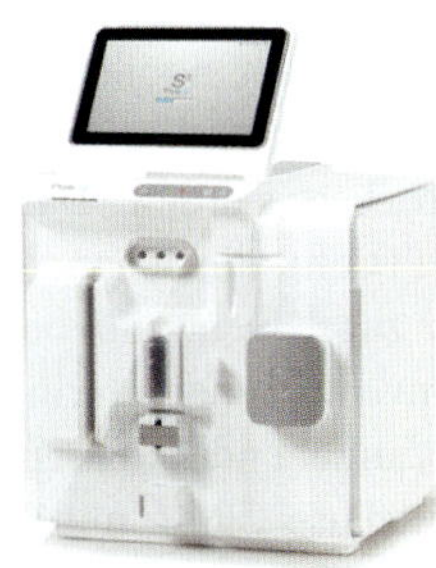

Abb. 10.23 Physidia [V840]

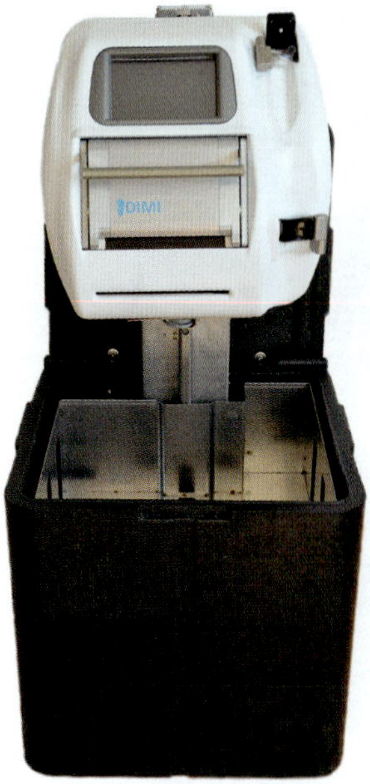

Abb. 10.24 Infomed Dimi [V837]

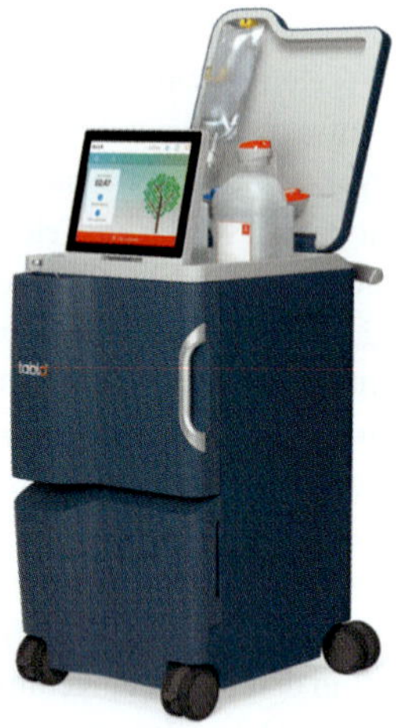

Abb. 10.25 Tablo [V841]

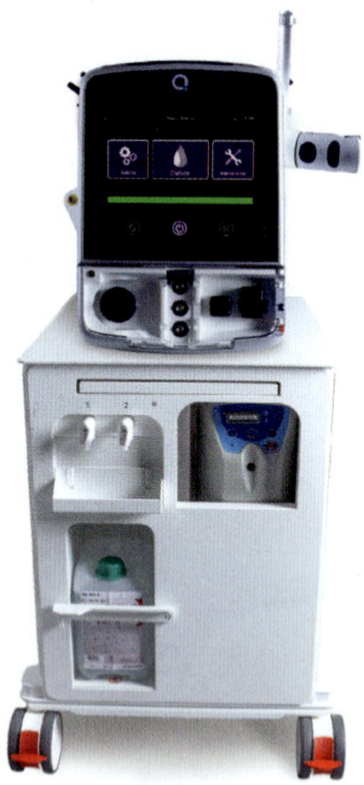

Abb. 10.26 Quanta SC+ [V836]

dürfnisse bei dem ihnen vertrauten Gerät verbleiben können. Auch Infomed bietet eine Cloud-basierte Kommunikationsplattform zur Unterstützung der Heimdialysepatienten an. In den USA wurde DIMI durch das für die Akutdialyse konzipierte SAMI-Gerät ergänzt, das neben den verschiedenen Dialysemodi auch einen therapeutischen Plasmaaustausch ermöglicht.

Das Tablo (➤ Abb. 10.25) von Outset orientiert sich an herkömmlichen Dialysesystemen mit Proportionierungssystemen und ist in den USA für den Einsatz in Krankenhäusern bis hin zur Heimdialyse zugelassen. Es ermöglicht dauerhafte Behandlungen über bis zu 24 h und kann dank eines integrierten Wasseraufbereitungssystems direkt mit Leitungswasser betrieben werden.

Ähnlich dem Tablo kann auch das Quanta SC+ (➤ Abb. 10.26) mit einem mobilen Wasseraufbereitungssystem kombiniert und somit direkt mit Leitungswasser betrieben werden. Das Gerät wurde kürzlich von der FDA für die Behandlung des akuten Nierenversagens zugelassen und bietet damit die Möglichkeit, konventionelle intermittierende Hämodialyse (IHD), anhaltende Niedrigeffizienzdialyse (SLED) oder beutellose CRRT mit Online-Dialysat Herstellung und Behandlungsdauern von bis zu 24 h mit ein und demselben Gerät durchzuführen.

Das noch nicht zugelassene Moda-flx von Diality (➤ Abb. 10.27) könnte ein weiterer Spieler in dieser Klasse von Geräten werden. Auch Moda-flx soll ein integriertes Wasseraufbereitungssystem haben und als Proportioniersystem ausgelegt sein.

Die Mobilität von Patienten bleibt bei all den genannten Geräten durch den Bedarf an großen Volumina an Dialyseflüssigkeit eingeschränkt. Systeme wie Tablo und Quanta SC+ benötigen einen Wasseranschluss und einen Abfluss für das gebrauchte Dia-

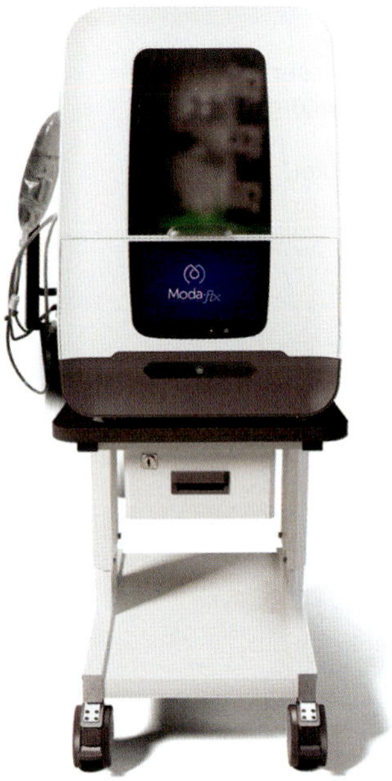

Abb. 10.27 Moda-flx von Diality [V1058]

lysat. Obwohl Batch-Systeme von NxStage, Physidia und Infomed eine erhöhte Mobilität bieten, erfolgt dies zulasten des Behandlungsvolumens. Eine gesteigerte Behandlungsfrequenz kann die reduzierte Effizienz ausgleichen und gleichzeitig das Wohlbefinden der Patienten verbessern. Alle derzeitigen Heimhämodialysegeräte erfordern spezielle Stromanschlüsse mit zuverlässiger Erdung, was oft umfassende Vorbereitungen und Anpassungen der Wohnräume nach sich zieht. Diese Anforderungen begrenzen die Flexibilität der Gerätenutzung derart, dass Patienten i. d. R. gezwungen sind, ihre Heimdialysebehandlung auf ein designiertes Zimmer ihrer Wohnung zu beschränken. Bei Batch-Systemen muss auch der enorme Platzbedarf für die Lagerung der Verbrauchsmaterialien berücksichtigt werden; für eine wöchentliche Behandlung mit 6 × 20 l werden beispielsweise 120 kg Dialysat benötigt.

Die Forschung beschäftigt sich daher verstärkt mit der Entwicklung neuer Dialysemethoden, bei denen v. a. die benötigten Flüssigkeitsvolumina entschieden verringert werden sollen. Allen voran sind hier Sorbent-basierte regenerative Methoden zu nennen.

Sorbent-basierte regenerative Dialyse

Alle momentan auf dem Markt befindlichen Dialysesysteme haben gemeinsam, dass Dialysat nur einmalig zur Dialyse verwendet und sodann verworfen wird („Single-Pass"-Systeme). Die dazu benötigten großen Flüssigkeitsmengen werden dazu frisch zubereitet oder in Beuteln zur Verfügung gestellt (und eventuell auch in Beuteln entsorgt). Im Kontrast dazu verwenden Sorbent-basierte regenerative Dialysesysteme nur ein kleines Volumen von wenigen Litern an Dialysat, das in einem geschlossenen Kreislauf fortlaufend rezykliert wird anstatt nur einmal benutzt und dann verworfen zu werden (➤ Abb. 10.28). Anders als bei den Single-Pass-Systemen ist somit die Dialyseflüssigkeit, die vom Patienten bzw. aus dem Dialysator kommt, nicht verloren.

Verbrauchtes Dialysat wird hier durch ein Filtersystem geleitet, an dem Giftstoffe entnommen werden und die chemische Zusammensetzung des Dialysats auf einen Sollwert zurückgestellt wird („Rekonstitution"). Die so regenerierte Flüssigkeit kann daraufhin wieder als „frisches Dialysat" zur Dialyse verwendet werden. Ein und dasselbe Volumen an Dialyseflüssigkeit kann somit viele Male zum Einsatz kommen.

Sorbent-basierte regenerative Dialysemethoden sind keineswegs neu. Das REDY-Hämodialysesystem wurde weltweit über einen Zeitraum von 40 Jahren bei mehr als 6 Mio. Behandlungen verwendet und fand breite Zustimmung bei Patienten und Ärzten. Zwei weitere Geräte, das BioLogic-HD von HemoCleanse und das Allient-System von Renal Solutions, wurden von der amerikanischen FDA zugelassen, haben es aber nicht bis zu einer erfolgreichen Markteinführung geschafft.

Da sich im Laufe der Zeit die Erwartungen an Dialysemethoden änderten, wurden Sorbent-basierte Geräte in den 1990-Jahren mehr und mehr von leistungsstärkeren Single-Pass-Geräten verdrängt. In jüngerer Zeit zeichnet sich jedoch eine Renaissance der Adsorber-Technologie ab, und es ist damit zu rechnen, dass mindestens drei neue Geräte – ein PD- und zwei HHD-Geräte – in den kommenden 2–3 Jahren auf dem Markt verfügbar sein werden.

Die zum Einsatz kommenden Adsorber-Systeme beinhalten i. d. R. eine Kombination verschiedener Adsorber-Materialien, die für eine mehr oder weni-

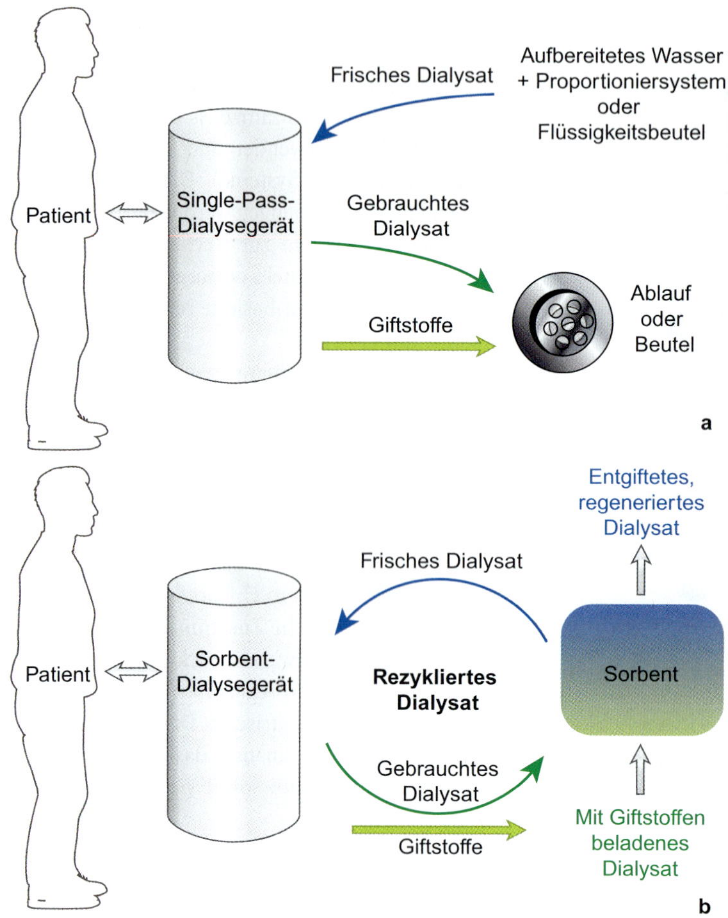

Abb. 10.28 Schematische Darstellung des Prinzips von konventioneller Single-Pass-Dialyse und Sorbent-basierter regenerativer Dialyse [L138]

ger selektive Entfernung verschiedener Giftstoffklassen verantwortlich sind. Zumeist wird Aktivkohle für die Entfernung von ungeladenen klein- und mittelmolekularen Giftstoffen und eventuell vorhandenem Chlor oder Chloramin verwendet. Daneben sind normalerweise auch Phosphat- und/oder Kaliumbinder vorhanden, die zumeist auf Ionenaustauschern basieren. Eines der technisch anspruchsvollsten Probleme stellt die Entfernung von Harnstoff dar. Dies liegt zum einen an den relativ großen zu entfernenden Mengen (ca. 40–60 g bei einer konventionellen Dialysebehandlung) und zum anderen an der notorisch niedrigen Reaktivität des Harnstoffmoleküls, die eine selektive Bindung erschwert. Die drei derzeit am weitesten entwickelten Geräte verwenden ein Prinzip zur Entfernung von Harnstoff, das auf einer schon zu REDY-Zeiten verwendeten Technologie basiert (➤ Tab. 10.12): Das Adsorber-System enthält das Enzym Urease, das für eine selektive Hydrolyse von Harnstoff zu Ammonium und Bikarbonat sorgt. Das gebildete Ammonium kann anschließend effizient an einem Kationenaustauscher, meist Zirkoniumphosphat, gebunden werden. Zirkoniumphosphat zeichnet sich durch hohe Affinität zu Ammonium, fast vollständiger Unlöslichkeit, Biokompatibilität und relativ geringem Preis aus.

Das AWAK-PD-Gerät ist in seiner jüngsten Konfiguration ein „ultramobiles" APD-Gerät, das eine Sorbent-basierte APD-Therapie ausgehend von nur 1–2 l Dialysat pro Tag über einen herkömmlichen PD-Katheter ermöglicht. Die Steuerung des Geräts kann mit einer App integriert werden, die auch die Fernüberwachung durch Kliniker erlaubt. Das Gerät wird derzeit in klinischen Tests in Singapur und den USA untersucht.

Tab. 10.12 Zusammensetzung eines typischen Adsorber-Systems

Komponente	Funktion
Aktivkohle (AC)	Bindung von ungeladenen kleinmolekularen und mittelmolekularen Giftstoffen
Wasserhaltiges Zirkoniumoxid (HZO)	Anionenaustauscher zur Bindung von Phosphat und anderen negativ geladenen Giftstoffen
Zirkoniumphosphat (ZP)	Kationenaustauscher zur Bindung von NH_4^+, Ca^{2+}, Mg^{2+}, K^+
Urease	Urease hydrolysiert Harnstoff zu NH_4^+ und HCO_3^-

Das Neokidney (➤ Abb. 10.29), ein mobiles Sorbent-basiertes Heimhämodialysegerät (Portable Artificial Kidney, PAK), wird 10 kg wiegen und etwa so groß wie ein Tintenstrahldrucker sein. Es verwendet die innovative „Natrium-Neutrale Sorbent Technologie", die die Dialysat-Natriumkonzentration passiv an die Plasma-Natriumkonzentration des Patienten anpasst, anstatt den Patienten an eine vordefinierte Konzentration anzugleichen. Das Neokidney ist derzeit für die kurze tägliche Dialyse ausgelegt, soll aber zukünftig auch für andere Dialysefrequenzen, z. B. die Dialyse jeden 2. Tag, geeignet sein. Das von Medtronic entwickelte und seit 2023 von der neuen Firma Mozarc weiterentwickelte HDS ist ebenfalls ein Sorbent-basiertes Heimhämodialysegerät. Seine Besonderheit liegt im Sorbent-System: Die einzelnen Adsorber-Materialien sind in separaten Kartuschen angeordnet, die teilweise regenerierbar sind und nach Angaben der Entwickler bis zu einem Monat verwendet werden können. Die Natriumkonzentration im Dialysat wird durch ein feedbackgesteuertes Infusions- und Mischsystem unter Zugabe von $NaHCO_3$ und/oder NaCl konstant auf einem vordefinierten Niveau gehalten.

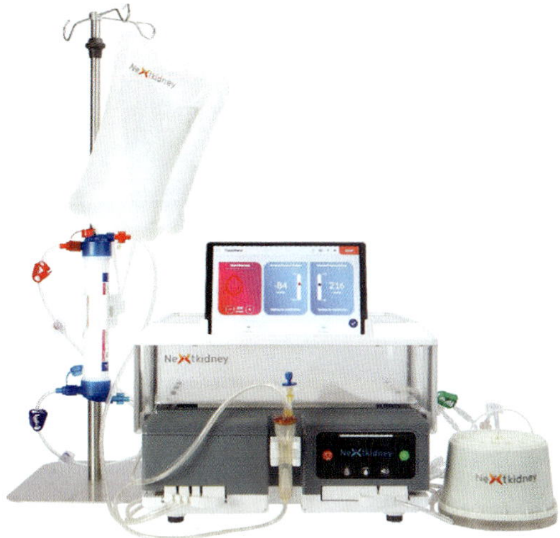

Abb. 10.29 NextKidney [P1501]

Tragbare Dialysegeräte

Die Sorbent-Technologie verspricht, neben mobilen Geräten für die intermittierende Dialyse auch den lang ersehnten Zugang zu kompakten, tragbaren Dialysegeräten (Wearable Artificial Kidney, WAK) zu ermöglichen. Leider gab es auf diesem Gebiet in den letzten Jahren noch keinen entscheidenden Durchbruch. Das am Weitesten entwickelte Gerät in diesem Bereich ist das von Gura entwickelte WAK HD, das etwa 5 kg wiegt und um die Hüfte getragen wird (➤ Abb. 10.30). Das Gerät basiert allerdings noch weitgehend auf Prototypkomponenten, und es verbleiben noch Ungewissheiten bezüglich der Sicherheit des Gefäßzugangs und der Koagulation. Es ist daher noch nicht sicher abzusehen, wann das Produkt Marktreife erlangen wird.

Das WEAKID nutzt ein Sorbent-System auf Basis von Ionenaustauschern und Aktivkohle, aufgeteilt in ein Tagesmodul mit 1,5 kg und ein größeres Nachtmodul (➤ Abb. 10.31). Das Gerät ist für die tidale Peritonealdialyse (PD) über einen herkömmlichen Katheter ausgelegt und wurde 2023 für eine erste klinische Studie am Menschen an der UMC Utrecht zugelassen.

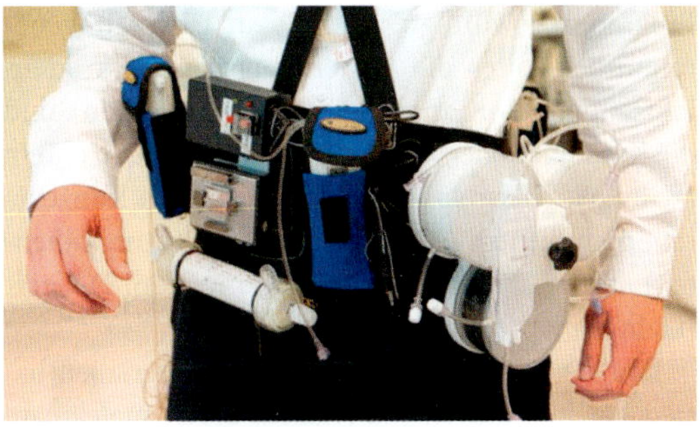

Abb. 10.30 Gura [T1029]

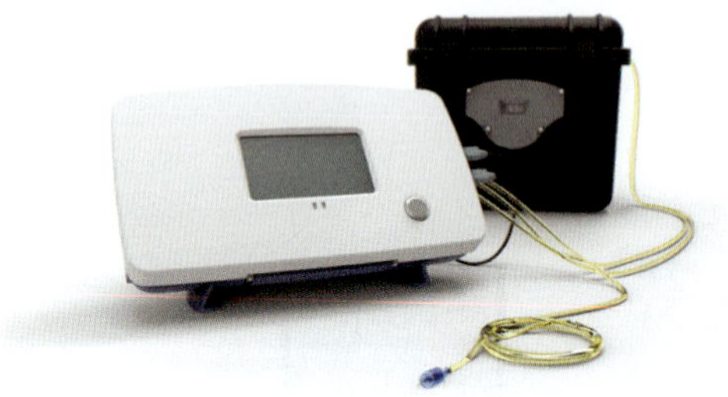

Abb. 10.31 Nanodialysis Weakid [V1061]

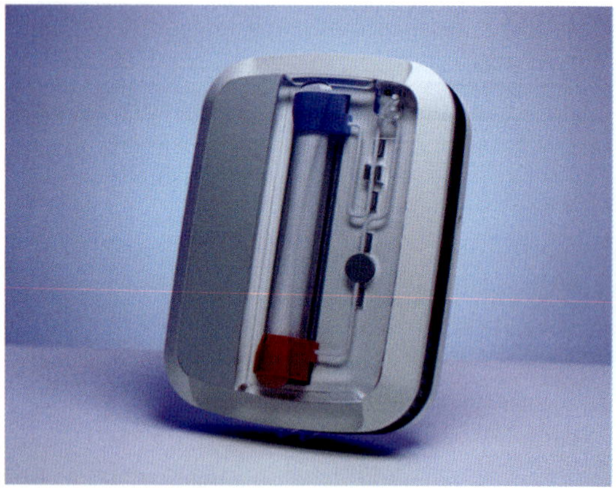

Abb. 10.32 Kuleana AKTIV (CDI/Kuleana Concept) [V1060]

Fernere Entwicklungen zur Regeneration von Dialysat

In den nächsten 5–10 Jahren ist damit zu rechnen, dass verbesserte Methoden zur Entfernung von Harnstoff verfügbar werden, die zu einer weiteren Miniaturisierung der Geräte führen werden. In der von Nanodialysis entwickelten Elektro-Oxidation wird Harnstoff in CO_2 und N_2 umgewandelt und somit aus gebrauchtem Dialysat entfernt. Leider hat die Bildung unerwünschter Nebenprodukte bisher ein weiteres Voranschreiten dieser Technologie zu klinischen Tests verhindert. Dies scheint bei der technisch nah verwandten Photo-Oxidation von Harnstoff im AKTIV-Gerät kein Problem zu sein. Anders als bei der Elektro-Oxidation sind die oxidativen Bedingungen hier milder und selektiver – eine einfache Belichtung mit UV-Licht von LEDs an einem Photokatalysator (TiO_2) wird mit einer kleinen Sorbent-Kassette kombiniert. Die Technologie wird von der Firma Kuleana entwickelt, einem Spin-Off der University of Washington (➤ Abb. 10.32).

Weitere interessante und kürzlich im KidneyX-Programm gewürdigte Ansätze zur Dialysatregeneration beinhalten die Anwendung von Elektrodenionisation (US Kidney Research Corporation) und die Kombinationen von Toxin-Adsorption an einem Hydrogel, Thermophorese (Bildung eines Konzentrationsgradienten entlang eines Temperaturgradienten) und mechanischer Vibration im Qidni/D-Gerät (Qidni Labs).

Eine neue Klasse von Adsorptionsmaterialien basiert auf innovativen Materialien, deren molekulare Eigenschaften und Strukturen speziell für die selektive Bindung bestimmter urämischer Toxine zugeschnitten wurden. MXene sind zweidimensionale Übergangsmetallkarbide und -nitride, die aufgrund ihrer Geometrie und Funktionalisierung ein hohes Maß an Selektivität und Affinität für die Adsorption verschiedener urämischer Toxine aufweisen. Kovalente organische Gerüststoffe (COFs), bekannt für ihre hochgeordneten und porösen Strukturen, ermöglichen die Konstruktion präziser Nanofilter oder spezifischer Binder zur selektiven Entfernung urämischer Toxine aus dem Blutstrom. Dotiertes Graphen ist eine funktionalisierte Variante des Graphens mit verbesserter Bindungsfähigkeit und Selektivität. Die Gruppe um Stamatialis erforscht die Verwendung von selektiven Gemischt-Matrix-Hohlfasermembranen. Dieser innovative Membrantyp kann, je nach Konstruktion, die Entfernung von proteingebundenen Toxinen verbessern oder Harnstoff direkt binden (➤ Abb. 10.33). Die von der Firma HemoCleanse entwickelten Aktivkohle-Blockfilter sind weniger selektiv, dafür aber sehr kostengünstig und langlebig.

Diese fortgeschrittenen Materialien könnten künftig in kompakten Systemen zur Blutreinigung integriert werden, um die Effizienz der Behandlungen zu steigern.

Implantierbare künstliche Nieren und bioartifizielle Nieren

Die nächste, innerhalb der kommenden 5–10 Jahren realisierbare Stufe zur Verbesserung der Lebensqualität für Dialysepatienten wird in implantierbaren

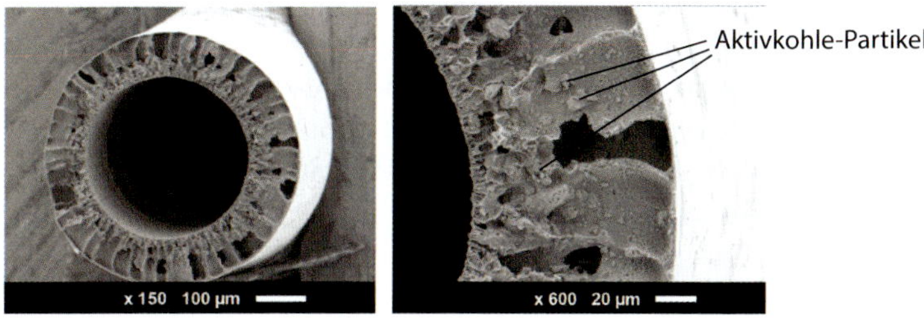

Abb. 10.33 Gemischt-Matrix-Hohlfasermembranen: a) 150-fache Vergrößerung, b) 600-fache Vergrößerung (ter Beek et al. 2021, licensed under CC BY 4.0) [H503-001]

künstlichen Nieren (Implantable Artificial Kidneys, IAK) und bioartifiziellen Nieren (Bio Artificial Kidney, BAK) liegen.

Das iBAK-Gerät, entwickelt von Fissel und Roy im Rahmen des Kidney Project an der UCSF, ist analog zur menschlichen Nierenfunktion konzipiert. Es besteht aus zwei Hauptkomponenten: einem effizienten Ultrafilter und einem Bioreaktor. Letzterer enthält menschliche Tubuluszellen als Teil eines Bioartificial Renal Epithelial Cell Systems (BRECS), das wertvolle Substanzen wie Wasser, Mineralien, Aminosäuren und Glukose reabsorbiert. Gleichzeitig verbleiben Giftstoffe im System, die dann als künstlicher Urin zur Blase transportiert und ausgeschieden werden (➤ Abb. 10.34). Die In-vivo-Bioverträglichkeit der siliziumbasierten Ultrafilter wurde in mehreren Tierversuchen nachgewiesen. Die implantierten Filter zeigten selbst 3 Monate nach Implantation keine Anzeichen von Proteinablagerungen (Fouling). Auch die Entwicklung der Bioreaktorkomponente machte Fortschritte und erste In-vivo-Tests an Schweinen verliefen erfolgreich.

Die siliziumbasierte Filterkomponente kann auch als implantierbarer Dialysefilter eingesetzt werden und für Hämodialysebehandlungen ohne extrakorporalen Blutkreislauf (also ohne Punktion!) verwendet werden. Dadurch werden langfristige HD-Behandlungen ohne Antikoagulation und ohne das Risiko unbeabsichtigter Diskonnektionen möglich. In diesem Rahmen erscheint insbesondere die Verknüpfung mit den bereits erwähnten Technologien zur Sorbent-basierten Dialysatregeneration für tragbare oder nächtliche Therapien attraktiv.

Auch eine vom KIDNEW-Projekt entwickelte IAK wird einen siliziumchipbasierten Ultrafilter mit einem Bioreaktor zur Reabsorption von Wasser und anderen nützlichen Stoffen kombinieren (➤ Abb. 10.35). Zusätzlich zu diesen Funktionen wird das Gerät mit mi-

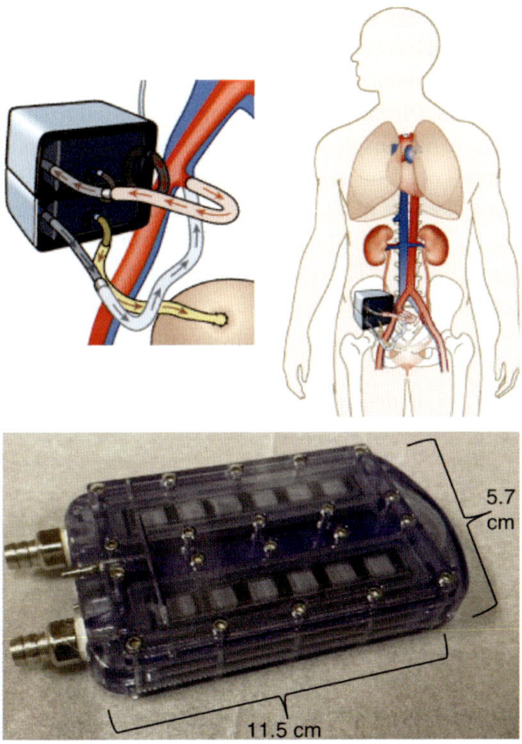

Abb. 10.34 Implantierbare künstliche Niere: iBAK; a) Lage und Anschlüsse; b) Gerät t (Kim et al. 2023, licensed under CC BY 4.0) [F779-016, L138]

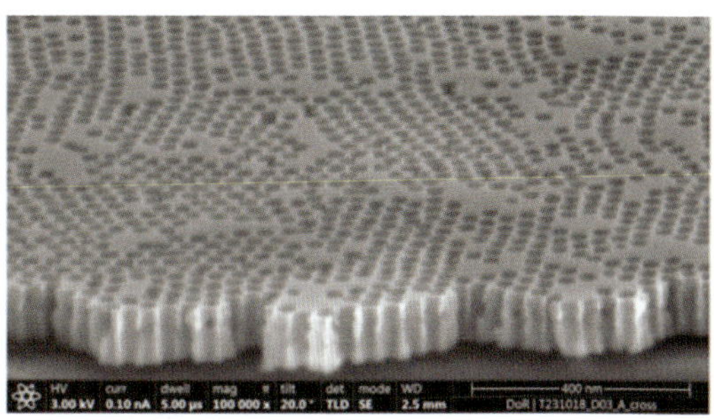

Abb. 10.35 Kidnew Silikon Nanoporen Membran [O743]

niaturisierten elektronischen Chip-Systemen ausgestattet sein, die die telemedizinische Überwachung der wichtigsten Dialyseparameter erlauben werden. Als weitere Besonderheit soll auch die MI-TRAM-Technologie zur verbesserten Entfernung von PBUTs (Protein Bound Uremic Toxins) integriert sein.

Neuartige Methoden zur Entfernung proteingebundener Giftstoffe

Das auf einem Siliziumchip basierende System MI-TRAM (➤ Abb. 10.36) wurde von IMEC, UMC Utrecht und der RWTH Aachen basierend auf einer Erfindung des deutschen Wissenschaftlers Joachim Jankowski entwickelt. Das System benutzt Radiowellen, um die Bindung von PBUTs an Proteine zu schwächen. Die Integration in einem Chip und die Fokussierung des Signals durch die Poren einer Dialysemembran machen das System sehr effizient und sowohl mit allen heutigen Hämodialysemaschinen als auch mit zukünftigen tragbaren oder implantierbaren Kunstnieren kompatibel.

Das zu Fresenius gehörende Renal Research Institute hat eine Methode entwickelt, bei der dem Blut vor Eintritt in den Dialysator eine Ersatzsubstanz beigemischt wird, die kompetitiv an die Bindungsstelle von PBUTs an Albumin bindet. Diese Kompetition bewirkt, dass mehr PBUTs in ungebundenem Zustand vorliegen und dadurch leichter dialytisch entfernt werden können. In einer klinischen Proof-of-Concept-Studie wurde Ibuprofen als Ersatzsubstanz eingesetzt, wodurch die Clearance von p-Cresylsulfat und Indoxylsulfat um das 2–3-Fache gesteigert wurde.

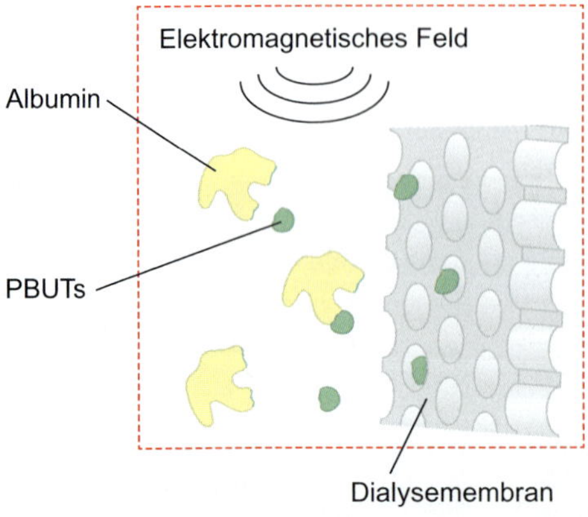

Abb. 10.36 MI-TRAM [O743]

10.4.4 Neue Alternativen für die Organtransplantation

Die Transplantation gesunder Organe ist nach wie vor die beste Lösung zur Behandlung von Nierenversagen. Aufgrund der zunehmenden Knappheit von geeigneten menschlichen Spendernieren steht diese Option jedoch nur einem relativ kleinen Prozentsatz der Patienten zur Verfügung. Zudem können viele Spenderorgane aufgrund verschiedener Komplikationen nicht verwendet werden und sind somit für die Transplantation verloren.

Eine Möglichkeit, diesen Engpass zu umgehen, wird seit mehreren Jahren in der Xenotranplantation gesehen, also in der Verwendung von aus Tieren stammenden Organen. Auf diesem Gebiet hat es in jüngster Zeit nennenswerte Durchbrüche gegeben, allen voran durch die Entwicklung genetisch veränderter Schweine, bei denen die drei für die menschliche Immunreaktion wichtigsten Antigene nicht vorhanden sind. Die jüngsten Erfahrungen mit erfolgreichen Herz-Xenotransplantationen geben Anlass zur Hoffnung – obschon sicherlich noch einige Probleme zu lösen sind. Im März 2024 wurde erstmals eine erfolgreiche Transplantation einer Schweineniere in einen menschlichen Patienten durchgeführt. In NHPs transplantierte Schweinenieren des „Triple-Knockout“-Typs verblieben über einen Zeitraum von bisher 4 Jahren (laufende Studie) stabil. Die Nutzung chimärer Tiere, in denen Nieren aus Stammzellen eines Rezeptors zur Transplantation gezüchtet werden, könnte eines Tages einen alternativen Zugang zu Spenderorganen eröffnen.

Im Bereich der regenerativen Medizin könnten Stammzellen zur Wiederherstellung dezellulierter Nieren tierischen oder menschlichen Ursprungs eingesetzt werden oder als Basis für den 3D-Druck von Organen dienen. Zudem befassen sich mehrere Forschungsgruppen mit der Entwicklung von Stammzelltherapien zur Heilung von geschädigtem Nierengewebe.

10.4.5 Therapien zur Verzögerung der Dialysepflicht

In den bisherigen Abschnitten wurden Innovationen vorgestellt, die die Behandlung bereits dialysepflichtiger Patienten verbessern sollen. Dabei wurde außer Acht gelassen, dass die empfundene Lebensqualität des Patienten am besten ist, wenn der Eintritt der terminalen Niereninsuffizienz so lange wie möglich verzögert wird. Dies kann z. B. durch frühzeitige Anpassung von Diät und Lebensstil erreicht werden oder auch durch frühzeitige Unterstützung der schwindenden Nierenleistung mittels geeigneter Blutreinigungsverfahren. Hier könnten in absehbarer Zukunft orale Adsorber eine wichtige Rolle spielen.

Der Verdauungstrakt bietet sich als Zugang zur Blutreinigung aufgrund seiner großen Oberfläche, der guten Durchblutung und dem guten Austausch mit dem Blutkreislauf an. Zudem werden einige der notorisch schwer zu entfernenden Giftstoffe, v. a. proteingebundene Giftstoffe, gerade dort gebildet. Die Verwendung oraler Adsorber ist keineswegs neu. Seit den Zeiten der Antike ist Aktivkohle ein bekanntes Mittel gegen Vergiftungen und auch bestimmte Heilerden werden schon seit Jahrhunderten eingenommen. Heutige Nierenpatienten nehmen bereits jetzt teils erhebliche Mengen von Phosphatbindern, Kaliumbindern und Antazida ein. Eine besondere Form von Aktivkohle („AST-120") ist in Japan unter dem Namen Kremezin® bekannt und wird dort zur Behandlung von Patienten mit chronischer Nierenkrankheit verwendet.

Eine neue Generation oraler Adsorber, die Kalium, Harnstoff und Phosphat selektiv und effizient entfernen, befindet sich in der Entwicklung und könnte in den nächsten 5–10 Jahren verfügbar sein. Im Falle eines Erfolgs könnten diese Adsorber den Eintritt in die Dialysepflichtigkeit für viele Patienten verzögern oder existierende Behandlungen unterstützen, möglicherweise sogar ersetzen. Die potenziellen Vorteile – gesteigerte Lebensqualität für Patienten, Kosteneinsparungen im Gesundheitswesen und eine Reduzierung der benötigten Ressourcen für Dialysebehandlungen – wären beachtlich.

10.4.6 Verbesserungen am Gefäßzugang

Neuartige Prothesenshunts

Der Gefäßzugang gilt oft als die „Achillesferse" der Hämodialyse. Permanente zentrale Venenkatheter (ZVK) bergen ein hohes Risiko für schwerwiegende Infektionen, während arteriovenöse (AV-)Zugänge stets die Gefahr unbeabsichtigter, potenziell tödlicher Diskonnektionen tragen. Das Erstellen eines neuen AV-Zugangs ist komplex und langwierig, und die Erhaltung des AV-Zugangs ist ebenfalls mit erheblichen Unsicherheiten verbunden. Ästhetische Bedenken und Nadelphobien seitens der Patienten erschweren die Situation weiter.

Neuartige Prothesenshunts aus biotechnologisch produzierten Blutgefäßen sind verträglicher und robuster als synthetische Prothesenshunts und integrieren sich durch Besiedlung mit körpereigenen Zellen dauerhaft gut im Körper. Die Langlebigkeit der Shunts wird damit erheblich verbessert, gängige Probleme durch Thrombosen, Stenosen und Infektionen werden reduziert. Die Human-Acellular-Vessel-(HAV-)Transplantate von Humacyte und Vascudyne werden mittels biotechnologischer Verfahren hergestellt, bei denen menschliche Gefäßzellen in Form des gewünschten Implantats kultiviert werden (➤ Abb. 10.37). Nach Ausreifung des Gewebes werden die Zellen entfernt, sodass ein azelluläres Gefäß übrig bleibt, das die biomechanischen Eigenschaften natürlicher Blutgefäße bewahrt, ohne eine Immunreaktion hervorzurufen.

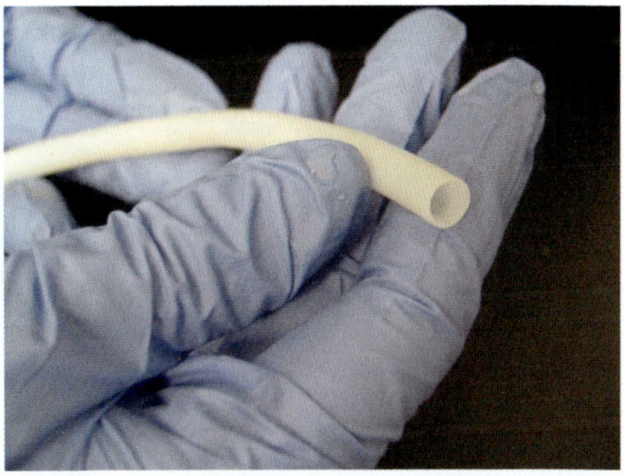

Abb. 10.37 Humacyte®: menschlicher nichtzellulärer Shunt (HAV) [H094-001]

Der an der University of Washington entwickelte synthetische STARgraft hat eine schwammartige, poröse Struktur an der Außenseite, die eine Vaskularisierung der Oberfläche des Shunts unterstützen und damit die Bildung einer Kollagenkapsel verhindern soll (➤ Abb. 10.38). Auch Konfigurationen, bei denen der Shunt vollständig aus dem porösen Material besteht, wurden vorgeschlagen. Die Firma VasoBio entwickelt synthetische PTFE-Shunts mit einem Endothelzellenwachstumspromoter, der die Bildung eines natürlichen Endothels auf der Innenseite des Shunts nach der Implantation ermöglicht.

Stabilisierung des Gefäßzugangs

Das kürzlich von der FDA zugelassene VasQ-Gerät ist ein dünnes, metallisches Netz, das um Arterie und Vene einer End-zu-Seit-Anastomose implantiert wird, um die Struktur der gebildeten Fistel von außen zu stabilisieren. Dies soll das Flussprofil während der Reifung der Fistel stabilisieren und Störungen des Blutflusses um den Anastomosenbereich minimieren. Der von Venostant entwickelte Self-Wrap setzt auf eine analoge Wirkung zur Verstärkung von Fisteln und Shunts, allerdings unter Verwendung eines bioresorbierbaren Materials, das um den Anastomosenbereich platziert wird.

Das Alucent NVS (Natural Vascular Scaffolding) wird bei Angioplastien eingesetzt und soll – ähnlich einem Stent – die Durchgängigkeit des Lumens eines Blutgefäßes fördern und anhaltende Verbesserungen des Blutflusses erzielen. Das Gerät kombiniert einen standardmäßigen Angioplastie-Ballon mit einem durch Licht aktivierbaren Cross-Linker, der die Verknüpfung von extrazellulären Matrixproteinen innerhalb der Gefäßwände erlaubt. Dies schafft ein natürliches Gefäßgerüst, das die Stabilität des Lumens ohne Implantate wie z. B. einen Stent wiederherstellt und dem Gefäß so hilft, sich von den Schäden der Angioplastie zu erholen.

Minimalinvasive AVF-Systeme

Die minimalinvasive perkutane Bildung von AV-Fisteln (AVF) mit den Ellipsys- und WavelinQ-Geräten hat sich weiter etabliert und zeichnet sich durch sehr kurze Operationszeiten, hohe Erfolgsraten und kurze Ausreifungszeiten aus. Die Systeme verwenden entweder einen Katheter und Gleichstrom für die Schaffung einer End-zu-Seit-Anastomose unter Ultraschallkontrolle (Ellipsys System) oder zwei Katheter und magnetgeführte Radiowellenenergie zur Schaffung einer Seit-zu-Seit-Anastomose unter Fluoroskopiekontrolle (WavelinQ System).

Mit dem Velocity-System von Venova Medical (➤ Abb. 10.39) kommt nun die nächste Generation von Gefäßzugangssystemen, die einen schnell funktionierenden Zugang mit geringerer Häufigkeit von Reinterventionen bieten soll. Das System ermöglicht eine End-zu-Seit-Verbindung von der proximalen radialen Arterie zur perforierenden Vene ohne Verlust von Blutfluss in das tiefere Venensystem. Das Verfahren nutzt einen konisch zulaufenden Stentgraft zur internen Stabilisierung der Anastomose in der idealen Geometrie für guten Blutfluss und Vermeidung von Stenosen.

Das noch in der Entwicklung befindliche ePath-System der Firma Pathfinder wird zwei Katheter und ein präzises elektronisches Leitsystem verwenden, um eine End-zu-Seit-Anastomose mit optionaler Implantierung eines Stents zwischen Arterie und Vene durchzuführen.

10

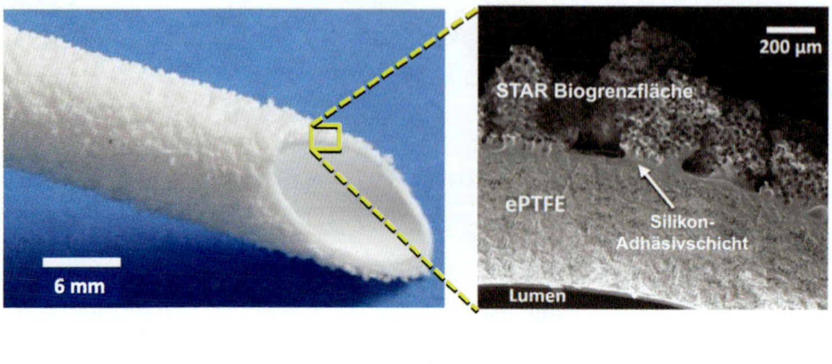

Abb. 10.38 Verbesserungen am Gefäßzugang: Healionics STARgraft [V1062]

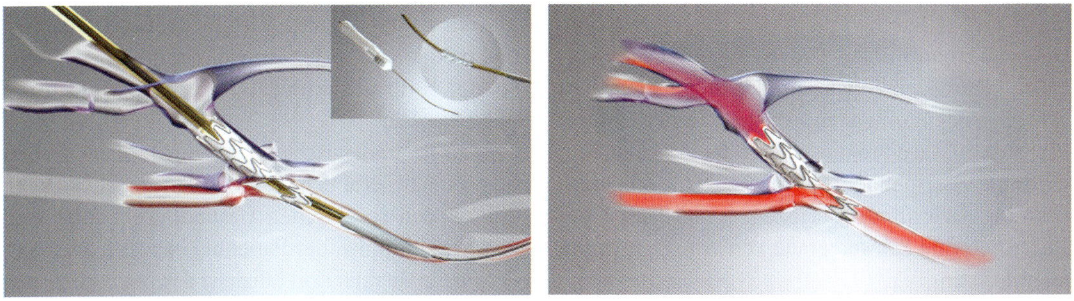

Abb. 10.39 Velocity-System von Venova Medical: links: Platzierung des Implantats währende der minimalinvasiven Bildung der End-zu-Seit-Anastomose; rechts: fertig ausgebildete AVF mit interner Stabilisierung durch den Stentgraft [V1063]

Überwachung der AVF-Funktion

Der Alio SmartPatch ist ein kürzlich von der FDA zugelassenes nichtinvasives Fernüberwachungsgerät, das klinisch relevante Daten kontinuierlich misst und zur Auswertung an eine Cloud-basierte Zentraleinheit sendet. Der SmartPatch wird direkt über der arteriovenösen Fistel (AVF) oder Arterie des Oberarms des Patienten getragen und überwacht von dort den Blutfluss mittels Audio-Auskultation. Ferner werden Hämatokrit, Kaliumkonzentration, Herzfrequenz und Temperatur bestimmt. Der Patch wird bis zu 1 Woche kontinuierlich getragen, die Zentraleinheit wird einfach in eine Standardsteckdose im Haus des Patienten gesteckt. Die erfassten Daten werden automatisch mittels KI ausgewertet und sind über ein webbasiertes Portal für das klinische Team zugänglich. Automatische Benachrichtigungen können an einen zugewiesenen Anbieter gesendet werden, wenn eine klinisch relevante Abnormalität festgestellt wird. Zukünftige Versionen des Geräts sollen auch die Messung der volumetrischen Blutentnahme, des Blutdrucks und der Sauerstoffsättigung erlauben.

10.4.7 Künstliche Intelligenz in der Nierenersatztherapie

Die Automatisierung in der Sammlung und Analyse umfangreicher Datensätze eröffnet neue Möglichkeiten, Trends und Muster in der Wirksamkeit von Dialysebehandlungen zu identifizieren. Dadurch wird der Weg geebnet für ein vertieftes Verständnis der vielfältigen Faktoren, die auf die Ergebnisse der Behandlung einwirken.

Die künstliche Intelligenz (KI) nimmt eine Schlüsselrolle bei der Deutung dieser Daten und der Feinabstimmung von Behandlungsstrategien ein. Durch KI-Algorithmen lassen sich maßgeschneiderte Therapieempfehlungen erstellen, die auf den individuellen Gesundheitsprofilen der Patienten basieren. Beispielsweise kann Software, die durch KI unterstützt wird, die idealen Dialysezeiten und -häufigkeiten vorschlagen, zugeschnitten auf den spezifischen Gesundheitszustand und die Lebensgewohnheiten jeder einzelnen Person. Ein anderes Anwendungsbeispiel ist der Einsatz von KI zur frühzeitigen Erkennung möglicher Komplikationen bei Dialysepatienten, indem deren Vitalparameter und Labordaten kontinuierlich überwacht und ausgewertet werden.

All diese Maßnahmen tragen dazu bei, Qualität und Effizienz der medizinischen Versorgung zu erhöhen, maßgeschneiderte Therapiekonzepte zu entwickeln und somit die Gesundheit sowie das Wohlergehen der Patienten signifikant zu fördern.

Verschiedene Unternehmen setzen bereits Big Data und KI-Technologien für die Früherkennung und Behandlung von ESRD-Patienten ein, um die Therapieergebnisse zu optimieren und den Patientenkomfort zu erhöhen. Fresenius Medical Care hat z. B. die erste Phase seines anonymisierten, weltweiten Dialysedatenprojekts, des Apollo-Datenbankprojekts, erfolgreich abgeschlossen. Diese Datenbank gewährt Einblicke in die klinische Versorgung von über 540.000 Dialysepatienten und ist die umfangreichste multinationale, longitudinale Datenbank ihrer Art, mit Informationen aus über 140 Mio. Dialysebehandlungen und mehr als 34 Mio. Laboruntersuchungen aus 40 Ländern auf 6 Kontinenten. Die Erkenntnisse aus diesem Projekt fließen bereits in diverse klinische Verbesserungsprojekte ein. Unter anderem hat das Unternehmen ein maschinelles Lernmodell entwickelt, das die Wahrscheinlichkeit eines AV-Zugangsversagens innerhalb der nächsten 30 Tage prognostizieren kann. Außerdem wird eine Smartphone-App eingesetzt, die mit Deep-Learning-Algorithmen Gefäßzugänge analysiert, um Anzeichen und Schweregrade von Aneurysmen zu identifizieren.

DaVita nutzt KI, um die Behandlung von Patienten individuell anzupassen und Prozesse in Dialysezentren zu optimieren. Mithilfe großer Datensätze und prädiktiver Analytikmodelle kann z. B. das Risiko von Hospitalisierungen eingeschätzt und minimiert werden.

Diese technologischen Fortschritte ermöglichen es, personalisierte Behandlungspläne zu entwickeln, die auf den spezifischen Gesundheitsbedürfnissen und Risikoprofilen der Patienten basieren, was wiederum die Qualität und Effizienz der Dialysebehandlung verbessert und zu einer Senkung der Gesundheitsversorgungskosten beiträgt.

KAPITEL **11**

Jun Oh

Spezielle Aspekte der Nierenersatztherapie bei Kindern und Jugendlichen

11.1 Chronisches Nierenversagen (CNV)

Angeborene Fehlbildungen der Nieren und ableitenden Harnwege (z. B. Nierendysplasie und -hypoplasie, obstruktive Uropathie, vesikoureterorenaler Reflux) sind die häufigsten Ursachen für eine chronische Niereninsuffizienz im Kleinkind- und Schulalter. Insgesamt sind angeborene Fehlbildungen des Harntrakts sehr häufig. Viele, aber nicht alle dieser Erkrankungen werden bereits intrauterin durch eine Ultraschalluntersuchung frühzeitig erkannt. Eine pränatal erkannte **Ektasie (Erweiterung) des Nierenbeckens** kann in den ersten 1–2 Tagen postnatal aufgrund der geringeren Flüssigkeitsaufnahme des Kinds nicht mehr nachweisbar sein und ggf. übersehen werden, jedoch bei guter Diurese 10 Tage postnatal wieder deutlich erkennbar sein. Daher ist es wichtig, diese Risikopatienten in einem engen Zeitrahmen sonografisch zu kontrollieren. Es ist nicht möglich, alle Fehlbildungen des Harntrakts (z. B. den vesikoureteralen Reflux) durch konventionelle sonografische Untersuchungen zu entdecken. Hierfür sind weitere bildgebende Verfahren, z. B. die Miktionszystourografie (MCU) oder die Nierenszintigrafie, indiziert.

Erbliche Nierenerkrankungen sind ebenfalls häufige Ursachen für ein chronisches Nierenversagen im Kindesalter. Hier sind in erster Linie die zystischen Nierenerkrankungen (polzystische Nierenerkrankungen, Nephronophthise) zu nennen. **Polyzystische Nierenerkrankungen** werden entweder autosomal rezessiv oder autosomal dominant vererbt. Beide Erkrankungen gehen mit extrarenalen Komplikationen (Leberfibrose oder Leberzysten) einher und können nach unterschiedlich langer Laufzeit zu chronischem Nierenversagen führen. **Glomerulonephritiden,** wie sie auch bei Erwachsenen vorkommen, treten auch bei Kindern auf.

Besonderes Augenmerk ist auf potenzielle rezidivierende Nierentransplantaterkrankungen wie die fokal segmentale Glomerulosklerose (FSGS, ➤ Kap. 2.2.2) zu richten.

Eine weitere Ursache der terminalen Niereninsuffizienz im Kindesalter ist das **kongenitale nephrotische Syndrom vom finnischen Typ.** Diese Erkrankung wird autosomal rezessiv vererbt. Mehr als 80 % der betroffenen Kinder werden vor dem errechneten Geburtstermin geboren und haben ein niedriges Geburtsgewicht. Die Erkrankung ist durch einen massiven Proteinverlust über die Nieren gekennzeichnet. Bereits in der 15. Schwangerschaftswoche kann das sog. nephrotische Syndrom (Eiweißverlust über die Nieren, Hypalbuminämie, Hypercholesterinämie) beginnen. Die Symptome bei der Geburt sind eine Folge des Eiweißmangels. Das nephrotische Syndrom ist so stark ausgeprägt, dass die Patienten ohne tägliche Eiweißzufuhr schwer erkranken können. Die Erkrankung schreitet bis zum terminalen Nierenversagen fort. Kortikosteroide oder andere immunsuppressive Medikamente sind leider wirkungslos.

Zu den Stoffwechselerkrankungen, die zu Nierenversagen führen, gehören die Zystinose und die Oxalose, die beide autosomal rezessiv vererbt werden. Bei der **Zystinose** sind die Transportmechanismen für Zystin aus den Lysosomen gestört. Dies führt es zu einer Anhäufung von Zystin in verschiedenen Organen und Geweben. Diese Ablagerungen sind für das vorzeitige Nierenversagen verantwortlich. Bei der **Oxalose** besteht ein Defekt des peroxysomalen Leberenzyms Glyoxylat-Aminotransferase. Dabei kommt es zu einer massiven Ablagerung von Oxalsäure in verschiedenen Geweben, unter anderem in der Niere. In beiden Fällen führt die Anhäufung toxischer Stoffwechselprodukte zum chronischen Nierenversagen.

11.2 Akutes Nierenversagen (ANV)

Das akute Nierenversagen ist in der Pädiatrie häufig. Es ist mit einer erhöhten Mortalität und Morbidität der Patienten verbunden. Die Prognose des ANV hängt von der Ursache ab. In einem Großteil der Fälle kann mit einer Erholung der Nierenfunktion gerechnet werden. Die Ursachen haben sich in den letzten 10 Jahren deutlich verändert, sind aber nach wie vor altersabhängig sehr unterschiedlich (➤ Tab. 11.1). Bei Neugeborenen und Säuglingen steht das akute Nierenversagen durch Volumenmangel im Vordergrund. Eine häufige Ursache des ANV bei Kleinkindern ist das hämolytisch-urämische Syndrom (HUS). Akute Formen der Glomerulonephritis treten meist erst bei älteren Kindern auf.

Das sekundäre akute Nierenversagen tritt heute häufig als Folge von Herzoperationen, schweren Infektionen, Dehydratation oder nierenschädigenden Medikamenten auf. Langzeitdaten zur Gesamtprognose sind in der Pädiatrie noch sehr begrenzt. Eine Studie aus dem Jahr 2006 hatte 29 von 139 Patienten mit akuten Nierenversagen nachbeobachtet und festgestellt, dass von den Patienten, die 12 Monate überlebten, immerhin 16 Kinder nach 3–5 Jahren niereninsuffizient wurden. Patienten mit primär nephrologischen oder urologischen Erkrankungen hatten die schlechteste Prognose (Askenazi et al. 2006). Umso wichtiger ist es, die Ursachen des akuten Nierenversagens frühzeitig zu erkennen, um gezielt behandeln zu können. Nicht selten muss ein Nierenersatzverfahren die Zeit bis zur vollständigen Genesung der Patienten überbrücken.

Tab. 11.1 Ursachen des ANV und des CNV im Kindesalter

Akutes Nierenversagen	Chronisches Nierenversagen
Hämolytisch-urämisches Syndrom	Uropathie (Obstruktion, Reflux)
Hypovolämie (Blutverlust, Wasser-Salz-Verlust)	Glomerulonephritis
Hypoxie (Schock)	Vaskulitis
Erworbene Niereninsuffizienz (Medikamente, Nierensteine, Thrombosen)	Erworbene Niereninsuffizienz (Infektionen, Medikamente)
Kardiale Insuffizienz	Systemische Entzündungen

11

11.3 Diagnostik

11.3.1 Sammelurin/Spontanurin

Um die Nierenfunktion genau zu bestimmen oder eine Aussage über den erhöhten Eiweißverlust über die Nieren machen zu können, wird der Urin gesammelt und untersucht. Die Sammlung erfolgt i. d. R. über einen Zeitraum von 24 h. Es ist sehr wichtig, dass die Blase zu Beginn und am Ende der Urinsammlung vollständig entleert ist und auch zwischenzeitlich kein Urin (z. B. über den Stuhl) verloren gegangen ist. Um dieses Problem zu umgehen, kann man auch auf Analysen im Spontanurin zurückgreifen. Messungen im 24-h-Sammelurin liefern jedoch genauerer Werte.

MERKE

Sammelurin ist bei Säuglingen und Kleinkindern nur mit erheblichem Aufwand zu gewinnen. Daher wird häufig der Quotient aus Albumin, Kalzium etc. und dem Kreatinin (Albumin/Kreatinin-Quotient) im Spontanurin gemessen.

Es hat sich gezeigt, dass der **Albumin/Kreatinin-Quotient** im Urin über einen weiten Bereich mit der 24-stündigen Eiweißausscheidung korreliert und auch für verschiedene Proteine und Elektrolyte verwendet werden kann. Bei der Bewertung ist jedoch unbedingt zu beachten, dass die Referenzwerte, je nach verwendeter analytischer Methode und untersuchtem Vergleichskollektiv gesunder Kinder, altersabhängig variieren (➤ Tab. 11.2). Eine Kalziumkonzentration im Urin von 1,5 mmol/l ist bei einer Kreatininkonzentration von 2 mmol/l für ein 7-jähriges Kind zu hoch, während sie für ein 3-jähriges Kind im Normalbereich liegt (1,5 ÷ 2 = 0,75).

11.3.2 Kreatinin-Cystatin C/ glomeruläre Filtrationsrate (GFR)

Das Serumkreatinin stammt aus den Muskelzellen und wird fast vollständig über die Nieren ausgeschieden. Die Höhe des Kreatininwerts ist abhängig von der Muskelmasse und der jeweiligen Muskelaktivität. Bei eingeschränkter Nierenfunktion steigt der Wert exponentiell an. Eine Abschätzung der GFR ist aus

Tab. 11.2 Normalwerte im Spontanurin von Substanzen in Relation zu Kreatinin in Abhängigkeit vom Alter

Substanz	Alter [J.]							
	½–1	1–2	2–3	3–5	5–7	7–10	10–14	14–17
Natrium/Kreatinin	54	58	56	57	51	42	34	28
Kalium/Kreatinin	74	68	63	48	33	22	15	13
Kalzium/Kreatinin	2,2	1,5	1,4	1,1	0,8	0,7	0,7	0,7
Phosphat/Kreatinin	19	14	12	18	5	3,6	3,2	2,7
Oxalat/Kreatinin	0,17	0,13	0,1	0,08	0,07	0,06	0,06	0,06
Albumin/Kreatinin	< 5 mg/mmol oder < 20 mg/g							
Protein/Kreatinin	< 10 mg/mmol oder < 100 mg/g							

dem Plasma-Kreatininwert mit verschiedenen Formeln möglich. Grundsätzlich ist zu beachten, dass alle Formeln Schätzungen der tatsächlichen Nierenfunktion sind. Bei extremen Körpermaßen (klein/groß, dick/dünn) oder Kachexie/Muskelatrophie liefern insbesondere die Formeln ohne Angabe von Größe oder Gewicht abweichende Schätzwerte.

MERKE

Für Kinder ist die Schwartz-**Bedside**-Formel die zuverlässigste Kreatinin basierte Formel.

- Schwartz-Bedside:

$$GFR = 0{,}413 \times \text{Körperlänge} \div \text{Kreatinin}$$

- Schwartz konventionell:

$$GFR = (k \times \text{Körperlänge}) \div \text{Kreatinin}$$

Wobei k = 0,33 (< 1 J. + Frühgeborene) bzw. k = 0,45 (< 1 J. Normgeborene) bzw. k = 0,55 (heranwachsendes Kind) bzw. k = 0,7 (12–18 J.)

Die Schwartz-Formel sollte nicht bei Kindern angewendet werden, bei denen die Muskelmasse nicht mit dem Alter oder der Körperlänge korreliert (bei neuromuskulären Erkrankungen oder schwerer Unterernährung).

Eine Alternative zur Bestimmung der Nierenfunktion ist die Bestimmung von **Cystatin C.** Dieses Protein wird im Gegensatz zu Kreatinin nicht durch Körpermaße, Geschlecht oder Alter beeinflusst. Es wird frei glomerulär filtriert und nicht sezerniert. Ein Anstieg von Cystatin C als erstes Anzeichen eines ANV kann bereits 1–2 Tage vor einem Anstieg des Kreatinins beobachtet werden. **Bei Neugeborenen und Kleinkindern sollte eine Cystatin-C-basierte Formel verwendet werden.**

Zu den altersabhängigen Normalwerten ➤ Tab. 11.3.

11.3.3 Sonografie/ Doppler-Sonografie

Die Sonografie ist die wichtigste bildgebende Methode zum Nachweis anatomischer Auffälligkeiten bzw. postrenaler Ursachen für ein akutes oder chronisches Nierenversagen (➤ Abb. 11.1).

Eine besondere Vorbereitung für die Untersuchung ist nicht erforderlich, es sollte jedoch darauf geachtet werden, dass junge Patienten bei der Untersuchung gut hydriert sind. Dies ist wichtig, da sonst die Gefahr besteht, dass eine relevante Obstruktion übersehen wird. Idealerweise sollten die Nieren und ableitenden Harnwege einmal mit voller Blase sowie nach Miktion untersucht werden. Routinemäßig werden Längs- und Querschnittsdurchmesser der

Tab. 11.3 Altersabhängige Serumwerte für Kreatinin, Cystatin C und GFR

Alter	Serumkreatinin [μmol/l]	Cystatin C [mg/l]	GFR [ml/min/1,73m²]
Säuglinge	25–40	1,0–2,2	70–100
Kinder	40–60	0,6–1,4	70–100
Jugendliche	50–80	0,6–1,4	70–100

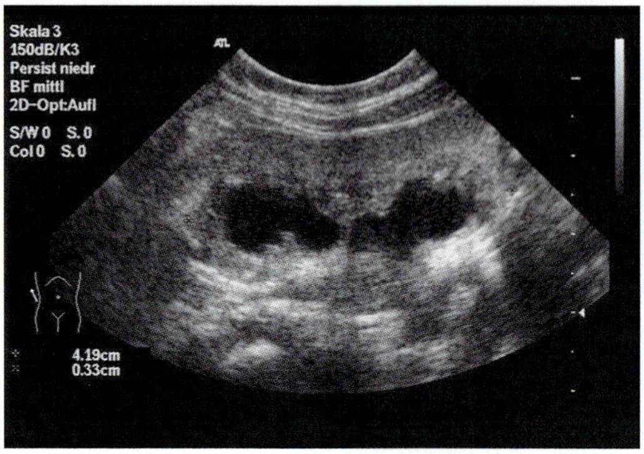

Abb. 11.1 Niere eines 3 Monate alten Säuglings mit schwerer Harntransportstörung. Nierenlänge = 4,19 cm [O482]

Nieren gemessen. Das Nierenvolumen berechnet sich nach der folgenden Formel:

$$\text{Nierenvolumen} = \text{Länge} \times \text{Breite} \times \text{mittlere Tiefe} \times 0{,}5$$

Diese Daten korrelieren mit dem Alter des Patienten. Für jede Altersgruppe gibt es eine Altersperzentile, die eine entsprechende Einordnung der gemessenen Größen ermöglicht.

MERKE

Wird die Körpergröße eines Kinds in Perzentilen ausgedrückt, bedeutet dies, dass die Körpergröße im Verhältnis zur Körpergröße der Gleichaltrigen angeben wird. Eine Körpergröße auf der 50. Perzentile bedeutet, dass 50 % der Kinder gleichen Alters und gleichen Geschlechts kleiner sind als das betreffende Kind; eine Körpergröße auf der 3. Perzentile bedeutet, dass 3 % der vergleichbaren Kinder kleiner als das betreffende Kind sind.
Eine Körpergröße unterhalb der 3. Perzentile wird als kleinwüchsig, eine Körpergröße oberhalb der 97. Perzentile als groß- oder hochwüchsig bezeichnet.

11.3.4 Molekulargenetische Diagnostik

Molekularbiologische Techniken haben in den letzten Jahren zur Aufklärung der molekularen Pathogenese einer Reihe von genetisch bedingten primären Nierenerkrankungen und syndromalen Krankheitsbildern mit Nierenbeteiligung geführt.

Die molekulargenetischen Untersuchungen werden aus Blut- oder Gewebeproben durchgeführt. Von zentralem Interesse ist die Klärung der genetischen Disposition für die jeweilige Erkrankung. Hierzu werden ein oder mehrere Gene, die ursächlich verändert sein können, in der aus der Blutprobe gewonnenen Desoxyribonukleinsäure (DNA) untersucht. Dazu werden die genaue Position und die Art der genetischen Veränderung (Mutation) bestimmt. Diese Mutation bestätigt die Diagnose der vorliegenden Erkrankung auf molekularer Ebene. Zur DNA-Bestimmung genügen 5–10 ml heparinisiertes Blut.

MERKE

Die molekulargenetische Diagnostik hat angesichts des hohen Anteils an Erbkrankheiten bei niereninsuffizienten Kindern einen besonderen hohen Stellenwert.

11.4 Nierenersatztherapie bei Kindern

11.4.1 Indikation zur Nierenersatztherapie bei Kindern

Wenn die Nierenfunktion (GFR) < 10 % fällt, sollte mit einer Nierenersatztherapie begonnen werden. Die Verschlechterung der Nierenfunktion kann jedoch sehr langsam verlaufen, sodass man die Indikation nicht allein aus den Laborwerten ableiten sollte. Zusätzliche klinische Parameter wie Entwicklungsverzögerung, Wachstumsstillstand, Störungen des Knochenstoffwechsels, Leistungsabfall und Appetitlosigkeit bzw. mangelnde Nahrungsaufnahme müssen bei der Entscheidung für den Beginn eines Nierenersatzverfahrens unbedingt berücksichtigt werden. Komplikationen wie eine diuretikaresistente Überwässerung, das Auftreten einer hypertensiven Krise, schwere metabolische Azidosen oder auch schwere urämische Komplikationen wie Krampfanfälle können einen frühzeitigen Dialysebeginn erforderlich machen.

MERKE

Zahlreiche klinische Studien haben mehrfach gezeigt, dass der (zu) späte Einsatz eines Nierenersatzverfahrens das Überleben der betroffenen Kinder negativ beeinflusst.

Tab. 11.4 Normalwerte des Kalzium-Phosphat-Stoffwechsels im Serum

Kalzium	Phosphat		Alkalische Phosphatase		Intaktes Parathormon
2,1–2,65 mmol/l	Säuglinge	1,6–2,6 mmol/l			10–55 pg/ml
	Ältere Kinder	1,3–1,6 mmol/l	Kindesalter	200–600 U/l	
	Jugendliche	0,6–1,5 mmol/l	Jugendliche	60–170 U/l	

Tab. 11.5 Normwerte des 24-h-Blutdrucks bei Mädchen und Jungen zwischen 2 und 16 Jahren mit einer Körperlänge zwischen der 5. und 50. Perzentile

Alter [J.]	Mädchen		Jungen	
	Diastolisch	Systolisch	Diastolisch	Systolisch
2	57–60	99–104	55–59	98–105
4	63–66	101–107	62–66	102–110
6	67–70	104–110	67–71	105–113
8	70–73	108–113	71–75	107–115
10	73–76	112–117	73–77	110–118
12	75–78	116–121	75–78	115–123
14	77–80	119–125	76–80	120–128
16	79–82	122–127	79–83	125–133

Das primäre Ziel sollte sein, dass die Blutdruckwerte und der Kalzium-, Phosphat- und Flüssigkeitshaushalt gut eingestellt sind (Normalwerte ➤ Tab. 11.4). Es ist sehr wichtig, dass altersentsprechende Normalwerte verwendet werden, um zu vermeiden, dass falsche Zielbereiche angestrebt werden. Dies gilt insbesondere für die Einstellung des Blutdrucks (➤ Tab. 11.5).

11.4.2 Behandlungsverfahren der terminalen Niereninsuffizienz bei Kindern

Die jährliche Inzidenz der chronischen Niereninsuffizienz liegt in Deutschland zwischen 100 und 200 Kindern. Die zunehmende Qualifizierung und Spezialisierung der Kinderärzte und des Pflegepersonals in den deutschen Kinderzentren hat zu einer Verbesserung der Versorgungssituation nierenerkrankter Kinder und Jugendlichen beigetragen.

Je nach Grunderkrankung und Alter des Patienten wird entschieden, welches der möglichen Nierenersatzverfahren sinnvoll ist. Grundsätzlich stehen in der Pädiatrie drei Verfahren zur Verfügung: **Hämodialyse, Hämofiltration** und **Peritonealdialyse.** Kleinkinder und Säuglinge werden in den meisten Zentren hauptsächlich mit der Peritonealdialyse behandelt. Dieses Verfahren stellt eine weniger kreislaufbelastende Alternative dar. Während eines etwa zweiwöchigen stationären Aufenthalts werden die Eltern von speziell ausgebildetem Fachpersonal in die Durchführung der Peritonealdialyse eingewiesen. Mit zunehmendem Alter der Patienten und häufiger auftretenden Komplikationen wie Peritonitis und/oder Tunnelinfektionen wechseln viele Kinder in die Zentrums-Hämodialyse. Für die Durchführung einer Zentrumsdialyse bei Kindern sind einige Voraussetzungen erforderlich. Trotz des hohen Zeitaufwands (dreimal in der Woche für mindestens 4 h Dialyse) sollte bei schulpflichtigen Kindern der Schulbesuch ermöglicht und ggf. Unterricht am Krankenbett organisiert werden. Eine begleitende kinderpsychologische Betreuung ist aufgrund der Chronizität der Erkrankung und der psychischen und physischen Belastungssituation häufig erforderlich. Pädiatrische Dialysepatienten benötigen entsprechend geschultes medizinisches Personal, damit Komplikationen der Niereninsuffizienz frühzeitig erkannt und entsprechend behandelt werden können. Nur wenn die oben genannten Aspekte in einem Zentrum realisierbar sind, sollte die Behandlung von dialysepflichtigen Kindern angeboten werden.

MERKE

Das primäre Ziel sollte es sein, alle dialysepflichtigen Kinder frühzeitig zu transplantieren.

Hämodialyse

Die Hämodialyse wird i. d. R. 3 ×/Wo. über 4–5 h in einem Dialysezentrum für Kinder und Jugendliche durchgeführt. Im Dialysestandard 2006 sind die Voraussetzungen und Kriterien für eine Kinderdialyse wie folgt zusammengefasst:

- Das Dialysezentrum verfügt über alle technischen Voraussetzungen für die akute und chronische Blutreinigung bei Säuglingen, Kleinkindern, älteren Kindern und Jugendlichen.
- Es bestehen die personellen und apparativen Voraussetzungen für die Behandlung von Kindern (nur wenige Dialysegeräte sind für die Behandlung von Kindern < 30 kg zugelassen).
- Neben der Behandlung der Nierenerkrankung und ihrer Begleiterkrankungen erfolgt eine ganzheitliche Betreuung, die auch die somatische Entwicklung des kindlichen Organismus berücksichtigt.
- Förderung der psychomotorischen Entwicklung von Säuglingen und Kleinkindern sowie der Selbstständigkeitsentwicklung von Kleinkindern, Schulkindern und Jugendlichen.
- Förderung der psychosozialen Entwicklung von Kindern und Jugendlichen.
- Möglichst frühe Nierentransplantation mit Aussicht auf Langzeiterfolg als wesentliches Behandlungsziel bei der Betreuung von Kindern und Jugendlichen mit terminaler Niereninsuffizienz.
- Aufgrund der besonderen Versorgungsbedürfnisse von Kindern und Jugendlichen mit terminaler Niereninsuffizienz haben spezialisierte Kinderdialysezentren einen höheren Personalbedarf als Dialysezentren für Erwachsene. Ein Behandlungsteam besteht aus Kindernephrologen, Kinderkrankenpflegepersonal, Psychologen, Lehrern, Erziehern und Ernährungsberatern.

Gefäßzugang

Zur Durchführung der Hämodialyse muss entweder ein doppellumiger zentralvenöser Katheter oder – wie bei Erwachsenen – eine arterio-venöse Fistel (Cimino-Fistel) gelegt werden. Der Vorteil des zentralen Katheters liegt im schmerzfreien Beginn der Hämodialyse. Allerdings haben zentralvenöse Katheter im Vergleich zur Cimino-Fistel eine deutlich verkürzte Überlebenszeit (Infektionen). Weitere bedeutsame Nachteile sind der verminderte Blutfluss und die damit assoziierte reduzierte Dialyseeffizienz. Bei Säuglingen und Kleinkindern werden die Katheter aus anatomischen Gründen häufig in die V. femoralis gelegt.

In Einzelfällen kann auch auf die Implantation eines Interponats zurückgegriffen werden, dies sollte jedoch aufgrund des hohen Infektrisikos insbesondere bei Kindern die Ausnahme bleiben.

HD-Regime

Die Effektivität der Dialysebehandlung wird von einer Vielzahl unterschiedlicher Faktoren direkt beeinflusst, wobei der effektive Blutfluss von entscheidender Bedeutung ist. Bei erwachsenen Dialysepatienten wird i. d. R. ein Blutfluss zwischen 250 und 350 ml/min angestrebt. Da der Blutfluss von Größe und Funktion des Gefäßzugangs abhängig ist, liegt er bei Kindern häufig deutlich darunter. Die mittlere Blutflussrate bei Kindern sollte zwischen 100 und 200 ml/min/m^2 KO (Körperoberfläche) liegen.

Kinder sollten wie Erwachsene 3 ×/Woche für 4–5 h bei einem Dialysatfluss zwischen 300 und 500 ml/min behandelt werden.

Die UF sollte bei Kindern 2 % des Körpergewichts pro Stunde und 8 % des Körpergewichts pro Behandlung nicht überschreiten.

Dialysatoren

Kinder und Jugendliche werden mit speziellen Dialysatoren behandelt. Diese unterscheiden sich von den Dialysatoren für Erwachsene im Wesentlichen durch eine kleinere Oberfläche (0,2–1,8 m^2), ein geringeres Füllvolumen (20–50 ml) und die daraus resultierenden und erwünschten niedrigeren **Clearance-Werte.** Die Auswahl des geeigneten Dialysators und des Filters richten sich nach der Körperoberfläche der Patienten: Bei einer Körperoberfläche von 0,5 m^2 sollte der Filter ebenfalls eine Oberfläche von ca. 0,5 m^2 haben.

11

Blutschlauchsysteme

Für Kleinkinder werden Systeme mit kleinerem Durchmesser hergestellt, um das extrakorporale Füllvolumen des arteriellen und venösen Systems auf ein Minimum zu reduzieren. Um diese Systeme einsetzen zu können, muss die Blutpumpe der Dialysemaschine entsprechend eingestellt werden. Das extrakorporale Blutvolumen einschließlich Dialysator beträgt bei Säuglingen ca. 80 ml/kg und bei Kindern ca. 60–70 ml/kg.

Dialysierlösung

Die Bikarbonatdialyse ist heute Standard in der Kinderdialyse. Die Kaliumkonzentration sollte individuell angepasst werden und die Kalziumkonzentration bei 1,25 mmol/l liegen. Bezüglich der Dialysierlösung gibt es keine signifikanten Unterschiede zwischen Erwachsenen- und Kinderdialyse.

Harnstoffkinetik

Die Dialyseeffizienz wird wie bei Erwachsenen anhand der Harnstoffausscheidung (Kt/V) berechnet. Aktuell wird bei Kindern ein Single-Pool-Kt/V von mindestens 1,2 gefordert. Der Kt/V-Wert ist jedoch bei Kindern ein sehr problematischer Qualitätsparameter. Der Single-Pool-Kt/V überschätzt die Dialyseeffektivität um ca. 10–20 %, da der **Harnstoff-Rebound** häufig höher ist als bei Erwachsenen. Das Verteilungsvolumen für Harnstoff liegt bei Säuglingen über 60 % des Körpergewichts. Der Kt/V-Wert wird daher kaum noch eingesetzt. Als Qualitätsparameter kann alternativ der **Double-Pool-Kt/V** verwendet werden, der jedoch eine Harnstoffbestimmung ca. 30 min nach Dialyseende voraussetzt.

Leider fehlen Studien an dialysepflichtigen Kindern, um diese Methoden klinisch zu validieren. Ähnliches gilt auch für die **Urea-Reduction-Ratio-Methode (URR).** Diese gibt die prozentuale Reduktion von Harnstoff während der Dialyse an. Auch hier fehlen gesicherte pädiatrische Daten. Die URR sollte jedoch deutlich > 60 % liegen.

Peritonealdialyse

Die Peritonealdialyse ist in jedem Alter und bei jedem Gewicht durchführbar, auch bei Neugeborenen und Säuglingen. Sie ist das bevorzugte Dialyseverfahren für Kleinkinder. Die Dialysedosierung erfolgt initial mit einer Einlaufmenge von 10–15 ml/kg KG und einer Zyklusdauer von ca. 60 Minuten. Eine Zyklusdauer < 45 Minuten ist i. d. R. nicht mehr effektiv. Die Einlaufmenge kann ab dem 3. Tag nach operativer Katheterimplantation (alle 12–24 h) um 10–20 % gesteigert werden, bis eine Einlaufmenge von 1000–1200 ml/m^2 KG erreicht wird, bei Säuglingen 800 ml/m^2 KG. Um die beste Dialyseeffizienz zu erreichen, sollte die optimale Einlaufmenge der Dialysierlösung für den individuellen Patienten gefunden werden.

Kontinuierliche ambulante Peritonealdialyse (CAPD)

Dieses Nierenersatzverfahren wird in der Pädiatrie nicht mehr sehr häufig eingesetzt, da mit der automatisierten Peritonealdialyse ein alternatives Verfahren zur Verfügung steht. Jugendliche in der Ausbildung entscheiden sich gelegentlich für die CAPD, um nicht so sehr auf den engen zeitlichen Rahmen der automatisierten Peritonealdialyse angewiesen zu sein.

Automatisierte Peritonealdialyse (APD/CCPD)

Die bevorzugte Behandlungsmethode ist die automatisierte Peritonealdialyse mit einem **Cycler,** der den Dialysatwechsel über einen definierten Zeitraum automatisch vornimmt. Nach einer ein- bis zweiwöchigen Schulung eines Elternteils werden die Kinder von der Dialysefachkraft nach Hause begleitet. Dort wird die erste Dialyse mit dem Trainingspartner durchgeführt. Der Cycler übernimmt das Aufwärmen des Dialysats sowie den Ein- und Auslauf. Jeden Tag wird der Patient an den Cycler angeschlossen und entsprechend der vorgegebenen Wechselfrequenz und Verweildauer dialysiert. Das Kind kann während der Behandlung schlafen und am nächsten Tag die Schule oder den Kindergarten besuchen.

Bei der APD werden zwei Verfahren unterschieden:
- Die nächtliche, intermittierende Peritonealdialyse (NIPD), bei der der Bauchraum tagsüber leer ist
- Die kontinuierliche Cycler-Peritonealdialyse (CCPD), bei der morgens mindestens die Hälfte der üblichen Einlaufmenge an Dialysat in der Bauchhöhle verbleibt

Um eine effiziente Dialyse zu gewährleisten, sollten mindestens 10 h Dialyse pro Tag eingeplant werden. Aufgrund der langen Behandlungsdauer wechseln viele Patienten später – im jugendlichen Alter – zur Hämodialyse.

Komplikationen der Peritonealdialyse

Dialysatleckagen: Bei Neugeborenen sind ein offener Leistenkanal und angeborene Zwerchfelldefekte anatomische Risikostellen, die in 30 % der Fälle zu Dialysataustritt führen. Diese Komplikationen werden durch den intraabdominalen Druckanstieg beim Schreien oder Weinen begünstigt.

Peritonitis: Peritonitis und Tunnelinfektionen treten häufiger bei Kindern auf, insbesondere bei Säuglingen, die Windeln tragen. Klinische Anzeichen bei Kindern sind Bauchschmerzen, Erbrechen und Fieber. Viele Kinder zeigen jedoch trotz trüben Dialysats zunächst keine schwerwiegenden Symptome, was sich jedoch akut ändern kann. Es wird empfohlen, Säuglinge und Kleinkinder im 1. Lebensjahr bei Verdacht auf Peritonitis grundsätzlich stationär aufzunehmen. Die Wahl der initialen antibiotischen Therapie sollte sich an der zentrumsspezifischen Resistenzlage sowie an den Antibiogrammen früherer Kulturen von Dialysat, Katheterausgang und Nasenabstrichen (z. B. nasale Besiedelung mit Staph. aureus) der betroffenen Patienten orientieren. 72 h nach Beginn der Antibiotikatherapie sollten die Patienten fieberfrei sein und nur noch über minimale Bauchschmerzen klagen. Wird dieser Zustand nicht erreicht, sollte die Antibiotikatherapie umgestellt oder eine Pilzinfektion ausgeschlossen werden.

Tunnelinfektionen: Tenckhoff-Katheter-assoziierte Infektionen können bei der Peritonealdialyse jederzeit auftreten. Im Rahmen von Tunnelinfektionen besteht ein hohes Risiko für das Auftreten einer sekundären Peritonitis. Windeltragende Kleinkinder haben ein hohes Risiko für gramnegative Katheterinfektionen. Um erste Anzeichen einer Infektion frühzeitig zu erkennen, sollte der Katheterausgang bei jeder ambulanten Wiedervorstellung auf Anzeichen einer Tunnelinfektion (Rötung, Überwärmung, Schwellung und Sekretion) untersucht werden. Bei Anzeichen einer Tunnelinfektion ist empirisch oder ggf. nach Erhalt des Resistogramms eine Antibiotikatherapie einzuleiten. Stellt sich trotz der Antibiotikatherapie innerhalb von 14 Tagen kein Therapieerfolg ein, kann der Katheter gewechselt werden. Eine unnötige lange Therapie sollte verhindert werden, um das Risiko für eine Pilzperitonitis zu minimieren.

11.5 Komplikationen der chronischen Niereninsuffizienz bei Kindern

11.5.1 Renale Anämie

Die Anämie bei Niereninsuffizienz ist in erster Linie auf eine verminderte Erythropoetinsynthese in der Niere zurückzuführen. Die Anämie wird auch durch den chronischen Blutverlust bei der Dialyse, die häufigen Blutentnahmen, den chronischen Eisenmangel und die urämiebedingten intestinalen Blutungen begünstigt.

MERKE

Nierenkranke Kinder haben i. d. R. einen sehr individuellen Bedarf an Erythropoetin. Das liegt unter anderem an der unzureichenden Eisenaufnahme mit der Nahrung (weniger Fleisch), den Dialysemodalitäten, dem Alter des Patienten und dem erhöhten Eisenbedarf des heranwachsenden Kinds.

Eisen wird für die Bildung von Hämoglobin in den Erythrozyten und von Myoglobin in den Muskelzellen benötigt. Eine intravenöse Eisensubstitution ist ab einem Ferritin < 100 ng/ml indiziert. Der Hb-Zielwert für eine Behandlung liegt zwischen 11 und 12 g/dl. In der Regel werden 100–200 IE/kg KG pro Woche benötigt. Zusätzlich wird empfohlen, gegebenenfalls Eisen zu substituieren (2–5 mg/kg KG/d). Je nach individuellem Bedarf sollte die Dosierung dieser Medikamente immer wieder angepasst werden.

11.5.2 Elektrolytverschiebungen: Kalzium/Phosphat

Im Rahmen einer Niereninsuffizienz kommt es zu einer Erhöhung des Phosphats und einer relativen Kalziumverminderung im Serum, was zu einer teilweise schweren Erhöhung des Parathormon (PTH) führen kann. PTH wird von den Nebenschilddrüsen gebildet und setzt u. a. Kalzium und Phosphat aus den Knochen frei. Die Folge der PTH-Erhöhung ist die sog. **renale Osteodystrophie,** eine Erkrankung des Knochengewebes mit verstärkten Knochenab- und -umbau. Im Verlauf der Erkrankung kann es zu Verformungen der betroffenen Knochenbereiche kommen. Regelmäßige Kontrollen von Kalzium, Phosphat, Vitamin D, Parathormon und alkalischer Phosphatase mit entsprechender Korrektur können die renale Osteodystrophie weitestgehend verhindern. Das Hauptziel ist die Normalisierung des Serumphosphats und des Parathormons. Dabei ist zu beachten, dass Säuglinge mit hoher Wachstumsrate einen Phosphatwert im Blut von 2,0 mmol/l benötigen. Selten ist der Hyperparathyreoidismus im Kindesalter autonom und nicht mehr konservativ beeinflussbar.

Trotz großer Fortschritte in der Behandlung nierenerkrankter Patienten in den letzten Jahren sind Herz-Kreislauf-Erkrankungen (kardiovaskuläre Erkrankungen) immer noch die häufigste Todesursache bei Dialysepatienten. Jeder zweite Dialysepatient stirbt an den Folgen **kardiovaskulärer Erkrankungen.** Insbesondere bei jungen Dialysepatienten ist das Risiko um ein Vielfaches höher als bei gleichaltrigen Gesunden. Eine Vielzahl experimenteller und klinischer Daten weist darauf hin, dass Phosphat wahrscheinlich einer der stärksten Risikofaktoren für die kardiovaskuläre Mortalität von Dialysepatienten ist. Epidemiologische Daten an sehr großen deutschen und amerikanischen Kollektiven von Dialysepatienten zeigen, dass die Höhe des Phosphats stärker als die von Kalzium oder PTH mit dem Mortalitätsrisiko assoziiert ist. Dies gilt auch für bereits nierenerkrankte Kinder. Ein weiterer neu untersuchter kardiovaskulärer Risikofaktor ist der **Fibroblasten-Wachstumsfaktor 23 (FGF 23).** FGF 23 ist ein in den letzten Jahren besser charakterisiertes Peptidhormon, das als zirkulierender Faktor die renale Rückresorption von anorganischem Phosphat reguliert und bei Patienten mit chronischer Niereninsuffizienz erhöht ist. FGF 23 nimmt mit abnehmender Nierenfunktion zu und wird in den höchsten Konzentrationen bei Patienten mit terminaler Niereninsuffizienz gemessen.

MERKE

Frühe kardiovaskuläre Veränderungen wie Gefäßverkalkung und linksventrikuläre Hypertrophie treten bereits bei Kindern mit einer chronischer Niereninsuffizienz auf. Daher ist es wichtig, kardiovaskuläre Risikofaktoren (erhöhte Phosphatwerte, Hypertonie, Infektionen, Überwässerungen und falsche Ernährung) bereits im frühen Kindesalter zu vermeiden.

11.5.3 Arterielle Hypertonie

Bis zu 80 % der Kinder mit Nierenersatztherapie haben einen arteriellen Bluthochdruck. Ursache ist in erster Linie die zugrundeliegende Nierenerkrankung. Aber auch Nebenwirkungen der Medikamente, Lebensstil und salzreiche Ernährung sind mitverantwortlich. Kinder unterscheiden sich in dieser Hinsicht nicht von erkrankten Erwachsenen, jedoch ist ein Übergewicht sehr viel häufiger bei Erwachsenen zu finden. Bei chronisch nierenkranken Kindern kann eine konsequente Behandlung der Hypertonie den Krankheitsverlauf günstig beeinflussen und die Notwendigkeit einer Nierenersatztherapie hinauszögern. Im Rahmen der Nierentransplantation ist die Hypertonie vorwiegend eine Nebenwirkung der immunsuppressiven Therapie.

MERKE

Bei Kindern ist die 24-h-Blutdruckmessung besonders wichtig, da der spontan gemessene Blutdruck oft falsch hoch ist. Als **Weißkittelhypertonie** (White Coat Hypertension) werden Blutdruckwerte bezeichnet, die bei der Messung aufgrund der Aufregung des Patienten erhöht gemessen werden.

Die gemessenen Blutdruckwerte müssen anschließend mithilfe von Perzentilenkurven mit entsprechenden Kollektiven verglichen werden. Die Normwerte sind abhängig von der Körperlänge der Kinder. Die oben genannten 24-h-Blutdruckwerte (➤ Tab. 11.5) beziehen sich auf gesunde Kinder mit einer durchschnittlichen Körperlänge zwischen 5. und 50. Perzentile.

Der Einsatz von ACE-Hemmern hat sich bei der Behandlung von Bluthochdruck als besonders wirksam erwiesen. Kalziumantagonisten, Betablocker, Diuretika und auch AT_1-Rezeptorenblocker können bei Kindern mit angepasster Dosierung sicher verordnet werden.

11.5.4 Wachstumsverzögerung

Etwa 30 % der chronisch nierenerkrankten Kinder zeigen einen Wachstumsrückstand. Die chronische Niereninsuffizienz geht mit einer Vielzahl von zum Teil massiven hormonellen Störungen (Erythropoetin, Vitamin D und Wachstumshormonresistenz) einher. Der Wachstumshormonspiegel ist bei urämischen Kindern und Erwachsenen erhöht, was v. a. auf eine verlängerte Plasmahalbwertszeit zurückzuführen ist. Darüber hinaus besteht bei chronischer Niereninsuffizienz eine Resistenz des Zielgewebes gegen die Wirkung des Wachstumshormons. Der physiologische Anstieg der Wachstumshormonsekretion in der Pubertät bleibt aus oder ist zumindest vermindert. Somit besteht trotz erhöhter Messwerte ein relativer (funktioneller) Wachstumshormonmangel. Zusätzlich werden Störungen der Pulsatilität der Hormonausschüttung beschrieben. All dies kann zu einer Wachstumsverzögerung im Kindesalter führen.

Zur Vermeidung einer ausgeprägten Gedeihstörung und eines renalen Kleinwuchses sollte daher eine reduzierte Kalorienzufuhr aufgrund einer urämiebedingten Inappetenz frühzeitig diätetisch ausgeglichen werden. Insbesondere bei Kleinkindern und Säuglingen ist häufig eine kontinuierliche Nahrungssondierung (nasogastrale Sonde oder perkutane Gastrostomie) erforderlich.

Wenn trotz Optimierung der täglichen Kalorienzufuhr kein ausreichendes Wachstum erreicht werden kann und das Kind unterhalb der 3. Wachstumsperzentile liegt, ist eine Dauertherapie mit rekombinantem humanem Wachstumshormon (rhGH) indiziert, das täglich subkutan verabreicht wird. Diese Behandlung wird sehr gut vertragen. Sie kann über mehrere Jahre durchgeführt werden, idealerweise bis zum Erreichen der Zielgröße oder bis zum Abschluss des Wachstums. Erhält das Kind eine Nierentransplantation, wird die Therapie unterbrochen. Es wird dann abgewartet, ob die Verbesserung der Nierenfunktion zu einem Aufholwachstum führt. Ist dies nicht der Fall ein, wird i. d. R. meist die Glukokortikoidtherapie reduziert. Führt auch dies nicht zum Erfolg, kann die unterbrochene Wachstumshormontherapie wieder aufgenommen werden.

11.6 Ernährung

Da chronisch nierenkranke Kinder häufig an einer Mangel- oder Fehlernährung leiden, die sich direkt auf das Längenwachstum und die neurokognitive Entwicklung auswirkt, ist die Sicherstellung einer quantitativ und qualitativ optimalen Ernährung eine der wichtigsten Aufgaben in der Betreuung niereninsuffizienter Kinder (➤ Tab. 11.6). Es konnte gezeigt werden, dass die tägliche Kalorienzufuhr bei urämischen Kindern häufig unter 80 % der empfohlenen Menge liegt. Dadurch kommt es bereits früh zu einer mangelnden Gewichtszunahme und zu einem verminderten Längenwachstum.

Tab. 11.6 Richtwerte für Ernährung und Flüssigkeitsbedarf (DGE-Referenzwerte)

Alter		Energie [kcal/kg/d]	Protein [g/kg/d]	Flüssigkeit [ml/kg/d]
Säuglinge		90–94	1,1–2,7	110–130
Kinder	1–4 J.	88–91	1,0	95
	4–7 J.	78–82	0,9	75
	7–10 J.	68–75	0,9	60
	10–13 J.	55–64	0,9	50
	13–15 J.	47–56	0,9	40
Jugendliche		43–46	0,8–0,9	40

Alle Kinder mit einer eingeschränkter Nierenfunktion sollten daher eine individuelle Ernährungsberatung und einen Ernährungsplan erhalten. Durch eine kindgerechte Ernährungsberatung können Mangelerscheinungen frühzeitig erkannt und entsprechend behandelt werden. Die tägliche Protein- und Energiezufuhr sollte 100–140 % der empfohlenen Tagesmenge betragen. Die frühzeitige Sicherstellung einer ausreichenden Kalorienzufuhr sollte vor allem bei Säuglingen gewährleistet sein, da gerade in dieser Altersgruppe das Gedeihen von einer ausreichenden Kalorienzufuhr abhängt und erst später das Körperwachstum direkt durch die Ausschüttung des Wachstumshormons gesteuert wird.

Wird die angestrebte Energiezufuhr aufgrund von Erbrechen und Appetitlosigkeit nicht erreicht, muss gerade in dieser Altersgruppe frühzeitig über eine nasale oder gastrale Sondenernährung entschieden werden.

11.7 Psychosoziale Aspekte

Übergeordnetes Ziel der vielfältigen therapeutischen Maßnahmen bei der Behandlung von Kindern und Jugendlichen mit chronischer Niereninsuffizienz ist der weitgehende Erhalt der körperlichen und geistigen Gesundheit und Leistungsfähigkeit. Darüber hinaus ist die schulische und soziale Integration anzustreben, um eine möglichst normale Lebensführung und den Abschluss einer Schul- oder Berufsausbildung zu gewährleisten. Dazu ist eine umfassende pflegerische, medizinische und fachpsychosoziale Betreuung der Patienten und ihrer Angehörigen zwingend erforderlich. Die medizinische und psychologische Betreuung von Kindern mit chronischer Niereninsuffizienz sollte daher in spezialisierten pädiatrischen nephrologischen Zentren mit entsprechend ausgebildetem Personal erfolgen. Der Zeitaufwand für ambulante, stationäre oder häusliche Behandlungen kann die sozialen Kontakte erheblich einschränken. Oft müssen die Kinder weite Wege zu den spezialisierten Behandlungszentren zurücklegen. Bei der Hämodialyse verbringen sie 3 ×/Woche 4–5 h im Kinderdialysezentrum. Körperliche Stigmata wie Blässe, Kleinwuchs, Narben, implantierte Katheter, die verzögerte Pubertät, aber auch die geringere körperliche Belastbarkeit sind aus Sicht vieler Patienten Ursachen für Verunsicherung. Viele haben auch das Gefühl, nicht genügend Anschluss an gesunde Gleichaltrige zu finden. Dies belastet vor allem viele Jugendliche, deren Autonomiebedürfnis immer wieder in Konflikt mit dem elterlichen Schutzbedürfnis gerät. Häufig werden die ärztlichen Anordnungen aus einer ablehnenden Haltung nicht befolgt (Non-Adhärenz). Über allem steht die Bedrohung durch eine lebenslange Erkrankung mit verkürzter Lebenserwartung. Ausbildungsdefizite in Schule und Beruf erschweren die Situation. Pflegende und psychosoziale Mitarbeiter sind gefordert, diesen jungen Menschen mit Geduld und Beratung zur Seite zu stehen. Dies gilt auch für Kinder an der Dialyse oder nach einer Nierentransplantation.

11.8 Nierentransplantation bei Kindern

Die Nierentransplantation (➤ Kap. 9) ist die Therapie der Wahl und erfolgt entweder nach einer Langzeitdialyse (Peritoneal- oder Hämodialyse) oder präemptiv, d. h. ohne vorherige Dialyse. Bei der Organvergabe wird zwischen Lebend- und Verstorbenen-Spende unterschieden. Voraussetzungen für eine erfolgreiche Nierentransplantation sind ein Körpergewicht > 10 kg und ein Alter > 2 Jahren.

In Deutschland werden jährlich ca. 100 Kinder unter 15 Jahren und 20 Jugendliche zwischen 15 und 18 Jahren nierentransplantiert (QuaSi-Niere). Es werden Spendernieren von Nicht-Lebendspendern und Lebendspendern verwendet. Der Anteil der Lebendspenden liegt in Deutschland bei ca. 30–40 %. Bei Kindern sind in erster Linie die Eltern die potenziellen Nierenspender, aber auch nicht verwandte Spender wie Adoptiveltern können spenden. Klare Vorteile der Lebendspende sind kurze Wartezeiten und eine planbare Nierentransplantation. Bei einer GFR < 15 ml/min/1,73 m^2 sollten die notwendigen Vorbereitungen für die Nierenersatztherapie und eine Nierentransplantation getroffen werden. Dazu gehören u. a. der vollständige Impfstatus, die Blutgruppen- und HLA-Typisierung, aber auch die psychologische Betreuung und die Abklärung einer Lebendspende. Anschließend erfolgt die Meldung an Eurotransplant (ET) in Leiden, Belgien.

Jährlich erreichen 80 bis 100 nierentransplantierte Jugendliche das 18. Lebensjahr und müssen das pädiatrische Behandlungszentrum verlassen und in ein Erwachsenenzentrum wechseln. Während die Medikamenteneinnahme beim Kleinkind noch von den Eltern betreut und überwacht wird, übernimmt der jugendliche Patient mit zunehmendem Alter mehr Eigenverantwortung. Am Ende der Adoleszenz wechselt der Jugendliche das Betreuungsteam, zu dem er viele Jahre eine Vertrauensbasis aufgebaut hat. Dies ist oft kein leichter Schritt für den Patienten und seine Familie. Während einige Patienten diesen Schritt problemlos meistern, haben andere große Umstellungsprobleme. An erster Stelle stehen Probleme wie die Non-Adhärenz (➤ Kap. 12.3), die nicht selten zum Verlust des Transplantats führt. Nach erfolgreicher Organtransplantation muss daher die medizinische Behandlung durch eine gezielte medizinische und psychologische Schulung ergänzt werden. Hierfür stehen den betroffenen Kindern und Jugendlichen verschiedene Programme zur Verfügung, die speziell auf die Bedürfnisse von Kindern zugeschnitten sind. Individuelle Therapiekonzepte umfassen die medizinische Versorgung und die Kombination von sportlichen Aktivitäten mit psychosozialer Betreuung. Dieser Prozess wird Transition genannt.

Über ein vielbeachtetes Programm für Jugendliche und junge Erwachsene zur Unterstützung des Transitionsprozesses informiert die Webseite www.endlich-erwachsen.de.

KAPITEL

12 Rahmenbedingungen nephrologischer Fachpflege

Thomas Fernsebner, Michael Reichardt

Während in den Kapiteln 2 bis 11 Kernkompetenzen und spezielle Fachkenntnisse dargestellt wurden, geht es in diesem Kapitel um die Rahmenbedingungen nephrologischer Fachpflege, und dabei v. a. um den Gegenstand nephrologischer Fachpflege und deren Verständnis des eigenen Berufsbildes.

12.1 Professionelle nephrologische Pflege im Kontext

Thomas Fernsebner, Michael Reichardt

Pflege wird, wie allgemein in der Gesellschaft so auch im nephrologischen Bereich, an Bedeutung gewinnen, denn die Zahl der chronisch kranken Menschen nimmt stetig zu. Damit steigt der Anspruch auf hoch qualifizierte Pflegeleistung, sowohl individuell als auch gesellschaftlich. Auch aus ökonomischen Gründen gewinnt die Qualität der Behandlung große Bedeutung. Professionelle nephrologische Pflegende mit unterschiedlichen Fähigkeiten und Qualifikationen sind an der Versorgung nierenkranker Menschen in den verschiedenen Stadien der Niereninsuffizienz und in verschiedenen Bereichen beteiligt.

Die seit Jahren zunehmende Arbeitsverdichtung der Pflegenden bei steigender Pflegeintensität der Patienten macht eine Steigerung der Effizienz der Pflege weiterhin erforderlich. Verstärkte Delegation von ärztlichen Aufgaben, aber auch eigenverantwortliche Übernahme ärztlicher Tätigkeiten sollen Qualität und Versorgungskontinuität der chronisch nierenkranken Menschen sicherstellen. Eine spezialisierte Pflegefachkraft übt nach Abschluss der Fachweiterbildung komplexe Tätigkeiten in einem eigenverantwortlichen Bereich aus und kooperiert verstärkt mit anderen Berufsgruppen. Sie ist für die selbstständige Durchführung der Nierenersatztherapieverfahren nach ärztlicher Anordnung verantwortlich, besitzt fachliches Expertenwissen für die Beobachtung der Auswirkungen der Behandlung und Erkrankung sowie deren Bewältigung und wirkt im Bereich der Prävention mit. In Zusammenarbeit mit anderen Berufsgruppen erfüllt sie einen hohen Anteil an Koordination und Kommunikation im multiprofessionellen Team.

12.1.1 Aufgabenfelder nephrologischer Fachpflege

Die allgemeinen und spezifischen sowie speziellen Aufgaben der Pflege in der Nierenersatztherapie lassen sich aus dem Pflegeprozess (➤ Kap. 3) ableiten. Sie sind teilweise in immer gleicher routinierter Form vorzufinden, aber zum großen Teil auch sehr individuelle Aufgaben. Wichtig ist jedoch, wie bereits erwähnt, dass nur die jeweilige Pflegeperson die Gesamtheit aller Maßnahmen überblicken kann, da nur sie die Gesamtverantwortung des Pflegeprozesses innehat. So erfordert die Nierenersatztherapie so oder so das unbedingte Vorhandensein von examinierten Pflegekräften und viel mehr Fachpflegekräfte für Nephrologie (s. o.).

Wir unterteilen in grundständig pflegerische Aufgaben, die vorbehaltlich den Pflegeberufen zugeordnet werden müssen, und in spezielle Aufgaben, die durch Vertiefung und Qualifikation sowie entsprechenden überprüften Kompetenzerwerb der ausführenden verantwortlichen Berufsgruppe ausgeführt werden. Als spezifische Aufgaben verstehen wir jenes Aufgabenspektrum, das speziell auf die jeweilige Berufsgruppe zugeschnitten ist, und je nach Kompetenzstufe der jeweiligen Pflegeperson können und müssen Vorbehalte definiert werden (nach American Nephrology Nurses Association, [https://www.annanurse.org/professional-development/practice/scope-of-practice/nephrology-nursing, letzter Zugriff 7.8.2024]).

Aufgaben die im Kontext der Pflege ausgeführt werden (Quelle: fnb. Dialyse-Pflege-Standard [DPS]. https://www.nephro-fachverband.de/berufspolitisches/vorstellung-des-dialyse-pflege-standard-zur-verbesserung-der-nephrologischen-versorgung; letzter Zugriff 7.8.2024):

- **Pflege in der Prädialyse**
  - Erstellung der Pflegeanamnese
  - Erstellung eines individuellen Pflegeplans, der sich an den Bedürfnissen des Patienten orientiert
  - Beratung des Patienten und seiner Familie bei Fragen zur Dialyse und zu den zugrunde liegenden Erkrankungen und der damit verbunden Einschränkung täglicher Lebensbedürfnisse
  - Unterstützung bei der Planung und Durchführung von Dialysebehandlungen
- **Standardaufgaben bezüglich jedes einzelnen Patienten**
  - Vorbereitungsaufgaben und patientenferne Tätigkeiten
  - Richten des Dialyseplatzes
  - Vorbereitung des Dialysegeräts
  - Überwachung und Funktionskontrollen der Medizinprodukte, die im Zusammenhang mit der Nierenersatztherapie zum Einsatz kommen
- **Pflege bei der Dialysedurchführung**
  - Durchführung der Dialysebehandlung mit Feststellung der Behandlungsfähigkeit und dem Einverständnis des Patienten
  - Management des Dialysezugangs und den damit beteiligten Berufsgruppen
  - Pflege des Dialysezugangs (Anamnese, Planung, Punktion, Effektivitätsprüfung usw.)
  - Durchführung notwendiger Kontrolluntersuchungen während der Dialyse und ggf. Anpassung der Behandlung
  - Unterstützung und Beratung des Patienten bei der Einnahme von Dialyse-Medikamenten
  - Gewährleisten der Patientensicherheit und des Patientenwohls
  - Überwachung der Körperfunktionen des Patienten während der Dialyse und Einleitung von Maßnahmen zur Verbesserung des Gesundheitszustands
- **Pflegeaufgaben Beraten und Begleiten**
  - Regelmäßige Dokumentation der Behandlungsergebnisse und des Gesundheitszustands des Patienten, v. a. in Bezug auf Einschränkungen der täglichen Aktivitäten (ATLs)
  - Beratung des Patienten und seiner Familie über mögliche Risiken und Komplikationen sowie über die Einhaltung einer guten Hygiene
  - Unterstützung des Patienten bei der psychischen Bewältigung der Belastungen, die aufgrund der Nierenersatztherapie entstehen
  - Betreuung des Patienten und seiner Familie bei der Entscheidung für eine Nierentransplantation oder eine andere Form der Nierenersatztherapie
  - Erkennen und Behandeln von Komplikationen, die durch Nierenersatztherapien verursacht werden
  - Beratung des Patienten über die richtige Ernährung und Lebensstiländerungen, z. B., um Nierenrestfunktion zu unterstützen
  - Unterrichten und Schulung des Patienten über seine Krankheit und deren Behandlungsoptionen sowie über mögliche Komplikationen
- **Besondere Aufgaben in der Langzeitpflege**
  - Erkennung früher Anzeichen einer Verschlechterung oder Komplikation in Bezug auf die Nierengesundheit oder der Effektivität der Dialysebehandlungen/des Dialyseprozesses
  - Koordination der Versorgung mit dem Arzt und anderen Gesundheitsdiensten
  - Unterstützende Pflege bei chronischen Begleiterkrankungen
  - Prüfen aller pflegerischen, medizinischen und technischen Parameter im Rahmen einer Überwachung einer/eines kontinuierlichen Dialysebehandlung/Dialyseprozesses
  - Bereitstellen und Unterstützen eines therapeutischen Umfelds für den Dialysepatienten, um eine optimale Adhärenz zur Therapie weiterhin sicherzustellen
  - Unterstützung des Patienten bei der Einhaltung notwendiger Lebensstiländerungen, um die Dialyse effektiv zu gestalten und Komplikationen zu vermeiden
  - Unterstützung des Patienten und seiner Angehörigen bei Krisen und im Sterbeprozess.
- **Spezielle Pflegeaufgaben**
  - Überwachung der Behandlungsqualität und Führungs-/Steuerungsaufgaben anderer Kollegen.

- Durchführung von Heimdialysetrainings
- Durchführung von Notfalldialysen
- Durchführung von extrakorporaler Sonderverfahren

12.1.2 Veränderungsprozesse und Auswirkungen

Im Jahr 2020 wurde die generalistische Ausbildung zur/zum Pflege-Fachkraft/-Fachfrau/-Fachmann gesetzlich im sog. Pflegeberufegesetz verabschiedet, in der alle drei Grundberufe der Kinder-, Kranken- und Altenpflege in einer Grundausbildung zusammengeschlossen werden. Eine Spezialisierung erfolgt später. Diese Entwicklung muss auch die Nephrologie zur Kenntnis nehmen, wenn man weiter auf die Pflege in der Nephrologie zurückgreifen muss. In diesem Zuge wurde auch die duale Ausbildung in die akademische Laufbahn ermöglicht, sodass Pflegende mit ihrer Ausbildung auch einen akademischen Grad erwerben und zugleich das Staatsexamen ablegen können.

Mit dem Pflege-Weiterentwicklungsgesetz (Gesetz zur strukturellen Weiterentwicklung der Pflegeversicherung) wurde bereits 2008 die Möglichkeit der Übernahme heilkundlicher Tätigkeiten eröffnet. § 63 Abs. 3 (SGB V) ermöglicht neben der eigenständigen Verordnung von Verbands- und Pflegehilfsmitteln die Übertragung ärztlicher Tätigkeiten im Rahmen einer Modellklausel (Igl 2008). Damit wurden der Fachpflege insgesamt und insbesondere der Fachpflege Nephrologie weitere Handlungsfelder eröffnet. Bislang wurde dieser Ansatz speziell in Deutschland aber nur selten oder nicht flächendeckend vollzogen, weder regional noch in den Fachdisziplinen. Dies liegt teilweise daran, dass vorhandene Strukturen sich nur allmählich ändern lassen und es sicherlich noch mehrere Jahre brauchen wird, um erste sicht- und spürbare Ergebnisse zu verzeichnen.

Am 12.5.2023 wurde der Dialysepflege-Standard (DPS) verabschiedet. Er kann in seiner Wirkung zur Zeit des Erscheinens des Buchs noch nicht beurteilt werden, findet aber durchaus Wahrnehmung bei allen Beteiligten in politischer und gesellschaftlicher Hinsicht. Inhaltlich lassen sich fünf Forderungen als zentrales Ergebnis des DPS bestätigen:

- „Die Anwendung des Pflegeprozess ist unabdingbar."
- „Zur Durchführung der Nierenersatztherapie sind qualifizierte Pflegekräfte unabdingbar."
- „Es sind bei jedem Nierenersatzverfahren qualifizierte Pflege- und Pflegefachkräfte nach festgelegten Bemessungskriterien vorzuhalten."
- „Jede Pflegekraft in der Dialyse qualifiziert sich innerhalb von 5 Jahren zur Fachpflegekraft für Nephrologie."
- „Die Einhaltung des DPS ist Teil des internen und externen Audits von Dialyseeinrichtungen."

Inwieweit sich diese grundlegenden Forderungen umsetzen lassen, wird sich in den nächsten Jahren zeigen.

12.1.3 Fachpflege im nationalen und internationalen Kontext

Neben dem unmittelbaren Arbeitsumfeld, den Aufgaben und den Veränderungsprozessen ist der Austausch regional, national sowie auch international ein wichtiger Bestandteil beruflicher Integration und Identifikation. Daher haben sich im nephrologischen Bereich sehr früh Berufsverbände entwickelt, die wichtige Funktionen für die fachliche und berufspolitische Weiterentwicklung übernehmen. Die besonderen Aufgaben dieser Verbände sind:

- Fachliche Professionalisierung
- Fort- und Weiterbildungen
- Entwicklung von Lehrplänen
- Entwicklung des beruflichen Selbstverständnisses
- Tätigkeitbeschreibung und Berufsbilddefinitionen
- Dialog mit anderen Fachgesellschaften
- Berufspolitische Vertretung der eigenen Berufsgruppe
- Beratung politischer Gremien

Je nach Berufsverband sind diese Aufgaben und Ziele unterschiedlich priorisiert. Jedoch ist nach Auffassung der Berufsverbände eine Mitgliedschaft aller nephrologisch Tätigen ein unverzichtbarer Beitrag zur individuellen Professionalisierung. Je mehr Mitglieder sich den Verbänden anschließen, umso mehr Einfluss haben diese Verbände bei der Mitsprache in berufspolitischen Entscheidungen. So ist es den Verbänden zu verdanken, dass die nephrologische Fachweiterbildung in Deutschland etabliert wurde.

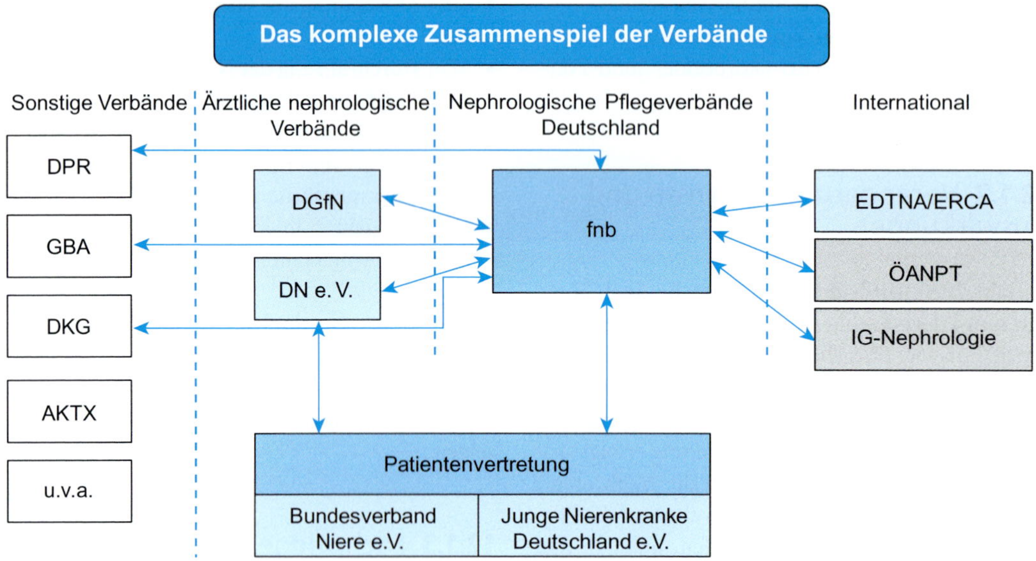

Legende von links nach rechts:
DPR = Deutscher Pflegerat
GBA = Gemeinsamer Bundesausschuss
DKG = Deutsche Krankenhausgesellschaft
AKTX = Arbeitskreis Transplantation
DGfN = Deutsche Gesellschaft für Nephrologie
DN e.V. = Verband Deutscher Nierenzentren e.V.
Bundesverband Niere e.V.
Junge Nierenkranke Deutschland e.V.
AfnP = Arbeitsgemeinschaft nephrologische Pflege
fnb = Fachverband nephrologischer Berufsgruppen
EDTNA/ERCA = European Dialysis and Transplant Nurses Association/ European Renal Care Association
ÖANPT = Österreichischen Arbeitsgemeinschaft für nephrologische Pflege und Dialysetechnik
IG-Nephro = Interessengruppe für nephrologische Krankenpflege

Abb. 12.1 Berufsverbände [L143]

Derzeit gibt es für die nephrologische Pflege die Berufsverbände Fachverband nephrologischer Berufsgruppen e.V. (fnb) und European Dialysis Nurses Association/European Renal Association (EDTNA/ERCA). Darüber hinaus gibt es Fachgesellschaften, die unmittelbaren Einfluss in der Nephrologie haben und das Berufsbild nephrologischer Fachpflege prägen (➤ Abb. 12.1).

12.2 Prozesse der nephrologischen Versorgung

Thomas Fernsebner

Prozesse der nephrologischen Versorgung beinhalten die komplette Betreuung des nierenkranken Menschen in allen Krankheitsphasen, aber auch die Auseinandersetzung mit den Rahmenbedingungen, der eigenen beruflichen Erwartung und den Erwartungen, die an die Pflegeperson gestellt werden. Wie fast alle Prozesse, die sich am PDCA-Zyklus orientieren, finden wir auch dies im Fachbereich der nephrologischen Pflege. Um die Prozesse verstehen zu können, müssen jeder Fachbereich und jede Berufsgruppe ihr Selbstkonzept erkennen, reflektieren und ein Rollenverständnis im beruflichen Umfeld und in Bezug auf die Betreuung chronisch kranker Menschen entwickeln. Hieraus entwickelt sich dann ein Bewusstsein für die Position der nephrologischen Fachpflege sowie deren Stellenwert und das Aufgabenfeld.

Die Prozesse der nephrologischen Versorgung lassen sich aus der täglichen Praxis erkennen und ableiten. Allen voran ist der Pflegeprozess das Kernelement pflegerischen Handelns. Bei keinem anderen Prozess wird dies so deutlich, da Pflege nicht nur zielgeleitet arbeitet und Ergebnisse feststellt, sondern auch bewertet und anpasst. Wie bereits an an-

Tab. 12.1 Prozesse der nephrologischen Versorgung

Ebene	Beispiel von Prozessen
Makroebene • Gesellschaft • Gesetzgeber • Fachgesellschaften	• Meinungsbildung • Gesetzgebung • Ermittlung Dialysewochenpauschale • Qualitätsrichtlinien der Dialyse • Zulassung von Dialyseeinrichtungen • Erstellung von Expertenstandards und Leitlinien • Erstellung von Lehrplan und Curricula • Ausbildung und Studium
Mesoebene • Betrieb/Betreiber • Leitung	• Betriebliches Qualitätsmanagement • Erstellung des Dienstplans • Erstellung von Standards • Fort- und Weiterbildung • Ständiger Verbesserungsprozess • Erstellung von Arbeitsbeschreibungen • Anpassung von aktuellen Erkenntnissen • Bestellwesen, Materialbeschaffung • Implementierung neuer Standards und neuer wissenschaftlicher Erkenntnisse (EBN)
Mikroebene • Person • Pflegesituation • Pflegeteam	• Durchführung der Dialysetherapie • Pflegeprozess • Anordnung und Ausführung • Teambesprechungen • Persönliche und individuelle Fort- und Weiterbildung

dere Stelle dargestellt (➤ Kap. 3), beschreibt auch der Pflegeprozess ein ureigenes Handlungsprofil, das eigens für den Pflegeberuf im Krankenpflegegesetz beschrieben wurde. Anhand des Pflegeprozesses lassen sich sehr deutlich die Kompetenzen nephrologischer Pflege ableiten und die Komplexität in der pflegerischen Versorgung verdeutlichen.

Im Grunde genommen ist jeder Handlungsablauf, jede Ereigniskette und jedes aufeinandergefolgte Geschehen ein Prozess. Prozesse der nephrologischen Versorgung sind fast immer multiprofessionelle Ereignisse. Ärzte, Pflegepersonal mit und ohne Fachweiterbildung sowie Assistenzpersonal wie medizinische Fachangestellte (MFA), Hilfspersonal und Servicekräfte arbeiten alle an der Versorgung nierenkranker Menschen und müssen daher sehr differenziert betrachtet werden. Dabei lassen sich die Prozesse in die übergeordnete und gesellschaftliche Ebene, in eine betriebliche Ebene und in die unmittelbare Arbeitsebene einteilen; diese werden auch Makroebene, Mesoebene und Mikroebene genannt (➤ Tab. 12.1).

Evidence based nursing (EBN)

Anhand der Implementierung neuer Erkenntnisse soll der Prozessbegriff exemplarisch verdeutlicht werden.

Die Ausgangssituation: gehäuftes Auftreten von Sturzereignissen vor und nach der Dialysebehandlung, z. T. beim Transfer zwischen Rollstuhl und Waage, aber auch beim Betreten und Verlassen der Dialysestation führt zur Anpassung bzw. Implementierung von Sturzpräventionsmaßnahmen. Hierzu gibt es im Bereich der Makroebene gesetzliche Grundlagen zum Schutz des Patienten, den Expertenstandard zur Sturzprävention und weitere Empfehlungen.

Die Einrichtung prüft zunächst die Möglichkeiten der Umsetzbarkeit. Im Sinne von wissenschaftlich erwiesener Pflege ist nach der besten, aber auch geeigneten Methode zu recherchieren. Es liegt dann in der Verantwortung der Zentrumsleitung, eine Umsetzung bzw. Anpassung der Sturzprävention anzuordnen (Mesoebene). Die direkte Umsetzung am Patienten und in der Einrichtung obliegt wiederum allen Mitarbeitern einer Dialyseeinrichtung (Mikroebene). Da es für den unmittelbaren Pflegenden häufig sehr schwierig ist, sich das aktuelle wissenschaftliche Wissen zugänglich zu machen, wurde die **Methode von EBN** (Evidence based nursing) entwickelt:

- 1. Schritt: Klärung der Zuständigkeitsfrage. Diese Frage ist relativ schnell geklärt und möglicherweise im betrieblichen Organigramm dargestellt.
- 2. Schritt: Fragestellungen formulieren, die sich aus den Problemen und Anforderungen der Pflegenden ergeben. Aber auch das Interesse an einem Thema kann eine Fragestellung aufwerfen. In unserem Beispiel kann die Frage gestellt werden, wie häufig Patienten in meiner Einrichtung stürzen und wie der Vergleich zu anderen Zentren ist. Und letztlich: Welche Maßnahmen sind zu ergreifen, um das Sturzrisiko zu verringern?
- 3. Schritt: Recherche nach entsprechenden Forschungsergebnissen bzw. Expertenmeinungen. Nach einer kritischen Beurteilung, unter Berücksichtigung der ökonomischen Aspekte und einer Machbarkeitsanalyse, fällt die Entscheidung für ein Verfahren.
- 4. Schritt: Maßnahmenumsetzungsplan festschreiben.
- 5. Schritt: Die Implementierung ist dann das konsequente Umsetzen der geplanten Maßnahmen. Hierzu bieten sich Trainings, Schulungen und Teambesprechungen an. Zug um Zug wird dann die Maßnahme eingeübt und schließlich in der kompletten Einrichtung angewendet.
- 6. Schritt: Im letzten Schritt wird das gewählte Verfahren kontrolliert. Finden weniger Stürze statt? Helfen die Maßnahmen auch, Sturzgefährdungen zu erkennen? Anhand dieser Evaluation kann ein Vergleich zwischen vorher und nachher eine mögliche Änderung dokumentieren.

Der EBN-Prozess ist ein Regelkreis (➤ Abb. 12.2), der die Anpassung nach Evaluation einfordert und in regelmäßigen Abständen wiederholt werden soll. Die Methode EBN ist durch Fachpflegepersonal durchzuführen und fordert Teamgeist sowie die Bereitschaft, alte Gewohnheiten zu verlassen.

12.3 Selbstmanagement Patient und Pflege

Thomas Fernsebner

Jeder Mensch hat das grundsätzliche Bedürfnis seiner individuellen freien Persönlichkeitsentfaltung. Dieses wichtige Bedürfnis ist daher auch im Grundgesetz geregelt. Bereits Kinder durchleben diesen Prozess mehrfach, indem sie sich in verschiedenen Entwicklungsphasen von ihrem elterlichen Bereich distanzieren und eigenständiger werden. Es erschließt sich nach und nach ein immer größer werdender Freiraum, der sich über den Jugendlichen schließlich zum Erwachsenen entwickelt. Spätestens mit Eintritt in das erwerbsfähige Berufsleben ist die Selbstständigkeit für den Menschen erreicht. Dieses menschliche Bedürfnis der „Selbstständigkeit" bleibt i. d. R. ein Leben lang erhalten. Menschen, die eine schwere gesundheitliche Beeinträchtigung erfahren, sind dann auf Hilfe angewiesen. Ärzte, Pflegepersonen und weitere Berufsgruppen sind zum Wohle des Patienten engagiert und verhelfen den Menschen, so weit als möglich ihren ursprünglichen gesundheitlichen Zustand wieder zu erreichen. Bei nephrologisch erkrankten Menschen gestaltet sich im Rah-

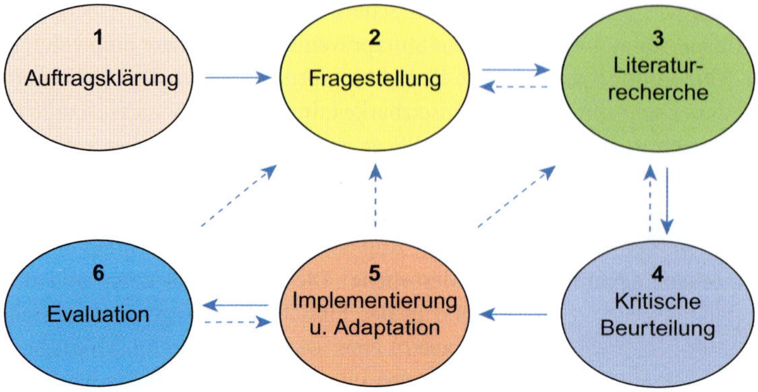

Abb. 12.2 EBN-Prozess: ein Regelkreis [G066, L143]

men des chronischen Krankheitsgeschehens dieser kurative Ansatz als äußerst schwierig. Dies liegt daran, dass der Verlust der Nierenfunktion meist nicht vollständig kuriert werden kann. Die chronisch terminale Nierenerkrankung kann allenfalls mit der Nierenersatztherapie (➤ Kap. 7.5) behandelt, jedoch niemals geheilt werden. Diese sehr ernst zu nehmende Tatsache ist für die Betroffenen, aber auch für die medizinischen und pflegerischen Berufsgruppen, eine äußerst schwierige Situation. Die Patienten erleben dies auf unterschiedlichste Art und Weise. Der Verlust der eigenen Gesundheit und die Auseinandersetzung mit der eigenen Sterblichkeit spielen hierbei eine zentrale Rolle. Die Aufgabe der Pflege ist es dann, Patienten in Phasen dieser Lebenskrise zu unterstützen und mögliche Konzepte anzuwenden.

Vor dem Hintergrund, dass Menschen auch in Phasen von Krankheit weiterhin das Bedürfnis nach Selbstständigkeit haben, kann es dennoch gelingen, diese Ressource professionell zu nutzen. Dem steht gegenüber, dass das therapeutische Team (Ärzte und Pflegepersonal) bemüht ist, die bestmögliche Therapie sicherzustellen und die Therapie für den Patienten zu planen, ohne dass dieser aktiv seine Mitbestimmung und Selbstständigkeit einbringen kann. In Phasen der ersten Krankheitsbewältigung mag dieses Vorgehen hilfreich sein, jedoch verhilft es den betroffenen Menschen nicht zur Wiedererlangung ihrer Selbstständigkeit.

Selbstmanagement führt daher immer über den Ansatz, dass Pflegepersonen alles daransetzen, den Patienten in die Selbstständigkeit zu führen. Daher sind Behandlungsmethoden wie Peritonealdialyse oder Heimhämodialyse sehr gut für den Erhalt der Selbstständigkeit geeignet und fördern nachhaltig die persönliche Auseinandersetzung mit der eigenen Krankheit. Aber auch im Dialysezentrum gibt es weitreichende Möglichkeiten, Patienten weitestgehende Selbstständigkeit im Rahmen der Therapie zu ermöglichen. Um dies näher zu betrachten, ist ein Blick in den Rahmenlehrplan hilfreich.

Um diese Ziele zu erreichen, ist es sinnvoll, im Rahmen der Pflegeanamnese die Bereitschaft der Patienten zur Mitarbeit zu überprüfen. Mit diesem sog. Assessment werden zunächst psychischer Zustand, Motivation und persönliches Leistungsvermögen über verschiedene Methoden herausgearbeitet und gemeinsam mit dem Patienten besprochen. Dies gelingt aber stets nur unter Einhaltung eines absoluten Vertrauensverhältnisses und der bereits angesprochenen Motivation auf Seiten der Therapeuten **und** Patienten. Neben entsprechenden Assessmentinstrumenten wie Fragebögen und speziellen Interviewprogrammen bietet sich hier die Zusammenarbeit mit psychologisch geschultem Personal an. Auf die Vorgabe einer Methode wird an dieser Stelle verzichtet, da es den Einrichtungen bzw. auch den Weiterbildungsstätten obliegt, hier das geeignete Instrument zu entwickeln bzw. zu verwenden. Anhand des Assessments können dann weitere Therapieoptionen gemeinsam mit dem Patienten besprochen und entschieden werden. Dies ist stets ein interdisziplinärer Prozess. Nur wenn alle Berufsgruppen des therapeutischen Teams gemeinsam mit dem Patienten dieses *Therapiebündnis,* auch *Adhärenz* genannt, verstehen und akzeptieren, wird sich Erfolg einstellen. Dabei meint Adhärenz, dass der Patient sich mit dem therapeutischen Team gemeinsam für die Therapie entscheiden und den Therapieplan einhalten kann. Darunter ist nicht zu verstehen, dass der Patient ohne wirkliche Mitsprache einfach nur den Vorgaben folgt. Dieses Befolgen entspricht eher dem Ansatz der *Therapietreue,* auch *Compliance* genannt.

Dennoch gibt es Patienten, die eine Behandlung im Dialysezentrum vorziehen und sich weitestgehend von ihrer Erkrankung und deren Behandlung distanzieren, jedoch in ihrem häuslichen Umfeld absolut selbstständig agieren. Wie bereits erwähnt, liegt es hier in der Profession der Fachpflege, mögliche Ansätze der Selbstständigkeit zu fördern. Das Erkennen und Erhalten der individuellen Patientenfähigkeiten unter Berücksichtigung von Ressourcen ist unter Umständen sehr anspruchsvoll. Es verlangt von allen Beteiligten des therapeutischen Teams eine klare und einheitliche Vorgehensweise. Die Feststellung dessen, was der Patient vor seiner chronischen Nierenerkrankung noch konnte, ist sehr hilfreich, um einen möglichen Maßstab für die zu erreichenden Ziele zu erhalten. Patienten, die zu Hause vollständig alleine zurechtgekommen sind, benötigen weniger Unterstützung zur Bewältigung der alltäglichen Bedürfnisse. Dennoch ist zu beobachten, dass jede Hilfe, mag sie noch so gut gemeint sein, den Patienten mehr und mehr in eine Abhängigkeit bringt. Pflegepersonen sollten daher im Sinne des kontinuierlichen Pflegeprozesses die Erhaltung einer größtmöglichen Selbstständigkeit anstreben. Dies gelingt nur dann, wenn alle Beteiligten ein gemeinsames Ziel verfolgen.

12.4 Beratung und Schulung

Eckhard Müller, Ruth Kauer

Menschen mit chronischen Nierenerkrankungen müssen sehr hohe Anforderungen an ihre Krankheitsbewältigungsstrategien erfüllen. Anforderungen stellt die Nierenerkrankung selbst, mit ihr verbundene Komplikationen und die Vielzahl bestehender, auch chronischer Begleiterkrankungen.

Neben dem „Kranksein“ an sich deuten die Betroffenen ihre Krankheit sehr unterschiedlich und stellen sie in einen subjektiven Zusammenhang in ihrem jeweiligen Lebenskontext: Gefühle des persönlichen, schuldhaften Versagens, verbunden mit Perspektivarmut bis Perspektivlosigkeit und mit einer Neigung zur Depression prägen oftmals die Krankheitsbewältigung. Eher selten tritt bei Patienten das positive Gefühl des „Packen wir's an“ in Erscheinung.

Eine zusätzliche Herausforderung kommt im Moment der Dialysepflicht hinzu. Führt doch vor allem die Hämodialyse unter Einsatz einer unpersönlichen, manchmal „unheimlichen“ Maschine, bedient durch oft vermummte, fremde Personen, erlebt in liegender (erniedrigter) Position über viele Stunden, unter Aufgabe des normalen Tagesablaufs und Alltags endgültig zur Eigenwahrnehmung als Opfer und Objekt.

Mitunter resultieren aus der subjektiven Krankheitsdeutung und -bewältigung problematische Situationen in der Beziehung zwischen therapeutischem Team und Patienten.

„Der ‚schwierige‘ Patient ist zunächst dadurch gekennzeichnet, dass er dem Arzt unerwartete Probleme bereitet. Diese Probleme werden üblicherweise dem Patienten zugeschrieben, deshalb heißt er ja schwieriger Patient.“

(Alexander Risse)

Im medizinischen Fachjargon wird das Problem der vermeintlich mangelhaften Kooperation des Patienten mit dem Begriff der mangelhaften Compliance oder Adhärenz bezeichnet.

Ein Ziel unserer medizinischen Bemühungen sollte es sein, nicht nur bessere Laborwerte zu produzieren, sondern bei den Menschen, die wir behandeln, körperliches und seelisches Wohlbefinden und letztlich auch eine gute Lebensqualität zu erhalten oder wiederherzustellen.

Dies gelingt auch durch Stärkung der Menschen, die sich in einer machtlosen Situation wähnen, wenn nicht sogar befinden. Ein Ziel der Stärkung und Unterstützung ist es, mit dem Patienten gemeinsam vorhandene Ressourcen zu entdecken, sie bewusst werden zu lassen und sie zu fördern (Empowerment).

Wir sollten Bedingungen fördern und schaffen, die es den Betroffenen ermöglichen, selbst weiterhin ihr Leben zu bestimmen. Dabei gelingt es oft durch das Erlernen neuer Fähigkeiten, den Lebensstil zu verändern, Ressourcen zu spüren, die brachliegen – beispielhaft erlebt bei älteren Menschen, die in die Lage versetzt werden, allein eine häusliche CAPD-Therapie erfolgreich durchzuführen. Es geht auch darum, wieder selbst Verantwortung für die eigene Behandlung zu übernehmen – z. B. CAPD, Heim-Hämodialyse, Optimierung der häuslichen Trinkmenge, zuverlässige Medikamenteneinnahme und vieles mehr.

Dabei bedeutet Empowerment, alle Möglichkeiten und Hilfen zu nutzen, um Kontrolle (zurück) zu gewinnen, indem Patienten eigene Stärken im gemeinsamen Austausch mit anderen Personen erkennen und sich gegenseitig ermutigen, ihr eigenes Leben und ihre soziale Umwelt zu gestalten.

Neben einer individuellen psychosozialen Betreuung gehören professionelle Beratung und Schulung zu den Voraussetzungen und Instrumenten zur Herstellung der Befähigung zur Selbstwirksamkeit.

Als Ergänzung persönlicher Beratungen sind strukturierte Gruppenschulungen unter Einbeziehung einer professionellen Schulungskraft und der Gruppe selbst zum persönlichen Austausch bei der Diabetes- und Bluthochdrucktherapie gerade auch unter dem Aspekt des Empowerments seit Langem etabliert. Dabei geht es auch um die umfassende und angemessene (Problem, Alter, soziale Situation) Vermittlung von relevanten Inhalten (➤ Tab. 12.2).

Tab. 12.2 Denkstiländerung als Voraussetzung für Empowerment

Person		Objekt
Patienten-(Menschen-) orientierung	←	Krankheitsorientierung
	←	Organorientierung
	←	Körperorientierung

Schulungsinhalte am Beispiel einer „Insulin-Schulung“:

- Vermittlung von Grundlagenwissen
- Vermittlung und Einübung der Stoffwechselselbstkontrolle
- Insuline, Therapiestrategien, Injektionstechnik (theoretisch und praktisch)
- Vermeidung und Management von Notfallsituationen (Hypoglykämie/Ketoazidose)
- Praktische Ernährungsaspekte
- Anpassung der Insulindosis
- Besondere Situationen (Krankheit, Sport, Dialyse etc.)
- Folgeerkrankungen
- Schwangerschaft, Sexualität
- Soziales (Schwerbehindertenrecht etc.)
- Alltagsbewältigungsstrategien, Lebensqualität

MERKE

- Schulung schafft Interesse.
- Interesse entwickelt Motivation.
- Dauerhafte Motivation braucht Erfolg.
- Erfolg gibt Sicherheit.

Individualisiert, aber ebenso strukturiert, sollten Beratungsgespräche im Rahmen einer Dialysevorbereitung (Schulungsprogramm „Fit für Dialyse“) oder das Heimdialysetraining (HD oder PD) ablaufen.

Wichtig ist es, stets gemeinsam über Ziele zu sprechen: „Was ist das Therapieziel des Patienten/was das des Therapeuten?“. Es sind die Patientenressourcen (intellektuell, sozial, seelisch) auszuloten, um ihn/sie weder zu unter- noch zu überfordern (Assessment). Schließlich ist unbedingt die Bereitschaft der Patienten zur Mitarbeit zu klären und auch im Verlauf immer wieder zu hinterfragen. Auf dieser Basis wird sich (fast immer) ein tragfähiges Vorgehen einrichten lassen. Eventuell müssen Einzelressourcen, z. B. durch Behandlung einer manifesten Depression oder aber Verbesserung kognitiver Fähigkeiten durch Beseitigung einer Urämie, gefördert werden.

Eine so entstandene gemeinschaftliche Haltung und Handlung wird auch der Forderung der ersten internationalen Gesundheitsförderungskonferenz der WHO (Ottawa, 1986) gerecht, nach der „Gesundheitsförderung auf den Prozess abzielt, allen Menschen ein höheres Maß an Selbstbestimmung über ihre Gesundheit zu ermöglichen und sie damit zur Stärkung ihrer Gesundheit zu befähigen“, d. h., ein Prozess, durch den Menschen mehr Kontrolle über Entscheidungen und Handlungen erlangen, die ihre Gesundheit beeinflussen.

„Gemeinsame Haltung“ setzt dabei aber nicht nur die Bereitschaft des Betroffenen zur Mitarbeit voraus, sie setzt auch eine professionelle Haltung voraus, die zum Ziel hat, die Potenziale der Selbstorganisation und des gemeinschaftlichen Handelns zu fördern. Empowerment benötigt also neben dem zu vermittelnden Fachwissen auch die Fähigkeit des Profis, Kompetenz und Verantwortung aggressionsfrei abzugeben, dabei zu helfen, dass Betroffene zu Experten werden, ohne sich in der Profirolle infrage zu stellen. Empowerment bedeutet einen Bruch im Selbstverständnis der traditionellen professionellen Arbeit, die den Betroffenen Hilflosigkeit, Unfähigkeit und Hilfebedürftigkeit unterstellt. In Umkehrung dessen darf den erkrankten Menschen eine aktive Mitarbeit natürlich auch nicht befohlen werden, denn sie funktionieren weder als Opfer noch als Mitarbeitsmaschinen.

Die Beachtung dieser Aspekte schafft schließlich auf beiden Seiten eine Win-Win-Situation.

MERKE

Ergebnisse bei der Behandlung chronisch kranker Menschen hängen von den Profis und von den Betroffenen ab!